U0224394

临床血压学

主　编　刘国树

主　审　刘力生　刘国仗

副主编　石湘芸　王继光　王增武　谢良地　张宇清

人民卫生出版社

·北京·

图书在版编目（CIP）数据

临床血压学 / 刘国树主编. —北京：人民卫生出版社，2021.3

ISBN 978-7-117-29670-0

Ⅰ. ①临… Ⅱ. ①刘… Ⅲ. ①高血压－诊疗 Ⅳ. ①R544.1

中国版本图书馆 CIP 数据核字（2021）第 037515 号

| 人卫智网 | www.ipmph.com | 医学教育、学术、考试、健康，购书智慧智能综合服务平台 |
| 人卫官网 | www.pmph.com | 人卫官方资讯发布平台 |

临床血压学
Linchuang Xueyaxue

主　　编：刘国树

出版发行：人民卫生出版社（中继线 010-59780011）

地　　址：北京市朝阳区潘家园南里 19 号

邮　　编：100021

E - mail：pmph @ pmph.com

购书热线：010-59787592　010-59787584　010-65264830

印　　刷：保定市中画美凯印刷有限公司

经　　销：新华书店

开　　本：787 × 1092　1/16　印张：42

字　　数：1075 千字

版　　次：2021 年 3 月第 1 版

印　　次：2021 年 4 月第 1 次印刷

标准书号：ISBN 978-7-117-29670-0

定　　价：149.00 元

打击盗版举报电话：010-59787491　E-mail：WQ @ pmph.com

质量问题联系电话：010-59787234　E-mail：zhiliang @ pmph.com

编　者

卜聪亚	首都医科大学附属北京安贞医院	刘惠亮	中国人民解放军总医院第三医学中心
万　征	天津医科大学总医院	刘冀兴	江苏斯坦德利医疗科技有限公司
马　虹	中山大学附属第一医院	闫俊瑾	中国人民解放军总医院
马文君	中国医学科学院阜外医院	许　骥	首都医科大学宣武医院
王　薇	北京市心肺血管疾病研究所	许毓申	首都医科大学附属北京同仁医院
王传馥	复旦大学附属华东医院	孙宁玲	北京大学人民医院
王建安	浙江大学医学院附属第二医院	孙晓楠	中国人民解放军总医院
王胜煌	宁波市第一医院	严晓伟	中国医学科学院北京协和医院
王彦珍	中国人民解放军总医院	杜凤和	首都医疗大学附属北京天坛医院
王继光	上海交通大学医学院附属瑞金医院	李　凡	中国人民解放军总医院
王盛书	中国人民解放军总医院老年医学研究所	李　生	中国人民解放军总医院
		李为民	哈尔滨医科大学附属第一医院
王鸿懿	北京大学人民医院	李佳丹	北京市门头沟区医院
王增武	中国医学科学院阜外医院	李春霖	中国人民解放军总医院
方宁远	上海交通大学医学院附属仁济医院	李南方	新疆维吾尔自治区人民医院
尹朝霞	首都医科大学附属复兴医院	李昭屏	北京大学第三医院
石湘芸	中国人民解放军总医院第六医学中心	李美花	中国人民解放军总医院
卢艳慧	中国人民解放军总医院	李葭灰	中国人民解放军总医院
叶　平	中国人民解放军总医院	李德天	中国医科大学附属盛京医院
史　军	中国人民解放军总医院	杨　明	首都医科大学附属复兴医院
付秀鑫	潍坊市人民医院	杨天伦	中南大学湘雅医院
白小涓	中国医科大学附属第一医院	杨新春	首都医科大学附属北京朝阳医院
司全金	中国人民解放军总医院	吴　彦	北京大学人民医院
邢绣荣	首都医科大学宣武医院	吴海英	中国医学科学院阜外医院
任　洁	山西白求恩医院	何　青	北京医院
华　琦	首都医科大学宣武医院	何　耀	中国人民解放军总医院
刘　胜	中国人民解放军总医院	冷　鹏	中国人民解放军总医院
刘文玲	北京大学人民医院	沈潞华	首都医科大学附属北京友谊医院
刘秀华	中国人民解放军总医院	宋以信	北京大学第一医院
刘国树	中国人民解放军总医院	宋达琳	青岛市市立医院

张　鑫　中国人民解放军总医院
张向阳　北京清华长庚医院
张宇清　中国医学科学院阜外医院
张明华　中国人民解放军总医院
张晓英　中国人民解放军总医院
陆再英　华中科技大学同济医学院附属同济医院
陈小林　南方科技大学医院
陈源源　北京大学人民医院
苗懿德　北京大学人民医院
易　军　中国人民解放军总医院
周玉杰　首都医科大学附属北京安贞医院
周北玲　首都医科大学附属北京世纪坛医院
周盛年　山东大学齐鲁医院
周颖玲　广东省人民医院
单兆亮　中国人民解放军总医院
单海燕　中国医科大学附属第一医院
封　康　中国人民解放军总医院
赵　颖　中国人民解放军总医院
赵玉生　中国人民解放军总医院
赵连友　中国人民解放军空军军医大学第二附属医院（唐都医院）

赵学忠　吉林大学白求恩第一医院
荆志成　中国医学科学院北京协和医院
费宇行　中国人民解放军总医院第六医学中心
秦明照　首都医科大学附属北京同仁医院
袁祖贻　西安交通大学第一附属医院
耿建强　哈尔滨医科大学附属第一医院
贾大林　中国医科大学附属第一医院
贾国栋　中国人民解放军总医院
殷跃辉　重庆医科大学附属第一医院
高　珊　青岛市市立医院
郭静萱　北京大学第三医院
唐家荣　华中科技大学同济医学院附属同济医院
黄　平　广东省人民医院
黄　峻　南京医科大学第一附属医院
康维强　青岛市市立医院
喜　杨　北京大学人民医院
曾群英　中山大学附属第一医院
谢良地　福建医科大学附属第一医院
雷新军　西安交通大学第一附属医院
薛　浩　中国人民解放军总医院
魏金梁　江苏斯坦德利医疗科技有限公司

主编助理　孟　玲　贾国栋　李佳丹　刘　胜　张明华　薛　浩　于桂华　刘　晔

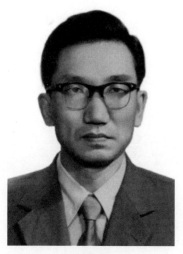

刘国树

　　主任医师、教授、德国埃森大学医学博士，博士生导师，中央保健会诊专家，享受国务院政府特殊津贴。中国人民解放军总医院专家组成员，中国老年保健医学研究会晕厥分会荣誉主任委员，北京高血压防治协会常务理事、副会长。曾任中国人民解放军总医院南楼临床部心肾科主任、临床药理基地主任，中华医学会心血管病学分会常务委员兼秘书长、高血压学组组长，杨森科学研究委员会中国分会心血管/内分泌专业主任委员，世界心脏联盟中国领导组成员，《中华内科杂志》心血管组编审组长，《中国药物应用与监测》杂志副主编，《世界最新医学信息文摘》主编。

序　一

　　血压是指血液在血管内所呈现的压力，也就是血液流经动脉系统时对血管壁所呈现的侧压。它是心脏射血和外周阻力相互作用的结果，是推动机体血液循环的驱动力。血液必须保持一定的压力水平，才能保障全身器官、组织的血液供应，以维持机体新陈代谢的需要。然而，人类机体在一定的内外环境改变的条件下，将会超越机体内在对血压调控的能力，而出现了血压波动的现象，也就是发生了血压变异，显示出血压值过低或过高的临床表型，也就是临床医师经常面临的低血压、高血压的现象及挑战。

　　从20世纪40年代至今，医学家和药学家在挑战血压变异方面获得了巨大的发展，新的药物不断问世，介入疗法和外科手术方法的实施，增加了临床医师对血压变异的处理手段，在治疗不同类型低血压和高血压方面取得了很大的成绩，积累了经验。但临床医师在挑战血压变异的实践中，常常遇到些困惑或棘手的问题，如低血压及不同类型高血压的有效治疗，特别是老年高血压患者治疗中仍存在很多需要解决的难题。

　　《临床血压学》正是根据临床医师的实际需要，邀请诸多国内知名专家撰写而成的。首先，本书内容新颖、简练，撰写专家较系统地介绍了血压变异的新进展，结合专家的临床经验、科研成果展示给读者。其次，突出了实用性，书中内容密切结合临床实际，具有良好的指导性和可操作性。第三，本书体现了全面性，内容中包括了低血压、晕厥和休克部分，是目前介绍低血压方面的知识较为全面的书。高血压部分展示了有关高血压诊断与治疗的新成果和新理念，包括高血压基础研究、临床检测、不同高血压类型的降压治疗、危险因素控制及靶器官保护。随着人口老龄化迅速进展，老年高血压已成为重要的社会问题。老年高血压与青年高血压有相同点，也有不同之处，如收缩压高、舒张压低、脉压大，这是导致老年人易罹患冠心病、左心衰竭、脑卒中、肾功能不全、大血管疾病的主要危险因素之一。本书第八篇老年高血压部分除了介绍老年高血压特点外，还重点讲述了老年高血压的诊断及治疗原则、老年高血压合并症的处理及老年高血压急症诊断及急救，老年肺高血压分类、诊断及治疗等。这部分内容亦是目前国内全面讲述老年高血压如何治疗难得的参阅专著。书中第九篇讲述了临床特别关注的肺动脉高压诊断与治疗的新理念和新疗法，对临床医师有重要启迪的作用。书中第十篇阐述了血压异常护理工作的重要性，对临床诊疗工作具有实际应用价值。

　　书中内容涉及高血压前期的治疗原则，强调了生活干预的重要性及不可控制性。对于确诊高血压的患者，药物治疗的依存性远好于生活干预的可控性。因此本书重点讲述了生活干预的有关细节，对于工作在医院的医师特别是社区医师有良好的指导作用。

　　《临床血压学》一书，确是国内心血管书籍中罕有的将"血压"问题全面地加以综合阐述的专著，也是一部不可多得的专业力著。我深信本书的价值定会为国内外同行所关注，受到读者的普遍欢迎，是一部重在临床应用的重要参考书。

方　圻

2017 年 8 月

序　二

　　人体通过自身心血管系统调节机制，维持血压的正常水平，提供机体组织器官生理代谢的需要。当机体受到外界不利因素影响后，若超出了生理调节能力的阈值，正常血压将会发生改变，出现临床低血压或高血压的异常现象。

　　如何正确地、有针对性地防治血压异常，是当前临床医师所面临的重要课题。为了适应当前血压异常防治的需要，特邀请国内诸多心血管病专家撰写了《临床血压学》一书。书中内容主要反映了半个多世纪以来，临床低血压和高血压的防治经历及防治理念的转变过程，专家的临床实践经验和体会，药理学家的科研成就，特别是近些年来血压异常防治工作所取得的新进展。

　　本书的第一部分讲述了与血压相关的基础知识。第二部分为低血压部分，介绍了不同类型低血压及与低血压相关联的疾病，如晕厥、休克的发病机理、临床表现及相应的处理原则。第三部分用了较大篇幅阐述了原发性高血压和继发性高血压防治的新成果和新理念，包括血压测量、临床检验、危险因素控制、靶器官保护及不同类型高血压治疗的新方法，也充分论述了平稳降压的重要性，重点强调了个体化治疗原则的必要性。同时编写了老年高血压诊断和治疗，强调了要充分重视老年高血压的社会现实，讲述了人口老龄化是不可抗拒的发展趋势。中国每年有 25% 的人步入老龄化阶段，老年高血压的发生率占老年人群中的 50%～60%，尽管临床高血压发生越来越年轻化，但目前高血压病仍是以老年人为主的多发病之一。由于老年人组织器官逐渐老化，生理调节功能日趋减退，老年高血压特点如血压波动，也就使血压变异现象较年轻人显著，老年单纯收缩期高血压、老年直立性低血压现象更为常见。因此书中更为详细地讲述了如何根据老年人血压异常的特点及其合并症的不同，介绍了不同的防治措施。第三部分也介绍了肺动脉高压诊断与治疗，对医师掌握和应用肺动脉高压的有关知识非常有益。书中第四部分讲述了临床护理内容，对高血压及低血压临床护理工作提供了现代有关护理理念。

　　《临床血压学》是一部有关临床血压方面的专著。书中内容充分体现出本著作的先进性、实用性和可操作性，是心内科医师、老年科医师及社区医师不可多得的重要参考书籍。

胡大一

2020 年 1 月

前　言

　　临床上血压变化情况是医师每天都要掌握的生命体征，是指导医师诊断和治疗疾病的重要信息之一。人体血压受机体内外环境等多种因素影响而不断变化，诸如年龄、性别、心理因素、饮食、运动、气候、季节、温度、昼夜更替、女性青春期、月经周期、药物及疾病等，而影响血压改变最主要的因素是疾病。通常在正常生理情况下，机体通过自身调节机制不断适应内外环境改变，维持血压于正常曲线分布状态，即使处于低血压状态的人群也是属于血压正态曲线的边缘带，亦认为是正常血压。

　　当机体受到外界不利因素影响后，超出了身体调节的阈值而不能维持正常血压时，则会出现血压升高或降低的现象，又称"血压病"，这在儿童、成年及老年阶段均是如此，特别在老年阶段血压改变更具特点。临床所见的血压异常分为不同的类型，每种类型中又有诸多的病种，其血压异常情况亦不相同，现存在观点不一、意见分歧的现象。因此，本书将涉及异常血压的诸多信息进行了合理地归类，综合性地整合，是人群中血压异常管理的需要，也是防治心血管疾病的重要共识。

　　在城市、乡村、社区的诸多医院中，内、外、妇、儿及老年科患者，血压异常现象非常普遍，但医师在处理不同的血压异常患者时，有时会遇到诊断或治疗上的困难，甚至非常困惑。因此，临床医师迫切需要能解决血压异常的相关知识。本书与时俱进，有望成为针对性强，能够解决这方面问题的有用读本。

　　本书编委会根据临床工作的实际需要，邀请了国内近百位具有实践经验的知名专家，也有一些年富力强的青年学者参与写作，这些专家以近半个世纪国内外有关血压异常的历史资料及最新科研成果为基础，结合了他们多年来丰富的临床经验、体会和科研成就，共同撰写了《临床血压学》一书，反映出本书的实用性和指导性。

　　本书编委会诚恳地邀请了原世界高血压联盟主席刘力生教授及著名的高血压专家刘国仗教授为主审，并有幸聆听言传指教和鼓励，受益匪浅，极大地促进了本书的完成。同时也非常荣幸地请到我国心血管界泰斗方圻教授及著名的心血管病专家胡大一教授分别为本书作序，显现出本书很高的权威性。

　　在临床上不同领域内，凡是与血压异常相关的内容包括最基本的原创信息几乎均整合于本书之中，涉及心理因素与血压异常、低血压及与低血压相关的晕厥与休克、高血压及与之相关的疾病、低血压与高血压交替存在的现象、老年高血压、老年肺高压、肺动脉高压等诸多血压异常的历史进展过程，以及近些年来与之相关的新理论、新技术和新的发展观念，于本书均可阅及。涉及血压异常专科护理的经验和体会，以及护理工作对临床治疗的重要性，书中均有详细讲述。本书既有篇章综述的特点，又有专题论述的写作风格，并力求图文并茂，充分体现出本书内容的丰富性、全面性、新颖性和先进性，是目前国内外仅有的一部反映临床血压异常的综合性实用书籍。

本书于 2007 年开始组稿，要求书中篇、章、节分明，不但要反映出有关血压异常研究的历史进展过程，而且更要显现出新近的成就。由于近些年来医学发展比较快，编著者尽求将有关血压异常新进展写入书中，因此难以同步止笔，是本书写作时间较长的主要原因。经过各位编委辛勤努力工作，今年终将书稿完成，这是诸位编委共同耕耘的硕果。在此，编委会向本书所有的编著者致以诚挚的谢意。

由于本书写作涉及题目尚多，为避免内容重复，编委会对其做了适当调整。同时为了反映出近半个世纪血压异常研究的历史传承，对有些相对较早期的血压异常内容予以保留，对有关章节酌情补充了近期新的进展。

本书编委会虽力争将《临床血压学》编写工作完成得更好，但在总体设计上尚有不足之处，有待再版时纠正。书中偏颇、疏漏甚至错误之处，敬请广大同道及诸位睿智的读者多加批评指正。

刘国树

2021 年 1 月

目　录

基 础 部 分

低血压部分

高血压部分

护 理 部 分

基础部分

第一篇　心、脑、肾血管生理

第一章　心血管生理

　　心血管系统由心脏和血管组成,其中心脏是心血管系统的"动力泵",它通过有节律的收缩、舒张和心脏瓣膜的单向导流作用,为血液循环提供必要的动能和势能。心脏分为左、右心房和左、右心室。右心室将血液射入肺循环,血液流经肺后进入左心,并由左心室射入体循环,流经全身各处后回到右心房。在心血管系统中,血管是血液的流通管道,具有输送、分配血液的作用,是组织、细胞进行物质、气体交换的场所。血管系统主要包括动脉、静脉和毛细血管,左心室将血液射入主动脉后经过相应的动脉将血液分布到全身各器官和组织,进入器官和组织后动脉依次分支为小动脉、微动脉,然后形成毛细血管。毛细血管是血液和组织细胞之间物质和气体交换的场所。流经毛细血管的血液汇入微静脉,经静脉系统的逐级传输最后进入右心房,再由右心室将血液射入肺动脉,进行肺循环,如此周而复始,在心血管系统的协调活动中,保证血液循环的正常进行。

　　心血管系统的主要生理功能:①运输功能,完成机体新陈代谢所需原料(营养物质和氧气)、激素和代谢废物的运输;②调节功能,通过激素和心血管旁自分泌的活性物质等参与调节机体内环境的相对稳定;③保证血液对于机体防御功能的实现,近年来心血管系统作为机体最大的旁自分泌组织的概念已经引起学术界的高度重视,在心血管活动、机体自稳态调节和疾病发生、发展中具有极其重要的生理与病理生理意义。

第一节　心脏的组成

一、心脏的发生

　　早在体节出现之前,心脏的原基即已出现。首先,在口咽膜头侧的中胚层中出现了一群内皮样细胞,称为生心板(cardiogenic plate)。在生心板的背侧出现了一个腔隙,叫作围心腔。此后,随着胚体由盘状变为筒状和头尾两端向腹面卷折,生心板由口咽膜的头侧转到了咽的腹侧,围心腔也从生心板的背侧转到生心板的腹侧,并逐渐扩张向背侧包绕生心板。与此同时,生心板的细胞形成左、右两条并列的纵管,称为原始心管。不久,心管的头尾两端分别与动、静脉相连,左、右两条心管也逐渐靠拢,最后融合为一条心管。其管壁由内、外两层构成,内层形成心内膜,外层形成心肌膜和心外膜。随着胚体的发育,心管发生两个缩窄环,将心管分成三个部分,从头向尾侧依次为动脉球、心室和心房,经过房室隔的分隔、心房的分隔、静脉窦的衍变、心室的分隔等,心脏发育成熟。

二、心脏的位置、毗邻和外形

1. 心脏的位置、毗邻　心脏位于胸腔的中纵隔内,外面包以心包。其 2/3 位于正中线的左侧,1/3 位于正中线的右侧。前方平对胸骨体和第 2～6 肋软骨,后方平对第 5～8 胸椎,两侧与胸膜腔和肺相邻,上方连于出入心脏的大血管,下方邻膈。心脏的长轴自右肩斜向左肋下区,与身体正中线成 45°角。心脏底部被出入心脏的大血管根部和心包返折缘所固定。心底后面隔心包后壁与食管、迷走神经和胸主动脉等相邻。

2. 心脏的外形　心脏是一个中空的肌性器官,形似倒置的、前后稍扁的圆锥体。其重量与年龄、身高等因素有关,但一般认为超过 350g 者多为异常。心脏可分为心尖、心底、胸肋面和膈面、下缘、左缘和右缘(图 1-1)。

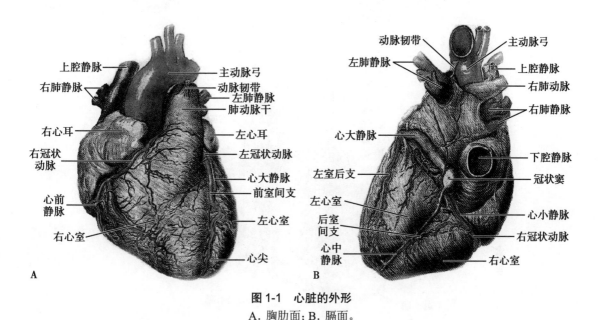

图 1-1　心脏的外形
A. 胸肋面;B. 膈面。

三、心腔

心脏包括左、右心房和左、右心室共 4 个腔,同侧心房和心室借房室口相通。左、右心房间以房间隔分隔,左、右心室间以室间隔分隔(图 1-2～图 1-4)。

1. 右心房(right atrium)　右心房壁薄腔大,位于心脏右上部,以右房室口与右心室相通,以房间隔和左心房相毗邻。心房向左前突出的锥体形盲囊部分称为右心耳(right auricle),形似三角形,将主动脉根部右侧遮盖。后部叫作腔静脉窦(sinus venarum cavarum),由原始静脉窦发育而成。

右心耳的内面肌束交织成网状,使心耳壁凹凸不平,当心脏功能障碍时,心内血流缓慢,易在此处形成血栓,右心耳也是心脏手术时进行心内探查的理想部位。在下腔静脉口与右房室口之间有冠状窦口。冠状窦口的位置存在变异,冠状窦口的横径为 5～11mm,长径为 6～17mm。冠状窦口的后下缘有一个大小、形状不同的瓣膜,称为冠状窦瓣,有防止血液逆流的作用。

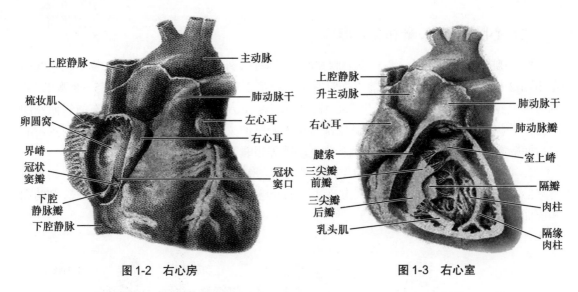

图 1-2　右心房　　　　　　　　　　　　图 1-3　右心室

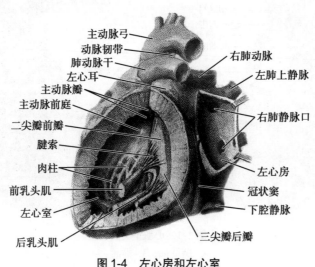

图 1-4　左心房和左心室

2. 右心室（right ventricle）　右心室为一扁平的锥形心腔，位于左心室的右前方，壁厚 3～4mm，右心室腔有出、入两口，即前方的肺动脉口和后方的右房室口，由于室间隔凸向右侧，在心腔横切面上右心室腔呈新月形。右心室腔分为后下方的流入道和前上方的流出道 2 个部分。

（1）流入道：位于右房室口至右心室尖。其内面凹凸不平，有许多交错排列的肌隆起，即肉柱（trabeculae carneae）。室壁突入室腔的锥状肌束，称为乳头肌（papillary muscles）。按位置分为前、后及隔侧乳头肌，前乳头肌是其中最大的，起于前壁的中下部；后乳头肌起于后壁；隔侧（内侧）乳头肌细小，室间隔上部的隔侧乳头肌较恒定，称为圆锥乳头肌。窦部还有一束肌肉从室间隔连至前乳头肌根部，称为节制索（moderator band）或隔缘肉柱（trabeculae septomarginalis）。

流入道入口即右房室口，口的周缘有 3 个近似三角形的瓣膜，称为三尖瓣（tricuspid valve）。按部位分为前瓣、后瓣和隔（内）侧瓣，前瓣较大，后瓣较小，隔侧瓣贴于室间隔上，有时可部分或完全遮盖室间隔膜部的缺损，因而缺损不易被发现。有时还可见到较小的副瓣夹在相邻两瓣之间。三尖瓣底附着于房室口处的纤维环(三尖瓣环),三尖瓣的房面平滑,室面和边缘有腱索附着。2 个尖瓣相交界处的瓣膜组织称为连合,有前内(隔)侧连合、后内(隔)侧连合和外侧(前、后)连合,瓣膜粘连多发生于连合处。前瓣和隔侧瓣的交界,即前内侧连合与室间隔膜部相邻。三尖瓣粘连时,以器械扩张分离,一般分离外侧连合和后内侧连合,而不主张分离前内侧连合,以免损伤室间隔膜部和房室束。室间隔膜部是先天性心脏畸形的好发部位之一,在膜部手术修补,经常会涉及三尖瓣,亦需要注意。

右心室有 3 个或 3 组乳头肌,乳头肌以底部连于心室壁而尖端突入右心腔,有时是 2~3 个小的乳头肌组成一组。圆锥乳头肌有时不发达,从 1 个或 1 组乳头肌所发出的腱索,分别到相邻的 2 个尖瓣上,其中腱索多分布至游离缘、粗糙带室面和基底带,较少或无腱索至透明带。当心室收缩时,血液推动瓣膜,封闭房室口,由于乳头肌收缩,腱索牵拉瓣膜,使它不致翻入右心房,从而防止血液倒流至右心房。三尖瓣环、三尖瓣、腱索和乳头肌在功能上是一个整体称为三尖瓣复合体(tricuspid complex),防止血液从心室逆流入心房,因此,四者中任何一个功能失调,都能造成严重的血流动力学的影响。

(2)流出道:右心室流出道是右心室向左上方延伸的部分,称为肺动脉圆锥或漏斗部,流出道与流入道长轴之间的夹角约为 45°,壁光滑无肉柱,它向上延续借肺动脉口通向肺动脉干。肺动脉口是右心室的出口,口周有 3 个半月形瓣膜,称为肺动脉瓣,分别为前瓣、右瓣和左瓣,每瓣游离缘的中央又有一个半月瓣结,当心室舒张时,瓣膜关闭,借半月瓣结的互相接近,使瓣的闭合更加紧密,防止血液逆流返回右心室。

3. 左心房(left atrium) 左心房横卧于左心室上方,形似一个长方体,左房腔分为两个部分,即左心耳(left auricle)和左心房体部。左心房在心脏后部,前面仅能见到突向肺动脉左侧的左心耳,左房的右侧以房间隔与右心房相邻,前方为升主动脉,后方为食管,上方有右肺动脉和气管分叉,仅左侧为游离壁。左心耳较右心耳细长,内面梳状肌发达,是手术时探查左心房最理想的部位。由于左心耳壁凹凸不平,又是左房突出的一个小腔,该处血流缓慢时可发生血栓。左心房的前壁下部与主动脉窦相毗邻,其上部和升主动脉相邻,后壁有 4 个肺静脉入口,无瓣膜,但左心房壁的肌肉伸展到肺静脉根部 1~2cm,像袖套一样起括约肌样的作用,能帮助减少心房收缩时血液反流。左心房后方与食管相邻,当左心房扩大时可压迫食管,服钡剂 X 线造影可以诊断左心房有否扩大。此外,左心房后壁接近脊柱,二尖瓣关闭不全时,反流的血液射向左心房后壁,这就是二尖瓣收缩期杂音常向背部传导的原因。

4. 左心室(left ventricle) 左心室位于右心室的左后方,因左心室推送动脉血到全身,工作负荷比右心室大,故左心室壁远较右心室壁厚,壁厚 9~12mm,约为右心室的 3 倍。左心室近似圆锥形,横断面为圆形,有右前方的主动脉口和左后方的左房室口。

左心室亦分为流入道、流出道 2 个部分,两者以二尖瓣前瓣为界。

(1)流入道:流入道的入口为左房室口,较右房室口小。口周缘有二尖瓣,其前(尖)瓣较大,位于右前方,接近主动脉根部,界于左房室口与主动脉口之间;后(尖)瓣较小,位于左后方,它们通过腱索连于乳头肌。瓣叶的根部附着于房室口处的二尖瓣环,游离缘对向心室腔。风湿性心脏病患者,在前、后两个瓣间连合处可发生粘连,使前、后两瓣互相融合,引起房室口狭窄,影响心脏的功能。在进行二尖瓣分离术时,要注意连合处有些创伤性二尖瓣关闭不全,是由于过度地分离了正常的连合所致。

前瓣呈椭圆形或近似长方形,为主动脉壁直接延续,前瓣附着缘约占二尖瓣环周长的1/3,而其附着缘至游离缘的宽度较大,为后瓣的 1 倍左右。后瓣的附着缘占二尖瓣环周长的

2/3，但其宽度较小，由于上述原因，前瓣本身较易活动。后瓣的游离缘常被较小的切迹分为三个部分，使后瓣呈三个扇叶，中间的一片较大，两侧的两片较小，临床上二尖瓣脱垂以后瓣脱垂多见，常有一片或多片小瓣叶脱入左房，这与上述结构特点有关。此外，后瓣附着处的纤维环不完整，且较松弛。瓣表面的心内膜与左房后壁的心内膜相延续，故左房扩大时可牵拉后瓣，从而缩小后瓣的有效面积，造成二尖瓣关闭不全。瓣膜房面光滑，而室面可分为三个带：近附着缘部分称为基底带，近游离缘部分称为粗糙带，两者之间的部分称为透明带。粗糙带上有一明显的隆起线，是瓣膜的闭合线。二尖瓣关闭时，前、后瓣的粗糙带为瓣叶的接触面，如将瓣叶自附着缘至游离缘的宽度进行比较，则前瓣的粗糙带占 1/3，而后瓣的粗糙带占1/2，二尖瓣关闭时后瓣瓣叶的接触面占较大的比例。

在左心室的前后壁上亦有多数肉柱网和强大的乳头肌，数目不等，除主乳头肌外，还有副乳头肌。左心室乳头肌分前、后两组，前乳头肌在前外侧连合下方，起于左心室前壁和外侧壁交界处中部，相当于冠状沟与心尖之间的中点，腱索附着于前、后瓣前半部；后乳头肌位于后内侧连合下方，起于后壁的内侧部，腱索附着于前、后瓣后半部，乳头肌起于室壁中 1/3 至心尖间。两个乳头肌的尖端，分别对向瓣膜的前外侧连合和后内侧连合，故乳头肌也是瓣膜连合的定位标志。每个乳头肌尖端又可分为数目不等的小头，每个小头有腱索附着。乳头肌正常时附于室壁中、下 1/3 处，相对地与心室壁平行排列，在心脏收缩期开始至射血期，通过腱索，给瓣膜以最理想的垂直拉力，使两个瓣膜一起活动，于射血时防止瓣膜翻入左心房。当左心室扩大、乳头肌向外侧移位时，乳头肌与房室口纤维环不呈垂直排列，乳头肌收缩通过腱索作用于瓣膜的力，还包括一个向外侧的分力，这种向外的拉力，特别作用于前瓣者，影响了瓣膜的对合，因而引起瓣膜关闭不全。

腱索起于乳头肌尖端，止于瓣膜游离缘的细腱索数量较多，主要是防止心室收缩时瓣膜缘向左心房翻转；附于瓣膜心室面的腱索较粗，数目较少，可以加固瓣膜、防止过度向心房膨出。左室每个乳头肌分出 7～12 条腱索，为一级腱索，可以有两次分支，因而有二级和三级腱索之称，三级腱索连于瓣膜的游离缘和粗糙带的室面。腱索的异常，包括异常的加长和缩短、腱索附着异位、腱索融合或断裂均能影响二尖瓣的功能，一级腱索断裂，引起二尖瓣关闭不全，而一个三级腱索断裂则可被忽视。实验证明，二尖瓣关闭不全和血流动力学的紊乱程度，不仅与断裂的腱索数目有关，而且与断裂腱索的类型有关。二尖瓣环（纤维环）的口径是可变的，左心房的收缩可使二尖瓣口缩小，当心室收缩时二尖瓣环可进一步缩小，所以二尖瓣环不仅是瓣叶的附着缘，而且还起括约作用。由此可见，左心房、左心室壁与二尖瓣功能有极大关系。因此，近年认为二尖瓣环、瓣膜、腱索、乳头肌、左心房和左心室壁六者共同在功能上作为一个整体，组成二尖瓣复合体，其中任何一个功能失调，都能造成血流动力学的影响。

（2）流出道：左室流出道的出口为主动脉口，在左心室的右上方，口缘有 3 个半月瓣，称为主动脉瓣（aortic valve），较肺动脉瓣稍厚。3 个瓣叶分别称为左瓣、右瓣和后瓣，左心室排血期主动脉瓣口开放，左室舒张期主动脉瓣口关闭，瓣叶的游离缘互相密接防止血液回流到左室。

瓣膜相对的动脉壁向外膨出，瓣膜与其相应动脉壁间的内腔称为主动脉窦（aortic sinus）。主动脉窦分为右窦（右冠状动脉窦）、左窦（左冠状动脉窦）和后窦（即无冠状动脉窦）。冠状动脉一般开口于窦内。主动脉窦基底部的毗邻关系：主动脉窦的后半周被左、右心房所包围，房间隔通常正对后窦的中央。主动脉窦右侧与右心房、右心室的壁部分相贴；前方与肺动脉相邻；主动脉右窦骑跨于室间隔上，与右室流出道相邻。主动脉瘤可发生于任何窦内，主动脉窦瘤破裂的病例由于主动脉窦深埋于周围组织之中，故很少直接破入心包腔，而是根据瘤体位置破入相应的心腔内。按照前述的毗邻关系，右窦可破入右室流出道或右心房；后窦可破入右心房或左心房，甚至影响到房间隔；左窦可破入左心房内。

四、心脏的构造

1. 心脏纤维骨骼（fibrous skeleton） 又称心脏纤维支架，位于房室口、肺动脉口和主动脉口的周围，由致密结缔组织构成，提供了心肌纤维和心瓣膜的附着处，在心肌运动中起支持和稳定作用。心肌纤维性支架包括左、右纤维三角，4个瓣纤维环（肺动脉瓣环、主动脉瓣环、二尖瓣环和三尖瓣环），圆锥韧带，室间隔膜部和瓣膜间隔等。

2. 心壁 由心内膜（endocardium）、心肌（myocardium）和心外膜（epicardium）组成。

（1）心内膜：是衬于心腔内面的一层光滑的膜，由内皮和内皮下层构成。心内膜向心腔折叠形成心瓣膜。

（2）心肌：构成心壁的主体，包括心房肌和心室肌。由心肌纤维和心肌间质组成。心房肌束呈网络状，由浅、深两层组成。浅层肌横行，环绕左、右心房；深层肌呈袢状或环状，为心房所固有。心室肌较厚，一般分为浅、中、深三层。浅层肌起自纤维环，向左下方斜行，在心尖捻转成心涡，并转入深层移行为纵行的深层肌，上行续于肉柱和乳头肌，并附于纤维环。中层肌纤维呈环形，位于浅、深两层之间，分别环绕左、右心室。

（3）心外膜：浆膜性心包的脏层，包裹在心肌的外面，由扁平上皮细胞构成。

3. 心间隔 心间隔把心脏分隔为左、右两半，它们之间互不相通。左、右心房间为房间隔，左、右心室间为室间隔，心房与心室之间有房室隔。

（1）房间隔（interatrial septum）：较薄，向左前方倾斜，与正中矢状面成45°。由两层心内膜中间夹以心房肌纤维和结缔组织构成。房间隔在卵圆窝处最薄，为房间隔缺损的好发部位。

（2）室间隔（interventricular septum）：较厚，上方呈斜位，随后向下方至心尖呈顺时针方向做螺旋状扭转。室间隔中部明显凸向右心室，凹向左心室。室间隔可分为膜部和肌部，膜部位于心房和心室交界部位，为一个小卵圆形区域，非常薄，室间隔缺损多发生于膜部；肌部占室间隔大部分，由肌组织覆盖以心内膜而成。

（3）房室隔（atrioventricular septum）：为房间隔和室间隔之间的过渡、重叠区域。其右侧面完全属于右心房，左侧面则属左心室流入道后部和流出道前部，大致呈"前窄后宽"的三角形。

五、心脏的传导系统

心肌细胞可分为普通心肌细胞和特殊心肌细胞。前者构成心房壁和心室壁，主要起收缩与舒张作用；后者具有自律性和传导性，主要产生和传导冲动，控制心脏的节律性活动。心脏的传导系由特殊心肌细胞构成，包括窦房结，结间束，房室结区，房室束，左、右束支和浦肯野纤维网（图1-5）。

1. 窦房结（sinuatrial node） 位于上腔静脉根部与右心耳之间的心外膜深面，呈长椭圆形，是心脏正常搏动的起搏点。

2. 房室结区（atrioventricular node） 位于房间隔下部冠状窦口前上方的心内膜深面，呈扁圆锥形。其功能主要为将窦房结发出的兴奋在此暂延后传导到心室，以保证心房和心室的收缩次序。

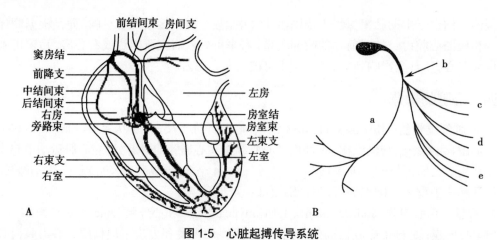

图 1-5 心脏起搏传导系统

A. 心脏的起搏传导系统。B. 房室束支：a. 右束支；b. 左束支；c. 右后支；d. 左间隔支；e. 左前支。

3. 房室束（atrioventricular bundle） 又称希氏束（His bundle），发自房室结，穿过右纤维三角，在室间隔肌部上端分为左、右束支。

4. 左、右束支 右束支（right bundle branch）自房室束分出后，在心肌膜深面走行，分为前、后束支，后支沿室间隔肌部右侧下行，前支经节制索达右室前乳头肌根部，分支分布于右心室壁。左束支（left bundle branch）呈带状从房室束分出后，沿室间隔左侧心内膜深面下行，在室间隔上、中 1/3 交界处分成左前上支和左后下支。

5. 浦肯野纤维网 左、右束支的分支在心内膜深面一再分支形成浦肯野纤维（Purkinje fiber），纤维进入心肌内互相交织形成肌内浦肯野纤维网。

正常情况下，窦房结能主动、有节律地发出兴奋，此兴奋通过结间束传至左、右心房，引起心房收缩，同时也通过结间束将兴奋传到房室结，继沿房室束及其分支和浦肯野纤维传至心室肌，引起心室收缩。

六、心脏的血管

1. 动脉 心脏的血液供应来自冠状动脉，由主动脉根部发出的冠状动脉分别走向左、右心室，即左、右冠状动脉，其主干沿心脏表面走行，沿途发出小分支常垂直于心脏表面穿入心肌组织，并在心内膜下层形成血管网，冠状动脉的分布形式种属与个体间差异较大。一般而言，左、右冠状动脉在心脏胸肋面的分布比较恒定，而膈面的分布变异较大，据此可以分为三型：①右优势型，右冠状动脉分布于右心室膈面和左心室膈面的一部分，此型占 71.35%；②均衡型，左、右冠状动脉分别分布于左、右心室膈面，互不跨越后室间沟，此型占 22.92%；③左优势型，左冠状动脉旋支分布于左心室膈面和右心室膈面的一部分，此型占 5.73%。

（1）右冠状动脉（right coronary artery）：起自主动脉右窦，在右心耳与肺动脉干根部之间进入冠状沟，绕行至房室交点处分为两支，即后室间支和左室后支。其中后室间支较粗，是主干的延续，沿后室间沟走行，分支分布于后室间沟两侧的心室壁和室间隔后 1/3 部；左室后支向左走行，分支至左心室膈壁。此外，右冠状动脉还发出动脉圆锥支、右缘支、窦房结支及房室结支。右冠状动脉总体分布于右心房、右心室、室间隔后 1/3 及左室后壁。

（2）左冠状动脉（left coronary artery）：起自主动脉左窦，在肺动脉干和左心耳之间走行，随即分为前室间支和旋支。前室间支沿前室间沟走行，绕心尖切迹与右冠状动脉的后室间支吻合,其分布于左心室前壁、部分右心室前壁和室间隔前 2/3；旋支沿冠状沟走行,绕心左缘至左心室膈面,多在心左缘与后室间沟之间的中点附近分支而终止,其分布于左心房、左心室左侧面和膈面。

2. 静脉 供应心脏的血液有 3 条静脉回流途径。

(1)心最小静脉(small cardiac vein)：位于心壁内的小静脉,直接开口于各心腔(主要是右心房)。

(2)心前静脉(anterior cardiac vein)：有 2～3 支,起自右心室前壁,跨右冠状沟,开口于右心房。

(3)冠状窦(coronary sinus)：位于心膈面左心房与左心室之间的冠状沟内,开口于右心房,主要属支包括心大静脉(在前室间沟与前室间支伴行,向后上至冠状沟,再向左后绕行注入冠状窦)、心中静脉(与后室间支伴行,注入冠状窦右端)和心小静脉(冠状沟内与右冠状动脉伴行,向左注入冠状窦右端)。

3. 毛细血管 心肌的毛细血管网十分丰富,毛细血管与心肌纤维数的比例约为 1:1。在心肌横截面上,每平方毫米面积内有 2 500～3 000 根毛细血管。心肌内毛细血管沿心肌长轴方向和心肌纤维平行,走行比较长,500～1 000μm,管径比较均一,约为 5.6μm。平行的毛细血管间,有直角或斜走的吻合支,构成比较规则、整齐的梯形毛细血管网。网眼平行,毛细血管的间距约为 15μm。在心肌纤维束交叉部位毛细血管网和心肌纤维束的走行一致,互相吻合,形成交叉缠络构型。人心脏终末毛细血管床间的吻合较少。

心肌血管的铸型或灌注墨汁标本证明,近心腔侧有内腔比较宽大、外形不规则,和毛细血管相连通的囊状结构,称为窦。这种窦汇集心肌毛细血管血流,并成为心肌静脉系统的起始部位,它在调节心肌循环中有重要作用。动脉性血管供血不足时,窦则扩张。

另外,Kobayashi 等报道心肌中有隧道毛细血管(tunnel capillaries),隧道毛细血管有 3 种类型：①Ⅰ型隧道毛细血管(13%),起源自细胞间毛细血管,穿过心肌细胞,合并于另一条细胞间毛细血管；②Ⅱ型隧道毛细血管(87%),由一条细胞间毛细血管进入心肌细胞,并终止于心肌细胞；③Ⅲ型隧道毛细血管,是前两种的结合,形成毛细血管网。隧道毛细血管通常在心肌细胞裂隙或压痕处进入心肌细胞。某些隧道毛细血管可能是由血管生成而新形成的,也可能由于压力超负荷的心肌改变而出现,隧道毛细血管在保证心肌充分供氧方面有重要作用。

七、心包

心包(pericardium)为包裹心脏和出入心脏的大血管根部的圆锥形结缔组织囊,分为内、外两层,外层为纤维心包,内层是浆膜心包。

1. 纤维心包(fibrous pericardium) 是坚韧的结缔组织囊,上方与大血管的外膜心包相续,下方附着于膈的中心腱。

2. 浆膜心包(serous pericardium) 分为脏、壁两层。壁层衬贴于纤维性心包的内面,与其紧密相贴。脏层包于心肌的表面,称为心外膜。脏、壁两层在出入心的大血管的根部相互移行,两层之间的潜在性腔隙为心包腔(pericardial cavity),内含少量浆液,浆液起润滑作用。在心包腔内,浆膜心包脏、壁两层返折处的间隙,称为心包窦,主要有位于升主动脉、肺动脉干后方与上腔静脉、左心房前方之间的间隙,称为心包横窦(transverse sinus of pericardial)；以及在左心房后方与心包后壁之间的间隙,称为心包斜窦(oblique sinus of pericardial),其两侧界为左肺静脉、右肺静脉和下腔静脉。此外，在心包腔前下部即心包胸肋部与膈部转折处的间隙称为心包前下窦，在直立位时其位置较低，可于此窦行心包穿刺。

心包的主要功能：①膜润滑功能，为心脏搏动提供一个光滑的活动面以减少摩擦；②保护、固定功能，可防止过度扩张并使心脏固定于正常位置。

第二节　心脏的射血过程

心脏是循环系统的动力器官，射血是其主要功能，右心将血泵入肺循环，左心将血泵入人体循环各个器官，每侧心脏由心房和心室组成，心房收缩力较弱，但其收缩可以帮助血液流入心室，起到初级泵的作用。心脏和血管中的瓣膜保证血液在循环系统中以单一方向流动。因此，心肌连续、有序、交替的收缩、舒张活动和心脏瓣膜功能正常，是实现心脏射血的必要条件。在正常情况下，心脏的机械性收缩和舒张是由窦房结的自动节律性电活动所引起的，经过心内特殊的兴奋传导系统心脏从一次收缩的开始到下一次收缩开始前，称为一个心动周期（cardiac cycle）。一般以心房开始收缩作为一个心动周期的起点。心动周期时程的长短与心率有关。如果心率增加，心动周期就缩短，收缩期和舒张期均相应缩短，但一般舒张期的缩短更明显（图1-6）。

一、心房的泵血过程

心房和心室都舒张时，血液持续不断地从大静脉流入心房，回流入心室的血液，约75%是由大静脉经心房直接流入心室的。心房开始收缩，心房内压力升高，此时房室瓣处于开放状态，心房将其内的血液进一步挤入心室，因而心房容积缩小。心房收缩期间泵入心室的血量约占每个心动周期中心室总回流量的25%。心房收缩结束后即舒张，房内压回降，同时心室开始收缩。

二、心室的泵血过程

根据心室内压力、容积的改变，瓣膜启闭与血流情况，可将心室的泵血过程分为心室收缩期（systole）和舒张期（diastole）（见图1-6）。

（一）心室收缩期

心室收缩射血过程包括等容收缩期、快速射血期和减慢射血期3个时期。

1. 等容收缩期　心室开始收缩后室内压升高，当超过房内压时，房室瓣关闭，血液因而不会反流入心房。但此时室内压尚低于主动脉或肺动脉内压力，动脉瓣仍处于关闭状态。由于封闭的心室腔内充满不可压缩的血液，心肌的强烈收缩使室内压急剧升高，但容积不变，故称为等容收缩期。此期历时0.02～0.03秒。

2. 快速射血期　心室继续收缩使室内压进一步升高，当室内压超过主动脉压时，血液冲开主动脉瓣而被快速射入主动脉，此时即进入快速射血期，射出的血量占总射血量的70%。快速射血期历时约为0.11秒，相当于整个收缩期的1/3左右。

3. 减慢射血期　由于快速射血期射出大量血液，心室容积迅速减小，心室肌的收缩强度逐渐减弱，室内压由峰值逐渐下降，此时即进入减慢射血期。此期后阶段，室内压虽已低于主动脉压，但血液仍依其惯性逆压力差射入主动脉，其射出的血量约占整个心室射血期射出血量的30%。此期历时约0.15秒，所需时间则占整个收缩期的2/3左右。

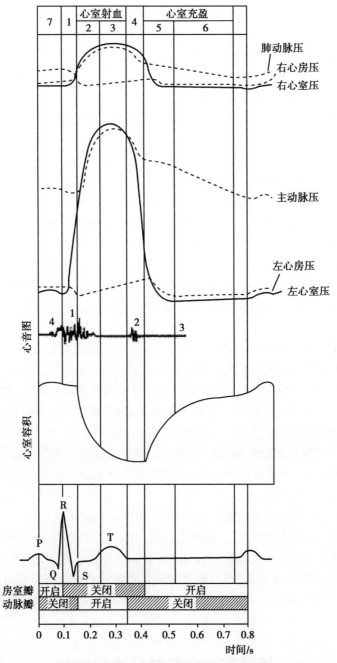

图 1-6 心动周期中心腔内压力和容积、主动脉和肺动脉压、瓣膜以及心音图和心电图的变化

1. 等容收缩期；2. 快速射血期；3. 减慢射血期；4. 等容舒张期；5. 快速充盈期；6. 减慢充盈期；7. 心房收缩期。

(二) 心室舒张期

心室收缩期过后，心室开始舒张。心室舒张充盈过程包括等容舒张期、快速充盈期和减慢充盈期 3 个时期。

1. 等容舒张期 心室开始舒张后，室内压急剧下降，由于室内压明显低于主动脉压，主动脉内血液向心室方向倒流，致使主动脉瓣关闭。但此时室内压仍明显高于房内压，故房室瓣依然处于关闭状态。心室肌的舒张使室内压快速下降而容积不变,故称为等容舒张期。此期历时 0.06～0.08 秒。

2. 快速充盈期 心室肌继续舒张,当室内压低于房内压时,房室瓣开放,心房和大静脉内血液顺压力差快速被"抽吸"入心室,心室容积迅速增大,故称为快速充盈期。此期历时约 0.11 秒,流入心室的血量约占总充盈量的 2/3。

3. 减慢充盈期 快速充盈期后,随着心室内血液充盈量的增加,室内压有所升高,与心房内的压力差减小,血液以较慢的速度继续流入心室,心室容积继续增大,故称为减慢充盈期。此期历时约 0.22 秒。

左、右心室的泵血过程相同,但肺动脉压力仅为主动脉压力的约 1/6,因此在一个心动周期中,右心室内压变化的幅度(射血时达 24.75mmHg)比左心室(射血时达 30mmHg)要小得多。

心室 - 动脉间的压力梯度是引起半月瓣开放和心室射血的直接动力。这一压力梯度是由于心室的强烈收缩,使室内压由原来接近心房压的水平升高到超过动脉压水平而形成的。同样,房 - 室压力梯度是血液由心房流入心室的动力,其形成主要依靠心室的舒张而并非心房的收缩。整个心室舒张期内,房 - 室压力梯度始终存在;然而,在快速充盈期和减慢充盈期的前半段,心房处于舒张状态,这时心房只是静脉血液反流回心室的一条通道。所以,心室充盈主要依靠心室的舒张。

心房的收缩虽然对心室的充盈不起主要作用,但心房的收缩使心室的充盈量增加 1/4,使心室舒张末期容积增大、心室肌收缩前的初长度增加,肌肉的收缩力量加大,从而提高心室的泵血功能效益。另外,如果心房收缩缺失,将会导致房内压增加,不利于静脉血液回流,也可间接地影响射血。由此可见,心房起着初级泵的作用,对心脏的射血和静脉血液的回流都有利。

房室瓣的功能是防止血液在心室收缩期由心室反流回心房;而半月瓣的功能是防止血液在心室舒张期由主动脉和肺动脉倒流回心室腔。瓣膜的开闭是由其两边的压力差来决定的。房室瓣由于其结构特征,不需血液的回流;仅依靠房室间的压力差即可关闭。心室收缩时,乳头肌也收缩,它们通过腱索牵拉房室瓣的突缘,可防止瓣膜向心房腔方向返折。如果腱索断裂或乳头肌麻痹,会造成房室瓣关闭不全,导致严重的心功能不全。

半月瓣的结构与房室瓣不同。心室舒张初期,较高的主动脉内压力造成血液向心室方向反流,使半月瓣迅速关闭。半月瓣口径较小,射血期的血液在此流速较快。由于半月瓣的迅速关闭及血液在该处的快速流动,半月瓣边缘受到的机械磨损比房室瓣明显。在心脏泵血活动中,心室起主导作用;而左、右心室的活动接近同步,其射血和充盈过程极为相似,排血量也几乎相等。

第三节 血管的分类与功能

对动脉和静脉进行识别和分类的主要依据是其解剖学位置。血管还可根据其大小和管壁结构进行解剖学分类。动脉可分为弹性动脉和肌性动脉。尽管肌细胞和弹性组织可见于所有的动脉,但弹性结构的相对量在大动脉最高,而肌组织的相对量则从大动脉到小动脉呈逐渐增多的趋势。动脉的分类方法有数种,但无论何种方法都不能将各类动脉截然分开,这是因为动脉结构和功能参数的变化是连续性的,而不是断续性的。大多数参数的这种渐进性变化特征,不会因某种分类方法的选用而发生丝毫改变。另外,在个体之间,血管特性也会有很大的差异。

按照血管的功能,可把全部血管简单地分为以下6种:

1. 弹性贮器血管(Windkessel vessel) 包括主动脉、肺动脉及其邻近的大动脉。其特点为动脉壁中弹性纤维丰富,因而伸缩性强,随着动脉远离心脏,动脉壁中弹性纤维逐渐减少,而平滑肌纤维逐渐增多,体现出由弹性向肌性的转变。这类血管的功能在于利用其弹性扩张与回缩的性质,将心脏搏动所产生的脉动、间断的血流变为相对平稳且连续的血流。由于管壁中弹性纤维较多,故血管平滑肌的收缩对血管口径影响不大,但却可以改变血管的弹性特征。

2. 阻力血管(resistance vessel) 主要是微动脉,由于其管径小且富含肌纤维,故这些血管是血流外周阻力的主要来源。这些血管的收缩或扩张均可造成血压明显上升或下降。

3. 括约型血管(sphincter vessel) 指靠近真毛细血管处的微动脉,其舒张或收缩可控制毛细血管的开放数量,从而影响该处物质交换的面积。

4. 交换血管(exchange vessel) 包括毛细血管、血窦和毛细血管后微静脉,其管壁允许或有利于细胞周围的组织液与血液之间的物质交换,这正是循环系统最根本的功能。进行交换的物质包括氧、二氧化碳、营养物质、水、无机离子、维生素、激素、代谢产物、抗体和各种防卫细胞。微动脉、毛细血管和微静脉构成微血管床(microvascular bed),该处的血液循环即称微循环(micro-circulation,图1-7)。

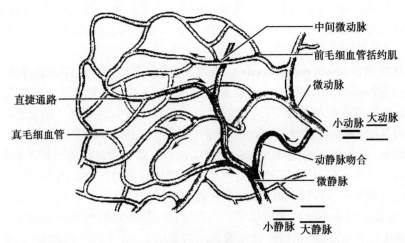

中间微动脉
前毛细血管括约肌
微动脉
小动脉 大动脉
动静脉吻合
微静脉
小静脉 大静脉
直捷通路
真毛细血管

图1-7 微循环

5. 容量血管(capacitance vessel) 由较大的微静脉和静脉组成,是一系列把血液导回心脏的血管。这些血管具有分布范围广、容量大和血压低等特点。这些血管的高容量与其管壁的可扩张性(distensibility)或称屈从性(compliance)有关。因此,在大静脉中,即使跨壁压力很低,其中仍能容纳大量的血液。由于静脉容量相对较大,故这一部分血管床所含血液的量最大。

6. 短路血管(shunt vessel) 直接联系微动脉和微静脉的血管。无交换功能,其大量开放可使毛细血管的血流减少甚至停止。

第四节 血管的结构与功能

血管壁的结构和组成成分与两种功能因素相关:①机械因素,主要为血压,它主要作用于大血管(弹性动脉、肌性动脉和静脉),决定管壁弹性成分和平滑肌的含量和分布;②代谢因素，即局部组织和细胞的物质代谢，这主要体现在进行物质交换的微血管，即毛细血管和微静脉上，这些血管的管壁甚薄，只有内皮和基膜，便于进行物质交换。大、中血管是解剖学上独立的结构，微动脉、毛细血管、微静脉和小静脉则是构成它们所在器官和组织的组成成分。血管壁的一般结构，可分为内膜、中膜和外膜 3 层，由内皮细胞、基底膜、弹性组织、胶原纤维和平滑肌细胞 5 种主要组织成分组成，由于这 5 种组织含量和分布的不同，形成了各种不同类型血管壁的结构。

一、血管壁的组织成分

1. 内皮细胞（endothelial cells，EC） 血管壁均有内膜，内膜表面与血流接触的一层称为内皮细胞，内皮细胞以镶嵌形式，铺满整个血管系统的内面，多呈扁平、多角形或板状，形态较不固定，厚度在 $0.1\sim0.3\mu m$，但有细胞核的部分厚度达 $2\sim3\mu m$。人体内皮细胞总量约为 10^{12} 个，表面积可达 $1\,000 m^2$。内皮细胞的腔内面是与血流相接触的滑动面，是维持血液流动状态的重要条件，也是机体重要的代谢和内分泌器官之一。合成和分泌前列腺素、舒张因子、纤维粘连蛋白、白细胞介素（interleukin，IL）-1、IL-2、IL-3、组织型纤溶酶原激活物、血管紧张素转化酶、5- 羟色胺、内皮细胞生长因子、血小板激活因子、肾素、血管紧张素等几十种因子，参与机体多种功能的调节，是维持循环系统、内分泌系统和免疫系统等多方面稳态的重要因素。由于血管内皮细胞遍布全身各个器官组织，因此，机体所有器官、组织无一不受血管内皮细胞内分泌功能的影响。

2. 平滑肌细胞（smooth muscle cells） 多数血管的管壁都有平滑肌，平滑肌细胞约宽 $2\mu m$，长 $60\mu m$。在肌性动脉和微动脉中平滑肌细胞呈梭形，在弹性动脉中平滑肌细胞呈不规则多突形。平滑肌细胞的收缩使管腔变小，血管阻力增加。平滑肌细胞也可在血管壁的外膜中呈纵行排列。极其细小的动、静脉或毛细血管壁中无平滑肌细胞，但管壁周围有一种分散的上皮样的特殊细胞，称为外皮细胞或 Rouget 细胞，也具有如平滑肌细胞一样的收缩能力，以控制管腔的大小。许多研究表明，平滑肌细胞是哺乳动物多数血管中膜的唯一细胞成分。每个平滑肌细胞外包基膜和少许网状纤维，将其连接到弹性组织上。血管平滑肌细胞彼此常由缝隙连接相连，在微动脉和小动脉尤为明显。这种连接可能参与细胞间冲动的传导和信息的传递。平滑肌细胞有大量质膜小泡群，使细胞表面积增加 25%，小泡纵行排列，这类小泡可能有吞饮作用。细胞内也有溶酶体。血管壁的平滑肌细胞具有成纤维细胞的功能，在发育中的动脉中膜，它可产生胶原纤维和弹性纤维。

3. 基底膜 是和内皮细胞的腔外面相接触的一层糖蛋白的膜状基质物，厚度在 $0.05\mu m$ 左右，在组织切片中可用特殊染色（PAS 或银盐）显示出来或称嗜银膜，是控制血管通透性和功能的一层重要膜状结构。

4. 弹性组织 主要成分为弹力素，是成纤维细胞产生的一种细胞外的梭带状的纤维性物质，在组织切片中可用含重金属的特殊染色显示出来。弹性组织常在血管壁内皮细胞的基底膜外周形成膜状结构，称为内弹性膜。在较大血管壁中，中膜和外膜中也有较多弹性组织，形成多层的膜状结构。弹性膜上有很多小孔，形如小窗，故又称窗膜，以容许组织液的通过，在病理情况下弹性膜上的小孔常发生改变。在大动脉壁中，由于有大量弹力纤维，管壁富有弹性，保证了血流在心血管内周而复始循环。

5. 胶原纤维 是细胞外的一种纤维状结构物质，主要分布在血管壁的中膜和外膜中，环绕管壁排列，起着巩固的作用，防止管壁因过度扩张而破裂。在老年人或有病变的脉管壁中，胶原纤维常有过度增生,使管壁的弹性减弱、管腔减少,从而也减低了管壁上所承受血流的压力。

二、各种不同类型血管的结构和功能

根据血管在循环中的位置,管腔的大小和组成中膜平滑肌层数目的不同以及血管的不同功能,将血管按以下分类进行描述。

(一)动脉

动脉管壁较厚,3 层结构也较完整,由于大小和功能的不同,动脉可分为下列 3 型。

1. 大动脉 由于大动脉管壁含有大量弹力膜,故又称弹性大动脉(1arge elastic artery)。有主动脉、无名动脉、颈总动脉、锁骨下动脉和髂总动脉,其管壁结构分 3 层。

(1)内膜:是 3 层中最薄的一层,由内皮和内皮下层(subendothelial layer)构成。内皮坐落在一层基板上。内皮细胞长轴与血流方向平行。内皮下层发达,含有弹性纤维、胶原纤维、成纤维细胞和一些小细胞。这些小细胞常被认定为肌细胞或肌前体细胞。内皮下层细胞走向不规则,但大多为纵行。一般认为,内皮下层的细胞是由中膜细胞穿越内弹性膜迁移而来。在内膜和中膜之间有一层明显的内弹性膜,该膜平滑,厚度约为 1μm,在脉搏的作用下可向外扩张,尔后呈弹性回缩。当血管完全排空时(在正常活体内不会出现这种情况),内弹性膜会呈现迁曲状。但即使是处于完全排空状态,大动脉也不会完全塌陷。

(2)中膜:很厚,超过管壁厚度的 2/3,具有明显的层状结构,即由数层弹性膜(elastic lamella)构成。弹性膜间区(interlamellar zone)有肌细胞、胶原纤维和弹性纤维。其排列方式极为规律,每一层弹性膜及其相邻的一层弹性膜间区称作中膜板层单位(lamellar unit)。中膜板层单位的数量与血管直径大体成正比,该层的肌细胞混杂于纵行的弹性纤维之间,其走向无规律。

(3)外膜:较中膜薄而较内膜厚,除胶原纤维和弹性纤维外,还含有成纤维细胞、巨噬细胞和肥大细胞。这些成纤维细胞呈扁平状,具有长而细的片状突起。血管壁自身的营养血管(vasa vasorum)通常仅限于外膜。除此之外,外膜中还含有淋巴管和神经束。

2. 中动脉 除主动脉和肺动脉等动脉外,凡在解剖学中有名称的动脉都属中动脉(medium sized artery),因其管壁富含平滑肌细胞,故又名肌性动脉(muscular artery)。其直径在 1mm 以上,管径差异较大,共同特点是中膜内有发达的肌组织,内膜主要由坐落在基板上的内皮构成,内弹性膜薄,中膜的 3/4 左右由肌细胞组成。与大动脉相比,细胞外成分相对较少,弹性纤维仍较明显,其走向与肌细胞平行或与之稍成一定倾角。中动脉通过平滑肌的收缩与舒张改变其管径的大小,调节分配身体器官的血流量。

3. 小动脉与微动脉 管径在 1mm 以下的动脉称为小动脉(small artery),小动脉也属肌性动脉,其中膜有 3~4 层平滑肌。管径在 0.3mm 以下者称为微动脉(arteriole)。与大动脉相比,微动脉的内皮细胞较小,其含核部分较厚,而且常明显地突入管腔。即使是固定于完全扩张的状态,微动脉的内皮仍表现出不同的厚度,因而呈现出一些纵行的沟和嵴。细胞核呈长圆形,其长轴与细胞长轴一致,与血管走向平行。内皮的对腔面有基膜覆盖,但内弹性膜大多缺如,或者说几乎无法辨认。假若存在,内弹性膜上可见大量小孔,小孔内有伸入其中的肌细胞或内皮细胞的突起。与大动脉相比,微动脉的肌细胞体积较大,而且仅有 1 层细胞。这些肌细胞环形排列,呈高度弯曲状,环绕在内皮的周围。在最小的微动脉,一个肌细胞可绕管壁旋转几圈,以至于同一个细胞的不同部位之间形成广泛的并行接触。肌细胞外形呈现不对称性,细胞膜最接近外膜的区域拥有大多数致密带(dense band),故大多数肌丝嵌入此部。小动脉和微动脉的收缩与舒张，可改变管径的大小、调节组织供血量及改变外周血流阻力，调节血压，因此小动脉和微动脉又称外周阻力血管。

（二）静脉

静脉（vein）具有两个特点，其一是和同等口径的动脉相比，其管壁相对较薄；其二是容量较大。静脉内的血容量与其管腔内的压力有关，尽管压力和容量之间并非呈线性关系，但血压的小幅升高仍会导致血容量的大幅增加。管壁的厚度并非完全与血管的大小相关，在不同的部位也可表现出差异。例如，和上肢同等口径的静脉相比，下肢静脉的管壁要厚一些。静脉的内、中、外3层膜间的分界不如动脉清楚，静脉壁的结构也可分大、中、小3种类型。

1. 大静脉 直径在1cm以上的静脉，包括上、下腔静脉，无名静脉、颈内静脉和肝、门静脉等。这类静脉的内膜、中膜与中静脉相似，但中膜中除平滑肌细胞外也有胶原纤维和弹性纤维，外膜则较厚，占管壁的极大部分，其中有大量纵行的平滑肌束和丰富的营养血管、神经。

2. 中静脉 直径在2~10mm的静脉，大多数因伴行相应的动脉而有相同的解剖命名，是静脉壁结构的典型代表。中静脉的内膜较薄，除内皮细胞外也有少量胶原纤维形成的内皮下层和不完整的内弹性膜。在血管分支的附近，内膜常形成瓣膜，以防止血液倒流。中膜仍薄，含有数层环形平滑肌细胞和少量胶原纤维。但外膜较厚，主要为结缔组织、纵行的平滑肌束和胶原纤维束，并有营养血管和神经。

3. 小静脉 凡直径在2mm以下者都属此类。从毛细血管转变为静脉时，最初只在内皮细胞外增加了一层纵行的结缔组织和细胞，相当于血管壁的外膜层；当管径达到40~50μm时，管壁出现平滑肌细胞；管径到0.2mm以上时，3层结构完整，中膜内的平滑肌细胞排列成整齐的环形层，内膜中出现不完整的弹性纤维层。

（三）毛细血管

毛细血管管径在5~25μm，长度不超过0.5mm，管壁由一层内皮及其基板构成，膜外有极薄层的结缔组织，其中有散在的外皮细胞，起着平滑肌细胞样的收缩作用，以调节管腔的大小。毛细血管的结构可因所处位置的不同而异，其管腔的大小仅允许单个血细胞通过，而且在通过时，血细胞会发生明显的变形。

（四）血窦

在肝脏、脾、骨髓和肾上腺髓质等器官中，为适应局部血循环量的需要，毛细血管腔往往扩大成不规则的窦隙状，称为血窦（sinusoid）。其管壁呈真正的不连续性，血液仅遇到很小的障碍即会由血窦渗出。在内皮细胞的裂隙或小孔上方，可能有或没有基板覆盖；在血窦周围间隙中也可能存在其他类型的细胞。

（五）动静脉吻合

动静脉吻合（arteriovenous anastomosis）是直接连于小动脉和小静脉之间的血管。这段连接血管可以是直的，也可以是盘绕状的，常常具有较厚的肌层和狭窄的管腔，其直径为10~30μm，由交感神经分布于管壁上的丰富的无髓神经纤维支配。这段血管的管腔可完全关闭，这时循环即通过毛细血管床进行。当其开放时，则可将血液直接由动脉带入静脉，部分或完全把毛细血管床排除在血循环之外。

相对较简单的动静脉吻合见于鼻、唇和耳部的皮肤；鼻腔和消化管的黏膜以及尾骨体（coccygeal body）、勃起组织、舌、甲状腺、交感神经节；当然也可能包括其他部位。在有的部位，这种吻合支形成的独特结构称为血管球。

（六）特殊动脉

主动脉、肺动脉接近心脏部分的管壁内可有心肌纤维。脑动脉、脑膜动脉、肺动脉的中、外膜层均不发达，故管壁也较薄。脐动脉壁的弹性纤维不发达。脾的鞘动脉壁没有平滑肌。阴茎的螺旋动脉内膜有纵向的皱襞，其中有平滑肌细胞起瓣膜作用。

（七）特殊静脉

脑和脑膜的静脉壁内没有平滑肌，脐静脉中膜的平滑肌特别薄，上、下腔静脉近心脏部分壁内均可含心肌纤维。

（刘秀华　王彦珍）

参 考 文 献

[1] 王海杰，刘含秋，李文生，等．实用心脏解剖学 [M]．上海：复旦大学出版社，2007．

[2] WILCOX B R, COOK A C, ANDERSON R H. 心脏外科解剖学 [M]. 3 版. 周睿，译. 上海：上海科学技术出版社，2006：11-86.

[3] BONOW R O, MANN D L, ZIPES D P, et al. Braunwald's Heart Disease[M]. Philadelphia: WB Saunders, 2012.

[4] 陈灏珠．实用心脏病学 [M]．4 版．上海：上海科学技术出版社，2007．

[5] JONES C J, GOODFELLOW J, BLEASDALE R A, et al. Modulation of interaction between left ventricular ejection and the arterial compartment: assessment of aortic wave travel[J]. Heart Vessels, 2000, 15（6）: 247-255.

[6] 朱大年，王庭槐．生理学 [M]．8 版．北京：人民卫生出版社，2013．

[7] 姚泰．生理学 [M]．3 版．北京：人民卫生出版社，2015．

第二章　脑血管生理

第一节　脑部血液供应系统

一、颈动脉系

（一）颈外动脉（external carotid artery）

平甲状软骨上缘从颈总动脉分出，分布至颈前部、面部及颅部（皮肤、肌肉、筋膜、颅骨、硬脑膜等）。先居颈内动脉内侧，后经其前方转至外侧，有9个分支。

1. 甲状腺上动脉（superior thyroid artery）　在舌骨大角下方从颈外动脉起始部前壁发出，沿甲状软骨侧面下行至甲状腺侧叶上缘，分支供应甲状腺和喉。主要分支有舌骨支、喉上动脉、环甲肌支、胸锁乳突肌支、腺支。

2. 舌动脉（lingual artery）　平舌骨大角起自颈外动脉前壁，向前内行，经舌骨舌肌深面入舌，分支供应舌、口腔底和腭扁桃体等。主要分支有舌骨支、舌背动脉、舌下动脉、舌深动脉。

3. 面动脉（facial artery）　于舌动脉稍上起自颈外动脉前壁，分支滋养下颌下腺、面部及腭扁桃体。主要分支有腭升动脉、扁桃体动脉、腺支、颏下动脉、下唇动脉、鼻外侧支及内眦动脉。

4. 胸锁乳突肌动脉（sternocleidomastoid branches）　平面动脉高度发自颈外动脉后壁，供应胸锁乳突肌动脉。

5. 枕动脉（occipital artery）　于二腹肌后腹下缘起自颈外动脉后壁，分布于颅顶后部。主要分支有胸锁乳突肌支、乳突支、耳支、肌支、降支、脑膜支、枕支。

6. 耳后动脉（posterior auricular artery）　于二腹肌后腹上缘起自颈外动脉后壁，或与枕动脉共干发出，在乳突前方上升，分布于耳廓以上的头皮。主要分支有茎乳动脉、耳支、枕支。

7. 咽升动脉（ascending pharyngeal artery）　从颈外动脉起始部的内壁发出，沿咽侧壁上升至颅底，沿途发支供应颈深肌、淋巴结、交感干、迷走神经、舌下神经及咽、软腭、鼓室、扁桃体等。主要分支有咽支、鼓室下动脉、脑膜后动脉。

8. 颞浅动脉（superficial temporal artery）　为颈外动脉的终末延续，从下颌颈后方开始、向上经颧突表面至颞部，与耳颞神经和颞浅静脉伴行，颞浅动脉为颅内、颅外动脉吻合的首选动脉。主要分支有腮腺支、面横动脉、耳前支、颧眶动脉、颞中动脉、顶支、额支。

9. 上颌动脉（maxillary artery；又称颌内动脉，internal maxillary artery）　为颈外动脉的另一终末支，在下颌颈处由颈外动脉呈直角分出，经下颌颈深面入颞下窝，在翼内、翼外肌之间走行至翼腭窝，沿途分支至外耳道、鼓室、牙及牙龈、鼻腔、腭、咀嚼肌、硬脑膜等处。全程可分为3段：下颌部、翼肌部、翼腭部。

（1）上颌动脉下颌部：在下颌颈及蝶下颌韧带之间，向内经耳颞神经及翼外肌下方，至下牙槽神经的前方。主要分支有耳深动脉、鼓室前动脉、下牙槽动脉、脑膜中动脉、脑膜副动脉。

（2）上颌动脉翼肌部：经行翼外肌深面及翼外肌两头之间的部分。主要分支有咬肌动脉、翼肌支、颞深前动脉、颞深后动脉、颊动脉。

（3）上颌动脉翼腭部：从翼外肌两头间入翼腭窝，达蝶腭神经节前方。主要分支有上牙槽后动脉、眶下动脉、腭降动脉、蝶腭动脉、翼管动脉、咽支。

（二）颈内动脉（internal carotid artery）

颈内动脉为颈总动脉两终支之一。约在第4颈椎平面、甲状软骨上缘处由颈总动脉分出，直径为4～5mm。其行程以颅底动脉管外口为界，分成颅外段和颅内段。

1. 颈内动脉颅外段　颅外段又名颈段，居颈外动脉后外方，继转其后内侧，沿咽侧壁上升至颅底。其始处由梭形膨大，为颈动脉窦（carotid sinus），是压力感受器，可调节血压。颈总动脉分叉处的后壁上有一个扁椭圆形小体借结缔组织附于壁上，称颈动脉球（carotid glomus），为化学感受器，可感受血液中的 CO_2 和 O_2 的分压，以调节呼吸。

颈内动脉颈段前面有舌下神经、面总静脉和枕动脉横过，后面与颈上交感结、舌咽神经、迷走神经相邻。前内侧有颈外动脉，前外侧有颈内静脉。近颅底处，舌咽神经、迷走神经、副神经斜过其后方。进入颈动脉管时，颈内静脉恰位于其后方。

颈动脉通常不是笔直的，而是具有一定弧度。颈段的形态变异大体有3种：①呈轻度S形或C形弯曲；②在立体空间上呈螺旋状扭转；③中途扭转成环形。上述以弯曲为常见，后两种少见。变异常发生于颈内动脉起始上方3～6cm处，以中、老年人多见，似与动脉硬化有关。

2. 颈内动脉颅内段　颈内动脉颅内段依行程可分为延续的5段：岩段、海绵窦段、膝段、床突上段和终段。

（1）岩段（petrous part）：从颅底颈动脉管外口起，到穿过硬脑膜至海绵窦之前止。全程皆走行于骨性管内。入管后，紧贴管壁垂直上行一段距离，然后急行转弯，于水平方向走向前内。行至岩部尖端时，出颈动脉内口，越过破裂孔软骨上方，从三叉神经神经半月节内侧进入颅中窝，在硬脑膜外走行一段后，穿过硬脑膜延续为海绵窦段。主要分支为：

1）颈鼓支（caroticotympanic branch）：由颈内动脉后壁发出，经颈动脉管后壁小孔入鼓室，与颈外动脉的颈乳动脉鼓支吻合。

2）翼管支（vidian branch）：伴翼管神经入翼管，与颈外动脉的上颌动脉发出的翼管动脉吻合。

3）原始三叉动脉（primitive trigeminal artery）：是颈内动脉与基底动脉吻合支的胚胎残余动脉。

4）原始听动脉（primitive otic artery）：发出后入内听道伴面神经及听神经走行。

（2）海绵窦段（cavernous part）：在岩部尖端，颈内动脉居三叉神经半月节内侧，仅被硬膜套分隔。在破裂孔软骨上方，动脉向上前内走行，于后床突外侧进入海绵窦。入窦后稍微上升便向前行，进入蝶鞍两侧的颈动脉沟中，略呈S形弯曲，直抵前床突内下方。然后，沿沟的弧度转向上内，在前床突的内下方依次穿过海绵窦顶部的硬脑膜和蛛网膜，进入颈动脉池移行为膝段。海绵窦段远端的直径为3.3～5.4mm。主要分支为：

1）脑膜垂体动脉（meningohypophysial artery）：自海绵窦口处发出，立即分为3支，包括：①幕底支（basal tentortial branch）向后走行于小脑幕两层之间，分布于第Ⅲ、Ⅳ对脑神经及小脑幕；②背侧脑膜支（斜坡支，dorsal meningeal branch）向上至硬脑膜，并分布于斜坡、鞍背及展神经；③垂体下动脉（inferior hypophysial artery）主要分布于垂体后叶及鞍底。鞍底脑膜肿瘤时，可见脑膜垂体动脉及其分支增大。

2）海绵窦下动脉（inferior cavernous artery）：在海绵窦中部向下发出，分布至海绵窦壁和第Ⅲ、Ⅳ、Ⅵ对脑神经及三叉神经半月节，并于脑膜中动脉分支在棘孔处吻合。其中较大的一支为圆孔动脉。

3）下被囊动脉（inferior capsular artery）：从海绵窦段前部下面发出 1～2 支，横过鞍底部，分布于硬脑膜。在垂体前方，与垂体下动脉分支及对侧同名动脉吻合。

（3）膝段（genicular part）：从海绵窦段走向后前，呈 C 形环绕前床突，由此穿破硬膜进入颈动脉池。因此，膝段是海绵窦段与床突上段间的转折部。主要分支为：

1）垂体上动脉（superior hypophysial artery）：发数支分布于垂体前叶、漏斗、灰结节、乳头体、视交叉及视束。

2）眼动脉（ophthalmic artery）：供应眼球、眼肌、泪腺及眶周皮肤。

（4）床突上段（supraclinoid part）：位于前后床突连线稍上方、颈动脉池的脑脊液中。床突上段的近段直径为 2.4～4.1mm，其走行方向与海绵窦段正好相反，约在前穿质下方延续为终段。

（5）终段（terminal part）：在颈动脉池内，动脉末端弯向上后外，止于分叉处，形成突向后的弯曲。通常颈内动脉前穿质下分叉，也可在外侧裂水平分叉。在分叉前，颈内动脉的长度、管腔、走行方向及弯曲度存在差别。终段的主要分支包括从颈内动脉后外侧发出后交通动脉、脉络膜前动脉及偶尔发出的钩动脉。在分叉处，大脑前动脉走向前内，而走向外的大脑中动脉实际是颈内动脉的直接延续。

1）后交通动脉（posterior communicating artery）：从终段发出，水平后行，与大脑后动脉吻合。全长 15mm，当其粗大时起始部可发生漏斗样扩张，容易被误诊为动脉瘤；如其直径不超过 3mm，应视为正常。其背侧为视束和大脑角，腹侧为蝶鞍，内侧为灰结节和乳头体，外侧为动眼神经和钩回。它是动脉瘤的好发部位，连接两大系统的血管桥，变异较大。主要分支有：①中央支（central branch，有 2～8 支）上行穿入脑底，可分为前、后两组，前组供应下丘脑（灰结节、漏斗、乳头体）、丘脑腹侧部和内囊后肢，后组主要供应底丘脑核（Luys 体）；②结节丘脑动脉（tuberothalamic artery）为后交通动脉中央支中最大者，供应灰结节、乳头体及内囊后肢。

2）脉络膜前动脉（anterior choroidal artery）：从终段后交通动脉外侧发出，沿视束后行，至大脑角前缘转向后外，在钩回附近经脉络膜裂入侧脑室下角，参与形成脉络丛并与脉络膜后外动脉吻合。分布于海马旁回，钩、海马、齿状回前部，尾状核尾，视束外侧、灰结节、乳头体、大脑角底中 1/3、外侧膝状体。主要分支为纹状体内囊动脉（striatocapsular artery），分布于内囊后肢下 2/5、苍白球内侧部、黑质、红核等。

（三）大脑前动脉（anterior cerebral artery）

于视交叉外侧、嗅三角后方从颈内动脉几呈直角分出，水平走向前内，越过视神经上面进入大脑纵裂的终板池，经胼胝体下回斜向前上，沿胼胝体沟由前向后达胼胝体压部前方，弯曲向上移行为楔前动脉。在视交叉前方，左、右大脑前动脉借前交通动脉相连。分支供应额顶叶内侧面、尾状核、基底节、胼胝体及额叶的底面。主要包括大脑前动脉交通前段、前交通动脉、大脑前动脉交通后段及其分支。

大脑前动脉共分为 5 段：①A$_1$，交通前段（precommunicating part）自分出至前交通动脉的一段。侧位片上常与大脑中动脉 M_1 段重叠，正位片上横行至中线的一段，短而影密。② A_2，胼胝体下段（subcallosal part）自前交通动脉起至胼胝体膝下方的一段。正位片上，自中线弯向上行。在 A_2 起始部，发出眶额动脉。③ A_3，膝段（genicular part）呈 C 形，为环绕胼胝体膝，突向前方的一段，与胼胝体膝的形状和弧度基本一致。此段发出额极动脉。④ A_4，胼周段（pericallosal artery）在胼胝体沟内由前向后而行，达胼胝体压部稍前方，此段称胼周动脉。⑤ A_5，终段（terminal part）胼周动脉在胼胝体压部前方弯曲向上，移行为楔前动脉，此楔前动脉一段为终末段。

1. 大脑前动脉交通前段　大脑前动脉交通前段又称 A_1 段，从颈内动脉分出，至于前交通动脉连接处止，长约 10mm，管径为 1.0～3.0mm，但发育不良（管径<1.0mm）或极度发育不良（<0.5mm）也常见，以右侧发育不良者居多。前交通动脉交通前段发育不良与前交通动脉动脉瘤的发生率相关。

大脑前动脉起始 2～5mm 处发出 1～3 支中央支，称中央短动脉（short central artery）。它们可分成若干细支，稍向后外行，在前穿质内侧部入脑，供应尾状核前部、内囊前肢、纹状体前下部、下丘脑视上区、胼胝体膝、透明隔、穹隆部等处。

Heunber 返动脉（recurrent artery of Heunber）又称为前内侧丘纹静脉，从大脑前动脉与前交通动脉相接处发出。起始处位于终板池内，返折后行至颈内动脉分叉处转向前穿质，发出 2～3 支入脑。分布于尾状核、豆状核前部及内囊前肢，有时还发支供应内囊膝和后肢前部。该动脉在行程中还发出 1～2 条皮质支分布眶回内侧皮质。

2. 前交通动脉（anterior communicating artery）　前交通动脉位于两侧大脑前动脉之间，长 1～2mm，是动脉瘤的好发部位之一。前交通动脉从后下面发出 2～4 个下丘脑支（hypothalamic branches），向后分布于下丘脑视前区、视交叉、结节和漏斗。

3. 大脑前动脉交通后段　大脑前动脉交通后段从前交通动脉水平起，至楔前动脉止。此段走行于大脑纵裂内，贴附半球内侧面，在终板池内沿终板前方上升，进入胼胝体池，绕胼胝体膝，沿胼胝体沟走向后方，至胼胝体压部稍前延伸为楔前动脉，主干称为胼周动脉。主要分支为：

（1）内侧眶额动脉（internal orbitofrontal artery）：起自胼胝体下段（A_2）的起始部，前行分支供应额叶眶面的直回、嗅沟及眶回内侧部，于眶面外侧部与大脑中动脉的外侧眶额动脉吻合。

（2）额极动脉（frontopolar artery）：于膝段（A_3）发出，沿额底前上行至额极，供应额叶及额极内、外侧面。

（3）额前内侧动脉（anterior internal frontal artery）：于胼胝体膝附近发出，沿额叶内侧面前上行，分 2～3 支越过半球上内缘至背外侧的额上沟，供应额中回上半。

（4）额中间内侧动脉（middle internal frontal artery）：于胼胝体膝上方呈直角发出，斜过扣带回，至额上中回中部越过半球的上内缘至额上沟，供应扣带回和额上回内、外侧面及额中回上半中部。

（5）额后内侧动脉（posterior internal frontal artery）：于胼胝体中部发出，后上行，于额上回后部过上内缘至背外侧面，供应扣带回、额上回、额中回上半后部、中央前回上 1/4。

（6）旁中央动脉（paracentral artery）：于胼胝体后部发出，后上行，于中央小叶处越过半球上内缘达中央前、后回上 1/4。供应扣带回、旁中央小叶及中央前、后回上 1/4。

（7）楔前动脉（precuneal artery）：为大脑前动脉的延续，在胼胝体压部稍前方弯向后上，经顶下沟至楔前叶。越过上内缘至顶上小叶，直至顶间沟。常分两支分布至扣带回后部、楔前叶前 2/3、顶上小叶及顶下小叶上缘。

（8）胼胝体动脉（callosal artery）：在胼胝体压部前方从大脑前动脉主干下缘发出，沿胼胝体沟后行，分布于胼胝体压部及附近皮质。

（四）大脑中动脉（middle cerebral artery）

大脑中动脉可呈双干型、单干型、三干型或多干型。供应大脑半球凸面、基底节、额叶下面，并与大脑前动脉、大脑后动脉有丰富的吻合。大脑中动脉一般分为 5 段：M_1（水平段，horizontal part）、M_2（环绕段，circumferential part）、M_3（侧裂段，lateral fissure part）、M_4（分叉段，bifurcating part）、M_5（终段，terminal part）。

1. 大脑中动脉 M_1、M_2 段及其分支　大脑中动脉为颈内动脉的直接延续，从视交叉外侧、嗅三角和前穿质下方颈内动脉分叉起，水平外行，抵达前床突附近的外侧裂窝止，此段为水平段（M_1），长 14～30mm。其后大脑中动脉呈 C 形环绕岛叶前端进入外侧裂，此段为环绕段（M_2）。M_2 由上干和下干在分叉处分开，在外侧裂池中向后上走行 10～22mm 后再接近。分叉处为动脉瘤的好发部位。此两段主要分支为：

（1）豆纹动脉（lenticulostriate artery）：从大脑中动脉起始部算起，在 10mm 以内发出的称内侧豆纹动脉，在 10～20mm 范围内发出的称外侧豆纹动脉，总数 2～19 支，它们全部发自大脑中动脉的下内面。内、外侧豆纹动脉供应尾状核、豆状核大部、内囊膝和后肢的上 3/5。外侧豆纹动脉又称 Charcot 出血动脉，动脉出血大发生于壳核，血蓄积于外囊，又名外囊出血。

（2）外侧眶额动脉（external orbitofrontal artery）：从水平段末端发出，向上外侧走行，供应额叶的下外侧面。当大脑中动脉形成 3 支时，它可以从其中一支发出。但不超过额下回的三角部。在侧位观，其向前上走行，后前位观时则向下外侧。

（3）颞极动脉（temporopolar artery）：从（M_1）下缘单干或双干发出，向前外下行，至颞极外侧面绕至内面，分布在颞极外、内面和钩回。

（4）颞前动脉（anterior temporal artery）：从（M_1）下缘单干或双干发出，浅出后越过颞上回前部斜向后下，分布于颞上、中、下回前部。

2. 大脑中动脉 M_3～M_5 段及其分支　大脑中动脉自脑岛沿岛盖表面翻出外侧裂，分出数条皮质支分布于半球表面。在分叉的远端，大脑中动脉干隐于大脑外侧裂内，紧贴岛叶表面，由前下走向后上，此段为侧裂段（M_3）。动脉干本身（多为下干）在顶、枕、颞交界处分叉为角回动脉和颞后动脉，此分叉处称分叉段（M_4）。而角回动脉一般认为是大脑中动脉的终支，称终段（M_5）。

侧裂三角（sylvian triangle）对大脑中动脉和半球背外侧面的定位较为重要。大脑中动脉侧裂段（M_3）沿岛叶表面向后上行，该段发出 5 个分支（外侧眶额动脉、中央前沟动脉、中央沟动脉、顶前动脉、顶后动脉）。这些分支后上行到达岛叶上沟时，位置最深，由此转折向下外行一短程即由大脑裂浅出继续上行。这些分支的转折点可从脑血管造影加以识别。从最前端的转折点到侧裂点连成一线 AS 即为侧裂三角的上缘，从大脑中动脉前端至侧裂点 S 连线 BS，即为侧裂三角的下缘。从第一个分支的转折点 A 至大脑中动脉前端 B 连线 AB 即为三角的前缘。侧裂三角 ABS 中含有上述 5 个分支。

大脑中动脉 M_3～M_5 段的主要分支为：

（1）外侧眶额动脉（external orbitofrontal artery）：见前述。

（2）中央沟前动脉（precentral sulcus artery）：从侧裂段总干或上干发出，浅出后，斜向后上，分 2～3 支。前部分支分布于岛盖后部及额中回、额下回后部，后部分支分布于中央前回前部下 3/4。此动脉可作为中央前沟定位标志。

（3）中央沟动脉（central sulcus artery）：从侧裂段主干或上干发出，浅出后，沿中央沟上行，分布于中央沟下 3/4 两岸皮质。此动脉与中央沟关系恒定，可借以确定中央前、后回。

（4）顶前动脉（anterior parietal artery）：从侧裂主干或上干发出，浅出后，经中央后沟上行，一支弯向后方深入顶间沟，另一支继续沿中央后沟上行，供应中央后回下 3/4 及顶间沟前部上下皮质。借此动脉可确定中央后回及顶上、下小叶。

（5）顶后动脉（posterior parietal artery；又称缘上回动脉，supramarginal artery）：通常为双干型上干的终支，从外侧裂浅出后上行达顶间沟，供应缘上回及顶上小叶下缘。

（6）角回动脉（artery of angular gyrus）：为单干型的终支或双干型下干的终支，最为恒定。从外侧裂浅出后，沿颞上沟后行，越过角回至顶间沟后部，分布于角回及顶上小叶后部下缘。

（7）颞枕动脉（temporooccipital artery）：为双干型下干的终支，向后行，分布颞上回后部和枕叶外面。

（8）颞后动脉（posterior temporal artery）：从双干型的下干或总干下缘发出，或从颞干发出，于大脑外侧裂后端浅出，越过颞上回向后，分布颞上、中、下回后部。

（9）颞中动脉（middle temporal artery）：从双干型下干或总干下缘发出，浅出后越过颞上回，进入颞上沟斜向后下，分布颞叶中部，末梢至颞下回上缘。

二、椎基底动脉系

（一）椎动脉（vertebral artery）

椎动脉是锁骨下动脉的第一分支，椎动脉沿前斜角肌内缘后上行，继而通过上 6 个颈椎横突孔形成的骨管隧道，从寰椎横突孔走出，弯向后内，越过寰椎后弓，越过寰枕后膜及硬膜入颅，在蛛网膜下腔中沿延髓侧面斜向上内，于脑桥下缘，左、右侧椎动脉汇合成基底动脉。椎动脉造影可分为 5 段：① V_1 段，在前后位片上，是椎动脉穿越过上 6 个颈椎横突孔上行的一段。主要分支有脊髓支（spinal branch，有 5~6 支），每节分支经椎间孔入椎管，分两支，一支伴神经根供应脊髓及被膜，另一支分出降支，与上、下位同名分支吻合。② V_2 段，在前后位片上，是椎动脉出枢椎横突孔向外横行到寰椎横突孔的一段。在侧位片上，此段是重叠的。③ V_3 段，从 V_2 末端上行，穿越过寰椎横突孔的一段。主要分支为肌支、神经根支、脑膜后动脉，供应枕下三角各肌、供应颈 $_2$ 神经根、颅后窝硬脑膜。④ V_4 段，从 V_3 段上端急弯向后内越过寰椎后弓，达枕骨大孔的一段。主要分支为肌支，供应颈部深层肌。⑤ V_5 段，从枕骨大孔后，斜向上内达中线，与对侧同名动脉汇合成基底动脉的一段。V_5 段发出小脑下后动脉后，在前后位片上，常向下形成一袢状弯曲，然后上升再与对侧吻合。主要分支为：

（1）脑膜前支（anterior meningeal branch）：平枕骨大孔发出，供应孔前面的硬脑膜。

（2）脑膜后支（posterior meningeal branch）：供应大脑镰、小脑镰、小脑幕及邻近硬脑膜。

（3）脊髓后动脉（posterior spinal artery）：有时从小脑后动脉发出，分布延髓下部背侧（薄、楔束及核、小脑下脚）。

（4）小脑下后动脉（inferior posterior cerebellar artery）：多从椎动脉上端、平橄榄中下 1/3 平面发出，常有 2~3 个弯曲。于小脑扁桃体内侧分成两个终支。主要分支为：下蚓支（inferior vermal artery）供应小结、蚓椎体、蚓垂；半球支（hemispherical branch）可分 3 支，供应半球下面中后部，并与小脑上动脉吻合；第四脑室脉络丛支（branch to choroidal plexus of fourth ventricle）构成第四脑室脉络丛垂直部；脊髓支（medullary branch，有 7~10 支）分布由髓纹至菱形窝下角的延髓背外侧部。

（5）脊髓前动脉（anterior spinal artery）：从两侧椎动脉合并前的内侧面发出，平橄榄与对侧吻合，形成脊髓前正中动脉，分布延髓下部及脊髓前后角和中央灰质。

（6）延髓动脉（medullar artery）：从脑桥下缘椎动脉干发出，分布延髓上部的锥体、舌下神经核、下橄榄核。

（二）基底动脉（basilar artery）

左、右椎动脉于桥延交界处合成，经脑桥基底动脉沟上行至脑桥上缘。全长约 3cm，基底动脉口径下段平均为 5.43mm，中段为 4.3mm，上段为 4.42mm。主要分支为：

1. 小脑下前动脉（anterior inferior cerebellar artery） 多从基底动脉下 1/3 发出，行向下外分支供应展神经、面神经、前庭蜗神经、小脑前下面、脑桥背盖尾侧部、小脑中脚下部和下脚、第四脑室脉络丛侧部。分有内听动脉（internal auditory artery），其伴前庭蜗神经入内耳道，供应耳蜗、前庭、半规管。

2. 脑桥支（pontine branch） 为基底动脉至脑桥的小分支，每侧有十余支，从基底动脉后壁和侧壁发出。可分为 3 组，即旁正中动脉、短回旋动脉、长回旋动脉。

3. 小脑上动脉（superior cerebellar artery） 每侧多为一支起自基底动脉上端，与大脑后动脉相伴行，分支供应小脑上蚓和半球上面、小脑髓质和齿状核、小脑上脚、中脚、前髓帆、松果体、第三脑室脉络丛、脑桥中脑交界的被盖。主要分支为：

（1）上蚓支（superior vermal branch）：分布于上蚓、方叶及上半月叶内侧部及邻近脑干部，并有深支达髓质。

（2）半球支（hemispherical branch）：分布方叶及上半月叶外侧部及邻近脑桥中脑部，并有深支达髓质。

（三）大脑后动脉（posterior cerebral artery）

基底动脉在鞍背水平发出双侧的大脑后动脉，可分为四段：① P_1 段，从起始到后交通动脉连接处的一段，亦称交通前段；② P_2 段，从后交通动脉起至中脑后外面发出颞下支的一段，亦称交通后段或环池段；③ P_3 段，从 P_2 段到发出顶枕动脉和距状沟动脉二终支的一段，又称四叠体段；④ P_4 段，为 P_3 段末端发出的枕支，即顶枕动脉和距状沟动脉。主要分支为：

1. 中央内侧动脉（medial central artery，有 3 ~ 7 支） 由交通前段发出，头侧群供应下丘脑垂体、漏斗和灰结节，尾侧群供应乳头体、底丘脑、丘脑内壁和内侧核团。主要分支为丘脑穿动脉（thalamoperforating artery，有 1~2 支），为中央内侧动脉中粗大的分支，由后穿质入脑营养丘脑前部及内侧部、下丘脑及中脑黑质、红核等。

2. 丘脑膝状体动脉（thalamogniculate artery） 从交通后段发出，供应内、外侧膝状体、丘脑枕和大部外侧核团及内囊后肢。

3. 四叠体动脉（quadrigeminal artery） 从交通前段或后段近端发出，与小脑上动脉伴行绕过大脑脚，沿途分支到大脑脚、四叠体、松果体。

4. 脉络膜后内侧动脉（posterior medial choroidal artery） 于大脑后动脉交通后段发出，于上丘平面入大脑横裂，参与第三脑室脉络丛。分支供应大脑脚、上丘、松果体、膝状体、丘脑后上部及丘脑枕。

5. 脉络膜后外侧动脉（posterior lateral choroidal artery） 从交通后段发出，在海马回处入海马沟，参与侧脑室脉络丛，发支至穹隆、海马连合、尾状核、丘脑背外侧核、丘脑枕及外侧膝状体。

6. 中脑支（mesencephalic branch）　主要分支为：

（1）旁正中动脉（paramedian artery）：从大脑后动脉内侧部、基底动脉分叉部及后交通动脉根部发出，形成动脉丛，再由丛发出分支进入后穿质，供应脚间窝、中缝核、动眼神经核、内侧纵束、红核、大脑脚内侧部。

（2）短回旋动脉（short circumferential artery）：可从大脑后动脉近段、脚间丛和小脑上动脉近段发出，供应大脑脚的中间和外侧部、黑质、被盖外侧部及中脑上部。

7. 胼胝体背侧动脉（dorsal callosal artery）　发自大脑后动脉 P_3 段，后上行，分布于胼胝体背侧。

8. 皮质支（cortical branch）　主要分为以下 5 支：

（1）颞下前动脉（inferior anterior temporal artery）：在海马回钩附近从大脑后动脉发出，分布于颞下回和海马旁回前部。

（2）颞下中动脉（inferior middle temporal artery）：于海马沟中部，从大脑后动脉发出，分布于梭状回和颞下回中部。

（3）颞下后动脉（inferior posterior temporal artery）：在海马沟后部发出。

（4）距状沟动脉（calcaring artery）：为大脑后动脉终支之一。于距状裂与顶枕沟回汇合处分出距状沟动脉，分布于楔叶、舌回、枕叶外面月状沟和枕叶外侧沟以后的部分。

（5）顶枕动脉（parietooccipital artery）：为大脑后动脉的另一终支，于距状裂与顶枕裂汇合处分出，后上行，分布于楔叶、楔前叶及半球背外侧面。

第二节　脑部血液回流系统

一、颅面部静脉

1. 面静脉（facial vein）　面静脉的引流范围为前部头皮及面部软组织，常与颏下静脉汇合，经下颌后静脉进入颈内静脉。主要接受角静脉、眶上静脉、滑车上静脉的回流。

2. 颞浅静脉（superfical temporal vein）　颞浅静脉为头颈部静脉网汇合而成，在耳前与颞内侧静脉汇合、垂直下降，穿腮腺组织与上颌静脉汇合成下颌后静脉入颈内静脉或颈外静脉。

3. 枕静脉（occipital vein）　枕静脉收集来自头皮后部及枕部血液，并与颈深及椎动脉发生吻合。通过顶部导静脉与上矢状窦后 1/3 交通，经乳突导静脉与横窦相通。枕静脉与耳后静脉共同汇入颈内静脉或颈外静脉。

4. 翼丛（pterygoid plexus）　引流颌内动脉之供血区域血液。主要分支有翼管静脉、脑膜内侧静脉、颞深静脉等。翼丛通过卵圆孔、棘孔的导静脉与海绵窦相通，为颌面部静脉网的吻合中心。

二、大脑浅静脉

大脑浅静脉收集大脑皮质及髓质浅层的静脉血。主要分支为：

（一）脑上静脉（superior cerebral vein）

脑上静脉收纳半球上外侧面外侧裂以上区域、半球内侧面胼胝体以上区域的静脉血，大都汇入上矢状窦，分为内、外两组。

1. 外侧组　主要分支为：①额前静脉（prefrontal vein）收纳半球上外侧面以前包括额叶、

额叶中后部的静脉血;②中央沟静脉(central sulcus vein)又称 Rolando 静脉,行于中央沟中,收纳中央前、后回的静脉血;③顶静脉(parietal vein)收纳半球上外侧面顶叶的静脉血;④枕静脉(occipital vein)收纳半球上外侧面枕叶的静脉血。

2. 内侧组　主要分支为:①额内侧静脉(internal frontal vein)收纳额叶内侧面的静脉血;②中央内侧静脉(internal central vein)收纳旁中央小叶的静脉血;③顶内侧静脉(internal parietal vein)收纳楔前叶的静脉血;④顶枕内侧静脉(internal parietooccipital vein)收纳顶枕沟两岸的静脉血;⑤枕内侧静脉(internal occipital vein)收纳枕叶内侧面距状沟两岸皮质的静脉血,汇入大脑大静脉;⑥大脑前静脉(anterior cerebral vein)收纳额叶眶面、胼胝体前部、扣带回前部的静脉血,汇入基底静脉。

(二)大脑中浅静脉(superficial middle cerebral vein)

大脑中浅静脉又称 Sylvian 静脉,是大脑静脉中唯一与动脉伴行的静脉,收纳大脑外侧裂两岸的额、顶、颞叶岛盖部及部分岛叶的血液,行向前下,绕过侧裂窝至大脑下面,汇入蝶顶窦或海绵窦。

(三)大脑下静脉(inferior cerebral vein)

大脑下静脉居大脑外侧裂下方的颞叶、枕叶上外侧面和额、颞、枕叶下面。

1. 额下静脉(inferior cerebral vein)　收纳额极和额叶底面的静脉血,汇入上矢状窦、海绵窦、蝶顶窦或基底静脉。

2. 颞下静脉(inferior temporal vein)　收纳颞叶下面的静脉血,汇入横窦、岩上窦或基底静脉。

3. 枕下静脉(inferior occipital vein)　收纳枕叶底面、枕叶纹状区的静脉血,汇入大脑下静脉或横窦。

(四)上吻合静脉(superior anastomotic vein)

上吻合静脉又称 Trolard 吻合,为大脑上静脉与大脑中浅静脉之间的吻合,是连接上矢状窦与颅底静脉窦的通道。Trolard(1870)将大脑外侧裂后支向后上走行汇入上矢状窦后 1/3 处的 Trolard 吻合,称为 Trolard 静脉,其余前部的此等吻合则称 Trolard 吻合。

(五)下吻合静脉(inferior anastomotic vein)

下吻合静脉又称 Labbe 吻合,是大脑上静脉与大脑下静脉的吻合通道。Labbe(1780)将位于枕叶上外侧连接上矢状窦与横窦的静脉称 Labbe 静脉,这样,Labbe 静脉即将大脑上静脉、大脑中浅静脉和大脑下静脉三者连接起来。

三、大脑深静脉

大脑大静脉(great cerebral vein of Galen)是接受大脑深静脉的主干。短粗、壁薄,在胼胝体压部下方由左、右大脑内静脉汇合而成,随后接受左、右基底静脉,急转向上,绕过胼胝体压部,约在大脑镰与小脑幕连接处前缘以锐角汇入直窦,或与下矢状窦汇合后,延续为直窦。

1. 大脑内静脉(internal cerebral vein)　是导出大脑半球血液的主干,由透明隔静脉和丘脑纹状体静脉在室间孔后缘室管膜下汇合而成。两侧大脑内静脉沿第三脑室顶由前向后而行,两者各距中线 2mm,至胼胝体压部前下方合成一条大脑大静脉。它收集胼胝体、透明隔、尾状核、丘脑、侧脑室和第三脑室脉络丛的血液。

2. 基底静脉(basilar vein of Rosenthal)　由大脑前静脉和大脑中深静脉合成,并接受丘脑纹状体下静脉、侧脑室下静脉、大脑脚静脉、中脑外侧静脉等属支。于前穿质或视交叉外侧

1.5cm 处起始（此点恰位于颈内动脉分叉的下方），行向后内，经脚间窝外侧，在环池内，绕大脑脚向后上行，通过内、外侧膝状体之间，汇入大脑大静脉。基底静脉较粗，行程长，全程可分三段：由前穿质至大脑脚前面为第一段（前段），绕大脑脚至中脑外侧沟为第二段（中段），由中脑外侧沟至注入大脑大静脉处为第三段（后段）。基底静脉三段间可不延续而彼此分隔，这样，前段可经蝶顶窦注入海绵窦，中段可经中脑外侧静脉注入岩上窦。基底静脉主要收集嗅区、豆纹区、丘脑、上丘脑、下丘脑视前区等部的静脉血。

四、硬脑膜静脉窦

硬脑膜静脉窦位于两层之间，是将脑内的血液引流到颈内静脉的通道，管腔内没有瓣膜。覆以血管内皮细胞，并有一些不规则的小梁。

1. 上矢状窦（superior sagittal sinus） 起于额骨的盲孔，沿着颅骨内板的浅沟向后延伸，止于窦汇后分成左、右横窦。大脑镰外缘附于上矢状窦的下面。从切面上看，上矢状窦呈三角形，接受大脑表面包括硬脑膜、导静脉和板障静脉的血液。有时上矢状窦的前部可以发育不良或缺如，大脑上静脉则会代偿性扩张，将血液引流到冠状缝附近的矢状窦后部。在窦汇处，上矢状窦与左右横窦、直窦、枕窦相连接。一般来说，上矢状窦的血液回流到右侧横窦，直窦的血液回流到左侧横窦。有时，上矢状窦可呈双干、开窗或网状。

2. 下矢状窦（inferior sagittal sinus） 沿着大脑镰后半部或 2/3 部向后走行，其管腔逐渐增大，与大脑大静脉一起注入直窦。下矢状窦接受大脑镰、大脑内侧面和胼胝体的血液。其在侧位像上清楚易见，前后位上则与中线静脉和上矢状窦重叠。

3. 直窦（straight sinus） 直窦形成了大脑镰与小脑幕的连接，接受下矢状窦和大脑大静脉的血液，回流到窦汇。此外，小脑上静脉、小脑下静脉以及部分人的 Rosenthal 基底静脉也通过小脑幕窦引流入直窦。直窦可有双干、开窗或网状变异。

4. 横窦（transverse sinus） 起于窦汇，在枕骨的外侧沟中向前外侧行走止于颞骨岩部的基底。小脑幕外缘与横窦相连接。小脑半球下静脉、Labbe 静脉（下吻合静脉）、岩上窦和数条导静脉引流入横窦，两侧横窦可不等大甚至一侧缺如。

5. 乙状窦（sigmoid sinus） 是横窦的延续，在颞枕骨的乙状窦沟的内向下内侧走行，抵达颈静脉孔后与颈内静脉相续，接受诸多导静脉和小脑静脉的引流。在乙状窦的最远端与颈静脉球相连接。

6. 岩窦（petrosal sinus） 岩上窦将海绵窦后部与横窦的最远端相连接，其接受大脑下静脉、小脑静脉及岩静脉血液。岩下窦连接海绵窦的后下部和颈静脉球，并接受后颅凹血液。

7. 海绵窦（caverous sinus） 海绵窦位于蝶鞍两侧的两层硬脑膜之间。通过眶上裂接受眼上、下静脉血液，钩回静脉及侧裂浅静脉也可直接引流入海绵窦。海绵窦侧引流到翼丛。海绵窦内含有动眼神经、滑车神经、三叉神经眼支、外展神经及颈内动脉海绵窦段。

8. 蝶顶窦（sphenoparietal sinus） 蝶顶窦起于蝶骨小翼，引流入海绵窦的前部，同时与岩上窦、岩下窦相连接。当大脑中静脉发育良好，蝶顶窦可不发育。

9. 枕窦（occipital sinus） 枕窦位于小脑镰附着缘的硬膜内，靠近枕内嵴。下端起于枕骨大孔后外缘，上行至窦汇或其他静脉窦。口径变化较大，细者仅 0.1mm，粗者可达 6.0mm。枕窦主要收集颅后窝内脑膜的静脉血，又称脑膜静脉。在前方，枕窦在枕骨大孔两侧可与乙状窦和岩下窦相连；在后方，可汇入左横窦、右横窦、窦汇、直窦和上矢状窦，并可与椎静脉丛相通。

五、后颅窝静脉

后颅窝静脉根据其部位和引流方向被分为 3 组，即上组（Galen 静脉组）、前组（岩组）、后组（幕组）。

1. 上组 主要是引流到 Galen 大脑大静脉内的静脉组，有小脑前中央静脉、上蚓静脉、中脑外侧静脉、中脑后静脉、桥脑中脑前静脉、四叠体静脉。

2. 前组 主要接受脑桥前面、小脑上面、小脑下面、小脑延髓裂以及第四脑室隐窝的血液，引流到岩静脉。位于桥小脑角池，占位病变时可移位。因此，在前后位上，是一个重要的血管标志。

3. 后组 将小脑下蚓和小脑半球内侧血液引流到直窦、窦汇和横窦。这组中最重要的是下蚓静脉，接受小脑下蚓部血液回流到直窦或横窦近侧端。在侧位上，该静脉距枕骨内板约 1cm。后组还包括上、下半球静脉，将小脑半球上内侧和下内侧的血液分别引流入直窦和横窦。

第三节 脑部血管侧支循环的吻合血管（胚胎遗留血管）

脑部血管尤其是脑供血动脉的分支之间存在着广泛的侧支吻合。颈内动脉各分支之间、椎基底动脉各分支之间、颈内动脉分支与椎基底动脉分支之间、颅内外动脉之间均存在血管吻合。这些吻合有的正常时即开放，有的正常时处于闭锁状态，在血流动力学发生改变时开放。

一、脑底动脉环

脑底动脉环又称为大脑动脉环或 Willis 环，位于脑底面的脑底池中，由双侧的颈内动脉、双侧的后交通动脉、双侧的大脑前动脉 A_1 段、双侧的大脑后动脉 P_1 段近段和前交通动脉组成。前交通动脉沟通左、右颈内动脉系，后交通动脉沟通颈内动脉系和椎基底动脉系。在有需要的情况下，血液可以经过此环从一侧流向另一侧，从而保证脑血流量的稳定。典型的大脑动脉环可以提供良好的侧支循环，但并非组成大脑动脉环的各个动脉均发育良好，可以出现不同的变异情况：一侧大脑前动脉 A_1 段、前交通动脉、一侧大脑后动脉 P_1 段近段均可有发育不良甚至缺如的情况。

二、颈内动脉分支与颈外动脉分支间的吻合

1. 通过眼动脉构成的颈内动脉与颈外动脉交通 颈外动脉中的颌内动脉分支（颞浅动脉、面动脉、面横动脉、脑膜中动脉等），通过眶上动脉、脑膜返支、颧动脉、筛前动脉、筛后动脉等，到眼动脉，再到颈内动脉；颈外动脉的颞前深动脉，通过眼动脉的泪腺动脉到眼动脉，再到颈内动脉；颈外动脉的面动脉分支中的角动脉、眶下动脉，通过眼动脉的鼻背动脉到眼动脉，再到颈内动脉。

2. 通过硬脑膜构成的颈内动脉与颈外动脉交通 颈外动脉分支（脑膜中动脉、咽升动脉）通过脑膜垂体干、海绵窦下动脉到颈内动脉。

3. 颈外动脉的翼管动脉、脑膜副动脉后支、咽升动脉上咽支，通过破裂孔返动脉到颈内动脉。

4. 颈外动脉的脑膜中动脉、脑膜副动脉、圆孔动脉通过颈内动脉海绵窦下外侧干到颈内动脉。

5. 颈外动脉的脑膜中动脉后支的上鼓室动脉及前鼓室动脉、咽升动脉的下鼓室动脉、枕动脉或耳后动脉的茎乳突动脉通过颈内动脉的鼓室动脉到颈内动脉。

三、颈外动脉与椎基底动脉间的吻合

1. 颈外动脉的脑膜中动脉后支的上鼓室动脉及前鼓室动脉、咽升动脉的下鼓室动脉、枕动脉或耳后动脉的茎乳突动脉通过小脑前下动脉的内听动脉到椎基底动脉。

2. 颈外动脉的咽升动脉、枕动脉或耳后动脉通过椎动脉肌支到椎基底动脉。

四、颈内动脉与基底动脉间的吻合（胚胎遗留血管）

颈内动脉与基底动脉间的吻合——胚胎遗留血管：颈内动脉通过原始三叉动脉连接到基底动脉；颈内动脉通过原始舌下动脉到基底动脉；颈内动脉通过原始耳动脉到基底动脉。

第四节　脑部血液供应与循环

正常成人脑的重量为 1 300～1 500g，占体重的 2% 左右，但脑的耗氧量却很大，心脏搏出量的 15%～20%（750～1 000ml/min）供给脑组织，其中经双侧颈内动脉供应的血流量约占全脑的 85%，经双侧椎动脉供应的血流量约占全脑的 15%。正常情况下 CBF 为（50±10）ml/（100g·min）（每分钟每 100g 脑组织所流过的血液量），当 CBF 降到 18～20ml/（100g·min）时，脑皮层诱发电位减低，脑电波逐步消失；当 CBF 降到 15ml/（100g·min）时，脑皮层诱发电位和脑电波完全消失，此时脑细胞仍然存活，但功能消失，神经轴突间的传导中断，如增加 CBF 至此域值以上，脑神经功能可以完全恢复；当 CBF 降到 8～10ml/（100g·min）时，神经细胞膜的离子泵功能衰竭，K^+ 外流、Na^+ 内流，造成细胞内水肿而使细胞结构发生破坏，在此域值下，细胞不能存活而死亡，即形成脑梗死。脑血循环停止 3 秒，脑组织代谢即可发生变化；停止 60 秒，神经元活动停止；停止 4～8 分钟，即可发生不可逆的脑梗死。

正常情况下，脑血流量（cerebral blood flow，CBF）靠脑血管的收缩和扩张来调节，而脑血管的收缩和扩张则依赖于体循环血压、动脉血的二氧化碳分压（$PaCO_2$）和氧分压（PaO_2）。一般情况下 PaO_2 对 CBF 的影响不大，而 $PaCO_2$ 则有明显影响。正常动脉血的 $PaCO_2$ 为 40mmHg，PaO_2 100mmHg。当 $PaCO_2$ 升高时，可使细胞外液的 pH 下降，脑血管扩张，脑血流量增加；反之，当 $PaCO_2$ 降低时，可使细胞外液的 pH 升高，脑血管收缩，脑血流量减少。$PaCO_2$ 每变化 1mmHg，CBF 约增或减 5%。但在脑急性缺血和梗死区有代谢产物聚积时，可引起局部的反应性充血，其 CBF 可减少 30%～40%，同时健侧脑血管对 $PaCO_2$ 的反应也可能消失或减退。脑的局部微循环由微动脉、毛细血管及微静脉组成，其主要靠化学物质调节，在脑缺血时微循环中的血流缓慢而淤积，最后静脉血停滞而形成血栓。

血压对 CBF 的影响：当血压在 60～180mmHg 范围内变化时，脑血管具有自动调节 CBF 的功能，以维持正常的脑血流量。当血压升高时，脑血管收缩而使血管阻力增加，CBF 减少；反之，当血压降低时，血管扩张而使血管阻力减少，CBF 增加。当血压变化超过自动调节范围后，CBF 则随着血压的升降而增减。

（李　生）

参 考 文 献

[1] BORDEN N M. 脑血管解剖及病理三维血管造影图谱 [M]. 臧培卓, 译. 沈阳: 辽宁科学技术出版社, 2008: 31-142.

[2] 李生, 李志坚, 李宝民. 颅内动脉瘤血管内治疗中复杂问题的处理 [J]. 军医进修学院学报, 2003, 24 (2): 115-116.

[3] RHOTON A L Jr. RHOTON: 颅脑解剖与手术入路 [M]. 刘庆良, 译. 北京: 中国科学技术出版社, 2010: 187-234.

[4] 马廉亭, 向伟楚. 神经系统疾病三维影像融合技术、应用及图谱 [M]. 武汉: 湖北科学技术出版社, 2016: 62-64.

第三章　肾脏血管生理

肾脏是血流量丰富的器官，正常人安静时每分钟有 1 000～1 200ml 血液流经肾脏，相当于心输出量的 20%～25%，以每克组织计算，是全身血流量最丰富的器官。

第一节　肾脏的血管路径

双侧肾动脉起自腹主动脉的两侧，大约第 1 腰椎水平。肾动脉发出后，向外越过膈脚的前方进入肾门。右肾动脉较左肾长。肾动脉进入肾门后分为前、后两支，前支较粗，供血范围较大；后支较小，供血范围较少。两支于肾盂的前方和后方在肾乳头凹陷处进入肾实质。两个主要分支再分为五支肾段动脉，由前支动脉分出尖、上、中、下段动脉和后支延续的后段动脉。每支肾段动脉分布供应的肾实质称为肾段。肾段间有缺血管带，肾段动脉间缺乏吻合支。肾段动脉再行分支，位于肾锥体的侧方，称叶间动脉。叶间动脉走行至皮髓质交界处，发出与叶间动脉垂直、与肾表面平行的弓状动脉。相邻的弓状动脉之间没有吻合支。自弓状动脉向皮质表面发出多数呈放射状的分支，称小叶间动脉。小叶间动脉再分支则形成入球小动脉，在肾小球内形成毛细血管袢，再汇集为出球小动脉。皮质肾单位的出球小动脉离开肾小体后，分支形成肾小管周围毛细血管网。髓质旁肾单位的出球小动脉需越过弓状动脉形成较长的直小动脉进入肾髓质，每支出球小动脉可分出数支到十数支直小动脉，成束直行下降，走向肾乳头。肾脏的静脉系统与动脉相伴行。在皮质，肾小管周围毛细血管网汇入小叶间静脉注入弓状静脉，在髓质，直小动脉经过毛细血管网演变为直小静脉，直小静脉与直小动脉呈反方向折返注入弓状静脉，弓状静脉注入叶间静脉，再注入肾段静脉，在肾门处汇集为肾静脉，最后注入下腔静脉。

肾动脉、肾段动脉、叶间动脉及弓形动脉均为弹力肌型动脉，由内皮细胞、基底膜、内弹力板、肌层和外膜组成。小叶间动脉属于小肌型动脉，最内为长梭形的内皮细胞，细胞间为紧密联结和缝隙联结，并混有肌上皮细胞，其下为基底膜及不连续的弹力纤维，向外为平滑肌层，最外为外膜。入球小动脉可分为起始段和近小球段，起始段的结构与小叶间动脉相似，近小球段为肾小球旁器的一部分。皮质肾单位和髓旁肾单位的出球小动脉的结构有一定差异。皮质肾单位中出球小动脉的内皮细胞仅有紧密联结，并有较多的肌上皮细胞，缺乏一般小血管的规则的基底膜，而丰富的基底膜样物质填充于内皮细胞下、平滑肌细胞之间及与其相邻的球外系膜细胞之间（肾小球旁器的组成部分）。髓旁肾单位的出球小动脉有较多的平滑肌细胞，并形成直小动脉。肾小管周围毛细血管由内皮细胞和基底膜构成，基底膜外侧尚见血管周细胞，毛细血管内皮细胞有窗孔，但窗孔底部有薄层的窗孔膜。髓质的直小静脉、小叶间静脉的管壁与毛细血管相似，弓形静脉、叶间静脉的管壁也很薄，仅有少量不连续的平滑肌细胞，在肾小管上皮细胞肿胀或肾间质水肿时，容易压迫静脉导致淤血。

第二节　肾脏血管的生理特点

一、二级毛细血管网

入球小动脉在肾小球内形成毛细血管袢，再汇集为出球小动脉。皮质肾单位的出球小动脉离开肾小体后，分支形成肾小管周围毛细血管网，形成二级毛细血管网。

肾小球毛细血管袢介于入球小动脉和出球小动脉之间，每一输入小动脉可分出 5～8 个分支，每一分支再分成 20～40 个毛细血管袢，其滤过面积约为 $1.5m^2$。入球小动脉粗而短，出球小动脉细而长，其肾小球毛细血管的压力高，为 60～75mmHg，相当于平均动脉压的 60%，较其他器官的毛细血管压高出 1 倍左右，这种特点有利于血浆的滤过。在入球和出球小动脉之间还有血管吻合支，血液可以通过这些"旁路"，调节肾小球毛细血管的血流量、肾小球滤过率。当吻合支开放时，肾小球毛细血管的血流量减少，肾小球滤过率亦降低。

肾小管周围的毛细血管，因为出球小动脉细而长，阻力大，毛细血管压力较低；特别是血液经肾小球滤过后，血容量减少，而血浆蛋白浓度升高，所以肾小管周围的毛细血管流体静压低，胶体渗透压高，有利于肾小管腔内液体的重吸收。

二、肾内血流的分配

肾内局部血流量有很大不同。皮质外层每 100g 组织的血流量约为 440ml/min，占肾总血流量的 80% 左右；内层皮质和外层髓质的血流量明显减少，约为 120ml/min，占肾总血流量的 15% 左右；内层髓质和乳头部的血流量最少，仅有 32ml/min，占肾总血流量的 5% 左右，其中乳头部更少，只有 14ml/min，占肾总血流量的 2% 左右。血流速度亦不相同：皮质血流速度快，血液通过皮质只要 2.5 秒，而通过髓质需要 27.7 秒。

肾内血流分配不均匀，髓质的血流量少的主要原因是髓质内带直小血管细而长，起始部具有平滑肌和交感神经支配，以及其血流阻力大所致。此外，髓质血管周围组织液渗透压高，血管内水分不断外渗，血液黏稠度大亦是一个重要原因。

三、肾血流量的相对恒定

当肾灌注压波动在 80～200mmHg 时，肾血流量维持相对恒定，其肾小球毛细血管的压力变化亦不大。当全身动脉血压低于 80mmHg 或高于 200mmHg 时，肾血流量才随着血压的波动而波动。

第三节　肾血流的自动调节

移植肾或人工灌注的离体肾脏，在完全排除外来的神经支配和体液因素影响以后，其血流量在一定灌注压的范围内，仍能维持相对恒定，称为肾血流的自动调节。这说明肾脏可以通过自身的调节机制，来维持其血流量的相对恒定，而无需来自神经或体液的调节。其基本原因在于肾内血流阻力可以随着动脉压的波动而发生平行的变化：当动脉压升高时，肾内血流阻力亦增大，因而肾血流量保持不变；相反，在动脉压降低时，肾内血流阻力随之降低，因而肾血流量能够维持稳定。但是，关于肾内血流的自动调节，目前有以下几种学说：

一、细胞分流学说

这一学说认为，当动脉血压升高时，肾内血流发生轴流，使小叶间动脉内血液比容、黏滞性和阻力增加，从而增加肾内血流阻力，而肾血流量维持不变。但是，直接测定肾小叶动脉的血液比容发现，当血压增加时，比容并不高，应用无红细胞的液体灌注肾脏，发现肾血流量的自动调节现象依然存在。

二、组织压力学说

这一学说认为，当动脉血压增加时，组织液生成增加，肾组织流体静压和肾小球后血管阻力升高，压迫毛细血管和肾内小静脉，使肾组织压力进一步增加，而维持肾血流量不变。这一理论虽然得到一些实验的支持，但亦有一些报道提出增加组织液压力，肾血流并无明显改变，降低灌注压，组织流体静压亦无显著变化。

三、肌源反应学说

这一学说认为，当肾灌注压升高时，入球小动脉的平滑肌因受牵张刺激发生收缩，使肾小球前阻力增大，从而维持肾血流量不变。肾小球入球小动脉可能对某些因素的变化特别敏感，例如应用罂粟碱等药物时，抑制平滑肌活动，自动调节现象即消失。

四、反馈调节学说

这一学说认为，当肾灌注压升高时，肾血流量和肾小球滤过率的一时性增加，使钠的滤过量随之增加，后者刺激致密斑钠感受器，反馈性促进肾小球旁器分泌肾素，局部作用于入球小动脉，增加其阻力，维持肾血流量不变。

关于肾血流量的自动调节机制，目前多倾向于后两种学说。

第四节　肾小球旁器

肾小球旁器是远端肾小管与肾小体血管极相接触部位的一个具有内分泌功能的特殊结构。由一组具有特殊功能的细胞群组成，包括球旁细胞、致密斑、球外系膜细胞和极周细胞组成。

1. 球旁细胞　即入球小动脉壁上的平滑肌细胞衍化而来的颗粒细胞，为上皮样细胞，胞体较大，呈立方形或多边形，细胞质丰富，肌原纤维极少，粗面内质网丰富，线粒体较多，核糖体散在，有较多的内分泌颗粒。已证实这些内分泌颗粒主要含有肾素。部分球旁细胞位于出球小动脉壁，病态下甚至可延伸到小叶间动脉壁。

2. 致密斑　是远曲小管起始部接近肾小球血管极的上皮细胞，窄而高，形成椭圆形隆起。致密斑直径为 $40\sim70\mu m$，细胞表面敷有一层黏蛋白、微绒毛和不规则的皱襞。致密斑细胞近腔面为紧密连接，侧面为指状相嵌连接，基部有短皱褶。致密斑与球外系膜细胞和入球小动脉有广泛接触，致密斑细胞之间的间隙可随肾脏的功能状态而加大或关闭。

3. 球外系膜细胞　位于肾小球血管极的入球小动脉、出球小动脉和致密斑之间的一组细胞群。他们与肾小球内的系膜细胞相连。细胞表面有突起，细胞核长圆形，细胞质清晰，细胞器较少，细胞间有基膜样物质包绕，并与致密斑的基底膜相连。

4. 极周细胞 位于肾小囊壁层细胞与脏层上皮细胞的移行处，环绕着肾小体血管极。极周细胞内也有多数球形分泌颗粒。

肾小球旁器主要与肾素的分泌和调节有关。球旁细胞和球外系膜细胞均有分泌肾素的功能，大部分肾素进入肾间质再经毛细血管入血，少部分经小动脉内皮直接分泌入血。致密斑感受尿液内的钠离子浓度，进而调节肾素的分泌。肾小球旁器的血管和致密斑的接触面积是控制肾素分泌的结构基础。当远端肾小管内原尿尿量和钠离子减少时，远端肾小管直径变小，致密斑与血管的接触面积减少，导致肾素分泌增多；反之，接触面积增大，则肾素分泌减少。

第五节　肾血流的神经体液调节

肾血流除受肾内因素的自动调节外，也接受神经和体液的控制。

一、神经调节

肾脏具有丰富的神经支配。神经主要来自腹腔神经丛，具有肾上腺能和胆碱能的两种纤维，主要支配叶间动脉、弓形动脉、小叶间动脉、入球小动脉和一些直小血管。交感神经和迷走神经相伴行，支配相同的区域。但是，肾小球、出球小动脉和肾小管周围血管的神经纤维则很少见。

交感神经的作用主要是缩血管反应。肾皮质由交感神经支配，但支配髓质血管的交感神经较少。交感神经兴奋可使皮质减少，髓质血流量增加，改变肾内血流的分配，促进肾小管对钠重吸收，出现少尿或无尿。有效循环血量减少时，如出血性低血压、充血性心力衰竭、肝硬化腹水等，可出现交感神经兴奋性升高；疼痛、麻醉、手术、缺氧时，交感神经常呈兴奋状态；剧烈运动和环境温度升高，亦可出现交感神经兴奋性升高，而出现少尿。

关于迷走神经对肾血流的影响目前了解较少，可能与肾血管的舒张效应有关。

二、体液调节

许多激素和体液因素如儿茶酚胺、乙酰胆碱、肾素 - 血管紧张素系统、激肽释放酶 - 激肽系统、花生四烯酸代谢产物、利钠肽、内皮源血管舒张因子、内皮素等参与了对肾血流的调节。

1. 儿茶酚胺 儿茶酚胺包括肾上腺素、去甲肾上腺素、多巴胺、异丙基肾上腺素等。肾上腺素使入球小动脉舒张，出球小动脉收缩，肾小球毛细血管压增加，引起利尿反应。

去甲肾上腺素使入球小动脉收缩，增加肾血管阻力，降低肾血流量。它还影响肾血流的分配，使肾皮质血流不规则下降，髓质血流增加，尿量减少。这一效应是通过 α 受体实现的，应用 α 受体阻滞剂可阻断该效应。

小剂量异丙基肾上腺素增加肾血流量，大剂量可使肾血管收缩。这两种作用是通过不同受体实现的。小剂量的舒血管反应是 β 受体的作用，应用普萘洛尔可抑制舒血管反应；大剂量缩血管反应是 α 受体的作用，应用 α 受体阻滞剂可阻断或减弱该效应。

多巴胺有减少肾血管阻力，增加肾血流量的作用。这种作用不受 β 受体阻滞剂、阿托品、利血平及单胺氧化酶抑制剂的影响。多巴胺的作用是通过肾血管上的多巴胺受体实现的，应用多巴胺受体拮抗剂可减弱该效应。极大剂量的多巴胺可引起缩血管反应，这一效应可为 α

受体阻滞剂所阻断。

2. 乙酰胆碱　肾内灌注乙酰胆碱可以增加肾血流量、尿量和钠的排泄。但是亦有实验发现，乙酰胆碱可以改变肾内血流的分配，促进外层皮质血流向内层皮质转移；还有学者发现，肾内灌注乙酰胆碱，可以促进去甲肾上腺素的释放，使血管收缩，增加肾血管阻力。因此，乙酰胆碱对肾血流的影响十分复杂，内在机制还不十分清楚。

3. 肾素 - 血管紧张素系统　肾素将血管紧张素原转化为血管紧张素 I，后者在血管紧张素转化酶的作用下进一步转化为血管紧张素 II（Ang II）及血管紧张素 III（Ang III）。Ang II 对肾脏的作用是多方面的：可促使肾内血管收缩，肾血流量减少，肾小球滤过率降低。Ang II 收缩入球和出球小动脉，在一般情况下对出球小动脉的收缩作用大于对入球小动脉的作用，因此滤过分数增加。Ang II 使肾皮质部的血流减少，髓质部血流增加，肾血流重新分布。Ang II 刺激肾小管的钠 - 氢交换，使钠重吸收及碳酸盐的重吸收增加，还刺激肾间质氨的制造和分泌。

肾内的肾素 - 血管紧张素系统在高血压的病理生理过程中发挥作用。自发性高血压大鼠（SHR）在低盐时，肾素表达增强。在肾血管性高血压模型，当肾动脉夹闭后，缺血肾脏的肾素表达迅速上升，而对侧肾脏却显著减少。但是，去氧皮质酮（DOCA）- 高盐高血压大鼠的肾脏肾素表达则被明显抑制。上述提示了肾内的肾素 - 血管紧张素系统在不同高血压大鼠模型的差异。

4. 激肽释放酶 - 激肽系统　激肽释放酶 - 激肽系统包括 4 种组分，即激肽释放酶、激肽原、激肽和激肽酶。肾脏含有该系统的所有组分。激肽释放酶 - 激肽系统是维持血压平衡中降压系统的一个重要组成部分，具有降压、抑制交感活性及利尿利钠效应。在人类原发性高血压和多种遗传性高血压大鼠模型中，尿激肽释放酶的水平显著下降。此外，可以肯定 ACEI 的降压作用至少部分与对激肽释放酶 - 激肽系统活性的增强有关。

（李美花）

参 考 文 献

[1] 姚泰. 人体生理学 [M]. 3 版. 北京：人民卫生出版社，2011.

[2] 贾俊亚，丁国华. 肾脏中肾素 - 血管紧张素系统的生理和病理生理作用 [J]. 生理科学进展，2008，39（1）：71-74.

[3] NGUYEN G，MULLER D N. The biology of（pro）renin receptor[J]. J Am Soc Nephrol，2010，21（1）：18-23.

第二篇 血压的形成、调节与测量

第一章 血压的概念及影响因素

第一节 血压的概念及其表示

血液在血管中流动，流动的血液对单位面积血管壁的作用力称为血压（blood pressure，BP），即流动血液的侧压。这种作用力在物理学中也称为压强。压强的单位是牛顿/米^2（N/m^2）或达因/厘米^2（dyn/cm^2），一般用帕（pascal，Pa）表示。在生理学和医学中，习惯用毫米汞柱（mmHg）为动脉压的单位。静脉压较低，则用厘米水柱（cmH$_2$O）为单位。在临床医学，特别是在实际应用中，常将动脉血压简称为"血压"。

心室收缩时，主动脉压急剧升高，在收缩期的中期达到最高值，此时动脉血压值称为收缩压（systolic blood pressure，SBP）。心室舒张时，主动脉压下降，在心脏舒张末期动脉血压的最低值称为舒张压（diastolic blood pressure，DBP）。收缩压和舒张压的差值称为脉搏压（pulse pressure），简称脉压。它反映了一个心动周期中血压波动的大小。决定脉压幅度的重要因素包括：①每搏输出量；②每搏输出量的射血速度；③动脉顺应性。因此，射血量增加，射血速度增加，则心室收缩产生的脉压增大。后一种情况可见于动脉粥样硬化，随着年龄的增长，动脉壁的"僵硬度（hardening）"增加，导致脉压增加，在老年人中常见。平均动脉压（mean arterial pressure，MAP）代表一个心动周期中每一个瞬间动脉血压的平均值，是血液流动的动力，由心输出量（cardiac output，CO；即心脏每分钟泵出的血量，CO = 每搏输出量 × 心率）和总外周阻力（total peripheral resistance，TPR；即血液泵入外周循环所遭遇的总阻力）决定。平均动脉压可由以下公式表示：MABP = CO × TPR。在一个心动周期中，通常是心舒张期较心收缩期长，因此平均动脉压的数值并不是收缩压与舒张压之和的一半，而是更接近于舒张压。可通过复杂的方法计算出真正的平均动脉压数值，但在大多数临床应用中，它大约等于舒张压和1/3脉压之和。MAP是重要的压力参数，它是在整个心动周期中驱动血液向组织流动的平均压力。平均动脉压并不须特异地指那一段动脉，在任何一段大动脉中，平均动脉压相近，这是因为主动脉和其他大动脉的管腔直径较大，对于血流的阻力可以忽略不计。动脉顺应性是决定脉压的一个重要因素，但顺应性并不影响平均动脉压。因此，对于一个动脉顺应性较差（例如动脉粥样硬化）而具有正常的心血管系统功能的人来说，脉压较大，而平均动脉压却趋于正常。

动脉血压的单位为kPa（mmHg），临床上的习惯写法是：收缩压/舒张压 kPa（mmHg）。血液在血管系统中，从主动脉开始，至腔静脉回流到心脏，各节段血压变化很大（图2-1）。

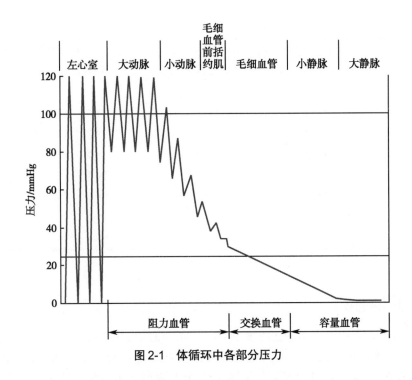

图 2-1　体循环中各部分压力

第二节　影响血压的重要因素

一、年龄和性别

　　婴儿出生时收缩压仅平均 106mmHg 左右，但 1 个月后即可达 110mmHg。少年时期收缩压和舒张压开始逐渐接近成人的低水平。此后，随年龄增长而血压逐渐增高，从而超过 140mmHg 的数值是常见的（表 2-1）。按我国最近制定的高血压标准，正常成年人安静状态下动脉压应不高于 140/90mmHg。老年人（60 岁以上）收缩压稍高，过去一般也视为正常，目前认为是有害的，这种"生理性"压力增加需要治疗。引起"生理性"压力增加的 2 个主要因素是：①随着动脉弹性的降低，主动脉失去了其缓冲作用；②衰老过程中发生的外周血管阻力（peripheral vascular resistance，PVR）增高，引起了主动脉腔内压力的增加。发生硬化的主动脉向两个方向传导动脉波速度变得更快（即向前和向后的传导），使得脉搏波重叠而引起收缩压升高。

表 2-1　我国男性与女性不同年龄动脉血压平均值

年龄 / 岁	收缩压平均值 /mmHg		舒张压平均值 /mmHg	
	男性	女性	男性	女性
15	112.3	107.8	68.0	66.6
20	115.5	107.7	70.0	67.1
25	115.4	107.3	72.0	67.3
30	115.9	108.0	73.6	68.7
35	116.3	110.2	74.6	70.6

续表

年龄/岁	收缩压平均值/mmHg		舒张压平均值/mmHg	
	男性	女性	男性	女性
40	117.2	113.6	75.9	72.7
45	118.9	118.0	77.0	74.9
50	121.5	121.7	78.2	76.3
55	124.9	125.5	78.9	76.8
60	129.2	130.1	79.3	77.1
65	132.9	135.2	78.8	77.1
70	136.0	139.0	77.9	76.6
>75	138.5	144.0	76.5	76.1

注: 数据来自《1991 年全国高血压抽样调查工作总结》。

二、时间和睡眠

血压在 24 小时之内并不是静止不变的(图 2-2)。夜间血压的降低伴有迷走神经活性的增高。在晨醒时,迷走神经张力减弱和交感神经张力增高导致肾上腺素的"突然迸发"(spurt)导致早晨血压的升高。在此之后,血压通常在全天逐渐下降,血压处于正常水平,在下午 3—5 时血压又略升高,通常不会超过 140/90mmHg,但可由于职业性紧张而增加。当血压与心率同时变化,血压的改变比心率的变化较少,这是因为外周血管阻力中反射性代偿作用的差异所致的。过度劳累或睡眠不佳时,血压可稍有升高。

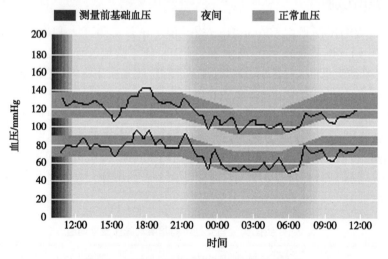

图 2-2　正常人 24 小时动态血压值波动曲线

三、环境及精神状态

受寒冷刺激、噪声等可引起血压上升,在高温环境中血压也可下降。

正常人如果精神压力增加,血浆肾上腺素和去甲肾上腺素水平升高,引起心率显著增加,血压也随之升高。其机制可能与肾上腺素能的激活而引起肌肉血管扩张(小动脉的 β 受体)

和内脏血管床收缩有关,这里更倾向于血管收缩(α效应大于β效应)。这是关于高血压神经元学说的根据,使反复的一过性血压增高变为持续性的。紧张、恐惧、害怕、兴奋及疼痛等精神状态的改变,易致收缩压升高,而对舒张压影响较小。此外,饮食及不良生活习惯如吸烟、饮酒、生活不规律等也会影响血压值。

四、体育锻炼

在运动锻炼时,随着不同类型的静态和运动锻炼,血压可见升高。该种急性增加,随后有几小时的血压下降,这取决于运动的强度。在对锻炼发生反应方面,正常人和高血压患者之间、年轻人和老年人之间可有区别。在正常人,在运动时增加的主要是收缩压,而同时发生的代谢反应驱使外周血管扩张,将降低舒张压;否则,当搏出量增加时,后者也是会增加的。

五、老年人生理性和病理性变化

一般认为,衰老是常见的收缩期高血压的原因,是生理性的,而收缩压和舒张压都增加的真正高血压才是病理性的。和年轻人一样,作为人群的一个组,老年人是高危人群,在防止发生心血管并发症方面,进行治疗的效力,要比中年组高约40倍。对低剂量利尿药常见的治疗效应说明,这种类型的高血压是低肾素和盐敏感性的,所以根据其含义,在年老时希望用低盐食品。老年收缩期高血压,甚至其来源是生理性的,也应当进行适当的治疗。

六、其他

一般右上肢血压高于左上肢,这是因右侧肱动脉来自主动脉弓的第一大分支——无名动脉,左侧肱动脉来自动脉弓的第三大分支——左锁骨下动脉,由于血管内径的不同或能量消耗差异,左上肢测得的压力比右上肢稍低2~4mmHg。下肢血压比上肢高20~40mmHg,因股动脉的管径较肱动脉粗,血流量多,在正常情况下,下肢血压比上肢高。

第三节 血压的波动性

正常人的动脉血压经常在一个较小的范围内波动,保持相对恒定,但亦可因各种因素的影响而发生改变。当血液从主动脉流向外周时,因不断克服血管对血流的阻力而消耗能量,血压也就逐渐降低。在各段血管中,血压降落的幅度与该段血管对血流阻力的大小成正比。在主动脉和大动脉段,血压降落较小。如果主动脉的平均压为100mmHg,则到直径为3mm的动脉处,平均压仍在95mmHg左右。到小动脉时,血流阻力大,血压降落的幅度也变大。在体循环中,微动脉段的血流阻力最大,血压降落也最为显著。如果微动脉起始端的血压为85mmHg,则血液流经微动脉后压力降落至55mmHg,在毛细血管起始端,血压为30mmHg。在不同的动脉段记录血压时,可以看到从主动脉到外周动脉,血压的波动幅度变大(图2-3)。与主动脉内的血压波动相比,外周动脉的收缩压较高,舒张压较低,故脉压较大,而平均压低于主动脉压。产生这种现象的原因,主要是由于血压压力波的折返。当动脉的压力波动传播至较小的动脉分支处,特别是到微动脉时,因受到阻碍而发生折返。折返的压力波逆流而上,如果遇到下行的波动,两者可发生叠加,形成一个较大的波。在股动脉记录血压时,常可看到在一个大的波后面有一个较小的返折波,故股动脉的血压波动幅度大于主动脉的血压波动幅度。

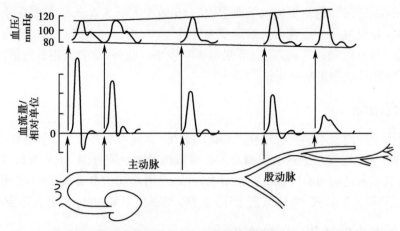

图 2-3　主动脉和外周动脉的脉压、平均压和血流变化（1mmHg＝0.133kPa）

（叶　平　赵　颖）

参 考 文 献

[1]　中国高血压防治指南修订委员会. 中国高血压防治指南 2010[J]. 高血压通讯, 2011, 8（4）: 1-31.

[2]　姚泰. 生理学 [M]. 北京: 人民卫生出版社, 2001.

[3]　姚泰. 人体生理学 [M]. 3 版. 北京: 人民卫生出版社, 2001.

[4]　OPIE L H. 心脏生理学: 从细胞到循环 [M]. 3 版. 高天祥, 高天礼, 译. 北京: 科学出版社, 2001.

[5]　朱思明. 医用生理学 [M]. 北京: 科学出版社, 2002.

[6]　刘力生. 高血压 [M]. 北京: 人民卫生出版社, 2001.

[7]　余振球, 马长生, 赵连友, 等. 实用高血压学 [M]. 2 版. 北京: 科学出版社, 2000.

[8]　SHERWOOD L. Human Physiology: From Cells To Systems[M]. 4th ed. Belmont, CA: Thomson Brooks/Cole, 2001.

[9]　BERNE R M, LEVY M N. Cardiovascular Physiology[M]. 8th ed. St Louis: Mosby, 2001.

第二章　动脉血压的形成及生理调节

第一节　动脉血压的形成

心血管系统是一个封闭的管道系统,此系统中有足够量的血液充盈,是形成血压的前提。心脏在循环系统中起着泵的作用。心室肌收缩,将血液射入主动脉。心室肌收缩所做的功,一方面成为推动血液的动力,另一方面也是血液对动脉管壁产生侧压的能量来源。但是,如果仅有心室肌收缩作功,而不存在外周阻力,则心室收缩释放的能量将全部表现为动能,射出的血液将全部流至外周,因而不能使动脉压升高。由此可见,动脉血压的形成是心室射血和外周阻力两者相互作用的结果。以下 4 点是形成动脉血压的主要因素。

一、血管系统内有足够的血液充盈是形成动脉血压的先决条件

整个心血管系统被血液充盈,其充盈程度可用循环系统平均充盈压(mean circulatory filling pressure)来表示。在用麻醉狗进行的实验中,用电刺激造成心室颤动使心脏暂时停止射血,血流暂停,此时循环系统中各部位的压力很快达到平衡,数值相等,约为 7mmHg。人的循环系统平均充盈压估计也接近这一数值。循环系统平均充盈压数值的大小取决于血量与循环系统之间的相对关系。如果血量增多或循环系统容积变小,则循环系统平均充盈压就升高;反之,如果血量减少或循环系统容积变大,循环系统平均充盈压就会降低。

二、心室收缩射血是形成动脉血压的必要条件

在心脏泵血前,动脉内已充盈具有一定压力的血液,它与外周阻力共同构成心室泵血的阻力。在一个心动周期中,心室收缩期射入动脉的血量(每搏输出量)多于从动脉流入毛细血管的血量,构成一次容积增量,使动脉血管床的容积增大,血液对动脉管壁施加的侧压力增大,此侧压力使动脉管壁扩展而产生的张力也增大,因而动脉血压升高。在心室舒张期,心室停止射血,但由于大动脉的弹性贮器作用,在心室收缩期暂时蓄积在大动脉内的血液继续流入毛细血管,动脉中血量逐渐减少,对血管壁的侧压力也逐渐减小,动脉血压降低。因此,在心动周期中,动脉血压也发生周期性变化。

三、外周阻力是形成动脉血压的充分条件

由于小动脉和微动脉对血流有较大的阻力,使心室每搏输出的血量大约只有 1/3 在心室收缩期流到外周,其余 2/3 暂时蓄积在主动脉和大动脉内,因而使动脉血压升高。如果仅有心室收缩射血而无外周阻力,则心室收缩所释放的能量将全部表现为动能,射入大动脉的血量

将会迅速全部流至外周，因而不能使动脉血压升高。

四、动脉和大动脉的弹性能缓冲动脉血压的波动

当心脏收缩射血时，主动脉和大动脉被动扩张，能容纳一部分血液，使收缩压不至于过高。心室肌收缩泵的功能，一部分消耗于向外周推动血液流动，另一部分用于扩张大动脉壁，以势能形式贮存于被扩张了的弹性体中。当心室舒张停止射血时，被扩张的主动脉和大动脉发生弹性回缩，使贮存的势能又转变成动能以驱使血液流动，向心脏侧的血流促使主动脉瓣关闭，向外周侧的血流继续推动血液向前流动，并使舒张期动脉血压仍能维持一定高度。由此可见，大动脉的弹性贮器作用一方面可使心脏的周期性射血变为动脉内持续的血流；另一方面，能缓冲动脉血压的波动，使收缩压不致过高，并维持舒张压于一定水平。因此，在一个心动周期中，动脉血压的波动幅度远小于心室内压的变动幅度。

综上所述，动脉压的波动幅度决定于心脏搏出量的大小和大动脉的弹性贮器作用。动脉血压的形成是心室射血和外周阻力两者相互作用的结果。压力波在血管系统传播中，由于血管壁的可扩张性和血管阻力的作用，将逐渐减小至消失。

动脉血压是推动血液流动的驱动力，它必须达到一定的高度，并且保持相对稳定，才能保证全身各器官有充足的血液灌注，各器官的代谢和功能活动才能正常进行。

第二节 动脉搏动

在每一个心动周期中，动脉内的压力和容积发生周期性变化而导致动脉管壁发生周期性的搏动，称为动脉搏动。动脉搏动的压力变化能以波的形式沿着动脉管壁向外周传播。用手指也能摸到身体浅表部位的动脉搏动。

一、搏动的波形

用脉搏描记器可以记录到浅表的脉搏波形，称为脉搏图。动脉脉搏的波形可因描记的方法和部位的不同而有所不同，但一般都包括上升支和下降支2个部分。

1. 上升支 在心室快速射血期，动脉血压迅速上升，管壁被扩张，形成脉搏波形中的上升支。上升支的斜率和幅度受心输出量、射血速度、外周阻力和大动脉的可扩张性等因素的影响。心输出量少，射血速度缓慢，外周阻力大，则上升支的斜率较小，幅度也较低；反之，心输出量大，射血速度快，外周阻力小，大动脉可扩张性小，则上升支较陡，幅度也较大。大动脉的可扩张性减少时，弹性储器的作用减弱，动脉压力波动加大，脉搏波形的上升斜率和幅度也加大。但至今还不能用脉搏波形来推算心脏每搏输出量。

2. 下降支 心室射血后期，射血速度减慢，进入动脉的血量少于由动脉向末梢流走的血量，故可扩张的大动脉开始回缩，动脉压力降低，形成下降支前段。当心室舒张时，心室内压力迅速下降，此时血液向心室方向倒流，促使主动脉瓣关闭。但倒流的血液撞击在主动脉瓣上而弹回，使动脉压再次稍有上升，管壁又稍有扩张，在下降支的中段形成一个小波，称为降中波。降中波前面的小切迹，称为降中峡。此后，血液不断流向外周，管壁继续回缩，形成坡度较平坦的下降支后段。

脉搏图下降支的形状，大致反映外周阻力的高低。如外周阻力高，则下降之前段坡度小，降中峡位置较高，降中波以后的下降支坡度较陡；如外周阻力低，则下降支前段坡度陡，降中

峡位置较低,降中波以后的下降支坡度平坦(图2-4)。

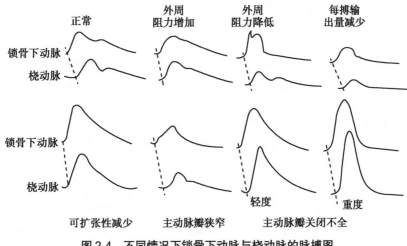

图 2-4　不同情况下锁骨下动脉与桡动脉的脉搏图

二、脉搏波的传播速度

动脉脉搏不同于脉搏波形,它可以沿动脉管壁向外周血管传播,其传播速度远较血流速度快。动脉管壁的顺应性愈大,脉搏波传播速度就愈慢。主动脉的顺应性最大,故脉搏波在主动脉段的传播速度最慢,为 3～5m/s,到小动脉则可加快到 15～35m/s。老年人主动脉壁的可扩张性减小,脉搏波的传播较快,可达 10m/s。

由于小动脉和微动脉处阻力很大,故在微动脉段以后,脉搏波大大减弱。到毛细血管,压力的波动幅度仅约 1mmHg,换而言之,此处脉搏波已基本消失。但当主动脉的脉压显著增大或小动脉和微动脉极度舒张时,毛细血管也可出现搏动。

第三节　柯氏音产生原理

1905 年俄国医师 Korotkoff 改用听诊法检测血流信号。当血流间断性通过时,产生一组音质和响度逐渐变化并与心脏搏动同步的声音,即柯氏音(Korotkoff 音)。柯氏音产生的机制尚不很清楚,多数认为是动脉壁振动和血液涡流所致。

通过听诊而得到收缩压和舒张压。Korotkoff 动脉搏动声是指在正常状态下完全压迫动脉不产生任何声响。当将袖带放置在上臂的中 1/3,当带内压急速升高至袖带远端动脉完全被阻断时,再让水银柱下降,同时用听诊器听着袖带下的肱动脉,随着水银柱的下降,从毫无音响到开始出现短促轻叩声时,是因在每一心动周期中可有少量血液通过肱动脉的压迫区并在其远端形成湍流而产生血管杂音,塌瘪的动脉产生自激振荡形成的血管杂音,表示袖带下的脉搏波动部分通过,这是血压计上的读数,即收缩压(systolic blood pressure,SBP);血压计水银柱继续下降,直到所有声音消失,表示脉搏波动能自由通过,动脉内最小的压力大于袖带内的压力,压力计上的数字与最小的血压一致,即舒张压(diastolic blood pressure,DBP)。

柯氏音分为 5 个阶段:①第 I 阶段音,呈叩击音,以低调出现,即收缩压;②第 II 阶段音,随叩击音后有一个吹气样的杂音;③第 III 阶段音,杂音消失后出现另一个连续的叩击音,比第 I 阶段音强些,音调高些;④第 IV 阶段音,是一种低沉的声音,可描绘成用手指尖在书面上擦过的声音；⑤第Ⅴ阶段音，是所有声音均消失（图 2-5）。舒张压可以第Ⅳ阶段音或第Ⅴ阶段音开始时的记录为准，但就误差的变异性而言，第Ⅳ阶段音好于第Ⅴ阶段音。一般在大数量流行病学血压调查时，均以第Ⅴ阶段音为准；但有些人缺乏第Ⅴ阶段音，或在儿童和孕妇血压测量时，以第Ⅳ阶段音（即变音）为准较好，也可记录自第Ⅳ阶段音开始到第Ⅴ阶段音消失，舒张压即为 98～0mmHg。曾有许多研究比较了柯氏音法与动脉内直接测量血压法，发现两者之间也有很好的相关性，相关系数 >0.9，但两者之间有较显著的绝对值差异。

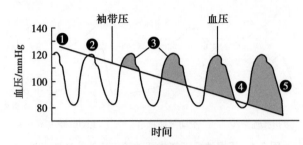

图 2-5　血压测量时的湍流声

①袖带压大于收缩压时，未闻及声音；②收缩压等于峰值时，可闻及柯氏音第Ⅰ阶段音；③当血压周期性超过袖带压时，可闻及间断的声音；④当袖带压等于舒张压，闻及最后音；⑤整个心动周期中血压大于袖带压，未闻及声音。

第四节　血压的生理调节

凡能影响心输出量和外周阻力的各种因素，都能影响动脉血压。循环血量和血管系统容量之间的相互关系，以及循环系统的血液充盈程度，也能影响动脉血压。现将影响动脉血压的各种因素分别叙述如下。

一、心脏每搏输出量

如果心脏每搏输出量（stroke volume，SV）增大，心脏收缩期射入主动脉的血量增多，主动脉和大动脉内血量增加，管壁所受的张力也更大，收缩期血压升高也就更加明显。由于动脉血压升高，血流速度就加快。假如这时外周阻力和心率的变化不大，大动脉内增多的血量大部分仍可在心舒期流至外周，到舒张期末大动脉内存留的血量即使比每搏输出量发生变化前有所增加，也不会增加很多。因此，当每搏输出量增加而外周阻力和心率变化不大时，动脉血压的升高主要表现为收缩压升高，舒张压可能升高不多，脉压增大；反之，当每搏输出量减少时，则主要是收缩压降低，脉压减小。由此可见，在一般情况下，收缩压的高低主要反映心脏每搏输出量的变化。

二、心率

在心率（heart rate，HR）加快，而每搏输出量和外周阻力不变时，由于心脏舒张期缩短，在心脏舒张期内流至外周的血液也减少，故至心脏舒张期末，主动脉内存留的血量增多，舒张期的血压就升高。由于动脉血压升高可使血流速度加快，因此在心脏收缩期内仍可有较多的血液流至外周，但收缩压升高不如舒张压升高显著，脉压较心率增加前小；相反，心率减慢时，舒张压降低的幅度比收缩压降低的幅度大，故脉压增大。

三、外周阻力

如果心输出量不变而外周阻力加大，则心脏舒张期中血液向外周流动的速度减慢，心脏舒张期末存留在动脉中的血量增多，舒张压升高。心脏收缩期内，由于动脉血压升高，使血流速度加快，因此收缩压的升高不如舒张压升高明显，脉压也就变小；反之，当外周阻力减小时，舒张压降低比收缩压降低明显，故脉压加大。在一般情况下，舒张压的高低主要反映外周阻力的大小。另外，血液黏滞度也影响外周阻力。如果血液黏滞度增加，外周阻力也增大，舒张压可升高。

四、主动脉和大动脉的弹性储器作用

大动脉管壁的可扩张性和弹性，具有缓冲动脉压的作用，即减小脉压的作用，大动脉的弹性在短时间内不会有明显变化，但老年期血管壁中胶原纤维增生，逐渐取代平滑肌与弹性纤维，以致血管壁硬化，顺应性变小，大动脉的弹性储器作用减弱。因此，老年人的收缩压升高，舒张压降低，脉压增大。

五、循环血量和血管容量的关系

循环血量与血管容量相适应，才能使血管足够的充盈，产生一定的体循环充盈压。在正常机体内，循环血量与血管容量相适应，血管系统的充盈情况变化不大。但在失血和失液等状态下，循环血量减少，此时如果血管容量改变不大，则体循环充盈压必然降低，故回心血量减少，心输出量减少，动脉血压降显著下降。如果循环血量不变，而血管容量大大增加，则血液将充盈在扩张的血管中，造成回心血量减少，心输出量也减少，动脉血压也将下降（图2-6）。

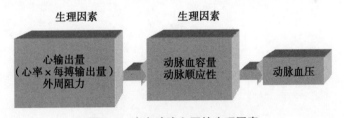

图 2-6　决定动脉血压的生理因素

六、血液因素

血液是具有黏滞性的液体。血液的黏滞性由血细胞和血浆中的蛋白质含量决定。黏滞性也是形成血流阻力的重要因素。黏滞性越高，阻力也越大。在正常情况下，血液黏滞性改变很小，但在某些病理情况下，如红细胞数量增多或重度贫血及营养不良导致红细胞减少、血浆蛋白降低都可能改变血液黏滞性而影响阻力。

在以上对动脉血压的各种因素的讨论中，为了便于分析，都是在假设其他因素不变的前提下，讨论某一因素变化时对动脉血压产生的影响。实际上，在完整机体中，这样的情况是几乎不存在的。换而言之，在各种不同的生理情况下，上述各种影响动脉血压的因素都可能发生改变。因此，在某种情况下动脉血压的变化，往往是多种因素相互作用的综合结果。

（叶　平　赵　颖）

参 考 文 献

[1] 姚泰. 生理学 [M]. 北京：人民卫生出版社，2001.

[2] 姚泰. 人体生理学 [M]. 3 版. 北京：人民卫生出版社，2001.

[3] 朱思明. 医用生理学 [M]. 北京：科学出版社，2002.

第三章　静脉血压和静脉回心血量

　　静脉系统的主要功能是汇集来自毛细血管网的血液流回心脏。静脉（vein）被称为容量血管（capacitance vessel），安静时体循环的60%～70%血液量容纳于静脉部分，起着储血库的作用。单位时间内由静脉回流入心脏的血量等于心输出量。在静脉系统中，由微静脉至右心房的压力降落差仅约15mmHg。由此可见，静脉对血流的阻力很小，约占整个体循环阻力的15%。静脉壁包含交感神经支配的平滑肌。刺激这些交感神经元释放去甲肾上腺素，引起静脉平滑肌的收缩，静脉内径减小，顺应性降低，内压升高。静脉压升高，驱动更多的血液由静脉流入右心。尽管交感神经是平滑肌最重要的支配因素，但与小动脉平滑肌相似，也受体液和旁分泌的血管扩张物质和血管收缩物质的影响。跨壁压力的变化或管壁平滑肌的舒张或收缩活动，都能引起静脉容量的改变，能有效地调节回心血量及血液在整体的分布，使循环功能适应机体在不同生理条件下的需要。

第一节　静脉血压

静脉压分为外周静脉压和中心静脉压。

一、外周静脉压

各器官静脉的血压称为外周静脉压（peripheral venous pressure，PVP）。其特点如下：

1. 血压低　体循环的血液流经毛细血管到达微静脉时，血压下降至15～20mmHg。到腔静脉时血压降得更低，到右心房时血压可接近于0。静脉对血流的阻力也很小。

2. 重力和体位对静脉压的影响　血管内血液因受地球重力场的影响，产生一定的静水压。在平卧时，身体各部分血管的位置大致都处在和心脏相同的高度，故静水压也基本相同。但当人体从平卧转变为直立时，足部血管内的血压就要比在卧位时高。其增高的部分相当于从足至心脏这样一段血液柱高度产生的压力，约90mmHg；而在高于心脏水平的部分，血管内的压力较平卧时低，例如脑膜矢状窦内压可降至-10mmHg（图2-7）。重力引起的这种变化，对于处于同一水平面上的动脉和静脉来说是相同的。但是，它对静脉的影响远比对动脉的影响大。因为静脉有较大的可扩张性，静脉管壁较薄，管壁中弹性纤维和平滑肌都较少，容易受重力的影响。在测量静脉压时应采取平卧位，使被测静脉与心脏处于同一水平，以排除重力的影响。

3. 静脉充盈程度受跨壁压的影响　因为静脉管壁较薄，其充盈程度受跨壁压的影响较大。跨壁压（transmural pressure）是指血液对血管壁的压力和血管外组织对管壁的压力之差。一

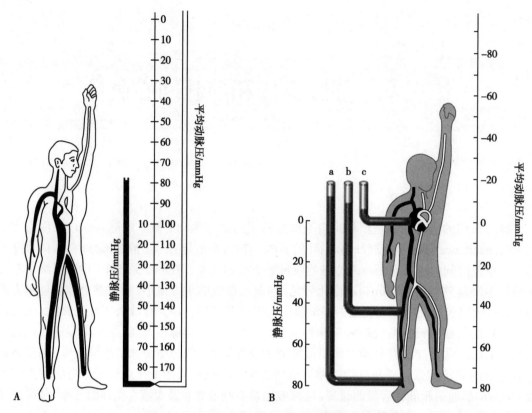

图 2-7　直立体位对肢体动脉和静脉血压的影响

A. 右侧的标尺显示各水平大动脉平均压力的增加（或减少）。当与左室同一水平时，所有大动脉的平均压大约为 100mmHg。B. 左侧的标尺显示各水平上重力引起的静脉压增加。右侧压力计的数值显示当个体处于站立位，假如与踝部静脉（a）、股静脉（b）或者右心房（c）相连时血柱的高度。在平卧状态下，这些部位处于同一水平时，a、b、c 的压力值分别大约为 10mmHg、7.5mmHg、4.6mmHg。

定的跨壁压是保持血管充盈膨胀的必要条件。跨壁压减小到一定程度，静脉就不能保持膨胀而发生塌陷，此时静脉的容积和血管的横截面积均减小，对血流的阻力增大。胸腔内的大静脉由于胸膜腔内负压的作用，跨壁压较大，一般不会塌陷；颅脑、脊柱和肝、脾等器官内的静脉，因受到血管周围结缔组织的支持，也不会塌陷。当静脉跨壁压增大时，静脉充盈度增大，容积增加。如果站立不动，身体低垂部分的容量血管充盈扩张，可比平卧时多容纳 500ml 血液，因此回心血量减少，心搏出量和心输出量也相应减少。另外，血管周围组织对静脉的压迫也可增加静脉对血流的阻力，如妊娠、腹腔大肿瘤、腹腔大量积液等均可使外周静脉压升高。

　　动脉脉搏波在到达毛细血管时已经消失，因此外周静脉没有脉搏波动。但是右心房在心动周期中的血压波动可以逆向传递到与心房相连续的大静脉，引起这些大静脉的周期性压力和容积变化，形成静脉脉搏。由于引起搏动的原因不同，故大静脉的脉搏波形和动脉脉搏的波形完全不同。正常情况下，静脉脉搏不太明显。但在心力衰竭时，静脉压升高，右心房内的压力波动也较容易传递至大静脉，故在心力衰竭患者的颈部常可见到较明显的静脉搏动。

二、中心静脉压

　　通常将右心房和胸腔内大静脉的血压称为中心静脉压（central venous pressure，CVP）。其正常值为 5～12cmH₂O。中心静脉压的高低取决于心脏射血能力和静脉回心血量之间的关系。如果心脏射血能力强，能及时将回流入心脏的血液射入动脉，则中心静脉压较低；反之，心脏射血能力减弱（见于心肌损害、心力衰竭患者），右心房和腔静脉淤血，则中心静脉压升高。另外，如果静脉回流量显著增多，静脉回流速度加快，中心静脉压也会升高。心室充盈度及静脉回流量也受中心静脉压的影响。中心静脉压过低，则心室充盈不足，心输出量将会减少；但中心静脉压过高，又不利于静脉回流入心房。由于测定中心静脉压可反映回心血量和心脏的功能状态，因此临床上常用以作为控制补液速度和补液量的指标。如果中心静脉压偏低或有下降趋势，常提示输液量不足；如果中心静脉压高于正常并有进行性升高的趋势，则提示输液过量、过快或心脏射血功能不全。当心脏功能减弱而中心静脉压升高时，静脉回流将会减慢，较多的血液滞留在外周静脉内，外周静脉压升高。

第二节　静脉回心血量及影响因素

单位时间内的静脉回心血量，取决于外周静脉压和中心静脉压的差以及静脉对血流的阻力。因此，凡能影响外周静脉压、中心静脉压和静脉阻力的因素，都能影响静脉回心血量。

一、体循环平均充盈压

体循环平均充盈压是反映血管内血液充盈程度的指标。实验证明，血管系统内血液充盈程度愈高，则静脉回心血量也就愈多。当血量增加或容量血管收缩时，体循环平均充盈压升高，静脉回心血量也就增多。在相反的情况下，静脉回心血量减少。

二、心脏收缩力量

心脏是推动血液在心血管内循环流动的动力器官，因此静脉回流量与心脏收缩力呈正相关。心脏收缩力强，心室收缩末期容积减少，心室舒张期室内压较低，对心房和大静脉中血液的抽吸力量也就大，回心血量增多；反之，则回心血量减少。如右心衰竭时，心脏收缩力量减弱，心室舒张期中室内压较高，静脉回心血量明显减少，血液淤积在右心房和大静脉内，患者可出现颈外静脉怒张、肝脏淤血肿大、下肢水肿的体征。左心衰竭时，左心房和肺静脉升高，可造成肺淤血和肺水肿。

三、体位改变

由于静脉可扩张性大，当体位改变时，可因静脉跨壁压的改变而影响静脉回流。当从卧位转为直立时，身体低垂部分的静脉跨壁压增大，使静脉扩张，容量增大，可多容纳约 500ml 血液，故回心血量减少，心输出量降低。这种变化在健康人中，由于中枢神经系统的迅速调节而不易觉察；而在久病卧床的患者中，由于静脉血管壁的紧张性较低、可扩张性较大，加之腹壁和下肢肌肉的收缩力量减弱，对静脉的挤压作用减小，故由卧位突然站立起来时，可因大量血液积滞在下肢，使回心血量过少，心输出量减少，动脉血压下降，脑组织血液供应不足，可出现晕厥症状。

四、骨骼肌的挤压作用

静脉具有近心方向开放的瓣膜结构，能防止血液反流，并与骨骼肌共同组成"肌肉泵"或"静脉泵"。因此，骨骼肌的节律性舒缩活动能促使静脉回流，以降低下肢的静脉压和减少血液在下肢的滞留。当骨骼肌收缩时，位于肌肉内和肌肉间的静脉受到挤压，将静脉血液挤向心脏；当肌肉舒张时，静脉内压力降低，有利于血液从毛细血管流入静脉而使静脉充盈。肌肉泵的这种作用，对于在立位情况下降低下肢静脉压和减少血液在下肢静脉内潴留有十分重要的生理意义。例如，在站立不动时，足部的静脉压为 90mmHg，而在步行时则降低至 25mmHg以下（图 2-8）。在跑步时，两下肢肌肉泵每分钟挤出的血液可达数升。在这种情况下，下肢肌肉泵的作功在相当程度上加速了全身的血液循环，对心脏的泵血起辅助作用。但是，如果肌肉不是作节律性的舒缩，而是维持在紧张性收缩状态，则静脉持续受压，静脉回流反而减少。因此，长跑比赛到达终点就站立不动，失去肌肉泵的作用，大部分静脉血液停留在下肢及腹腔，回心血量急剧减少，心输出量也减少，动脉血压下降，到达头部的血供减少，引起脑暂时缺血，会出现眩晕甚至晕倒。

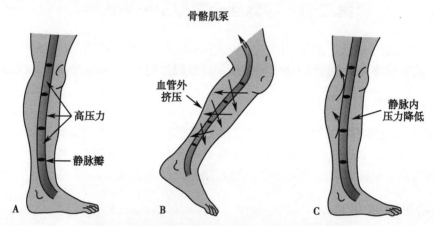

图 2-8　骨骼肌泵和静脉瓣对静脉回流的辅助作用
A. 在站立不动时，足部的静脉压为 90mmHg。B. 步行时，当下肢肌肉收缩，可对肌肉内和肌肉间的静脉发生挤压，使静脉血流加快；另外，因静脉内有瓣膜存在，使静脉内的血液只能向心脏方向流动而不能倒流。这样，骨骼肌和静脉瓣膜一起，对静脉回流起着"泵"的作用，作为"静脉泵"或"肌肉泵"。C. 步行时，当肌肉舒张，静脉内压力降低，有利于微静脉和毛细血管内的血液流入静脉，使静脉充盈。在步行时，足部的静脉压则降低至 25mmHg 以下。

五、呼吸运动

呼吸运动能促进静脉回流，可称为呼吸泵。由于胸膜腔内为负压，故胸腔内大静脉的跨壁压较大，经常处于充盈扩张状态。吸气时胸膜腔负压进一步降低，使胸腔内的大静脉和右心房更加扩张，容积增大，中心静脉压降低，有利于血液从外周静脉回流到右心房。呼气时胸内负压值减小，由静脉回流入右心房的血量也相对减少。由此可见，呼吸运动对静脉回流也起着辅助作用。呼吸运动对肺循环的影响与对体循环的影响不同，吸气时由于肺扩张，肺部血管容积增大，可容纳较多的血液，故回流到左心房的血量减少，呼气时的情况则相反。

（叶　平　赵　颖）

参 考 文 献

[1]　姚泰. 生理学 [M]. 北京：人民卫生出版社，2001.

[2]　姚泰. 人体生理学 [M]. 3 版. 北京：人民卫生出版社，2001.

第四章 血压的调节机制

血液在循环系统内流动，流动的血液对单位面积血管壁的作用力称为血压。在临床医学中，常将动脉血压简称为血压。血压是血液循环系统的主要指征，是心血管功能活动的集中反应，通过机体对心血管活动的调节而变化，以适应机体生理功能的需要。心脏、血管和血液是形成血压的三大要素，三要素调节血压的关键在于心输出量和外周血管阻力。心脏主要通过改变心肌收缩力与每搏输出量影响心输出量；血管则通过大动脉的弹性储器功能和小动脉的舒缩变化影响血管阻力，而血液总量及其黏滞度均通过影响血管阻力而参与血压调节。在正常生理状态下，心脏因素相对稳定，机体主要是通过改变循环系统的外周阻力来调节血压。

第一节 血压的神经调节

这类机制包括压力感受性反射、化学感受性反射与脑缺血反应等，其特点为需要自主神经系统的参与来调节血管的舒缩与心脏功能，神经调节速度将因机体内、外环境的变化而有所不同，调节快者可能只需几秒，调节慢者可能需要数小时甚至几天。

一、自主神经系统调节

(一)支配心脏的神经

心脏受心交感神经和心迷走神经的双重支配，前者可加强心脏活动，后者则抑制心脏活动，两者对心脏的作用是相互拮抗的。支配心脏的神经通过调节心率和心肌收缩力，影响心输出量这一血压形成与维持的重要因素。

1. 心交感神经 心交感神经的节前纤维起自脊髓第 1～5 胸段灰质侧角，在星状神经节或颈神经节内换元，节后纤维分布于心脏的窦房结、心房肌、房室交界、房室束和心室肌。当心交感神经兴奋时，节后纤维末梢释放去甲肾上腺素，与心肌细胞膜上的 β_1 肾上腺素能受体（β_1 受体）结合，引起心率加快、心肌收缩力增强、房室交界传导加速等效应，使心输出量增加。β 受体阻滞剂普萘洛尔（心得安）可阻断心交感神经对心脏的兴奋作用。去甲肾上腺素通过两种方式使心肌收缩力增强，一种是激活腺苷酸环化酶，使 cAMP 浓度升高，继而激活蛋白激酶和细胞内蛋白质的磷酸化过程，使钙通道激活、平台期钙内流增加；另一种是促进肌质网的钙释放。它还能促使肌钙蛋白对钙离子的释放和加速肌质网对钙离子的摄取，故能加速心肌舒张。去甲肾上腺素使心率加快是通过加强自律细胞的 4 期钙内流或者加速钾外流的衰减实现的，两种作用均可使自动去极化速率加快，因而窦房结自律性增高。在房室交界，心交感神经能增加钙通道开放概率和钙内流，使慢反应细胞 0 期动作电位上升幅度增大，去极化加快，因而使房室传导时间缩短。这一正性变传导作用还能使心室各部分肌纤维的收缩更趋同步化，因而有利于心肌收缩力的加强。

2. 心迷走神经　心迷走神经的节前纤维始于延髓的迷走神经背核和疑核，终止于心壁内的神经元，换元后节后纤维支配窦房结、心房肌、房室交界、房室束及其分支，仅有少数迷走纤维支配心室肌。当心迷走神经兴奋时，节后纤维末梢释放乙酰胆碱，与心肌细胞膜上的 M 型胆碱能受体（M 受体）结合，引起心率减慢、心房肌收缩力减弱、房室交界传导减慢等效应，使心输出量减少。M 受体拮抗剂阿托品可阻断心迷走神经对心脏的抑制作用。乙酰胆碱引起心率减慢的途径有几个方面。首先，它可通过激活钾通道，使复极化期钾外流加快，导致最大复极电位增大，自律性降低；此外，它使钾通道失活速度减慢从而使 4 期钾外流衰减速率变慢以及抑制 4 期内向电流，二者均使自动去极化速度减慢，导致自律性降低。乙酰胆碱使心房肌收缩力减弱的机制主要通过抑制腺苷酸环化酶，使 cAMP 浓度降低，引起肌质网钙的释放减少，缓慢内向钙电流的减少也是一个原因。由于心迷走神经对心室肌的分布少，心室肌收缩力的减弱不明显。乙酰胆碱还能够缩短心房肌不应期，这是因为它能使复极化期间钾外流加快、缓慢内向钙电流减少，造成复极化加速，动作电位缩短。乙酰胆碱能激活房室交界处慢反应细胞的一氧化氮合成酶，使 cGMP 增多，继而使钙通道开放概率变小、钙内流减少，引起去极化的幅度减小、速度减慢，最终使房室传导减慢。

（二）支配血管的神经

支配血管的神经主要通过调节血管平滑肌的舒缩状态而影响血压形成与维持的另一个重要因素——血管外周阻力，进而发挥血压调节作用。可分为缩血管神经和舒血管神经两类。与心脏的双重支配不同，绝大多数血管主要受单一的交感缩血管神经支配，仅有一小部分血管兼由缩血管和舒血管神经支配。

1. 交感缩血管神经纤维　缩血管神经分布很广，均属于交感神经，故一般称为交感缩血管神经。交感缩血管神经的节前神经元位于脊髓第 1 胸段至第 2～3 腰段灰质侧角，发出的节前纤维在椎旁或椎前交感神经节换元，节后纤维支配体内几乎所有的血管平滑肌。但它在不同器官血管中的分布密度不同，在皮肤血管中分布密度最高，骨骼肌和内脏血管次之，冠状动脉（简称冠脉）和脑血管最少；在同一器官各段血管中的分布密度也不同，在动脉中的分布密度高于静脉，而动脉中又以微动脉中密度为最高，毛细血管前括约肌中分布很少。交感缩血管神经节后纤维末梢释放的递质是去甲肾上腺素，它主要与血管平滑肌细胞膜上的 α 肾上腺素能受体（α 受体）结合，产生缩血管效应。α 受体阻滞剂酚妥拉明可阻断此效应。

交感缩血管神经经常发放低频（1～3Hz）的神经冲动，即具有紧张性活动，使血管平滑肌处于一定程度的收缩状态。在此基础上，交感缩血管神经紧张性加强，则血管收缩；而交感缩血管神经紧张性降低，则血管舒张。

2. 舒血管神经　舒血管神经的分布较为局限，有两种类型。

（1）交感舒血管神经：主要分布于骨骼肌血管，平时无紧张性活动。当情绪激动或准备做剧烈肌肉运动时才发放冲动，其末梢释放乙酰胆碱，与血管平滑肌的 M 受体结合，使骨骼肌血管舒张，血流量增加，与肌肉活动增强相适应。交感舒血管神经主要参与机体在防御反应中的血量重新分配，而在平时的血压调节中作用较小。

（2）副交感舒血管神经：仅分布于少数器官的血管，如脑、肝和唾液腺等消化腺、外生殖器等处的血管，作用范围较局限。这类神经兴奋时，可释放乙酰胆碱，使血管舒张，从而增加该器官的血流量。因此，副交感舒血管神经的活动仅对所支配的器官组织的局部血流量起调节作用,而对循环系统的总外周阻力影响不大。

二、颈动脉窦和主动脉弓压力感受器反射

压力感受器主要位于颈动脉窦和主动脉弓的管壁外膜下。颈动脉窦的传入神经是窦神经,它上行时加入吞咽神经;主动脉弓的传入神经是主动脉神经,走行于迷走神经内,它们都首先到达延髓的孤束核,然后再投射到心迷走中枢、心交感中枢和缩血管中枢。传出神经分别为心迷走神经、心交感神经和交感缩血管神经,效应器则为心脏和血管。压力感受器对管壁变形十分敏感,实为牵张感受器或机械感受器。

反射效应:颈动脉窦和主动脉弓压力感受性反射又称为降压反射。当动脉血压升高时,压力感受器所受刺激增强,传入神经将冲动传向延髓心血管中枢,使心迷走中枢紧张性加强、心交感中枢和缩血管中枢紧张性降低,再通过相应的传出神经,使心率减慢,心肌收缩力减弱,心输出量减少;同时使血管舒张,外周阻力降低。由于心输出量减少和外周阻力降低,因而动脉血压下降,甚至降至正常,此过程称为减压反射,即血压的负反馈调节;反之,当动脉血压降低时,压力感受器所受刺激减弱,传入冲动减少,则发生相反的效应,于是心率加快,心肌收缩力增强,心输出量增加,血管收缩,外周阻力增大,血压回升。

生理意义和特点:压力感受性反射是一种负反馈机制,其生理意义在于维持动脉血压的相对稳定,因而是动脉血压短期调节的一种重要机制。压力感受性反射的特点是:①调节有一定的范围。实验表明,当颈动脉窦内压在平均动脉压水平 100mmHg 上下波动时,微小的窦内压变动即会引起动脉血压的明显改变,说明此时反射十分敏感,对血压波动的缓冲作用很强;而当窦内压过高(> 150mmHg)或过低(< 70mmHg)时,压力感受性反射的缓冲作用明显减弱。②对快速波动的血压变化敏感。压力感受性反射在心输出量、外周阻力、血量等发生突然变化,引起血压迅速改变时起明显调节作用,而在动脉血压缓慢变化时,则反射不敏感。③反射可发生重调定。在血压持续升高的情况下,如高血压患者,压力感受性反射可发生重调定,此时反射的调节范围上移,因而动脉血压可在较高水平上维持稳定。

三、化学感受器反射

颈动脉体和主动脉体的化学感受器,血液供应十分丰富,对血液中化学物质的变化很敏感。血压在正常范围时,对心血管活动无明显调节作用;当 O_2 缺乏、CO_2 过多、动脉血压过低(40～80mmHg)及酸中毒时,可使呼吸加快加深,外周阻力增加,血压上升,其功能在于防止血压出现大幅度的下降。在颈总动脉分叉处和主动脉弓区域,存在一些能感受血液中化学成分的感受器,称为颈动脉体和主动脉体化学感受器。当动脉血中 CO_2 分压升高、O_2 分压降低或者 H^+ 浓度增高时,刺激化学感受器使之兴奋,通过窦神经和迷走神经传入延髓呼吸中枢,主要产生呼吸加深加快的效应,并反射性引起心血管活动的改变。在完整机体内,由化学感受器兴奋所引起的心血管活动改变是心率加快,心肌收缩力加强;脑和心脏血流量增多,而腹腔内脏和肾血流量减少。上述调节的结果是心输出量和外周血管阻力增加、血压升高,并保证心脑等重要脏器的血液供应。

四、心脏的压力感受器反射

在心房、心室和肺循环大血管壁有许多感受器,统称为心肺感受器。一类感受压力机械牵张,和主动脉弓压力感受器相似,但位于循环系统压力较低部分,又称"低压力感受器",位

于心房者称容量感受器；另一类接受化学物质刺激，如前列腺素、缓激肽等。大多数心肺感受器兴奋时引起交感紧张降低，心迷走紧张加强，导致血压降低，心率减慢；同时可抑制肾素和血管升压素释放。在安静状态下，心肺感受器不断传入冲动，对心血管中枢发生紧张性抑制作用，使血压和肾素水平不致过高。

五、脑缺血反应

神经中枢有较好的局部血管调节机制，轻度及中度血压下降时，不致影响神经中枢血流量，不产生中枢缺血。当脑血流减少时，心血管中枢的神经元可对脑缺血发生反应，引起交感缩血管紧张显著加强，外周血管高度收缩，动脉血压升高，称脑缺血反应。神经系统通过神经反射调节心血管活动，最基本的心血管中枢在延髓，但在延髓以上的脑干及下丘脑、小脑和大脑中，都存在与心血管活动有关的神经元，对心血管活动实行更精细、更复杂、更高级的调节和整合，使各器官间的血液分配能满足机体当时主要功能活动的需要。

六、其他躯体反射和中枢神经作用

除延髓外，脑内其他部位也有作用于心血管活动的神经元存在。在大脑皮层中，特别是边缘系统一些结构都能调节皮层下心血管神经元的活动。例如，由感觉运动皮层至锥体束，由眶皮层至下丘脑以及由颞叶前部至下丘脑并部分达到脊髓的通路。此外，刺激眶回、岛叶和前颞部皮层，可以引起血压下降和心率减慢。刺激扣带回、杏仁和中隔，也能引起血压反应。

人类的高级神经活动，如精神状态的变化、思维活动等都能明显影响心血管活动。

第二节　血压的容量调节

一、跨毛细血管的容量转移

当毛细血管壁两侧的静水压不等时，水分子就会通过毛细血管壁从压力高的一侧向压力低的一侧移动。水中的溶质分子，如其分子直径小于毛细血管壁的孔隙，也能随同水分子一起滤过。另外，当毛细血管壁两侧的渗透压不等时，可以导致水分子从渗透压低的一侧向渗透压高的一侧移动。当压力升高或血容量增加，使心脏或血管壁受牵张时，可刺激这类感受器。在生理情况下，心房壁的牵张主要由血容量增多所致，所以心房中感受循环血量变化的感受器也称为容量感受器。当循环血量增多时，心肺感受器兴奋，通过迷走神经将冲动传入中枢，使交感紧张性降低、心迷走紧张性增强，导致心率减慢，每分钟及总心输出量减少，血容量下降，外周阻力下降，血压降低。由于心肺感受器对肾交感神经活动的抑制作用特别明显，肾素、血管升压素的释放也减少，因而肾血流量增加，尿量增加，最终使循环血量不致过多。反之，当循环血量减少时，心肺感受器所受刺激减弱，则发生相反的生理效应，从而对维持循环血量的稳定起重要作用。

二、牵张所致的血管舒张

血管平滑肌还有一个特性，即当被牵张时其肌源性活动加强，因此，当供应某一器官的血管的灌注压突然升高时，由于血管跨壁压增大，血管平滑肌受到牵张刺激使肌源性活动增强。这种现象在毛细血管前阻力血管段特别明显。其结果是器官的血流阻力增大，器官的血流量不至于因灌注压升高而增多,器官血流量能因此保持相对稳定。当器官血管的灌注压突然降低时,则发生相反的变化,即阻力血管舒张,血流量仍保持相对稳定。

研究发现,向一段封闭血管内注入额外的血液后,血管内压力会出现快速增加,但随后又逐渐下降。数分钟后尽管血管内血量仍维持在变化后的水平,但血管内压力已基本恢复至变化前的数值。产生这一现象的原因在于血管平滑肌细胞中粗、细肌丝发生重排,使肌细胞长度增加,血管腔增大。这一反应被称为牵张所致的血管扩张。血管的这一特性称为延迟顺应性,它在容量血管中表现尤为明显。由于延迟顺应性的存在,使容量血管在血压升高时可以通过多容纳血液来降低系统的充盈压以及动脉血压,而在血压降低时又可以释放出部分血液来提高系统的充盈压,并有助于动脉血压的回升。

第三节　血压的肾脏体液调节

动脉血压升高引起肾脏排水排钠,称压力利尿和压力利钠。通过肾脏压力性排水排钠作用调节血压,是一种非常重要的反馈性调节,有利于维持血压的稳定。

肾脏体液系统通过维持细胞外液量恒定,以维持动脉血压的长期稳定,可称"长期调节"机制。调节心血管活动的体液因素,有的经血液运至全身发挥作用,有的在局部作用于血管平滑肌,调节局部组织的血流量。

一、肾上腺素和去甲肾上腺素

血液中的肾上腺素和去甲肾上腺素主要来自肾上腺髓质,由肾上腺素能神经末梢释放的去甲肾上腺素主要在局部起作用,仅有极少量进入血中。肾上腺素和去甲肾上腺素对心血管的作用基本相同,但有一定的差异和侧重。

1. 对心脏的作用　心肌细胞膜上存在 β_1 受体, β_1 受体激活引起心率加快,心肌收缩能力增强,心输出量增加。但是在完整机体,静脉注射去甲肾上腺素则通常出现心动过缓,这是因为去甲肾上腺素主要作用于血管平滑肌上的 α 受体,使多数血管收缩,血压升高,再通过降压反射使心率减慢,从而掩盖了去甲肾上腺素对心脏的直接兴奋效应所致。而肾上腺素不产生明显的升压作用,且对心脏的作用较强,故临床上常用作强心药。

2. 对血管的作用　血管平滑肌细胞膜上有 α 和 β_2 受体,兴奋 α 受体可使血管收缩,兴奋 β_2 受体则可使血管舒张。肾上腺素与 α 和 β_2 受体的结合能力均较强,因此,对血管的效应取决于两种受体在血管上的分布情况。在皮肤、肾和胃肠等内脏血管上, α 受体的数量占优势,故肾上腺素可使这些血管收缩;而在骨骼肌和肝等器官的血管上, β_2 受体的数量占优势,因此肾上腺素能使这些血管舒张。肾上腺素对血管的作用主要在于重新分配血量,而无明显的改变外周阻力和升压作用。去甲肾上腺素与 α 受体结合能力较强,可使大多数血管强烈收缩,外周阻力明显增大,血压急剧升高,故临床上常用作升压药。

二、肾素 - 血管紧张素系统

肾脏近球细胞合成和分泌的肾素经肾静脉进入血液,水解血浆中的血管紧张素原(angiotensinogen)产生血管紧张素 I(Ang I)。Ang I 在肺内血管紧张素转换酶(angiotensin converting enzyme,ACE)的作用下水解为血管紧张素 II(Ang II)。Ang II 在血浆或组织中的血管紧张素酶 A(angiotensinase A)的作用下形成血管紧张素 III(Ang III),其中 Ang II 的心血管效应最强,上述系统称为肾素 - 血管紧张素系统(renin-angiotensin system,RAS)。肾素 - 血管紧张素系统可分为全身 RAS 和局部的 RAS 两部分,前者参与血管收缩、血压升高以及醛固酮释放等心血管活动的调节,后者主要参与心血管重塑、某些早期基因和转录因子表达等慢性效应。AngⅡ作为一种活性很高的升压物质,其主要心血管调节效应与机制如下:

1. 对于微血管的影响　AngⅡ可以使微血管范围内的微动脉和微静脉收缩,前者可加大外周阻力,后者可增加静脉回心血量,使心输出量增加,两者共同作用,导致动脉血压升高。

2. 使心血管中枢的心交感缩血管紧张加强,这是提供作用于脑内的后缘区和穹窿下区等部位的AngⅡ受体出现升高血压的效果。

3. 促进交感神经末梢释放去甲肾上腺素,该作用主要通过 Ang I 实现。

4. 使肾上腺皮质球状带释放醛固酮,后者可作用于远曲小管和集合管,促进对 Na^+ 和水的重吸收,从而使血容量增加,血压升高。由于肾素、血管紧张素和醛固酮之间的关系甚为密切,因此有学者提出肾素 - 血管紧张素 - 醛固酮系统,这一系统对动脉血压的长期调节具有重要意义,该作用主要通过 AngⅡ实现。

三、血管升压素

血管升压素(vasopressin,VP)是下丘脑一些神经元合成和释放的一种九肽。这些神经元的细胞体位于视上核和室旁核等部位,它们的轴突组成下丘脑垂体束进入神经垂体。血管升压素由神经末梢在神经垂体释放入血,故以前称为垂体后叶激素。由于 VP 能促进肾脏远曲小管和集合管对水的重吸收,使细胞外液量和循环血量增加,减少尿量,故又称为抗利尿激素(antidiuretic hormone,ADH)。血管升压素对不同组织、细胞的作用,是通过不同的 VP 受体介导的。VP 受体有 V_1 和 V_2 之分,分布于血管平滑肌、肝脏、肾小球系膜细胞、肾脏直小血管、髓质的间质细胞以及血小板的是 V_1 受体,分布于肾小管髓袢升支粗段和集合管的上皮细胞表面的是 V_2 受体。VP 除了通过抗利尿作用调节细胞外液量而间接调节血压外,对于心血管活动还具有直接的调节作用。

VP 作用于血管平滑肌的 V_1 受体,引起血管平滑肌收缩;离体实验表明,VP 的缩血管效应强于 AngⅡ;整体实验中,生理浓度的 VP 即可使肠系膜动脉收缩,但平均动脉压并无明显升高。其原因与 VP 增加压力感受器的敏感性,通过压力感受性反射使心率减慢、心输出量减少有关。VP 对不同血管的效应是有差别的,在接近生理性的条件下,VP 对内脏动脉、肾动脉、颈动脉、骨骼肌动脉和肝动脉产生强烈的缩血管效应,而对软脑膜动脉无明显的缩血管作用。VP 可使离体的冠状动脉收缩,但在完整的大鼠中 VP 能使冠状动脉血流量增加。

四、其他体液因素

近年来发现,血管内皮细胞可合成和释放多种血管活性物质,对血管平滑肌的舒缩活动起调节作用。例如,内皮素是已知最强烈的缩血管物质之一;一氧化氮(NO)则可使血管舒张;激肽也是一类具有血管活性的多肽,由激肽原在激肽释放酶的作用下生成,最常见的激肽有缓激肽和血管舒张素两种,它们都具有强烈的舒血管作用,并能增加毛细血管壁的通透性,参与对血压和局部组织血流量的调节;在皮肤、肺和肠黏膜的肥大细胞中含有大量组胺,当组织受损、发生炎症和过敏反应时释放出来,组胺具有强烈的舒血管作用,并可增加毛细血管壁的通透性,引起局部水肿。此外,心房钠尿肽、部分类型的前列腺素(如 PGE_2、PGI_2)也具有舒张血管的作用。

（一）内皮素

内皮素（endothelin，ET）是一种强烈的缩血管活性物质，是参与血压及其他心血管活动调节的重要体液因素之一。

在血压调节方面，ET-1 使小动脉和细动脉血管收缩、外周阻力升高，引起血压升高，但在整体水平，由于血压升高反射性地引起心率减慢，心指数降低。另外，值得注意的是，注射一定剂量的 ET-1 后，狗和大鼠先出现一个短暂的降血压效应，然后出现血压缓慢升高，10～20分钟时达到高峰。这种短暂的降压反应与 ET-1 刺激血管内皮释放 NO 和 ET-2 抑制交感神经末梢释放去甲肾上腺素等有关。

对离体心肌，ET-1 有持久的正性变力作用；在体内，ET-1 对心脏的作用比较复杂，是多种作用的综合效应：ET-1 引起冠脉血管收缩，心室后负荷增大，心率减慢，这些作用都使心输出量减少，通过 ET-1 的正性变力作用和静脉容量血管收缩作用的相互调节，可产生容量负荷平衡效应，说明内皮素对于整体情况下血压的调节效应较为复杂。

（二）激肽释放酶 - 激肽系统

激肽释放酶是体内的一类丝氨酸蛋白酶，可使激肽原（kininogen）分解为激肽（kinin）。人体内存在高分子量（HMW）和低分子量（LMW）两种激肽原，两者尽管分子大小、结构有所不同，但其分子上与激肽生成有关的部分是相同的，而且血浆激肽释放酶和组织激肽释放酶均能与它们发生作用而生成激肽。激肽原主要是在肝细胞中合成后释放入循环血中的。近年来，在肝脏以外的组织，如人肾皮质和髓质、人血管内皮细胞等处分别发现 LMW 和 HMW 激肽原基因的表达，在人的中性粒细胞中也有发现。另外，在局部器官组织中也存在完整的激肽释放酶 - 激肽系统。激肽具有多方面的生理功能，对心血管系统来说，主要是舒血管作用，它可参与机体对血压、局部组织血流、心功能及肾功能的调节。

激肽使血管平滑肌舒张和毛细血管通透性增高，对人体最明显的血流动力学影响是引起血管舒张、血压下降。这一作用是通过刺激血管内皮细胞上的 B_2 受体，继而引起一氧化氮和前列腺素释放这一途径实现的。缓激肽使冠状血管舒张，这一效应是通过 B_2 受体介导的。动物静脉注射缓激肽，可以引起血压降低、心率加快及心排出量增加。

（三）心房钠尿肽

循环血液中心房钠尿肽（atrial natriuretic polypeptide，ANP）的主要来源是心脏，而且主要是心室肌；另外，肺、脑等亦含有 ANP。在正常人，给予 ANP 可引起血压降低和血容量减少。其机制包括心输出量减少，外周阻力降低。心房钠尿肽在血压调节中的作用主要包括：

1. 心输出量下降　ANP 可刺激心脏感受器，经过迷走神经中的传入纤维到达中枢，使交感神经放电抑制。使每搏输出量和每分输出量都减少，心率可减慢。ANP 使心输出量减少的另一个原因是，ANP 使中心静脉压和右心房压降低，故前负荷减小。

2. 外周阻力的改变　ANP 使血管舒张，外周阻力降低。但在整体条件下，外周阻力改变还取决于交感神经活动的水平。由于 ANP 使心输出量和血容量减少，血压降低，故可反射性地引起交感神经活性增强，外周阻力增高。

（四）阿片肽

阿片肽（opioid）是内源性阿片样物质的总称，包括脑啡肽、β 内啡肽和强啡肽三大类。阿片肽的分布和作用主要在神经系统，是重要的内源性调节物质。阿片肽对心血管活动的调节主要有中枢和外周两个方面的作用，中枢作用是通过心血管中枢及其相关结构中的阿片肽神经元和阿片肽受体的参与对心血管活动的神经体液调节或反射性调节进行的。外周作用则是分布在心血管组织中的阿片肽受体和阿片肽类物质对心血管活动的直接作用。例如，强啡肽主要分布在心房、心室、传导系统和周围血管壁的神经纤维内，血管壁也存在有强啡肽受体，这些都能参与心血管活动的调节。应用静脉或脑室注射阿片肽进行研究，发现阿片肽对心血管系统的作用可因阿片肽类别和动物种属的不同而异，如小剂量甲啡肽静脉注射可引起人短时的血压升高和心率增快反应，而在兔静脉注射脑啡肽却可造成降压和心率减慢。脑室注射脑啡肽可以使动物血压升高，而在蛛网膜下腔注射则使血压下降。总之，阿片肽对血管的作用是复杂的，其在心血管活动调节中的作用和机制还有待进一步深入研究。

（五）其他心血管活性物质

存在于体内的心血管活性物质还有多种，它们广泛存在于神经系统组织、神经元或外周神经纤维中，或者其受体和/或它们本身分布于心血管组织或其他器官中，通过神经或局部的作用参与对心血管活动的调节。如血管活性肠肽（vasoactive intestinal peptide，VIP）、降钙素基因相关肽（calcitonin generelated peptide，CGRP）和神经降压素（neurotensinNT）都能引起血管舒张，血流外周阻力降低，导致血压降低。而神经肽 Y（neuropeptide Y，NPY）则可使血管收缩，血流外周阻力增加，血压升高。

（王彦珍　刘秀华）

参 考 文 献

[1] ESLER M. The 2009 Carl Ludwig Lecture: pathophysiology of the human sympathetic nervous system in cardiovascular disease: the transition from mechanisms to medical management[J]. J Appl Physiol（1985），2010，108（2）：227-237.

[2] THIYAGARAJAN R，PAL P，PAL G K，等. 正常高值血压者心脏迷走神经调节、氧化应激和心血管疾病危险因素的横断面研究 [J]. 中华高血压杂志，2013，21（9）：898.

[3] 姚琼，何宗宝. 迷走神经对血压影响研究概况 [J]. 中医药临床杂志，2016，28（3）：442-444.

[4] 姚泰. 人体生理学 [M]. 3 版. 北京：人民卫生出版社，2001.

[5] 王迪浔，金惠铭. 人体病理生理学 [M]. 2 版. 北京：人民卫生出版社，2002.

[6] 余振球，马长生，赵连友，等. 实用高血压学 [M]. 2 版. 北京：科学出版社，2000.

[7] 陈伟杰. 肾脏的神经调节与高血压肾脏神经治疗研究进展 [J]. 心血管病学进展，2011，32（3）：357-360.

[8] ESLER M D，EIKELIS N，LAMBERT E，et al. Neural mechanisms and management of obesity-related hypertension[J]. Curr Cardiol Rep，2008，10（6）：456-463.

第五章 血压的测量

第一节 血压测量形式

一、随机血压测量(偶测血压)

随机血压测量(偶测血压)是指被测量者在没有任何准备的情况下测得的血压,可以是在门诊、体检或家庭中测得的血压。

(一)诊室血压

诊室血压是目前临床血压诊断和分级最常用的测量方法。由医护人员采用标准测量方法进行测量。诊室血压临床上应用广泛,但也存在局限性;如不同的医护人员在同一条件下测量同一被测对象时,血压之间会有一定的差别;同一被测对象在不同时间或采用不同的血压测定仪所测得的血压也可以有显著的波动和不同。

2015年加拿大高血压指南和高血压教育计划(Canadian hypertensive education program, CHEP)委员会增加了诊室自动血压测量(automated office blood pressure, AOBP)的项目。在我国一些大医院门诊或体检中心也有 AOBP 设备,CHEP 委员会介绍 AOBP 测量血压值比传统的诊室首测血压值偏低(收缩压低8～20mmHg,舒张压低3～13mmHg),因此2017年加拿大高血压防治新指南提醒注意:以后所有的降压治疗阈值和靶目标值均指诊室血压的非自动化测量值。

(二)家庭自测血压

家庭自测血压(家测血压)是指患者在家里自行测量的血压。家测血压的临床价值及其对远期预后的意义已经被充分地证实。家测血压可以提供更贴近生活的真实血压,避免白大衣效应,重复性好,较诊室血压更能可靠地预测靶器官损害情况和心血管危险因素。家测血压能提供更多的药物治疗谷值时的血压情况,即每剂药物间期的血压覆盖情况,并可以提高患者的治疗依从性。但是,对于卧床患者血压测量的技术和环境的影响常常受到质疑,如家庭血压测量引起患者精神紧张或随意自行调节治疗方案,这时则应要求患者停止自测血压。在进行家庭自测血压时,应注意以下几点:

1. 推荐使用经过合格认证的血压计,目前腕式血压计的测量效果均不太令人满意,推荐使用上臂肱动脉测定血压计,血压测量时手臂应置于心脏同水平。

2. 家测血压计中,半自动电子血压计可能优于汞柱血压计,可以避免听觉上的误差,尤其对老年人群。

3. 指导患者在休息数分钟后取坐位测血压,最好在清晨和傍晚,需告知患者由于自然原因，血压测量间可能有差异。

4. 避免过频的血压测量，并要求患者在服药前和服药间进行血压测量以了解药物治疗情况。

5. 告知患者动态的家测血压比诊室血压低，家庭血压测量诊断高血压的标准为≥135/85mmHg，此值同诊室血压140/90mmHg的意义大致相同。

6. 明确告知患者向医师提供准确的血压测量结果，由医师仔细分析，患者最好不要根据自测血压结果自行调整治疗方案，应当在医师指导下进行降压药物的调整。

二、动态血压测量

(一)概念

患者携带电子计算机程序编程的血压记录器记录全天24小时的血压数据，称为24小时动态血压测量(ambulatory blood pressure monitoring, ABPM)。与传统的诊所血压测量相比，动态血压记录的读数更多、更准确，可反映患者休息和日常活动时的全天血压变化，以及全天的血压波动，可发现可能存在的白大衣高血压现象。

(二)动态血压测量的测量方法和时间

通常采用上臂袖带间断自动充气间接测压，一般以30分钟的间隔测量24小时血压，动态血压值的标准差随着测压频度(每小时次数)增加而变小，但如每小时测量4次以上，标准差的改善不甚明显，反而使患者感到不舒服，甚至出现肢体压迫后的缺血症状。一般而言，为了提供诊断性资料，夜间血压测量间隔可适当延长到30分钟或1小时，如果为了考核降压药疗效或者观察血压昼夜节律，则应该作整个24小时血压监测，测压间隔时间白昼与夜间尽量保持一致。

(三)动态血压测量指标的分析及确定

目前的动态血压指标体系由血压水平、血压变异性和血压昼夜节律3个部分组成。

1. 血压水平 通常采用24小时血压平均值、白昼血压平均值、夜间血压平均值、最高血压值、最低血压值。一般人为规定上午6时到下午10时为白昼，下午10时到上午6时为夜间。大多数人的白昼血压均值>24小时血压均值>夜间血压均值。24小时、白昼与夜间血压平均值在非同日检测时重复性相对较好。24小时动态血压的正常标准：24小时<125～130/80mmHg(白昼+夜间)，白昼<130～135/85mmHg，夜间<120/70mmHg。

2. 血压变异性(BPV) BPV表示一定时间内血压波动的程度。ABPM可以获得短时和长时(24小时)血压变异性信息。目前短时血压变异性采用整个24小时内每30分钟血压标准差的平均值，长时血压变异性采用24小时血压的标准差。

3. 血压昼夜节律 通常血压具有明显的昼夜波动性，波动曲线类似长柄勺型。血压在夜间2～3时处于最低谷，凌晨血压急骤上升，白昼基本上处于相对较高的水平，多数人有双峰(上午6～8时和下午4～6时)，下午6时后血压呈缓慢下降趋势。大多数高血压患者的血压昼夜波动曲线也类似，但整体水平较高，波动幅度也较大。

(四)动态血压测量的临床应用

1. ABPM主要用于判断高血压患者血压增高的程度，判断是24小时全程血压增高还是一过性血压增高。

2. 鉴别白大衣高血压。

3. 鉴别假性或隐性高血压(诊室血压正常，但动态血压增高)。

4. 了解夜间血压负荷（鉴别睡眠呼吸暂停等继发性高血压）以及凌晨高血压状态，了解血压的昼夜节律及短时的血压变异。

5. 评价降压药物的疗效是否可以覆盖 24 小时。

6. 评价新药的谷 / 峰比值和平滑指数。

目前动态血压测量已经被广泛地应用于高血压的诊断和鉴别诊断中，同时为高血压靶器官损害的评价提供了最佳的信息。

（陈源源　孙宁玲）

第二节　血压测量的方法

临床上通常采用间接测量的方法在上臂肱动脉部位测血压值，测量的程序应当标准化。

一、传统水银柱式血压计测量

1. 对患者的教育　被测量者至少安静休息 5 分钟，在测量前 30 分钟内禁止吸烟和饮咖啡，排空膀胱尿液。

2. 患者的体位　被测量者最好取坐位，背靠坐椅，裸露右上臂，上臂与心脏处在同一水平。若疑有外周血管病，首次就诊时应测双臂血压甚至双下肢血压。特殊情况下测量血压时，可以取卧位或站立位；老人、糖尿病患者以及经常出现直立性低血压情况者，应测立位血压。立位血压应在卧位改为站立位后 1 分钟和 5 分钟时测量。

3. 测量者的体位　测量者应保持视线与血压计刻度平行，先将血压计汞柱开关打开，汞柱凸面水平应在"0"位。将袖带紧贴缚在被测者的上臂，袖带的下缘应在肘弯上 2.5cm。将听诊器探头置于肱动脉搏动处。应相隔 1～2 分钟重复测量，取 2 次读数的平均值记录。如果收缩压或舒张压的 2 次读数相差 5mmHg 以上，应再次测量，取 3 次读数的平均值记录。

4. 上臂位置　被测者的上臂、血压计应与心脏处于同一水平。被测上臂裸露，伸开并外展 45° 为宜。不论测量坐位、卧位及立位血压，血压计都应放在心脏水平。

5. 袖带和气囊　使用大小合适的袖带，袖带内气囊至少应包裹 80% 上臂，大多数人的臂围在 25～35cm，应使用长为 35cm、宽为 12～13cm 规格气囊的袖带；肥胖者或臂围大者应使用大规格袖带，儿童用小规格儿童专用袖带。

6. 测量　将血压计袖带紧缚于被测者上臂，气囊中部对准肱动脉，袖带的松紧以恰能放进一个手指为宜。袖带下缘在肘弯上 2～3cm 左右，将听诊器膜面置于肘窝部肱动脉搏动处，测量时使袖带气囊快速充气，应同时听诊肱动脉搏动音，观察汞柱上升高度，在气囊内压力达到使肱动脉搏动音消失后，再升高 30mmHg。然后，松开气球上的放气旋钮，使气囊匀速缓慢放气（下降速率 2～6mmHg/s），同时应水平注视汞柱凸面。在心率缓慢者，放气速率应更慢些。在放气过程中，仔细听取柯氏音，当听到第一次肱动脉搏动声响（柯氏音第Ⅰ阶段音）时，汞柱凸面的垂直高度为收缩压；当随汞柱下降，声音突然变小，最终消失时（柯氏音第Ⅴ阶段音），汞柱所示数值为舒张压，获得舒张压读数后，快速放气至 0。但在 <12 岁儿童、妊娠妇女、甲状腺功能亢进者、主动脉瓣关闭不全者、柯氏音不消失者及老年人等少数人群中，以变音（柯氏音第Ⅳ阶段音）时汞柱所示数值为舒张压。

7. 测量完毕　血压检测完毕，将气囊排气，将血压计稍微向右侧倾斜以使水银柱自动流回储槽内，关闭开关，卷好袖带，平整地放入血压计盒中。

二、电子血压计测量

1. 选用设备 选用具有明确论证的电子血压表（美国、英国、欧盟 BHS 和 AAMI），以肱动脉上臂型血压测定仪最好，避免使用手腕式及拇指式血压表。

2. 测量姿势 患者如取卧位，需仰面平卧，被测手臂外展 45°，与腋中线水平平衡。如患者取坐位，需坐姿规范，被测手臂抬高至右心房水平。

3. 测量时间 作为高血压患者，血压不稳定时，常规血压测量时间为 2 次/d，晨起活动 1 小时后以及服药后 8～10 小时。血压稳定时，为 1 次/1～2 周。

4. 判读数据 建议每次进行 2～3 次的连续血压测量（每次间隔 1～2 分钟）取平均值，将每两次测量间相差 10mmHg 的数据排除。

（陈源源）

第三节 不同人群的血压测量

一、婴幼儿血压测量

一般进行血压测量的袖带宽度为：婴幼儿 4～6cm，学龄前期 8cm，学龄期 9～12cm。新生儿及小婴儿的血压检测一般不作为常规，必须检测时可用简易潮红测压法或多普勒超声诊断仪，因为婴幼儿心肌收缩力弱、血压低、脉搏细，用常用的压脉听声法测量不准确。

1. 测前准备 测前 1 小时避免激烈活动，小婴儿血压易变，进食、直立体位、吃奶及哭闹时血压均升高，准备应更充分。

2. 测量方法 对小婴儿常用潮红测压法，目前还有 3 种更准确的方法：①动脉管内直接测压法：主要为危重新生儿脐动脉插管提供血压测量和取血样的通路；②自动示波测压：示波的方法测量收缩压和平均动脉压，然后计算出舒张压；③超声多普勒法。

3. 婴儿潮红测压法 用 2.5cm 宽的袖带，按一般测压法缚于婴儿的腕上或踝上，另以一条薄橡胶布或松紧布，从远端开始紧裹其手或足，将血向上推进，使局部呈现苍白色，然后充气，使袋内压力超过估计的收缩压，再去除手或足部的绷带并缓慢放气，使血压计的压力下降速度不要超过 6～7mmHg/s，同时观察手或足部突然潮红的一刹那的压力，此即收缩压。测量时需要手臂与心脏保持同一水平，婴幼儿取仰卧位。一般卧位保持 3 分钟。在测量血压时手臂必须得到支撑，尤其是肘部。建议在第一次测量时测两侧手臂。

二、儿童血压测量

儿童血压的测量也同样存在许多困难，与成人相比，血压的变化较大，所测得的数值与测量的方法及姿势有很大的关系。许多因素都能影响儿童血压测量的精确性，如情绪焦虑、物理运动、血压的昼夜节律变化、机体的防御反应等。

通常推荐使用传统的袖带血压测量方法。1996 年，美国第二届儿童血压控制专题工作组会议推荐使用标准的临床医用血压计测量柯音第 I 阶段音及第 V 阶段音作为收缩压和舒张压。但是，在 5 岁以下，特别是 1 岁以下的婴幼儿，柯氏音第 V 阶段音很难听到，目前国际上多采用美国心肺中心推荐的方法来测量少年儿童血压。

1. 测前准备 测前 1 小时避免激烈活动、进食及水以外的饮料，不用影响血压的药物，排空膀胱,安静休息 5 分钟以上。

2. 血压计　较大儿童仍采用水银柱式血压计,袖带宽度相当于上臂长度的 2/3。先充气达柯氏音第 I 阶段音以上约 30mmHg 处,缓缓放气,柯氏音第 I 阶段音为收缩压,第 IV 阶段音为舒张压。连续测量血压 3 次,取后两次的平均值为当时血压。

近年来,动态血压监护仪广泛应用,携带该装置以记录其某一时间内复杂多变的血压变化。这种装置可以在患儿平常的生活环境中评估血压,具有早期识别不正常血压的优点,为早期识别、客观评价血压提供了可能。

3. 测量姿势和手臂　在大多数儿童,只需要手臂与心脏保持同一水平。临床上儿童常取坐位,一般卧位或坐位保持 3 分钟,而站立位保持 1 分钟。不论采用何种姿势,在测量血压时手臂必须得到支撑,尤其是肘部,否则收缩压通过等长运动会升高 10% 左右。建议在第一次测量时测两侧手臂。

4. 袖带尺寸　选择合适的袖带非常重要,袖带的气囊应该环绕上臂周长的 80%～100%,气囊的宽度应该是上臂周长的 40%。根据患儿手臂大小来选择袖带比根据年龄选择更为重要。通常有 3 种尺寸的充气性气囊袖带可供选择:① 4cm×13cm;② 8cm×18cm;③ 12cm×26cm。

三、妊娠妇女血压测量

正常妊娠期间,孕中期收缩压和舒张压较孕前下降 5～10mmHg,孕晚期逐渐恢复到孕前水平。在多数人群中,超过 10% 的孕妇患有临床相关性高血压。妊娠期高血压疾病是产科重要的并发症,是孕产妇及围产儿死亡的主要原因,血压测量是发现高血压疾病的首要步骤,所以血压测量是产前检查的一个重要内容。在产前检查中,正确评价血压测量值,对预防和治疗妊娠期高血压疾病有重要意义。

1. 孕妇在诊室测量血压时应先休息几分钟,取舒适坐位。分娩时测量血压可以采取左侧卧位。测量时应该注意选择一个适当的袖带。

2. 在普通人群中,用自测血压(self blood pressure measurement,SBPM)测出的孕妇血压低于诊室血压测定(clinic blood pressure measurement,CBPM)的血压。SBPM 可能对诊断白大衣反应及降压药物效果的监测有帮助。数据的储存和电子数据的传输对偏远地区产科情况的了解很有帮助。

3. 依靠单一、传统的血压测量不仅不能真实反映孕妇的血压情况,并且由于它不能区分白大衣高血压,使得一部分血压正常的孕妇误诊为妊娠期高血压患者,而不得不进行严密的产前检查,有时还得服用有毒性的药物。所以,应根据孕妇的具体情况,采用多种方法综合性地测量和评价血压,做到真实、准确。

4. 正常妊娠孕妇与妊娠期高血压孕妇动态血压的水平和节律变化存在差异。在怀孕期间,主要用动态血压的测定来识别白大衣高血压,白大衣高血压在孕妇中的发生率大约是30%。另外,动态血压监测比诊室血压测量与蛋白尿的相关性更好,并且在高血压并发症的预测方面更优。但动态血压的测定可能预测先兆子痫的证据还未被确定。目前还不确定动态血压是否在预测妊娠期高血压并发症方面具有更好的作用。

四、老年人血压测量

老年人中单纯收缩期高血压、白大衣高血压、直立性低血压以及假性高血压有更高的发生比例,同时老年人的血压有较大的变异性,因此动态血压监测和自我血压监测在老年患者中尤为重要。欧洲收缩期高血压试验中的动态研究结果显示,在老年人中用传统的方法测量的收缩压比白天的动态血压监测方法平均高 20mmHg,因此也就不可避免地导致了高估收缩压,高估了单纯收缩期高血压的发病率,而给予了过度治疗。所以,针对老年血压变异和降压药物的调整,应积极使用动态血压监测的方式来识别,并鼓励自我血压监测。

(一)老年人诊室血压测定的注意点

临床实践中,由于老年血压的变异性大,部分是由于血压测量技术不准确而造成误导。所以,针对老年人血压测量时应取坐位,每次就诊测量 2~3 次以上,并取平均值。老年人易出现直立性低血压,应常规测量立位血压。

(二)老年常见的血压类型及血压特点

1. 单纯收缩期高血压 老年人中最常见的血压模式是单纯收缩期高血压,定义为平均收缩压≥140mmHg 而舒张压<90mmHg。

2. 白大衣高血压或单纯诊室高血压 老年人比年轻人更易出现白大衣高血压。

3. 直立性低血压及餐后低血压 在老年人中直立性低血压很常见,并且可能与仰卧位或坐位血压增高并存,故对体位的考虑很重要,包括坐位、卧位及立位,特别是在最初的评估或治疗时对已知服用会引起直立性低血压的药物更是如此。不仅降压药物如利尿药、α 受体阻滞药,也包括非心血管的药物如抑制神经的药物及三环类抗抑郁药。直立性低血压的定义是安静站立 1 分钟收缩压下降≥20mmHg,或舒张压下降≥10mmHg;另一种检测方法是直立倾斜 60° 后血压有同样幅度的下降,伴或不伴有症状。慢性直立性低血压可能是以下疾病的一部分,包括单纯自主神经衰竭、多系统衰竭、帕金森病、糖尿病并发症、多发性骨髓瘤和其他自主神经紊乱。老年人可能显示出显著的血压变异性,并在 ABPM 中间断出现低血压现象,这往往提示有自主神经衰竭的可能。在这种情况下对低血压的识别很重要,因为这往往涉及老年人对降压药不良反应有特别的易感性而需要调整治疗。一些老年人有餐后出现明显的血压下降经历,这可以是症状性的,出现这种情况只有在餐后站立位测定血压或动态血压监测才能确切诊断。

4. 假性高血压 假性高血压是动脉顺应性下降及动脉僵硬度增高的结果,随着周围肌性动脉由于动脉粥样硬化进展时,袖带内必须有更高的压力去压迫动脉,从而表现为袖带测压和直接血压测定之间有很大的差异性。临床上很少见,通常见于老年患者或长期糖尿病或慢性肾衰竭患者。在某些情况下,即使完全充气后在远端的桡动脉和肱动脉仍可触及动脉搏动(Osler 征阳性)。Osler 征对筛选假性高血压并不可靠,还可出现在 1/3 没有假性高血压的住院老年患者人群中。

五、肥胖者血压测量

肥胖是当今最常见的营养失衡性疾病,研究提示在高血压的个体中,大臂围的频数在增加,在 430 个受试者中臂围≥33cm 者达 61%。准确测量肥胖患者的血压显得尤为重要。

1. 肥胖患者进行血压测量时,除了需要注意患者的体位、手臂的位置、心理情绪、袖带和听诊器的位置等因素外,还要特别注意袖带的大小是否合适。

2. 精确的血压测量需要根据不同的臂围选用不同的袖带(甚至用大腿袖带)。在实践中常常仅有标准袖带,而血压测量的误差恰恰是由于袖带应用不规范。推荐的袖带大小为:

上臂围 22~26cm,袖带尺寸 12cm×22cm(较小成人)

上臂围 27~34cm,袖带尺寸 16cm×30cm(标准成人)

上臂围 35~44cm,袖带尺寸 16cm×36cm(较大成人)

上臂围 45~52cm,袖带尺寸 16cm×42cm(大腿袖带)

3. 用较小的袖带可能高估血压数值,导致高血压分类错误和不必要的治疗。肥胖而上臂粗的患者及肱二头肌发达的人,必须使用更长、更宽的袖带。

4. 异常肥胖患者上臂粗且短,英国高血压学会推荐使用很长的袖带(12cm×40cm)。极少数患者臂围大于 50cm,即使使用大腿袖带也不合适,此时可将合适的袖带包在前臂,使之位于心脏水平,听诊桡动脉音以确定血压,或者用一个证实有效的腕部血压计。

5. 其他血压测定方法包括桡动脉方法等,如听诊桡动脉柯氏音、用多普勒技术或用示波装置确定收缩压,但后两种方法容易高估舒张压。这些方法的准确性还没有证实,但至少提供了一个估测收缩压的方法。

六、心律失常和心血管疾病患者血压测量

高血压患者合并心律失常十分常见,心律失常主要包括心动过缓、心动过速和异位节律(房颤及期前收缩等)。心律失常的患者中测量血压时具有一定的难度,在心律失常时有些血压数值欠准确,在分析时应加以注意。

(一)心律失常时血压测定不准的可能原因

传统的血压测量是根据袖带压力下降、外周血管听诊时血管搏动音的变化来判断的,这种血压测量的方法在心律失常患者可能会产生一定的误差,其主要原因为:

1. 严重的心动过速(>150 次/min)和心动过缓(<40 次/min)都可能会产生血流动力学障碍,使血压下降或产生较大的搏动。心动过速或期前收缩时,由于舒张期缩短,心室充盈不足,导致每搏输出量下降,外周动脉听诊脉搏搏动音减弱。而心动过缓时,由于逐搏间期过长,如果仍用常规的血压测量速度,就可能会导致收缩压测量时所听到的第一声搏动迟于真正的血压搏动,导致实际测得的收缩压低于实际值,而最后一声搏动消失早于真正的血压搏动,导致舒张压实测值高于实际值。

2. 当心脏节律不规则如心房颤动时,由于心搏间期差异较大,每搏输出量因前一次搏动间期不同而变化,逐搏之间血压的变异很大,常规的测量血压方法不能确定听诊的终点,就会使测量血压与实际血压之间存在很大的差别。

(二)心律失常者血压测量注意点

1. 对于严重心动过缓患者(心室率小于 40 次/min),测量血压时放气速度要比正常心率时减慢,通常放气的速度应为每搏时水银柱下降不超过 2mmHg,这样可以避免放气过快导致的收缩压偏低和舒张压偏高的现象。

2. 对于心脏节律不齐,特别是心房颤动时,由于心室律绝对不齐,RR 间期差异很大时,血压的测量充其量只能获得较为粗糙的数值,这种情况下只有通过重复测量以克服心脏逐搏变异较大带来的问题。

对于心动过缓且伴有严重节律不齐的情况,在血压测量时,则需对上述两个方面均加以注意。

3. 直接连续动脉压监测能提高血压测量的准确性和可靠性,因为示波监测是通过对连续波形变化的分析测量血压的。直接动脉血压连续监测可以克服心律失常患者手动测量血压带来的问题,但因其为有创技术,不适用于门诊患者。

因此,心律失常患者血压的测量不仅要从上述方法学上进行提高和改进,同时测量血压

的仪器也需要有很大的改进，以便能够准确测量心律失常发生时的血压。

（陈源源 孙宁玲）

第四节 临床测量血压遇见的特殊情况

一、连续测压的血压值变化

血压在环境等影响下可能存在一定的波动，因此根据一次血压测量的结果会导致错误的诊断和不适宜的处理。重复血压测量可以增加测量的可靠性，按照世界卫生组织规定，在相同时间内血压测量应连续测量三次，取三次的平均值作为高血压诊断和血压分类的标准。

1. 血压测量间隔 临床诊室偶测血压，在三次测量之间是否要有时间间隔，三次数值相差较多怎么办？吴锡桂等利用 1991 年全国高血压抽样调查资料分析测定的三次血压不同读数，结果显示，无论收缩压或舒张压的均值都是随测量次数的增加而降低，第二次血压测量的均值低于第一次，第三次的血压均值低于第二次，但第二次与第三次相差较少，而第一次测量与第三次相比相差较明显。目前临床常常测定两次，如果在第一次和第二次读数之间差异 >5mmHg，则应再测 1 次或 2 次，然后取这些数值的平均值。

既往认为，重复测量血压若无间隔时间，可使肢体循环受阻，造成充血性高血压的假象，因此临床中要求两次血压测定间至少间隔 1 分钟。但刘珉甫等将 320 例健康体检者随机分为实验组和对照组，实验组重复测量血压时无间隔时间，对照组重复测量血压时间隔 5 分钟。结果显示，两组组内两次收缩压、舒张压值比较，差异均无显著性意义，认为重复测量血压时第一次血压测量后放尽袖带内空气、汞柱降至"0"点后紧接着进行第二次测量，对血压值并无影响。作者分析，动脉血压数值主要取决于心输出量和外周阻力两个方面因素，而心输出量、外周血管阻力和大动脉弹性在短时间内均不会发生明显变化。临床血压测量中的压强是外加压强，所测得血压是间接血压，在进行第一次测量血压放气时，外加压强减弱，压力逐渐减少，在测到收缩压时动脉即迅速恢复血流；当袖带内压力降低至等于或稍低于心脏舒张压时，血流完全恢复通畅；继续放气水银柱下降为 0 时，袖带内已没有任何压力，所测部位的动脉血管已完全回复到原有正常状态。所以，在心输出量及外周阻力无变化和测试部位动脉血管血流未受阻的情况下，第二次重复测量得到的血压值与第一次测量的血压值相差无几。尽管目前临床实践中多数医师采用放气至读数为 0 即开始第二次测量，中间停留时间极少，但国际和国内指南的要求，两次测量之间还应当有一定的时间间隔，通常为 1～2 分钟。

2. 我国及欧洲高血压指南对血压测定间隔的规定 2010 年我国高血压防治指南对于血压测定间隔有明确的规定，即：应相隔 1～2 分钟重复测量，取两次读数的平均值记录。如果收缩压或舒张压的两次读数相差 5mmHg 以上，应再次测量，取三次读数的平均值记录。

2013 年欧洲高血压指南同样规定，每次血压测量至少测两次，间隔 1～2 分钟，如两次之间差值过大，则测量第三次，但没有明确规定何为"差值过大"。

二、听诊间歇

听诊间歇是血压测量听诊过程中，出现在收缩压与舒张压之间的一段无声阶段。其特点是：随着汞柱下降听到"咚、咚、咚……"之后，出现 30～40mmHg 的无声阶段，随即又出现"咚、咚、咚……"的声音。这一无声阶段即为听诊间歇，正常人无此间歇，在高血压患者中有时会出现听诊间歇。忽略听诊间歇，往往会把听诊间歇上方的最后一声"咚"误判为舒张压，或将听诊间歇下方第一声"咚"误判为收缩压。为了避免这一误差，医务人员在测量血压时，可向袖带内充气使汞柱上升、肱动脉搏动消失后，再继续注气使汞柱升高 30～40mmHg，缓慢放气听诊。当发现患者血压增高时，可向袖带注气，使汞柱上升至 250mmHg 以上再放气听诊。

三、缺少第Ⅴ阶段音

1. 根据柯氏音确定收缩压和舒张压　采用水银袖带式血压计测血压是临床上最常用的一种测量血压的方法，水银柱高度的读数实际是袖带气囊内的压力而并非真正血管内的压力，因此这是一种间接血压测定方法。19 世纪俄国的内科医师 Korotkoff 把在测量血压时动脉上听到的声音分为 5 个阶段，第Ⅰ阶段音为第 1 音，声音变大时为第Ⅱ阶段音，当声音相当于吹风样声音时定为第Ⅲ阶段音，当声音突然变化成模糊时为第Ⅳ阶段音，声音消失时为第Ⅴ阶段音。第Ⅰ阶段音出现时水银柱的高度定为收缩压，舒张压是以声音消失（第Ⅴ阶段音）为准。在临床上第Ⅱ阶段音和第Ⅲ阶段音常常被忽略，而有时第Ⅴ阶段音（消失）常测不到，那么此时如何确定舒张压呢？是以声音消失为准还是以变调为准，即以柯氏音第Ⅴ阶段音还是柯氏音第Ⅳ阶段音确定？关于这个问题，过去曾有过争议。究竟第Ⅳ阶段音还是第Ⅴ阶段音读数更能准确地反映舒张压，目前尚未明了。实际临床中因第Ⅳ阶段音（变调）的判断更易造成人为的误差，因此以第Ⅴ阶段音更为准确。我国 2005 年高血压防治指南中明确提出，在放气过程中仔细听取柯氏音，观察柯氏音第Ⅰ阶段音（第 1 音）和第Ⅴ阶段音（消失音）水银柱凸面的垂直高度。收缩压读数取柯氏音第Ⅰ阶段音，舒张压读数取柯氏音第Ⅴ阶段音。<12 岁儿童、妊娠妇女、严重贫血、甲状腺功能亢进、主动脉瓣关闭不全及柯氏音不消失者，以柯氏音第Ⅳ阶段音（变音）定为舒张压。

2. 第Ⅴ阶段音消失时的舒张压判断及常见原因　当患者血压测量时第Ⅴ阶段音消失（听不到消失音），如何判断舒张压呢？如发现舒张压过低时，我们就将两个数字都记录下来，方式是第 1 音 / 第 4 音（变调）/ 第 5 音（消失），这样有利于对血压实际情况进行科学分析。第Ⅴ阶段音消失常见于下列两种情况：①严重主动脉瓣关闭不全：临床表现为收缩压高、舒张压低、脉压大。听诊可听到肱动脉或股动脉枪击音，并可见甲床毛细血管征，心脏听诊表现为主动脉区可听到舒张期杂音等。②严重的主动脉硬化：临床表现为收缩压高、舒张压低、脉压大，反映主动脉僵硬度的指标为颈 - 股动脉传播速度（cf-PWV）和中心动脉压均增高。

四、四肢血压测量

1. 上臂血压测定　常规血压测量是以肱动脉作为标准，一般右侧手臂血压高于左侧手臂血压。但测哪一侧手臂更好，更能反映真正的血压，一直存在争议。

一些研究显示，两侧上臂血压的不均衡性确实存在。但也有报道，同一体位双上肢、双下肢之间血压差异无统计学意义。由于右上肢肱动脉来源于主动脉弓的第一大分支无名动脉，直径大，行径短；左上肢肱动脉来源于主动脉弓的第三大分支左锁骨下动脉，行径长，使得大多数患者右上肢血压高于左上肢，但这种差异没有固定的模式，并非系统性差异，也不能以患者是左利手或右利手而定。推荐第一次检查时应测量双上肢血压，这有助于检出主动脉狭窄及上肢动脉闭塞。当双上肢血压不一致时，采用数值较高侧手臂测量的血压值。

2. 上肢与下肢血压测量　用动脉穿刺插管直接测量动脉内血压，上、下肢差异无统计学意义。用间接法测量血压时，测量值与动脉内血压、肢体周径、气囊长度及宽度等诸多因素有关。在动脉内血压不变的情况下，肢体周径越长，气囊越短、窄，则需更高的充气压力才能阻断动脉内血流，这就解释了上、下肢血压产生差异的原因。临床观察踝部周径与上臂周径较接近，理论上而言，踝部较大腿下部更适合作为下肢血压测量处。

五、不同体位的血压测量

患者的体位确实影响血压的数值，一般而言，从卧位到坐位再到立位血压是下降的，与重力代偿机制有关。人从卧位转为立位或坐位时，胸腔内的血液转入腹腔与下肢静脉，这时心肺容量感受器受到的扩张程度减少，交感神经活动增加，迷走神经活动减弱。但大多数患者不同体位的血压差异不致产生对血压测量有临床意义的误差。建议在日常血压测量中采用标准体位，一般为坐位，测定前至少休息 5 分钟。路雪芹等在 55 位年轻健康女性中研究体位对四肢血压的影响，发现大多数受试者两种体位对 SBP 无影响，而对 DBP 有明显影响，即坐位高于平卧位。DBP 的体位性影响可随年龄的增加而减少，可能与交感神经状态降低有关。

一些患者存在直立性低血压，应同时测定卧位和立位的血压。老年人由于自主神经功能退化等原因，直立性低血压很常见，并且可能与仰卧位或坐位血压增高并存，故对老年人而言，考虑体位对血压的影响很重要，尤其是在最初的评估或服用已知可能会引起直立性低血压的药物时更是如此。其他常见导致慢性直立性低血压的情况包括单纯自主神经衰竭、帕金森病、糖尿病自主神经病变等。易导致直立性低血压的药物包括利尿剂、α 受体阻滞剂、三环类抗抑郁药等。

（王鸿懿　孙宁玲）

第五节　动态血压的临床意义

近年来，无创性动态血压监测（ABPM）及其在高血压诊断、治疗及预后评价等多方面的意义日益受到重视，并应用于临床。

一、监测血压昼夜节律及晨峰现象与清晨高血压

1. 血压昼夜节律　正常生理状态下，人体 24 小时血压改变表现为一个"双峰一谷"曲线，即夜间血压水平较低，清晨觉醒后血压迅速增高，于 10—12 时达到峰值；此后血压逐渐降低，但日间一直维持较高水平，夜间血压进一步下降，于凌晨 3—5 时达到谷值。ABPM 可以反映患者血压的昼夜变化，又称为血压的"长时变异"。血压的这种昼夜节律特征是生命体所固有的，睡眠觉醒周期或休息运动周期只是在一定程度上影响着血压的昼夜节律。1988 年 O'Brien 首先报道了血压昼夜节律的分类。目前认为，夜间血压较日间血压下降 10%～20% 为杓型，夜间血压下降不足 10% 为非杓型，夜间血压下降 >20% 为超杓型，夜间血压超过白昼血压 5% 为反杓型；或者只分为杓型（dipper，夜间血压下降率大于 10%）和非杓型（non-dipper，夜间血压下降率小于 10%）。其中，后一种分类方法在有关血压昼夜节律的临床研究中较为常用。大量研究结果显示，非杓型血压昼夜节律在健康人群并不多见，但在高血压患者中明显增多。

大量研究显示，血压的昼夜节律与心血管事件的发生密切相关。Gorostidi 等通过对 2 万例患者的动态血压监测进行研究发现，与偶测血压相比，动态血压更能预测心血管事件，血压节律的改变是心血管事件的独立危险因素。Hansen 等认为，与单纯诊所高血压相比，动

态高血压更具有心血管事件的危险性，夜间血压的升高是一个重要的心血管危险因素。因此，通过 ABPM 可以预测心血管事件的发生。Bouhanick 等在合并糖尿病的高血压患者中用 ABPM 评价夜间收缩压和反杓型血压与心血管事件的关系，发现 53% 的反杓型者合并心血管事件，而其他血压曲线者为 29%，前者事件相对危险度是后者的 2.79 倍。夜间收缩压升高 10mmHg，事件风险增加 35%（$P=0.003$）。平均随访 2.6 年后行第二次血压监测，反杓型者事件危险度增加未达到统计学意义，但夜间收缩压增高仍是心血管事件的强预测因子。

同样，ABPM 在众多心血管中间终点的评价上也显示了重要的价值。ABPM 与左室肥厚的研究较多。早在 1990 年 Verdecchia 就研究了高血压患者血压昼夜节律与左室肥厚的关系，结果表明，与白天收缩压、舒张压的相关性相比，左室肥厚程度与夜间收缩压、舒张压的相关性更密切；左室肥厚与夜间血压下降幅度间呈显著负相关，夜间血压下降越小，则左室肥厚程度加重。颈动脉 IMT 增厚是动脉硬化的亚临床表现，目前认为是心血管靶器官损害的中间终点，动态血压监测可以评估动态动脉硬化指数，早期发现动脉粥样硬化，24 小时 ABPM 可提供丰富数据，可精确分析并早期预测高血压导致动脉粥样斑块形成的危险性，为防止动脉粥样硬化提供可靠的依据。肾脏损害是高血压重要的靶器官损害之一，微量蛋白尿是肾脏损害的早期表现。Moran 等通过对 1 180 例患者进行研究，认为动态血压较偶测血压更能预测微量蛋白尿的发生。Bianchi 等则比较不同 ABPM 指标对肾损害的预测意义，认为在原发性高血压患者中，微量蛋白尿的产生与夜间血压增高、杓型血压节律消失、较高的 24 小时平均血压有关。

因此，血压昼夜节律具有独立于血压水平的预后价值，是评估高血压靶器官受损害有价值的指标，在高血压的治疗和靶器官损害的防治中，应注意纠正血压昼夜的节律异常。

2. 晨峰现象与清晨高血压　人在清晨 6—10 时的阶段，血压从较低水平迅速上升，称为晨峰现象，是昼夜血压变异程度较大的阶段，在一定范围内升高属于生理现象。未经治疗的高血压患者，清晨 6—10 时收缩压平均升高 14mmHg，甚至可上升 80mmHg。这种清晨血压急剧上升的现象称为"晨峰高血压"。现在有学者提出清晨高血压的概念，即清晨醒后 1 小时内、服药前、早餐前的家庭血压测量值，或动态血压记录的起床后 2 小时或清晨 6—10 时的血压记录结果，如果家庭血压测量或动态血压监测 ≥135/85mmHg 和 / 或诊室血压 ≥140/90mmHg，无论其他时段的血压水平是否高于正常，称为清晨高血压。

血压晨峰现象产生的机制，一般认为在健康人是由于清醒并开始活动后交感神经系统即刻激活、心搏量和心输出量增加所致。在已经存在阻力小动脉重构（内径变小，壁 / 腔比例增加）和血管收缩反应性增强的高血压患者中，交感神经系统即刻激活，引起周围血管阻力迅速升高，因此较多的高血压患者有血压晨峰高反应发生。另外，在清晨时段动脉压力感受器的敏感性较其他时段低，可能对清晨时血压变异较大也有影响。对血压晨峰现象的深入认识具有重要的临床意义。流行病学调查和临床随访资料已经充分显示，心、脑血管病发生存在时辰规律。心脏性猝死、心肌梗死、不稳定型心绞痛和出血性、缺血性脑卒中均特别容易发生在清晨和上午时段，约 40% 心肌梗死和 29% 心脏性猝死发生在此时段，此时段脑卒中的发生率是其他时段的 3～4 倍。现在认为，血压晨峰程度加剧与心、脑血管病高发有密切关系，并且独立于 24 小时平均血压水平。血压晨峰高反应患者发生脑卒中的危险是低反应患者的 3 倍。在 507 例高血压患者 7 年随访的研究中，经 Cox 多因素分析，发现年龄、24 小时收缩压平均水平和血压晨峰程度分别与心血管危险呈现显著、独立的正相关关系。

（王鸿懿　喜　杨）

二、24 小时血压变异计算方法

血压在一天的 24 小时之内并非恒定不变，而是存在自发性的波动，这种自发性变化称为血压波动性（blood pressure variability，BPV），即血压变异性。通常以 24 小时动态血压监测（ABPM）血压的"均数 ± 标准差"反映血压变异的幅度。采用标准差 / 均数的比值，可计算出 24 小时、白昼和夜间血压的变异系数（VC），以表示不同时段血压波动的程度。研究发现，一般来说，24 小时血压变异 > 白昼血压变异 > 夜间血压变异，收缩压变异 > 舒张压变异，原发性高血压患者变异 > 血压正常者变异，老年人群的血压变异 > 中青年人的血压变异。近年来，由于血压变异性大引起的一系列靶器官损害被临床证实，人们越来越重视血压变异性大的问题。

目前，对于波动大的高血压诊断尚无统一的标准，较常用的参考标准为：

1. 24 小时内 SBP 最高值和最低值之差≥50mmHg 和 / 或 DBP 最高值和最低值之差≥40mmHg。

2. 24 小时脉压≥60mmHg。

3. 血压变异性（BPV） ① 24 小时 SBP 变异≥15mmHg；② 24 小时 DBP 变异≥13mmHg；③白昼 SBP 变异≥13mmHg；④白昼 DBP 变异≥12mmHg；⑤夜间 SBP 变异≥12mmHg；⑥夜间 DBP 变异≥9mmHg。

现有研究已发现，高血压患者血压变异增大更易造成靶器官损害，在 24 小时平均血压相似的高血压患者中，血压变异大的患者靶器官（心、脑、肾）损害的程度更严重。在动脉粥样硬化方面，Sander 等研究发现，白昼 SBP 波动性（> 15mmHg）的增高能提高早期动脉粥样硬化和心血管事件发生的相对危险度（$P < 0.001$）；欧洲开展的一项对 1 663 例高血压患者的研究表明，高血压患者动脉粥样硬化与平均 24 小时脉压、收缩压和 BPV 相关。血压波动每增高 1mmHg，颈动脉内膜中层厚度（IMT）增加 0.005～0.012mm，早期颈动脉粥样硬化的相对危险性也相应增加。在左心室肥厚的发生方面，白昼血压均值升高与心脏左心室质量指数相关，而夜间血压均值升高与左心室后壁厚度、室间隔厚度和左心室质量指数均有很好的相关性；血压昼夜节律消失的高血压患者，左心室肥厚检出率明显高于血压昼夜节正常的高血压患者；Rizzo 等发现，当动态脉压大于 60mmHg 时，左心房容量增大，左心室质量指数增加；Sega 等研究表明，在一般人群中，左心室质量指数和血压变异性之间有确定的独立相关性。在冠心病、心肌梗死的发生方面，国外学者研究显示，夜间血压波动性大的高血压合并冠心病患者发生心肌缺血频率明显高于夜间血压下降 >10% 的患者（$P < 0.05$），夜间血压波动大是心脏性猝死、心绞痛、非 Q 波心肌梗死、心肌梗死的重要原因。在脑卒中的发生方面，Syst-Eur 研究表明，夜间收缩压变异性（SBPV）是卒中的独立危险因素；Turkington 等研究发现，BPV 的增加与急性卒中患者的不良转归相关。在肾脏损害方面，我国学者研究表明，高血压患者晨间 SBPV 与尿微量白蛋白含量均呈正相关（$P < 0.001$），说明高血压患者晨间 BPV 与高血压性肾脏损害密切相关；伴有缺血性心脏病的慢性肾功能衰竭患者，其白天 BPV 和夜间 DBPV 的增高更为明显，夜间 SBPV 增高是慢性肾功能衰竭患者发生缺血性心脏病的独立危险因素（$P < 0.05$）。国外学者的研究也得出了相似的结果。

（喜　杨）

三、动态血压在高血压鉴别诊断中的作用

（一）识别白大衣效应与白大衣高血压

Mancia 等（1987）发现，当医师在病床旁用血压计准备给患者测血压时，会使患者血压明显

升高，且持续存在于测压全过程，其中测压第4分钟上升到最大值，平均上升值为27/14mmHg，在10分钟内血压逐渐回降，这种短暂的升压作用被称为白大衣效应（white-coat effect，WCE）或白大衣现象（white-coat phenomenon，WCP），由此引起的高血压称为白大衣高血压（white-coat hypertension，WCH），即患者仅在诊室内测得血压升高而诊室外血压正常的现象，又称诊所高血压。

白大衣效应是产生白大衣高血压的基础，但不同于白大衣高血压，白大衣高血压是一个质的概念，而白大衣效应则是一个量的概念，可以发生在白大衣高血压患者，也可以发生在正常人群和持续高血压患者。20世纪80年代以后，由于ABPM在高血压防治中较广泛地研究和应用，才发现ABPM对研究WCH具有决定性价值和许多优势。目前，在ABPM的应用指征中，也包括用于确定有无WCH。白大衣效应的计算方法：将患者在诊所由医师测得的平均动脉压（MAP）减去其日间动态血压平均值，两者的差值即为白大衣效应。

国际大规模的荟萃分析ABPM研究资料发现，WCE在所有正常人、高血压患者甚至孕妇、糖尿病患者中普遍存在，却并不意味着有WCE的人就一定是WCH。一般认为在CBP初诊为高血压后，只有通过24小时ABPM才能鉴别出是WCH或持续性高血压。White等认为排除白大衣高血压的标准为：CBP≥140/90mmHg，ABPM的白天平均血压≥135/85mmHg认为是持续性高血压，若白天平均血压<135/85mmHg，则判断为WCH。经过大量的对CBP诊断高血压患者的ABPM研究，以及ABPM的人群学调查，初步发现WCH在经CBP诊断未治疗的轻中度高血压患者中占10.8%～39%。WCH多见于女性、年轻人、体形瘦弱或者曾有一过性血压升高史者，通常不伴有心动过速和焦虑特征。

目前一般认为，WCH造成靶器官损害的概率较正常血压要大，但是危险性低于持续高血压，对心血管系统是一种低危因素，应该严密监控，对于已经出现靶器官损害的患者，则需要药物治疗。

（二）确定隐性高血压

隐性高血压（marked hypertension，MH）是指诊室血压<140/90mmHg、HBPM或日间平均动态血压≥135/85mmHg的现象。隐性高血压是高血压领域中的一种特殊现象，近年逐渐受到重视。隐性高血压患者发展为持续性高血压的危险性增加。HARVEST研究对隐性高血压患者随访6年后发现，35%发展为持续性高血压。临床中这类人极易造成漏诊，ABPM及家庭血压测量对于隐性高血压的诊断具有极其重要的意义。

高血压最终会导致心、脑、肾等靶器官损害，MH患者也存在明显的靶器官损害，可增加心血管病的危险性。许多研究均已表明MH与左心室质量指数的增加及颈动脉内膜增厚有关。Verberk等报道，隐性高血压者左室体积分数高于血压正常者，与持续性高血压者相似。新近报道，与血压正常者相比，隐性高血压者左室体积及颈动脉内膜中膜厚度明显增加。国内学者报道，隐性高血压患者的中心动脉压力及增强指数升高，提示动脉顺应性下降、动脉发生硬化，这些血流动力学的改变增加了心血管疾病风险。同时，隐性高血压患者心血管病发病率和死亡率均增加。Pickering等发现，与持续的高血压及白大衣高血压相比，MH发生心血管事件的危险最大（OR=3.6，而高血压及白大衣高血压分别为2.7、0.6）。长期随访的结果也表明，MH还是心血管疾病发病率和病死率的强预测因子。Fagard等对11502名受试者随访8年发现，隐性高血压者心血管事件发生相对危险比为2.0，与持续性高血压者接近（危险比2.28）。Ohkubo等随访10年发现，与血压正常者相比，隐性高血压者发生心血管死亡和卒中相对危险是2.13，持续性高血压是2.26。其他研究提示，隐性高血压也可能是早期肾脏损害的一个独立危险因素。

目前认为对 MH 患者应该引起重视,生活方式的改变及对这类患者的密切随访非常重要,这些患者具有发展为持续性高血压及靶器官损害的趋势,及早干预将使其靶器官得到保护,降低心血管事件的发生。

(三)对诊室测量正常高值血压的确定

所谓正常高值血压,是指被测血压在 120~139/80~89mmHg 的一类患者(国外也有人将 130~139/85~89mmHg 者称为高血压前期)。在我国 35~64 岁人群中,正常高值血压者已达 32.1%,是高血压患者的 1.2 倍。近年来国际上对正常高值血压(高血压前期)有了初步的研究,逐步认识到正常高值血压的危险性。

有临床观察表明,正常高值血压者比正常人更易发展成高血压,发生心脏病、卒中或心力衰竭的机会比拥有理想血压的人要高 1.5~2.5 倍,正常高值血压增加脑卒中发病危险 56%,增加心血管病危险 44%,10 年后发展成高血压比例在 50% 以上。美国弗莱明汉研究对 5 181 例受试者随访 10 年,结果表明高血压前期者脑梗死相对危险(RR)为 2.2,心肌梗死 RR 为 3.5。我国中年人群 10 年随访结果表明:血压 120~139/80~89mmHg 者 10 年心血管病危险较血压 <110/75mmHg 者增加一倍以上,血压 120~129/80~84mmHg 者和 130~139/80~89mmHg 者 10 年进展为高血压的比例为 45% 和 64%。

同时,国外健康人群调查也显示,与 120/80mmHg 者相比,血压 130~139/85~89mmHg 者微量白蛋白尿危险显著增加,微量白蛋白尿与平均动脉压、收缩压、舒张压均显著相关。Tomura 分析 690 例年度体检人员资料发现,正常高值血压及高血压患者微量白蛋白尿发生率显著高于血压正常者,分别为 15%、26.2% 和 6.5%($P<0.01$)。日本大规模(98 759 例)队列研究 17 年随访结果显示:与理想血压者相比,正常高值血压、高血压患者终末期肾脏疾病(ESRD)相对危险增高。美国 MRFIT 研究显示:血压 120~129/80~89mmHg 者 ESRD 相对危险为 1.2,130~139/85~89mmHg 者相对危险为 1.9($P<0.01$),而血压 >210/120mmHg 者相对危险是理想血压者的 22.1 倍。

另外,国内学者在探讨血压对动脉功能的早期影响过程中,发现正常高值血压组 PWV 高于正常血压组($P<0.05$),高血压组 PWV 高于正常高值血压组($P<0.05$),提示正常血压者相比,正常高值血压者与已存在动脉弹性和功能减弱。Esceduro 等对 291 例男性研究显示:正常高值血压组左室质量指数显著高于理想血压(<120/80mmHg)对照组,E/A 比值低于对照组,提示左室舒张功能受损。结合国内研究结果,提示了正常高值血压者已有左心室结构和功能的改变。Erdogan 采用经食道超声多普勒检查发现:正常高值血压者冠状动脉储备受损。

(四)动态血压监测在原发性与继发性高血压鉴别中的应用

动态血压监测在区分原发性高血压、继发性高血压或特殊类型高血压过程中具有重要的作用。血压正常者和原发性高血压患者均有睡眠中血压下降的规律,而部分继发性高血压患者或特殊类型高血压患者无此规律,所以对临床怀疑有继发高血压的患者应作 24 小时动态血压监测,或夜间血压下降不明显者应想到继发性高血压的可能性。

通过 ABPM 研究发现,原发性高血压与继发性高血压具有不同的昼夜节律,继发性高血压者大多昼夜节律减弱或消失,原发性高血压者大多存在昼夜节律,而该特点可能有助于鉴别继发性高血压与原发性高血压,嗜铬细胞瘤、糖尿病、肾病、原发性醛固酮增多症及肾移植术后高血压与原发性高血压的昼夜节律差异很明显。

国内学者探讨了继发性与原发性高血压患者在动态血压监测中的昼夜节律变化规律的

不同。结果显示，继发性高血压者中肾性高血压、原发性醛固酮增多症、嗜铬细胞瘤患者其夜间收缩压与舒张压负荷值均较原发性高血压明显增高（$P<0.05$），而血压昼夜节律变化曲线呈杓形者占 23.5%，非杓形者占 76.5%。原发性高血压患者呈杓形占 74%，非杓形者占 26%。提示了继发性高血压者大多昼夜节律减弱或消失，原发性高血压者大多存在昼夜节律，而该特点可能有助于鉴别继发性高血压与原发性高血压。例如，嗜铬细胞瘤是一种继发性高血压，以阵发性高血压（血压骤升骤降）为临床特点，若测量血压时间恰为其缓解期，故很难发现高血压症状。而 24 小时动态血压能测量人体昼夜不同时间内的瞬间血压，所得数据远较偶测血压值多得多，亦远远避免了偶测血压的缺点。肾性高血压是继发性高血压最主要的原因，占高血压总数约 10%，在临床治疗中较原发性高血压常更难以控制。国内学者应用动态血压监测（ABPM）研究原发性高血压患者与肾性高血压患者的血压昼夜节律变化，并观察血压昼夜节律变化与左心室肥厚的相关性，以及原发性高血压患者血压动态变化与尿微量白蛋白排泄量之间的关系，结果发现，肾性高血压患者正常的血压昼夜节律消失，原发性高血压患者血压昼夜节律存在，肾性高血压患者有较高的左心室肥厚发生率，血压昼夜节律消失是其重要原因之一。

（喜　杨　孙宁玲）

四、评价降压治疗效果的动态血压指标

用动态血压评价降压药物的效果具有重复性好、误差少、能排除干扰因素和疾病等特点。目前常用的指标包括反映降压药物长效性能的谷 - 峰比值（T/P 比值）、降压药物平稳性能的平滑指数以及对临床研究和患者预后有意义的观察现象如 J 型曲线现象等。

（一）谷 - 峰比值

1. 谷 - 峰比值的概念　降压药物的谷峰值比率是指降压药物使用到作用终末、下一剂量使用前的血压降低值（谷效应）与药物使用期间的血压最大下降值（峰效应）的比值，是 1998 年美国食品与药物管理局（FDA）心肾药物委员会提出的一项评价降压药物疗效的临床指标。FDA 提出：一种降压药物应在谷效应时保持其大部分的峰效应，即药物的谷效应至少保留峰效应的 50% 以上。通过评估 T/P 比值以了解药物是否能 24 小时平稳降压、以及每日的用药次数。

2. 谷 - 峰比值的计算方法　谷效应值与峰效应值取值方法不同将导致 T/P 比值的计算结果不同，目前通常应用点时取值法：计算每小时血压下降的平均值，用相应时段的安慰剂效应所得值进行矫正。常规于取服药后 2～6 小时（半衰期长的药物时间可延长）内最大的 1～3 小时血压下降平均值为峰效应值，取服药后第 22～24 小时共 3 小时的平均血压值作为降压药物的谷效应，从而来计算 T/P 比值。

3. 影响 T/P 比值的主要因素　①药物的量 - 效关系；②药物的种类；③个体药物反应不同；④计算方法不统一。有些药物的谷峰比值是剂量依赖性的，而有许多药物的 T/P 比值与药物剂量无关。

4. T/P 比值的临床意义

（1）评价降压药物的时效：符合理想降压药物的标准为每天给一次药物能维持 24 小时的血压有效下降，并且在服药后 24 小时末还能维持至少 50% 以上的峰效应。制药工业通过改变药物的剂型（控释、缓释制剂）以改善药代动力学和延长作用时间。较为理想的 T/P 比值在 65%～90%。

（2）评价降压药物疗效持续时间：目前降压 T/P 比值主要用于观察降压疗效是否能够持续 24 小时，由此制定给药方案。T/P 比值＜50% 的降压药物必须每日至少 2 次给药。

5. 使用谷 - 峰比值的注意事项

（1）T/P 比值计算一般用于科研或临床药理研究，不用于个体患者疗效的评价。在计算过程中，一定要有 2 个动态血压的测定结果（治疗前或安慰剂效应的 24 小时血压，以及药物治疗 1～4 周后或单个药物 5 个半衰期后的 24 小时血压）进行分析。即：治疗前的谷值血压 - 治疗后谷值血压 / 治疗前的峰值血压 - 治疗后峰值血压（时间选点见前面提到的谷 - 峰比值计算方法）。

（2）进行计算的谷 - 峰比值所选用的 24 小时动态血压一定为全天有效数据在 85% 以上。

（3）计算谷 - 峰比值应采用单种药物。

（二）平滑指数

1. 平滑指数的概念　平滑指数是反映抗高血压药物平稳降压的指标，定义为应用降压药物后每小时降压幅度的平均值与每小时降压幅度的标准差的比值，其比值越高，药物 24 小时降压效果越好且均衡。

2. 平滑指数的计算方法　正如平滑指数定义所示：平滑指数（SI）= 每小时降压幅度的平均值（ΔH）与每小时降压幅度的标准差（ΔSD）的比值。但有一种情况是可能没有明显的降压作用却能计算出较大的 SI 值。因此，Aboy 等提出了标准化平滑指数（normalized SI，Sin）：Sin =ΔH/（α＋SDΔH），Sin 值既能传承 SI 值代表的降压平稳性，又能弥补 SI 值不能提示降压幅度的缺陷。

3. 影响平滑指数的主要因素　同样与药物的种类、药物的量 - 效关系及个体对药物的反应等有关。

4. 平滑指数的临床意义

（1）平滑指数多用于评价降压药物的平稳性，与谷 - 峰比值相比，平滑指数既包含了 24 小时血压变化的信息，又能反映出用药后血压变化的平滑程度，其重复性较好，平滑指数与用药后的血压变异性呈明显的负相关。大量资料表明，指数大于 0.8 则说明血压波动较小，降压效果较平稳。

（2）由于平滑指数是由血压差值经计算获得，与基础血压无关，故更能反映血压的变异性，常常被国内外专家作为一个新的指标来预测远期靶器官损害程度。即指数越高，血压变异程度越小，远期可能的损害就越小。

（3）评价降压药是否达到持续平稳的控制 24 小时血压常用到 T/P 比值，但如果为了追求高的 T/P 比值而不恰当的加大用药剂量可能给患者带来损害，如可使峰值效应过高，即峰值效应时血压降得太低带来靶器官缺血损伤，因此平滑指数评价降压药持续平稳效果的指标对药物治疗有效性的评价是一个重要的发展和补充。

（三）J 型曲线现象

人体血压是一个连续的变量，适度的血压水平是维持生命健康的基本保证。血压水平持续增高是心血管疾病的重要危险因素，而血压水平过低同样会因重要器官血流灌注不足而对机体造成不良影响。因此，在人体血压与心血管疾病风险之间存在着 J 型曲线现象，而在高血压患者药物治疗时所说的 J 型曲线是指降压治疗后 DBP 太高或太低均会使心脑血管病发生率增加。

在普通人群中，只要 SBP＞140mmHg，DBP 与心血管病发生率之间即呈 J 型曲线现象。如不考虑 SBP，心血管病发生率确与 DBP 呈正相关，并没有 J 型曲线现象。Framingham 地区随访 10 年，7 798 名人群中发生 951 例非致死性心肌梗死与 204 例心血管病死亡病例，分析发现：如按 SBP＜140mmHg 或＞140mmHg 分成两组，考察 DBP 与心血管病发生率的关系，则发现 SBP＜140mmHg 时，DBP＜80、80～89、＞90mmHg 的心血管病发生率分别为 7.2%、9.2%、16.2%，两者间呈正相关。但在 SBP＞140mmHg 人群中，DBP＜80、80～89、＞90mmHg 的心血管病发生率分别为 36%、29%、27%。DBP＜80mmHg 的人心血管病发生率最高（36%），DBP 越低，脉压越大，心血管病发生率越高。

INVEST 研究发现：DBP 降低后心梗增加的原因是冠脉只在舒张期才会血流灌注，因此 DBP 低影响冠心病发生率最为明显。而对于没有冠心病的高血压人群，DBP 降至 70mmHg 甚至更低是安全有效的。但不管有没有高血压或有没有进行降压治疗，只要是老年人，SBP＞140mmHg 或已有心血管病，DBP 的 J 型曲线确实存在，DBP 不宜降得过低，低于 70mmHg 就有可能有害。

但在临床实际工作中，不同患者的情况不同，70mmHg 并不是一个一成不变的阈值。因为冠脉血流储备不仅受到粥样硬化狭窄程度的影响，还受到心率和左室肥厚（LVH）的影响，当冠脉主干 85% 的狭窄加上 LVH 可使冠脉血流储备接近闭塞，因而 DBP 的轻度降低即可引起血流减少和潜在的心肌缺血。Framingham 研究组发现，同时有冠状动脉疾病和 LVH 的高危患者，其舒张压"J"点则从单纯 LVH 或冠心病患者的 75～79mmHg 上移至 84～89mmHg。因此对这些高危患者将 DBP 降至 80～85mmHg，而不再继续往下降的对策是合理的，既可使"卒中"发生率降低，又不增加心血管病的发生率。

2009 年欧洲高血压指南将高危的高血压患者（冠心病、糖尿病、肾病和脑卒中）血压应达目标定在 130/80mmHg 以下，而下限目标定在 120/70mmHg（依据 TNT、VALUE、INVEST 和 ONTARGET 研究），此治疗底线目标可以根据不同患者个体的特殊状况而确定，以不出现器官灌注不足的症状为最佳目标。

（陈源源　孙宁玲）

第六节　血压变异的临床意义

血压是重要的生命指标。尽管我们可以根据多次重复测量的血压的均值判断一个人的血压是否正常，但血压的确是在不断变化的。根据血压变异发生的时间，可分为心动周期间血压变异（beat-to-beat）、一日内的短时血压变异和不同日期间的长期血压变异。根据血压变异发生的原因，又可分为生理变异、病理变异和使用药物所导致的变异。尽管心动周期间变异和生理变异也很重要，但与危险分层及降压治疗有关的则主要是一日内的短时血压变异与不同日期间的长期血压变异，是病理性血压变异和使用降压药物过程中的血压变异。

一、病理性血压变异的成因和意义

当动脉血管的弹性功能显著下降时，当血管中血液的容量扩张时，当作用于血管与血液的神经、内分泌调节功能亢进或减退时，血压水平会升高，出现高血压，同时也往往会出现病理性的血压变异，通常表现为血压变异增大，但也可以表现为生理变异的下降或消失。

当自主神经特别是交感神经对心血管系统的调节功能下降时，在安静、稳定的环境中，短时记录每个心动周期的血压，分析血压的变异性，多表现为血压的变异较小。当肾脏不能及时、有效地排泄过多摄入的钠盐时，血管内血液的容量会上升，即便是小幅度的上升，也会带来血压的变化。这时，最先、最易受到影响的是夜间血压。有时，在白天血压还处于正常水平时，夜间血压已经升高，并带来心血管风险。我们研究发现，这种单纯夜间高血压在我国自然人群中，患病率高达 10% 以上，日本人、南非黑人的患病率相似，欧洲白种人略低，但也在 5% 以上。有时，白天和晚上的血压都升高，夜间血压下降不明显、不下降或反而升高，表现为生理性昼夜节律消失，可以独立于 24 小时平均血压预测心脑血管并发症的发生。

近来，许多研究更加关注血压变异增大所带来的心血管风险。较典型的是晨起血压升高，即所谓的"晨峰血压"。通常，从睡眠到觉醒，到开始日间活动时，血压会升高。但如果有交感神经过度激活等病理性原因，"晨峰血压"升高幅度过大，则可能带来心血管风险。在这一概念提出 10 年后，我们和多个国家的学者合作，使用国际合作 24 小时动态血压数据库研究发现，在平均随访 10 年的 5 645 名自然人群样本中，当"晨峰血压"大于 37mmHg 时，心血管风险会明显升高，在中国、日本等东亚国家，主要是脑出血风险增加；而在欧洲人群中，则主要是冠心病事件的风险增加。同样，我们使用上述国际合作 24 小时动态血压数据库，分析发现，24 小时动态血压监测所记录的数十次血压之间的变异性升高时，不管是计算白天和晚上血压的标准差，还是计算相邻两次血压之间的绝对差异的平均值，都和心血管风险显著相关（图 2-9）。血压变异性升高，心血管风险也会升高。

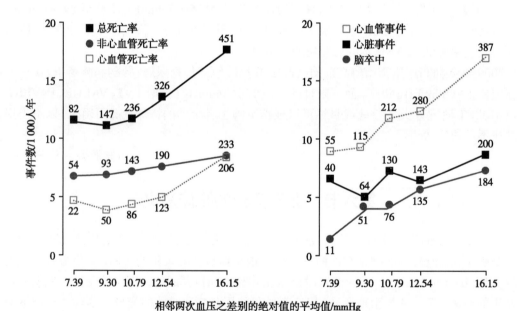

图 2-9　24 小时动态血压监测之短时血压变异的预测价值

图中数字为每个五分位人群的事件数。

直立性低血压是血压变异过大的另一种典型形式。通常，从卧位或坐位站立时，随着体位变化，血压通常不会有明显的变化。但随着年龄的增长，当神经、内分泌调节功能减退时，特别是同时伴有压力感受器功能受损时，站立会导致明显的血压下降，称为直立性低血压。这种直立性低血压即便没有严重的心血管风险，也有可能导致老年人因为站立时的血压太低而跌倒，导致骨折甚至死亡等严重后果。

血压还会在较长时间里发生明显变化。比如，通常夏天天气炎热，因血管扩张、脱水等原因，血压会比较低；而在寒冷的冬天，则因动脉血管收缩等原因，血压会有所升高。通常血压变化不会太大，是生理性变异。但当血管发生病变时，当血压调节功能受损时，血压则可有较大波动。特别是高血压患者，往往因为存在内皮功能紊乱，血管会在寒冷的冬天出现病理性收缩；因为肾脏排泄钠盐的能力降低，导致容量扩张。这样，在寒冷的冬天，血压就会有非常明显的升高，而且难以控制。

血压波动大或变异大，和血压升高一样，是血管病变、容量扩张以及神经内分泌功能失调的最终结局，是一种严重的疾病状态。而且，波动和／或升高的血压，在血管壁上形成异常的环形张力和纵向剪切力，损伤血管；持续较长时间时，会导致血管内皮功能紊乱与结构损伤，导致动脉硬化和／或动脉粥样硬化斑块形成，并最终在心、脑、肾、眼底等对氧敏感的脏器导致严重的心脑血管并发症。在那些动脉粥样硬化性病变严重的冠心病、脑卒中、糖尿病等患者中，血压波动还会产生更多、更大危害。高而波动的血压，更可能导致斑块破裂，在重要脏器导致缺血性损伤，在大脑还会导致严重的出血性损伤，即出血性脑卒中。

二、使用降压药物降低血压变异、避免增加血压变异

高血压既是一种严重的疾病状态，也是重要的心血管危险因素。使用降压药物降低血压，可以显著降低心脑血管并发症发生的风险。因为高血压患者人数巨大，仅在我国就多达1.6亿人，一旦患病，通常又需要终身治疗，降压药物因此已成为最常用的疾病治疗药物。许多降压药物在有效降低血压的同时，会影响血压的变异性。

直立性低血压是降压药物导致瞬时血压变异增加的典型表现。α受体阻断药，包括具有α受体阻断作用的α、β受体阻断药，作用于中枢神经系统的降压药物，神经节阻断药等，都会导致部分患者出现直立性低血压。

使用短效降压药物会显著增加短时血压变异。如果一个药物的有效作用时间较短，则需要多次服用药物。这时会观察到血压从高到低，再从低到高的变化。不仅药物本身会影响血压的变化大小。根据不同时间点所测量的血压，调整治疗药物的剂量，也会增加血压变异性。譬如，如果测量的是最高血压时间点的血压，增加药物剂量会导致较低血压时间段的血压有更多下降；反之，则会因减少药物剂量，而导致较高血压时间段的血压不能得到有效控制。过低或过高的血压都会增加心血管风险。因此，使用长效药物，使用一天一次服药可以控制24小时血压的药物，可以降低短时血压变异，实现平稳控制血压。

最近讨论较多的是长时血压变异，即在数月或数年中所记录的血压之间的变异。在近期发表的ASCOT血压变异分析中，至少有2个发现具有重要的临床意义：①长时血压变异可以预测心血管风险。当血压变异较大时，心血管风险也较高。②与β受体阻断药阿替洛尔加噻嗪类利尿药苄氟噻嗪相比，钙离子通道阻断药氨氯地平加血管紧张素转化酶抑制药培哚普利可显著降低长时血压变异。作者认为，二个药物对血压变异的不同影响可部分解释氨氯地平加培哚普利预防心脑血管并发症的优势。

尽管有数据显示，不同种类的降压药物对血压变异性的影响的确存在很大差异，但是，降压药物增加或降低血压变异的机制尚待研究。首先，氨氯地平与培哚普利不仅可以每日1次服药控制24小时血压，发挥长效作用，而且直接作用于血管，扩张血管，这些特点很可能都有利于降低血压在一天中和较长时间内的变异或波动。第二，长时血压变异可能不仅受到药物的药理学特性影响，也在很大程度上和患者的治疗依从性有关。如果一个药物的耐受性较差，患者可能难以长期坚持服药，或难以长期坚持服用固定的剂量，这样血压的变异性也会比较大。第三，生活方式的诸多内容也会影响血压变异。饮食中钠盐的摄入量不仅可影响血压

水平，也可影响利尿药与肾素系统抑制药等的降压作用。钠盐的摄入量较大时，使用上述药物，血压难以控制，血压水平较高；相反，钠盐摄入量较小，血压水平则会较低。因此，应尽可能长期坚持低钠盐饮食。

使用降压药物管理血压，应坚持以下原则：使用能够有效控制血压的药物，实现降压达标；使用能够有效控制24小时血压的药物，有效控制24小时血压，包括夜间血压与晨间血压；使用耐受性好而能够长期坚持服用的药物，实现长期、平稳控制血压；使用作用于血管的降压药物，在降低血压的同时，改善动脉血管的功能。如果能够合理选择降压药物，并能监测血压与血管，则可将血压所带来的心血管风险降到最低。

三、血压变异的临床评估与临床应用

尽管我们对血压变异的认识仍有待深入，但我们应在临床工作中更多关注血压变异问题，创造条件进行血压变异评估，并根据血压变异情况为患者提供更合理的治疗方案。

1. 在诊室测量血压时，应测量多次血压，至少3次，这样可以计算出血压的均值和标准差，甚至变异系数。尽管因为没有正常值我们还无法判断变异的大小是否正常，但可以通过对比治疗前后血压变异性的变化，观察降压治疗对血压变异的影响。有些电子血压计可以在血压测量结束后，自动给出多次血压测量的平均值与标准差。可以选择使用这样的血压计，用于血压变异性评估。

2. 充分利用患者的家庭自测血压，评估血压变异情况。如果患者能够比较规律地每天在家中测量血压，早晚各测量3次或更多次，则不仅可计算一日内的短时血压变异，还可计算不同日期甚至较长时间的血压变异。这样测量的血压变异不仅可反映患者的疾病状态，也可用于评估治疗效果。

3. 高血压已经成为现代老龄化社会的大众健康问题，需要将血压管理纳入社会（不仅是社区）管理。面向未来，应建立社会化的血压管理系统，包括全民血压监测和全面血压管理。应充分利用互联网和无线通信手段，将每个人的血压特别是高血压患者的血压传输到专业的血压管理中心。管理软件定期或不定期地为患者和／或医师提供纵向分析的血压管理报告，包括血压平均水平和变异情况。根据这样的报告，可以对患者的疾病状态和管理情况有更准确、更详细、更全面的了解，从而把高血压的风险降到最低。

（王继光）

参 考 文 献

[1] 中国血压测量工作组. 中国血压测量指南[J]. 中华高血压杂志，2011，19（12）：1101-1115.

[2] PICKERING T G，MILLER N H，OGEDEGBE G，et al. Call on action on use and reimbursement for home blood pressure monitoring：a joint scientific statement from the American Heart Association，American Society of Hypertension，and Preventive Cardiovascular Nurses Association[J]. Hypertension，2008，52（1）：1-9.

[3] O'BRIEN E，COATS A，OWENS P，et al. Use and interpretation of ambulatory blood pressure monitoring：recommendations of the British Hypertension Society[J]. BMJ，2000，320（7242）：1128-1134.

[4] MANCIA G，DE BACKER G，DOMINICZAK A，et al. 2007 Guidelines for the Management of Arterial Hypertension：The Task Force for the Management of Arterial Hypertension of the European Society of Hypertension（ESH）and of the European Society of Cardiology（ESC）[J]. J Hypertension，2007，25（6）：1105-1187.

[5]   MANCIA G, PARATI G, BILO G, et al. Assessment of long-term antihypertensive treatment by clinic and ambulatory blood pressure: data from the European Lacidipine Study on Atherosclerosis[J]. J Hypertens, 2007, 25(5): 1087-1094.

[6]   O'BRIEN E, WAEBER B, PARATI G, et al. Blood pressure measuring devices: recommendations of the European Society of Hypertension[J]. BMJ, 2001, 322(7285): 531-536.

[7]   LURBE E, CIFKOVA R, CRUICKSHANK J K, et al. Management of high blood pressure in children and adolescents: recommendations of the European Society of Hypertension[J]. J Hypertens, 2009, 27(9): 1719-1742.

[8]   GUO Y F, STEIN P K. Circadian rhythm in the cardiovascular system: chronocardiology[J]. Am Heart J, 2003, 145(5): 779-786.

[9]   吴锡桂, 段秀芳, 黄广勇, 等. 血压测量次数对人群高血压的诊断和防治的影响 [J]. 高血压杂志, 2003, 11(5): 479-482.

[10] MANCIA G, FAGARD R, NARKIEWICZ K, et al. 2013 ESH/ESC Practice Guidelines for the Management of Arterial Hypertension[J]. Blood Press, 2014, 23(1): 3-16.

[11] 中国高血压防治指南修订委员会. 中国高血压防治指南 2010[J]. 中华高血压杂志, 2011, 19(8): 701-743.

[12] GOSSE P. Blood pressure should be measured in both arms on the first consultation[J]. J Hypertens, 2002, 20(6): 1045-1046.

[13] HEAD G A, MIHAILIDOU A S, DUGGAN K A, et al. Definition of ambulatory blood pressure targets for diagnosis and treatment of hypertension in relation to clinic blood pressure: prospective cohort study[J]. BMJ, 2010, 340: c1104.

[14] GOROSTIDI M, SOBRINO J, SEGURA J, et al. Ambulatory blood pressure monitoring in hypertensive patients with high cardiovascular risk: across-sectional analysis of a 20,000-patient data base in Spain[J]. J Hypertens, 2007, 25(5): 977-984.

[15] HANSEN T W, JEPPESEN J, RASMUSSEN S, et al. Ambulatory blood pressure monitoring and risk of cardiovascular disease: a population based study[J]. Am J Hypertens, 2006, 19(3): 243-250.

[16] LI Y, STAESSEN J A, LU L, et al. Is isolated nocturnal hypertension a novel clinical entity? Findings from a Chinese population study[J]. Hypertension, 2007, 50(2): 333-339.

[17] LI Y, THIJS L, HANSEN T W, et al. Prognostic value of the morning blood pressure surge in 5645 subjects from 8 populations[J]. Hypertension, 2010, 55(4): 1040-1048.

[18] HANSEN T W, THIJS L, LI Y, et al. Prognostic value of short-term blood pressure variability over 24 hours in 8937 subjects from 11 populations[J]. Hypertension, 2010, 55(4): 1049-1057.

[19] ROTHWELL P M, HOWARD S C, DOLAN E, et al. Effects of beta blockers and calcium-channel blockers on within-individual variability in blood pressure and risk of stroke[J]. Lancet Neurol, 2010, 9(5): 469-480.

[20] ROTHWELL P M, HOWARD S C, DOLAN E, et al. Prognostic significance of visit-to-visit variability, maximum systolic blood pressure, and episodic hypertension[J]. Lancet, 2010, 375(9718): 895-905.

[21] WEBB A J, FISCHER U, MEHTA Z, et al. Effects of antihypertensive-drug class on interindividual variation in blood pressure and risk of stroke: a systematic review and meta-analysis[J]. Lancet, 2010, 375(9718): 906-915.

[22] 林金秀. 高血压 J 型曲线的临床意义 [J]. 高血压杂志, 2005, 13: 33-34.

[23] 赵狄, 练桂丽. 人类血压测量方法: 美国心脏协会科学声明 [J]. 中华高血压杂志, 2019, 27(6): 570.

第一章　低血压的流行病学

第一节　低血压定义和分类

血压水平与人们健康和死亡密切相关，但目前的研究主要集中在高血压，而对低血压的了解较少。国外已有研究显示，在老年人中，低血压人群与正常血压人群相比死亡率增高。这说明低血压是一个亟待研究的课题。由于国内外尚未有统一的低血压定义，我们参照中国医学科学院阜外医院群体遗传与防治研究室利用调查人群 10% 的百分位数作为定义低血压的界值。美国国立心肺和血液研究所（National Heart Lung and Blood Institute）对低血压的定义为：收缩压（SBP）≤90mmHg 或舒张压（DBP）≤60mmHg。2013 年《实用内科学（第 14 版）》指出，低血压一般是指成人收缩压 <90mmHg 和舒张压 <50mmHg。但在实际生活中，只有在出现明显的低血压症状时，才被认为是低血压。

低血压主要分为原发性低血压和直立性低血压。其中，原发性低血压是指慢性或持续性的、原因不明的一类低血压，是相对于由疾病、外伤或失血过度等因素导致的继发性低血压而言的；而直立性低血压则是指由瞬时体位的变化导致的一过性血压降低。

第二节　低血压分布

一、地区分布

低血压患病率在地区分布上呈现"南高北低"的现象，多数南方省份的低血压患病率都在 6% 以上，较高的有海南省、湖南省、贵州省、四川省、云南省、福建省等；而北方省份的低血压患病率较低，多数在 1%～4%，较低的有吉林省、辽宁省、天津市、山西省等。基本与高血压患病率的地区分布相反，但西藏自治区的低血压和高血压患病率都较高。根据 1991 年全国血压抽样调查资料，男性和女性的低血压患病率分别为 2.70% 和 7.36%。2009 年流行病学调查结果与 1991 年有所不同，城市和农村的人群低血压患病率分别为 1.8% 和 2.0%，东、中、西部人群低血压患病率依次为 1.8%、1.7% 和 2.3%。男性和女性低血压患病率分别为 1.1% 和 2.6%，且有随年龄升高而降低的趋势（表 3-1）。

表 3-1　低血压患病率

	低血压患病率
地区	
城市（n=12 358）	1.8%
农村（n=20 620）	2.0%
地理方位	
东部（n=10 545）	1.8%
中部（n=9 886）	1.7%
西部（n=12 547）	2.3%
性别	
男性（n=14 613）	1.1%
女性（n=18 365）	2.6%
年龄	
18～29 岁（n=3 938）	3.9%
30～39 岁（n=8 678）	2.8%
40～49 岁（n=9 034）	1.5%
50～59 岁（n=7 121）	1.1%
60 岁以上（n=4 207）	0.8%

二、性别分布

根据中国医学科学院阜外医院吴锡桂等的调查资料，调查男性共 418 388 人，其中低血压有 11 285 人，占 2.70%；女性 464 113 人，低血压有 34 158 人，占 7.36%，女性低血压的患病率明显高于男性（$P<0.01$）。

三、年龄分布

有资料表明，随着年龄的增长，低血压的患病率呈下降趋势。其中，原发性低血压的患病率在老年期明显低于老年前期（表 3-2）。

表 3-2　不同年龄、不同性别低血压患病率

年龄／岁	男性	女性
15～24	4.07%	10.98%
25～34	2.49%	10.86%
35～44	2.26%	6.29%
45～54	2.23%	4.12%
55～64	2.23%	3.05%
65 以上	2.07%	1.83%
合计	2.70%	7.36%

注：1991 年全国血压普查，中国医学科学院阜外医院。

四、民族分布

不同民族人群的低血压患病率差异较大，苗族、彝族、藏族的低血压患病率较高，达6%～8%；朝鲜族、满族、蒙古族的低血压患病率低，为1%～3.4%；汉族、回族、维吾尔族居中，为5%～6%（表3-3）。

表3-3　部分民族的低血压患病率

民族	检查人数/人	低血压人数/人	患病率
汉族	809 529	41 527	5.13%
回族	12 516	728	5.82%
蒙古族	8 068	269	3.33%
藏族	9 135	597	6.54%
维吾尔族	7 201	368	5.11%
彝族	8 920	670	7.51%
苗族	2 238	178	7.95%
朝鲜族	3 789	42	1.11%
满族	5 632	157	2.79%

注：1991年全国血压普查，中国医学科学院阜外医院。

2010年资料显示，各民族低血压患病率较1991年均显著下降。例如，汉族的低血压患病率由5.13%下降至1.9%（表3-4）。

表3-4　不同民族低血压患病情况

民族	调查人数/人	患病人数/人	患病率
汉族	27 101	502	1.9%
壮族	105	3	2.9%
满族	774	11	1.4%
回族	620	10	1.6%
苗族	428	17	4.0%
维吾尔族	1 009	35	3.5%
彝族	232	6	2.6%
土家族	108	1	0.9%
蒙古族	306	1	0.3%
藏族	920	18	2.0%

第三节　低血压危险因素

据有关研究表明，血压异常是环境因素与遗传因素相互作用的结果。遗传因素是基础，环境外因的致病作用只是在遗传易感性的背景基础上才得以呈现的。根据多方面的研究结果显示：低血压的危险因素主要有以下几个方面（表3-5）。

表 3-5　低血压的危险因素分析

因素	单因素分析		Logistic 回归分析	
	OR	95%CI	OR	95%CI
性别	0.60**	0.51～0.70	0.51**	0.396～0.654
年龄				
30～39 岁	6.0**	5.0～7.3	3.24**	2.310～4.618
40～49 岁	3.1**	2.4～4.1	1.53**	1.032～2.279
50 岁以上	1.5**	1.0～2.1	0.79	0.499～1.235
文化程度	1.54*	1.08～2.20	1.22	0.346～5.734
职业	1.60**	1.35～1.89	0.87	0.718～1.050
饮食习惯				
蔬菜	1.14	0.84～1.55	0.94	0.669～1.336
牛奶	1.23	0.75～1.98	1.57	0.926～2.613
豆制品	0.72	0.36～1.40	0.76	0.367～1.462
食盐	0.89	0.73～1.08	0.97	0.879～1.079
肉类	0.55*	0.45～0.68	0.66**	0.519～0.823
吸烟	0.65**	0.55～0.77	1.27	0.987～1.643
茶	0.69*	0.51～0.92	1.03	0.192～7.060
饮酒	2.12**	1.68～2.67	1.01	0.790～1.294
饮水类型				
井水	0.97	0.74～1.25	0.99	0.076～23.288
塘水	1.65**	1.24～2.21	0.73	0.05～17.125
河水	1.07	0.78～1.46	0.66	0.050～15.26
居住地	3.18**	1.55～6.63	2.32*	1.256～4.470
体重指数	2.23**	1.74～2.85	2.43**	1.854～3.176

**$P < 0.01$；*$P < 0.05$。

一、遗传因素

目前研究表明，低血压是环境与遗传共同作用的结果，遗传是基础，环境外因的致病作用是在遗传易感性的背景基础上才得以呈现的。遗传流行病学分析显示，父母亲的低血压病史可使子女血压异常发生率显著增高，且对女儿的影响更加明显。

二、饮食因素

低血压的患病率分布和影响因素与高血压基本相反。有研究发现，喜食高蛋白的肉类可使低血压发生危险率降低。

三、饮水因素

从表 3-5 可以看出，饮用塘水可使低血压发生率增高，这可能与塘水中所含致敏物质较多有关，而过敏体质人中低血压的发生率较高。

四、其他因素

体重指数（BMI）、饮酒、心率与低血压状态呈负相关。因此，体重指数小或心率慢的人群易罹患低血压。

（何　耀　封　康　王盛书）

参 考 文 献

[1]《中国高血压防治指南》修订委员会. 中国高血压防治指南（2018年修订版）[M]. 北京：人民卫生出版社，2018.

[2] 中国血压测量工作组. 中国血压测量指南 [J]. 中华高血压杂志，2011，6（12）：1101-1115.

[3] 傅传喜，梁建华，王声勇，等. 原发性低血压研究进展 [J]. 中国公共卫生，2005，21（10）：1265-1267.

[4] 陈灏珠，林果为，王吉耀. 实用内科学 [M]. 14版. 北京：人民卫生出版社，2013.

[5] 汪媛，姜勇，张梅，等. 中国成人低血压患病率及其相关因素 [J]. 实用预防医学，2009，16（1）：49-51.

[6] 吴锡桂，黄广勇，赵建功，等. 中国人群低血压患病率及影响因素研究 [J]. 高血压杂志，2001，9（1）：11-13.

[7] 宋玉梅，骆宏杰，何嗣胜，等. 血压异常的危险因素分析 [J]. 疾病控制杂志，2002，6（1）：41-43.

[8] 傅传喜，马文军，梁建华，等. 低血压患病及其危险因素的分类树研究 [J]. 预防医学论坛，2005，11（2）：134-136.

第二章　原发性高血压的流行病学

第一节　原发性高血压定义和分类

原发性高血压，即高血压病，其定义在不同国家和不同的国际权威部门有所不同。正常血压和高血压间没有一个截然划分的界限，历来所订的标准都是人为的，都是通过流行病学调查或临床试验确定的。研究发现，血压水平与主要心血管疾病（冠心病、脑卒中等）事件的危险性呈连续性正相关，经过有效的降压治疗，脑卒中和主要冠心病事件的危险性明显下降。

目前，多采纳 WHO-ISH 治疗指南委员会提出的标准，该标准原则上采用美国 JNC-Ⅶ 所提出的定义和分类方法，把高血压定义为在未服用抗高血压药物的情况下，收缩压≥140mmHg 和 / 或舒张压≥90mmHg。美国心脏学会（American Heart Association，AHA）于 2017 年发布了最新的美国高血压指南，该指南更新了高血压的临界值，即收缩压≥130mmHg 和 / 或舒张压≥80mmHg。我国关于高血压的分类仍然按照世界卫生组织提出的标准，采用《中国高血压防治指南（2018 年修订版）》发表的分类标准，即 18 岁以上男性、女性成年人的血压按不同的水平分类（表 3-6）。

表 3-6　血压水平的定义和分类

类别	收缩压 /mmHg		舒张压 /mmHg
正常血压	<120	和	<80
正常高值	120～139	和 / 或	80～89
高血压	≥140	和 / 或	≥90
1 级高血压（轻度）	140～159	和 / 或	90～99
2 级高血压（中度）	160～179	和 / 或	100～109
3 级高血压（重度）	≥180	和 / 或	≥110
单纯收缩期高血压	≥140	和 / 或	<90

注：当收缩压和舒张压分属于不同级别时，以较高的分级为准；单纯性收缩期高血压也可按照收缩压水平分为 1、2、3 级；1mmHg＝0.133kPa。

第二节　原发性高血压患病率及分布特征

2013 年世界卫生组织发布的《高血压全球概要》指出：2008 年，全球大约 40% 的 25 岁及以上成人被诊断患高血压，并且该人群数量从 1980 年的 6 亿人增加到 2008 年的 10 亿人。高血压患病率在非洲地区最高,美洲最低,分别占 25 岁及以上成人的 46% 和 35%。总体上讲,高收入国家高血压患病率(35%)比其他国家(40%)要低(表 3-7)。

表 3-7 不同地区、不同收入水平国家的血压水平升高情况

	血压升高水平(收缩压≥140mmHg/ 舒张压≥90mmHg),中国 >18 岁成年人群(经年龄标准化)		
	全部人群	男性	女性
不同地域			
非洲	27.4(24.5～30.4)	26.8(22.5～31.4)	27.7(23.8～31.9)
美洲	17.6(15.3～20.0)	20.3(16.9～24.4)	14.8(12.2～17.9)
东南亚	25.1(21.6～28.6)	25.8(21.0～31.3)	24.2(19.7～29.0)
欧洲	23.2(21.0～25.4)	27.2(23.8～30.7)	19.1(16.3～22.0)
东地中海	26.3(23.4～29.5)	26.9(22.6～31.6)	25.6(21.6～29.9)
西太平洋	19.2(15.8～22.9)	21.6(16.4～27.7)	16.6(12.7～21.4)
不同收入国家			
低收入国家	28.4(25.3～31.7)	28.0(23.4～33.1)	28.7(24.4～33.4)
中低收入国家	25.5(22.8～28.3)	26.2(22.4～30.4)	24.6(21.1～28.4)
中高收入国家	20.9(18.2～23.9)	23.2(18.9～28.2)	18.4(15.2～22.2)
高收入国家	17.7(16.0～19.4)	21.3(18.6～24.3)	13.8(11.9～15.9)
全球范围	22.1(20.4～24.1)	24.1(21.4～27.1)	20.1(17.8～22.5)

中国高血压调查最新数据显示,2012—2015 年我国 18 岁及以上居民高血压患病粗率为 27.9%(标化率为 23.2%),与 1958—1959 年、1979—1980 年、1991 年、2002 年和 2012 年进行过的 5 次全国范围内的高血压抽样调查相比,虽然各次调查总人数、年龄和诊断标准不完全一致,但患病率总体呈增高的趋势。

据《中国居民 2002 年营养与健康状况调查》结果显示,我国≥18 岁居民高血压患病率为 18.18%,估计全国患病人数约 116 亿人。与 1991 年相比,患病率上升 31%,患病人数增加 7 000 余万人。2016 年中国 30 个省份的高血压流行病学汇总分析数据显示,中国高血压的患病率为 28.9%,治疗率为 35.5%,控制率为 13.4%,相关数据具体如下:①患病率:北方地区高血压患病率显著高于南方地区;男性高血压患病率(30.5%)高于女性(27.7%);农村高血压患病率(30.8%)高于城镇(26.9%)。②治疗率:上海市的治疗率最高,达 64.2%;甘肃省最低,为 18.2%;农村高血压治疗率(31.5%)低于城镇(35.5%);男性的高血压治疗率(39.3%)高于女性(43.9%)。③控制率:我国农村地区高血压控制率较差,仅有 10.6% 和 9.4% 的男性和女性高血压患者血压达标,低于城市(12.8% 和 16.0%)。

第三节 原发性高血压流行病学分布特征

一、地区分布

世界各地高血压患病率不尽相同,而在同一国家、同一地区也有较大差异。因此,可分为国家间分布、国家内分布和城乡分布。

1. 国家间分布　高血压发病率的高低与工业化程度呈明显正相关,其发病率或死亡率在国家间存在明显差异。欧美等国家较亚非国家高。在发达国家中,高血压的流行情况随其经济、社会、文化的发展而变化。种族上和传统习俗上十分相近的人群由于工业化程度的不同,其血压水平及血压与年龄的变化规律可以明显不同。

2. 国家内分布　我国高血压的发病率不如西方国家高,但目前呈升高趋势。我国各省、自治区、直辖市高血压患病率相差较大。东北、华北地区高于西南、东南地区,东部地区高于西部地区,总的来说,呈"北高南低"的现象。例如,全国MONICA方案于1998—1999年调查35~64岁人群确诊高血压的患病率,男性最高是吉林省吉林市(25.8%),最低是四川省绵阳市(4.9%);女性最高是辽宁省沈阳市(24.3%),最低是福建省福州市(6.3%)。分析南北方差异的主要因素为北方人盐的摄入量、体重指数、超重和肥胖的百分比均高于南方。

3. 城乡分布　城乡差别主要是城市高血压患病率高于农村,但近年来农村的患病率有了较大幅度的上升,因此城乡之间的差别已发生了变化。例如,北京市1959年、1979年和1991年高血压患病率分别为7.44%、12.66%和14.94%。全国多数地区高血压患病率呈上升趋势,全国MONICA方案经多省、自治区、直辖市监测区1984—1986年和1988—1989年高血压患病率比较,多数北方城市呈上升趋势,其中沈阳女性高血压患病率上升幅度最大,增加了5.7%。

流行病学调查表明,东部地区是高血压患病率较高的地区,其中京、津地区历来是我国高血压高发区;南方地区高血压患病率低于北方地区,但近年发病率有明显升高,浙江省的患病率已接近京、津、沪等高发区;东北地区高血压发病率在历史上低于全国高发区,但近几年东北地区的高血压发病率增长迅速,已接近全国高发区;西北地区低于东部沿海地区,但患病率上升迅速。

我国农村居民高血压患病率以往总体低于城市,但近些年来,农村高血压患病率的增长比城市更为迅速,整体患病率已接近城市水平。北京市1991年高血压普查4 558人,与1979年相比,男性临界高血压从2.8%上升至12.5%,女性从3.0%上升到8.9%,增加了3~4倍。其中,城市从3.7%上升到8.9%,农村从2.2%上升到11.7%。北京郊区农村的确诊高血压患病率从1979年的8.7%升至1991年的9.6%。从表3-8中可以看出,农村人群的平均血压水平要高于城市人群。因此,可以推断在部分地区农村人群的高血压患病率已超过城市。

根据江苏省老年高血压流行病学调查资料,城市老年人高血压患病率显著高于农村($P<0.01$)。造成城乡高血压患病率显著差异的原因可能与城市人群膳食中脂肪多、体重指数高、城市生活劳动紧张等因素有关。城乡差别在上海市很突出,市区患病率为8.3%,郊区农村仅2.21%。

表3-8　各人群平均年龄、体重指数和血压($\bar{x}\pm s$)

地区	例数/人	年龄/岁	BMI/(kg·m⁻²)	SBP/mmHg	DBP/mmHg
男性					
北京工人	627	43.5±7.4	24.5±3.1	123.4±17.4	81.6±11.5
迁安工人	529	45.1±6.5	23.7±2.9	120.9±15.4	79.5±11.2
北京居民	430	45.3±7.3	23.7±3.2	125.9±20.4	83.0±11.2
北京农民	372	45.8±7.8	24.2±3.4	131.5±19.5	85.8±12.1
山西农民	620	45.3±7.3	21.8±2.4	125.1±15.9	81.7±10.2
陕西农民	438	44.1±7.1	20.8±1.9	128.3±17.1	83.2±10.0

续表

地区	例数/人	年龄/岁	BMI/(kg·m⁻²)	SBP/mmHg	DBP/mmHg
广州工人	638	47.0±6.3	21.7±2.8	121.9±15.4	78.8±9.8
四川居民	660	47.1±6.4	22.6±2.8	119.1±15.0	78.8±9.8
上海居民	459	46.4±7.5	22.4±3.0	120.0±17.1	76.4±11.0
江苏农民	481	46.6±7.5	22.1±2.4	119.3±17.8	77.3±11.5
广州农民	481	46.4±6.8	21.1±2.5	121.1±17.0	78.2±11.4
广西农民	411	44.2±7.1	21.6±2.7	118.7±15.2	77.9±10.8
浙江渔民	367	45.7±7.0	21.2±2.3	112.5±15.3	69.1±11.0
女性					
北京工人	470	47.7±8.2	25.0±3.6	125.9±22.8	81.0±12.4
迁安工人	437	43.9±5.7	25.1±3.4	119.7±16.9	77.5±11.0
北京居民	574	46.2±7.7	24.3±3.7	125.5±23.9	79.9±11.7
北京农民	661	45.9±7.2	25.2±3.6	127.2±23.1	80.8±12.4
山西农民	758	43.9±6.8	23.6±3.4	131.0±22.4	83.5±11.4
陕西农民	587	43.9±6.9	21.1±2.3	128.3±18.1	81.8±9.7
广州工人	664	46.0±6.9	22.4±3.2	122.6±19.6	77.4±10.6
四川居民	451	44.0±5.5	22.2±2.6	114.3±14.5	73.3±9.5
上海居民	561	47.2±8.0	23.1±3.4	119.1±19.6	73.5±11.4
江苏农民	602	44.9±7.3	23.0±3.0	118.4±17.3	75.8±10.6
广州农民	821	44.8±6.0	20.7±2.3	112.2±12.8	72.8±8.9
广西农民	470	43.5±7.1	20.8±2.9	117.7±16.5	75.4±10.4
浙江渔民	515	44.3±6.4	21.4±2.7	110.2±16.4	66.9±10.2

注：1mmHg=0.133kPa。

二、时间分布

在我国，高血压患病率呈逐年上升的趋势。在 20 世纪 50、70 和 90 年代进行的三次全国高血压普查结果显示：1959—1979 年 20 年间患病率上升了 51%；而 1979—1991 年仅 12 年患病率就上升了 54%，平均年增患者 300 万人，1997 年估计高血压患者达 1.1 亿人，2002 年约 1.6 亿人，并且这种升高的趋势仍在继续。

在美国，通过全民健康教育和高血压控制方案的实施，其高血压患病率明显下降，从 1971 年的 36.3%（SBP≥140mmHg 和/或 DBP≥90mmHg）下降至 1991 年的 20.4%，收缩压平均水平由 131mmHg 下降至 119mmHg。

据 WHO 公布数据［Global Health Observatory（GHO）data］显示，我国 18 岁以上成年人群收缩压在 1975—2015 年的 40 年间随时间逐步升高，而且男性人群的平均收缩压水平在此期间高于女性人群。我国 18 岁以上成年人群血压升高幅度在 1975—2015 年的 40 年间随时间变化呈现"先升高后下降"的趋势，男性人群的平均血压升高水平高于女性人群（表 3-9，图 3-1；表 3-10，图 3-2）。

表 3-9　中国 18 岁以上成年人群收缩压 1975—2015 年时间分布趋势

年份/年	平均收缩压，中国 >18 岁成年人群	
	男性（95%CI）	女性（95%CI）
2015	126.1（122.3～129.8）	121.5（117.6～125.6）
2014	125.9（122.7～129.2）	121.3（117.9～124.8）
2013	125.7（122.9～128.5）	121.1（118.1～124.1）
2012	125.5（123.1～127.9）	120.9（118.3～123.4）
2011	125.3（123.1～127.4）	120.6（118.4～122.8）
2010	125.1（123.2～126.9）	120.4（118.5～122.3）
2009	124.9（123.2～126.5）	120.2（118.5～121.8）
2008	124.6（123.1～126.2）	119.9（118.4～121.5）
2007	124.4（123.0～125.8）	119.7（118.3～121.2）
2006	124.2（122.8～125.6）	119.5（118.1～120.9）
2005	124.1（122.7～125.4）	119.3（117.9～120.7）
2004	123.9（122.5～125.3）	119.2（117.8～120.6）
2003	123.8（122.4～125.1）	119.1（117.7～120.5）
2002	123.6（122.2～125.0）	119.1（117.7～120.5）
2001	123.5（122.1～124.9）	119.1（117.7～120.5）
2000	123.4（122.0～124.8）	119.1（117.7～120.5）
1999	123.3（121.9～124.7）	119.1（117.7～120.5）
1998	123.1（121.7～124.6）	119.1（117.7～120.5）
1997	123.0（121.6～124.5）	119.1（117.7～120.5）
1996	122.9（121.5～124.3）	119.1（117.7～120.6）
1995	122.8（121.3～124.2）	119.1（117.7～120.6）
1994	122.7（121.2～124.1）	119.1（117.7～120.6）
1993	122.6（121.1～124.0）	119.1（117.7～120.6）
1992	122.4（121.0～123.9）	119.1（117.7～120.6）
1991	122.3（120.9～123.8）	119.1（117.7～120.5）
1990	122.3（120.8～123.7）	119.0（117.6～120.5）
1989	122.2（120.7～123.6）	119.0（117.6～120.5）
1988	122.1（120.6～123.6）	119.0（117.4～120.5）
1987	122.1（120.4～123.7）	118.9（117.3～120.5）
1986	122.0（120.3～123.7）	118.9（117.2～120.6）
1985	122.0（120.1～123.8）	118.8（117.0～120.7）
1984	121.9（119.9～124.0）	118.8（116.8～120.8）
1983	121.9（119.6～124.1）	118.7（116.5～120.9）
1982	121.8（119.4～124.2）	118.6（116.2～121.1）
1981	121.8（119.0～124.6）	118.5（115.8～121.3）
1980	121.7（118.6～124.8）	118.4（115.4～121.5）
1979	121.6（118.1～125.1）	118.4（114.9～121.9）
1978	121.6（117.6～125.5）	118.3（114.3～122.3）
1977	121.5（117.1～126.0）	118.2（113.7～122.8）
1976	121.5（116.5～126.4）	118.2（113.2～123.3）
1975	121.5（116.0～126.9）	118.1（112.5～123.7）

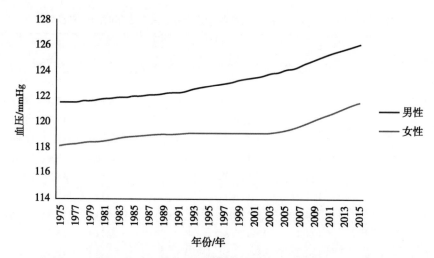

图 3-1　中国 18 岁以上成年人群收缩压 1975—2015 年时间分布趋势

表 3-10　中国 18 岁以上成年人群收缩压 1975—2015 年时间分布趋势

年份/年	血压升高水平（收缩压≥140mmHg／舒张压≥90mmHg，经年龄标准化）		
	全人群	男性	女性
1975	18.8	19.8	17.4
1976	18.8	19.8	17.4
1977	18.8	19.8	17.4
1978	18.8	19.8	17.5
1979	18.8	19.9	17.5
1980	18.9	19.9	17.6
1981	19.0	20.0	17.6
1982	19.0	20.1	17.7
1983	19.1	20.2	17.8
1984	19.2	20.2	17.9
1985	19.3	20.4	18.0
1986	19.4	20.5	18.1
1987	19.5	20.6	18.2
1988	19.7	20.7	18.3
1989	19.8	20.9	18.4
1990	19.9	21.1	18.6
1991	20.1	21.3	18.7
1992	20.2	21.4	18.8
1993	20.4	21.6	18.9
1994	20.5	21.8	19.0
1995	20.6	22.0	19.1
1996	20.7	22.1	19.1
1997	20.8	22.3	19.2
1998	20.9	22.5	19.2

续表

年份/年	血压升高水平（收缩压≥140mmHg / 舒张压≥90mmHg，经年龄标准化）		
	全人群	男性	女性
1999	21.0	22.6	19.2
2000	21.0	22.7	19.2
2001	21.0	22.7	19.1
2002	21.0	22.8	19.0
2003	20.9	22.8	18.9
2004	20.9	22.8	18.8
2005	20.8	22.7	18.7
2006	20.7	22.6	18.5
2007	20.5	22.5	18.4
2008	20.4	22.4	18.2
2009	20.3	22.3	18.0
2010	20.1	22.2	17.9
2011	20.0	22.1	17.7
2012	19.8	22.0	17.5
2013	19.6	21.8	17.2
2014	19.4	21.6	17.0
2015	19.2	21.5	16.8

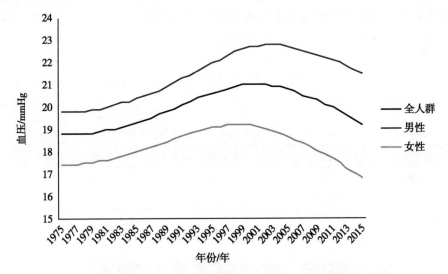

图 3-2 中国 18 岁以上成年人群 1975—2015 年血压升高水平时间分布

三、人群分布

1. 年龄、性别分布 1991 年全国高血压患病情况抽样调查结果表明，高血压患病率随年龄而上升；40 岁以前上升速度缓慢，40 岁以后上升速度显著加快。45 岁以前各年龄组高血压患病率男性高于女性，在 50～54 岁、55～59 岁、60～64 岁三个年龄组中男性、女性水平接近，65 岁以上各年龄组女性高于男性。

目前全世界成年人中有 25%～35% 为高血压患者，高血压患者总数达 9.72 亿人，而年龄＞70 岁人群中则上升到 60%～70%。美国的 NHANES 报告中对 18 岁以上美国居民高血压患病率进行统计分析时，发现老年人高血压发病率显著上高。有关老年高血压流行病学资料的结果显示，老年高血压的患病率在逐渐增高。

2. 职业分布 职业不同，高血压的患病率也不同。例如 1991 年全国高血压患病情况抽样调查结果显示，高血压粗患病率在职业人群的分布由低至高为：农林业劳动者（8.25%）、商业服务人员（8.43%）、生产运输工人（9.20%）、渔民（9.55%）、专业技术人员（10.38%）、办事人员（11.07%）、牧业劳动者（14.97%）和机关企事业干部（21.40%）。

天津市 1985 年对 30 654 人调查分析，按照标化率比较，高血压患病率最高职业为服务行业（6.64%），其次为工人（5.80%），最低为农民（2.33%），其他职业与工人接近。在男性中最高为服务行业（6.31%），其次为干部（4.98%）。

3. 文化程度 不同文化程度的人群，其高血压的患病率不同。根据天津市 1985 年 23 000余人调查（1978 年 WHO 标准）结果显示，受教育水平标化患病率（城 / 乡）排序为：大学（4.25%、1.28%）、中学（5.83%、2.79%）、小学（6.40%、2.76%）和文盲半文盲（6.85%、3.61%）。由此可见，随着文化程度的提高，高血压的患病率明显下降。上述提示，可能与不同文化背景人群中自我保健知识和行为的差异有关。

在每个相同的教育水平上，黑种人高血压患病率均高于白种人。随着受教育程度的增长，患病率有所降低。

4. 民族分布 原发性高血压患病率存在着明显的种族差异。例如，在美国，黑种人高血压发病率高于白种人。在我国，各民族之间也有较大差异。1991 年全国高血压患病情况抽样调查结果表明，民族标化患病率最低的为彝族（3.23%）、哈尼族（4.35%）、京族（5.96%）和黎族（6.40%），最高的为朝鲜族（20.02%）、哈萨克族（18.97%）、蒙古族（18.24%）、藏族（17.76%）和畲族（13.49%）。患病率最高的朝鲜族比最低的彝族要高出 4～5 倍。其原因不很清楚，可能很大程度上是由于饮食和生活习惯不同所致，如患病率高的多在北方，吃盐量和肥胖的比例也高于居住在南方的民族（表 3-11）。

表 3-11 不同民族血压水平比较（$\bar{x}\pm s$, kPa）

基线资料	汉族	维吾尔族	哈萨克族	合计
收缩压 /mmHg	151±17	155±17[a]	158±22[a]	155±19
舒张压 /mmHg	99±14	96±13[a]	102±17[a]	99±15

[a] 与汉族比较，$P<0.05$。

第四节 原发性高血压危险因素

高血压的危险因素可以分为遗传因素和环境因素两大类，遗传因素与"易感性"有关，而环境因素是可更改的、外在的环境因素和行为因素。高血压的移民流行病学研究结果表明，移民及其后代倾向于获得移入国的血压分布规律，也说明高血压病因构成中环境因素占很大比重。

高血压是一种由多基因与多环境危险因子交互作用而形成的慢性疾病（表 3-12），一般认为遗传因素约占 40%，环境因素约占 60%。

表 3-12　高血压发生的危险因素分析

因素	单因素分析		Logistic 回归分析	
	OR	95%CI	OR	95%CI
性别	1.14	0.95～1.37	0.079	0.725～1.282
年龄				
20～29 岁	1.00	—	1.00	—
30～39 岁	1.46*	1.06～2.02	0.79**	0.57～1.08
40～49 岁	2.57**	1.85～3.59	1.07**	0.78～1.45
50 岁以上	4.57**	3.36～6.22	2.06**	1.49～2.84
职业	0.75*	0.60～0.93	0.948*	0.739～1.221
文化程度	0.94	0.63～1.39	2.101	0.374～3.988
蔬菜	0.89	0.64～1.25	0.864	0.591～1.281
瘦肉	1.25	1.02～1.53	1.113	0.873～1.415
豆类制品	1.61	0.80～2.97	1.27	0.630～2.440
牛奶	1.25	0.72～2.17	0.869	0.464～1.559
高脂饮食	1.24	0.97～1.57	0.207	0.014～5.095
吸烟	1.41*	1.17～1.69	1.201*	0.913～1.584
饮酒	1.28*	1.30～1.58	1.160**	0.891～1.509

*$P < 0.05$；**$P < 0.01$。

一、已确定的危险因素

1. 年龄与性别　流行病学显示，男性与女性人群的血压变化与年龄呈正相关，高血压的发病率均随着年龄增长而上升。多数研究结果认为，在青年期男性血压水平高于女性，女性在更年期前患病率略低于男性，但在更年期后迅速升高，甚至高于男性。我国 10 年心血管疾病发病倾向及诊断监测（MONICA）随访研究发现，≥50 岁人群 10 年前高血压在 130/80mmHg 水平的居民，10 年后有 25%～30% 的居民收缩压 >140mmHg 或者舒张压 >90mmHg；不同性别的高血压患病率差异有无统计学意义，各地区各民族调查结果不一致。《中国居民 2002 年营养与健康状况调查》显示，青年期男性高血压患病率高于女性，随着年龄的增长，女性高于男性。

2. 超重和肥胖　早年中美心血管病流行病学合作研究在我国随访了 4 年的结果表明，在研究人群中基线 BMI 相差 $3kg/m^2$ 时，男性和女性高血压发病的相对危险分别增加 50% 和 57%，体重每增加 3.7kg，男、女性高血压的发病危险则各自增高 35% 和 38%。

流行病学调查发现，无论是工业发达国家还是不发达国家，在血压正常人群中均显示体重与血压呈正相关。在体重不伴随年龄增长而增加的人群，动脉压亦不随年龄的增长而升高。前瞻性的研究表明，超重是发生高血压的独立危险因素。我国 MONICA 方案研究发现，北方各省、自治区、直辖市高血压患病率明显高于南方，同时北方的平均体重指数也明显高于南方。北京市高血压普查资料显示，肥胖者高血压的患病率是正常体重者的 3～4 倍。有关儿童和青少年的研究显示，血压和体重的关系在儿童和青少年时期就已存在。肥胖与高血压的关系不仅取决于总体重，还与脂肪的分布有很大关系。成年人的肥胖主要表现为中心型肥胖,脂肪细胞增大,但其数目并无变化。中心型肥胖者高血压患病率增高,儿童肥胖与脂肪的分布、脂肪细胞数目增多和脂肪细胞体积增大有关。对年龄在22～65岁的人群研究显示,在不同的年龄,不论是收缩压还是舒张压均与体重指数显著呈正相关。经长期随访发现,如果体重增加,则血压增加,高血压的患病率亦增加;如果体重减轻,则血压下降,高血压的患病率亦下降。

大量研究已证实,肥胖或超重是血压升高的重要危险因素。体重指数(BMI)与血压水平呈明显的正相关关系,即使在体重指数正常的人群中(BMI $< 25kg/m^2$),随着体重指数的增加,血压水平也相应增加。肥胖儿童高血压的患病率是正常体重儿童的2～3倍。成年肥胖者中也有较高的高血压患病率,超过理想体重20%者患高血压的危险性是低于理想体重20%者的8倍以上。高血压患者60%以上有肥胖或超重。

3. 膳食中的钠、钾　过去几十年的研究一致认为,摄入过量的钠是高血压发病的重要危险因素。流行病学资料显示,不同地区人群血压水平和高血压患病率与平均食盐摄入量显著相关,如在阿拉斯加爱斯基摩人和太平洋岛屿某些土著居民摄入食盐极少,未发现有血压升高者。与之相反,50年前日本东北部地区居民食盐摄入量很高,每天在15～20g以上,84%的成年人收缩压超过140mmHg,脑卒中发生也很多。国内对长期嗜盐茶与邻近不喝盐茶地区的人群作比较,也证实盐茶区人群无论男女各年龄组血压水平均较高。

钾摄入量与血压呈负相关。国内一项在13个人群中的研究报道指出,在26岁组男女人群,调整了性别、人群平均体重指数后,人群每天经膳食摄入食盐的量每增加2g,人群平均收缩压和舒张压分别增加2.2mmHg和2.0mmHg,膳食中钠钾比值每增加1mmol/L,收缩压和舒张压分别增加2.9mmHg和1.6mmHg。除横断面研究外,一些实验性研究也证实膳食限钠、补钾可有效地降低血压。

我国人群每人每日平均食盐摄入量(包括所有食物中所含的钠折合成盐)为7～20g,明显高于世界卫生组织的建议(每人每日进食盐5g以下)。主要原因如下:①人们对进食大量的盐易导致高血压认识不足;②在烹调时放入了含盐高的调料(如酱油、黄酱、豆瓣酱等);③我国膳食结构的特点是副食少、主食多,为进主食就得在副食中多加盐;④由于长期传统的影响,人们喜欢食用盐腌制品,这样就在人群中形成嗜盐的习惯。北方人食盐摄入量一般在每日15g以上,南方人食盐摄入量一般在每日10g以下。这与我国高血压发病率北方高、南方低是相一致的。

钠盐摄入量与血压呈量效关系。赵连成等研究发现,钠的摄入与血压明显呈正相关。根据回归分析结果,如人群平均每天食盐的摄入量减少2g,血压可下降2.0/1.2mmHg。吴锡贵等自1987—1995年在首都钢铁公司的2个工厂的职工分别进行膳食结构干预,加强干预厂膳食中钠盐由16g降至10.6g($P < 0.05$),包括高血压患者在内的干预厂血压下降5.3/2.9mmHg($P < 0.01$)。2个工厂正常血压人群相比,加强干预厂较一般干预厂血压下降3.4/1.9mmHg($P < 0.01$)。

4. 饮酒　长期大量饮酒是高血压的重要危险因素。过量饮酒也是高血压发病的危险因素,人群高血压患病率随饮酒量增加而升高。虽然少量饮酒后短时间内血压会有所下降,但长期少量饮酒可使血压轻度升高;过量饮酒则使血压明显升高。Intersalt研究表明,男性每周饮酒300～499ml(相当于每日饮白酒75～125g)者,收缩压和舒张压水平比不饮酒者高2.7mmHg和1.6mmHg;如每周饮酒多于500ml,收缩压和舒张压水平比不饮酒者高4.6mmHg和3.0mmHg。

由多国48个中心包括年龄在20～59岁的4 844例男性及4 837例女性进行的INTERSALT

研究发现，与不饮酒者相比，男性每周饮酒 300～499ml 者血压升高 2.7/1.6mmHg，每周饮酒 ≥500ml 者血压升高 4.6/3.0mmHg；女性每周饮酒 ≥300ml 者血压升高 3.9/3.1mmHg。间断、大量饮酒者血压波动亦大。少量饮酒（每周喝酒 ≥300ml，相当于每天 34g 乙醇）对血压影响不大。

在北京、广州两地纵向研究表明，男性持续饮酒者比不饮酒者 4 年内发生高血压的危险性增高 40%。也有报道认为，饮酒量与血压呈"J"形关系，即少量饮酒反而有降压效应，关于引起血压升高的酒精阈值量目前尚不确定。

5. 遗传因素　人群的血压分布接近正态，同一人群中部分人的血压水平高于同质的其他个体。遗传因素决定血压对环境因素的敏感性，以食盐为例，美国黑种人对食盐的敏感性大于白种人，这可能是美洲黑种人在奴隶社会中自然选择的结果；在恶劣的生存条件下，肾脏对钠保留能力强的个体得以生存并延续后代，从而使美洲黑种人对食盐过量摄入的敏感性增高，更难"重新适应"高盐饮食。由于在同一人群中环境因素如食盐过量摄入等的暴露往往是普遍现象，在同一人群中个体血压水平的差异主要来自遗传易感性的差异。

高血压患者的家族倾向在生命早期已经建立。双亲均为正常血压者子女患高血压的概率是 3%，而双亲均为高血压者其概率则为 45%。北京市 1991 年高血压普查结果表明，父母一方有高血压者高血压患病率是无高血压家族史者的 1.5 倍；父母双方均有高血压者高血压患病率是无高血压者的 2～3 倍。上海市用一级、二级亲属的资料分别计算了原发性高血压的遗传度，前者为 (70.0±9.8)%，后者为 (57.0±7.9)%。研究孪生子发现，单卵孪生子间血压相关程度比双卵孪生子间更明显。动物实验研究已成功地建立了遗传性高血压大鼠株，繁殖几代后几乎 100% 发生高血压，尤其是自发性高血压大鼠与人类高血压有许多相似之处。

1991 年全国高血压患病情况抽样调查发现，父母高血压史对子女血压水平和高血压患病率有影响。在调整年龄后，有家族史的子女比无家族史者的血压水平和高血压患病率明显升高，而父母双亲均有高血压者的血压水平和高血压患病率又比父母一方有高血压者明显升高，约为无家族史者的 2 倍。

双生子研究发现，同卵双生子中高血压同病率（90%）显著高于异卵双生子。国内外资料表明，原发性高血压的遗传度在 60%～80%。

6. 吸烟　吸烟与高血压的关系，目前认识尚不统一。王建华等对天津市居民的调查发现，吸烟与高血压患病率有关，标化患病率在经常吸烟组为 10.08%，不吸烟组为 7.89%，二组差别有极显著性（$P<0.01$）。各年龄组（70 岁以上除外）经常吸烟者的患病率均高于不吸烟者。另一项在天津市的调查发现，20 925 名不吸烟者的高血压患病率为 7.6%，显著低于 9 729 名吸烟者的患病率（14.3%，$P<0.05$）；但年龄标化率吸烟者反而低于不吸烟者，分别为 6.3% 及 5.6%。王正伦等在居民中进行调查的结果发现，吸烟与高血压患病率有明显关系。经常吸烟组的标化患病率为 10.08%，不吸烟组为 7.89%，两组标化患病率有极显著差别（$P<0.01$）。赵平西等在高海拔（2 260m）地区，观察居民 8 660 人，吸烟者高血压标化患病率为 6.3%，不吸烟者高血压患病率为 3.21%。

7. 心理因素　精神压力对血压的升高起十分重要的作用。动物实验证明，一笼饲养多只老鼠的血压水平较高。流行病学研究显示，精神紧张、压力大的职业人群血压水平较高。北京市 1991 年高血压调查结果显示，个体经商者的平均血压水平高于其他职业人群。压力还包括外部环境方面，如家庭、经济、社会竞争等；内部环境方面，如疾病、过度疲劳、不良饮食习惯等；以及精神情感方面，如责任心、担心等。一般通过 3 个方面来确定压力对血压的作用：①环境压力的作用；②正常血压和高血压个体之间的差异；③个体对压力的承受力。

工作压力由 2 个因素组成,即主观的要求标准和客观的实际具备的条件。当主观的要求标准很高,条件受限时就会形成高压力的工作。长期处于工作压力高的情况下,高血压的发生危险会增加 3 倍,而且还会增加左心室肥厚和冠心病的危险。

二、不确定的危险因素

1. 膳食钙　饮食中钙摄入对血压的影响尚有争议。一些流行病学研究认为,饮食钙与血压呈负相关。美国健康与膳食调查资料显示,每日钙摄入量少于 300mg 者比每日摄入 1 200mg 者发生高血压的危险增加 2～3 倍。但也有不少学者持相反观点,迄今未能得出一致结论。

2. 避孕药　服避孕药可致妇女血压升高,其发生率及程度与服用时间长短有关。口服避孕药引起的高血压一般为轻度,并且可以逆转,在终止服用避孕药后的 3～6 个月,血压常恢复正常。

3. 体力活动　许多横断面和前瞻性的研究显示,有规律的、有一定强度的锻炼、业余时间的体力活动和运动负荷与血压水平呈负相关。这种关系见于各年龄组,甚至于儿童。随机临床试验研究结果表明,有规律运动可降低高血压患者的收缩压 5～15mmHg,舒张压 5～10mmHg。大规模随机对照试验证明,体力活动和降低体重相结合可降低血压,但到目前为止,还没有单独研究体力活动对血压影响的大规模随机对照试验,因此体力活动的长期效果和危险 / 效益比还不十分清楚。

4. 精神紧张或应激　流行病学调查发现,长期从事精神高度紧张的职业如脑力劳动者、驾驶员、证券经纪人等,发生高血压的危险性较高;长期工作在噪声环境中的工人患高血压者也较多。另也有研究发现,一旦离开这些高度紧张的环境,经过一定时间休息后,其症状和血压可获得一定程度的改善。

5. 睡眠呼吸暂停综合征　睡眠呼吸暂停综合征引起机体缺氧、血压升高的报道较多。Hla 等从社区人群中随机抽样 147 例(男性 75 人,女性 72 人)进行研究,结果表明,在同等肥胖的条件下,睡眠呼吸暂停综合征的高血压患病率为无此综合征的 5 倍;在非肥胖人群中,有此综合征的高血压患病率为无此综合征的 2.8 倍。而经过治疗后,升高的血压可以恢复正常。

通过 2 000 例患者的调查发现,若睡眠呼吸暂停低通气指数(AHI)为 5～15 次 /h,收缩压平均升高 1.4mmHg,舒张压平均升高 0.7mmHg;若 AHI 为 15～30 次 /h,收缩压平均升高 4.2mmHg,舒张压平均升高 2.5mmHg;若 AHI 超过 30 次 /h,收缩压平均升高 8.4mmHg,舒张压平均升高 4.5mmHg。睡眠呼吸暂停综合征不仅影响血压的绝对水平,而且可改变 24 小时的血压节律。

第五节　原发性高血压预防对策

高血压防控需要政府及政策制定者、医疗卫生工作者、学术研究团体、民间团体、私营部门、家庭和个人达成共识。只有一致行动、各行其是才能利用现有技术和治疗水平做好高血压防控工作,从而延缓或预防威胁生命的并发症的发生。本文旨在针对医疗卫生工作者和家庭、个人提出高血压的三级预防策略。高血压危险因素的研究同时也提供了高血压的防治途径。在高血压的病因学中有遗传因素和环境因素两方面,高血压的防治上也有高危人群预防和全人群预防两种策略。针对病因的一级预防是控制人群高血压发病率的根本途径,但及早发现、控制高血压的二级预防对提高老年人的生活质量和健康期望寿命也十分重要。

一、一级预防

高血压的一级预防是指病因预防。高血压者,血压下降 2～3mmHg,发生高血压的危险性可下降 25%～50%。高血压的一级预防有针对高危人群和针对全人群进行的两种互相补充的方法。高危人群包括有明显的家族史和在儿童少年时期即有血压升高者。预防高血压应从儿童时期开始,儿童及青少年期血压偏高者,成年人后易患高血压(轨迹现象),而且许多与高血压发病有关的习惯都是在早年养成的,如饮食嗜咸、喜吃糖果零食、吸烟与饮酒习惯等;爱好体育运动、有规律的生活等也需要从儿童时期养成,所以高血压一级预防应从儿童时期开始。有的学校在卫生课中加入预防高血压的课是个良好的尝试。

(一)广泛开展健康教育活动

在不同人群中,健康教育的形式、内容、效果等是不同的。应因地制宜,特别是应考虑到国情,考虑到人群的文化背景和知识层次,制订合理的健康教育方案。下列几种方法可根据具体情况采用:

1. 发放浅显易懂的宣传材料。由于目前国人受教育程度不平衡,大城市和经济较发达地区受中等、高等教育的人较多,偏远地区和经济较不发达地区受中等、高等教育的人较少,多数人不适合接受长篇宣教或内容详尽的科普材料,但简单易懂、图文并茂、标题引人注目的宣传单很受欢迎,居民不用花太多的时间即可得到一些主要的防病治病知识。

2. 入户进行高血压调查和看病,进行面对面的宣传。

3. 有线广播和电视录像。宣教覆盖面宽,效果好,易被群众接受,适合于中国农村的宣教情况。在卫生知识、态度和行为水平三者排列顺序中,知识是首位的。先要让人们获得保健知识,其次才是态度和行为的转变。已有结果显示,进行健康教育后,患者的卫生知识、态度和行为水平有明显的提高,健康教育后人群态度和行为向有利于心血管病防治方向改变。

4. 针对高危人群进行面对面的宣教。这种方法更是深受欢迎,如高血压咨询门诊、老年人保健知识讲座会等,患者可以直接听到医师传授知识和有益的劝告,也可直接向医师提出问题。

5. 培训一批基层保健宣传队伍,包括地段防保科医师、街道居委会主任和一些社区居民积极分子。定期给他们讲课,使其得到必要的防病知识,平时在群众中做义务宣传,可以取得一定的"扩散"效应。

Stanford 五城市研究是在社区进行多种形式的高血压健康教育的研究,包括有关使患者知道血压的正常水平、高血压的危险、体育活动对高血压的安全性、达到理想体重以及减少饮食中钠的摄入的意义等。对其中的 2 个城市进行健康教育,另 3 个作为对照。经过平均 5 年的随访,发现进行健康教育城市的患者有关高血压的知识增加,更多的患者自觉改变生活方式,血压就明显降低。

(二)提倡健康生活方式

1. 合理膳食

(1)低盐饮食:绝大多数人都能承受中等量钠盐(5～6g)摄入限制。对于血压正常者,低盐饮食可以预防高血压。低盐饮食对热环境中重要营养物的摄入及运动耐量并没有影响。限制钠盐的摄入不但可以降低血压,而且可以减少药物剂量,因而使药物的不良反应减轻。一般来讲,人们每日从食物中摄取的盐为 2.5～4.5g,如果将每日盐量控制在 5g 以下,做饭和吃饭时另加入的食盐量应少于 2g。

进行低盐饮食的一些具体措施有：①多吃天然食品，少吃或不吃加工好的食品。天然食品中钠含量低而钾含量较高。多数加工好的食品中加入了钠而去掉了钾。②在做饭时不加盐，但为了保持口感，可在吃饭时加少许食盐。③不吃隔夜饭菜。④不吃或少吃快餐，多数快餐中钠含量高。对于那些口味较重的人，应该逐渐减少食盐的摄入，不追求一步到位。在日常生活中，正确估计食盐的量具有特别重要的意义，瓷勺一平勺食盐约为18g，瓷勺一平勺酱油相当于含食盐3g，咖啡勺一平勺约含食盐3g，一小撮（用三个手指尖）食盐为2～3g，患者可根据需要和可能情况使用。

不同人群对限盐的敏感性不一样，黑种人、肥胖者及老年人对限盐很敏感。研究显示，老年人每日摄入2～3g钠并没有任何不良反应，但能明显减少对降压药的需要。

应通过立法，尽可能地标明各种加工好的食物的各种营养成分，以便为健康人或患者选择合适的食品。

（2）补充钾：补钾对高血压者、黑种人和钠摄入量高者的降压效果尤为明显。目前我国人群膳食钾摄入量普遍偏低，一般在2～3g/d，膳食的钠钾比为3:1，是我国高血压患病率高的重要原因之一。限制钠摄入可能会相应增加钾的摄入和因减少利尿药的应用而使钾的排出减少，因而使体内钾量增加。Siani等对54例经药物较好控制的高血压患者，即血压控制在160/95mmHg以下，进行为期1年的研究，共有47例患者完成了该项研究。Siani等随机分为两组，一组患者（n=26）在营养师的指导下，每天从富含钾的天然食物中摄取30mmol（约为1.1g）的钾；另一组（n=21）患者吃平常吃的普通食物，两组患者每日摄入的钠量相似，1年后在血压仍然控制较好的情况下，吃富含高钾食物者服降压药的数量（以服降压药片数计算）为采用饮食干预前的24%，吃普通食物组的患者为随机分组前的60%，两组有显著差异（$P < 0.001$）。这就间接说明补钾对高血压患者的益处。含钾量较高的食物有黄豆、小豆、绿豆、豆腐、土豆、大头菜、花生、海带、紫菜、香蕉等，医师可根据患者的具体情况进行指导。

（3）补充钙：和血压正常者相比，高血压患者钙的摄入减少且尿中排泄增加。研究显示，每日补充1～2g钙可以降低血压。老年高血压患者对补充钙盐的反应相对较差。日常生活中应特别注意，由于高血压患者为了减少饱和脂肪酸和钠的摄入而减少牛奶和奶酪的摄入，从而无意中减少了钙的摄入。患者每晚睡前喝牛奶1～2杯，可以帮助降低血压，还可以预防骨质疏松症。

（4）补充镁：并没有令人信服的证据表明补充镁会降低血压，但缺镁者不易纠正同时存在的缺钾。

2. 适量、有规律的有氧运动　运动可以调节人体的高级神经活动，使血管舒张，血压下降。同时也可以增强心血管的功能，促进脂质代谢，控制肥胖，并能增强人体的抗病能力。但是，高血压患者的运动，应选择适当的项目，不宜参加过于剧烈的运动，而要量力而行。鼓励那些有运动习惯的人尽量延长他们能运动的时间。习惯于长期坐位活动的人，在他们年过60岁以后开始运动仍有好处。业已证明，小量运动对患有高血压患者的中年人会有好处，对65岁以上的老年人同样如此。体操、游泳、慢跑都是适宜高血压患者运动的项目。此外，也可以在美妙的音乐伴奏下跳跳交谊舞、迪斯科。在一种轻松活泼的氛围内运动，使心情感到轻松。根据高血压患者个体健康状况、年龄以及个人的爱好来决定运动量。走路或骑自行车是最适合的有氧运动。如果没有特别情况，应该每天运动1次，每次运动30分钟，每周运动5次，使运动目标心率达到（170-年龄）次/min。例如，一个50岁的患者，其目标心率为120次/min。要养成一种习惯，使高血压经常处于一种稳定的状态。运动训练要包括大腿及手臂的大肌肉群的活动，而避免仅限于小肌肉群的静态收缩运动。对于老年人，此点特别重要。斯堪的那维亚区域的研究者曾观察了一组 69～74 岁年龄组老年男性，这是一组可接受锻炼的老年患者，在锻炼中氧输送能力有增加。老年人易发生股骨骨折、筋膜断裂等危险，锻炼时要注意。

3. 戒烟、限酒

（1）戒烟：吸烟对人体有百害而无一利，不论有无高血压都不应吸烟。吸烟者应戒烟，并应减少或避免被动吸烟。要想彻底戒烟，首先必须从思想上戒烟，才能从行动上戒烟。要向患者讲明吸烟的严重危害，使患者从思想上重视吸烟的危害。应该承认，对于吸烟者，特别是长期吸烟者突然戒烟是困难的。采用尼古丁替代疗法可能有一定帮助。Silay 等通过荟萃分析发现，采用尼古丁替代疗法，如尼古丁口香糖或尼古丁皮肤贴剂能帮助患者戒烟，但 1 年后的复吸率仍较高。作为世界上拥有烟民最多的国家，应通过立法等措施，包括禁止在公共场所吸烟、禁止青少年吸烟、禁止做香烟广告等，以最大限度地减少吸烟人数。

（2）限酒、戒酒：对于喜饮酒的人，应该劝其戒酒或尽量少饮酒。大量饮酒可使血压持续升高，易诱发脑血管意外。实在不能戒酒者，主张饮用少量黄酒，因为少量黄酒可以扩张血管。饮酒引起的升压作用在停止饮酒后 1～2 周内基本能逆转。对男性而言，每人每天酒精摄入量应控制在 20～30g 内，女性应控制在 10～20g 内。不论在何种情况下，都不能酗酒。

4. 减轻体重　控制体重指数 $\leq 24kg/m^2$。饮食中脂肪的增加会增加有肥胖倾向者肥胖的危险，体重增加明显者应减少脂肪摄入。问题是低脂饮食的标准是什么？根据实验资料，摄入热卡总数 <25% 的脂肪是一个合理的值。对于任何想减体重者来说，摄入食物总量及摄入高脂肪食物量是同等重要的。长期维持患者能承受的热卡水平对保持体重稳定在一个理想水平很有成效。减少含酒精饮料的摄入，对控制食物摄入是很有帮助的，增加吃饭的次数对减轻体重有好处。不吃早饭者比吃早饭者更易产生肥胖。少食多餐能减少脂肪摄入，并使胃肠有持续性饱感。总之，合理的饮食既可以保证机体必需的营养，又可以控制肥胖，是高血压防治中不可缺少的措施之一。适量、有规律的有氧运动亦是减轻体重和保持体重稳定在一个理想水平的有效方法。在目前，不赞成使用药物减轻体重。

5. 保持心理平衡

（1）生活有规律，劳逸结合，保持心情舒畅：要积极调动患者自身的潜力，安排好自己的生活、工作和娱乐。血压的调节与情绪、气候、体力活动有关。应该合理安排好自己的生活起居，做到有规律、有节制。要确保足够的睡眠时间。避免过累、紧张、激动和焦虑，因为情绪激动常常是诱发脑卒中的因素。要学会情绪的自我控制，避免动怒。保持一种宽松、宁静而愉快的心情，这样可使高血压的病情保持在一种稳定的状态，不致因情绪的波动或工作的劳累而使血压忽高忽低。患者住院后血压降低的原因可能是住院后情感和环境压力减轻。尽管不可能使患者免除任何压力，但应尽量避免不必要的紧张。有时建议患者更换工作和改变生活方式是一种好的方法。

（2）参加社会活动：参加社会活动可以改善高血压患者的生活质量，也可以延长他们参与社会生活的时间。相反，孤独的、与世隔绝的生活可以使老年人体力和脑力活动减少，引起营养障碍以及疏忽某些可以医治的病症。高血压的预防措施必须包括社会活动这项内容。例如组织有社会活动及体力活动的俱乐部，并提供营养平衡的膳食。此种类型的社会活动，患者可以彼此见面交谈，特别是在同辈之间有些相互促进作用的活动如劝戒、烟和改变生活方式等方面能起到一定的作用。对于已经离不开家的老年人，特别是独居的孤寡老人，要组织社会上专业人员或志愿者定期看望老年患者，以避免或延迟他们过早地进入困境。

（3）注意退休前、后高血压患者的心理平衡：值得一提的是，该群患者的病情相对不稳定、难控制、疗效差，这种现象除一般致病因素外，主要与这一特殊群体面临将要退休或已经退休这一事情引起的心理波动密切相关。

二、二级预防

在美国，过去 30 年中高血压知晓率、治疗率及控制率在不断上升，但在 1988—1991 年进行的社区调查发现，约 1/3 高血压患者不知道患有高血压，只有 1/2 患者服药治疗，每 5 位高血压患者中只有 1 位高血压得到很好地控制。我国目前还没有大规模流行病学调查资料，但客观地讲，高血压知晓率、治疗率和控制率相对更低。

总体上讲，血压下降 2mmHg，脑卒中发生率下降 6%，冠心病发生率下降 4%，总死亡率下降 3%。对高血压患者而言，不论血压多高，不论有无危险因素或相关的临床疾病，都应当进行生活方式改变。

对高危或极高危患者，应尽快开始进行药物治疗。对低危患者，应先进行 3~6 个月的生活方式改变，如血压仍未降至目标值（正常或理想血压水平），应进行药物治疗。对中危患者，先进行至少 6~12 个月的生活方式改变，如血压仍未降至目标值，应进行药物治疗；其中对临界高血压患者，可能仅需要进行生活方式改变，而不需要采用药物治疗。对于伴有糖尿病和 / 或肾功能不全的患者，即使血压在正常高限，亦应进行药物治疗。

药物治疗的基本原则：各类抗高血压药物可用于降压治疗的开始和维持，但选择药物受到很多因素的影响。应从低剂量开始，以减少不良反应。根据患者的反应调整剂量。选择合理的联合用药方案。

（何　耀　封　康　王盛书）

参 考 文 献

[1]　WANG Z, CHEN Z, ZHANG L, et al. Status of Hypertension in China: Results from the China Hypertension Survey, 2012-2015[J]. Circulation, 2018, 137（22）: 2344-2356.

[2]　李立明, 饶克勤, 孔灵芝, 等. 中国居民 2002 年营养与健康状况调查 [J]. 中华流行病学杂志, 2005, 26（7）: 478-484.

[3]　种冠峰, 相有章. 中国高血压病流行病学及影响因素研究进展 [J]. 中国公共卫生, 2010, 26（3）: 301-302.

[4]　WANG Y, PENG X, NILE X, et al. Burden ofhypertensionin Chinaover the past decades: Systematic analysis of prevalence, treatment and control of hypertension[J]. Eur J Prev Cardiol, 2016, 23（8）: 792-800.

[5]　徐正龙, 王群刚. 张家港市居民高血压流行病学调查分析 [J]. 江苏卫生保健, 2001, 3（4）: 16-17.

[6]　何耀, 黄久仪, 倪彬, 等. 军队老年高血压及血压水平与心脑血管病死亡关系的前瞻性研究 [J]. 中华老年心脑血管病杂志, 2002, 4（3）: 150-153.

[7]　徐永芳, 覃羽乔, 郭琳芳, 等. 南宁市居民高血压流行病学调查 [J]. 广西医科大学学报, 2002, 19（6）: 912-913.

[8]　谢飞鸿, 高智平, 赵喆. 社区原发性高血压患病情况流行病学调查 [J]. 中国临床康复, 2003, 7（3）: 437.

[9]　高俊岭. 社区高血压群组干预模式的评价研究 [D]. 上海: 复旦大学, 2009.

[10] EGAN B M, ZHAO Y, AXON R N. US trends in prevalence, awareness, treatment, and control of hypertension, 1988-2008[J]. JAMA, 2010, 303（20）: 2043-2050.

[11] 李立明. 流行病学 [M]. 5 版. 北京: 人民卫生出版社, 2003.

[12] 于普林. 老年流行病学 [M]. 北京：中国医药科技出版社，2000.

[13] 段秀芳，吴锡桂，顾东风，等. 中国人群血压分类与高血压患病率研究——1991 年血压抽样调查资料的进一步分析 [J]. 高血压杂志，2002，10（3）：271-273.

[14] ADAIR L, DAHLY D. Developmental determinants of blood pressure in adults[J]. Annu Rev Nutr, 2005, 25: 407-434.

[15] 周晟. 高血压的相关危险因素 [J]. 医学研究杂志，2014，43（3）：154-158.

[16] 钱岳晟，王谷亮，张伟忠，等. 高血压患者中超重 / 肥胖与血压负荷及血压变异的关系 [J]. 中华流行病学杂志，2002，23（6）：466-469.

[17] 陈捷，赵秀丽，武峰，等. 我国 14 省市中老年人肥胖超重流行现状及其与高血压患病率的关系 [J]. 中华医学杂志，2005，85（40）：2830-2834.

[18] 王中群，吕全军，裴迎新，等. 原发性高血压与膳食及其他相关因素的关系 [J]. 中国动脉硬化杂志，2004，12（4）：461-465.

[19] MIURA K, NAKAGAWA H. Can dietary changes reduce blood pressure in the long term?[J]. Curr Opin Nephrol Hypertens, 2005, 14（3）: 253-257.

[20] 郑国华，李玉，李红，等. 运动与原发性高血压病的流行病学研究 [J]. 中国慢性病预防与控制，2004，12（1）：40-41.

[21] SHARABI Y, DAGAN Y, GROSSMAN E, et al. Sleep apnea as a risk factor for hypertension[J]. Curr Opin Nephrol Hypertens, 2004, 13（3）: 359-364.

[22] 刘芬，马依彤，杨毅宁，等. 新疆不同民族高血压现况的流行病学调查 [J]. 中华医学杂志，2010，90（46）：3259-3263.

[23] 宋玉梅，骆宏杰，何嗣胜，等. 血压异常的危险因素分析 [J]. 疾病控制杂志，2002，6（1）：41-43.

第三章　儿童血压的流行病学

根据《中国心血管病报告2014》报道，近10年部分省、自治区、直辖市的调查结果显示，学龄前儿童青少年高血压患病率达到2%～4%，学龄儿童青少年高血压患病率高达4%～9%；且儿童青少年时期血压与成人期血压间存在轨迹现象，对儿童青少年高血压患病情况的掌握已经成为成人高血压患病情况预测和高血压防治工作的关键。

儿童期血压高低与成人后的血压有密切的关系，因此对儿童血压水平及高血压的研究，对于高血压的早期预防和控制具有很重要的意义。Berenson指出，血压的"轨迹"指个体血压水平的发展趋势。稳定的轨迹现象不仅可用于判定儿童期的血压值对成年后血压水平的预示价值，且可为儿童时期有目的地开展高血压的早期预防提供参考。儿童血压流行病学的研究对探索原发性高血压的病因以及提供控制心血管病的依据有重要意义。近年来研究表明，成人原发性高血压可能自儿童时期开始，从儿童时期开始预防，有可能使人类控制心血管疾病取得更好的效果。

第一节　儿童血压分布

研究儿童血压在人、时、地分布上的差别，对探索原发性高血压的病因具有一定价值。国内外近年来做了大量的研究。比较儿童血压分布上的差别尽管因方法学不统一而存在困难，但儿童血压随年龄的上升已由大量国内外文献报道所证实。有意义的是，儿童血压均值随年龄上升的现象也见于成人血压均值不随年龄上升或轻微上升的人群，Pfio和Beaglehole等研究了Tokelau岛居民的血压，该岛是一个与西方文明隔绝的封闭社会，20岁以上成人的血压仅随年龄有轻微的增加。在这些处于原始状态生活的人群中，儿童血压均值的变化和一般社会人群的血压类型一样，随年龄而明显上升。因此，儿童血压均值随年龄上升是一种普遍现象。对这种现象的一种解释是可能与生长、发育有关。

一、年龄与性别分布

儿童血压随年龄增长有升高的趋势，性别间并无较大差异。例如，对徐州市某小学及幼儿园3～12岁健康儿童进行的血压状况调查结果见表3-13。

二、民族分布

国内大量研究结果表明，不同民族间血压水平及高血压患病率存在一定的差异，但某些调查结果未发现回族与汉族间有显著差异，可能与回族和汉族人群的主要生活环境相同有关。

表 3-13　1 003 名 3～12 岁儿童血压、年龄、性别分布情况

年龄/岁	男性			女性		
	例数/人	收缩压/mmHg	舒张压/mmHg	例数/人	收缩压/mmHg	舒张压/mmHg
3～	84	102	72	75	100	72
5～	90	104	74	109	108	74
7～	107	108	78	110	110	76
9～	118	116	80	114	114	78
11～	98	122	82	120	120	82

　　1983 年对我国 13 个少数民族与当地汉族 7～17 岁 59 390 名健康儿童的血压调查发现，血压平均值和高血压患病率都以拉祜族、哈萨克族和蒙古族较高，而以土家族、回族和维吾尔族较低。少数民族与当地汉族血压值普遍具有差异；不同地区同一少数民族之间也有差异。

三、人群及地区分布

　　据 2017 年我国青少年儿童高血压患病率的荟萃分析结果显示，中国儿童青少年高血压患病率为 6.47%（95%CI 5.41～7.73）。青春期前及青春期的高血压患病率男性均高于女性（青春期前 6.75% *vs.* 5.87%，青春期 9.25% *vs.* 7.61%），青春期女性高血压患病率增长速度较男性慢；北方省份（7.91%）高于南方省份（5.31%）；东、中、西部省份高血压患病率由高到低排序，依次为东部（6.58%）、中部 5.99%）、西部（5.97%）；城市（8.70%）高于乡村（7.60%）；总体患病率年度变化呈下降趋势（8.06% *vs.* 5.10%），近 5 年有所反弹（6.89%）。与《中国心血管病报告 2014》报道的 2012 年成人高血压患病情况有相似的分布特征，即男性高于女性，北方高于南方，城市高于乡村。

四、时间分布

　　根据一项针对中国 7～17 岁儿童青少年 1993—2011 年血压偏高变化趋势分析结果显示，1993—2011 年儿童青少年收缩压和舒张压水平分别平均增长了 3.4mmHg 和 1.5mmHg，其中男性、7～12 岁和城市儿童增长幅度较大。血压偏高、单纯收缩压偏高和单纯舒张压偏高检出率分别从 1993 年的 10.0%、2.1% 和 9.3% 增加到 2011 年的 12.9%、3.0% 和 11.7%，分别增长 2.9、0.9 和 2.4 个百分点。中国儿童青少年血压偏高率呈现增加趋势。

第二节　血压轨迹现象

一、定义

　　所谓血压的轨迹现象是指血压处在某一百分位数（在人群中的位次）的儿童，经一段时间后，其血压值仍然保持在原相对的百分位数不变的现象。

二、血压的轨迹强度

　　关于血压的轨迹强度已有了定量的方法：①轨迹系数法：采用同一个体 2 次不同时间所测血压值的相关系数；②百分位数法：采用某一血压百分位次以上的人数作为观察对象，以其

通过一定时间后的血压值仍维持在同一百分位次等级的百分率表示。

国外许多研究表明,儿童血压确实存在不同程度的轨迹现象。根据儿童血压的轨迹现象可得到下述推论:原发性高血压可能从儿童时期开始,有可能根据儿童的血压来预测成人时期的血压,甚至在儿童中可以确定成人期产生原发性高血压的危险个体。幼儿时期就已开始,贯穿于整个儿童青少年时期,直至成年时期。换言之,个体的血压水平趋于保持其相对的百分位次等级,成人的血压水平与其个体儿童的血压水平相关。

李凯等对 1 197 名学龄儿童 3 年的纵向研究显示,收缩压相关系数为 0.30~0.57,舒张压相关系数为 0.22~0.41。收缩压相关程度大于舒张压,无论收缩压和舒张压均有随年龄增大相关水平增加的趋势,女性血压相关系数略大于男性。另外,年龄越小,间隔时间跨度越大,血压相关系数越小,这与国外报道结果一致。轨迹现象在血压偏高组较明显,也就是说这部分儿童有持续血压偏高的趋势,对原发性高血压早期发现及预防最有意义的应是这部分儿童。

三、儿童血压轨迹的特点

总的来说,一般认为儿童血压轨迹具有以下特点:①轨迹强度较成人相对较弱;②轨迹系数受追踪时间长短的影响(两次测量间隔时间越长,轨迹系数相对较小);③轨迹系数还受初测年龄影响(初测年龄越小,轨迹系数相对较小);④收缩压的轨迹现象普遍较舒张压明显。

第三节　影响儿童血压的因素

根据 1983 年对我国 13 个少数民族与汉族健康儿童血压调查发现,地理环境、饮食、生活习惯和各民族固有的遗传特性都对儿童血压产生重要的影响。

一、遗传因素

家庭聚集性研究往往可为显示有无遗传倾向提供初步的线索。Zinner 首先把在成人中已观察到的血压家庭聚集性研究扩展到 2~4 岁的儿童,观察到母子之间的收缩压相关系数及舒张压相关系数均显著。他们的结果在不同的研究中均可重复,由 Biron 总结了这些研究结果,但不能区分是遗传抑或是家庭环境因素决定了血压的家庭聚集性。

养子(adopted children)模型的研究在一定程度上,有助于区分遗传和环境因素何者为主。1972—1974 年 Biron 进行的 Mautreal 养子调查表明,遗传因素比环境因素在造成血压家庭聚集性方面占优势。但亲生子女暴露于家庭环境的时间要比养子长,未见上述结果发生重大偏离。因此,Biron 认为造成血压家庭聚集性的主要因素是遗传。但这种观点受到来自不同研究结果的反驳。最近的一些研究表明,子宫内胎儿可能受与母亲血压有关的非遗传因素的影响。Kotchen 研究表明,母亲有高血压妊娠史的子女(3~6 岁)其收缩压均值显著高于母亲无高血压妊娠史的子女($P < 0.03$),子宫内的环境因素也可解释上述家庭聚集性的研究结果。要排除子宫内环境因素的影响,孪生子(twin children)模型有很好的研究价值,在区别家庭聚集性是由遗传还是由环境因素造成方面非常有意义。一般认为,单卵孪生子(monozygotic twins)在遗传性状方面比双卵孪生子(dizygotic twins)更相近。但目前尚缺少成功的研究报道。另有研究表明,父母和养子女间、养子女之间,无论收缩压、舒张压均无明显相关性,提示遗传因素比环境因素在致家庭聚集性方面更占优势。辅证这一倾向的还有对单卵双生子和双卵双生子的比较,发现前者比后者在遗传形状方面更接近。李树华等发现,有家族史儿

童血压偏高率为 6.19%，是无家族史儿童的 2.13 倍。此外，发现从家族中单双亲系血压偏高发生情况看，发生率依次为双亲系、父系、母系。同时，研究表明约 86% 的青少年原发性高血压患者有高血压阳性家族史。

二、环境因素

目前的研究表明，教育和社会等级均与儿童的血压有关，而这些因素都是表示环境差异的指标。因此，环境因素在决定儿童血压分布方面的作用不容忽视。

迁移（migrant）模型的研究极有力地支持了环境因素对血压所起的作用。生活在新西兰工业环境的 Tokelau 岛出生的儿童（此岛成人血压仅随年龄轻微增加）收缩压显著高于生活在岛上环境的同龄儿童，但两组儿童在迁移前的血压并无差别。这说明迁移导致了遗传因素相同的两组人的血压变化，因而认为环境因素在起作用。

Annest 的研究结果表明，各类家庭成员（包括养子）间的血压相关性都具有显著意义，认为共同的家庭环境因素可能起作用。Barthelemy 研究表明，在高原环境下，儿童动脉血压在白天和夜晚都有所上升。夜晚的记录表明收缩压和舒张压都随海拔而上升。

综上所述，在人们争论遗传和环境因素何者重要时，Szeklo 的观点是有参考价值的。他的看法是：与其认为遗传占优势或环境占优势，不如认为血压可能对两类因素的影响均是敏感的。在整个生命过程中，遗传因素和环境因素的相对重要性也可能不相同，从家庭聚集性的研究结果推知——最初主要是遗传因素的影响，后来可能和环境因素有交互影响，这种环境因素的作用随个体的成长而增加其重要性。

三、肥胖

国外许多横断面研究表明，体重、身高、体重指数与血压间存在明显正相关，肥胖儿童合并高血压者占 13.7%，为非肥胖儿的 34 倍。岳阳市对 6～13 岁儿童调查发现，47.9% 的肥胖儿童合并高血压，为正常儿童的 26 倍。Berenson 等的研究表明，体重、体重经身高校正的指标"体重 / 身高"和身高均与血压有极显著的正相关。体重作为血压的影响因素，是特别经得起重复的一个变量。

王团良等采用 1∶4 配对的病例对照研究发现，血压偏高儿童的体重、体重指数、腹围、臀围和皮褶厚度明显高于血压正常者，经多因素分析，提示血压与体重相关。研究发现，越是肥胖，越易成为持续性血压偏高者。Figueroacolon 等对 5～11 岁学龄儿童的研究发现，肥胖儿童收缩压、舒张压显著高于同龄正常体形的儿童。Pozzan 等对 10～15 岁少年进行的 8 年纵向观察发现，肥胖少儿易发展成为青春期高血压。Dustan 曾观察到减肥后，83.6% 的收缩压和 78.3% 的舒张压恢复正常。李凯等在多次研究中还发现，初测体重是影响血压持续偏高的因素，它独立于体重变化而影响收缩压变化，提示超重或肥胖儿童将来血压的增加可能更明显。

2011 年梁亚军等对 1991—2004 年 8247 例 6～17 岁的调查者研究发现，超重与儿童高血压密切相关。

四、饮食因素

多数学者研究表明，钠与高血压发病密切相关。血压偏高的儿童中，高盐味阈值的百分比明显高于正常儿童，说明血压偏高儿童对盐味辨别力差，可能因为自幼饮食中食盐偏多。

故认为限盐至 60～100mmol/L 属中度限盐,效果较好,亦无自觉症状或并发症,限盐后小儿无不适感,生长、发育正常,可作为生长、发育的干预措施。营养学研究表明,脂肪、胆固醇、酒精等的摄入也与高血压有关。在对 2 646 名 8～10 岁儿童进行血压膳食营养的研究中发现,热能摄入量与血压呈正相关,维生素 E 的摄入量与收缩压呈正相关。维生素 E 主要存在于油脂中,当脂类摄入过多时,维生素 E 的摄入量随之增加。目前未发现钙、维生素 C 与血压有明显关系。对血压偏高儿童 1 年的追踪观察表明,膳食和生活习惯的干预对降低血压和血清胆固醇水平具有显著效果。Framingham 儿童随访研究显示,饮食模式中富含蔬果和奶类的儿童,其青少年时收缩压要显著低于缺乏蔬果和奶类的儿童。因此,应加强儿童的合理膳食,少食用高脂、高糖食物,改善不良饮食习惯。

五、紧张因素

随着生活节奏加快,某些个性特征如焦虑、紧张、急躁、压抑对青少年的影响越来越大。大量流行病学资料提示,从事需高度集中注意力的工作、长期受环境噪声及不良视觉刺激者易患高血压。但是,有关儿童血压与紧张因素的研究很少。陈小平等对成都地区儿童青少年的研究中发现,睡眠时间及视力与收缩压呈负相关,表明睡眠少,视力下降可能引起血压增高。这或许与两者均可导致大脑紧张度增高有关,提示对儿童青少年应保证足够睡眠,让大脑充分休息。

六、性格因素

随着医学模式的转变,现代身心医学认为性格与血压有一定关系。国内外研究报道,成人的 A 型性格与高血压的发生密切相关。有研究证实,当人处于压抑、焦虑状态,感情不能表达时,血液中肾上腺皮质激素稳定在相当高的水平,导致交感神经兴奋,心输出量和动脉外周阻力增加,从而使血压升高。此外,性格的形成主要是在儿童时期,但有关儿童血压与性格的研究很少。赵淑英等采用艾森克性格问卷调查了长沙市 556 名儿童,以研究性格与血压的关系,发现血压偏高儿童倾向于内向、稳定型性格。儿童正值个性形成期,可塑性强,受环境因素特别是家庭环境和教育方法的影响大,所以应加强心理卫生工作,培养儿童良好的处世态度,克服消极情绪,改善不良性格,使他们具有乐观主义精神,具备适应环境改变的能力。

(何 耀 封 康 王盛书)

参 考 文 献

[1] CHEN X, WANG Y. Tracking of blood pressure from childhood to adulthood: a systematic review and meta-regression analysis[J]. Circulation, 2008, 117(25): 3171-3180.

[2] 潘海亮,李树华,吴文波,等. 对儿童血压偏高情况 4 年追踪调查 [J]. 中国临床康复, 2002, 6(3): 431.

[3] 孙明,周宏研,邓华钊,等. 影响儿童血压的多因素分析 [J]. 湖南医科大学学报, 2000, 25(3): 238-240.

[4] FLYNN J T, ALDERMAN M H. Characteristics of children with primary hypertension seen at a referral center[J]. Pediatr Nephrol, 2005, 20(7): 961-966.

[5] LIANG Y J, XI B, HU Y H, et al. Trends inblood pressureand hypertension among Chinese children and adolescents: China Health and Nutrition Surveys 1991-2004[J]. Blood Press, 2011, 20(1): 45-53.

[6] National High Blood Pressure Education Program Working Group on High Blood Pressure in Children and Adolescents. The fourth report on the diagnosis, evaluation, and treatment of high blood pressure in children

and adolescents[J]. Pediatrics，2004，14（2 Suppl 4th Report）：555-576.

[7] 臧璞，秦永文. 青少年高血压的研究进展 [J]. 心血管病学进展，2010，31（3）：363-366.

[8] 陆慧，沈冲，赵启慧，等. 儿童青少年血压偏高和高血压与心理行为因素关系的研究 [J]. 中华疾病控制杂志，2014，18（8）：736-739.

[9] RAO G. Diagnosis，epidemiology，and management of hypertension in children[J]. Pediatrics，2016，138（2）：e20153616.

[10] 刘洋，旷满华，刘也，等. 中国儿童青少年高血压患病率的 Meta 分析 [J]. 中国儿童保健杂志，2017，25（1）：59-62，103.

[11] 董华，崔伟，庞永新，等. 3～12 岁儿童血压偏高的危险因素分析 [J]. 中国校医，2001，15（5）：346-347.

第四章　高龄老年人高血压的流行病学

在全球范围内，人口老龄化正在加速。大多数人的寿命史无前例地有望超过 60 岁甚至更高，这对全世界的卫生、卫生体系、卫生工作者和卫生预算的影响是极其深远的。中国作为世界上最大的发展中国家，是世界上人口最多、老龄化最快的国家，是世界上拥有老年人规模最大的国家。老龄化社会不仅使高龄老人，甚至百岁老人的人口规模不断增多，伴随着医疗卫生条件的改善和期望寿命的延长，而且使高龄老年人慢性病的患病率逐渐增加。如何降低高龄老年人的并发症，提高其生活质量是医疗卫生保健工作的重点。因此，开展针对高龄老年人的健康状况基础数据调查和慢性病的流行情况对于针对性开展防治极为重要。高血压是多种心脑血管疾病的重要危险因素，且随着年龄的增加，高血压患病率增加，脉压增加，心血管事件发生风险显著增加。因此，老龄化社会的快速形成引起社会各界对老年人群健康、长寿与疾病相关问题的关注和研究，健康老龄化（successful aging）成为目前解决社会老龄化出路的必然要求和途径。它是指在人口老龄化的背景下，通过全社会多部门共同努力，改善老年人群的健康水平和生活质量，使该人群能够健康、幸福地开展晚年生活。"健康中国2030"规划将健康老龄化作为应对老龄化社会的重要方针策略上升到国家战略层面。

高龄老人和百岁老人的生存期比普通人群平均寿命长，尤其是百岁老人，他们成功避开了引起早逝的各类相关疾病，且老年常见病和非传染性慢性病发病较晚，日常生活活动能力及认知功能较好，能参与家庭社会活动，甚至没有重大疾病或者脏器损害的状态，被认为是"健康老龄化"的模板，因而成为当今衰老和长寿研究的热点。研究和挖掘高龄及百岁人群中血压及高血压的相关指标，能为进一步了解长寿人群的血压水平，为实现"健康老龄化"提供基础数据和决策依据。

随着老龄化社会规模的不断增加，高血压作为多种心脑血管不良事件和老年慢性病的重要危险因素，其患病率随年龄显著增加。高血压是最常见的慢性病，也是心脑血管病最主要的危险因素，其脑卒中、心肌梗死、心力衰竭及慢性肾脏病等主要并发症不仅致残、致死率高，而且严重消耗医疗和社会资源，给家庭和国家造成沉重负担。据相关报道，在≥80 岁的高龄老年人群中，70%～90% 患有高血压。高血压作为心脑血管疾病最重要的危险因素之一，也是危害老年人健康的重大公共卫生问题。我国每年大约有 200 万人死于高血压，大约 70%的脑卒中导致的死亡与高血压有关，53% 的冠心病致死与高血压有关。因此，描述和研究老年人群的血压水平对于进一步探讨该人群的健康及生活质量具有重要意义。

第一节　高龄老年人高血压的定义及特点

一、定义

按照《高龄老年人血压管理中国专家共识》，高龄高血压定义为：年龄≥80岁，血压持续或3次以上非同日坐位收缩压≥140mmHg（1mmHg＝0.133kPa）和/或舒张压≥90mmHg；若收缩压≥140mmHg，舒张压＜90mmHg，定义为单纯收缩期高血压（isolated systolic hypertension，ISH），且该共识还强调，诊室以外的血压测量有助于提高诊断的准确性。

二、特点

增龄是动脉粥样硬化、心血管疾病、内分泌功能减退和机体代谢功能减退的重要危险因素。因此，高龄老年人群的高血压具备高血压和高龄的特点，具体表现为：

1. 以收缩压升高为主　单纯性收缩期高血压占高龄高血压的67.6%～90.0%。与舒张压相比，收缩压对于心、脑、肾等系统的损害更严重，是心血管事件的重要危险因素。因此，高龄高血压患者降压治疗更应注重收缩压的控制。

2. 脉压增大　脉压指的是收缩压和舒张压之间的差值，正常范围是30～50mmHg。高龄老年人脉压可达70～100mmHg。脉压与心脑血管事件和总病死率呈正相关，脉压越大，也预示患痴呆风险增加。

3. 昼夜节律异常　表现为夜间血压下降＜10%或＞20%，甚至夜间血压不降反而比白天更高。

4. 血压波动大　高龄高血压患者的血压波动更容易受情绪、季节、温度、体位变化，进餐等因素影响，具体可表现为：体位性血压波动；清晨高血压；餐后低血压。

5. 其他特点　比如白大衣高血压、假性高血压、继发性高血压、并存多种危险因素和相关疾病，靶器官损害严重。

第二节　高龄老年人高血压患病率及其控制情况

伴随着老龄化社会进程的加快，高龄老年人已经成为我国老年人的重要组成部分。伴随着医疗卫生条件的改善和期望寿命的延长，高龄老年人慢性病的患病率逐渐增加，开展高血压患病率和防控现状的研究，对降低心脑血管疾病的病死率、增进人群健康有重要的意义。我国高血压患者的知晓率、治疗率与控制率都不高；与发达国家相比，我国人群高血压患者的高血压知晓率、治疗率和控制率都很低。

据文献报道，我国人群1991年知晓率为26.3%，治疗率12.1%，控制率为2.8%；2002年知晓率为26.3%，治疗率为24.7%，控制率为6.1%；2005年知晓率为30.2%，治疗率为24.7%，控制率为6.1%。美国人群2000年知晓率为70%，治疗率为59%，控制率为34%。

依据中国老年健康影响因素跟踪调查（Chinese Longitudinal and Health Longevity Study，CLHLS）2014年横断面数据集，共纳入4 587名≥80岁的高龄老年人，其中男性1 896名，占总人群的41.3%；年龄在80～117（91.3±7.8）岁，2014年我国高龄老年人群收缩压平均为（139.5±22.0）mmHg，舒张压平均水平为（79.6±11.8）mmHg，脉压平均水平为（60.0±18.7）mmHg。

高血压患病率为 56.5%（95%CI 55.1%～58.0%），知晓率为 52.2%（95%CI 50.3%～54.1%），控制率为 11.5%（95%CI 10.3%～12.5%），知晓者控制率为 22.2%（95%CI 19.9%～24.4%）。年龄、性别、BMI、居住地、来源地区与高龄老年人的血压水平和控制情况有关。

第三节　高龄老年人高血压的分布特点

一、高龄老年人高血压的人群分布特征

根据中国老年健康影响因素跟踪调查（Chinese Longitudinal and Health Longevity Study，CLHLS）2014 年横断面数据集，结果显示：高龄老年人群收缩压水平为（139.5±22.0）mmHg，舒张压水平为（79.6±11.8）mmHg；该人群为患高血压的收缩压水平为（122.5±11.5）mmHg，舒张压水平为（74.1±8.5）mmHg。高龄老年人群收缩压在不同性别、不同年龄组、城乡居住和不同居住地域存在显著性差异，未患高血压的高龄老年人群收缩压水平在不同性别、不同年龄组存在显著性差异；高龄老年人群舒张压在不同年龄组、城乡居住和不同居住地域存在显著性差异，未患高血压的高龄老年人群舒张压水平在不同性别、不同年龄组存在显著性差异（表 3-14，表 3-15）。

表 3-14　高龄老年人群收缩压水平

人群特征	人群收缩压		未患高血压者的收缩压	
	水平 /mmHg	P	水平 /mmHg	P
性别		0.100		0.009
男性	138.9±20.8		123.3±10.9	
女性	140.0±22.7		121.9±11.9	
年龄 / 岁		0.007		<0.001
80～89	140.4±20.8		123.9±10.4	
90～99	139.4±22.4		122.5±11.6	
100～	137.6±23.9		119.6±13.0	
居住地类型		<0.001		0.964
城镇	137.4±20.6		122.5±11.7	
农村	141.2±22.9		122.5±11.4	
来源地		0.007		0.179
东部	140.2±22.4		122.6±11.4	
中部	139.8±22.2		121.8±11.5	
西部	136.7±19.1		123.4±11.4	
合计	139.5±22.0		122.5±11.5	

表 3-15　高龄老年人群舒张压水平

人群特征	人群舒张压		未患高血压者的舒张压	
	水平 /mmHg	P	水平 /mmHg	P
性别		0.285		0.034
男性	79.8±11.8		74.5±8.0	
女性	79.4±11.8		73.7±8.8	
年龄 / 岁		<0.001		<0.001
80～89	80.3±11.4		74.9±7.9	
90～99	79.2±12.0		73.7±8.7	
100～	78.6±12.3		73.0±9.2	
居住地类型		<0.001		0.498
城镇	78.9±11.5		73.9±8.6	
农村	80.2±12.0		74.2±8.4	
来源地		<0.001		0.265
东部	79.0±11.6		74.0±8.6	
中部	81.0±12.4		74.4±8.6	
西部	80.2±11.4		74.9±7.8	
合计	79.6±11.8		74.1±8.5	

二、高龄老年人高脉压水平的人群分布特征

根据中国老年健康影响因素跟踪调查（Chinese Longitudinal and Health Longevity Study，CLHLS）2014 年横断面研究，结果显示：高龄老年人群脉压水平为（60.0±18.7）mmHg，该人群为患高血压的脉压水平为（48.4±10.5）mmHg。高龄老年人群脉压水平在不同年龄组、城乡居住和不同居住地域存在显著性差异，未患高血压的高龄老年人群收缩压水平在不同年龄组存在显著性差异（表 3-16）。

表 3-16　高龄老年人群脉压水平

人群特征	人群脉压		未患高血压者的脉压	
	水平 /mmHg	P	水平 /mmHg	P
性别		0.285		0.247
男性	59.1±17.6		48.8±9.7	
女性	60.6±19.4		48.2±11.0	
年龄 / 岁		<0.001		<0.001
80～89	60.1±17.8		49.0±9.8	
90～99	60.2±19.3		48.8±10.9	
100～	59.0±19.8		46.6±11.0	
居住地类型		<0.001		0.549
城镇	58.6±17.7		48.6±10.4	
农村	61.1±19.4		49.0±10.5	

续表

人群特征	人群脉压		未患高血压者的脉压	
	水平 /mmHg	P	水平 /mmHg	P
来源地		<0.001		0.078
东部	61.1±19.5		48.7±10.4	
中部	58.8±18.0		47.4±10.2	
西部	56.5±16.3		48.4±10.6	
合计	60.0±18.7		48.4±10.5	

（何　耀　王盛书　封　康）

参 考 文 献

[1] HERM A, CHEUNG S, POULAIN M. Emergence of oldest old and centenarians: demographic analysis[J]. Asian J Gerontol Geriatr, 2012, 7(1): 19-25.

[2] 中国人口与发展研究中心课题组. 中国人口老龄化战略研究 [J]. 经济研究参考, 2011(34): 2-23.

[3] 程燕. 中国高龄老人慢性病的分布特点及影响因素研究 [D]. 北京: 中央财经大学, 2010.

[4] 吕宪玉, 刘淼, 李嘉琦, 等. 80 岁以上高龄老年人主要慢性病的疾病谱调查与分析 [J]. 中华老年心脑血管病杂志, 2016, 18(9): 917-919.

[5] 中国老年医学学会高血压分会. 高龄老年人血压管理中国专家共识 [J]. 中国心血管杂志, 2015, 21(6): 401-409.

[6] LEWINGTON S, CLARKE R, QIZILBASH N, et al. Age-specific relevance of usual blood pressure to vascular mortality: a meta-analysis of individual data for one million adults in 61 prospective studies[J]. Lancet, 2002, 360(9349): 1903-1913.

[7] 李艳芳, 赵瑞祥, 卜聪亚, 等. 80 岁以上老年人单纯收缩期高血压患病率及相关因素分析 [J]. 中华心血管病杂志, 2005, 33(4): 343-346.

[8] JAMES P A, OPARIL S, CARTER B L, et al. 2014 evidence-based guideline for the management of high blood pressure in adults: report from the panel members appointed to the Eighth Joint National Committee (JNC 8)[J]. JAMA, 2014, 311(5): 507-520.

[9] 王宣淇, 李宁秀. 我国高血压流行病学及老年高血压防治 [J]. 医学综述, 2011, 17(11): 1674-1677.

[10] 刘淼, 王建华, 王盛书, 等. 中国高龄老年人血压水平和高血压患病及其控制情况 [J]. 中华流行病学杂志, 2019, 40(3): 290-295.

低血压部分

第四篇 低 血 压

第一章 直立性低血压

第一节 概　　述

直立性低血压（orthostatic hypotension）又称体位性低血压（postural hypotension），是低血压最常见的类型之一。顾名思义，是指受检者从平卧位变为直立体位时由于血压调节失常所出现的低血压。目前国际上对于直立性低血压较一致的定义是在体位发生变化的 3 分钟内，收缩压下降大于 20mmHg 和 / 或舒张压下降大于 10mmHg（部分患者的症状可以达到 10 分钟）。部分卧床患者在头部抬高超过 60°时，同样可以出现上述的血压变化情况及相应的临床症状，该类患者虽然没有发生体位的变化，但其血压变化的机制同直立性低血压发生的机制完全相同，因此也被归于直立性低血压，下面对其进行详细的介绍。

随着对疾病病理生理学研究的进展，人们逐渐认识到直立性低血压并不是一种单一性的特异性的疾病，而是内环境稳定性受损的常见临床表现，是各种原因所造成的血压调节异常的集中反映；也有人认为，直立性低血压只是一个病理生理过程，可以发生于多种疾病的过程中，并不是一个独立的疾病，而是多个疾病的共同表现。近年来的研究显示，在体位变化的过程中，患者可能出现多种症状，直立性低血压只是其中之一，有的患者在低血压之外还存在着心动过速或其他症状，有的患者没有低血压的改变却存在着临床症状，另一部分患者可能只有心动过速的症状，这些症状都是伴随直立体位出现的，都是由于体位变化引起机体内环境调节不良所造成的，人们将这一类由于体位变化所引发的疾病命名为"体位变化所造成的心血管疾病"，包括直立耐受不良、体位性心动过速综合征、直立性低血压等。这几种疾病也并非完全相互独立的疾病，在特定的条件下可以相互转化，如目前普遍认为直立耐受不良是这类体位变化所造成的心血管疾病的初始阶段，也是直立性低血压发生的基础，在诱因加重的情况下可以进展为直立性低血压。但也有学者对此持反对意见，认为这两种疾病之间的关系如同高血压与冠心病的关系一样，并不存在疾病进程的问题，应该将这类疾病分而视之。正是因为对于这类疾病的研究仍然处于起步阶段，在认识上存在许多分歧，所以目前关于这类疾病的命名较为混乱，在本书中，疾病的分类命名是根据美国心脏病协会最新公布的名称来确定的。流行病学研究显示，直立性低血压的发病率并不低，但常常由于症状不明显而被患者或医师所忽视，往往在出现晕厥症状后才被明确诊断。一项为期 5 年的随机调查显示，在急诊科就诊的晕厥患者中，24% 的患者是由于直立性低血压所造成的。分层研究表明，在不同年龄的人群中，直立性低血压的发生率不同，呈现双峰型分布的曲线。青少年人群中，尤其是青春期阶段，直立性低血压及直立耐受不良的发生率较高，构成了分布曲线的第一个高峰；

在成年后，直立性低血压的发生有随年龄增长而下降的趋势，形成一个低谷；在 50 岁以上的人群中，发病率曲线再次上升，出现随年龄增长而增加的变化趋势，形成患病率曲线的第二个高峰，而且第二高峰的高度远远大于第一个高峰，提示老年人是直立性低血压患病的密集区。对于性别的分层研究显示，女性人群更容易遭受该类由于体位性变化所造成的疾病的困扰，直立性低血压的发生率明显高于男性。有学者认为，直立性低血压是一种增龄性改变，而且在不同种族之间的发生率并没有区别，SHEP 及 CHS 研究的结果均表明直立性低血压的发生不具有种族差异。

第二节　直立性低血压病因与分类

一、低血压病因

本病的病因并未完全阐明，目前认为是一种多种原因引起正常血压调节机制发生失代偿所造成的临床症候群，多种因素在疾病的发生、发展过程中发挥作用，先天性遗传因素与后天多种因素的共同作用造成该疾病的出现。Kerb 通过对患者家族史回顾发现，部分直立性低血压患者具有家族聚集的特性，提示该病具有一定的遗传倾向，因此对于此类患者命名为"家族性直立性低血压"以示区别。Anita 对于三个直立性低血压家族进行基因家系分析研究发现，该类患者的 18 号染色体短臂存在异常，但进一步的定位工作还没有进展。由于该染色体编码了多种活性物质的基因，其中包括缓激肽合成酶的编码基因，因此这种染色体的异常是通过何种途径来影响血压的调节目前还不得而知，但专家们推测，血中激肽水平异常可能是一个重要的作用途径，影响中枢神经系统或自主神经系统的疾病都可能造成血压调节机制的异常，从而造成直立性低血压；饮食、工作环境也会对血压调节产生影响，低钠饮食、高温环境等都会造成血容量不足，从而诱发直立性低血压；饮酒也是造成直立性低血压的原因之一。服用某些药物（如血管紧张素受体拮抗剂、血管扩张剂、利尿剂、抗抑郁药）会增加直立性低血压的发生率（表 4-1）。

表 4-1　直立性低血压的病因

病因	举例
血容量不足	出血、烧伤、败血症、血液透析、过度利尿或出汗、高血糖和糖尿病、尿崩症、Addison 病、小肠肿瘤、慢性腹泻、肾性高血压、失盐性肾炎、神经性厌食症
药物	利尿剂、α 受体阻滞剂、β 受体阻滞剂、帕金森病用药、三环类抗抑郁药、西地那非、硝酸盐类、胰岛素、酒精、麻醉剂、吩噻嗪类、长春新碱、肾上腺素受体拮抗剂、肾上腺素受体激动剂、镇静剂
自主神经功能障碍	希 - 德二氏综合征、脑积水、髓板综合征、韦尼克失语、脑病、多发性脑梗死、多发性硬化症、淀粉样变、布拉德伯里埃格尔斯顿综合征
疾病	心律失常、心绞痛、心脏衰竭、肺栓塞、心房黏液瘤、高血钾、类肿瘤综合征

二、低血压分类

对于直立性低血压的分类方法有许多种。根据直立性低血压发生时的情况，可以分为急性与慢性；根据低血压发生时的伴随症状，可以分为伴心动过速的与心率正常的；根据患者肌肉交感活性（MSNA）的状态，又分为高 MSNA 反应性与 MSNA 低反应性等。最常用的分类方法是根据直立性低血压发生的原因进行分类。根据其发生的原因可以将其分为两类，即原发性（又称为特发性）直立性低血压与继发性直立性低血压。根据原发病影响部位不同，又可以将继发性直立性低血压进一步分为两类，即神经源性与非神经源性。神经源性直立性低血压包括由于中枢神经病变所造成的低血压和由于自主神经系统功能不全所造成的低血压，后者又包括原发性自主神经功能不全与继发性自主神经功能不全。非神经源性直立性低血压包括由于心脏疾病、肾脏疾病、药物、血容量不足等原因所造成的低血压，其中由于药物原因所造成的低血压是临床上最常见的直立性低血压类型之一，下面将对其进行详细介绍。

（一）特发性直立性低血压

特发性直立性低血压（idiopathic orthostatic hypotension，IOH）是指不明原因的直立性低血压，这是一个随时代推移、研究发展而不断变动的概念。在医学科学发展的过程中，人们曾经先后将多种原因不明的疾病命名为"特发性"，随着对疾病认识的深入又一一将其排除。可以将"特发性"理解为一个疾病群，凡是通过目前的手段或根据目前的认知水平不能清楚地阐明疾病发生原因的都可以归纳为"特发性"，特发性直立性低血压也属这样的范畴之内，目前认为现在的研究水平不能阐明原因的直立性低血压统归于这一类，包括 Bradbury-Eggleston 综合征等。随着研究的深入，必定会有新的疾病被认知、命名，从这个疾病群中分离出去。正是因为它是不断变换的动态概念，不同时期对于特发性直立性低血压有着不同的概念和范围。传统的观点认为，特发性直立性低血压与 Shy-Drager 综合征是同一种疾病，并将特发性直立性低血压作为 Shy-Drager 综合征（SDS）的旧称。有的学者则认为 SDS 是 IOH 的主要表现形式，此外还应包括其他不明原因的低血压。但新近越来越多的研究表明，Shy-Drager 综合征和特发性直立性低血压是两种可能相关但绝不相同的原发性神经系统疾病，它们共同的临床主要表现都是严重的直立性低血压，但两者之间仍然存在着一定的差别。其中，最主要的一点是特发性直立性低血压的病理改变主要局限在自主神经系统内的交感神经节后神经元，而不涉及其他系统的病变，这与 Shy-Drager 综合征多系统发病的特点并不吻合，因此专家们认为仍然应该将其定义为一种新的疾病，这种情况的出现是人们对于疾病的认知程度逐渐增加的结果。Shy-Drager 综合征的患者在站立时血浆中去甲肾上腺素不增加，在患特发性直立性低血压的患者中，交感神经末梢显示去甲肾上腺素耗竭。在这些情况下，广泛的病变影响交感神经和副交感神经系统、基底神经节、脊髓束，除了小动脉和静脉血管收缩功能衰竭外，常常存在着广泛的自主神经功能异常；不出汗，肠管、膀胱和胃的张力缺乏；阳痿、流涎及流泪减少；瞳孔扩大，并影响视力调节。奇怪的是，血压在仰卧位时反可上升，这是交感神经和副交感神经对心血管系统的调节功能严重失调的表现，这类患者常存在严重的直立性低血压，而且直立性低血压很容易在清晨发生，是由于整整一夜的尿钠排泄之故，同时也很易发生在进食后或运动后。

目前对于特发性直立性低血压病理生理学研究的主要热点推理有以下几个：①推测患者血液中存在内源性活性物质，可高选择性、不可逆性地阻断肾上腺素与 α_1 受体的结合，使肾上腺素不能发挥正常的生理作用。但对于这种内源性活性物质的研究仍然处于刚刚起步阶段，尚不能确定这种物质的理化特性及生物学特点。②基因因素：即遗传因素在直立性低血压发病中的作用。通过对于特发性直立性低血压患者特别是部分孪生双胞胎患者的研究发现，在部分患者中基因因素确实发挥了作用，但对于大多数患者来讲，其发病与基因因素无关。进一步的研究表明，与基因因素有关的患者多为杂合子患者，基因型及环境因素将共同决定其表型。18 号染色体短臂第 1 243 位的碱基 T 突变为 C，可能与部分特发性低血压的发生关系密切。③体内去甲肾上腺素的清除率及相应受体的敏感性在体位变化时发生异常。主要表现为清除减慢，受体与体内拮抗剂的结合率在体位变化时显著增加，与神经递质的结合率明显下降，使神经递质暂时性丧失作用，这种情况可能在体位变化后逐渐恢复，因此在正常情况下不能够发现这种暂时的变化。④特发性的低血容量。⑤高选择性的去甲肾上腺素能节后神经元病变。⑥心房利钠肽及动脉利钠因子在直立性低血压发病中的作用。

总之，对于特发性直立性低血压的诊断应该慎重，确诊是基于除外继发性直立性低血压为前提的。

（二）继发性直立性低血压

继发性直立性低血压又称为症状性直立性低血压，此种低血压存在明确的病因，占直立性低血压患者的 80%~90%，是临床上最常见的直立性低血压类型。继发性直立性低血压本身的临床表现与特发性直立性低血压相似，其危害性由于原发病的存在往往更值得重视。当原发病的症状不多或不太明显时，容易被盲目地归为特发性直立性低血压。由于继发性直立性低血压的治疗根据原发病的不同而不同，大部分继发性低血压的患者在找出原发病并进行积极的治疗后，低血压症状可以消失，因此在临床工作中能否及时、准确地明确直立性低血压的病因具有重要的意义。产生直立性低血压的疾病有以下几类：

1. 神经系统疾病 神经系统疾病是继发性直立性低血压最常见的原因之一。由于神经源性原因所造成的直立性低血压又分为两类，一类是由于原发性的自主神经系统功能障碍所造成的，另一类则是由于各种脑内病变所造成的继发性自主神经功能障碍所引发的直立性低血压（表 4-2）。相比较而言，后者所占的比例较大。

表 4-2　能够产生直立性低血压的神经疾病

原发性自主神经功能衰竭
多系统萎缩（Shy-Drager 综合征）
单纯性自主神经功能不全
亚急性家族性自主神经功能异常
继发性自主神经功能不全
脑及脑干
肿瘤
卒中
多发性硬化
脊髓
横贯性脊髓炎（transverse myelitis）
脊髓空洞症（syringomyelia）
肿瘤
脊髓痨（tabes dorsalis）
外周神经系统
急性炎症性脱髓鞘性多发性神经病（Guillain-Barré 综合征）
酒精性多发性神经病（polyneuropathy）
HIV 感染
淀粉样变性（amyloidosis）
卟啉症（porphyria）

　　如表 4-2 中所列,慢性自主神经功能不全主要包括两种疾病,即单纯自主神经功能不全
(pure autonomic failure)与 Shy-Drager 综合征。前者的研究起步较早,始于 1925 年,一度曾经
将这种疾病也称为特发性直立性低血压,但随着认识的深入,这种称呼很快被纠正。在原发
性自主神经功能不全中,单纯性自主神经功能不全最为常见。该病是一种发生于自主神经系
统并局限于自主神经系统的退行性疾病,多发于中老年人群,男性患者明显多于女性患者,最
早出现的症状为性功能障碍,但患者就诊最多的症状往往是直立性低血压。该病所造成的直
立性低血压具有以下几个特点:常常伴有平卧位的高血压,体位变化时血压下降的幅度极为
明显,收缩压的变化幅度常常大于 50mmHg,因此患者的临床症状常常较为明显,并容易发
生骨折、脑外伤等致命性的损伤。与 SDS 不同,该疾病病程相对较为静止,不具有渐进性,因
此很少发展到出现多系统病变的程度,而只局限于局部。该病的临床表现中,除直立性低血
压外,患者常诉有后背或后脑部疼痛,躺下后症状可以缓解,约有 5% 的患者存在心绞痛的症
状,但冠脉造影检查并不能发现存在冠状动脉的器质性病变,证明这种症状是同样是由于自
主神经功能的障碍造成的,其他直立性低血压常见的症状也较为常见。本病发生的病理生理
过程并不清楚,但最主要是与脊髓中外侧柱神经元病变有关。临床表现如下:由于血压下降
造成脑部的低灌注状态而出现的临床症状是最常见的临床表现,包括视觉模糊或丧失、黑矇、
眩晕、出汗、听力减退、面色苍白、呕吐及乏力等,严重的病例还会出现晕厥,多数病例还会伴
发胸痛、尿失禁、阳痿,由于出汗过多而造成皮肤干燥等情况。以上症状发生的频率为头晕
(88%)、全身无力(72%)、神智改变(47%)、视力变化(38%)及眩晕(37%)等,但患者往往对
视力变化及神智改变的发现率较低,在就诊时很少以此作为就诊的症状,在老年患者中这种
情况更多见,容易与增龄性改变相混,应该特别注意。尽管部分患者临床症状可能非常严重,
但不缩短寿命。对于 Shy-Drager 综合征的认识始于 1960 年,当时被作为一种与单纯性自主
神经功能不全相对的重症自主神经疾病而命名。其病变累及多个系统,临床病程进展相对较
快,疾病的预后不良,为了唤起人们对这种疾病的认识,在 20 世纪 60 年代末期美国自主神经
功能协会将其命名为多系统萎缩(multiple system atrophy,MSA),并将其进一步分为 3 个亚
型。第一型的患者症状与帕金森病的临床表现基本相似,第二型的患者主要表现为大脑及椎
体病变的症状,第三型为混合型,上述的两种症状兼而有之。其中,第三型的患者临床症状较
重,预后相对较差。该综合征一般出现于 50~70 岁的人群,有少部分患者在 30 多岁时即可
能出现症状,该类患者的预后相对较差。最主要的症状为患者采取直立体位时血压显著减低
而造成全脑供血不足的症状出现。其主要的病理改变是脊髓中间外侧柱、脑干、小脑、纹状体
等中枢神经系统多个部位可见神经元变性、丧失和胶质增生。临床病程为渐进性的过程,多
见于中年男性患者,首发症状为阳痿,尿频、尿急、尿失禁等膀胱症状出现较早,其后很长时
间才出现低血压的症状,通常在起病 5 年左右发生病理学不可逆性的改变,治疗只能改善疾
病的症状而不能阻止疾病的进程,一般在起病后的 5~15 年出现严重残疾或死亡。
　　表 4-2 中所列出的多种疾病都可以造成继发性自主神经功能不全。累及自主神经系统的
神经病变干扰了站立时交感神经的反射弧,并影响了机体正常的肾上腺素能反应,从而产生
体位变化时的血压波动出现。应该注意的是,帕金森病患者在疾病的中晚期常常出现直立性
低血压的情况,应该与 SDS 患者进行鉴别。因为由于帕金森病所造成的直立性低血压往往会
因为左旋多巴的治疗而加重,如果不能及时鉴别,会误认为 SDS 患者的病程加速进展,为治
疗制造障碍。两者主要通过询问病史进行鉴别诊断。
　　由于神经源性疾病所造成的直立性低血压病理生理改变与非神经源性改变具有明显的

区别。一般来讲，血中肾上腺素的水平是衡量交感神经活性的重要指标，在神经源性直立性低血压患者中，体内的交感神经系统并没有被激活，在血压下降的同时，血中肾上腺素水平没有变化或仅有轻度升高，充分证明存在自主神经系统功能不全。而这种功能不全造成体位变化时，骨骼肌及内脏血管缺乏由神经介导的血管收缩作用，同时血液由于重力作用在下肢血管的滞留，缺乏代偿机制，使得有效血容量减少，造成临床症状的出现。

2. 内分泌疾病或内分泌功能异常 多种内分泌疾病都可能造成直立性低血压的出现。最常见的是由糖尿病及肾上腺疾病所造成的直立性低血压。糖尿病造成低血压发生的主要原因是糖尿病的神经损伤累及自主神经系统。多种肾上腺疾病都可能造成直立性低血压的发生。Addison 病的患者由于钠的重吸收降低，造成继发性的血容量不足，从而发生低血压；肾上腺嗜铬细胞瘤的患者由于血中肾上腺素水平的波动，往往在平卧位高血压的同时伴有直立位的低血压情况。

3. 心血管疾病 心脏在维持机体的血压水平中扮演了重要的角色。如果心脏的输出量明显降低，外周血管阻力不能及时地相应增加，血压的调节过程不能完成，直立性低血压就可能发生。造成直立性低血压发生的心脏疾病多为器质性疾病，除低血压之外，还伴有其他的相应症状，为临床进一步诊断提供了有力的帮助。主要包括以下几种疾病：严重的主动脉瓣狭窄、二尖瓣狭窄、慢性缩窄性心包炎、特发性肥厚型心肌病、多发性大动脉炎等。上述疾病由于各种原因的梗阻，造成左心的心输出量明显降低，机体不能维持有效的循环血容量，从而诱发低血压。

主动脉狭窄：大多数主动脉严重狭窄的患者静息时心输出量仍然在正常范围，但在体位变化或运动时，心输出量难以像正常人一样进一步增高，在全身血管扩张的同时心输出量保持不变，导致动脉血压的下降，出现低血压症状。在疾病病程的后段，静息时心输出量也降低，将会加重低血压的临床症状。生存率曲线显示从晕厥症状出现到死亡约 3 年的时间，提示出现直立性低血压的该类患者往往提示预后不良。

肥厚型心肌病：主动脉瓣下肥厚、存在流出道梗阻都会造成心输出量的明显降低，不能维持正常体循环所需要，体位变化时这种循环血容量的不足会变得更为明显，出现低血压的表现。晕厥及"近似晕厥"是最为常见的临床症状。与主动脉瓣狭窄不同，见于成人肥厚型心肌病的晕厥未必是一种不祥的预兆，有许多患者反复多次发作病情却没有进一步恶化。然而，在儿童和青少年患者中，先兆晕厥和晕厥则表明患者发生猝死的危险性增高。

4. 慢性消耗性疾病和营养代谢障碍 淀粉样变性及结缔组织疾病的患者常常合并直立性低血压的症状，其主要机制是病变累及神经系统特别是自主神经系统所造成的。维生素 B_{12} 缺乏症、卟啉症、法布里病、丹吉尔病等代谢性疾病同样可以造成继发性的自主神经功能障碍，从而诱发直立性低血压。特别是急性间歇型血卟啉症的患者，常常以自主神经功能紊乱为主要及首发症状，直立性低血压的发生率较高，同时还伴有腹痛、腹泻、便秘等自主神经功能紊乱的症状。在疾病的间歇期，直立性低血压可以得到暂时缓解，但在饮酒、饥饿、感染、创伤等诱因存在时可以迅速发作，这是该病的特点之一。

5. 平卧位低血压综合征 平卧位低血压综合征是一种发生于孕妇的特殊的低血压症候群，是指妊娠晚期子宫显著增大，仰卧时沉重的子宫压向脊柱，压迫下腔静脉，使盆腔和下腔静脉血流回流受阻，回心血量骤减，导致心排出量迅速减少，致心脏、组织供养不足而产生的一系列表现。该综合征患者主要在平卧位时出现低血压症状，与平时所说的直立性低血压不同，但其发生机制与典型直立性低血压完全相同，因此，习惯上仍然将此综合征归于直立性低血压范畴中。该综合征临床发生率比较高，为 2%～30%，因部分患者耐受性较好、临床症状较轻而未能及时发现，因此实际上发病率可能高于此值。孕、产妇发生仰卧位低血压综合征，不仅对其本身不利，易发生体位性休克、难产，而且对胎儿也有危害。孕中期正是胎儿发育快速时期，胎儿因孕母血压低，胎盘供血减少，影响营养和氧的供给，不仅会影响胎儿体重增加，而且可产生宫内慢性缺氧，成为"高危儿"，生后易发生窒息、缺氧性脑病、小样儿、低血糖、低血钙、低血镁，还易发生坏死性肠炎、脑出血等。因此，平卧位低血压综合征对于母、儿都是一个不容忽视的问题。

6. 血容量不足　血容量减少是继发性直立性低血压的最常见原因之一。血容量减少可以发生在多个疾病的过程中。血容量减少包括绝对血容量减少和相对血容量减少。相对血容量减少是指血液潴留于局部的血管中，没有参加有效的血液循环，总的血容量可以是正常的，相比较来说，这种相对血容量的减少往往在临床会被忽视，不能得到及时纠正，从而加重低血压的症状。疾病引起的急性或亚急性严重的低血容量可产生直立性低血压，尽管该类患者的自主神经反射弧未受损害，其原因主要是心排血量减少。绝对血容量减少常继发于过量应用利尿剂（如袢利尿剂中的呋塞米、布美他尼和依他尼酸）；出血，严重呕吐及腹泻，大量出汗或未控制的糖尿病患者的渗透性利尿，除非补充足够的液体或电解质，否则这些情况都可导致血容量减少、脱水和直立性低血压。相对血容量减少多是由于应用扩血管药物治疗，如硝酸酯类和钙通道阻滞剂（维拉帕米、硝苯地平、地尔硫草、氨氯地平），或应用了 ACEI，使血液在局部的血管床中停留所造成。长期卧床引起的低血容量及血管舒缩张力降低，也是引起直立性低血压的常见原因。比起非糖尿病患者，直立性低血压在应用抗高血压药物的糖尿病患者身上更为常见，其也可发生在发热性疾病的患者身上，因为该类患者常存在着继发性血管扩张。

7. 药物　多种药物都可能造成直立性低血压的出现。一项回顾研究表明，在急诊科因晕厥而就诊的患者中，由于药物原因所造成的直立性低血压患者约占 1/3。可以造成直立性低血压发生的药物主要有以下几类：影响自主神经反射机制和降低站立位血压的药物，如过量的抗高血压药物（利尿剂、CCB、ACEI 或 ARB、β 受体阻滞剂、α 受体阻滞剂、甲基多巴、可乐定、利血平、神经节阻滞药）等。多种药物联合应用，但未能减少相应的单药剂量，也是引发低血压的常见原因。在抗高血压药物中，β 肾上腺素能受体阻滞剂很少引起直立性低血压，但由 α 肾上腺素能受体阻滞剂如哌唑嗪造成的直立性低血压发生率却很高，尤其是在治疗的初始阶段（首剂效应）。从某种意义上讲，降压药物过量可引发低血压现象，所以对于该类药物应该是从初始小剂量开始应用，然后酌情逐步增加剂量；提倡用小剂量的联合用药来代替大剂量的单药治疗，避免出现低血压。其他能可逆性地影响自主神经反射的药物和降低直立位血压的药物还包括许多用于治疗精神失常的药物，如用于治疗抑郁症的单胺氧化酶抑制剂[异卡波肼（isocarboxzid）、苯乙肼（phenelzine）、反苯环丙胺（tranylcypramine）]；三环类抗抑郁剂[去甲替林（nortriptyline）、阿米替林（amitriptyline）、地昔帕明（desipramine）、丙米嗪（imipramine）、普罗替林（protriptyline）]或四环类抗抑郁剂；吩噻嗪类抗精神病药物[氯丙嗪（promazine）、硫利达嗪（thiori-dazine）]等。其他可以引发直立性低血压的药物还有奎尼丁、左旋多巴、巴比妥酸盐等。抗肿瘤药物长春新碱因其神经毒性作用也可产生严重的长时间的直立性低血压。通过对于多个临床药物治疗试验的分析得出，药物造成的直立性低血压发生的频率与受试者的年龄呈正相关，即接受治疗的患者年龄越大，越容易发生直立性低血压的症状。在老年患者中，药物性低血压的发生率更高，主要的原因有两方面：一方面，老年人多存在血压调节机制功能不全，在服用降压药物时更容易出现这种情况；另一方面，老年人常常存在多种疾病伴发的情况，应用药物种类较多，存在着多种药物的协同作用。对于此类患者，应该详细询问患者既往史及药物使用史以明确诊断。

8. 其他因素　酒精会诱发直立性低血压，对于直立性低血压患者则可以加重其症状的出现，提高晕厥的发生率。Krzysztof 于 2000 年完成的一项随机双盲的对照研究显示：健康受试者服用小剂量的酒精（0.5g/kg）后可能出现直立性低血压的症状，而安慰剂对照组的受试者则无症状出现。当饮用中等量的酒精时（1.0g/kg），其直立性低血压的发生率明显增加，即发生率与饮酒量之间呈现正向相关的变化关系。如果患者存在基础疾病如糖尿病、脑血管疾病等将会加重症状，诱发晕厥的出现。其作用的机制可能是降低了血管对于缩血管反应信号的反应性。

第三节　直立性低血压发病机制

健康人体位变化时血压调节及静脉血容量情况：一般情况下，人体中只有 25%～30% 的血液留在胸腔中，其余的血液都分布在各个脏器之中。当体位发生变化时，即刻出现血容量分布的变化，胸腔中的血液由于重力作用向下肢及腹腔分布，有 300～800ml 的血液分布于下肢，循环中的血容量下降，同时伴有血压下降，但这种血压降低是一过性的，持续几个心动周期后就可以缓解。在 3 分钟时，有效循环血容量可以减少 5%～10%，在体位变化后的 10 分钟，这种血容量的减少达到顶峰，有效循环血容量减少 10%～20%；另外，在体位变化时微循环中毛细血管的通透性明显增加，使血管内的液体进入组织间隙，这种交换过程在体位变化后的 30 分钟才能够达到平衡，这个过程虽然缓慢，但可以使血管内的有效血容量下降 10%，但该过程在即刻的血压变化中作用不大。由于回心血容量减少，右房舒张末期的充盈减少，最终造成左心的每搏输出量下降，心脏通过增加心率来维持正常的心输出量，此时位于主动脉弓与颈动脉窦的压力感受器被迅速激活，而处于心脏及肺的容量感受器同时被激活，通过神经反射调节自主神经系统的兴奋性，增加交感缩血管冲动的发出，增加血中肾上腺素及去甲肾上腺素等缩血管递质的浓度，通过下肢及腹腔肌肉的收缩和静脉瓣的共同作用，推动潴留在静脉的血液回到右房，及时增加有效循环血容量，在维持正常心输出量的同时维持了机体的血压水平，这个过程在体内完成大概需要不到 1 分钟的时间。因此，正常情况下在体位发生变化时主要的反应有心率轻度增快（10～15 次 /min），舒张压水平轻度升高（10mmHg），收缩压水平维持不变，脉压减小；而后很快通过进一步的调节作用，身体逐渐对这种重力变化适应，上述的变化情况逐渐消失。Wieling 与 Lieshout 对上述的过程进行进一步的研究，将体位变化时的身体调节适应过程进一步分为 3 个阶段，第一阶段称为"早期的稳定状态"，在体位变化后的 30 秒至 1 分钟内达到，主要是指上面所提到的通过压力反射等途径维持心输出量及血压的过程；第二阶段称为"继发性改变期"，发生于体位变化后的 2～3 分钟；第三阶段称为"持续直立状态"，发生于体位变化后的 5 分钟以上，通过这三个阶段的调节作用，身体最终达到对直立状态的适应性。极少部分患者低血压的症状出现于体位变化后的 10～15 分钟，造成此种情况的原因就是第三阶段的调节出现异常。这种情况称为"延迟性直立性低血压"，与慢性疲劳综合征（chronic fatigue syndrom，CFS）关系密切。

控制血压的主要因素有自主神经系统的功能、心脏的阻力与容量、血管内的有效血容量及体液激素的作用等。主要起作用的体液因素有肾素 - 血管紧张素 - 醛固酮系统的活性、血中醛固酮的浓度、局部的内皮素浓度等。正常人通过压力反射刺激交感神经的冲动和抑制迷走神经的兴奋，最终增加心率和血管阻力，维持站立时的血压。从循环血容量到神经冲动和血管系统的任何一个因素存在血压调节的缺陷时，直立性低血压就可能发生。主要发生机制有以下几个方面。

一、有效循环血容量减少

有效血容量减低是造成直立性低血压最常见的机制。当机体因为药物或疾病的原因存在血容量减低的情况时，尽管机体的自主神经反射是正常的，心输出量仍然降低，造成组织灌注不足，血压水平下降；同时，有效血容量的降低容易造成血管平滑肌细胞反应性降低，在体位由平卧位变化成直立位时，血管的阻力不能产生相应的增高变化，从而造成体位变化时的血压降低。但在多数情况下，体内并不存在绝对血容量不足的情况，而是由于体位变化的原因，血液在下肢的血管床中潴留，形成了参加循环的有效血容量不足的情况。在体位变化的不同阶段过程中，有效循环血容量的维持依赖不同的代偿机制。在体位变化的最早期主要是通过增加心肌收缩力和加快心率的机制来维持有效循环血容量，这种代偿发生于体位变化的即刻，持续时间较短，如果回心血量不能及时增加，这种代偿机制将会很快走向失代偿，重新出现心输出量下降。第二阶段主要依赖神经调节的作用，促进血液从下肢血管回流至心脏，该阶段在有效血容量的调节中占据主要地位。随着站立时间的延长，血管升压素分泌及肾素 - 血管紧张素 - 醛固酮系统激活引起钠和水的潴留，可使循环血容量增加，该代偿机制出现时间较晚，作用强度较弱。由此可见，血液在下肢血管中的潴留现象，在直立性低血压的发生中具有重要作用。

影响下肢血液潴留的因素理论上有 3 个，即静脉的收缩、小动脉的收缩及肌肉泵作用的激活。正常情况下，交感神经纤维所发出的冲动对这 3 个因素都有调节作用。Jordan 的研究表明，在体位变化的过程中，分布于小动脉与小静脉的神经末梢虽然发放冲动的次数增多，但并没有发现相应的小动脉或小静脉发生收缩，以促进血液静脉回流；进一步的研究表明，在体位变化时，维持血压的调节作用主要是通过下肢的肌肉泵作用实现的，并非先前所认为的是通过交感神经所引起的下肢静脉收缩来增加回心血量。这种肌肉泵作用因为交感神经冲动的发放增加可以相应地增强，即神经调节机制作用的靶器官是下肢的肌肉，通过增加肌肉交感神经活性（muscle sympathetic nerve activity, MSNA）来促进肌肉泵作用增强，促进血液在肌肉的挤压作用下返回心脏。因此，MSNA 被视为一个重要的状态调节指标。MSNA 高的患者对于体位变化的调节能力较强；反之，由于多系统萎缩所造成的 MSNA 降低的患者，对于体位变化的反应性很差，加重低血压的程度。

二、自主神经系统病变或功能障碍

机体主要通过改变循环系统的外周阻力来调节血压。自主神经系统在血压的控制调节中扮演了重要的角色。在静息状态下，分布于小血管的缩血管神经纤维发放低频率的神经冲动来维持血管平滑肌细胞紧张，形成血管平滑肌的基础张力（basal tone）。在体位发生变化时，中枢神经系统通过调控交感肾上腺素能神经的冲动频率来增加血管的紧张度，以增加血管的阻力，维持血压。另外，自主神经系统参加了血管调节作用的 3 个心血管反射弧的构成，是机体完成压力反射调节的解剖学基础。动脉压力感受性反射、动脉化学感受性反射、心脏机械感受性反射等都是通过自主神经纤维完成冲动的传入与传出。

自主神经系统原发性疾病或继发于其他疾病的自主神经损伤都可能造成神经纤维的病变,从而降低自主神经系统对于信息的传递,破坏反射弧的完整性。传入纤维的病变使压力或容量改变的刺激信号不能正确地传入心血管中枢,从而使机体不能作出相应的调节作用;而传出纤维的损伤则造成中枢神经系统作出的反应信息不能及时传到效应器官,引起相应的靶器官改变,使机体压力降低,容量减少的状态不能够及时得到纠正,原有的短期代偿机制不能维持机体的正常活动需要,从而发生低血压状态。脑干延髓部位的病变将会影响机体的心血管中枢的功能,也会产生低血压。

三、缓激肽增高

体内的激肽释放酶 - 激肽系统是一个重要的体液调节系统,参与了机体许多方面的功能活动。缓激肽(bradykinin)是其中的一个成员,是由其前身物质血管舒张素(kallidin)在氨基肽酶的作用下失去赖氨酸而形成的。缓激肽和血管舒张素都是强烈的舒血管物质,在腺体中生成的缓激肽可以使局部血管舒张,血流量增加,因此在腺体分泌活动期间伴有缓激肽的生成。缓激肽也参与局部血管的调节作用,如皮肤血管舒张的散热反应等。动物静脉注射缓激肽可以引起血压降低、心率加快及心排出量增加,其中心脏的反应是由血压降低导致的反射性活动。关于缓激肽在直立性低血压发病中的重要作用,已经引起了人们充分的重视。人们关于这个问题的认识起自对高缓激肽综合征的研究。高缓激肽综合征是以低血压作为临床表现的一组由于血中缓激肽水平异常增高所造成的症候群,也是体位变化造成的心血管疾病的一种。在 20 世纪 70 年代,人们提出了高缓激肽血症的概念,认为血中缓激肽浓度的增高,使血中血管舒张物质的浓度明显增加,减低了血管平滑肌的基础张力,使血管对于收缩冲动的反应性降低,在体位变化的过程中不能正常地完成血管收缩的反应,影响了压力调节的最终效果,从而认为缓激肽在直立性低血压的发病中扮演了重要的角色,为直立性低血压发病机制的研究开辟了一个新的研究方向。但近 30 年的研究使这个假说陷入了僵局,因为不同患者血中缓激肽水平具有很大的变异性。临床症状非常明显的患者血中缓激肽水平处于正常甚至降低,而非直立性低血压或非低血压患者血中缓激肽水平却可能异常。高缓激肽血症可能是部分直立性低血压患者发病的机制,但并不是一种主要的发病途径。

影响直立性低血压发生的因素有很多,除前面所提到的基础疾病因素之外,还有许多危险因素,这些因素的存在可以促进直立性低血压的发生,增加直立性低血压的可重复性。这些危险因素主要包括:

1. 平卧位时间长短　平卧位时间越长,发生直立性低血压的可能性越大。对于长期卧床的老年患者,直立性低血压的重复性非常强。

2. 体位变化发生的时间　多数患者在清晨第一次起床时发生低血压的频率最高,部分患者的症状仅出现在清晨,为诊断造成很大的困扰。老年人常在进餐后由于体内血液再分布至腹腔易造成脑缺血而发生低血压的症状。

3. 环境温度的情况　热水浴后、局部环境温度较高或炎热的夏天时,由于散热因素所造成的血管扩张及出汗等,造成有效血容量减少,可以诱发低血压的发作。

4. 食物与酒精　多见于老年人。

5. 物理运动　收缩腹部、腿部交叉等姿势都可以造成血液在局部的潴留,减少有效血容量,诱发直立性低血压。

6. 胸膜腔内压的变化情况　排尿、咳嗽等动作造成胸膜腔内的压力改变,回心血容量减少。

第四节　直立性低血压临床特点

一、概述

当自主神经反射弧的传入、中枢或传出部分受到疾病或药物影响时，心肌收缩力及血管反应性均会有所降低，或患者存在着血容量不足及对激素的反应缺失或减退时，体内的自身调节平衡机制可能不足以使降低的血压恢复正常，体循环的血液将会进行重新分配，出现组织灌注减少的表现，最明显的是脑血流减少引起的症状。直立性低血压的临床症状正是这种结果的真实体现。

二、临床表现

直立性低血压的临床表现并无特异性，主要有软弱无力、头晕、头昏、精神错乱或视物模糊，部分患者叙述视野内"金星飞溅"，随后可以发生一过性黑矇等，还可能存在轻度的听力减退或耳鸣症状，这些症状都与脑血流的轻度或中度减少有关。脑灌注较严重受限时，可能发生晕厥或全身癫痫样发作。运动或饮食过量可使症状加重，其他的伴随症状常和其原发病因有关。

直立性低血压根据临床症状，可以分为无症状性与有症状性两种。无症状性直立性低血压患者多是在体检时偶测血压被发现。绝对无症状的患者较为少见，追问病史可以发现患者多有轻微的疲乏或头晕病史，但不影响生活质量而被忽视。有症状的患者常常是因为症状而就诊，最常见的症状是头晕、眼花、晕厥等。据统计，在因症状而就诊的患者中，头晕的发生率为 92%，跌倒的发生率为 67.5%，晕厥的发生率为 30%。根据血压变化的情况与临床症状的关系，Kochar 将直立性低血压分为 4 类（表4-3）。

表4-3　直立性低血压的分类

分类	临床表现
1级	无症状性直立性低血压（体位变化时收缩压或舒张压的下降达到诊断标准）
2级	眩晕伴有直立性低血压，但无晕厥发生的历史
3级	有明确的晕厥历史，同时伴有直立性低血压的发生
4级	由于直立性低血压造成的晕厥频繁发生，严重影响患者的生活质量

上述 4 类患者的临床表现逐渐加重，其预后情况也逐渐下降。

直立性低血压患者的临床症状常在患者再次平躺后的 1 分钟内完全缓解，这种情况的出现同样可以肯定直立性低血压的存在。临床常常采用患者站立的时间作为直立性低血压严重程度的评价标准，这个标准同样可以指导治疗。

三、直立性低血压的诊断依据

1. 明确患者的临床症状是否由血压下降所造成的，即确定患者确实存在直立性低血压的状态。

2. 明确直立性低血压状态发生、持续的时间，以确定这种低血压的状态是一种生理调节的过程还是一个病理过程。

3. 寻找造成直立性低血压发生的原因，即明确直立性低血压是特发性的还是继发性的，为后面的治疗提供指导信息。

详细询问病史对于直立性低血压的诊断具有重要意义。详尽的病史可以为病因的诊断提供有用的信息。病史的询问应该围绕以下几个方面进行：体位变化时的症状，应该帮助患者尽可能地回忆所有的症状，必要时应该向患者的亲属获取更详细的资料；发生症状前是否存在诱因；症状最常出现的时间，与进餐及药物的关系等情况，症状发生时周围环境的情况，患者既往的疾病及用药史等。存在认知能力不足或者智力减退的患者往往不提供乏力、头晕或晕厥等病史，必须根据目击证人的叙述来证实疾病发生时的情况。下面列出了对于直立性低血压就诊患者评估的方法：①对于直立性低血压患者的评估步骤；②回顾药物使用史；③回顾合并疾病史；④确定低血压的发生与进食、活动及体位变化的关系；⑤记录体位变化后 2～3 分钟的血压、脉搏变化；⑥进行全面的神经系统检查。

在详细询问病史、全面的体格检查之后，对于怀疑的患者要进行进一步的临床试验检查，最常用且意义最重要的临床试验是直立试验。该试验通常在清晨进行，这样能够明显提高其阳性率。对于病史中明确提示进餐后症状明显的患者，可以将试验安排在午餐后进行。具体试验方法如下：

清晨嘱患者平卧位休息 5～10 分钟，测量患者平卧位血压情况，然后让患者站起，在体位变化后每 2 分钟测量一次血压变化的情况，对于活动能力受限而不能进行上述体位变化者，应借助倾斜台（tilt table）采取头位变化的方法进行诊断。如果患者在体位变化后收缩压变化≥20mmHg 和 / 或舒张压变化≥10mmHg，则视该试验结果为阳性。应当注意的是，采用头位桌时头部变化的角度应该大于60°。

血管的基础状态对试验结果具有重要影响，因为昼夜血管基础状态存在着差异，如果在下午进行血压变化的检测，往往不能发现真实的情况，造成漏诊。另一种情况是在体位变化后的 1 分钟之内，患者收缩压或舒张压即会出现具有诊断意义的改变，但即刻血压又出现回升，迅速恢复到正常水平，这种情况可以出现于 90% 以上的就诊患者，是体位变化后体内血压调节的生理过程的真实反应，并不能被诊断为阳性结果，这种情况在老年人中尤其多见，因此在试验的观察中绝不能将血压下降作为唯一的观察标准，盲目地作出判断，造成误诊，增加患者的心理负担。

一般认为，采用血压下降作为诊断标准比根据患者的症状进行诊断的敏感性高很多，使诊断更为可靠。但应该注意，收缩压或舒张压下降的幅度是一个通过统计学而确定的指标，如果在诊断过程中，患者的血压变化并没有达到直立性低血压的诊断标准，但患者具有明显的灌注不足的症状，仍然应该予以重视，应进行进一步的筛检或长期的随访，以免漏诊早期的患者。

应当注意，直立性低血压不是总能够重复的。在连续每天早晨的追踪测试中发现，即便是在发生体位性晕厥或是已经明确诊断的患者中，也只有 2/3 患者的这种直立性低血压的症状是可以重复的。对于存在自主神经功能异常的患者，这种可重复性较好。对于非神经源性低血压患者的症状，重复性则明显较低。部分学者认为，同一日的平卧位收缩压变化与直立性低血压的发生关系密切。当平卧位收缩压最高的情况下，发生直立性低血压的危险性最大。在老年患者中，这种关系更为密切。

在明确了直立性低血压的诊断后，病因的寻找则更多地依赖于病史与实验室检查结果的综合分析。冷刺激试验、交感神经功能实验、血中儿茶酚胺及其代谢产物浓度的测定可以帮助我们了解自主神经功能的状态;血中电解质及肾功能的检测及与病史的结合可以了解是否存在血容量不足的状态;通过对于患者用药情况的分析可以明确是否存在药物所引起的低血压状态;对于既往史的回顾可以发现是否存在慢性疾病所造成的继发性直立性低血压等。寻找病因的过程往往非常复杂,对于合并多种慢性疾病的老年患者来说,直立性低血压的出现往往是多种因素共同作用的结果,在这种情况下应该尽量找出所有的致病原因,能够治疗或改进者应及时改进,如调整用药等,不能够根治者则以改善症状为主,只有这样才能使低血压的治疗收到满意的效果。常用的临床检查见表4-4。

表4-4 直立性低血压的病因及常用检查项目

病因	检查名称
贫血	血常规检查
检查心脏的异常情况	心电图及其他心脏检查
除外神经系统疾病,如多系统萎缩等	头部CT、磁共振扫描
神经系统的局部病变	自主神经系统测试
较低水平提示神经节后水平的病变	血浆去甲肾上腺素浓度(平卧位和站立位)
糖尿病	糖耐量试验
梅毒	康华(Kahn)实验
卟啉症	尿卟啉
脱水	血电解质
肾功能衰竭	血肌酐、尿素氮、肾小球滤过率,微量白蛋白尿
淀粉样改变	直肠活检

四、平卧位低血压综合征

(一)发生机制

关于平卧位综合征发生的机制,目前比较一致的观点是:在怀孕的中晚期,子宫体积增大明显,子宫(胎儿、羊水、胎盘)在仰卧位容易压迫孕妇下腔静脉,使血液在下肢及腹腔血管中滞留,因而阻碍血流回心,有效循环血容量降低,从而使血压下降。血管造影也证实该推论,足月孕妇仰卧位时有90%发生回心血流下降。

(二)临床表现

该病一般发生在妊娠中后期,即32~36孕周时,临产前或分娩时很少发生。多数人症状发生在仰卧后1~10分钟,6~7分钟开始出现最多。主要表现为头晕、恶心、胸闷、出冷汗、打哈欠、检查血压降低、脉搏加快、面色苍白等。胎儿因孕母血压低而缺氧,所以早期表现为胎动增加(正常为3~5次/h)、胎心率加快(正常为120~160次/min),后期胎动减慢(<3次/h)、胎心率降低(<100次/min)。

(三)预防

为预防孕妇发生仰卧低血压综合征,应从妊娠28周(孕7个月)开始,对孕妇可进行此项监测,一是孕妇本人要留心在仰卧一定时间以后有无上述异常临床表现,二是让孕妇仰卧10分钟后测定血压,观察血压是否降低,这样就可以及时发现。

（四）防治

防治的办法很简单，就是改变卧姿，多采取左侧卧位，改变仰卧的习惯，起码不要长时间仰卧。孕妇增大的子宫大部分是呈右旋，而下腔静脉在脊柱前右侧，左侧卧位可减轻对下腔静脉的压迫，从而达到防治的目的。但也要注意观察，有少数子宫偏左，如果取左侧卧位，则反倒压迫下腔静脉而发生低血压综合征，这种情况应采取右侧卧位。总之，要变换卧位，可能纠正低血压症状，但要具体分析，不能千篇一律。除了在剖宫产时发生严重仰卧低血压综合征需处理外，一般在孕期不需要用升压药治疗。

五、糖尿病与直立性低血压

由于糖尿病所造成的直立性低血压发生的原因可能是多方面的，其中最主要的是糖尿病所造成的自主神经系统功能受到损伤。随着糖尿病的进程发展，神经系统不可避免地受到损伤，外周神经系统尤其严重。病变多发生于大的、有髓鞘的神经纤维，但同样也可以累及较小的、无髓鞘的神经纤维，主要的破坏形式是使神经纤维发生脱髓鞘反应，造成相应神经元的功能丧失。这种病变如果累及自主神经系统，将会产生自主神经系统功能不全的表现，直立性低血压是最常见的表现。关于产生自主神经系统功能损伤的机制还有很多假说，如由于糖尿病累及微血管而造成微血管闭塞，产生交感神经元神经元的缺血性改变也可能是产生直立性低血压的一个重要原因，另外还有多元羟化物的直接损伤神经元学说等。另一种较为引人注目的直立性低血压病因学说是缓激肽学说，持此种学说的学者认为，糖尿病患者发生直立性低血压并非单纯的神经元损伤的结果，主要是由于糖尿病患者血中的缓激肽水平明显增高，出现高缓激肽综合征的结果。但由于缓激肽在直立性低血压发病中的作用并没有被完全肯定，所以这种缓激肽直接致病学说仍然需要进一步的证据来支持，但可以肯定的是部分发生直立性低血压的糖尿病患者神经受损情况并不严重，并没有自主神经系统受到损伤的证据，这为"非神经损伤学说"提供了间接的支持。但毫无疑问，自主神经损伤是造成直立性低血压最主要的原因。

自主神经系统的损伤在糖尿病患者中具有很高的发病率。约有 40% 的患者存在自主神经系统的功能不全，但大部分患者都是无症状的，只有相当小的一部分存在临床症状。这种临床症状除了直立性低血压之外，还包括多汗、尿失禁、心脏反射增强等情况。其中，直立性低血压往往见于自主神经受损比较严重的患者，即是自主神经损伤晚期的表现。由于糖尿病所造成的直立性低血压患者常常对于肾上腺素及去甲肾上腺素的反应性很差，在急症的治疗应该注意。另外，注意长时间的胰岛素治疗本身就可以造成多系统萎缩、特发性直立性低血压等症状的出现，此时应该同由于糖尿病所造成的直立性低血压进行鉴别。在此基础上，糖尿病所导致的直立性低血压往往会因胰岛素的治疗而恶化，促进临床症状的出现及加重，尤其是促进晕厥症状的出现，此时应及时对血糖水平进行检测，明确晕厥发生的原因，以便与胰岛素过量所造成的低血糖反应相鉴别，避免作出影响治疗的错误判断，这在患者刚开始胰岛素治疗或调整胰岛素治疗的剂量时尤为重要。因此，明确胰岛素与低血压发生的关系、鉴别胰岛素治疗患者晕厥产生的原因具有重要的意义。

该类患者诊断的要点是：较长的糖尿病病史，存在糖尿病神经损害的其他证据，体位变化时的临床症状及血压检测的支持，能够排除其他可以造成血压下降的因素。

六、慢性消耗性疾病与代谢性疾病相关的低血压

（一）淀粉样变与直立性低血压

淀粉样变（amyloidosis）是一种由多种原因引起的一组临床症群，其特点为淀粉样蛋白质物质在组织中的沉积，这种沉积可以发生在全身或局部，可以由于遗传因素造成，也可以由于潜在疾病的影响造成，换句话说为继发性的。研究表明，淀粉样变最容易累及的器官分别是心脏、肾脏和神经系统。美国完成的追踪研究显示，约有 20% 的患者发生神经系统的改变，当病变累及外周神经系统时，往往首先造成自主神经系统的改变。直立性低血压是最为特异性的表现之一，人们习惯将直立性低血压的出现作为自主神经系统受累的标志。另外，淀粉样蛋白在血管壁中沉积，血管因此变得脆性增大且僵硬度增加，不但血管易于发生损伤，而且对于体内调节反应性减弱，包括对于压力调节的反应性同样降低，造成直立性低血压的出现。该类患者的直立性低血压有如下的特点：第一，直立性低血压的症状可重复性强，即几乎每次体位变化都可以诱发低血压的出现；第二，该类患者发生低血压时往往伴有心率增快的情况，出现心率增快的原因可能是心脏的神经反射亢进，也可能是病变累及心脏而致心功能不全。对于疾病的治疗往往不能改善患者低血压的症状，因此临床将出现这种低血压的症状作为愈后较差的标志。对于此种患者，主要通过血压调节的药物来改善低血压的症状，通过改善患者的行为习惯来避免跌倒、头部外伤等严重并发症的出现。随着治疗学研究的进展，目前有学者试图采用骨髓干细胞移植的方法来治疗发生淀粉样变性的器官，通过骨髓干细胞在受损器官局部的分化诱导来修复该器官的功能，此种治疗方法则可以有效地改善直立性低血压的症状，并从根本上减少其发作，虽然在体外干细胞向神经元细胞的分化已经诱导成功，但这种移植治疗的方法目前仍在试验阶段，仅适用于病变较为局限的患者，仍需要时日来证实。

（二）结缔组织病与直立性低血压

结缔组织病往往累及全身各个组织器官，尤其是在疾病的中末期。中枢神经系统病变的发生率为 25%，外周神经系统病变的发生率为 10%～43%，病变部位分布比较广泛，可以发生在神经根、轴索、髓鞘等各个部位，出现横断性脊髓炎等病理改变，造成继发性自主神经功能障碍，影响机体血压调节机制，从而诱发直立性低血压的出现。自身免疫性疾病同样可以通过此种方式诱发直立性低血压。对于该类患者，直立性低血压的发生一般发生于疾病的中晚期，首发病史相对较为明确，且低血压往往与其他神经症状同时出现，因此诊断较为明确。但该类患者原发病的临床症状相对较重，常常掩盖低血压的临床表现，使患者不能及时就诊。

七、小儿直立性低血压的特点

在青少年及儿童中经常会发生体位变化时的一过性的头晕、全身乏力等情况，但持续的时间往往比较短，常常在 1 分钟之后就可以恢复，这种情况是一种生理状态的表现，可能与生长、发育过程中的神经调节的功能不足有关。但如果这种状态持续 3 分钟以上，则常常提示一种病理状态，应该进一步检查及进行相应治疗。

在儿童及青少年造成直立性低血压的原因中，多数是由于交感神经调节功能不全或血容量不足造成的。患儿与正常儿童的对照研究表明，患儿血管阻力明显减低。另外，发育过程中的贫血也是造成直立性低血压出现的重要原因。应该注意的是，一些肾脏疾病的早期表现往往是直立性低血压的症状，但同时伴有直立性蛋白尿，此类患者往往被忽视，直到出现持续性蛋白尿或更晚才被发现。因此，对于少儿出现的直立性低血压应该予以足够的重视，进行

全面检查以避免漏诊。对于确诊患者也应该建立随访档案,进行必要的追踪复查。

　　儿童出现头晕、视物不清等症状常常较为轻微,因此患者的自知性较差,往往出现晕厥才就诊。在询问病史时应该尽量详细,避免对病史的遗漏。特别是伴有灌注不全的其他症状的儿童,更应该注意。在对儿童进行血压监测时注意采用专用血压仪器,以免因为袖带的宽度影响血压测定的准确度。当碰到晕厥或休克的儿童时,应该按照逐步筛查的手段来明确诊断,首先要排除由于创伤因素造成的,其次要检测血糖水平,排除低血糖的作用,最后在明确病史等条件下作出低血压的诊断,而不应该首先考虑低血压的诊断。

　　慢性疲劳综合征是儿童常见的疾病。该病主要临床表现之一也是体位变化时出现血压下降,除此之外,还有多种直立性低血压所不能解释的伴随临床表现,如入睡困难、易惊醒、昼夜倒错、低热、注意力不集中、记忆力减退、易兴奋等,常常造成患儿不能正常地在校学习。因此,少儿直立性低血压的诊断应该慎重,不要一叶障目,避免治疗的偏差。

第五节　直立性低血压鉴别诊断

　　直立性低血压患者的就诊症状常常是非特异性的眩晕、乏力、晕厥等,临床上多种心、脑血管疾病都可能造成此种症状的出现,因此需要进行鉴别诊断。前面提到,目前大部分学者将一类与体位变化有关的疾病归类为由于体位变化所引起的循环系统疾病进行讨论,其中有不少疾病在临床表现上与直立性低血压具有高度相似性,鉴别起来更为困难,下面一一进行叙述。

一、特发性直立体位耐受不良

　　特发性直立体位耐受不良(idiopathic orthostatic intolerance,IOI)与直立性低血压同属于"体位变化所造成的心血管疾病",也是该类疾病中最常见的类型之一,学者们认为这种疾病是一种临床的综合征。这种综合征的患病率较高,单在美国目前每年就有 50 万人受此疾病的折磨。一直以来,对于其定义、分类、归属均存在着较大争议,历史上这种疾病的名称变化也较多,在 20 世纪末才对其命名及定义有了较一致的规定。其定义是指在体位发生变化时出现脑部血流灌注不足的各项症状,但不伴有血压下降。该疾病的临床表现与直立性低血压具有很大的相似性,都有头晕、乏力、视物不清,甚至晕厥等脑部血流灌注不足的表现,但该类患者并没有血压下降的情况,部分患者舒张压及平均动脉压还会有轻度上升,使发作时脉压减小,因此通过对于患者体位变化时的血压变化情况进行追踪测量就很容易进行鉴别诊断。另外,应当指出的是,该类患者的症状非常广泛,除上面所列出的之外,还包括头痛、发抖、癔症发作、多汗等症状,少部分患者在没有发生体位变化时也可能有上述症状出现,体位变化时症状会明显加重。该综合征多发于 35 岁以下的女性患者,男女发病比率为 1∶4。多数患者在症状出现的同时伴有心率的明显增快,提示患者的血压调节机制虽然存在失衡,但通过代偿机制仍能够维持正常血压水平。

　　IOI 是除了高血压之外最常见的血管调节异常的疾病,也是目前美国最常见的自主神经功能异常所造成的疾病,其发病常具有家族聚集性的特点,引起了各方的关注研究,但在我国对于这种疾病的研究仍然处于起步状态。该病的病因并不清楚,早先认为这种情况的发生与患者基础身体状况较差有关,曾经鼓励患者通过多运动、多锻炼来避免症状出现,但临床并没有明显改善。近期的流行病学研究表明,该病起病前患者常有病毒感染的历史,故而怀疑该病与自身免疫功能有关,但尚缺乏有力证据支持,未形成定论。目前多数学者的观点认为,该病的发生与自主神经系统功能不全及大脑中动脉阻力增加关系密切。

根据患者症状出现时体内自主神经功能及神经递质的水平可以进一步将 IOI 分为数类,每一类的病理生理变化情况并不相同,因此有点学者认为 IOI 只不过是一个临床症候群,随着研究的深入,必将推翻该诊断,逐步明确新的疾病。也有部分学者认为,这种体位变化耐受不良的状态是直立性低血压的一种前驱状态,如果不积极干预治疗,最终将发展为直立性低血压。但一项小规模的临床随访观察发现,多数患者的症状都可以通过治疗在短期内改善,只有一部分患者出现低血压情况。不同种类的 IOI 对于治疗的反应性不同,发生低血压的比例也不相同,进一步提示 IOI 为一种复杂的症候群,对其治疗及预后的研究应该是分层进行的。某一类的 IOI 与直立性低血压可能存在密切的联系,作为一个整体来讲,这种联系并不确定。采用增加血容量及口服 α_1 肾上腺素受体阻滞剂可以部分改善上述综合征的临床症状,具有一定的治疗作用。对于自主神经不全症状较少而脑缺血症状明显的患者,能够改善脑部血液循环的药物效果可能更好。

二、体位性心动过速综合征

体位性心动过速综合征(postural tachycardia syndrome,POTS)最早的报道见于 1940 年,早期研究并没有严格的定义,与直立性低血压的概念存在较大重叠,甚至将其归为直立性低血压的一个特殊类型。随着对疾病认识的深入,逐渐形成了一个明确的疾病概念,体位性心动过速综合征是一种与体位有明确关系的窦性心动过速,特征性临床表现为当患者体位由平卧位转为直立位时,于 10 分钟内心率增加≥30 次/min,或心率最大值≥120 次/min,血压无明显下降,并有伴头晕、头痛、胸闷、胸痛、面色发白、长出气、疲劳、不耐受运动、先兆晕厥及晕厥等症状,需要排除器质性心脏病、直立性低血压和血管迷走性晕厥等。这种患者血浆儿茶酚胺浓度往往增高,提示这种疾病可能与血浆中高肾上腺素水平有关。

(一)病因与发病机制

多种原因均可以造成 POTS 的出现,在某些情况下,致病的原因与疾病的表现常常同时出现,使得寻找病因的过程十分复杂。但寻找 POTS 的病因对于病因治疗具有重要意义,因此,在明确疾病的诊断过程中,应该及时确定原发疾病。常见的引起 POTS 发生的主要原因有以下几个方面:

1. 肾上腺病变 如 Addison 病等。

2. 贫血 尤其是因为叶酸缺乏所导致的贫血与 POTS 关系更密切。

3. 自主神经功能不全 如急性炎症性脱髓鞘性多发性神经病(Guillain-Barré 综合征)等。

4. 遗传基因因素 多个基因多态性与 POTS 的发生关系密切,目前研究较集中的是血管紧张素Ⅱ1 型受体编码基因多态性在 POTS 发病中的作用等。

5. 心脏萎缩 对于宇航员健康状况的随访调查研究表明,由于失重作用所造成的心脏萎缩与 POTS 的发生关系密切,在受检宇航员中,POTS 的发病率明显高于同年龄组的普通人群。

6. 心脏电生理特性异常 多种心脏传导系统功能异常与 POTS 关系密切,尤其是窦房结病变在 POTS 的发生中具有重要作用。

7. 其他 可以造成 POTS 的疾病还有糖尿病、自身免疫功能异常、肝脏疾病、甲状腺疾病、化学物质损伤、微生物感染等。

POTS 发生的主要病理生理改变是血液在下肢血管的异常滞留,从而造成有效循环血容量的降低。引起这种情况出现的原因有以下几个：α_1肾上腺素能神经去神经支配的敏感性增加或α_1受体敏感性降低，也不管是去神经的神经支配增强还是相应受体敏感性降低，都可以减弱交感神经所介导的生理性血管收缩作用，使交感神经所传出的血管收缩冲动不能正常地传到效应器官，造成下肢血管中血液异常潴留。β_1受体超敏状态，患者对于儿茶酚胺的反应性异常增高，血中去甲肾上腺素的浓度可能正常或轻度升高，但其作用却明显增强，使小动脉血管收缩异常，毛细血管滤过增加。部分患者的压力反射弧传入及传出功能完全正常，但因存在脑干功能的异常，使整个压力反射的过程不能完成，该类患者交感神经功能不全的症状常较明显、复杂。其他常见的主要原因还有中枢自主神经调节功能异常、中枢神经病变、高多巴胺血症、脑部血流量降低、直立性低血压等。

（二）流行病学

POTS的发病率大概为0.2%，在已经发表的4项报道中其结果大致相同。大多数患者在15～25岁时发病。75%以上的患者是女性。

POTS被认为是直立耐受不良的最早期表现，这种疾病的发病人群非常广泛，12～60岁的患者均有报道，女性患者居多，约占80%，发病年龄以儿童与青少年多见，多在病毒感染后或其他炎症反应发生后出现，患者常同时存在静息时的心动过速。追踪人群发病的规律可以大致分为以下几种情况：部分患者在症状出现前有因病毒感染所造成的疾病的历史，一般认为该类患者的发病与病毒损伤关系密切，部分女性患者的发病始于妊娠，在产后症状明显，大部分患者的疾病始于遭受过应激情况，如创伤、手术后等，而且该病的患者多是终身需要治疗，疾病的进程相对缓慢，但对患者生活质量的影响较大，常常限制患者的日常行动能力。根据随访研究表明，POTS患者的生活质量与充血性心力衰竭患者的生活质量相似，故应予以重视。

（三）诊断标准

体位变化时伴有明显的心率变化，达到该病定义中所规定的变化水平即能进行诊断。但有的学者坚持单纯采用临床表现的方法诊断POTS是不准确的，应该测定血中去甲肾上腺素的浓度，只有直立时肾上腺素浓度大于600pg/ml的患者才能诊断该疾病。由于POTS患者就诊时的症状常常缺乏特异性，与直立性低血压等疾病具有相似性，因此常常被误诊，在临床需要借助临床检验来帮助明确诊断，常用的临床检查有以下几个：

1. 直立倾斜试验（head-up tilt table test，HUTT） 又称倾斜台（tilt-table）试验，是诊断POTS的经典试验，也是与直立性低血压鉴别的主要手段。大多数POTS患者会出现阳性症状，存在β受体高敏症的患者阳性率更高，与直立性低血压不同的是，该类患者的重复性非常好，若反复重复该试验有时还可以进一步提高检出的阳性率。对于高度怀疑但实验结果是阴性的患者，可以采用药物负荷试验以提高该试验的阳性率。常用的药物有异丙肾上腺素、硝酸甘油等，静脉使用该类药物可以使患者的症状加重，提高疾病的检出率。具体试验方法如下：患者于试验前停用影响自主神经功能的药物3天，停用影响心血管活性药物至少5个半衰期，禁食4小时以上。受试者安静状态下平卧于倾斜床上，连接好血压心电监测，5分钟后记录基础血压和心率。将床倾斜至70°，持续30分钟，持续监测心电血压变化，每10分钟记录1次。如出现阳性反应，将患者回到平卧位终止试验。若基础直立倾斜试验阴性，患者舌下含化硝酸甘油0.3mg，保持相同角度继续10分钟，持续监测心电血压变化，在1、3、5、7、10分钟时各记录1次。终止试验情况同上。

阳性标准：试验中出现与发病时相相似的晕厥或晕厥先兆症状，伴血压和/或心率显著下降者判为试验阳性。

阳性分型标准：①心脏抑制型（cardioinhibitory syncope，CI）：指症状发作时心率突然减慢 ≥20%，而在之前无收缩压的下降。②血管抑制型（vasodepressive syncope，VD）：指症状发作时收缩压下降至 <80mmHg，舒张压 <50mmHg 和收缩压 <80mmHg 或平均压下降 25% 以上；但心率减慢 <10%。③混合型（mixed syncope，MX）：指症状发作的同时出现收缩压 <80mmHg，与症状出现前相比，心率减慢≥20%。

2. 儿茶酚胺检测 测定血中的儿茶酚胺及其代谢产物的浓度对明确原发疾病具有重要意义。儿茶酚胺浓度的异常增高常常提示存在嗜铬细胞瘤，异常增高的去甲肾上腺素水平常常提示可能存在肾上腺肿瘤。

3. 冷刺激试验 可以进一步确定自主神经系统病变的位置，是位于传入神经还是传出神经。

4. 肌电图检查 可以帮助明确是神经还是肌肉的病变。

5. 其他 常用的检查还有磁共振检查、心脏超声、心电图检查、压力负荷试验、全血细胞计数等。

（四）鉴别

曾有学者提出 POTS 与直立性低血压都应该归类于血管迷走性晕厥的分类中，即血管迷走性晕厥存在两种情况，一种伴有心动过速症状的是 POTS，而其余不伴有心动过速症状的则为直立性低血压的患者。这种分类方法并不合适，虽然血管压力感受器调节异常在这两种疾病的发病过程中起到了重要的作用，但这种分类方法都只是涵盖了两种疾病中的一小部分患者，存在着明显的遗漏，因此将其归类为"自主神经功能不全的疾病"或"体位变化所造成的疾病"可能更为合适。目前认为，POTS 与直立性低血压最主要的鉴别点在于心率变化的程度。大多数直立性低血压的患者在低血压发生的同时不伴有心悸症状，查体时心率变化不明显，少部分患者可有轻度的心率增快，但不能够达到 POTS 的诊断标准。

关于 POTS 与慢性疲劳综合征（chronic fatigue syndrome，CFS）之间的关系，目前仍存在多种观点。早期的研究显示，POTS 与 CFS 在青少年中的临床表现具有一定的重合性，但仍是两种独立的疾病，有的学者甚至认为 POTS 是 CFS 发生的一个重要机制，同样直立性低血压也被认为是该综合征的一个重要原因；但近期对于青少年患者的研究表明，这两种疾病的患者具有相同的病理改变过程，且均具有体位耐受不良的病史，从而推测 POTS 与 CFS 是同一种疾病的两种不同形式，但这种说法仍然需要进一步的研究论证。

（五）治疗

虽然 POTS 的临床表现与发病机制同直立性低血压存在一定的相似性，这两种疾病的治疗方法存在着较大的差异。目前认为，对于 POTS 的患者应该首先考虑是否存在血容量不足的情况，如果存在绝对容量不足，则应首先补充血容量；对于存在有效血容量不足的患者（如血液在下肢的潴留等），则应该首先选用非药物疗法，如弹力袜等进行治疗。不同原因造成的 POTS 对于药物的反应性并不相同。直立性低血压常用的药物氟氢可的松对于多数 POTS 患者效果不好，中枢性药物可乐定的治疗效果也不佳，甲氧胺福林仅对于少部分患者有效。这种情况可能与下肢血管的回心血量主要为肌肉泵作用有关。对于难以找到或纠正原发疾病的患者，可以选用小剂量的 β 受体阻滞剂，在减慢心率的同时对收缩压影响不大，可以有效地改善该病患者的症状。β 受体阻滞剂使用时应该注意个体化的用药方案，注意避免停药造成的反弹作用。

三、单纯性晕厥

直立性低血压是造成晕厥发生的主要原因,而单纯性低血压的患者也是以晕厥为首发症状而就诊的,对于两者的鉴别其实往往就是寻找晕厥原因的过程。根据患者的年龄、病史及症状的回顾,可以帮助医师发现晕厥的原因,同时还应进行体位变化时的血压监测等检查,进一步明确直立性低血压的诊断。

单纯性晕厥又称为一过性晕厥,血管神经性晕厥或虚脱,是晕厥常见的种类之一。该病多见于青少年及妇女。由于某种强烈刺激所引起反射性周围血管扩张,心排血量减少,血压突然降低,即可出现一过性晕厥。一过性晕厥患者常有全身不适、心悸、胸闷、恶心、视物模糊等先兆。患者晕厥数秒或数分钟后可自醒,发作后无后遗症,但有暂时遗忘、精神恍惚、头晕无力的现象。对于此类患者的处理是:让其迅速平卧,保持头低足高的体位,以改善其脑部血液供应,并迅速解开患者的衣领和腰带等,以利于保持呼吸畅通。

对于这两种疾病的鉴别诊断主要依赖于病史的收集。单纯性晕厥常发生于健康人,尤其是青少年,但患者常常有多次晕厥发生的历史,很快自行恢复。晕厥发生前常常有悲哀、恐惧、焦虑、晕针、见血、创伤、剧痛、闷热、疲劳等刺激因素存在,在刺激因素出现后不久即出现晕厥的症状;直立性低血压的患者则没有这种诱发因素存在。进一步的体格检查可以发现,单纯性晕厥患者并没有血压下降的表现。通过直立诊断实验,可以很容易将两者区分开来。

四、位置性眩晕

眩晕是一种主观感觉,患者述说头晕、头重脚轻,有的感觉天旋地转、站立不稳。引起眩晕的病变很多,常见的有梅尼埃病、前庭神经炎、颈椎病、脑供血不足、高血压病、头部外伤等,直立性低血压的患者也可以出现眩晕的症状。不同种类的眩晕治疗的方法存在很大差异,因此,对于各种原因所造成的眩晕应该进一步鉴别。其中,位置性眩晕是一种常见的耳源性眩晕,患者眩晕症状常发生与某一特定体位或头部处于某个特定位置时,需要与直立性低血压进行鉴别。

位置性眩晕亦名壶腹嵴顶耳石症(cupulolithiasis),多见于40～60岁成年人,女性多见。Harrison(1975)报道的365例中,60%病因不明。1921年Barany曾首次报道1例27岁女性患者,头转向右侧即出现眩晕症状,认为是椭圆囊病变的表现。Schuknecht(1962)病理检查发现3例椭圆囊、球囊和壶腹嵴顶感觉上皮组织形态正常,只有后半规管壶腹嵴有嗜碱性颗粒沉着,可能是产生重力刺激敏感的诱因,故称为壶腹嵴顶耳石症。患者周身情况良好,只在某种体位或头位时发生眩晕、恶心、呕吐等,如变换体位到对侧,症状迅速好转,重复某种体位后症状又出现。一般潜伏期为2～3秒,持续时间很少超过1分钟,很少有恶心、呕吐、出冷汗的现象,更少发生倾倒。眩晕发作中无耳鸣、耳聋现象,已有的耳蜗症状亦不加重。患者病情多在数周或数月内自行缓解,个别人也可持续数年。发病过程中不头痛,亦无其他中枢神经体征。

该病的诊断主要依赖于临床检查。通过几个临床试验,即可对患者作出明确诊断。头位性眼震检查:令患者坐床上,先仰卧垂头位,观察10秒无眩晕及眼震后,令其坐起再观察10秒,再令其头侧向一方仰卧,观察10秒,再仰卧垂头向另一方,观察10秒,每次变动体位、坐起及躺倒均应在3秒钟内完成,如在某体位时出现眼震,应持续观察30秒,如眼震持续不消失即为试验阳性。如右耳向下时旋转眼震向右,眼向左侧凝视则出现垂直性眼震,反复试验均为阳性，称为非疲劳型；反之，反复测试不再出现眼震，称为疲劳型。在不同头位出现的眼震方向不变，称为定向型；如出现不同方向的眼震，则称为变向型。凡眼震在单向头位出现，持续时间较短，有潜伏期，定向型有疲劳反应者多是周围性病变；反之，多属中枢性病变。视跟踪及视动等其他试验一般均正常。冷热变温等前庭功能试验正常。纯音听力测试多正常。符合上述变化的患者可以被诊断为位置性眩晕。

第六节 直立性低血压治疗

直立性低血压的个体耐受度是非常不同的，有许多症状非常明显的患者在检查时收缩压的变化并不明显；相反，许多血压下降非常明显的患者却可能没有任何症状，即血压下降的程度与疾病的临床表现之间并没有同向变化的相关关系。因此，并不能只依据血压变化水平来判断是否需要治疗。一般来讲，所有存在症状的患者都应该接受治疗，对于血压变化达到诊断标准但没有症状的患者则以随访观察为主，不主张积极干预治疗。直立性低血压治疗的目的是改善患者的临床症状，减少骨折、外伤等严重的并发症出现，因此，判断治疗效果的主要标准是症状改善。但是，对于老年患者，即使临床症状不明显，也应该进行积极的治疗。

直立性低血压的治疗包括病因治疗和缓解症状两个方面。对于每一例直立性低血压的患者，都应首先明确原发病的情况，针对原发病进行治疗，在原发疾病得到改善后，低血压的症状随之消失。如药物引发的直立性低血压，在调整药物使用的剂量后，症状将完全消失。如果源于慢性疾病或自主神经疾病等无法改善的原因所造成的低血压，则以对症治疗为主。对症治疗包括非药物治疗（一般治疗）和药物治疗两种方式。一般认为，非药物治疗是直立性低血压治疗的基石，对于所有的患者都应该首先采用非药物治疗的方法，只有当非药物治疗无效时，才采用药物治疗方法。因为药物治疗虽然见效比较快，但常常容易造成平卧位的高血压等现象，对于合并多种慢性病的老年患者危害性更大。一些特殊类型的低血压，如由于运动、环境温度过高等所造成的直立性低血压对于药物治疗的反应性较差。而且某种药物治疗常常只对一种原因所造成的直立性低血压有效，而非药物治疗往往是非特异性的，适用于所有的患者，因此对于非药物治疗应该予以足够的重视。

一、非药物治疗

1. 购买电子血压计，每天进行血压监测，分别记录平卧位及站立位的血压情况及有症状时的血压水平，并绘制血压曲线图。

2. 在保证自身安全的情况下，在医师的指导下，采用停药或减少药物剂量的方法降低血压。

3. 在维持心功能正常的前提下，适当增加食盐的摄入量，可达到 8～10g/d，如果出现呼吸困难、水肿等情况，应注意及时处理。

4. 使用弹力袜，增强肌肉泵作用，促进体位变化时的静脉回心血流，增加有效循环血容量。

5. 使用腹带，促进内脏血管中的血液的回心运动，增加循环血容量。

6. 夜晚睡觉时将枕头抬高 20°，从而减少清晨起床时的头部角度的变化幅度。

7. 增加液体的摄入量。新近的研究表明，饮水除可以治疗由于血容量不足所致的低血压之外，还可以有效地阻止由于自主神经功能不全所致的直立性低血压的发生。该研究显示，直立性低血压的患者在 5 分钟内饮下 450ml 水后，静坐 30 分钟后站立，与对照组进行比较,显示其收缩压上升了 10～15mmHg,症状明显改善,对于餐后低血压的患者也有效。对于 POTS 的患者,则可以有效地减慢心率,缓解不适症状。其作用的机制除增加血容量外,可能是饮水激活了体内的血管加压系统,因此,鼓励患者多喝水是一种有效的治疗方法。

8. 对于餐后低血压的患者,可以适当减少用餐的次数。

9. 运动能够引起血压下降,在某种程度上加重低血压的症状,但如果对运动的时间及强度进行科学的安排,则患者仍能够从运动中受益。研究表明,长期合理运动的效益超过短期低血压的影响。水中运动如游泳等,对于低血压患者具有良好的作用。

二、药物治疗

当非药物治疗不能改善患者症状、控制晕厥等的发生时,必须进行药物治疗。下述药物治疗不包括原发疾病的治疗,只是针对低血压的对症处理。一般来讲,单一用药往往不能收到满意的效果,2 种或 3 种药物的小剂量联合应用常常能达到最佳疗效。常用的联合用药是盐皮质激素与 α_1 受体拮抗剂。

1. 盐皮质激素　盐皮质激素是最早用于直立性低血压治疗的药物。研究认为,其对直立性低血压的治疗作用主要来源于两个方面:一是促进钠的重吸收,减少了钠的排出,从而增加循环血容量;二是增加肾上腺素对血管的收缩作用强度。

代表药物为氟氢可的松,该药起效于用药后数日而非用药当天,1～2 周后升压效果显著。一般用药后体重增加 2.27～3.63kg(5～8lb)时,治疗效果比较满意。常采用阶梯式给药方式,开始为 0.1mg/d,每 5～7 天再增加 0.1mg,最终增加到 0.5mg、每日 2 次。常见的不良反应包括平卧位高血压、低钾血症及水肿。在用药后 2 周内,低钾血症的发生率可达 50%,少部分患者还同时伴有低镁血症,因此使用该药应该注意及时补充钾,在低钾血症被纠正后,低镁血症随之改善。在一项对于老年患者的研究中表明,患者对于氟氢可的松的耐受性极差,可能与老年患者心功能状况欠佳有关。在该药的使用过程中,应该密切观察患者心功能状况,一旦出现循环负荷过重的表现,应该及时停药或减量。对于合并心、肾功能不全的患者,应该慎用该类药物。随着低血压药物治疗的发展,氟氢可的松的应用逐渐减少。

2. α_1 受体激动剂　代表药物为甲氧胺福林(midodrine),商品名米多君。该药在 1996 年通过 FDA 的认证,可以用于非药物治疗或其他药物治疗无效的、有症状的直立性低血压患者。该药在血中的半衰期为 8 小时,在体内代谢成为脱脂胺福林,后者是一种有效的 α_1 受体激动剂,可以诱导血管收缩,其半衰期为 3～4 小时,排泄需要 4～6 小时。该药在患者服药后45～90 分钟可以显现效果,作用时间可持续超过 5 小时。与氟氢可的松相比,该药的治疗效果更加明显,对于多种原因造成的直立性低血压有效。临床试验的结果表明,在接受甲氧胺福林治疗的患者中,47% 的患者取得良好效果,明显高于安慰剂对照组(28%),不良反应的发生率比氟氢可的松治疗组低。甲氧胺福林 10mg,可见使患者收缩压平均上升 17.7mmHg。一个双盲的随机对照实验表明,采用 10mg、每日 3 次的方案进行治疗后,患者体位变化后 1 分钟的收缩压情况明显改善,头晕、晕厥等症状发生的频率明显减低。

甲氧胺福林常见的不良反应主要包括感觉异常(paresthesia)、竖毛(piloerection)、排尿困难(dysuria)、瘙痒(pruritus)及平卧位血压升高等。其中,平卧位血压升高是最严重的反应,但这种情况一般通过调节服药时间可以改善。如果将最后一次服药时间推迟到下午 6 点以后,可以明显降低平卧位高血压的发生率。具有严重的器质性心脏病、肾功能不全、输尿管阻塞、嗜铬细胞瘤及甲状腺毒症患者是使用甲氧胺福林的禁忌人群,对于该药在肝功能不全患者中的应用情况,仍然需要进一步评估。对于糖尿病肾病伴有自主神经功能不全所造成的直立性低血压,应该慎用该药。如果联合使用甲氧胺福林与氟氢可的松,则应该注意适当减少氟氢可的松的剂量。

该药物适用于各种原发性或继发性自主神经功能不全所造成的直立性低血压患者,对于特发性直立性低血压患者同样有效。对于由帕金森病所造成的直立性低血压患者,应该首选此类药物,可以在不恶化原发疾病的同时有效控制症状,不良反应发生率较小。

采用个性化用药的方法,能够增强该药的治疗效果。对于不同患者,该药的剂量可以进行相应的调整。对于轻度的低血压患者,可以采用收缩压水平作为监控给药的指标;对于症状较为严重的患者,建议采用患者体位变化后无症状站立时间作为给药的标准。临床试验显示,分别于早晨起床前 20 分钟及中午用餐前时服用该药,能够有效对抗晨起时与进餐后的血压降低情况。在治疗 12 个月后,对患者进行检测发现,患者的昼夜血压变化情况恢复正常,头晕及摔倒的现象消失。其他的症状也有不同程度的改善。

对于合并平卧位高血压的老年患者,其治疗比较困难。有的学者采用甲氧胺福林(米多君)10mg、每日 2 次,与长效降压药联合应用的方法进行临床观察。具体用药时间安排在早晨与中午,认为可以在有效控制症状的同时,避免夜间平卧位高血压的出现。目前这种治疗方法已获得小规模临床试验的证实,更大规模的随机对照试验正在进行中。

3. 红细胞生成素 采用红细胞生成素治疗直立性低血压的临床试验已经取得了一定的进展。这种方法主要用来治疗合并贫血或是自主神经功能不全的直立性低血压患者,对于由胰岛素依赖型糖尿病所造成的直立性低血压合并贫血及自主神经功能不全的患者,效果也较为明显。对于存在糖尿病、红细胞正常的贫血患者,使用该药物治疗 3 个月后,血压水平及临床症状都具有明显的改善。自主神经功能不全同样可以影响血中红细胞生成素的水平,在多系统萎缩的患者中,血中红细胞生成素的浓度往往降低,合并贫血时,加重直立性低血压的症状,对于该类患者使用红细胞生成素的补充治疗,同样能够改善患者的症状,取得一定的效果。治疗的终点是血红蛋白恢复正常。小规模的研究发现,在治疗终点时,患者平均血压可上升 10mmHg,并伴有相应症状的改变。推荐治疗的方案是 25~75U/kg,皮下注射,每周 3 次。这种治疗方法对于其他类型的直立性低血压效果并不好。该种治疗的原理可能是多重因素共同作用的结果,可能的途径有以下几种:①注射红细胞生成素后,血中去甲肾上腺素水平增高,促进血管收缩;②血红蛋白浓度增加,与 NO 的结合率增加,降低其血管舒张作用;③增加血黏稠度,进而增加外周血管的阻力;④增加血管对于血管紧张素Ⅱ的敏感性,促进血管收缩;⑤刺激血管平滑肌细胞的增殖及平滑肌 DNA 的合成,造成血管肥厚的发生,增加血管阻力。还有学者认为存在其他因素,但仍需要进一步的证据。这种治疗方法同样需要大规模的临床试验进一步证实。

4. 前列腺素合成酶抑制剂 该类药物已经成功地用于小规模临床治疗,并取得了一定的效果,最常用的两种药物是吲哚美辛(indomethacin)与苯氟布洛芬(flurbiprofen)。对于由自主神经系统功能障碍所造成的直立性低血压患者,这类药物效果比较好。此类药物的主要作用是减少前列腺素的合成,从而阻断血管的舒张。此外,吲哚美辛还可以促进去甲肾上腺素的释放,改善血管对去甲肾上腺素的敏感性。常用治疗剂量为吲哚美辛 50mg、每日 3 次,该药也可以与氟氢可的松联合应用。常见的不良反应是胃肠毒性、胃肠出血、头晕、液体潴留等。前列腺素合成酶抑制剂的应用目前还限于临床小规模、短期的应用,其效果有待于大规模的临床实验来证实。

5. 缩血管药物 双氢麦角胺（dihydroergotamine）及麦角胺被证实对部分患者有效，尤其是对神经源性直立性低血压患者，如 Shy-Drager 综合征等效果比较明显。这两种药物都可以造成血管收缩，而这种收缩作用对于容量血管的效应远远大于阻力血管的效应，从而能够大大增加回心血容量，同时不增加心脏的前向射血负担。但是该类药不能长期使用，否则容易造成严重的血管痉挛、坏疽等。

去氨加压素（desmopressin）同样是一种具有强烈血管收缩作用的物质，与双氢麦角胺相比，它还具有血管升压素样作用，但效果稍弱。主要的不良反应是低钠血症等。目前此种药物主要用于其他药物治疗无效的患者。

6. 奥曲肽 又名善得定，为生长抑素八肽（octreotide）。新近的研究表明，这类药物对于餐后的直立性低血压及特发性直立性低血压效果良好。其主要的作用机制是降低血管活性生长抑素的分泌，增加内脏血管的阻力。对于由酒精所诱发的直立性低血压，效果更为明显。

7. 氟西汀（fluoxetine） 是一种抗抑郁药物，在体内可以抑制 5- 羟色胺的重吸收，常用的剂量为 20mg/d，口服，1 个月为一个疗程。通过小规模临床对照研究显示，该药物可以有效改善血压下降的情况，尤其是收缩压下降的情况，同时不影响心率的变化，其他伴随症状也发生相应的改善。血液检查发现，该药物并不改善血中去甲肾上腺素的水平。此药物主要对于神经源性直立性低血压的患者效果明显，对于继发于帕金森病的患者效果更佳。对于其他药物治疗无效的难治性直立性低血压，效果也较好。

8. 补钾治疗 一个小规模的随机安慰剂对照实验显示，在老年直立性低血压患者中每天补钾 60mmol，70% 患者体位变化时血压下降的情况明显改善，而安慰剂对照组中没有出现症状改善的情况。进一步的分析表明，患者体内电解质水平、肾素的活性、醛固酮的浓度及体液平衡均无变化。该治疗方法对于同时合并平卧位高血压的患者非常适用，能够在不升高平卧位血压的情况下改善症状。

9. 中医治疗 中医治疗对于慢性直立性低血压患者具有重要意义。传统中医认为，低血压主要是因为气血两亏所造成的，辨证施治主要采用益气养阴、温经活络的方法，使用人参、黄芪等治疗。

三、直立性低血压治疗的新方向

随着仿生生物学的发展，直立性低血压的治疗走进了一个新的领域。根据白色噪声（white noise technique）原理所研究的仿生反射弧（BBS），对于自主神经功能不全所造成的直立性低血压及特发性直立性低血压均具有良好的治疗效果。BBS 主要包括两个组成部分，一部分是位于主动脉弓的压力感受芯片，另一部分是位于中枢神经元附近的刺激电极。其主要的作用原理是模拟正常人体内的反射弧的构成，通过植入主动脉弓的压力感受片，增加感受器的灵敏度或完全取代功能已经退化的压力感受器，加强传入冲动的刺激强度，然后通过微电脑芯片对传入的刺激进行分析综合，作出相应的反应，将处理信号传到与神经元相接触的刺激电极，通过刺激电极发放而此神经冲动作出相应的反射活动，完成体位变化时的血压调节活动。这种仿生器械从根本上弥补了由于神经源性病变所造成的直立性低血压的出现，可以有效阻断疾病的进程，大大改善患者的生活质量。目前此种治疗方法已经进入动物实验阶段，取得了良好的效果，有望在不久的将来在临床中推广，但这种 BBS 的造价相对较高，在一定程度上将会限制其应用。

第七节 直立性低血压的预防及预后

一、避免诱发因素

避免直立性低血压的诱发因素，可以有效减少低血压发生的频率，改善患者的生活质量。主要包括以下几个方面：

1. 对于长期卧床或合并高血压的患者，在进行体位变化时应该缓慢进行，可以先在平卧位时作一些四肢活动后，再做体位变化练习。

2. 患者如果使用能够造成直立性低血压的药物进行治疗，应该嘱咐患者卧床休息1～2小时后，再进行活动。对于接受降压治疗的患者应该进行血压检测，随时调整药物的剂量。

3. 存在潜在血容量不足的患者，应该积极补充血容量。

4. 大量出汗、热水浴、腹泻、感冒、饮酒等都是发生直立性低血压的诱因，应该注意避免。清晨起床时，须加小心。

二、降压药物与直立性低血压

高血压是一种慢性疾病，患者常需要长期或终身服药来控制病情，因高血压的药物治疗具有很强的个体化特点，所以由降压药物使用不当所造成的直立性低血压发生率很高，在老年患者中，这种现象更为明显。抗高血压药物如血管扩张剂、交感神经阻断剂、利尿剂等都可以造成直立性低血压的发生，但大多数患者对于这种低血压能够耐受。为预防这种不良反应的出现，接受高血压药物治疗的患者需要注意以下几点：

1. 服用降压药物后3小时内不要从事剧烈的体育运动，以免发生低血压现象。

2. 当姿势发生变化时，应该注意缓慢的原则。

3. 当有直立性低血压的症状发生时，应该立刻平躺，防止摔倒而造成骨折等严重现象的出现。

4. 进行日常活动或进行锻炼时，最好穿弹力袜，促进血液回流。

5. 如果直立性低血压的症状反复发生，则应就诊，要求医师调整降压药物的剂量或配伍。

6. 注意保证充足的血容量，使用利尿剂的患者尤其应该注意，如果血容量不足，则发生直立性低血压的危险性明显增高。

老年人由于血管压力感受器的敏感性下降，血压极易出现波动，受体位变化影响比较大，容易在高血压的同时合并发生直立性低血压，即使不服用降压药物也是如此。对于该类患者，在降压药物的选择及给药时间上更应该注意。关于降压药物，应选择作用温和的长效降压药物，根据动态血压检测的结果在血压的高峰之前给药，合并直立性低血压的患者应当使用升压药物，可在清晨起床前及午餐后给药，针对低血压发生的高峰期给予治疗。给药应当从小剂量开始，逐渐加量，剂量增加的间隔时间要比中年患者适当延长，以增加患者的适应性。通过动态血压检测评价治疗效果，治疗目的是使血压的波动尽量减少，直立性低血压的症状消失。

三、直立性低血压预后

直立性低血压患者的预后主要取决于造成直立性低血压发生的原因。由血容量不足或药物所造成的直立性低血压，能够在相应的致病因素改善后，症状迅速改善；对远期预后无明显影响。由贫血所造成直立性低血压，可以通过特异性药物改善贫血状态来缓解。但对于由慢性疾病或神经性原因所造成的直立性低血压，其病程较长，而且原发病往往不能被有效控制，直立性低血压的状态将会长期存在，对患者的预后造成影响。例如，由糖尿病所造成的直立性低血压，如果合并平卧位时血压升高，则患者的预后较差。对于特发性直立性低血压，药物治疗的效果并不好，常常需要依赖某些器械的协助，对于这些患者来说，其生活质量受到限制。

Kamal 设计了一项为期 4 年的跟踪随访研究，用于评价直立性低血压对老年患者所有原因的死亡率的预测能力。通过对 3781 名老年人为期 4 年的观察发现，直立性低血压是一个重要的、独立于各种原因死亡的预测因子，认为低血压对于老年患者死亡的发生有一定的预测价值（图 4-1）。

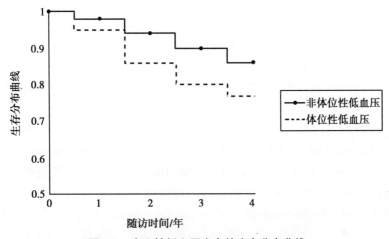

图 4-1　直立性低血压患者的生存分布曲线

该研究结果还显示，入选患者收缩压值变化的情况（血压值降低的数量）与死亡率之间具有线性相关性；但与舒张压值的变化之间则不存在这种情况。以上提示，对于老年人，其收缩压值改变比舒张压值的预测意义更为重要。

美国心脏病学会公布的研究结果显示，对于 11 707 名中年人的研究表明，即使在调整了诸多的卒中危险因素之后，直立性低血压仍然是缺血性脑卒中的预测因素（直立性低血压的危险比为 2.0，95%CI 1.2～3.2），研究结论为直立性低血压是一个易于预测的指标，有助于确定中年人脑卒中的危险。

对于容易控制的直立性低血压患者，直立性低血压很少发生致命性的危害，但脑缺血可能造成患者意识障碍，导致患者发生跌伤、骨折、头部外伤等情况，使其危险性增加，对于老年患者更应引起关注。

（孙晓楠）

参 考 文 献

[1] FREEMAN R，WIELING W，AXELROD F B，et al. Consensus statement on the definition of orthostatic hypotension，neurally mediated syncope and the postural tachycardia syndrome[J]. Clin Auton Res，2011，21（2）：69-72.

[2] NASAR M A, MURTY S. Unusual causes of severe orthostatic hypotension[J]. Hosp Med, 2002, 63 (4): 240-241.

[3] TABARA Y, KOHARA K, MIKI T. Polymorphisms of genes encoding components of the sympathetic nervous system but not the renin-angiotensin system as risk factors for orthostatic hypotension[J]. J Hypertens, 2002, 20 (4): 651-656.

[4] MOSNAIM A D, ABIOLA R, WOLF M, et al. Etiology and risk factors for developing orthostatic hypotension[J]. Am J Ther, 2010, 17 (1): 86-91.

[5] LOW P A. Neurogenic orthostatic hypotension: pathophysiology and diagnosis[J]. Am J Manag Care, 2015, 21 (13 Suppl): s248-s257.

[6] FREEMAN R. Clinical practice. Neurogenic orthostatic hypotension[J]. N Engl J Med, 2008, 358 (6): 386-404.

[7] IODICE V, LIPP A, AHLSKOG J E, et al. Autopsy confirmed multiple system atrophy cases: Mayo experience and role of autonomic function tests[J]. J Neurol Neurosurg Psychiatry, 2012, 83 (4): 453-459.

[8] 曹缵孙, 陈晓燕. 妇产科综合征 [M]. 北京: 人民卫生出版社, 2003.

[9] SHIBAO C, LIPSITZ L A, BIAGGIONI I. ASH position paper: evalution and treatment of orthostatic hypotension[J]. J Clin Hypertens (Greenwich), 2013, 15 (3): 147-153.

[10] SAMPSON E E, BURNHAM R S, ANDREWS B J. Functional electrical stimulation effect on orthostatic hypotension after spinal cord injury[J]. Arch Phys Med Rehabil, 2000, 81 (2): 139-143.

[11] MUKAI S, LIPSITZ L A. Orthostatic hypotension[J]. Clin Geriatr Med, 2002, 18 (2): 253-268.

[12] KHOHARO H K, HALEPOTO A W. QTc-interval, heart rate variability and postural hypotension as an indicator of cardiac autonomic neuropathy in type 2 diabetic patients[J]. J Pak Med Assoc, 2012, 62 (4): 328-331.

[13] STEWART J M. Orthostatic hypotension in pediatrics[J]. Heart Dis, 2002, 4 (1): 33-39.

[14] STEWART J M. Transient orthostatic hypotension is common in adolescents[J]. J Pediatr, 2002, 140 (4): 418-424.

[15] LIAO Y, CHEN S, LIU X, et al. Flow-mediated vasodilation and endothelium function in children with postural orthostatic tachycardia syndrome[J]. Am J Cardiol, 2010, 106 (3): 378-382.

[16] 刘文玲, 梁鹏. 2015 年心律学会关于体位性心动过速综合征、不恰当的窦性心动过速和血管迷走性晕厥的专家共识解读 [J]. 中国心脏起搏与心电生理杂志, 2016, 30 (1): 77-80.

[17] JORDAN J. New trends in the treatment of orthostatic hypotension[J]. Curr Hypertens Rep, 2001, 3 (3): 216-226.

[18] KAUFMANN H. Treatment of patients with orthostatic hypotension and syncope[J]. Clin Neuropharmacol, 2002, 25 (3): 133-141.

[19] MINAKARI M, FAIIAZ L, ROWSHANDEL M, et al. Comparison of the effect of midodrine versus octreotide on hemodynamic status in cirrhotic patients with ascites[J]. J Res Med Sci, 2011, 16 (1): 87-93.

[20] FREITAS J, LOUREIRO E, SANTOS R, et al. Postural hypotension. New insights on pathophysiology and recent treatment advances[J]. Rev Port Cardiol, 2002, 21 (5): 597-609.

[21] 耿慧, 陈夏欢, 杜佳丽, 等. 采用连续无创血压监测系统, 监测老年住院患者体位改变时血压的变化情况及其相关因素分析 [J]. 中华心血管病杂志, 2019, 47 (5): 381-387.

第二章　老年人低血压的特点

第一节　概　述

　　低血压是体循环动脉血压低于正常的总称。随着年龄的增长，老年人血压会慢慢升高，易患高血压病，严重危害老年人的身体健康，已引起人们的重视。其实老年人中患低血压者不在少数，但却常被人们忽视，国外报道老年人直立性低血压的发生率约为20%，且随增龄而增加。Brinn报道在老年单纯收缩期高血压患者中，低危型低血压的发生率为11%~24%，James报道为30%~50%。

　　医学研究表明，随着年龄的增加血压略有增高是正常现象。而老年人表现为低血压反而对健康不利，甚至低血压的危害程度不亚于高血压病。其危害是造成人体各器官的供血不足，引起脑和心脏的严重供血不足，由于大脑对缺血、缺氧极为敏感，低血压引起脑组织的缺血性损害极为突出，患者常感头晕、头痛、眼前发黑、健忘、思维迟钝等。血压偏低的老年人血流缓慢，血液黏稠度和凝固性增高，使大脑供血不足，引起缺血、缺氧。加之动脉硬化使血管腔变得狭窄，血管壁弹性减弱，较易形成血栓而导致缺血性卒中。若老年人血压太低，还易导致昏厥、摔跤和受伤。低血压引起心肌缺血，临床表现为心绞痛症状，甚至发生心肌梗死。总之，老年人低血压会明显增加死亡率。老年人低血压的诊断标准尚不十分统一，目前大多认为收缩压低于90mmHg，舒张压低于60mmHg。

　　低血压根据其产生的原因不同，可分为原发性低血压和继发性低血压。

　　原发性低血压可分为生理性低血压和病理性低血压。生理性低血压状态是指健康人群中其血压测值已经达到低血压的标准，但无任何自觉症状，经长期随访，除血压低于正常外，人体各系统器官无缺血和缺氧，生理功能完全正常，也不影响寿命，常见于瘦弱的青年女性及经常从事较大运动量的人群，如运动员和重体力劳动者。有些老年女性，收缩压常在100~85mmHg，而一般活动时毫无症状或只有乏力、易倦、轻微头晕。资料显示，这类老年人往往比血压正常者还长寿，生理性低血压一般不需特殊治疗，但应定期随访观察。生理性低血压亦称为体质性低血压。低血压病是指病理性低血压，常有不同程度的症状或合并某些疾病。

　　继发性低血压病是指人体某一器官或系统的疾病引起的血压降低。常伴有全身乏力、头晕、易疲倦、出汗、心悸等症状，当长时间站立或者由卧位（或坐位、蹲位）转为立位时，上述症状更为明显，甚至昏倒。某些心肌梗死患者的血压降至90/30mmHg以下，某些甲状腺功能亢进或中、重度主动脉瓣反流的患者常有血压从较高水平被迅速降至正常水平的现象，也可出现明显的低血压反应。所以，对于低血压及其程度的判断，要结合临床，不可仅依靠患者的血压数值。

测量血压时应注意，动脉压间接测定值往往比动脉内直接测压数值为低，且血压越低者，误差越大。因此，对低血压患者，最好定人、定时、定部位、定体位正规、认真地测压，以求尽量避免人为的误差。

低血压有一定的遗传性，父母患低血压，其子女患低血压的概率可能比较大。

一、病因

（一）影响动脉血压降低的因素

1. 心脏每搏输出量减少。

2. 心率减慢。

3. 外周阻力减小。

4. 主动脉和大动脉的弹性贮器作用减弱。

5. 循环血量和血管系统容量的比例失衡。

（二）常见的继发性低血压产生的原因

1. 心输出量减少

（1）静脉回心血量减少：①心肌"泵"机制缺乏或减弱、肌肉无力、萎缩等；②静脉瓣损伤、静脉曲张、梗阻等；③心脏压塞、左房黏液瘤、缩窄性心包炎。

（2）血容量绝对减少或相对减少：①相对性：药物或疾病（如静脉血管瘤）引起容量血管扩张；②绝对性：失血、脱水、毛细血管渗透性增高所致的血管内液体外渗，大量利尿、出汗、腹泻、呕吐。

（3）心脏功能下降：①心肌病变，如心肌梗死、心肌炎和严重的心力衰竭；②严重的心律失常，如心动过缓、室性心动过速、心室颤动；③流出道梗塞，如主动脉瓣或肺动脉瓣狭窄、肥厚型心肌病；④颈动脉窦综合征（心脏或迷走神经抑制型）。

（4）血液重新分布：大量抽出腹水或者胸腔积液，可能导致血液重新分布，重要器官缺血。

2. 外周血管阻力降低

（1）神经功能障碍：①交感神经传入性损害，如脊髓结核、多发性神经炎；②中枢神经调节功能障碍，如脑血管硬化、肿瘤、脑干病变、各种脊髓束病变；③交感神经传出通道损伤，如脊髓病变、多发性神经炎、某些慢性特发性低血压、交感神经切除；④服用镇静剂或抗抑郁药物，如氯丙嗪、单胺氧化酶抑制剂；⑤酒精中毒。

（2）药物的毒性作用：①交感神经拮抗剂，如甲基多巴、胍乙啶；②血管扩张剂，如硝酸酯类；③抑制血管收缩功能，如钙通道阻滞剂、血管紧张素转换酶抑制剂、β受体阻滞剂；④利尿剂，如袢利尿剂；⑤巴比妥及其他负性变力药；⑥洋地黄中毒；⑦吩噻嗪类。

（3）血管反应性障碍：①肾上腺皮质功能不全，作用减弱；②电解质、酸碱失衡。

（4）其他：急性感染、过敏反应。

3. 心输出量减少合并血管阻力降低和机制不肯定者

（1）内分泌功能障碍：①嗜铬细胞瘤（非普通型）；②类癌（5-羟色胺分泌瘤）；③高缓激肽血症。

（2）慢性消耗性疾病：恶病质、肝硬化、肾功能衰竭。

（3）急性传染病恢复期：大叶性肺炎、伤寒、斑疹伤寒。

（4）营养不良性疾病：吸收不良综合征、重症糖尿病。

（5）妊娠高血压（晚期妊娠）。

（6）高原性低血压。

4. 血管病变

（1）血管弹性下降：多发性大动脉炎、淀粉样变性、糖尿病。

（2）血流方向改变：动静脉瘘、夹层动脉瘤、锁骨下动脉窃血综合征。

（3）近端血管闭塞：肺尖癌压迫锁骨下动脉、巨大腹腔肿瘤。

二、发病机制

原发性低血压的发病机制迄今未明，多数学者认为可能与中枢神经系统调节功能障碍有关，如中枢神经系统的兴奋与抑制过程失衡，血管运动中枢功能失调，导致血管收缩与舒张动态平衡发生障碍，舒张功能占优势，最终导致动脉血压下降。此外，内分泌功能失调，体内某些调节血管的物质排泌失衡，如肾素-血管紧张素-醛固酮系统，儿茶酚胺类等升压物质分泌降低，而缓激肽、组胺、5-羟色胺等舒血管物质增多，也可能参与低血压病的形成。至于遗传因素、营养失调、慢性疾病，以及地理环境、气候、职业等，对低血压病的产生也可能有关。

三、临床类型

1. 直立性低血压 又称体位性低血压，是由于从卧位或蹲位，突然转变为坐位或立位，引起血压下降。本病的发生可能与自主神经功能障碍有关，部分患者有家族史。单纯性直立性低血压，伴有头晕、心悸、气喘、面色苍白、出冷汗、恶心和站立不稳等；发生直立性低血压，多见于神经系统疾病、造血系统疾病、营养不良、药物作用或过敏等，治疗以去除病因为主，并对症用药。

2. 餐后低血压 餐后低血压是一种临床上见于老年人的血压内环境稳定方面的异常。对临床情况稳定、未服药的老年住院和非住院患者的研究显示，早餐和午餐后血压显著降低，此种血压降低在较年轻人或未进餐的老年人中不出现。住院和非住院老年人中，进餐后75分钟内发生餐后血压降低20mmHg者达1/3。如在餐前服用降血压药物，餐后血压降低可能更显著。在老年高血压患者和有进食后晕厥或自律神经系统功能失调者中，餐后低血压的发病率最高。餐后低血压可能是老年人晕厥和跌倒的常见原因。一组住院老年人的研究显示，其占晕厥发作的8%，餐后低血压的机制被认为与消化时内脏血积聚的压力反射代偿受到损害有关。自律神经功能失调伴餐后低血压者进餐后，有前臂血管收缩功能减弱、体循环血管阻力降低和控制心率的交感神经系统异常。因此，自律神经系统控制心率和血管阻力的变异可能是本病的基本病因（详见本篇章第三节）。

3. 运动后低血压 运动中和运动后发生的即刻心血管反应正常，运动后2～6分钟突然发生头晕、恶心、面色苍白甚至晕厥，同时伴有明显心率减慢，血压下降，平卧后自然缓解，症状缓解后心率、血压恢复正常。目前认为，运动后出现的低血压反应常见原因有：血管迷走神经性晕厥、直立性低血压、颈动脉窦综合征、低血糖和心源性晕厥，此外还有脑源性晕厥。

四、临床表现

（一）生理性低血压

生理性低血压多为体检或门诊偶尔发现的，老年人反应迟钝、耐受性好，而且可能被其他病掩盖，低血压易被忽略，患者只有轻度乏力、头晕等，一般无器质性病变，以体格瘦弱者居多，老年人较年轻人、女性较男性多见。

（二）病理性低血压

1. 疲乏无力，记忆力减退，睡眠障碍和失眠　患者常感精神萎靡、乏力，经午睡或休息后可好转，这种疲乏感与患者实际工作或所消耗的体力不相称，可能与神经系统功能紊乱，从而肌肉收缩不协调，导致不恰当的体力消耗有关。

2. 头痛、头晕　在低血压的患者中，头痛可能是其唯一的主诉，头痛往往在脑力和体力活动后较为明显，头痛性质、程度不一，多表现为颠顶区或枕下区隐痛，也可为剧烈的搏动性疼痛或麻木性疼痛。头晕轻重不一，轻者两眼发黑、眩晕；重者可出现晕厥，常在突然改变体位，尤其是从蹲位突然起立时最易发生头痛和头晕。可能与低血压致脑供血不足有关。晕厥的前驱症状有：①过度体力或脑力劳动后出现头晕、头昏，改变体位后常使其加重；②头晕后很快出现视物模糊、眼花、黑矇等；③可有轻度的听力减退或耳鸣；④软弱无力，站立不稳，有欲倾倒感；⑤面色苍白、精神紧张、说话吃力，甚至欲言而无法张口；⑥可伴有恶心、呕吐等消化道症状；⑦多数患者来不及扶持支撑物或立即采取卧位、坐位，旋即发生晕厥而跌倒。

3. 胸痛、心前区不适　多为隐痛，可为体力劳动或情绪紧张诱发，安静时也可发病，可能与血压过低导致冠状动脉供血不足有关。

4. 内分泌功能减退　主要表现为肾上腺素和去甲肾上腺素类物质不足，部分患者血糖降低和性功能减退。

5. 其他　可能出现食欲不振、腹部不适、消化不良、红细胞增多、白细胞减少、抵抗力降低而致感染、四肢冷、呼吸困难、共济失调、发音含糊等表现。

以上原因导致血液循环缓慢，远端毛细血管缺血，以致影响组织细胞氧气和营养的供应、二氧化碳及代谢废物的排泄。主要危害包括：视力、听力下降，乏力、精神疲惫、心情压抑、忧郁等情况经常发生，诱发或加重老年性痴呆，头晕、昏厥，增加了跌倒、骨折等现象的发生。该病严重影响了患者的生活质量。据国外报道，低血压可能导致脑梗死和心肌梗死。若直立性低血压病情严重，患者可出现每当变换体位时血压迅速下降，发生晕厥，以致被迫卧床不起，另外诱发脑梗死、心肌缺血，给患者、家庭和社会带来沉重负担。

五、实验室检查

1. 血液化验　血液红细胞和血红蛋白减少的严重贫血可引起血压下降；巨幼红细胞贫血中的恶性贫血伴神经功能失调时，可产生直立性低血压，红细胞压积测定有助于判断脱水等血容量变化；感染性休克时，血中白细胞明显增高；血糖明显降低，可引起低血压以致休克，此时应注意区分这种低血糖是由胰岛素分泌过多所致，还是由 Addison 病、垂体功能低下所致；测定血液和脑脊液的康华氏反应，有助于诊断可致低血压的脊髓痨；低钾血症和低镁血症等电解质紊乱，可以识别心律失常致低血压的原因。

2. 常规心电图和动态心电图检查　有助于发现快速心律失常和严重病态窦房结综合征、Ⅲ度房室传导阻滞、心脏停搏或心肌梗死引起的低血压；对有晕厥征兆或症状发展相对缓慢的晕厥，24 小时动态心电图可适时记录发病时的心电活动；某些具有回忆功能的短时（<5 分钟）记录仪，对判断晕厥先兆或晕厥与心律失常的关系有用；心脏电生理检查应在上述检查未能明确病因且高度可疑的老年人采用，检查前应停用抗心律失常药 2 个半衰期。其指征为不明原因的晕厥。发作频繁（每年 5 次以上）、无器质性心脏病基础、难以鉴别的室性及室上性快速心律失常伴晕厥，对选择药物有重要意义。

3. 心室晚电位（LP）检查　下列指标可能对检出引起晕厥的心律失常有意义：① QRS 滤

波时间 >110 毫秒；② QRS 滤波终末 40 毫秒电压 <20μV，时间 >30 毫秒；③ QRS 滤波终末 40 毫秒电压方根 <25μV，一般认为疑有自发性室速者可为心脏电生理检查的筛选患者。

4. 超声心动图、发射计算机体层摄影和心脏 X 线检查　可了解引起低血压的心脏情况，如二尖瓣性心脏常提示二尖瓣狭窄，主动脉瓣钙化常提示主动脉瓣狭窄，二者均可引起患者的突然晕厥；左房黏液瘤或球状血栓阻塞二尖瓣口，可引起直立性低血压，超声心动图可明确诊断，并能计算射血分数等指标，有助于判断心功能。

5. 脑 CT 和 MRI 检查　确定颅内病变和脑血管疾病与晕厥的关系，脑电图有助于明确病灶性癫痫与低血压的关系。

6. 颈动脉窦过敏实验　确定头部转动时发生晕厥和低血压的原因，按压一侧的颈动脉，必须在心电监护下进行，每次只能测试一侧。

7. 自主神经系统功能检查　如检查心血管反射、出汗反射和瞳孔反射的过度呼吸试验、吸气握拳试验、应力试验、冷加压试验、阿托品心脏反应试验、肾上腺素滴眼试验。但是，有些检查对老年人存在一些危险，有些检查可被相应的神经系统检查所代替。

8. 直立倾斜试验　直立倾斜试验是一项用于检查自主神经介导的血管、心脏功能是否正常的辅助检查方法。

被试者平卧于倾斜床上，安静状态下平卧 10 分钟，连接好血压、心电监测，开放静脉通道，在监测下按摩左颈动脉窦 5～10 秒（60 岁以上患者不做此项试验），若无颈动脉窦过敏表现，常规测血压、心率后，3～5 秒将床倾斜 60°～80°，持续 25～45 分钟，每 3～5 分钟测血压、心率一次（详见第五篇第二章第二节）。

六、诊断

1. 无症状性低血压的诊断　主要根据血压值降低到诊断标准或诊断标准以下。

2. 症状性低血压的诊断　除了血压值外，还需具备相关的临床症状和实验室检查结果，患者肱动脉血压测值达低血压标准，需结合临床表现，做出低血压病的诊断。

七、预防方法

1. 有高血压的患者，在血压降至正常范围并基本稳定后，要酌情慎重降压。通常应将降压药减量维持，对于老年低血压患者，应积极发现引起低血压的病因，如贫血、心律失常、糖尿病、恶性肿瘤等。待原发病得到治疗，血压亦可能慢慢恢复至正常水平。

2. 避免过饱，适当增加食盐用量，同时多饮水，较多的水分进入血液后可增加血容量，从而可提高血压。

3. 增加营养，吃些有利于调节血压的滋补品，如人参、黄芪、生脉饮等；此外，适当喝些低度酒也可提高血压。

4. 加强体育锻炼，提高机体调节功能。体育锻炼无论对高血压或低血压都有好处。盛夏时减少运动和外出，避免大量出汗。

5. 洗澡时间不要太长，水温不宜过高，饥饿时不洗澡。

6. 为防止晕倒，老年低血压患者平时应注意动作不可过快、过猛，从卧位或坐位起立时动作应缓慢一点。排尿性低血压患者还应注意，在排尿时最好用手扶住一样较牢固的设置，以防摔倒。

7. 尽量避免应用可影响血压的药物，如钙通道阻滞剂、利尿剂、硝酸盐类、转换酶抑制剂等。

8. 可穿长筒弹力袜,以增加回心血量。

八、治疗

1. 饮食营养方面,应给予高营养、易消化和富含维生素的饮食,适量摄入盐分;事实上大部分原发性低血压患者可能并非由营养差所致,但适当补充维生素 C、维生素 B 族和维生素 PP 等是有益的。适当饮用咖啡、可可和浓茶,有助于提高中枢神经系统的兴奋性,改善血管舒缩中枢的功能,有利于提升血压和改善临床症状。

2. 参加适当的运动和医疗体育,如医疗体操、保健操,有利于改善心肺功能,提升血压,但较大的运动后由于血管扩张,可使血压下降。

3. 一般治疗无效者,可酌情使用小剂量激素如氢化可的松,可从 0.1mg/d 开始,根据治疗反应逐渐增加剂量,本药具有水钠潴留作用,通过增加血容量而增加血压;也可用麻黄碱 25mg、每日 3～4 次,或咖啡因、盐酸士的宁治疗。

4. 中医中药治疗,中医认为低血压病主要是心脾阳虚、阳气不足、血行乏力所致,主要治则是温补通阳,佐以补脾健运,可用肉桂、桂枝、甘草各 10g,每日一剂,水煎服或泡饮。若伴睡眠欠佳,可加夜交藤 30～50g;舌红少津咽干者加麦冬 15g、五味子 10g。此外,根据辨证施治,可辅以中成药,如归脾丸或人参养容丸等也有一定疗效。

(赵玉生)

第二节 老年人直立性低血压

直立性低血压又称体位性低血压,是指由卧位变成立位时出现血压下降,而导致脑灌注不足的相关症状。临床上有两种分类方法,一种分为原发性和继发性直立性低血压;另一种分为原发性、继发性和突发性直立性低血压。原发性直立性低血压主要是因中枢神经系统,特别是自主神经元发生变性(尤其是交感神经系统),阻断了压力感受器的反射弧所致。继发性直立性低血压常继发于其他疾病,如神经系统疾病、脊髓疾病、颅内肿瘤、多发性脑栓塞、脊髓空洞症、急性传染病或严重的感染(如大叶性肺炎)、内分泌紊乱、慢性营养不良或使用降压药、镇静药之后等,这些病在发生晕厥时无明显心电图变化。继发性低血压的治疗主要是对原发病的治疗及对症处理。突发性直立性低血压多因自主神经功能紊乱,引起直立位时小动脉收缩功能失调所致。主要表现是直立时血压偏低,还可伴有站立不稳、视物模糊、头晕目眩、软弱无力、大小便失禁等,严重时会发生晕厥。

直立性低血压是老年人的常见病,据统计 65 岁以上老年人直立性低血压者占 15%～25%,其中 75 岁以上的老年人可高达 30%。老年人由于心脏和血管系统逐渐硬化,大血管弹性纤维也会减少,交感神经增强,可使老年人收缩期血压升高,长期偏高的血压不仅损害压力感受器(位于主动脉弓和颈动脉窦)的敏感度,还会影响血管和心室的顺应性。当体位突然发生变化或服降压药以后,在血压突然下降的同时,缺血的危险性也大大增加。此外,老年人耐受血容量不足的能量较差,可能与其心室舒张期充盈障碍有关。因此,任何急性病导致的失水过多、口服液体不足或服用降压药及利尿药以后,以及平时活动少和长期卧床的患者,站立后都容易引起直立性低血压。

原发性直立性低血压属少见病,几十年来全世界有明确报道的才有百例,早在 1826 年就有人对其作过探讨。1925 年 Brandbury 和 Eggleston 首先详细描述了本病的临床特征,直立性低血压（即从卧位或蹲位突然起立时血压明显下降）晕厥、脉搏固定（即直立时心率无相应增加）、无汗、阳痿和夜尿是主要的临床特征（又称为自发性直立性低血压）；1960 年 Shy 在尸检材料中发现有中枢神经系统弥漫性变性，以脊髓中间外侧柱最明显，苍白球、黑质、小脑和丘脑等部位也可有病变，目前我们知道原发性直立性低血压是自主神经变性引起的功能障碍，主要累及脊髓中间外侧柱、背侧运动核、脑干色素核及交感神经节；尚有些患者有类似橄榄体脑桥小脑的异常，也有的表现为纹状体黑核变性，故亦命名为特发性自主神经功能不全，而自主神经功能障碍仅为神经系统病损的一部分。

一、发病机制

血容量减少是症状性直立性低血压的最常见原因。血容量减少常继发于过量应用利尿剂（如祥利尿剂中的呋塞米、布美他尼和依他尼酸）；相对性的血容量减少是由于应用扩血管药物治疗如硝酸酯类和钙通道阻滞剂（维拉帕米、硝苯地平、地尔硫草、氨氯地平），或应用了ACEI。长期卧床引起的低血容量及血管舒缩张力降低也是引起直立性低血压的常见原因。与非糖尿病患者相比，直立性低血压在应用抗高血压药物的糖尿病患者更为常见。其也可见于发热性疾病的患者身上。因为该类患者常存在着继发性血管扩张，所以疾病引起的急性或亚急性严重的低血容量可产生直立性低血压。尽管该类患者的自主神经反射弧未受损害，其原因主要是心排血量的减少、出血、严重呕吐及腹泻、大量出汗或未控制的糖尿病患者的渗透性利尿，除非补充足够的液体或电解质，否则这些情况都可导致血容量减少，引起脱水和直立性低血压。其他疾病也可造成直立性低血压。低钾血症能影响血管平滑肌的活性，同时也可限制站立时周围血管阻力的增加。Addison 病患者的肾上腺皮质功能低下，在没有足够的食盐摄入时，也可导致血容量减少而产生直立性低血压。

影响自主神经反射机制和降低站立位血压的药物，如过量的抗高血压药物（甲基多巴、可乐定、利血平神经节阻滞药）及多种药物的应用，也是常见的原因。β 受体阻滞剂很少引起直立性低血压，但 α 受体阻滞剂如哌唑嗪可能是一种原因，尤其是在治疗的初始阶段（首剂效应）。能引发直立性低血压的药物，起初应用小剂量，然后剂量逐步增大。其他能可逆性地影响自主神经反射的药物和降低直立位血压的药物包括许多用于治疗精神失常的药物，如用于治疗抑郁症的单胺氧化酶抑制剂［异卡波肼（isocarboxzid）、苯乙肼（phenelzine）、反苯环丙胺（tranylcypramine）］、三环抗抑郁剂［去甲替林（nortriptyline）、阿米替林（amitriptyline）、地昔帕明（desipramine）、丙咪嗪（imiptriptyline）、普罗替林（protriptyline）］或四环抗抑郁剂，以及吩噻嗪类抗精神病药物［氯丙嗪（promazine）、硫利达嗪（thiori-dazine）］。奎尼丁、左旋多巴、巴比妥酸盐和酒精也有引起直立性低血压的作用。抗肿瘤药物长春新碱因其神经毒性作用，也可产生严重的长时间的直立性低血压。

累及自主神经系统的神经病变干扰了站立时交感神经的反射弧，并影响了正常的肾上腺素能反应。糖尿病性神经病淀粉样变性、卟啉症、脊髓痨、脊髓空洞症、脊髓横断症、恶性贫血、酒精性神经病、急性炎症性脱髓鞘性多发神经病（Guillain-Barré 综合征，感染后多发性神经病）和 Riley-Day 综合征（家族性自主神经功能异常）、外科交感神经切除术、血管痉挛性疾病或周围静脉功能不全（特别是严重的静脉曲张）等都可以引起直立性低血压。帕金森病的继发性低血压可以由于应用左旋多巴治疗而恶化。在胃切除术后倾倒综合征中直立性低血压可以是血管收缩反应的组成部分。

Shy-Drager 综合征和特发性直立性低血压是两种可能有关的原发性神经病。它们通常都伴有严重的直立性低血压。Shy-Drager 综合征的患者在站立时血浆中去甲肾上腺素不增加，在特发性直立性低血压的患者中交感神经末梢显示去甲肾上腺素耗竭。在这些情况下，广泛的病变影响交感神经和副交感神经系统、基底神经节、脊髓束，除了小动脉和静脉血管收缩功能衰竭外，常常存在着广泛的自主神经功能异常：不出汗，肠管膀胱和胃的张力缺乏；阳痿流涎及流泪减少；瞳孔扩大，并影响视力调节。因为交感神经和副交感神经对心血管系统的调节功能丧失，也可能存在严重的直立性低血压。直立性低血压很容易在清晨发生，由于夜间的尿钠排泄之故，同时也很易发生在进食后和运动后。

在许多继发性全身动脉性高血压的原因中，当其不能通过内环境稳定机制控制血压时，如果使患者处于直立姿势，则可引起直立性低血压；这在大多数嗜铬细胞瘤及原发性醛固酮增多症患者中发生。奇怪的是，这些患者在仰卧位时有高血压，在直立位时可引起直立性低血压。引起突然发生的直立性低血压的心源性原因包括未发现的心肌梗死或心律失常，还包括其他可能引起心排血量减低的原因，包括严重的扩张型心肌病、主动脉瓣狭窄、缩窄性心包炎及任何原因引起的进行性心力衰竭。

在老年人，由于压力感受器反应性降低及动脉顺应性降低，常常可引起直立性低血压。压力感受器反应性的降低，延迟了心动过速的发生。尽管在非选择性的年老者中直立性低血压的发生率约为 20%，而在健康老年人中其患病率更低，在所研究的年老者中多种不健康的习惯并存也常常影响心血管系统内环境平衡。原发性直立性低血压主要是由中枢神经系统，特别是自主神经原发性病变，（尤其是交感神经系统）阻断了压力感受器的反射弧所致，其病变部位可在节前或节后交感神经、脑干、下丘脑、血管运动中枢及小动脉壁本身发生病变。由于反射机制中断，使阻力血管（主要指小动脉）及容量血管（主要指小静脉）皆不能有效地进行反射性收缩，同时心率也不增快，使有效循环血量降低，血压随之降低，儿茶酚胺代谢或分泌障碍引起神经传导失常，循环中某些扩血管物质如缓激肽释放过多等，也可能参与直立性低血压的发生。在 60 岁以上的老年人中，有 15%～20% 的人患有直立性低血压，常见原因如下：

1. 餐后血液积于内脏，使循环血量降低，此时若突然起立，可导致直立性低血压的发生。

2. 浴后周围血管扩张，同时交感神经活动性增强及迷走神经活动性降低，使得动脉收缩增强，外周阻力增大。这样，一方面循环血量不足，另一方面心脏射血受阻，极易使老年人于体位变动（由坐位或卧位站起）时发生低血压。

3. 久站后约有 500ml 血液积于躯干和腿部，导致心输出量下降，循环血量减少，可引起直立性低血压。

4. 一些常用药如利尿剂、抗高血压药、硝酸酯类制剂、抗抑郁药、抗帕金森病药物等，可通过降低循环血量或增加外周血量或影响交感神经活性而引起药物性低血压。

二、临床表现

直立性低血压是原发性的低血压病最突出的表现。卧位时血压正常，直立时血压迅速而显著地降低。收缩压降低超过 30mmHg，舒张压降低超过 20mmHg，但心率无变化。血压降低，可产生一系列脑缺血、缺氧的表现。轻者站立时可发生头晕、眩晕、软弱无力、眼花，重者可发生晕厥。卧位后眩晕或晕厥症状多有缓解。此外，可出现自主神经损害的症状，如皮肤干燥、出汗少、排便、排尿困难和性欲减退及阳痿等。部分病例可逐渐出现眼外肌麻痹、肢体僵硬伴粗大震颤、表情呆板等锥体外系损害症状；步态蹒跚、共济失调、语言不清、眼球震颤等小脑受损症状，以及一些锥体束受损症状如肌张力痉挛性增高、腱反射亢进、病理神经反射阳性、发声障碍等。少数患者有感觉异常、智能减退的现象，这一类患者因有中枢神经系统损害而称为中枢型，即 Shy-Drager 综合征；若无中枢神经系统损害，仅为直立性低血压和周围自主神经功能不全者，称为周围型直立性低血压。

三、诊断

1. 血压降低系由卧位转变为立位或坐位时引起的，血压比下降前至少减少 20/10mmHg 或收缩压降至 80mmHg 以下，且可维持 2 分钟以上，恢复卧位后很快恢复正常或接近正常。

2. 伴有上述症状性低血压的临床表现，平卧后消失或减轻。

3. 寻找某些功能性原因，如长期卧床或运动过度、高温、发热等机体内环境的异常，脱水、贫血、出血、透析治疗、低血钠、低血钾等有效循环血量减少或电解质紊乱；感染性休克等；特别注意查找药物的不良反应，因为药物引起的低血压约占老年人直立性低血压的一半。这些药物包括利尿药、血管扩张药、降压药、安眠药、抗震颤药、某些抗精神病药、降糖药等。

4. 根据实验室检查，尽可能明确病因。

5. 鉴别自主神经功能不全、多系统萎缩或交感神经敏感型这三种直立性低血压有一定的实际意义。前两者的共同特点是站立时收缩压、舒张压均下降而心率不增快，均有膀胱括约肌障碍、阳痿或无汗等神经系统症状；不同点是多系统萎缩者还有肌肉萎缩、帕金森病、虹膜萎缩等锥体和锥体外系体征，自主神经功能不全者血中去甲肾上腺素测定卧位时减低、立位时不升高，对滴注去甲肾上腺素血压反应非常敏感，对多系统萎缩者立位时去甲肾上腺素可少量增加，功能不全者预后良好，经过长期、适当活动和药物治疗，症状可得到一定的改善。多系统萎缩者治疗困难，病死率高。交感神经敏感型直立性低血压与前面两种自发性直立性低血压不同，立位时只有收缩压下降而无明显舒张压的降低，心率加快超过 25 次/min，一般无神经系统症状，血中去甲肾上腺素水平正常，立位时反应亦正常，适宜用 β 受体阻滞剂。

原发性直立性低血压可根据其低血压引起的一系列症状和神经损害的临床表现，在排除继发性直立性低血压、功能性直立性低血压后可作出诊断。部分患者直立性低血压不是即刻发生，需站立 1～3 分钟才发生，故当怀疑本病时，测量血压至少要等 5 分钟。正常人直立后也会发生短暂的血压下降，但波动不大，且 1～2 分钟恢复，遇此情况密切观察，对晕厥的患者，应排除其他原因引起的晕厥。

四、鉴别诊断

（一）特发性直立性低血压（Shy-Drager 综合征）

本病是一种以自主神经功能障碍为主的中枢神经系统多发性变性疾病，较少见。患者多以中年以上发病，男性多于女性，起病缓慢，多在晨起、登高、行走、站立、排尿时发病，于立位时出现血压下降，伴头晕眼花、乏力甚至晕厥等症状，平卧后血压回升、症状消失，严重者须长期卧床。直立性低血压为本病突出表现，特点是不伴有心率的改变，患者常同时有尿频、排尿困难或者尿失禁，阳痿，腹泻，便秘，少汗或无汗等自主神经功能失调症状，可有表情呆板、肌束震颤，动作不灵活或步态蹒跚。在站立时的去甲肾上腺素水平不能较卧位时升高，提示不能正常刺激功能正常的周围神经。确认有直立性低血压，并排除其他疾病即可诊断，有学者将自主神经障碍伴帕金森病也归入此类。

（二）继发性直立性低血压

慢性肾上腺皮质功能减退（Addison 病）的主要表现有皮肤、黏膜色素沉着、低血压。国内报道色素沉着的发生率为90.5%，可遍布全身，以暴露部位、常受摩擦和受压或瘢痕处为著，其原因是垂体黑色素细胞刺激激素分泌增多所致，色素沉着的突然增加是病情恶化的明显标志，在肾上腺危象发作时，血压急剧下降，甚至测量不到。其他常见症状有午后无力、体重下降、胃肠道症状、低血糖现象、神经衰弱等。本病半数由于双侧肾上腺结核性破坏，其次为特发性双侧肾上腺皮质萎缩，其他病因有双侧肾上腺癌转移、白血病浸润、淀粉样变性、肾上腺全切除后、血栓、感染等，也有报道为自身免疫性疾病所致者。实验室检查对确诊有很大帮助，常用的检查如下：

1. 肾上腺皮质激素水试验：此试验不仅能够反映肾上腺皮质功能减退症的水利尿反应缺陷，同时也显示此种缺陷能用肾上腺皮质激素纠正。患此症者，水利尿试验每分钟最高排尿量少于3ml，加用肾上腺皮质激素后可以纠正至正常水平，超过10ml/min。

2. 24小时尿17-羟皮质类固醇和17-酮类固醇测定，若二者排出量显著减低，对本病的诊断具有肯定意义。

3. 腹部X线片或CT，对因结核所致本病者可发现钙化阴影。

4. 血中嗜酸性粒细胞增多，血清钾浓度升高，血清钠、氯水平降低，葡萄糖耐量水平曲线平直，均有助于诊断。

（三）自身免疫性多内分泌腺综合征

自身免疫性多内分泌腺综合征（autoimmune polyglandular syndrome，APS）又称多腺体自身免疫综合征（polyglandular autoimmune syndrome，PGA）、施密特综合征（Schmidt syndrome），是指由自身免疫疾病而引起的2个或2个以上的内分泌腺体的功能异常（同时或先后发生），亦可累及其他非内分泌系统，是内分泌科的少见病。临床上，以Addison病伴糖尿病或甲状腺功能减退较为多见。

（四）垂体前叶功能减退（Simmonds-Sheehan综合征）

垂体前叶内分泌功能并非直接作用于周围器官，而是通过起作用的内分泌腺体发挥生理功效，故垂体前叶功能减退常有多个腺体功能不全的表现。本病的主要原因是产后大出血引起的垂体前叶内血管栓塞、出血，导致垂体坏死、萎缩、纤维化；次要病因是垂体或附近的肿瘤压迫垂体，使垂体萎缩；其他如脑部炎症，垂体手术或放疗后、颅脑外伤也可引起本病临床症状，多数进展缓慢，以性功能障碍为首先症状者居多，毛发稀少是常见的早期表现之一，继而常出现甲状腺功能减退，肾上腺皮质功能减退出现较晚。本病的肾上腺皮质功能减退临床表现很像原发性慢性肾上腺皮质功能减退，其中的重要区别点在于前者虽有低血压而无色素沉着的实验室检查所见。性腺功能检查、甲状腺功能检查、肾上腺皮质功能测定等可以帮助诊断。需要注意与原发性黏液性水肿及原发性慢性肾上腺皮质功能减退相鉴别。全身慢性消耗性疾病也可有多腺体功能不全，特别是性腺功能减退明显，需要依靠病史和有关试验室检查鉴别。

（五）甲状腺功能减退

本病早期即可出现毛发稀少，但同时伴有四肢黏液性水肿、怕冷、胆固醇增高等表现依靠甲状腺功能检查可鉴别。

五、治疗

（一）一般治疗

体位改变时动作要慢，避免骤然起立；睡眠使用头高脚低、与地面呈20°以上的床板，以便降低肾动脉压，有利于肾素的释放和有效循环血量的增加，起床时应缓慢改变位置，即卧位 - 坐位 - 立位。适宜少量多餐，每餐不宜过饱，餐后不宜立即站立和剧烈活动，尽量避免长期卧床，长久站立。必须长期卧床的患者宜加强下肢的主动活动和被动按摩，改善血液循环，可使用增加静脉回流的紧身腹带、弹力长袜等，同时避免各种诱发因素，慎用容易引起直立性低血压的药物；若正在使用的药物明确其已经引起体位性的低血压，则应停止使用；若必须使用该药物，如已引起低血压者，应及时减量或注意体位变化，尽量在卧位时用药，或换用其他药物。

（二）及时治疗原发病

如心力衰竭、心律失常、二尖瓣狭窄、主动脉瓣狭窄和关闭不全、扩张型心肌病等，以及脱水、电解质紊乱、贫血、内分泌疾病等。对严重病态窦房结综合征或Ⅱ、Ⅲ度房室传导阻滞者，应据情况安装起搏器治疗，对严重持续的心律失常应行药物治疗。

（三）药物治疗

1. 维生素类药物如维生素 C、B 族维生素，ATP、辅酶 A、辅酶 Q10、肌苷等。

2. 中医中药治疗，如可服用八珍汤、生脉散或参脉注射液静滴。

3. 治疗的目的在于使周围血管收缩和增加循环血量。对轻微的直立性低血压，可口服周围交感神经能药物麻黄素 25～50mg、3～4 小时 1 次，增加钠盐的摄入（每日比平时多食 5～10g)，并给予氟氢可的松 0.1～0.5mg、每日 1 次，禁忌证为充血性心力衰竭的患者。此外，应同时补钾。也可用苯丙胺 5～10mg、每日 1～3 次，左旋多巴 0.1～0.25g、每日 2～4 次，许多非甾体抗炎药可能引起盐潴留和抑制前列腺素合成；消炎痛 25～50mg、每日 3 次有益。

4. β 受体阻滞剂、迷走神经抑制剂如美托洛尔 12.5～25mg/d 或山莨菪碱（654-2)10mg/d 可较好地抑制晕厥的发生。但老年人对于这两种药的敏感性变异很大，可先半量应用，无不良反应者再全量使用，但要在严密监测下用药。

5. 在 Shy-Drager 综合征和原发性直立性低血压的晚期阶段，药物治疗往往是不够的，可能需要某种升压和反搏装置。如果直立性低血压和腿部静脉淤血有关，加穿弹力长袜可以增加立位时的心排血量和血压，对于更晚期的患者，可能需要一套充气的飞行员型的抗地心引力的服装，以使腿部和腹部有足够的抗压力。

6. 合理饮食和应用利尿剂时间的选择，对于老年患者宜晚间进干食，利尿剂尽量在白天应用，以免夜间起床小便发生意外。服用抗高血压药时，应根据立位血压调节剂量，应用扩血管药和抗心律失常药应观察患者心率、心律、血压变化，调整剂量。

六、预防措施

针对引起老年人直立性低血压的常见原因，在日常生活中应注意采取下列预防措施：

1. 合理饮食，补足营养，少食多餐，但不宜吃得过饱。餐后不要马上活动，可适当休息（30～60 分钟）后再站起行走或做其他事。同时要多饮水，每日至少喝 2～3L。

2. 洗热水浴时要事先准备好浴垫或小椅子，洗时坐在浴垫或椅子上，洗完后要适当躺一会儿再起立活动。

3. 不宜久站，呈站立状态时要每隔几分钟活动一下。另外，弯腰后不可突然站起，应扶墙或借助其他物体逐渐起立。长期卧床患者站立时要慢慢从床上坐起，然后做轻微四肢活动，再下床慢慢站立。

4. 坚持适当体育锻炼。运动锻炼可改善人体对血压的调节，持之以恒的运动有助于减少低血压发生，但应注意运动量不宜过大，也不可做体位变动过大的运动，以步行、慢跑、游泳等项目为宜，运动后应无气喘，心率不超过 110 次 /min。

5. 服药前要仔细阅读药品说明书，凡可引起头昏、头晕及低血压的药物应慎用，用药期间注意观察有无头晕、头痛、视力改变等症状。一旦有这些症状发生，应立即坐下或躺下，并测量血压，防止病情加重。

6. 对经常发作直立性低血压的患者，建议穿弹力长袜，用紧身腰带。对少数慢性直立性低血压患者，也可日常服用中成药预防，如补中益气丸、生脉饮等。

（赵玉生 苗懿德）

第三节　老年人餐后低血压

老年人餐后低血压的患病率约为 25%，不同人种的餐后低血压患病率无明显差异，但这一比例可随人群的不同而产生巨大波动，如养老院老年人患病率为 33%，存在不明原因晕厥的老年人为 50%，住院老年人为 67%；而某些高危人群，如合并某些恶性疾病的患者的患病率甚至可达 72.8%。

餐后低血压是一种临床上见于老年人的血压内环境稳定方面的异常。对临床情况稳定、未服药的老年住院和非住院患者的研究显示，早餐和午餐后血压显著降低，此种血压降低在较年轻人或未进餐的老年人中不常见。住院和非住院老年人进餐后 75 分钟内中发生餐后血压降低 20mmHg 者达 1/3，如在餐前服过降血压药物，餐后血压减低甚至更显著。在老年高血压患者和有进食后晕厥或自律神经系统功能失调者中，餐后低血压的发病率最高。餐后低血压可能是老年人晕厥和跌倒的常见原因。一组住院老年人的研究显示，其占晕厥发作的 8%。

PPH 可在餐后即刻发生，持续到餐后 90 分钟；在餐后 45 分钟时，收缩压降低幅度达到最大。但目前尚无临床验证以评价餐后低血压的治疗措施，故处理本病只基于一般常识。有症状的患者不宜于餐前服降血压药，餐后宜平卧并减低降压药物的剂量和用少食多餐法进食可能也有帮助。最近的资料提示，在某些患者中进餐后步行可有助于恢复正常循环，但这种疗法只宜在严密监测之下施行。

一、病因和病理生理

餐后低血压的机制被认为与消化时内脏血积聚的压力反射代偿受到损害有关。自主神经功能失调伴餐后低血压者进餐后，有前臂血管收缩功能受损、体循环血管阻力降低和心率的交感神经系统控制异常。老年人的心、脑对餐后血压的自身调节能力减退，因此，自主神经系统控制心率和血管阻力的变异可能是本病的基本病因。餐后血压由于血流动力学、生物化学和内分泌学等变化，使收缩期血管阻力下降，静脉回心血量减少，每搏量和心排量减少，加之自主神经功能失调和交感神经反射紊乱致内脏血管扩张。一般情况下，人在进餐 2 小时内血压可下降 20mmHg，这是由于血液储积在内脏循环中或压力反射器功能稍差之故，若兼有其他疾病因素的老年人更易诱发低血压，其原因包括：一是主动脉弓和颈动脉窦易发生动脉硬化，其压力感受器灵敏度下降，不能及时进行血压调节；二是自主神经功能低下，自主神经功能损害，交感神经代偿不全，心率加快和血管收缩功能不能随之加强，对餐后低血压不能进行有效代偿；三是餐后迷走神经兴奋，胃、肠、胰等器官通过分泌和旁分泌机制产生了能扩张血管的体液因子，使内脏血管扩张而增加内脏血流量，同时其他部位的血流量相对减少，又不能及时增加心率和外周阻力，而发生了餐后低血压。老年人餐后低血压更多见于糖尿病等合并自主神经系统有病变者。

餐后低血压可见于健康老年人，老年高血压患者有卒中、晕厥及昏倒史，则这种低血压比较明显而且持续时间也会稍长。此外，患有帕金森病、多发性系统萎缩或自主神经紊乱等的患者，饱餐后往往会引起晕厥、头昏、心绞痛或跌倒。如果本身有心、脑血管梗死疾病的人，饱餐后低血压是导致猝死的危险因素。所以，老年人早、晚餐不宜吃得过饱（尤其避免过多摄入高脂食物），否则既可能引起餐后低血压，也是导致心、脑血管疾病发作的诱因，严重时危及生命。老年人基础供氧潜力本身较低，即使餐后血压轻度下降，亦可出现缺血、缺氧的症状。

诱因：①随增龄，减弱大脑对餐后血压调控能力，餐后低血压发生增加，即使无明显心、脑并发症的 65 岁以上老年高血压患者，餐后血压的下降程度远较同龄血压正常者明显；②所用药物尤其是抗帕金森病药、降压药（利尿剂、CCB、ARB 或 ACEI 类、β 受体阻滞剂、硝酸甘油等）增加餐后低血压的风险；③餐前基础血压较稳定，不易产生餐后低血压，反之餐后低血压的发生增加；④进食时体位改变，老年患者进食时缓慢就坐而进食后突然站起时发生率高；⑤食品温度高、服热糖水或室温较高环境下进餐易发生低血压。

二、临床表现

老年人的血压在用餐后第 18 分钟开始慢慢下降，到 42 分钟左右舒张压降幅最大，在餐后 2 小时内出现头晕、晕厥、心绞痛、乏力、眩晕、恶心、视物不清，甚至跌倒或语言不清，如果不引起重视，容易造成外伤如颅内出血或脑血管并发症等，而当血压恢复正常水平后，上述不适症状可以随之消失。老年人空腹锻炼后，血糖及血压都有所下降，若接着用餐，会引起内脏及全身血管扩张，外周阻力下降，发生餐后低血压，表现为眩晕及晕厥症状。

餐后低血压有两种临床类型：①生理性的与年龄相关的现象，除非为其他低血压因素所加重，否则极少有症状；②较重的病理综合征与自律神经功能不全有关，晕厥时伴有更显著的低血压。

若老年患者有进食后头昏、摔倒、晕厥、其他脑或心脏缺血症状者，进餐前后宜测量其血压，以检出餐后低血压的老年人在进餐后应稍微坐、卧一段时间再活动。

三、诊断

老年餐后低血压的现象从 20 世纪 70 年代起已广泛受到关注，餐后 2 小时血压下降幅度超过 20mmHg，或者餐前收缩压超过 100mmHg，而餐后收缩压小于 90mmHg，或者尽管餐后收缩压和 / 或舒张压下降幅度尚未达到上述指标，但已超过大脑调节能力出现一系列不适表现者，定为餐后低血压。一般休息一段时间，血压可恢复。现多通过测定餐前血压和餐后 2 小时内血压（每 15～30 分钟测 1 次，以最低血压值作为餐后血压），并符合下列 3 条标准之一者诊断为 PPH：①餐后 2 小时内收缩压较餐前下降≥20mmHg；②餐前收缩压≥100mmHg，而餐后收缩压 <90mmHg；③餐后血压下降未达到上述标准，但出现头晕、晕厥等超过脑血流自身调节能力而产生症状的也属于 PPH。

四、治疗

（一）老年餐后低血压无症状患者的治疗原则

1. 饮食治疗　采用少食多餐法，尽量少食高碳水化合物饮食，特别是高葡萄糖饮食易诱发餐后低血压。因此,主张采用低碳水化合物饮食,应适当增加钠盐和水分的摄入。老年人进食时应避免饮酒,血液透析时不进食物。

2. 适当体位和运动　老年人餐后应平卧位 10～15 分钟,再缓慢坐起,对预防餐后发生低血压有一定的作用。餐后 1 小时可适当散步,有增加心率和心排血量的功效,减少餐后低血压的发生率。

3. 原发疾病治疗过程中,注意药物对低血压现象的影响。如降压药特别是利尿剂,较易诱发餐后低血压,应给予关注。应在两餐之间服用降压药,可减少餐后低血压的发生。但有学者认为,尼卡地平能减少餐后血压下降的幅度。其他药物如硝酸甘油等,在冠心病治疗过程中,也应警惕发生低血压现象。心力衰竭时所用的利尿剂,可能会加重餐后低血压。帕金森病患者餐后血压明显下降,与抗帕金森病药物本身具有降压作用相关,应予关注。老年餐后低血压比直立性低血压更常见。

(二)老年餐后低血压合并临床症状患者的治疗原则

1. 减少内脏血流量的药物

(1)常选用咖啡因 250mg 加或不加用双氢麦角胺 6～10mg/kg,皮下注射。仅在晨间给予,使其作用晚间消失,以免影响患者胰腺和避免产生药物耐受性。该药有抑制内脏血管扩张的作用,但应注意咖啡因有增加胃酸分泌的作用,有消化性溃疡的患者不宜长期使用。

(2)生长抑制素 12～16mg,餐前皮下注射,可能会改善餐后低血压。

(3)奥曲肽:20mg,每隔 4 周给药一次,共 3 个月,以后酌情增减剂量。该药属生长抑制素的类似物,有抑制胃肠肽分泌、增加内脏血管阻力的作用,对提高血压有益。

2. 抑制葡萄糖吸收的药物

(1)阿卡波糖及伏格列波糖:属 α- 葡萄糖苷酶抑制剂,延缓肠道对葡萄糖的吸收,降低餐后血糖水平,用量为 50mg、每日 4 次,目前有学者报道该药对老年餐后低血压有效率达 62%。

(2)古尔胺:为天然半乳甘露聚糖,有延缓胃排空、抑制葡萄糖吸收的作用,适合于需饮食控制的 2 型糖尿病患者。

3. 增加外周血管阻力的药物　吲哚美辛片 50mg,每 6 小时 1 次,口服。该药有增加钠的重吸收和抑制前列腺素合成的作用,具有升压效应。肾损害、精神病患者慎用。

4. 米多君　系 α_1 受体激动剂,用量:12 岁以上患者开始剂量为 2.5mg、每日 2～3 次,根据患者反应和对此药的耐受能力,可间隔 3～4 天增加一次剂量,将剂量增至 5mg、每日 2～3 次,最大剂量达到 10mg、每日 3 次。应在晨起直立或晨起直立前、中午和下午晚些时候(通常不迟于下午 6 点)服用。应注意一次给予单剂量 20mg 者,出现严重而持久的卧立位高血压发生率较高(45%)。部分患者虽可耐受超过 30mg 的每日剂量,但其安全性和有效性尚缺乏系统的研究证实。该药可增加外周阻力,促进血液回流。有学者认为,单独用于治疗老年低血压效果较差,若与地诺帕明(β 受体激动剂)合用,老年餐后低血压治疗效果更佳且耐受性好。

5. DL-DOPS　系肾上腺素前体,可通过血脑屏障,提高中枢神经的交感活性,具有升压作用。

6. 二肽基肽酶 4(dipeptidyl peptidase-4, DDP-4)抑制剂　如维格列汀,是一类新型降糖药物,可通过与 DDP-4 结合形成 DDP-4 复合物,抑制该酶活性,在提高 GLP-1 浓度,促使胰岛 β 细胞产生胰岛素的同时,降低胰高血糖素浓度,从而降低血糖。目前已知 GLP-1 释放减少可导致餐后低血压,但 GLP-1 并非在所有餐后低血压的患者中均降低。因此,DDP-4 抑制剂在餐后低血压的治疗上有使用前景,但仍需更多相关研究证实。

五、预防

为了防止老年人餐后血压下降或造成损伤，可以采取以下一些措施：①限制每次进食量，采取少食多餐的方式可以减少各种不良因素的发生；②食物内容应多样化，观察发现单纯进食碳水化合物，如米、面、甜食等易产生餐后低血压，而脂肪、蛋白质食物则较少引起；③所进食物不宜过热，以温和偏凉为主，有餐后低血压的老人，在用餐前饮上一小杯凉开水，能起到良好的预防作用；④餐后如出现头晕等不适时，需尽快取平卧位；⑤临床发现，餐前饮用足量水，并且不严格限制盐的摄入，可引起一定的升压反应，以减少餐后低血压的发生；⑥糖尿病患者配合口服拜糖平，有利于该病的预防。

中国有句古话："饭后百步走，能活九十九"，从近代医学观点来看，老年人不宜提倡饭后百步走，因为吃饭特别是吃饱饭对于有心血管疾病者是一种负荷。研究显示，老年人餐后运动时，在餐后 60 分钟血压由餐前的 139mmHg 降到 129mmHg，而心率上升 15 次/min，中度运动后出现直立性低血压者占 25%，说明餐后运动对心血管系统有一定负性作用，但心电图并无改变。因此，老年人应避免在餐后特别是饱餐后 2 小时内进行健身运动。

（赵玉生）

第四节 老年人用药与低血压

一、老年人药物代谢特点

1. 吸收药物的能力下降，药物在血中的浓度和停留的时间增加 老年人由于胃肠功能减退，胃酸分泌减少，对药物的溶解度减弱。因为肠道表面的细胞减少，对药物的吸收也随之减少，再加上肠系膜的血流量减少，使药物进入血液循环的量也相应减少。老年人血浆中的白蛋白随年龄增加而减少，因缺少白蛋白，一些与白蛋白结合的药物在血中的浓度和停留的时间增加。如口服降糖药，对一般糖尿病患者是安全的，但同时使用与白蛋白高度结合的药物，如保泰松、阿司匹林，就有使老年人产生低血糖的危险。

2. 药物代谢速度降低 药物代谢的主要器官是肝脏，70 岁以上的老年人肝的重量比青壮年低 30%，老年人长期服药，已经使肝脏受到了一定的损害，肝脏对药物的代谢速度大大降低，一些药物在老年人体内的代谢要比青壮年慢，容易在体内积蓄。正常服药量，就会使老年人产生不良反应。

3. 排泄药物慢 老年人的肾功能减低，对药物的排泄功能减慢，如果不注意减少剂量，就可引起毒性反应。例如使用洋地黄时，老年人用量应为青壮年的 1/4，如用青壮年剂量，就可产生洋地黄中毒。在使用抗生素时，也应注意。

二、老年人用药注意事项

1. 药物剂量宜小不宜大 药物经口服后由肠道分解和吸收，因老年人吸收功能下降，常发生药物在体内分布不均，加上老年人肝酶活性和肾排泄能力都有所下降，使药物分解变慢，体内蓄积增加，易产生不良反应。因此，老年人用药剂量应随年龄增加而减小。一般来说，50 岁以后，每增加 1 岁，用药量减少 1%；60~80 岁者，用药量应为成人量的 3/4~4/5；超过 80 岁者，用药量为成人量的 1/2。服用新药时，不可自己看说明书服用，应经医师同意方可使用。

2. 药物品种宜小不宜大 有些药物之间存在协同作用,有些存在拮抗作用,若只考虑用药而不考虑药物之间的相互作用,会造成不良后果。老年人用药品种越多,发生药物不良反应的机会也越多,老年人记忆力下降,服药品种多易造成多服、漏服、误服或忘服,所以老年人用药应突出重点,兼顾其他,用药品种最好不超过3~4种。

3. 用药疗程宜短不宜长 老年人肾功能减退,对药物和代谢产物的滤过率减少。用药疗程越长,越容易发生药物蓄积中毒,有时还可能产生成瘾性和耐药性,利尿剂可引起严重低血钾症;老年人用药疗程应根据病情以及医嘱合理缩短。

4. 用药方式宜偏中不宜偏合成药 根据老年人代谢下降,反应迟缓的生理特点,老年人用药以中西医结合为好。对急性病,西药治标,使疾病能迅速得到控制,而后采用中药调养,以利于治本;对慢性病,则以中药治疗为主,传统观念认为中药比西药作用缓和、不良反应少,老年人使用中药治疗更安全、和缓。

5. 选用最熟悉的药物品种 由于制药工业的飞速发展,新药大量投放市场,药物品种多、更新快,患者特别是老年患者很难适应。对新药的应用,或表现为急于要求应用,或表现为不敢应用。同时,医师也不一定完全了解所有新药的药理作用,无法做到熟练掌握。老年人记忆减退、反应迟钝,服药如无家属或他人协助,容易错服、误服或重复用药,造成不必要的麻烦。因此,老年人用药宜选用患者和医师最熟悉的药物品种,以利安全。

6. 尽量减少药物的种类 两种药物或多种药物同时使用,其综合作用可能对患者产生疗效,也可能产生不良反应,影响治疗,甚至危及患者生命。目前认为,药物不良反应的发生率随用药种类的增加而增加。据报道,同时接受5种以下药物的患者,其药物不良反应的发生率为18.6%;同时服用6~25种药物时,其发生率为81.4%,故用药时应尽量减少药物种类,以减少药物不良反应的发生。

直立性低血压由于老年人血管运动中枢调节功能不敏感,即使在没有服用药物的情况下,也会因体位的改变而产生头晕。当使用降压药、扩血管药等药时,更易发生直立性低血压,故应特别谨慎。老年高血压患者在选择药物时,对于降压强度及幅度大的药物,如胍乙啶、美卡拉明、哌唑嗪等,易引起直立性低血压及头晕、眩晕甚至晕厥等症状,故老年人应尽量避免使用。

三、与降低收缩压或舒张压相关的药物

保钾利尿药、多巴胺能抗帕金森病药、丁酰苯类与低收缩压呈显著相关关系;噻嗪类利尿药、β受体阻滞剂及苯二氮䓬类催眠药呈负相关(差额比<1)。与低舒张压相关药物,如多巴胺能抗帕金森病药呈显著相关关系;袢利尿剂、钙通道阻滞剂、ACEI、丁酰苯衍生物无显著相关关系;噻嗪类及苯二氮䓬类催眠药呈负相关。收缩压和舒张压与性别无关,与年龄呈显著负相关。

四、药物引起低血压效应的机制

抗精神病药具有α肾上腺素能受体拮抗效应(降低外周血管阻力)及减弱心肌收缩力;多巴胺能药物刺激血管多巴胺受体,使血管扩张;利尿药通过减少血容量和降低外周阻力发挥作用,并且低血压效应的危险性和这些药具有排钠作用有关。在引起老年人低血压的诸多因素(脱水、心血管疾病、低BMI、痴呆)中,最重要的因素可能是药物的使用。研究表明,大约1/6的慢性低血压患者是因为服用引起低血压的药物导致发病的。经常性低血压可致老年人

预期寿命缩短，使摔倒和发生骨折的机会增加、痴呆发生的危险性增加或加重痴呆，亦引起大脑局部缺血，有或无心肌梗死的心肌缺血。老年人根据明确的适应证选用这些药物非常重要。

老年人动脉粥样硬化明显，血管运动中枢调节功能减弱，因而不能灵活地调节变动的血压。当使用某些药物时，如血管扩张药、降压药、利尿药等，易发生直立性低血压，药物引起的直立性低血压的发生随年龄的增加而上升。它是引起老年人摔倒的主要原因。导致直立性低血压的药物报道最多的是多巴胺类药物，如左旋多巴、多巴胺激动剂。抗抑郁药最常见的是丙米嗪。抗高血压的药物也能引起直立性低血压，最常见的是利尿剂、钙通道阻滞剂、肾上腺素受体拮抗剂。向抗精神性药物中加入心血管药物如抗高血压药、血管扩张药，更容易引起老年性低血压。故老年人使用这些药物应慎重，久坐站立起来一定要缓慢。以下分类进行介绍：

（一）降压药

理想的抗高血压药应具备降压效果好、不产生耐药性、不良反应少、能逆转靶器官（心、脑、肾）损害、便宜、方便等特点。应根据老年高血压的特点，按照 2010 年版《中国高血压防治指南》提出的老年高血压治疗原则进行处理，因为老年人对降压药的耐受性较差，压力感受器反应障碍，极易发生直立性低血压。临床上常用的 5 种降压药如 CCB、ACEI 或 ARB、β 受体阻滞剂、利尿剂及 α 受体阻滞剂，在降压的同时均存在引起低血压的风险。

1. CCB 临床上常用的降压药物，降压速度快，效果明显，但也易引起直立性低血压，导致头晕、晕厥、意识丧失、跌倒、骨折甚至死亡。

2. 噻嗪类利尿剂（常用氢氯噻嗪） 虽然利尿剂是最常用的抗高血压药，但对于老年人来说也有一定风险。其常见的是引起直立性低血压，主要是由于利尿作用使血容量降低产生。除非迫切需要，老年人利尿药的选择以作用和缓者为宜，如吲达帕胺、噻嗪类。

3. ACEI 或 ARB 类药物 相对于其他抗高血压药较为缓和，不良反应也较少，也可以引起低血压、直立性低血压的发生。与交感神经阻断剂和神经节阻断剂合用时应谨慎，与某些 β 受体阻滞剂合用能增强该药的抗高血压作用，更容易诱发低血压。

4. β 受体阻滞剂 如普萘洛尔、索他洛尔、美托洛尔、比索洛尔等，不良反应有乏力、嗜睡、头晕、低血压、心动过缓、晕厥等。与硝酸酯类合用可提高疗效，但可增加低血压的发生率。不宜与单胺氧化酶抑制剂及抑制心脏的麻醉药合用。与交感神经阻断剂和神经节阻断剂合用时应谨慎；当加大 β 受体阻滞剂用药剂量时，可增强该药的抗高血压作用，但也增加了血压波动和低血压的危险。艾司洛尔、拉贝洛尔（柳胺苄心定）的扩血管作用较强，更容易诱发低血压，注意应卧位、缓慢静脉用药，防止直立性低血压。

5. α 受体阻滞剂 酚妥拉明（又称甲苄胺唑啉、瑞支亭、利其丁、瑞其丁）、酚苄明的不良反应有各种类型低血压，尤其是直立性低血压。特拉唑嗪（又称高特灵、降压宁、四喃唑嗪）的不良反应为头晕、头痛、乏力、水肿、直立性低血压等，"首剂现象"较多发生，为避免发生"首剂现象"，第一次剂量不超过 1mg/d，最好睡前服用，与噻嗪类其他抗高血压药合用会产生低血压。

中老年人患高血压的很多，有些降压药物虽能降低血压，却不能使冠心病和心肌梗死的患者死亡率下降，患者求医心切，希望药到病除，一开始就大剂量使用强力降压药，结果使血压降得过快、过低，引起心、脑、肾血流量减少，发生用药后低血压，产生事与愿违的后果，所谓过犹不及，产生了许多新的危害。

中老年人服药要注意时间和方法，要选择最佳的服药方式和时间，千万不可自作主张，一定要遵照医嘱,才能收到疗效。

高血压者一定要注意血压的自然波动,在两个高峰期的半小时前服药,即上午 9—11 点、下午 3—6 点最高。轻度高血压者应注意睡前最好不服药,中度高血压患者也只能服白天的 1/3 量,这样可使全天的血压趋于稳定,同时又能避免夜间低血压和排尿性晕厥等的发生。药物与药物之间的相互作用也会产生不良反应。最好同时服药品种不超过 3~4 种,多种药物连用可能会加重低血压的发生。

(二)硝酸酯类药物

硝酸酯类硝酸甘油的不良反应为头胀、头痛、头晕等,不必紧张,这属药理作用。由于其扩血管作用较强,能增高颅压,但由于其血管扩张作用易致低血压、低血容量,应采取坐卧位服药,避免直立性低血压的发生。硝普钠可同时扩张小动脉和小静脉,易产生低血压,注意卧位给药,严格控制剂量。

(三)抗心律失常药

普罗帕酮(propafenone)的药物不良反应,主要引起心脏传导障碍,包括房室或束支传导阻滞、窦性停搏等。静脉注射偶可引起血压明显下降。本药对心肌有抑制作用,对于左心功能不全者,可诱发或加重心衰,故有心功能不全、低血压、传导阻滞者应禁用或慎用。

溴苄铵(bretylium tosyleate)主要用于难治性室速与室颤等危急情况下,可提高室颤阈,室颤电击无效时,可注射溴苄铵后再电击,有时可使之复律室颤。无电击条件时可用溴苄铵静脉注射,5mg/kg 加 5% 葡萄糖 40ml,10~20 分钟注入,主要不良反应为低血压及恶心、呕吐,应密切观察血压。

(四)抗精神作用药

如苯妥英钠,作为重要的抗精神药,可引起低血压与虚脱甚至死亡,应特别注意。中毒剂量使延髓血管运动中枢受抑制。缺氧后小动、静脉扩张及心肌收缩功能下降,导致低血压、血管扩张、休克。

值得注意的是,低血压产生很重要的原因是抗肾上腺素作用,主要作用于网状结构,具有阻滞多巴胺(D_1 和 D_2)、肾上腺素能(α_1 和 α_2)。阻滞 α 肾上腺素能受体,可致血管扩张伴直立性低血压和反射性的心动过速。肌内给药尤其容易引起低血压反应,对于老年患者,无论何种给药方式都容易引起此种不良反应。不少药物具有 α 肾上腺素能阻滞作用,或对延髓血管中枢的抑制,使血管扩张而致低血压。

五、老年人防止药物性低血压的用药原则

1. 老年高血压患者合并直立性低血压的处理比较困难,因为即使降压达标,也不能避免发生直立性低血压的现象。这类患者首先应监测 24 小时动态血压,掌握患者血压的变化情况,根据血压的曲线改变不同方式,了解直立性低血压发生时间及血压变化幅度,在控制高血压后注意体位变化,酌情服用改善低血压的药物,如米多君、红细胞生成素、前列腺素合成酶(吲哚美辛)等药物。

2. 对缓进型高血压患者,阶梯式降压药物选择原则的首选药目前已从利尿剂和 β 受体阻滞剂,扩展到包括钙通道阻滞剂、血管紧张素转换酶抑制剂及血管紧张素Ⅱ受体阻滞剂。根据不同患者的特点,选用这五类药物中的一种,从小剂量开始逐渐增加剂量,直到血压获得控制、达最大量或出现不良反应。达到降压目标后再逐步改为维持量,以保持血压正常或接近正常。维持量治疗应力求简单、用最小剂量,使不良反应最少而患者能坚持服药。大多数高

血压病患者需长期服用维持量降压药,如无必要,不应突然停药或换药。对重度高血压,可能一开始就需要联合使用 2 种以上降压药。联合应用几种降压药物的优点是:①通过协同作用提高疗效;②减少各药剂量,使不良反应减少。

3. 应密切注意降压药物治疗中所产生的各种不良反应,及时加以纠正或调整用药。原则上,理想的降压药应能纠正高血压所致的血流动力学异常(增高的外周阻力和减少的心排血量),而不影响患者的压力感受器反射机制。使用可引起明显直立性低血压的降压药物前,宜先向患者说明,从坐位或卧位起立时动作应尽量缓慢,特别是夜间起床排尿时更要注意,以免血压骤降。

4. 高血压患者靶器官损害与昼夜 24 小时血压的关系较其与一次性随测血压关系更为密切。因此,在有条件时,应根据 24 小时动态血压的测定结果选用长作用时间降压药或采用缓(控)释制剂,以达到 24 小时的血压控制,减少靶器官损害。

5. 在血压重度增高多年的患者,由于外周小动脉已产生器质性改变,或由于患者不能耐受血压的下降,即使联合使用几种降压药物,也不易使收缩压或舒张压降至正常水平。此时不宜过分强求降压,否则患者常反可感觉不适,并有可能导致脑、心、肾血液供应进一步不足,从而引起脑血管意外、冠状动脉血栓形成、肾功能不全等。

6. 对老年人的单纯收缩期高血压,应从小剂量开始谨慎使用降压药物,一般使收缩压先控制在 140～160mmHg,以后酌情平稳降压,降压幅度以患者能够耐受为宜。可选用钙通道阻滞剂或转换酶抑制剂,必要时加用少量噻嗪类利尿剂。老年人压力感受器不敏感,应避免使用胍乙啶、α受体阻滞剂和拉贝洛尔等药物,以免产生直立性低血压。

7. 急进型高血压的治疗措施和缓进型重度高血压相仿。如血压持续不下降,可考虑用冬眠疗法;如出现肾功能衰竭,则降压药物以选用甲基多巴、肼屈嗪、米诺地尔、可乐定等为妥,且不宜使血压下降太多,以免肾血流量减少而加重肾功能衰竭。

六、药物性低血压的治疗

发生低血压后,明确引起低血压的药物,一经发现立即停药,若有特殊原因不能停药者,调整用药剂量和用药时间并尽量卧位给药,严密观察。若发生严重低血压患者,首先可快速输晶体液(生理盐水或复方氯化钠)1～2L,如血压仍不回升,可用多巴胺,开始可以 5μg/(kg·min),如加至 10～20μg/(kg·min)血压仍不稳定,可加入去甲肾上腺素,约以 0.1μg/(kg·min)开始。较缓和者也可应用麻黄素和氟氢可的松治疗。

老年高血压患者直立性低血压的发生率高于非高血压患者(29.4% *vs.* 15.7%,$P < 0.01$);使用降压治疗与未治疗组直立性低血压的发生率差异无统计学意义(30.5% *vs.* 23.4%,$P > 0.05$)。由此可知,直立性低血压在老年高血压患者中常见,降压治疗不增加直立性低血压的发生。因此,对于老年高血压合并直立性低血压的患者,在诊治过程中需监测卧位、立位血压,根据病情进行针对性治疗。

(赵玉生)

参 考 文 献

[1] VLOET L C, SMITS R, FREDERIKS C M, et al. Evaluation of skills and knowledge on orthostatic blood pressure measurements in elderly patients[J]. Age Ageing, 2002, 31(3): 211-216.

[2] RICCI F, DE CATERINA R, FEDOROWSKI A. Orthostatic Hypotension: Epidemiology, Prognosis, and

Treatment[J]. J Am Coll Cardiol, 2015, 66(7): 848-860.

[3]　SHI X, WRAY D W, FORMES K J, et al. Orthostatic hypotension in aging humans[J]. Am J Physiol Heart Circ Physiol, 2000, 279(4): H1548- H1554.

[4]　唐祖胜, 屈红, 刘伟, 等. 老年餐后低血压发病机制研究进展 [J]. 中国全科医学, 2012, 15(27): 3091-3094.

[5]　REEVE P A. Assessing orthostatic hypotension in older people[J]. Nurs Older People, 2000, 12(7): 27-28.

[6]　丁香, 董碧蓉. 重视老年体位性低血压 [J]. 现代临床医学, 2013, 39(2): 150-160.

[7]　KEARNEY F, MOORE A. Treatment of combined hypertension and orthostatic hypotension in older adults: more question than answers still remain[J]. Expert Rev Cardiovasc Ther, 2009, 7(6): 557-560.

[8]　杨虹, 曾昆, 魏桂荣, 等. 以直立性低血压为主要表现的 Shy-Drager 综合征 42 例分析 [J]. 临床心血管病杂志, 2011, 27(11): 843-844.

[9]　HARRINGTON F, MURRAY A, FORD G A. Relationship of baroreflex sensitivity and blood pressure in an older population[J]. J Hypertens, 2000, 18(11): 1629-1633.

[10]　SMANS L C, ZELISSEN P M. Thomas Addison and the adrenal gland[J]. Ned Tijdschr Geneeskd, 2012, 156(32): A4788.

[11]　O'CONNELL S, SIAFARIKAS A. Addison disease-diagnosis and initial management[J]. Aust Fam Physician, 2010, 39(11): 834-837.

[12]　崔明. 浅谈自身免疫性多内分泌腺病综合征的临床特征 [J]. 中国保健营养, 2012, 5: 878- 888.

[13]　ZANASI A, TINCANI E, EVANDRI V. Meal-induced blood pressure variation and cardiovascular mortality in ambulatory hypertensive elderly patients: preliminary results[J]. J Hypertens, 2012, 30(11): 2125-2132.

[14]　SON J T, LEE E. Prevalence and risk factors of postprandial hypotension in Korean elderly people[J]. J Korean Acad Nurs, 2009, 39(2): 198-206.

[15]　LUCIANO G L, BRENNAN M J, ROTHBERG M B. Postprandial hypotension[J]. Am J Med, 2010, 123(3): 281-286.

[16]　TRAHAIR L G, VANIS L, GENTILCORE D, et al. Effects of variations in duodenal glucose load on blood pressure, heart rate, superior mesenteric artery blood flow and plasma noradrenaline in healthy young and older subjects[J]. Clin Sci (Lond), 2012, 122(6): 271-279.

[17]　童迪夷, 方宁远. 餐后低血压 [J]. 中国高血压杂志, 2014, 22(10): 987-990.

[18]　KOCHAR M S. Management of postural hypotension[J]. Curr Hypertens Rep, 2000, 2(5): 457-462.

[19]　林仲秋, 张金霞, 冯国飞, 等. 老年高血压患者体位性低血压与降压治疗的关系 [J]. 中华老年医学杂志, 2014, 33(1): 14-17.

[20]　付志方, 刘梅林. 老年直立性低血压管理 [M]// 韩雅玲, 张健. 心脏病学实践 2017. 北京: 人民卫生出版社, 2017: 84-86.

第三章　青少年低血压的特点

第一节　青少年低血压区域分布

青少年血压受很多因素影响，这些因素决定了青少年血压的地区分布特点。青少年体格发育、生理指标与血压之间的关系早已被文献报道所证实，其中体重、身高和体重指数（BMI）都与血压显著相关，尤其是体重，是这些因素中最重要的变量。这些生理指标差异影响了血压的地区分布。近年来，陆续有一些报道探讨关于地理、环境、气候等因素与血压之间的关系，但结果不尽一致。从我国青少年血压水平来看，华北、东北地区是血压偏高者的相对高发区，这可能与该地区青年的体重、身高、BMI 的平均水平较高有关，也与这些地区年降水量、年平均气温较其他地区偏低有关，另外这些地区的高盐饮食也是引起血压偏高的重要原因；西南地区血压水平相对较低，除西南地区青年身高相对较矮、BMI 偏低的因素外，也与这些地区的年降水量较大、年平均气温较高、日照时间较长有关。其他因素如生活习惯及种族等也与血压区域分布状况存在差异有关。儿童直立性低血压的高峰期主要发生在 15 岁左右，女性发病率为男性的 2 倍。

第二节　青少年低血压常见类型及其治疗

一、常见类型

医学上将青少年低血压分为生理性和病理性低血压：①生理性低血压者除动脉血压低于正常值外，无任何自觉症状。经长期随访，人体各系统器官无缺血和缺氧等异常，也不影响寿命。生理性低血压状态常见于年轻女性，尤其是体型瘦长者，其低血压的产生常与迷走神经紧张性较高有关。②病理性低血压（低血压病）除动脉血压低于正常外，常伴有全身乏力、头晕、易疲倦、出汗、心悸等症状，当长时间站立或者由卧位（或坐位、蹲位）转为立位时，上述症状更为明显，甚至昏倒。病理性低血压又分为急性低血压和慢性低血压，急性低血压多见于各种休克和急性心血管障碍；慢性低血压可有遗传倾向，也可继发于某些神经性疾病、心血管疾病、慢性营养不良、内分泌功能紊乱、传染性疾病恢复期以及使用某些降压药时，常伴有相应的不适症状和检查异常。

临床上将青少年低血压分为急性和慢性低血压。平时讨论的低血压大多为慢性低血压，常见的有 3 种类型：①体质性低血压，一般认为与遗传和体质有关。有的没有任何症状，有的则出现疲乏、健忘、无力、头晕、头痛、心慌甚至晕厥，或有心前区压迫感等症状。这些表现在夏季气温较高时明显。本病以体质衰弱者及女性为多见。②直立性低血压，是指患者从卧位到坐位或直立位时，或长时间站立出现血压突然下降超过 20mmHg，并伴有明显症状，这些症状包括头昏、头晕、乏力、恶心、认知功能下降、心悸、视力模糊等。③继发性低血压，由某些疾病或药物引起的低血压，常见的有慢性肾上腺皮质功能减退症（Addison 病）、慢性肝炎、重症糖尿病、营养吸收不良综合征、高度主动脉瓣狭窄、二尖瓣狭窄、肺源性梗阻型心脏病、缩窄性心包炎以及严重心力衰竭、脊髓病、慢性营养不良等。

青少年也可出现血压持续偏低，由于血压较低，这类青少年的血液循环功能较差，经常感到头晕眼花、乏力气短、心悸、胸闷；女性还多发生月经不调、失眠多梦且容易发生虚脱，学习时精力难以集中，记忆力较差。这些青少年还往往伴有食欲不振、精神疲倦、畏冷喜暖、手足发凉等。之所以出现上述不适感觉，主要是因为长期的血压偏低，使机体的组织、器官尤其是大脑神经细胞血液供应不足，发生慢性缺氧。

二、治疗

（一）改善生活方式

建立良好的生活及起居习惯，减轻因学习等造成的精神紧张。因为长期处于紧张状态，能使机体免疫力降低、食欲减退、营养缺乏，中枢神经系统及内分泌功能紊乱，使血压下降。因此，保持良好的精神状态，是提高血压行之有效的方法。

（二）饮食营养

是治疗本病的有力措施之一，可逐渐提高患者的身体素质，改善心血管功能，增加心肌收缩力，增加心排血量，提高动脉管壁紧张度，从而逐步使血压上升并稳定在正常水平，消除低血压带来的不适症状。低血压患者的饮食选择包括下列几点：

1. 荤素兼吃，合理搭配膳食，保证摄入全面、充足的营养物质，增强体质。

2. 如伴有贫血，宜适当多吃富含蛋白质、铁、铜、叶酸、维生素 B_{12}、维生素 C 等食物，如猪肝、蛋黄、瘦肉、牛奶、鱼虾、贝类、大豆、豆腐、红糖及新鲜蔬菜、水果。纠正贫血，有利于增加心排血量，改善大脑的供血量，提高血压和消除血压偏低引起的不良症状。菜肴要多带盐分，有益于血压升高。

3. 血压过低的青少年，也可在医师的指导下服些益气补血的药品，如党参、当归、白术、大枣、麦冬、桂圆、五味子等。

4. 伴有食少、食欲缺乏者，宜适当食用能刺激食欲的食物和调味品，如姜、葱、醋、酱、糖、胡椒、辣椒等。

5. 与高血压相反，本病宜选择适当的高钠、高胆固醇饮食。含胆固醇多的脑、肝、蛋、奶油、鱼卵、猪骨等食品，适量常吃，有利于提高血胆固醇浓度，增加动脉紧张度，使血压上升。

（三）医疗体育

应加强体育锻炼，坚持各种运动，如跑步、做操、游泳、滑冰、爬山、踢球等。既可锻炼身体、增强体质，又能振作精神、提高学习兴趣。运动可促使交感神经兴奋性提高，儿茶酚胺类物质分泌增多，因而使血压上升，同时又可刺激心血管运动及调节中枢，改善周身的血液循环状况，增强身体素质，使血压逐渐升高到正常水平。

（四）药物

近年来推出 α 受体激动剂米多君，该药具有血管张力调节功能，可增加外周动脉阻力，促进血液回流，防止下肢大量血液淤滞，并能收缩动脉血管，达到升高血压，增加脑、心脏等重要脏器的血液供应，改善低血压所致的头晕、乏力、易疲劳等症状。其他药物还有麻黄素、双氢麦角胺、氟氢可的松等。

（贾大林）

参 考 文 献

[1] WIELING W, GANZEBOOM K S, SAUL J P. Reflex syncope in children and adolescents[J]. Heart, 2004, 90(9): 1094-1100.

[2] FEDOROWSKI A, STAVENOW L, HEDBLAD B, et al. Orthostatic hypotension predicts all-cause mortality and coronary events in middle-aged individuals (The Malmo Preventive Project)[J]. Eur Heart J, 2010, 31(1): 85-91.

[3] STEWART J M. Orthostatic hypotension in pediatrics[J]. Heart Dis, 2002, 4(1): 33-39.

[4] MOSNAIM A D, ABIOLA R, WOLF M E, et al. Etiology and risk factors for developing orthostatic hypotension[J]. Am J Ther, 2010, 17(1): 86-91.

[5] GOLDSTEIN D S, SHARABI Y. Neurogenic orthostatic hypotension: a pathophysiological approach[J]. Circulation, 2009, 119(1): 139-146.

第四章 伴有特殊临床情况下的低血压

第一节 介入治疗与低血压

一、心血管介入术后急性低血压

心血管介入技术已取得举世瞩目的成绩，成为心血管疾病的重要诊断方法和主要治疗手段，但手术中及手术后可能出现一些并发症。一些常见的与介入操作直接相关的特异性并发症及处理已被重视，而介入治疗后的急性低血压并发症易被忽视，及时发现、处理此急症是介入术后处理中的一个重要问题。下面着重介绍心血管介入术后急性低血压的特点及处理。

（一）血管介入术后急性低血压的特点

心血管病介入术所致的急性低血压是一种少见但极其危险的急症，发生迅速，若不及时救治，易引发严重后果，严重时威胁患者生命。其发生率从 0.7% 到 9.37% 不等，我院连续观察 689 例心内科介入治疗患者中，发生低血压并发症者 19 例，比例约占 2.8%。其中男性 16 例，女性 3 例，年龄为 15～63 岁。根据其发生机制，可分为如下三大类。

1. 神经调节功能障碍而无并发器质性病变 有以下两种：①迷走神经张力过高：疼痛、紧张情绪、心脏再灌注等刺激，致使胆碱能神经张力突然增加，引起内脏及肌肉大量小血管反射性扩张，心率迅速减慢，血压急剧下降，严重者可致心脏停搏。患者表现为面色苍白、烦躁、恶心、呕吐、出冷汗、视力模糊等低灌注的症状，典型的体征是心率突然减慢，血压急剧下降。②神经源性休克：剧烈疼痛等诱因导致阻力动脉神经调节功能突然严重障碍，血管张力减弱、血管扩张、外周阻力迅速下降，而容量血管（静脉系）扩张，使血管容积与血量之间的平衡失调，引起有效循环血量相对不足，造成严重的低血压状态。主要特征是血压降低的同时，心率无明显减慢，有时反而增快。

2. 并发某些严重的器质性病变 如急性或亚急性心脏压塞、大出血及血气胸等所致的血容量不足；其临床特点为血压明显下降的同时心率明显增快，并有相关的症状和体征，如面色苍白、呼吸急促、恐慌、胸闷、憋气、湿冷汗、恶心、呕吐、意识淡漠、视物不清、脉快而细弱等。

3. 其他使血压降低的因素 ①术中出汗过多、使用利尿剂等导致血容量不足；②造影剂用量过多，扩张外周血管及渗透性利尿；③各种严重的心律失常；④术中、术后应用血管扩张剂、钙通道阻滞剂及镁极化液等。

（二）预防要点

1. 知晓易发时间手术开始局麻时、结束压迫止血时、返回病房后 1～2 小时、拔出鞘管当时及其后 30 分钟左右。

2．向患者解释，解除其紧张情绪和恐惧心理。

3．术前无需禁食时间过长（<4 小时），以免造成血容量不足及低血糖反应。尤其老年患者、糖尿病患者，更要掌握术前禁食时间。对于上午进行手术的患者，早餐可进半流食达七八成饱；对于手术危险性极大或极有可能发生误吸的患者，可适当延长禁食水的时间，但也要采用静脉补液的方法来弥补禁食引起的血容量不足的问题。

4．手术操作要规范、轻柔。

5．术中尽量减少造影剂的用量或使用稀释性，尽量不用或少用能引起血压降低的血管扩张剂。

6．对于情绪紧张的患者，应酌情使用镇静剂；对疼痛敏感的患者，拔管前应给鞘管周围局部麻醉以减少疼痛感。

7．拔管前触清动脉搏动部位，以中、示指压迫动脉穿刺点上 1～2cm 处的股动脉搏动处，按压力度以能够摸到足背动脉搏动为宜，切忌用大纱块或大的硬物大面积大力压迫。

8．术后应密切观察病情，及时发现如心脏压塞、内出血和迟发的严重低血压等严重并发症的先兆表现。

（三）抢救要点

1．立即将患者头部放平或置头低足高位，迅速建立静脉通道。

2．立刻静脉注射地塞米松 2mg，如果心率减慢，静脉注射阿托品 1～2mg，1～2 分钟内症状及心率无明显变化时，可酌情追加 1～2mg。

3．血压明显降低时，静脉推注多巴胺 10～20mg，继之以 100～200mg 加入 250ml 液体中静脉滴注维持。

4．另一条静脉通道快速补液（低分子右旋糖酐、生理盐水）2 000～3 000ml，充分补充并维持有效循环血量。

5．检查穿刺部位，有包扎过紧或明显血肿、出血等情况，应立即拆除绷带重新压迫、包扎。

6．大量补液及使用升压药后，全身情况仍无法稳定，应高度怀疑有严重的内出血、急性或亚急性心脏压塞、血气胸等严重并发症，应立即行相关检查，及早明确诊断，必要时行相关外科手术。

7．如介入手术中发生心脏压塞，患者血压下降，出现烦躁、意识丧失等症状，应行心包减压引流术。

8．药物过敏引起的低血压，应立刻停止用药。同时静脉注射地塞米松 2mg，多巴胺静脉滴注，酌情调整多巴胺用量，补充液体等。

9．及时、正确地处理各种心律失常。

（四）护理要点

1．加强心理护理　向患者做好解释工作，解除患者思想顾虑和恐惧心理，取得患者理解和配合。

2．饮食护理　要根据实际情况合理饮食，1998 年 10 月美国麻醉协会（ASA）提出了缩短成人禁食的新标准：食用肉类、油煎制品等含脂肪高的食物后，术前禁食 8 小时，食用含脂量较少的饮食者，术前禁食 6 小时即可；成人至少术前 2 小时禁进液体（如清水、果汁、碳酸饮料、茶、咖啡）。

3．补充水分　术后及时补水，可避免血容量不足而引起低血压，还可以促进造影剂尽快从肾脏排出，避免高渗性利尿。要向患者及家属解释多饮水的重要性，患者术毕回病室后即可饮水，一般 6～8 小时饮水 1 000～2 000ml；年老体弱、术后应用血管扩张剂者尤应注意补充水分。

4. 心电监护 术后应行心电监护 24 小时，心率＞100 次 /min 或＜50 次 /min，提示血容量不足或微循环功能失调，易发生低血压；同时，可及时发现能引起血流动力学紊乱的严重心律失常。因此，介入治疗术后患者，尤其是术后 24 小时内，须在 CCU 持续心电图监测。

5. 血压监护 介入术后须每隔 1～2 小时测血压 1 次，血压不稳定者每隔 30 分钟监测 1 次，连续监测至少 8 小时，如发现收缩压≤80mmHg、舒张压＜60mmHg、脉压＜20mmHg，应立即通知医师及时处理。

6. 出血的观察 术后 3 小时内每 15～30 分钟观察穿刺部位有无出血、血肿及足背动脉搏动情况，以后每 1～2 小时观察 1 次，术后 24 小时内如足背动脉搏动减弱或消失，应及时调整沙袋重量。术后 30 分钟至 3 小时出现恶心，常为低血压或休克先兆，要警惕腹膜后出血或血肿（腰痛或右下腹剧烈疼痛、腹股沟上部肌张力增高、压痛）、急性冠状动脉闭塞（持久而严重的胸痛、大汗，严重者血压下降、室性心律失常、室颤）、冠状动脉破裂或穿孔致心脏压塞（发生难以纠正的低血压的同时伴心动过速、颈静脉怒张、有奇脉现象，即吸气时脉搏显著减弱甚至消失）、肺栓塞（无明显原因的呼吸困难、胸闷、烦躁）。有出血并发症时，应调整抗凝剂的剂量并对症处理。

7. 拔鞘管前后护理 拔鞘管之前，先建立一个良好的静脉通路，急救药品和器材到位，利多卡因 50～100mg 局麻后拔管；在拔鞘管压迫止血时，应注意压迫部位在穿刺点上 1～2cm 的股动脉搏动处，而不应直接压在穿刺点上，否则易形成血肿；拔鞘管后，穿刺侧肢体保持平直状态，避免弯曲，早期采用宽胶带"8"字形加压包扎固定，其上放置 1kg 沙袋压迫 6 小时，以避免局部出血或血肿；在局部压迫止血或加压包扎时，应注意肢体远端血液供应，观察足背动脉搏动情况、双下肢皮肤的颜色与温度，以防加压过大而出现动脉血栓，经桡动脉 PCI 术后，亦应局部压迫止血。

8. 术后床上活动时间 为了防止术后出血，经皮冠状动脉介入治疗（PCI）术后患者在拔除动脉鞘管后需绝对卧床 24 小时，术侧肢体严格制动。欧美国家 PCI 术后患者卧床并术侧肢体制动 6 小时即可进行床上活动；鼓励患者手术后 6～8 小时床上活动（保持患肢平直的上身的运动，适度侧身等），可以防止全身机能低下，改善动脉循环，减轻患者术后不适症状及心理压力。术后 6～8 小时进行床上活动是安全可行的。

二、颈部血管介入术后低血压

随着介入技术尤其是血管内支架技术的发展，颈部血管支架植入术已逐渐成为治疗颈部血管狭窄和动脉瘤的主要手段之一，实践证明这是一种安全、有效的微创方法，但可出现脑出血、栓塞等严重的并发症。低血压也是一个不可忽视的问题，部分患者在术中、术后血压骤然下降，个别患者的血压从 200/100mmHg 降至 90/60mmHg，甚至更低。此外，可能伴有心动过缓，其后果必然导致脑灌注不足，必须及时处理。

1. 颈部血管介入术后低血压的发生机制 颈部血管介入术后低血压的发生可能与支架刺激颈动脉窦有关。导管及导丝在推送过程中可直接刺激颈动脉压力感受器，造成反射性心率减慢，血压下降；刺激迷走神经兴奋而致心动过缓、心律失常、血压下降；刺激颈动脉血管，可能会发生血管痉挛而造成脑缺血或缺氧，出现头痛、意识障碍等。

2. 颈部血管介入术后低血压的处理 颈部血管介入术后患者返回病房，立即给予心电监护,绝对卧床 24 小时,全面连续、动态地观察生命体征,严密观察病情变化。出现心动过缓、低血压时,可用阿托品 1～2mg,静脉注射,1～2 分钟内症状及心率无明显变化时,再追加 1～2mg;若血压明显降低,可静脉推注多巴胺 10～20mg,继之以 100～200mg 加入 250ml 液体中静脉滴注维持。

颈部血管介入术后低血压的处理与护理,基本上与心血管介入术后低血压的处理和护理相同。要强调的是,颈部血管介入术后应特别注意观察因低血压或颈部血管痉挛导致脑缺血、缺氧而引起的神经精神症状,做到及时发现、及时处理,否则会出现严重后果。

(马　虹　陈小林)

第二节　心脏手术后低血压

心脏手术后低血压并非少见,是低心排出量综合征的表现之一。临床主要表现为:心率增快、血压下降、脉压变小、桡动脉和足背动脉脉搏细弱、冷汗、四肢厥冷、苍白、发绀、尿量显著减少。中心静脉压 >15cmH_2O,心指数 <1.2L/(min•m^2),肺毛细血管楔压可表现为增高或降低,增高表明患者有心力衰竭,降低表明血容量不足。

一、病因

心脏术后发生低血压的常见病因有:

1. 血容量不足、血容量不平衡或舒张容量不足。

2. 心力衰竭导致的心输出量降低是主要原因:①心脏手术操作及循环被阻断时间长,致使心肌缺血、缺氧及再灌注损伤,心肌收缩功能不全;②心内操作直接损伤心肌,心室切开和心肌切除等都缩短舒张期末肌节的长度,引起心脏收缩力减退;③术后换气不足,缺氧或酸中毒加重心肌收缩功能不全;④术中心肌保护不当、不合理的麻醉处理、术后冠状动脉供血不足和冠状动脉气栓所致的心肌梗死等原因也明显影响了心脏的收缩和舒张功能;⑤心动过速或心动过缓等严重的心律失常,影响房室舒张不全,舒张容量不足致使心输出量降低。

3. 低血压影响心室充盈,如心脏压塞、心包缝合后紧束心脏等也是术后低血压的原因。

二、处理

心脏手术后低血压或低心排出量综合征属于临床急症,是导致术后患者死亡的主要原因之一。出现低血压或低心排出量综合征要尽快明确原因,以便实施针对性处理。心导管血流动力学监测可为临床处理提供可靠依据。除血流动力学监测技术外,近年来应用经食管超声心动图能对大多数心脏术后低血压患者的病因作出正确诊断,是心脏术后血流动力学评价的可靠技术和重要补充。

(一)预防措施

1. 心功能差的患者,术前尽量控制心力衰竭,改善心肌收缩力。

2. 心内直视手术时,操作力求轻柔、迅速,尽量缩短心肌缺血、缺氧时间。病变的矫正要求完善。手术必须在良好的心肌保护下进行,如局部心脏深低温结合冠状动脉灌注心停搏液,以使心肌受到的损伤降到最低程度。

3. 恢复心脏循环前,积极采取预防再灌注损伤的措施,彻底排除心腔内和主动脉根部空气,以防冠状动脉内气栓形成,引起弥散性心肌损害。

4. 缝合心包前彻底止血，并引流心包腔，以防腔内积血，心包压力增加导致心输出量下降；目前直视心内手术切开的心包止血后都予以敞开，不再缝合。

5. 迅速纠正术后发生的酸中毒或代谢异常。

6. 术后若出现心律失常，除结性心律或心率不快的心房颤动外，其他心律失常尽可能予以转复。

7. 密切注意术后血容量平衡，根据中心静脉压或肺毛细血管楔压补充液体，保持压力在 $12\sim15$mmHg 以内。

（二）治疗要点

1. 纠正心律失常。心动过缓者静脉注射阿托品 $0.5\sim1.0$mg，或静脉滴注异丙肾上腺素 $0.5\sim1.0$mg/250ml。增快心率后，心输出量随着增加。如术中已放置临时起搏器，也可调快起搏器频率。Ⅲ度房室传导阻滞的患者，一般要应用起搏器以增快心率。对窦性心动过速的患者，在排除血容量不足、缺氧、高热、疼痛等因素后，可静脉注射毛花苷 C（西地兰）$0.2\sim0.4$mg。如出现室性心动过速，可静脉注射利多卡因 $50\sim100$mg，若数分钟内未能控制，重复注射 1 次，如仍无效，需行电击转复心律。对室性心动过速伴显著血流动力学障碍的患者，应及早行电击转复心律。

2. 增加前负荷以提高心输出量。对血容量不足、中心静脉压或肺毛细血管楔压低的患者，输血、补液以增加血容量，增加心脏前负荷，增高心室充盈压。血容量的补充可参照中心静脉压或肺毛细血管楔压，如中心静脉压达到 $20\sim24$cmH$_2$O 或肺毛细血管楔压超过 25mmHg，继续补液反可导致心力衰竭，并使心输出量更为降低。测定肺毛细血管楔压较中心静脉压更有价值。

3. 增强心肌收缩力。适当增加前负荷后，若低血压得不到控制，需应用增进心肌收缩力的药物。多巴胺是目前公认的最宜选用的第一线儿茶酚胺类药物，它的变时性作用很小，除对心肌收缩有较强的正性作用外，还能独特地增加肾血流和肾小球滤过率。常用 $5\sim15$μg/（kg·min），静脉滴注，可从 $3\sim5$μg/（kg·min）开始，按需增至 $8\sim15$μg/（kg·min）。多巴胺剂量过大，则主要兴奋血管 α 肾上腺素能受体，引起外周血管收缩。多巴酚丁胺是另一种可选用的正性肌力药，正性肌力作用与多巴胺相似，增快心率的作用较弱，无增加肾血流和利尿作用，升压作用也不明显。多巴酚丁胺常用剂量为 $2.5\sim10$μg/（kg·min），可与多巴胺联合应用。

4. 第二线正性升压药。当第一线升压药用量达最大而提升维持血压效果不显著时，需用第二线升压药。间羟胺（阿拉明）是一种有效的正性肌力药物，兴奋 α 肾上腺素能受体的作用也明显，剂量为 $1\sim10$μg/（kg·min），静脉滴注。去甲肾上腺素兴奋心脏 β$_1$ 受体具有正性肌力作用，其 α 肾上腺素能受体兴奋作用也非常显著，能使周围小动脉强烈收缩，有强大的升压作用，通常只有在严重低血压患者使用其他儿茶酚胺类药物无效时选用，剂量为 $1\sim4$mg 加入 500ml 液体中，以 1ml/min 速度静脉滴注。对术前肺血管阻力很大的肺动脉高压病例，可同时静脉滴注硝普钠或硝酸甘油等血管舒张剂，可减轻过于强烈的血管收缩，并可防止肾缺血和肾功能衰竭。

5. 舒张血管，降低血管阻力，减轻后负荷体外循环后，尤其在血流降温之后与体温未完全恢复至常温之前，常有血管收缩从而导致外周阻力增加的现象。这类病应使用血管扩张剂，可增加心输出量。硝普钠有强大的扩血管作用，可很好地降低外周血管及肺血管阻力，能有效增加心输出量，降低肺动脉压。剂量为 $50\sim150$μg/min，从很小剂量开始，在血压监测下逐渐提高滴速。应避光滴注。硝酸甘油也是常用的血管舒张剂，剂量和用药原则与硝普钠相同。硝酸甘油扩张冠状动脉，对冠状动脉供血不足的病例尤其有利。需要注意的是，严重低血压患者单独应用血管扩张剂危险性很大，血压会进一步降低，因此应与儿茶酚胺类升压药联合应用，相互抵消各自的不利作用。有升压作用的正性肌力药物与血管舒张剂合用，可进一步改善心功能，增加心输出量，升高血压。

6．对于心肌收缩功能不良引起严重低血压的低心排出量综合征患者，如在应用儿茶酚胺类药物后效果不明显，应及时应用主动脉内球囊反搏（IABP）技术。IABP 能有效地增加心肌血流灌注和氧供，降低心肌耗氧量，提高血压，并减轻心脏负荷。在术中不能脱离体外循环时，应果断应用 IABP，以便顺利脱机。在施行 IABP 12 小时后，如症状无明显改善，提示病情危重，应该采用左心辅助循环。

7．对明确术后新出现的心肌缺血或梗死，需即刻返回手术室，在相应的冠状动脉吻合口的远端或未血管化的冠状动脉上行旁路血管移植。

（三）护理

护理要点是早期发现异常，早期处理，重点是观察生命体征的异常及动态变化。具体措施为：

1．动态监护临床症状、生命体征、血流动力学及心电图的变化情况。

2．患者取仰卧位，头部抬高 $30°\sim60°$，制动，镇痛，减少不安因素以保持安静。

3．发热时给予物理降温，酒精擦拭、冰块或冰毯亦是常用的降温措施，末梢温度低时给予保温。必要时使用解热药，但应严密观察血压的变化。

4．预防感染　心脏手术后患者免疫力下降，加上多根导管留置，并发感染的可能性很大，且易发展为败血症，引发 DIC 和多脏器功能不全。护理上必须保持体表与口腔的清洁卫生，有呼吸机时气管插管每周更换 1 次。仔细观察以发热、咳嗽为主的全身症状，观察分泌物、引流液的性质及切口情况。

（马　虹　陈小林）

第三节　嗜铬细胞瘤与低血压

嗜铬细胞瘤（pheochromocytoma）是起源于肾上腺髓质、交感神经节、旁交感神经节或其他部位的嗜铬组织的肿瘤。瘤组织阵发性或持续性地分泌过量去甲肾上腺素、肾上腺素以及微量多巴胺，临床常表现为阵发性或持续性高血压、头痛、多汗、心悸及代谢紊乱症候群。其主要临床表现为高血压，占高血压病的 $0.05\%\sim0.1\%$。但少数患者血压增高不明显，甚至出现低血压，严重者甚至出现休克，可有高血压与低血压交替出现的现象。直立性低血压较为常见。

一、病因

嗜铬细胞瘤可发生低血压甚至休克，可能与下列因素有关。

1．肿瘤坏死、瘤体内出血，导致儿茶酚胺释放锐减直至骤停。

2．大量儿茶酚胺引起心肌炎、心肌坏死，从而诱发严重心律失常、心力衰竭或心肌梗死以致心排血量锐减，诱发心源性休克。

3．肿瘤分泌大量肾上腺素，兴奋肾上腺素能 β 受体，导致周围血管扩张。

4．部分瘤体分泌较多的多巴胺，抵消了去甲肾上腺素的升压作用。

5. 大量儿茶酚胺引起血管强烈收缩，微血管壁缺血、缺氧，通透性增高，血浆渗出，有效血容量减少，导致血压下降；或应用 α 受体阻滞剂酚妥拉明后血管突然扩张，血容量相对不足，血压降低，此时又刺激儿茶酚胺释放，血压又上升，致使高血压和低血压、休克交替发生，是血压和心率急骤变化的原因。另外，有可能与血中游离或结合的儿茶酚胺如多巴胺等活性物质的浓度变化有关。若血中结合型多巴胺浓度高时血压低，游离型多巴胺浓度高时心率慢。对于高血压、低血压交替发生的患者，或原有高血压病血压骤降者，如原因不明，应考虑嗜铬细胞瘤的可能性。

二、处理

手术切除是根治嗜铬细胞瘤的唯一途径。手术前宜用 α 受体阻滞剂使血压下降，以减轻心脏负担，并使患者血容量增多。如发生低血压，周围循环不良，表示血容量不足，应补充适量全血或血浆，必要时也可静脉滴注去甲肾上腺素，但不可用缩血管药来代替扩充血容量。如发生休克，应积极采取抗休克治疗措施。

（马　虹　陈小林）

第四节　肾病综合征与低血压

肾病综合征可由多种肾小球疾病引起，分为原发性和继发性两大类。引起原发性肾病综合征的肾小球疾病病理类型主要为微小病变病、系膜增生性肾炎、系膜毛细血管性肾炎、膜性肾病及局灶性节段性肾小球硬化。临床上主要表现为：①大量蛋白尿，尿蛋白 >3.5g/d；②低蛋白血症，血浆白蛋白 <30g/L；③水肿；④高胆固醇血症和 / 或高甘油三酯血症、血清极低密度脂蛋白（VLDL）和低密度脂蛋白（LDL）浓度升高，常与低蛋白血症并存。

一、病因及发病机制

肾病综合征患者大多数表现为血压不同程度升高，但少数肾病综合征患者也可出现低血压甚至休克，可见于：

1. 严重的低蛋白血症（血浆白蛋白 <1.5g/dl）　肾病综合征患者血液循环中的白蛋白减少，胶体渗透压显著降低，血管内的水分移向组织间液，加上使用强利尿剂，导致有效循环血量减少，心输出量降低，血压下降。

2. 严重的低钠血症　肾病综合征患者使用利尿剂，尤其是保钾利尿剂时，可出现血容量降低和严重的低钠血症；在血容量低的肾病综合征患者，低钠血症促使细胞外液的水分进入细胞，导致有效循环血量进一步减少，更易出现低血压，甚至休克。

3. 严重的高钾血症（特别是并发Ⅳ型肾小管性酸中毒时）　高钾血症主要危险是对心脏的损害，使心脏的兴奋性、传导性及自律性均降低，引起严重的心律失常甚至心室颤动和心搏骤停，导致严重的血流动力学障碍，表现为血压下降，严重时发生心源性休克、阿 - 斯综合征或死亡；细胞外 K^+ 浓度升高，竞争性抑制 Ca^{2+} 内流，使动作电位 2 期 Ca^{2+} 内流减少，心肌收缩力因而下降，导致心输出量降低和血压下降。少数肾病综合征患者可发生肾小管性酸中毒，促发高钾血症及抑制心肌收缩功能，促进低血压的发生。

4. 严重的感染　由于蛋白质营养不良和使用激素及免疫抑制剂导致身体抵抗力下降，肾病综合征患者易继发严重的细菌或病毒感染，出现代谢性酸中毒，严重者出现感染性休克。

5. 肾素 - 血管紧张素系统功能受损　肾素 - 血管紧张素系统对血压、肾脏血流动力学、体内液体和电解质平衡有着重要的调节作用。肾病综合征的基础疾病使肾素 - 血管紧张素系统受损，或应用血管紧张素转换酶抑制剂（ACEI）或血管紧张素 II 受体阻滞剂（ARB）抑制肾素 - 血管紧张素系统功能，均可导致低血压的发生。

二、处理

如前所述，肾病综合征患者由于严重的低蛋白血症和过度使用强力利尿剂等可出现低血压，后者常引发急性肾前性肾功能衰竭，应及时处理。具体措施如下：

1. 纠正低蛋白血症　严重低蛋白血症时可静脉滴注人体白蛋白或血浆，暂时增加血浆渗透压和有效循环血量，有助于升高血压和增加肾脏灌注，使尿量增加，有利于全身水肿的消退。于白蛋白或血浆输注结束时给予袢利尿剂，可增强利尿效果。但不能将血浆制品作为营养品及利尿剂来使用，因为白蛋白或血浆在输入后 24～48 小时内即全部由尿液排出体外，不但不能纠正低蛋白血症，反而增加了肾小球滤过及肾小管对蛋白质重吸收的负担，延迟肾病综合征的缓解，还可以引起肾小管上皮细胞损伤，导致"蛋白质负荷肾病"。另外，肾病综合征患者存在一定程度的肺间质水肿，特别在老年人或心功能不全者，输入白蛋白或血浆过多、过快，血容量增加过快，有导致左心衰竭的危险。因此，肾病综合征患者输注白蛋白或血浆不宜过多、过快，时间不宜过长，一般为 2～3 天。

2. 纠正低钠血症　伴有低血容量的严重低钠血症的患者，需立即快速输入（4 小时左右）氯化钠溶液以纠正低钠血症，达"安全钠浓度"（125mmol/L）或稍高，然后缓慢输入，在 24～48 小时内使血钠浓度达正常水平（约 130mmol/L）。纠正低钠血症时不宜过快，特别是对已经充分代偿的慢性低钠血症患者更是如此。若纠正低钠血症的速度比脑组织溶质恢复得更快，血浆渗透压的上升就可能引起脑组织脱水和损伤，导致渗透性脱髓鞘综合征（osmotic demyelination syndrome）。

3. 纠正高钾血症　对有严重高钾血症患者，应迅速采取紧急降血钾措施。

（1）静脉给予钙盐和钠盐：Ca^{2+} 和 Na^+ 拮抗 K^+ 对心脏的毒性作用，但钙盐和钠盐的疗效均较短暂。

（2）促进钾进入细胞内：静脉注射乳酸钠或碳酸氢钠，可造成细胞外液暂时碱中毒，促进 K^+ 进入细胞内；同时使细胞外液渗透压增高，以增加细胞外液容量而降低血 K^+ 浓度；还可以增加远曲小管钠浓度，促进 Na^+/K^+ 交换和尿 K^+ 排出。此外，可静脉滴注葡萄糖 - 胰岛素溶液，促进糖原合成，使 K^+ 进入细胞；胰岛素还可直接刺激 Na^+-K^+ATP 酶活性，增加肌细胞摄入 K^+。

（3）排出体内过多的钾：可口服或直肠给予离子交换树脂，或在补充血容量的基础上应用透析疗法（包括血液透析和腹膜透析），可迅速降低血钾，特别适用于有肾功能不全致排钾有困难者。

4. 控制感染　严重的感染者及时选用敏感、强效及无肾毒性的抗菌药物，并加强支持治疗。

5. 其他　合理应用 ACEI 或 ARB 及利尿剂；酌情使用利尿剂，注意水、电解质及酸碱平衡；积极治疗基础疾病。

（马　虹　陈小林）

第五节 流行性出血热与低血压

流行性出血热(epidemic hemorrhagic fever,EFH)又称肾综合征出血热(hemorrhagic fever with renal syndrome,HFRS),是由汉坦病毒属某些病毒引起的以鼠类为传染源的自然疫源性疾病,也是一组以发热、出血和肾脏损害为主要临床特征的急性病毒性传染病。本病最早见于1913年俄罗斯符拉迪沃斯托克地区,我国于1935年首次发现于黑龙江流域,1942年定名为流行性出血热,1982年由WHO统一命名为肾综合征出血热。

一、病因

发病原理与病毒直接作用和机体免疫反应参与程度有关。本病临床表现复杂多变、轻重不等,典型病例呈发热期、低血压休克期、少尿期、多尿期和恢复期5期,重症病例可见前两期或前三期重叠,轻症病例可有越期现象。EFH发生低血压休克的原因是多方面的:①最早、最基础的病变是全身小血管、毛细血管损伤引起的大量血浆外渗,导致有效循环血量下降,心输出量降低,严重时发生中毒性低血容量性休克;②微循环障碍引起血浆外渗,导致血液浓缩、血流缓慢,易发生酸中毒,加上微血管损伤,易发生DIC,更加重微循环障碍而导致低血压,形成恶性循环;③心肌受损引起心功能下降,或神经体液调节失衡,或心肌传导系统障碍,导致心源性休克或阿-斯综合征;④酸中毒引起心肌收缩力下降,心输出量降低,加重低血压休克。

二、处理

流行性出血热总的治疗原则是"三早一少",即"早诊断、早休息、早治疗"和"少搬动"患者;把好休克、出血、肾衰竭与感染"四关"。抓住各期主要矛盾,作出正确处理,可望获得满意疗效。低血压休克期主要治疗措施是积极抗休克,尽快(1~4小时内)控制血压,以保护重要脏器功能,防治多系统脏器衰竭。主要措施如下:

(一)一般处理

将患者置于平卧位或头低足高位,及时吸氧,注意保暖,快速接通液体通道,严密观察体温、脉搏、呼吸、血压与瞳孔变化,及时对症处理。

(二)补液

迅速补充血容量,维持血浆渗透压,根据病情决定补液种类、速度及补液量。

1. 补液种类 可选用的液体有5%~10%葡萄糖溶液、晶体溶液(如等渗氯化钠液、碳酸氢钠液、林格液)和胶体溶液(如低分子右旋糖酐、血浆、白蛋白注射液)等。

2. 补液量 可根据:①临床经验,低血压倾向、低血压和休克等不同阶段,每日补液量分别约为3 000ml、4 000ml和5 000ml;②公式计算,每日补液量(ml)=出量(尿量+排泄物)+2.4×体温升高度数(℃)×体重(kg)+1 000;③血红蛋白(Hb)量计算:Hb每上升1.0g,相当于丢失血浆300ml,补液1 000~1 200ml。

3. 补液速度与原则 要注意补液的速度,最初30分钟内输液500ml以上,1小时内达1 000ml左右,争取2小时内控制血压,当血压达100mmHg以上时减慢输液速度。一般先给予晶体液,后输胶体溶液,重症患者可同时给予。晶体液:胶体溶液=3:1,渗出严重者可为2:1或1:1。输入晶体液过多,易造成组织水肿,促发高血容量综合征或急性肺水肿。24小时内胶体溶液不超过 1 000ml,否则易加重心脏负荷和肾脏负担。

（三）纠正酸中毒

4%～5% 碳酸氢钠溶液 200～250ml,静脉滴注,每日 2～3 次;或依据二氧化碳结合力计算,先补 1/3 或 1/2 量。每日碱性液体总量不超过 800～1 000ml。

（四）应用血管活性药

在充分补充有效循环血量的基础上,如血压仍低,可加用多巴胺、间羟胺(阿拉明)等药物,升压药也可与血管舒张剂如硝酸甘油、硝普钠等合用。

（五）应用皮质类固醇

休克患者可选用氢化可的松 200～300mg/d,稀释后静脉滴注,或地塞米松 5～15mg/d,静脉推注。一般应用 1～2 天。

（六）其他

近来有应用纳洛酮抢救流行性出血热并发低血压的报道。在其他治疗的基础上,加纳洛酮 0.8～2.0mg 静脉注射,有助于血压的迅速恢复。其机制为:流行性出血热患者血浆 β- 内啡肽浓度显著升高,后者抑制前列腺素和儿茶酚胺的心血管效应,导致血压下降。纳洛酮为 β-内啡肽的特异性拮抗剂,能有效地升高血压。

（马　虹　陈小林）

第六节　药物性低血压

大多数药物在正常给予时,或多或少地出现一些与治疗目的无关的不良反应,低血压反应即为其中的一种。药物性低血压可表现为直立性低血压或首剂低血压,前者尤其多见于老年人,后者与药物种类、剂量及给药途径有关。老年人直立性低血压的发生率为 5%～33%,药物是引发直立性低血压的主要原因。药物性低血压有引起心、脑、肾等重要脏器供血不足的危险,患者可出现昏厥、晕倒,严重者甚至可诱发心绞痛、心肌梗死,故要引起足够的重视。

一、发生低血压的药物种类

能引起低血压不良反应的主要药物有:

（一）抗高血压作用的药物

1. **利尿剂**　①噻嗪类,如氢氯噻嗪、氯噻酮等;②袢利尿剂,如呋塞米、布美他尼、依他尼酸等;③保钾利尿剂,如氨苯蝶啶、螺内酯、阿米洛利等。

2. **钙通道阻滞剂**　①二氢吡啶类,如硝苯地平、尼群地平、非洛地平、氨氯地平等;②非二氢吡啶类,如维拉帕米、地尔硫䓬等。

3. **血管紧张素转换酶抑制剂（ACEI）**　如卡托普利、赖诺普利、雷米普利等。

4. **血管紧张素受体Ⅱ受体拮抗剂（ARB）**　如氯沙坦、缬沙坦、厄贝沙坦等。

5. **α₁肾上腺素能受体阻滞剂**　如哌唑嗪、特拉唑嗪、多沙唑嗪等。

6. **β肾上腺素能受体阻滞剂**　如普萘洛尔、索他洛尔、纳多洛尔、美托洛尔、阿替洛尔、比索洛尔、卡维地洛、拉贝洛尔、地来洛尔等。

7. **交感神经系统抑制剂**　①中枢性抗高血压药物,如可乐定、甲基多巴、雷美尼定等;②交感神经末梢抑制剂,如利血平、胍乙啶、降压灵等。抗高血压药都有导致低血压的可能,其中以 α₁肾上腺素能受体阻滞剂引起直立性低血压的机会最多,因此,该类药物一般在睡前服用。

（二）抗心律失常药物

如胺碘酮、普鲁卡因胺、索他洛尔和维拉帕米等。

（三）血管扩张剂

如肼屈嗪、双肼屈嗪、硝酸甘油、硝普钠。

（四）抗帕金森病药物

如左旋多巴和溴隐亭等。

（五）抗抑郁剂药

1. 三环类 如丙米嗪、氯丙米嗪、多虑平等。

2. 单胺氧化酶抑制剂 如司吉林、氯吉兰和吗氯贝胺。

（六）镇静剂

如氯丙嗪、地西泮等。

（七）全身麻醉药

如恩氟烷、硫喷妥钠和氯胺酮等。

（八）抗烟碱样乙酰胆碱作用药物

如氯化琥珀胆碱、氯化筒箭毒碱、盐酸美加明和阿方那特等。

（九）抗胆碱酯酶药

如新斯的明等。

（十）其他

快速静脉注射氨茶碱可使血压突降，静脉或肌内注射硫酸镁等。

二、预防与治疗

药物性低血压是一种临床上较常见且不可忽视的药物不良反应，严重者出现虚脱、肾功能不全、心力衰竭恶化。因此，临床上要坚持合理用药，积极预防药物性低血压的发生，一经发生，应及时发现、及早处理。

1. 对症下药和合理选药、用药 治疗前首先要明确诊断，做到对症用药；在确立治疗方案时，应该熟悉和掌握所选用药品的药理作用特点，合理选药、用药，了解所选用的药物中哪些可以引起低血压反应，并提高警惕，严密观察。

2. 合理联合用药 坚持少而精的原则，可用可不用的药物尽量不用，争取用最少的药物达到预期的治疗目的。确实有必要联合用药时，应该选择有益的药物相互作用，尽量避免有害的药物相互作用，以提高药物疗效和降低不良反应。如氯丙嗪与氢氯噻嗪、呋塞米、依他尼酸等合用需非常慎重，因这些利尿剂具有降压作用，可以明显增强氯丙嗪的降压反应，引起严重的低血压；普萘洛尔与氯丙嗪或哌唑嗪合用也应很慎重，普萘洛尔可阻滞 β 肾上腺素能受体，氯丙嗪与哌唑嗪则可阻滞 α 肾上腺素能受体，两药合用时降压作用显著增强，可能导致严重的低血压。因此，掌握药物相互作用方式和机制，对于避免联合用药中不良的药物作用，获得预期的治疗效果极为重要。

3. 选择最适宜的给药途径 应该根据病情轻重缓急、用药目的及药物本身性质等决定给药方法。用药途径关系到药物的生物利用度和药代动力学，明显影响药物的疗效及不良反应，如快速静脉注射氨茶碱可使血压突降，而口服氨茶碱不会引起低血压；又如静脉滴注胺碘酮比口服胺碘酮更易引发明显的低血压。

4. 用药个体化 根据患者的年龄、性别、重要脏器的功能状况等，确定用药的种类及剂量。老年人直立性低血压的发生率为 5%～33%,药物是老年人直立性低血压的主要原因。随着年龄的增长,许多药物的代谢动力学和药效学发生了改变,导致药物延迟消除和生物利用度增加,同一种药物、同一剂量在老年人可能产生明显不同的治疗效果及不良反应;因此,我国药典规定 60 岁以上老年人的用药剂量为成年人的 3/4,并从小剂量开始,逐渐小量增加,直至出现治疗效果而无明显不良反应。肝、肾功能不全的患者,药物的清除、排泄较慢,容易引起药物在体内蓄积甚至中毒,常规剂量用药极易出现包括低血压在内的一系列不良反应,故对这些患者应酌情减少用药剂量。ACEI 和 β 肾上腺素能受体阻滞剂是目前治疗慢性充血性心力衰竭(CHF,包括无症状性心力衰竭或心力衰竭易患人群)的重要一线药物,可明显降低 CHF 患者的并发症和死亡率。然而,ACEI 首剂低血压反应发生率为 2%～33%。若两药同时应用,并合用利尿剂,则更易引起低血压。故 ACEI 和 β 肾上腺素能受体阻滞剂的起始剂量应小,以防引起低血压,在治疗过程中参照患者的血压值逐渐提高剂量。一般每 2 周左右增加 1 次剂量,直到达到靶剂量。但由于低血压反应,有部分患者应用 ACEI 和 β 肾上腺素能受体阻滞剂的剂量受到限制,影响疗效。

5. 严格遵循各种治疗指南中推荐的用药方法　在 CHF 治疗指南中提到,β 肾上腺素能受体阻滞剂和 ACEI 治疗 CHF 时,应从小剂量开始,无明显不良反应时,逐渐增加剂量,直至达到靶剂量或可耐受的最大剂量。因此,只要严格遵循有关治疗指南中相关药物初始应用的推荐方法,就可使首剂低血压反应的发生率降至最低限度。

6. 若患者已经发生药物性低血压,应及时作出相关处理　限制活动;严密监测血压等生命体征的变化;减少药物用量,直至停药;必要时吸氧、静脉输入高渗液体,如 50% 葡萄糖溶液 80～250ml;若低血压程度严重或持续,应选用升压药,如多巴胺、间羟胺等;某些情况下也可选用特效的拮抗剂,如在应用钙通道阻滞剂前使用钙剂,可有效地防止钙通道阻滞剂引起的血压下降和心输出量降低。例如,当患者的心律失常确需静脉使用维拉帕米,而又已知会引起低血压时,可应用葡萄糖酸钙 1g(相当于钙离子 90mg),3 分钟内注射完毕。

(马　虹　陈小林)

第七节　透析低血压

在血液透析治疗过程中,透析低血压的发生率在 20%～30%,一半以上行维持性血液透析的患者发生过透析低血压。透析低血压使血液透析不能顺利进行,导致透析不充分,影响透析的效率与质量,破坏残余肾功能,严重时可直接威胁患者的生命;经常发生透析低血压,会造成患者心功能和智力水平下降。

一、病因

透析低血压的首要原因是水分清除。如果水分清除太快或者总的清除量过大,有效循环血容量就会下降,导致血压降低。多数人能够耐受总血容量 25% 的水分清除,但透析患者对容量丢失的耐受性较差。因为这些患者一般年龄偏大,多数伴有其他健康问题,如心脏病或者糖尿病等,使其对于水负荷变化敏感的心血管系统及神经反射功能减弱,故特别容易出现透析低血压。

每例透析患者都有自己的干体重。干体重是指患者经过血液透析后自觉舒适,无水肿、肺水肿、心力衰竭,血压达到理想水平,无心包、胸腔或腹腔积液的体重。低于该体重,就可能出现抽筋、恶心、呕吐或低血压。确定患者的干体重对防止清除过多水分和预防透析低血压是很重要的。应由医护人员应用客观的方法准确地评估、计算患者的干体重和脱水量,防止过快、过量脱水而发生低血压。

临床上发现具有下列情况的患者发生透析低血压的危险较大,需要认真评价:①糖尿病性慢性肾脏病(5 期);②心血管疾病;③营养不良和低蛋白血症;④尿毒症神经病变或自主神经功能紊乱;⑤严重贫血;⑥透析前收缩压低于 100mmHg;⑦65 岁以上。

二、临床表现

透析低血压定义为收缩压下降超过 20mmHg 或平均动脉压下降 10mmHg,伴随有下列症状或体征:①腹部不适;②打哈欠;③叹气;④恶心;⑤呕吐;⑥抽筋;⑦心神不定;⑧头晕眼花或不省人事;⑨焦虑。

值得注意的是,对于虚弱的患者,上述这些表现容易被忽视。对于已经连续透析了几小时的患者,出现心神不定的症状可能是透析低血压的前兆,但易被视为正常的生理反应。因此,在透析过程中,应特别关注患者外表和行为的微小变化,因为这些微小变化可能提示透析低血压的发生。

三、预防

1. 确定患者每日干体重 对于门诊透析患者,在每次透析之前通常需测量体重,以决定需要清除多少水分来保持干体重。但对于住院患者则不一定合适,因为在患者病重或者营养摄入不足等情况下,肌肉或其他组织丢失,干体重可能发生迅速变化。此时,应该每日称量体重并注意其变化,要避免将原干体重作为住院患者的"金标准"。

2. 限盐、限水 说服患者注意限盐、限水;避免在透析前服降压药或长效血管扩张剂;避免在透析前或透析过程当中进食。

3. 提高血浆渗透压 提高血浆渗透压是防治透析低血压的常用方法,透析过程中静脉注射高张生理盐水、甘露醇或白蛋白,或者提高透析液钠浓度均可提高血浆渗透压。上述方法对尿毒素水平高的患者效果较好,因为当从血液中快速清除代谢废物时会降低血浆渗透压,使水分从血液较快进入组织,造成血容量不足,而发生低血压。提高血浆渗透压方法的缺点是,会刺激口渴中枢并使透析间期体重增加。

4. 低温透析液法 另一个避免透析低血压的方法是采用低温透析液。透析液温度降低至 35.5℃,会刺激患者的交感神经系统使血管收缩,提高心率和心脏的收缩性,增加心输出量,预防透析低血压的发生。但是一些患者可能出现身体冷感,甚至寒战等不适,保持患者透析前的体温会有助于防止这些不适反应。

5. 监测血容量变化 透析过程中监测血容量的变化是预防透析低血压的有效措施。目前比较好的透析机配有血容量监测系统(blood volume monitor,BVM),并可与透析机的生物反馈系统相结合,实时调节超滤率,避免水负荷快速下降导致低血压。这一技术能够减少低血压事件的发生,保持血压在透析过程中及透析后的相对稳定性。

透析低血压一旦发生,早期干预非常关键。首先使患者平卧或采取头低脚高位,快速输注200ml 生理盐水,调低超滤率,一般可以使之得以纠正。如果低血压不能纠正,可考虑下列措施:①排除非透析相关的原因,如心肌缺血、心脏压塞或感染;②准确评估干体重,个性化透析处方;③增加透析液渗透压,采用低温透析液;④使用弹力腹带增加回心血量,提高心输出量。

如果判断患者不能很好地接受常规血液透析，可考虑采取持续性肾脏替代治疗方式或改用腹膜透析。

（刘 胜）

参 考 文 献

[1] LIM R，KILGAR J，CAYO S，et al. Complication after treatment for resistant supraventricular tachycardia：the Bezold-Jarisch reflex[J]. Am J Emerg Med，2013，31（9）：1425.

[2] 吕安林，王海昌，达晶，等. 围手术期持续性低血压状态的病因分析与治疗策略 [J]. 医学研究杂志，2013，42（2）：14-16.

[3] DACIDVICIUS G，GODINO C，SHANNON J，et al. Incidence of overall bleeding in patients treated with intra-aortic balloon pump during percutaneous coronary intervention：12-year Milan experience[J]. JACC Cardiovasc Interv，2012，5（3）：350-357.

[4] ZHANG Y Z，ZOU Y，FU Z F，et al. Hantavirus infections in humans and animals，China[J]. Emerg Infect Dis，2010，16（8）：1195-1203.

[5] PALMER B F，HENRICH W L. Recent advances in the prevention and management of intradialytic hypotension[J]. J Am Soc Nephrol，2008，19（1）：8-11.

[6] SANTORO A，MANCINI E，BASILE C，et al. Sodium volume controlled hemodialysis in hypotension-prone patients：a randomized，multicenter controlled trial[J]. Kidney Int，2002，62（3）：1034-1045.

[7] KITAMURA M，SAITO A. Dialysis hypotension：a review of recent studies of causative factors[J]. Nephrology，2001，6（3）：109-112.

[8] VAN DER SANDE F M，KOOMAN J P，LEUNISSEN K M. Intradialytic hypotension--new concepts on an old problem[J]. Nephrol Dial Transplant，2000，15（11）：1746-1748.

[9] LEVIN N W，FOLDEN T，ZHU F，et al. Dry weight determination[J]. Contrib Nephrology，2002（137）：272-278.

[10] 暨利军，张月珍，胡君杰，等. 可调钠透析对维持性血液透析低血压的影响 [J]. 浙江实用医学，2010，15（1）：40-41.

第五章　高原性低血压

第一节　高原性低血压病因

在地球周围的空气层厚约 200km。空气虽轻,但对地球表面及地表面上的人、物仍有一定的压力,称为大气压力。空气是由氮、氧等气体组成的混合气体,其中氧占 20.95%,氧分压(PO_2)等于 159mmHg/cm^2,随地势增高,大气压力逐渐降低。空气中,肺泡内气体、动脉血液和组织内氧分压也相应降低。因此,生活在高山地区的人会发生组织缺氧。海拔在 3 000m 以上的地区,称为高原地区。刚进入高原地区的人,一般要 1~3 个月的时间才能适应当地的低氧环境,可以在这种环境中生存并进行正常或接近正常的脑力和体力活动。但对高原地区的适应有一定的限度。一般来说,在 3 000m 以下一般人都能很快适应;3 000~4 000m 地区大部分人仍能适应;4 000~5 000m 高山地区只有少数人且经较长时间才能适应;海拔 5 000m 是适应的临界限度。如果人不能适应高山低氧环境,则要发生高原(山)适应不全症(或称高原病、高山病)。常见的有以下几种:①急性高原反应;②高原肺水肿;③高原昏迷;④高原红细胞增多症;⑤高原心脏病;⑥高原血压异常,包括高原高血压、高原低血压、高原低脉压三种;⑦混合型高原病,又称慢性高原病混合型,是指患有高原红细胞增多症、高原心脏病和高原高血压中两种以上者。也有人将高原病分为急性高山病(包括急性高山反应症、高山肺水肿、高山脑水肿)和慢性高山病(包括慢性高山反应症、高原性肺水肿、高原性红细胞增多症、高原性高血压、高原性低血压)。

高原性低血压属高原病的一种,在我国患病率为 10% 左右。临床表现为神经衰弱综合征。多数不需特殊治疗,对症状明显者可酌情对症处理。

高原性低血压也是病态的,因为血压降低后,血液流动压力降低,血流变慢,血液黏稠度增高,血液的凝固性相应地增高,使脑供血不足,容易引起脑组织缺血、缺氧而发生头晕、眼花、浑身无力、心慌、气喘等不良症状。另外,也容易发生动脉硬化、血管腔变窄、血管壁缺乏弹性,而且血流黏稠、流动缓慢,容易引起血栓,引发缺血性疾病。

第二节　高原性低血压发病机制

高原性低血压的真正机制尚不清楚。有人提出与高原地区镁含量较多有关,也有人认为与海拔高度成正比,如海拔 4 500m 地区低血压发生率为 10%,而 4 380m 地区发生率为 8.62%。低血压也可分为器质性和调节障碍性两类。高原性低血压的患者,未发现有心血管方面的病理改变,故认为属于调节障碍性低血压。其发病机制可能与以下神经、体液因素变化有关。

1. 低氧可致肺动脉高压，体循环微静脉变宽，微血管囊状扩张数增多，血流减慢，使血压下降。

2. 心肌缺氧和心交感神经传出冲动减少，心脏收缩力降低，导致血压下降。心电图可见心动过缓及肢体导联低电压，同时也与迷走神经传入纤维因心脏缺乏兴奋，经延髓等高位中枢使交感缩血管纤维紧张性降低有关。

3. 肾素活性下降，血管紧张素转换酶及醛固酮分泌降低。低氧可致肾动脉收缩、肾缺血，致使肾小球旁器细胞变性，肾素活性下降，血管紧张素转换酶及醛固酮分泌减少，血压降低。

4. 高原地区紫外线照射较平原地区强，而且机体处于缺氧状态，蛋白质代谢障碍，皮肤、组织内组胺形成增多。大量的组胺入血后，可导致末梢小血管扩张，使血压降低。

5. 肾上腺皮质功能低下，前列腺素分泌增多，也可扩张末梢血管，使血压降低。

第三节　高原性低血压临床特点

低血压可分为急性低血压、慢性低血压两类。急性低血压主要表现为晕厥与休克两大综合征，平常所见的低血压以慢性为主。高原性低血压为慢性低血压。

高原性低血压患者主要临床表现：①轻微症状：头晕、头痛、食欲不振、脸色苍白、记忆力差、失眠、多梦、疲乏无力、腰部酸痛等；②严重症状：直立性眩晕、肢体发凉、心悸、气短、心前区闷痛、共济失调、发音含糊甚至晕厥，需长期卧床。这些症状主要原因是血压下降导致血液循环缓慢，末梢毛细血管缺血，以致影响组织细胞氧气和营养的供应、二氧化碳及代谢废物的排泄，尤其是大脑和心脏的血液供应。长期缺氧使机体功能下降，主要危害包括视力、听力下降，诱发或加重老年性痴呆，头晕、晕厥、骨折发生率增加。另外，还经常有乏力、精神疲惫、心情压抑、忧郁等症状，影响患者的生活质量。

体格检查除血压低外，无明显阳性体征，本病还可与其他疾病并存出现相应的临床表现。

第四节　高原性低血压诊断

在高原地区生活 5 年以上，收缩压低于 90mmHg，舒张压低于 60mmHg，并有以上的临床表观，排除其他原因引起的低血压后，可诊断为高原性低血压。

诊断依据包括：

1. 临床症状　外表健康，在卧位时无任何症状，但在站立后 1~3 分钟后即出现无力、眼前发黑、头重脚轻，有时发生晕厥，采取卧位后症状立即消失，晕厥可立即清醒，无语言障碍及大小便失禁，出现时间多在清晨起床后、热水浴后、饮酒后、运动后或用力排便后，部分患者有卧位高血压、夜尿多等症状。

2. 清晨立卧位试验　正常人取立位时，收缩压可下降 5~10mmHg，舒张压增加 5mmHg，心率略有增加。如立位时收缩压下降大于 20mmHg，舒张压也下降，即为阳性；如心率不增加，也属阳性。

3. 血液儿茶酚胺测定　正常人于立位时，儿茶酚胺浓度增加，如立位后与卧位相比不增加，则属不正常。

4. Valsalva 反射　嘱患者吸气后屏气，持续 15 秒，正常人胸腔内压力升高，静脉回血减少，血压下降，终止屏气大约 7 秒后血压及脉搏恢复。如作 Valsalva 动作后血压下降，停止后血压不上升，也属不正常。

5. 直立倾斜试验　患者卧位休息，后将可移动床倾斜至 80° 观察，每 2 分钟测心率及血压，如收缩压下降 20mmHg 以上即为阳性，多数患者在 2～4 分钟即出现症状。

第五节　高原性低血压鉴别诊断

引起慢性低血压的原因有很多，在高原地区生活可以加重其他原因引起的低血压，高原性低血压主要应与下列疾病相鉴别。

一、体质性低血压

体质性低血压又称原发性低血压（essential hypotension），常见于体质较瘦弱者，女性多见，有家族遗传倾向。本病主要的诊断依据是：有低血压及神经失调症状而无器质性疾病或营养不良的表现。体质性低血压者多数无临床症状，部分患者诉无力、易疲乏。收缩压低于 80mmHg 者多有头晕、心悸、无力、胸闷，少数有一过性黑矇甚至晕厥。体检除血压低外，多无体征，少数人有心动过缓，心电图多正常。原发性低血压预后良好，有人认为系一种良性疾病，可与正常人一样工作和生活。其转归有两种，一种是终生处于低血压状态，但在老年时易因摔倒导致骨折；另一种是极少部分患者在更年期后又从低血压状态转为正常血压或原发性高血压。

二、特发性直立性低血压（Shy-Drager 综合征）

患者卧位，测量血压、心率，5 分钟后改直立位，若收缩压降低 30mmHg、舒张压降低 20mmHg 以上持续 3 分钟而心率不加速，可以认为有直立性低血压。但据报道，老年人 24% 以上有这种情况，而且常常不伴有症状。因此，临床诊断直立性低血压应结合与收缩压有关的症状表现。但应注意，高血压合并直立性低血压时，直立时血压降低，而卧位时血压反常升高。长时间站立时发生的低血压也被归于此类。本病是一种以自主神经功能障碍为主的中枢神经系统多发性变性疾病，较少见。自主神经功能不全阻断了压力感受器的反射弧，为重要的发病机制，而且本病发病过程中，同时伴有儿茶酚胺代谢或分泌障碍。患者多以中年以上发病，男性多于女性，起病缓慢，多在晨起、登高、行走、站立排尿时发病，临床主要表现为：①直立性低血压，而心率无明显变化。有头晕眼花、乏力甚至晕厥等脑供血不足的症状。平卧后，血压回升，症状消失，严重者须长期卧床。②其他自主神经症状：尿频、尿急、排尿困难或者尿失禁、阳痿，腹泻、便秘、少汗或无汗及 Horner 综合征。晚期有中枢性高热、消化道出血、顽固性呃逆等。③躯体神经症状：可有表情呆板、肌束震颤、动作不灵活或步态蹒跚，肩胛、枕部和 / 或前额肌疼痛。根据神经症状又分为两种类型，一种为中枢型，病情进展快，症状出现后 4 年左右死亡；有帕金森病，血中去甲肾上腺素含量正常。另一种为周围型，无中枢神经损害，病情进展缓慢，预后良好；站立时的去甲肾上腺素水平与卧位时相比不升高，提示不能正常刺激功能正常的周围神经。确认有直立性低血压，并排除其他疾病后可诊断。另外，有作者将自主神经障碍伴帕金森病也归入此病。

三、慢性肾上腺皮质功能减退（Addison 病）

皮肤黏膜色素沉着、低血压是本病的主要表现。国内报道色素沉着的发生率为 90.5%，可遍布全身，以暴露部位、常受摩擦和受压及瘢痕处为著。由垂体刺激黑色素细胞使其分泌增多所致，色素沉着的突然增加是病情恶化的明显标志，在肾上腺危象发作时，血压急骤下降，甚至测量不到。其他常见症状有午后无力、体重下降、胃肠道症状、低血糖、神经衰弱等。本病半数由于双侧肾上腺结核性破坏，其次为特发性双侧肾上腺皮质萎缩，其他病因有双侧肾上腺癌转移、白血病细胞浸润、淀粉样变性、肾上腺全切除后、血栓、感染等，也有报道由自身免疫性疾病引起者。常用的实验室检查有以下几种。

1. 肾上腺皮质激素水试验　此试验不仅能够反映肾上腺皮质功能减退症的水利尿反应缺陷，同时也显示此种缺陷能用肾上腺皮质激素纠正。患此症者，水利尿试验每分钟最高排尿量少于 3ml，加用肾上腺皮质激素后可以纠正至正常水平，超过 10ml/min。

2. 24 小时尿 17-羟皮质类固醇和 17-酮皮质类固醇测定，若两者排出量减低，对本病的诊断具有肯定意义。

3. 腹部 X 线片或 CT，对因结核所致本病者可发现钙化阴影。

4. 血中嗜酸性粒细胞增多，血清钾浓度升高，血清钠、氯水平降低，葡萄糖耐量水平曲线平直，上述均有助于诊断。

四、单纯性促肾上腺素皮质激素缺乏综合征

病因尚不清楚，有自体免疫性垂体炎的报道。主要病变为垂体前叶选择性地不能分泌 ACTH，故血中 ACTH 缺如或含量甚少。注射外源性 ACTH 后，血中皮质醇明显增多，说明肾上腺皮质对 ACTH 的反应正常。而美替拉酮试验不能使垂体释放 ACTH，说明垂体合成及释放 ACTH 障碍。主要临床表现是肾上腺皮质功能不全：疲乏无力、消瘦、食欲不振、恶心、呕吐、心率慢，色素沉着一般轻微或不存在。血压低并伴有低血钠、低血糖，重者可意识丧失。实验室检查可见血皮质醇、尿 17-OHCS、17-KS、血 ACTH 低值：ACTH 实验有良好反应，美替拉酮试验、尿 17-OHCS 呈低反应，胰岛素低血糖兴奋试验也呈低反应，CRH 兴奋试验多无反应。

五、垂体前叶功能减退（Simmonds-Sheehan 综合征）

垂体前叶内分泌功能并非直接作用于周围器官，而是通过起作用的内分泌腺体发挥生理功效，故垂体前叶功能减退常有多个腺体功能不全的表现。本病的主要原因是产后大出血引起的垂体前叶内血管栓塞、出血，导致垂体坏死萎缩纤维化，其次的病因是垂体或附近的肿瘤压迫垂体，使垂体萎缩，其他如脑部炎症、垂体手术或放疗后、颅脑外伤也可引起本病。临床症状多数进展缓慢，以性功能障碍为首发症状者居多，毛发稀少是常见的早期表现之一，继而常出现甲状腺功能减退，肾上腺皮质功能减退出现较晚。本病的肾上腺皮质功能减退临床表现与原发性慢性肾上腺皮质功能减退类似，其中的重要区别点在于前者虽有低血压而无色素沉着。实验室检查如性腺功能检查、甲状腺功能检查、肾上腺皮质功能测定等可以帮助诊断。需要注意与原发性慢性肾上腺皮质功能减退相鉴别。全身慢性消耗性疾病也可有多腺体功能不全，特别是性腺功能减退明显，需要依靠病史和有关实验室检查鉴别。

六、多发性内分泌功能减退症（Schmidt 综合征）

是指在同一患者，同时或者先后发生两种以上的内分泌功能减退症。临床上以 Addison 病伴糖尿病或甲状腺功能减退较为多见。属于自身免疫性疾病者，称为多腺体自身免疫综合征（polyglandular autoimmune syndrome）。

七、急性炎症性脱髓鞘性多发性神经病（Guillain-Barré 综合征）

急性炎症性脱髓鞘性多发性神经病为周围神经病，是慢性自主神经功能不全的最常见病因，可有严重的直立性低血压，但有周围神经损害的表现和原发病因。

八、甲状腺功能减退

本病早期即可出现毛发稀少，但同时伴有四肢黏液性水肿、怕冷、胆固醇增高等表现。依靠甲状腺功能检查可鉴别。

九、餐后低血压

正常人餐后大约 18 分钟血压开始下降，到 40 分钟左右，舒张压降低最大。多见于老年人，特别是体质虚弱的老年人。这是因为食入蛋白质后胃进行消化，血液供应胃部，循环血量减少所致。另外，餐后胰岛素增多，胆碱能反应被抑制，使压力感受器敏感性降低，也会引起血压下降。因此，餐后应取坐位或平卧位为好。

十、疾病性低血压

神经系统疾病、循环系统疾病、内分泌功能紊乱、疾病的晚期、严重的感染、休克等均可引起低血压。治疗这种低血压，主要是理清病因，治疗引起低血压的疾病，血压即可恢复正常。另外，足月妊娠的孕妇或腹腔、盆腔有巨大肿瘤者，有时在硬膜外麻醉实施手术时取仰卧位，突然发生血压下降（称为仰卧位低血压），此时只要将子宫或者肿瘤向左推移，症状即可缓解。

十一、药物性低血压

服用某些药物可引起低血压：①降压药，如利尿剂、CCB、ACEI、ARB 等；② α 受体阻滞剂，如甲基多巴、酚妥拉明等；③扩血管药物，如异山梨酯、硝酸甘油等；④镇静剂，如地西泮、氯丙嗪等。特别是老年患者服用上述药物时要谨慎，注意测量血压。

（贾大林）

参 考 文 献

SENARD J M, BREFEL-COURBON C, RASCOL O, et al. Orthostatic hypotension in patients with Parkinson's disease: pathophysiology and management[J]. Drugs Aging, 2001, 18（7）: 495-505.

第六章 实验性低血压

第一节 动物模型

多种原因可以导致低血压,如血液流失、脱水、贫血、严重的感染、过敏反应、服用药物等。依据致病因素,主要有如下几种低血压动物模型。

一、失血性低血压模型

1. 实验动物与准备 (新西兰或大耳白)家兔,不限雌雄,体重为 2.50kg 左右。用 3% 戊巴比妥钠(1ml/kg)进行静脉麻醉,气管切开,机控呼吸,控制呼气末 CO_2 分压为 34mmHg。肝素抗凝,经颈总动脉和颈外静脉插管,监测 BP 和 CVP,并建立静脉通路。持续监测心电图和肛温,维持温度在(39±1)℃。

2. 实验步骤 实验准备完成后 30 分钟经颈总动脉放血将平均动脉压(mean arterial pressure, MAP)降至基础值的 2/3,降压过程在 12 分钟之内完成,总共放血量为 10ml/kg,维持低血压 30 分钟。

模型适用于创伤引起的失血和机体内出血及麻醉中控制性降压等病理生理过程。

二、中毒性休克低血压模型

(一)家兔模型

1. 实验动物与准备 家兔不限雌雄,体重为 2.50kg 左右。3% 戊巴比妥钠(1ml/kg)进行静脉麻醉,气管插管,机控呼吸,潮气量约 21ml。肝素抗凝,经颈总动脉插管,监测动脉压。

2. 实验步骤 家兔剖腹暴露肠系膜上动脉,以动脉夹夹闭肠系膜上动脉,夹闭时间等于体重(kg)乘以 25 分钟。松开动脉夹后,肠道内产生的内毒素进入血液,血压可迅速下降至(44±4)mmHg。10 分钟后,血压降至(37±2)mmHg,如不加处理,家兔平均 40～70 分钟内死亡。

(二)小鼠模型

小鼠 2～5 个月龄,体重为 18～29g。腹腔注射内毒素(10mg/kg),尾动脉袖带法测量血压。7 小时后,血压平均下降 25mmHg,致死率约 20%。

三、药物诱导的低血压模型

(一)前列腺素 E_1(PGE$_1$)诱导的犬低血压模型

PGE$_1$ 可扩张全身血管,以小动脉、小静脉最为显著。其扩血管机制尚不完全清楚。多认为是通过细胞的 AMP、Ca^{2+}、蛋白激酶（PKC）等生化调节途径，直接对血管平滑肌发生作用。亦有人认为是直接作用和抑制交感神经，儿茶酚胺（CA）的缩血管效应综合而成。PGE_1 通过钙调节途径对肾上腺髓质释放有一定抑制效应，对低血压引起的应激反应有一定的抑制作用。

1. 实验动物与准备　健康杂种成年犬，不限雌雄，体重为 10～20kg。犬禁食 12 小时，肌注氯胺酮 10mg/kg + 东莨菪碱 0.3mg，后仰缚于手术台上，固定肢体，行右股静脉置管，点滴普鲁卡因复合液（含 2% 普鲁卡因 + 0.12% 哌替啶 + 0.04% 琥珀胆碱）0.05ml/(kg·min)，立即行气管插管，半开放定容式呼吸机行空气间断正压呼吸。呼吸频率为 11 次 /min，调整潮气量，使呼气末 CO_2 分压在 30～35.7mmHg，Ⅱ导联连续监测心电图；同时，补液 5% 葡萄糖生理盐水 0.12ml/(kg·min)。调整环境温度，使实验中犬体温恒定。

2. 实验步骤　用生理盐水临时配制成 0.001 5% PGE_1 溶液，匀速自股静脉注入降压药，使平均动脉压（MAP）下降 30% 左右。降压诱导用量为 (2.21 ± 1.037) μg/(kg·min)，诱导时间为 (5.8 ± 0.72) 分钟，维持剂量为 (0.50 ± 0.102) μg/(kg·min)，维持低血压状态 50 分钟。实验性降压均在各种操作结束，再稳定 1 小时后开始。

（二）白介素 -2（IL-2）诱导的低血压模型

研究发现，低血压与体内组织细胞过表达肿瘤坏死因子（TNF）、IL-1 有关，TNF 可激活细胞内的一氧化氮合酶，其产物一氧化氮（NO）有很强的扩血管活性。IL-2 可促进淋巴细胞增殖，并激活淋巴细胞、单核细胞、巨噬细胞合成并释放 TNF、IL-1，进而激活一氧化氮合酶，产生大量 NO，使血管扩张、血管阻抗下降，诱发低血压。

1. 犬模型

（1）实验动物与准备：健康杂种成年犬，不限雌雄，体重为 10～20kg。静脉注射硫喷妥钠诱导麻醉，气管插管，2% 氟烷维持麻醉。颈动脉插管监测动脉血压，Ⅱ导联连续监测心电图；待实验犬恢复自主呼吸后，气管拔管。

（2）实验步骤：测量实验犬基础血压，计算平均动脉压。麻醉清醒后，24 小时内静脉输注 IL-2（24×10^6U/d × 5 天），将平均动脉压降至 75mmHg。多数动物在 3 天内可诱导出低血压。

2. 大鼠模型

（1）实验动物与准备：成年（Wistar 或 SD）大鼠，体重为 150～180g。3% 戊巴比妥钠麻醉（50mg/kg，腹腔注射），气管插管以保持呼吸通畅，颈总动脉插管连生理记录仪以监测动脉血压，颈外静脉插管用于给药，稳定 30～45 分钟后动态记录各项指标。

（2）实验步骤：IL-2 注射（80 万 U/ml，240 万 U/kg，2 分钟）0.5ml，观察记录平均动脉压（MAP，mmHg）。注射 IL-2 90 分钟后，MAP 下降至约 21%[(111 ± 9)mmHg]。

四、局部低血压大鼠模型

此模型用于观察低应力与动脉形态结构重建之间的相互关系。

1. 实验动物与准备　成年（Wistar 或 SD）大鼠，体重为 150～180g。3% 戊巴比妥钠麻醉（50mg/kg，腹腔注射），气管插管以保持呼吸通畅。

2. 实验步骤　在大鼠腹主动脉的左肾动脉分叉处下方约 2mm，用一个金属夹缩窄腹主动脉，造成缩窄点以下的动脉呈低血压状态。调整金属夹的松紧，使缩窄点以下的动脉收缩压下降 60% 并达到稳定状态，以建立低血压模型。分别取术后 12 小时、4 天、7 天、14 天和 21 天 5 个时相点进行观察。大鼠按上述各时相点进行实验，作左髂总动脉插管至腹主动脉，测量并记录此时的腹主动脉收缩压。

通过在腹主动脉的左肾动脉分叉处的下方缩窄腹主动脉，既降低了缩窄点以下腹主动脉的血压，又避免了肾素－血管紧张素系统对全身血压的影响，能够在一段相对较长的时间内观察腹主动脉在低血压状态下的重建情况。

第二节　实验性低血压的血管重建

血管重建（vascular remodeling）是指机体在生长、发育、衰老和疾病等过程中，血管为适应体内外环境的变化而发生的形态结构和功能的改变。血管重建受生物、化学和物理等多种体内外因素的影响。Fung（1990）提出了"应力－生长法则"，给出了组织应力－生长规律的假定关系式以及由化学、物理和生物因素影响的一系列常数，为血管重建的生物力学研究奠定了理论基础。

血管重建是高血压、动脉粥样硬化等心血管疾病共同的发病学基础和基本病理过程，表现为心血管细胞迁移、肥大、增殖和凋亡等，具有细胞表型和形态结构与功能的改变，通过对血管重建发生机制的研究，可以探讨心血管病发病的一些共同的和普遍的机制，对心血管病的防治有重要意义。

一、低血压动脉重建的形态学和生物力学特性

机体在正常生理状态下，血管受各种形式的应力作用，如血压引起的壁应力、血液流动造成的剪切力等。这些应力的改变可导致血管的重建。动脉重建包括两个主要内容：①形态结构的改变，包括血管几何形态学和动脉壁组织结构的改变。动脉壁组织结构变化包括内膜层主要是内皮细胞的增殖、剥脱；中膜层平滑肌细胞的增殖、肥大和细胞外基质（弹性纤维、胶原纤维等成分）的变化。②动脉功能的变化，如血管的顺应性、舒缩功能改变。

二、低血压动脉重建的几何形态学

姜宗来等学者通过复制低血压模型，观察了低血压大鼠腹主动脉、股动脉和胫前动脉的几何形态学变化。结果显示，低血压大鼠的腹主动脉、股动脉和胫前动脉的内外径、壁厚及壁面积总的趋势是呈进行性减小。在 12 小时～7 天，低血压组和对照组大鼠上述动脉的各项几何形态指标均无显著性变化；在 7 天时，股动脉与对照组相比，壁厚和壁面积两项指标出现显著性差异；14 天时，股动脉外径也出现显著性差异。在 7 天时，胫前动脉的内外径、壁面积和对照组相比有显著性变化，到 14～21 天时，胫前动脉各项几何形态指标均有显著性变化；在 14 天时，低血压大鼠腹主动脉的壁厚、壁面积和对照组相比有显著性变化，到 21 天时，两组大鼠腹主动脉和股动脉的各项几何形态指标，除壁厚／内径比外，均有显著性差异。

Fung 等认为，在正常生理状态下应力和生长达到平衡时，血管形态保持相对稳定。低血压时应力降低使这种平衡被打破，导致血管呈"负增长"状态。在低血压状态下，大鼠的腹主动脉、股动脉和胫前动脉的内外径、壁厚及壁面积进行性减小，其内外径、壁面积在 4～7 天减少最快，其中壁面积是变化早、趋势最稳定的指标，且在各个时相点之间"负增长"率及总"负增长"幅度最大，但动脉的壁厚／内径比始终没有显著变化，这与高血压动脉的重建中，动脉的几何形态指标显著增加，且壁厚／内径比升高是特征性变化的情况不同。因此，低血压状态时，动脉几何形态学重建可选用壁面积作为其特征性指标。这一结果为进一步研究低血压状态下动脉重建提供了形态学指标。

腹主动脉是弹性动脉，而股动脉和胫前动脉是肌性动脉，其结果也有差异。低血压状态下，股动脉的几何形态学指标于 7 天就开始有变化，首先也是壁厚、壁面积，至 21 天时，除壁厚 / 内径比外，其余所有几何形态参数均有显著变化；胫前动脉的几何形态变化更为明显，7 天时除壁厚外，其余各项指标变化已非常显著，而腹主动脉的壁厚、壁面积和对照组相比，在 14 天时才有显著性变化。因此，肌性动脉的几何形态学重建出现比弹性动脉早，变化的参数也多。这可能与各种动脉结构成分的特征有关。

三、低血压动脉重建的显微结构成分变化

姜宗来等学者研究证实，低血压大鼠血管平滑肌细胞胶原纤维和弹性纤维成分在动脉壁中的含量呈进行性减少，是腹主动脉几何形态学变化的重要原因。研究结果显示，低血压大鼠动脉的显微结构成分呈进行性减少，低血压大鼠腹主动脉、股动脉和胫前动脉的血管平滑肌细胞含量与对照组相比，在 7 天时已有显著性变化。腹主动脉和股动脉的胶原纤维含量在 7 天时也有显著性变化，而弹性纤维 14 天时才有显著性差异。低血压大鼠腹主动脉的胶原纤维与弹性纤维的比值（C/E）逐渐减小，7 天以后与对照组相比有显著性差异。按照 Fung 的应力和生长平衡理论，当低血压发生时，应力降低使这种平衡被打破，低应力导致血管呈"负增长"状态。不同显微结构成分对应力反应不同，且有各自的应力生长法则，导致这三种显微结构成分在动脉的重建中，其变化的速度和幅度不一致。血管平滑肌的变化出现早，与高血压状态下血管平滑肌的变化情况基本一致。大鼠在术后第 7 天，腹主动脉的平滑肌细胞含量明显减少，且在 4～7 天减少最快，之后变化逐渐减慢。腹主动脉胶原纤维的变化与平滑肌细胞的变化方式基本一致，而弹性纤维到 14 天时才有显著性变化，其"负增长"率在 14～21 天时达到最高值。这三种显微结构成分在腹主动脉的重建中的总"负增长"幅度也不完全一致，平滑肌细胞总"负增长"的幅度最大，减少约 20%，而弹性纤维为 10% 左右。股动脉胶原纤维的变化与平滑肌细胞的变化基本相同，总增长幅度减少约 19%，而弹性纤维到 14 天时才有显著性变化，为 10% 左右。由此可见，在低血压大鼠动脉的结构重建中，平滑肌细胞和胶原纤维发挥主要的作用。低血压与高血压状态下纤维结构成分的重建不尽相同，低血压状态下动脉壁呈现"负增长"。在腹主动脉、股动脉和胫前动脉 3 种动脉中，腹主动脉胶原纤维和弹性纤维的相对含量高，平滑肌细胞低；而胫前动脉反之，股动脉介于两者之间。无论是低血压还是高血压状态下，平滑肌细胞的变化最早出现，进而才影响胶原纤维和弹性纤维，可以认为平滑肌细胞比弹性纤维和胶原纤维等对应力变化的影响更敏感。因此，肌性动脉比弹性动脉更易发生适应性的结构改变。

四、低血压动脉重建的生物力学特性

1. 腹主动脉的顺应性 低血压大鼠在 14 天时，腹主动脉收缩压时的顺应性明显升高，P-V（压力 - 容量）曲线也显著升高。这与动脉壁中弹性纤维和胶原纤维有直接的关系，当动脉载荷较小时，血管承载的主要成分是弹性纤维；当动脉载荷较大时，血管承载的主要成分是弹性和胶原纤维。以上说明，在 14 天时，低血压大鼠腹主动脉胶原纤维和弹性纤维的含量减少，当压力处于生理血压或大于生理血压时，承载动脉高负荷的胶原纤维和弹性纤维总量大幅度减少，腹主动脉的顺应性增加。

2. 动脉的张开角 Fung 认为，零应力状态是每个细胞及细胞外物质具有原始形态的唯一状态，研究这些物质的重建并进行应力和应变分析时，应在零应力状态下进行。研究表明，

动脉残余应力和应变的增加均引起动脉张开角的变化,并且动脉零应力状态下张开角的变化和动脉壁中残余应变和应力的变化相一致,残余应变和应力发生了改变,张开角就会相应的变化。Fung 等的研究证明,主动脉零应力状态下张开角的大小随主动脉的位置而变化。另有实验发现,不同动脉零应力状态时张开角的大小也不相同。动脉零应力状态下张开角的大小取决于动脉的残余应变和应力,与动脉的血压、周向壁应力、组织结构及其力学特性等有关。动脉结构的非均匀性及动脉的各种显微结构成分对机械应力的反应不同,按各自的应力生长规律,引起动脉壁的非均匀性生长。

　　姜宗来等研究了低应力(低血压)状态下腹主动脉、股动脉和胫前动脉 3 种不同的动脉的张开角变化。结果显示,低血压组 3 种动脉的零应力状态下张开角均小于对照组(假手术组)。在相应的各个时相点,无论是在低血压组或对照组,张开角在胫前动脉最大,腹主动脉次之,股动脉最小。在低血压大鼠动脉中,血压降低引起动脉周向壁应力减小,且在动脉壁中分布不均匀,导致了动脉壁的非均匀性生长,引起张开角变化。

(易　军)

参 考 文 献

LI Z J, HUANG W, FUNG Y C. Changes of zero-bending-moment states and structures of rat arteries in response to a step lowering of the blood pressure[J]. Ann Biomed Eng, 2002, 30(3): 379-391.

第七章 脑血管疾病与低血压

第一节 脑血管疾病的病因

脑血管起源于中胚层。当胚胎开始形成神经沟时,在胚胎的中胚层内分化出血管母细胞,其排列成条索状,条索中央逐渐形成原始的血管,进而形成原始血管网。随着胚胎的发育,血管网又分化出动脉、毛细血管及静脉。脑血管的发育过程一般可分为 5 期,在每一期如出现发育障碍,均可发生先天性的脑血管疾病。

1. 原始血管芽胚期 在此期如出现障碍,可产生血管母细胞瘤,具有肿瘤的生物学特征。

2. 原始血管网期 此期血管内已经有血液流动,血管逐渐分化出动脉、毛细血管及静脉。在此期如出现障碍,可形成脑动静脉畸形。

3. 血管分层期 出现颅外血管、硬脑膜血管和软脑膜以及脑内血管。在此期如出现障碍,可形成颅面 - 脑膜 - 脑血管瘤病(Sturge-Weber 综合征)。

4. 脑血管成形期 此期形成脑的主要血管,如颈内动脉、大脑前动脉、大脑中动脉、大脑后动脉、前交通动脉、后交通动脉等。在此期如出现障碍,多表现为脑血管排列方面的异常,如前交通动脉的缺如、原始三叉动脉、原始舌下动脉、窗式动脉等。

5. 血管壁成熟期 组织学上发育成熟的血管壁(包括动脉、静脉)均具有较为完整的内膜、中层及外膜,中层内具有弹力层和肌层。在此期如出现障碍,可形成血管壁上的缺陷,是先天性动脉瘤形成的重要因素之一。

一、缺血性脑血管疾病

缺血性脑血管疾病急性发作又称为缺血性脑卒中,占脑卒中的 75%～90%,临床上可分为短暂性脑缺血发作、脑梗死、烟雾病三大类。

(一)短暂性脑缺血发作

短暂性脑缺血发作(transient ischemic attacks,TIA)是指突然发作的局灶性神经功能障碍,多数在数分钟或数小时内完全恢复,最长不超过 24 小时。颈动脉系统 TIA 表现为颈动脉供血区神经功能缺失,如一侧肢体无力、瘫痪、感觉障碍、失语、偏盲、一过性黑矇等。椎 - 基底动脉系统 TIA 表现的常见症状则为眩晕。TIA 发生的主要原因在于:

1. 动脉狭窄或闭塞导致脑供血不足 当脑供血动脉发生足以影响血流量的狭窄或闭塞,但脑血流量尚未降至产生脑缺血的临床症状时,如遇到某些诱因如血压急剧下降、体位改变引起椎动脉受压等,即可发生 TIA 发作。

2. 微小栓子造成的脑动脉微栓塞 来自心脏和颈动脉硬化斑块的微小栓子(微小血栓或

斑块碎屑）随着血流进入脑内，栓塞了脑的微动脉而产生 TIA 发作。

（二）脑梗死

脑梗死指脑组织因缺血而发生的坏死，原因是脑血管严重狭窄或闭塞，侧支循环不足以代偿，脑血流量不能维持脑组织的代谢需要而发生脑组织结构上的破坏。该病可分为：

1. 可逆性神经功能障碍（reversible ischemic neurological deficity，RIND） 又称为可逆性脑缺血发作（reversible ischemic attack），指局灶性神经功能缺失持续时间超过 24 小时，但在 3 周内完全恢复，脑内可有小范围的梗死灶。

2. 进行性卒中（progressive stroke，PS） 脑卒中症状逐渐发展加重，于 6 小时至数日内达到高峰，脑内有梗死灶，可发生于颈动脉系统，亦可发生于椎 - 基底动脉系统。

3. 完全性卒中（complete stroke，CS） 脑卒中症状发展迅速，发病后数分钟至 6 小时内达到高峰，症状稳定且持续存在，多见于脑供血动脉闭塞或多发性狭窄。

（三）烟雾病

烟雾病（moyamoya disease）又称脑底异常血管网症，指原发性颈内动脉末端狭窄、闭塞及脑底出现异常血管网所致的脑缺血性或出血性疾病，在脑血管造影表现为脑底部新生的丛状血管，因其类似于烟雾而得名。此病多发于日本，中国及东南亚地区亦有较多报道。临床表现：儿童患者主要表现为脑缺血症状，如 TIA、缺血性脑卒中、脑血管性痴呆等。成人患者则多表现为脑出血症状，常为脑内出血、脑室出血、蛛网膜下腔出血三种类型。由于此病的病理改变为颅内的动脉闭塞，临床上以脑缺血症状为主要表现。病因目前尚不十分清楚，部分病例发现与细菌、病毒和血吸虫的感染有关。另有很多相关疾病被认为与本病有关，如镰状细胞贫血、免疫缺陷病、Down 综合征等，尚未能确定是否具有家族性遗传因素。

二、出血性脑血管疾病

出血性脑血管疾病急性发作又称为出血性脑卒中，占脑卒中的 10%～15%。根据出血部位，临床上可分蛛网膜下腔出血、脑室内出血和脑实质出血。

（一）蛛网膜下腔出血（subarachnoid hemorrhage，SAH）

自发性蛛网膜下腔出血是由于多种原因使血液进入颅内或椎管的蛛网膜下腔所引起的综合征。据资料统计，国外 SAH 每年发病率约为 10/10 万，占脑血管疾病总发病率的 12%～20%，国内为 9%～22.4%。SAH 的主要病因有：颅内动脉瘤、脑动静脉畸形、高血压脑动脉硬化、烟雾病、肿瘤、脑静脉窦血栓等。血液病、颅内感染、药物中毒等引起 SAH 亦有报道。其中，以颅内动脉瘤出血最常见，文献报道动脉瘤出血占 SAH 的 52%。目前 SAH 的病因诊断不明者的比例已由过去的 46.3% 下降到 9%～20%。

（二）脑室内出血

脑室内出血是指非外伤因素导致颅内血管破裂、血液进入脑室系统引起的综合征。脑室内出血发病率较高，占自发性颅内出血的 20%～60%。根据出血部位来源，分为原发性和继发性脑室内出血。

1. 原发性脑室内出血 指出血部位在脑室脉络丛或室管膜下区 1.5cm 以内出血，占脑室内出血的 7.4%～18.9%。引起原发性脑室内出血的原因依次为：（脉络丛）动脉瘤、高血压脑动脉硬化、烟雾病、脑动静脉畸形、原因不明、其他（肿瘤、梗死性出血、寄生虫、血液病）。

2. 继发性脑室内出血 指出血部位在室管膜下区 1.5cm 以外的脑实质出血破入脑室内，约占脑室内出血的 93%。引起继发性脑室内出血的原因依次为：高血压脑动脉硬化、动脉瘤、脑动静脉畸形、烟雾病、颅内肿瘤、原因不明、其他（血液病、肝病、梗死后出血）。

（三）脑实质出血

非外伤性脑实质出血又称自发性脑出血、原发性脑出血，发病原因：高血压病（占50%以上）、颅内动脉瘤破裂、脑动静脉畸形、败血症、脑肿瘤、动脉炎、血液病、脑静脉系血栓、子痫、抗凝治疗的并发症、维生素C缺乏症。高血压脑出血的可能因素学说有微动脉瘤、小动脉壁的脂质透明变性、脑淀粉样血管病、脑软化后出血。

（四）典型疾病

1. 颅内动脉瘤 颅内动脉瘤是一种高发的疾病，形态上表现为颅内动脉管壁局限性异常扩张，临床表现多为蛛网膜下腔出血、动眼神经麻痹等，其发病原因是多因素的，一般分为以下几种：

（1）先天性（发育性）因素：先天性（发育性）动脉瘤占颅内动脉瘤的80%～90%。脑动脉管壁的厚度较身体其他部位相同口径动脉的管壁薄（约为2/3），且管壁中层缺少弹力层，血管周围缺少组织支持，在颅内行程中曲折较多。由于脑组织的血供需求量大，血管承受的血流量越大，血流的冲击力越大。尤其是脑血管的分叉部位受到的冲击力更大，加之分叉部血管壁比较薄弱，所以颅内动脉分叉部位的动脉瘤多见。血管壁的内弹力板、中层发育异常或缺陷是动脉瘤形成的重要因素。

（2）动脉硬化：动脉硬化性动脉瘤占颅内动脉瘤的10%～18%。动脉粥样硬化后，管壁中的弹力纤维可以发生断裂或消失，致使动脉壁局部软弱，不能承受脑血流的巨大冲击力而逐渐膨出，进而形成动脉瘤。

（3）感染性因素：感染性动脉瘤占颅内动脉瘤的0.5%～4%。全身各部位的感染所形成的栓子脱落后，经血液循环播散，栓子可停留在颅内动脉各处，尤以动脉分叉部多见。栓子中的致病菌（细菌或霉菌）侵蚀动脉壁，即可形成动脉瘤。

（4）创伤性因素：创伤性动脉瘤约占颅内动脉瘤的0.5%。颅脑损伤或医源性损伤（颅脑手术）导致动脉壁受损后，即可形成动脉瘤（可分为真性动脉瘤、假性动脉瘤、夹层动脉瘤等）。

（5）其他因素：肿瘤、脑动静脉畸形、脑血管发育异常、脑动脉闭塞等均可能引发或伴发动脉瘤。

2. 脑血管畸形 脑动静脉畸形属于脑血管局部的先天性发育异常，由扩张的、存在于动静脉之间的杂乱的畸形血管团构成。一般认为，在脑血管发育过程中的第二期，即原始血管网期，血管内已经有血液流动，血管逐渐分化出动脉、静脉及毛细血管，此期间如果发生发育障碍，即可形成脑动静脉畸形。但脑血管畸形真正的发病机制上存在三种假说：原始毛细血管发育停滞假说、原始毛细血管形成后继发性破坏假说和局部或区域性毛细血管病变假说。临床表现一般以脑出血（脑内、脑室或脑蛛网膜下腔出血）、盗血、继发性癫痫及头痛等发病。

3. 硬脑膜动静脉瘘 硬脑膜动静脉瘘（dural arteriovenous fistula，DAVF）是指动静脉直接交通在硬脑膜及其延续的大脑镰和小脑幕的一类血管性疾病，颅内外供血动脉直接与颅内静脉窦沟通，也称为硬脑膜动脉畸形（dural arteriovenous malformation，DAVM）。该病占颅内血管畸形的15%左右，可发生于硬脑膜的任何部位，但以横窦、乙状窦、海绵窦及小脑幕多见，多见于成年人，但也有新生儿病例的报道。

目前对硬脑膜动静脉瘘的发病原因尚不明确，究竟是先天性的还是后天性的仍有争议。从婴儿硬脑膜动静脉瘘以及硬脑膜动静脉瘘与脑动静脉畸形或囊性动脉瘤并存支持DAVF为先天性的学说。通过对硬脑膜超微结构研究,发现硬脑膜存在着极其丰富的血管网,动静脉吻合尤为发达,主要来源于颈外、颈内及椎基底动脉系统的脑膜分支,甚至某些脑实质动脉,如大脑前、后动脉,小脑上和小脑后下动脉也参与供血。静脉系统常与动脉并列行进,而且常常存在着直径为50~90pm的正常动静脉交通的特殊结构,尤其在静脉窦附近特别多,在胚胎发育过程中,如果血管发育不良,极易导致硬脑膜动静脉瘘的发生。近年来不少学者发现该病与外伤、手术和炎症有关,且发病多见于成年人,故认为该病为后天性的,特别是静脉窦闭塞后出现 DAVF 和多发性 DAVF,更支持后天性学说这一理论。其中,硬脑膜血栓性静脉炎可能是导致该病的重要原因,因硬脑膜存在正常的动静脉交通,当上述各种因素导致硬脑膜窦及硬脑膜静脉炎时,形成血栓,导致硬脑膜窦或硬脑膜静脉阻塞、区域性静脉高压、静脉回流受阻、血流淤积,致使正常的动静脉交通病理性扩张,发展成为硬脑膜动静脉瘘。硬脑膜动静脉瘘的临床表现复杂多样,主要与静脉引流的方向及流速、流量有关系,其中常见的症状有:

(1)颅内杂音:约有67%的患者有主观和客观血管杂音,这通常是患者就诊的主诉。杂音多出现在病变附近的连续性收缩-舒张期,与心搏同步,压迫同侧颈动脉可使杂音减弱;杂音在夜间及安静时尤为严重,可给患者带来较大的痛苦,以致失眠及精神抑郁。

(2)头痛:约有50%的患者主诉头痛,多为搏动性钝痛或偏头痛,其主要原因包括硬脑膜静脉瘘导致引流静脉内压力增高,使正常颅内血液回流不畅而导致颅内压增高;扩张的硬脑膜动、静脉对脑膜的刺激;少量硬膜下或蛛网膜下腔出血对脑膜的刺激。

(3)蛛网膜下腔出血:有20%以上患者以蛛网膜下腔出血为首发症状,其主要原因是硬脑膜动静脉瘘转向蛛网膜下腔和皮层静脉引流,而这些静脉周围无组织支撑,在静脉病理扩张的情况下,血管压力增高极易破裂、出血。

(4)颅内压增高:其原因包括由于动静脉瘘存在,动脉血直接灌注入硬脑膜静脉窦内,将未衰减的动脉压传递到静脉窦,造成静脉窦内压力升高,影响颅内静脉回流和脑脊液的吸收;继发性静脉窦血栓形成,导致颅内静脉回流和脑脊液吸收的障碍;巨大的硬膜下静脉湖产生的占位效应。

(5)中枢神经功能障碍:主要由动静脉瘘向皮层静脉引流或硬脑膜窦压力增高,正常脑静脉回流受阻,局部充血、水肿,或扩张静脉及静脉湖占位压迫、刺激脑组织等原因所导致。其中,癫痫发作者占15%,语言障碍占3%,偏瘫运动障碍占5%,还有视野缺损等。

(6)脊髓功能障碍:因脊髓静脉与后颅窝静脉有正常吻合血管,故当后颅窝硬脑膜动静脉瘘向脊髓静脉引流时,可影响脊髓静脉回流,导致椎管内静脉压增高,进而使脊髓因淤血而发生缺血,因代谢障碍而出现锥体束症状。

(7)其他:因硬脑膜动静脉瘘的静脉引流方向不同而导致不同区域内的淤血和水肿,进而出现各种症状,如眼球突出、复视、听力下降、眩晕、视力障碍、耳鸣、胀痛等。如果是高血流的硬脑膜动静脉瘘,则因长期得不到有效的治疗,心脏负担增加,可出现心功能不全。

4. 脑静脉和静脉窦血栓

(1)脑静脉循环障碍:脑静脉循环障碍是一类由于脑静脉回流系统循环出现部分堵塞,或血流缓慢所引发的闭塞性脑血管疾病,通常称为假性脑瘤、良性颅高压,常规治疗效果不佳,反复发作或持续加重时致残率和致死率高。

在闭塞性脑血管疾病中,急性、亚急性的动脉硬化和栓塞性的缺血病变已为人们所熟知,而且在临床中有着较为完善的诊断方法和标准,于治疗中也已采用了多种治疗方法,并已获得较大的进展。但发病隐蔽、进展缓慢且阵发性发作的脑静脉闭塞性疾病,确诊难度大,在临床中易被忽视。

由于脑神经的功能在很大程度上取决于脑动静脉循环的正常与否,而脑血液循环的具体客观指标,就是其动态活动特点可以在血管造影中表现。只有相对准确地界定脑动静脉循环期每一个不同阶段中正常时间的分布,才能发现正常脑动脉和静脉循环是否异常,这对临床中相应病情的确诊有指导意义。

与脑动脉系统出现的血管闭塞常造成脑卒中一样,静脉系统的血管结构及其引发的病理改变同样可导致脑神经细胞的缺氧和损害,更重要的是其发病较动脉卒中缓慢,在病程的早期阶段极易被患者本人和医师所忽略,因此可能丧失最佳的早期治疗时机,也可遗留失明、反复发作的顽固性头痛等后遗症,甚至会因病情突然加重,造成颅内静脉血管内压力的急剧增加而出血导致死亡。

(2)脑静脉血栓的分类:根据发病后表现出的有限神经定位性损害的体征和解剖部位,脑静脉血栓可以分为以下几类。

1)脑静脉窦血栓:包括上矢状窦、窦汇、横窦、乙状窦以及直窦等。

2)脑静脉血栓:有以大脑大静脉系统为主的深静脉闭塞和脑皮层的上、下吻合静脉组,以及小脑表面的引流静脉血栓。

3)小静脉血栓:主要是通过小静脉的血流循环时间明显长于其他各期而诊断,因为血管细小而不能在影像学上发现充盈缺损的血栓影像;更可能是血液黏稠血流速度明显下降而造成局部脑实质内淤血,也可考虑为血流动力学障碍。

4)颈内静脉闭塞:因外伤、肿瘤或血栓等各种原因造成颈内静脉狭窄、闭塞,直接导致颅内血液向心脏的回流障碍,导致脑静脉系统的血管内压力及颅内压增高。

(3)发病原因:血栓形成有感染性和非感染性两种病因,小儿以感染性原因较多见,消耗性疾病也可引起大脑深静脉血栓,分娩也是其病因之一。肿瘤侵及静脉窦,脑膜炎或其他非特异性感染,脑膜转移癌,颈静脉孔狭小,颈内静脉狭窄,胸廓上口综合征易致颈内静脉回流受阻,脑外伤骨折造成静脉窦狭窄,血液的高凝状态,血液病,雌激素水平异常,手术后机体应激反应造成血小板活性增强,其他免疫反应等都能造成血液黏稠而诱发病变。

第二节 脑血管疾病与低血压

脑血管疾病发病引起急性中度或重度颅内压升高后,常引发 Cushing 综合征:呼吸、脉搏减慢,血压升高。因此,脑血管疾病的治疗过程中常需要控制性低血压疗法,以减少出血的机会,同时为了保证脑的灌注,又需要保持一定的血压。

一、缺血性脑血管疾病

缺血性脑血管疾病的内科治疗中,一般平均动脉压在 140(或 170/110)mmHg 以下,可以不用降压药物治疗。如果平均动脉压低于 80(或 100/60)mmHg,则需采取缓和的药物升压治疗,同时查明造成低血压的原因,并予以纠正。在颅内压升高的患者进行脱水治疗时,如果血压偏低,应用激素如地塞米松则更为适用。在脑梗死患者进行溶栓治疗时,对于高血压患者溶栓治疗前,血压应控制在收缩压为 150～160mmHg 或舒张压为 110～120mmHg,以减少溶栓后出血并发症的危险(一般出血并发症的发生率为 5%～10%)。

二、出血性脑血管疾病

1. 颅内动脉瘤　颅内动脉瘤破裂所致的蛛网膜下腔出血可引起脑动脉的极度收缩或平滑肌不能弛缓，即血管痉挛。脑血管痉挛是导致脑缺血的重要因素。脑血管痉挛可以引起反射性低血压。目前临床上已有多种方法治疗脑血管痉挛，如平滑肌松弛剂（硝普钠）、α受体阻滞剂（酚妥拉明）、β受体兴奋剂（异丙肾上腺素）、5-羟色胺拮抗剂（利血平）、磷酸二酯酶抑制剂等，但效果均不理想。Towart认为，钙通道阻滞剂能抑制细胞外钙离子进入血管平滑肌细胞，从而具有一定的抗血管痉挛的疗效。Kassell等认为，治疗症状性血管痉挛的最佳方案是增加血容量、控制性提高血压。对于未进行栓塞或手术夹闭的动脉瘤患者，应将其收缩压保持在120～150mmHg，中心静脉压维持在8～12mmHg，防止发生再出血，同时争取尽早进行外科手术或介入治疗。一般患者将其收缩压降低10%～20%即可，高血压患者则将其收缩压降低至原有水平的30%～35%，同时密切观察患者的病情变化，如有脑缺血症状（如头晕、意识变化等）；心脏和肾脏的供血不足（心电图显示ST段变化或尿量减少），应该提升血压。动脉瘤已经栓塞或夹闭的患者，收缩压维持在140～165mmHg，可以充分保证脑的灌注压以防发生脑缺血。控制性低血压治疗虽能够预防和减少动脉瘤再次出血，但血压不宜降得过低，因为出血后颅内压增高，如果再伴有血管痉挛，脑血流量已经有所减少，血压降得过低则会造成脑灌注不足而引起脑的缺血性损害。由于甘露醇能够增加血容量，从而使血压升高，所以在进行控制性低血压治疗时，如需要应用甘露醇脱水治疗，应在输注甘露醇之前利尿，减少血容量，以免发生血压升高的情况。

2. 脑动静脉畸形、脑膜脑动静脉畸形　脑动静脉畸形和脑膜脑动静脉畸形属于脑血管局部的先天性发育异常，由扩张的、存在于动静脉之间的杂乱的畸形血管团构成。基于脑动静脉畸形的结构特点，脑原有的血流动力学因为动静脉畸形的盗血而发生了改变。畸形血管团越大，血流动力学的变化越大。因此，在进行介入治疗时，应注意防止正常灌注压突破综合征的发生。所谓正常灌注压突破综合征，是指由于动静脉畸形盗血，造成畸形血管团周围的正常脑组织供血不足，使其处于慢性缺血状态，致使该部分血管扩张而丧失了自动调节功能。当动静脉畸形的主要供血动脉被闭塞（手术闭塞或栓塞）后，原来被动静脉畸形盗取的血液重新分配而流入慢性扩张的血管内，以较高的流量注入脑的微循环，使病理性扩张的血管不能耐受这种血流动力学改变而导致血管源性水肿，毛细血管破裂从而造成脑出血。因此，较大的分流型脑动静脉畸形或脑膜脑动静脉畸形的治疗，为避免正常灌注压突破综合征的发生，一方面，可采取分次栓塞的方法，减小每次栓塞所引起的血流动力学变化的程度；另一方面，栓塞术中、术后可采取控制性低血压治疗措施，将收缩压降至原水平的2/3，术后根据情况持续降压2～3天，直至脑血管适应了新的血流动力学变化。在控制性低血压治疗期间，应同时密切观察患者的病情变化，如有脑缺血症状出现（如头晕、意识变化等）或心、肾的供血不足（如心电图ST段变化或尿量减少），则应该适当提升血压。

第三节　颅脑损伤与低血压

颅脑损伤包括颅损伤和脑损伤两部分，颅部包括头皮、颅骨，脑部包括脑组织、脑血管、脑脊液。颅脑损伤可分为开放性、闭合性的原发性损伤和继发性损伤。

单纯的颅损伤后一般对血压影响不大，但因头皮血供丰富，加之存在致密的纤维隔，一旦发生头皮裂伤,断流的血管不易回缩。如果头皮损伤严重,往往会导致大量的出血,严重者可导致血压下降,甚至达到失血性休克的程度。发生此种情况,一般经过外科手术清创止血,同时适当补充血容量即可纠正。

轻型的脑损伤(单纯性脑震荡伴或不伴颅骨骨折)可无明显的血压改变,中型(轻度脑挫裂伤伴或不伴颅骨骨折及蛛网膜下腔出血)可有轻度的血压改变,重型(广泛的颅骨骨折、广泛脑挫裂伤、脑干损伤或颅内血肿)生命体征有明显的改变,特重型(重型中更急更重者)则表现为生命体征紊乱。脑损伤后,由于伤后脑功能抑制,一般早期均有血压下降、脉搏细弱及呼吸浅快等表现,但一般伤后不久可逐渐恢复。如果持续低血压,则应注意是否有复合伤(尤其是内脏破裂、出血等)。若重型颅脑损伤合并胸腹脏器损伤大出血,则应多学科协作处理,优先解决最直接威胁生命的情况,必要时多学科同时手术。如果脑损伤较重,继发了颅内血肿、脑水肿、脑肿胀等,颅内压进行性增高,则会出现血压持续增高、脉压增大、呼吸变缓和脉搏减慢等表现。此时,明确诊断后,一旦确认具有手术适应证,则应适时地手术清除颅内血肿,必要时行去骨瓣减压术。当下丘脑损伤后,心血管功能可有不同的变化,血压可高可低,脉搏可快可慢,但以低血压、脉速多见。当脑干(延髓)损伤或枕骨大孔疝导致延髓受压时,主要表现为呼吸抑制和循环紊乱,呼吸缓慢、间断,脉搏快、弱,血压下降。

(李 生)

参 考 文 献

[1] 王忠诚. 神经外科学 [M]. 2 版. 武汉:湖北科学技术出版社,1998.

[2] 李宝民,吴卫平,黄旭生,等. 经局部动脉内溶栓治疗急性脑梗塞 [J]. 中华老年心脑血管病杂志,2002,4(2):100-103.

[3] 李生,李志坚,李宝民. 颅内动脉瘤血管内治疗中复杂问题的处理 [J]. 军医进修学院学报,2003,24(2):115-116.

[4] 曾炳生,王伟中,李显耀,等. 脑动静脉畸形出血的高危因素研究 [J]. 中国影像医学杂志,1994,2(4):207-211.

[5] 李生,李宝民,周定标,等. 出血性脑动静脉畸形的影像特点与血管内治疗 [J]. 中华放射学杂志,2002,36(11):994-996.

第八章　中医对低血压的治疗

在中医的典籍中没有低血压的病名，但低血压患者常以头晕、眩晕、乏力、气短为主诉。故根据其临床特征，多属于眩晕、虚劳的范畴。《景岳全书》眩运篇中指出：眩运一证，虚者居其八九。在中医理论中，低血压的发生多因先天不足或后天失养，或劳倦伤正，或失血耗气，或久病缠绵、脏腑虚损等诸多因素所致。其中，患者先天禀赋不足、脏腑气血亏虚是发病的内在因素，而病后失调、劳损内伤、阴阳失衡是发病的外在因素。

低血压其病在清窍，并与心、脾、肾、肝关系密切。心主血脉，肺主气，血之运行有赖气之推动。心肺气虚，则气血不能上奉于脑，故虚而作眩。《黄帝内经·灵枢》口问篇云：故上气不足，脑为之不满，耳为之苦鸣，头为之苦倾，目为之眩。气虚日久，渐至阳虚，清阳不升亦可发为眩晕、晕厥，且阳虚不能外达至阴霾内盛，血脉阳气滞涩，不能畅达可发为低血压。脾为后天之本，主运化，为气血生化之源，升清阳，降浊阴。脾胃虚损致中气不足，气血两虚，气虚则无以上奉，血虚则脑失养，清阳不升则浊阴不降。《证治汇补》中指出：血为气配，气之所丽，以血为荣，凡吐衄崩漏产后亡阴，肝家不能收摄荣气，使诸血失道妄行，此眩晕生于血虚也。这就说明脾虚气血两亏可发为低血压症。肾为先天之本，藏精生髓，为真阴元阳之所。先天不足、肾阴不充或年老肾亏皆可致肾精亏耗，髓海不足，则脑为之不满，上下俱虚，发为虚损眩晕诸症，正如《黄帝内经·灵枢》海论篇所言：髓海不足，则脑转耳鸣，胫酸眩冒，目无所见，懈怠安卧。肝肾同源，肾阴虚不能上滋肝木，致肝阴亏虚，肝阴虚可下及肾阴，使肾阴不足，故两脏阴液常同亏。

第一节　辨 证 论 治

一、气阴两虚

1. 证候　心悸头晕，神疲乏力，心烦失眠，健忘多梦，胸闷气短，口干，尿黄，舌尖红，少苔，脉细数。

2. 治法　益气滋阴，宁心安神。

3. 方药　生脉散和炙甘草汤加味。党参、阿胶（烊化）、白芍、制首乌各 15g，生地黄、麦冬、当归、枳壳、炙甘草各 10g，夜交藤、茯苓各 12g，黄芪 20g，五味子 6g。

二、心脾两虚

1. 证候　心悸气短，失眠多梦，纳少腹胀，神疲乏力，面色萎黄，唇甲色淡，或月经失调，舌质淡红,苔薄白,脉细弱。

2. 治法 益气补血,健脾宁心。

3. 方药 归脾汤加减。白术、茯苓、当归、远志、炙甘草各 10g,党参、酸枣仁各 15g,黄芪、龙眼肉各 30g,桂枝 9g,枳壳 12g,木香 6g。

三、脾肾双亏

1. 证候 头晕耳鸣,神疲乏力,气短懒言,纳少腹胀,腰膝酸软,少寐健忘,舌淡苔薄,脉沉细。

2. 治法 健脾补肾。

3. 方药 参黄甘杞汤化裁。枸杞子、胡桃肉、茯苓、白术、黄精、远志、炙甘草各 10g,党参、酸枣仁各 15g,黄芪 20g,首乌 12g,木香 6g。

四、肝肾不足

1. 证候 眩晕头痛,目干,耳鸣耳聋,口燥咽干,肢体震颤,腰膝酸软,五心烦热,少寐多梦,大便艰涩,舌红少苔,脉细。

2. 治法 补肾柔肝,滋阴降火。

3. 方药 杞菊地黄丸加减。枸杞、菊花、丹皮、泽泻、茯苓、山萸肉、当归、麦冬、党参各 10g,熟地黄、山药各 20g,黄芪 15g。

五、下元虚损

1. 证候 头晕目眩,神疲健忘,腰膝酸软,耳鸣耳聋,失眠多梦,偏肾阳虚者,兼见四末不温,小便清长,舌质淡,脉沉细;偏肾阴虚者,兼见口干咽燥,五心烦热,舌质红,脉细数。

2. 治法 偏肾阳虚者,温补肾阳;偏肾阴虚者,补肾滋阴。

3. 方药 偏肾阳虚者,右归丸加减。山萸肉、杜仲、山药、枸杞、制附子、菟丝子、当归、淫羊藿、炙甘草各 10g,熟地黄 12g。

偏肾阴虚者,左归丸加减。枸杞、牛膝、丹皮、炙甘草各 10g,山萸肉、菟丝子、知母各 12g,熟地黄 15g,龟甲(烊化)、鹿角胶(烊化)各 30g。

六、心肾阳虚

1. 证候 头晕心悸,气短胸闷,神疲乏力,微寒肢冷,腰膝酸软,小便清长,大便不实,舌淡,苔薄白,脉沉。

2. 治法 温补心肾,振奋阳气。

3. 方药 养心汤和肾气丸加减。党参、当归、远志、制附片、山萸肉、枸杞、炙甘草各 15g,茯苓、酸枣仁各 15g,黄芪 20g,肉桂 9g,干地黄 12g。

七、湿阻中焦

1. 证候 头昏蒙不清,胸闷作恶,呕吐痰涎,脘腹痞满,纳少神疲。舌体胖大,边有齿痕,苔白腻,脉弦滑。

2. 治法 燥湿祛痰,健脾和胃。

3. 方药 半夏白术天麻汤加味。陈皮、半夏、茯苓、白术、天麻、甘草、生姜、大枣。

第二节 名 家 名 方

一、焦树德治验

《景岳全书》眩运篇中指出：眩运一证，虚者居其八九。治疗多以治虚为主。焦老使用养血潜阳熄风、育心安神治疗低血压性眩晕。患者症见头晕、失眠、纳呆，面黄，大便干燥，倦怠乏力，舌质润，苔薄白，脉略细。曾使用补中益气汤治疗，诸证不减。患者头晕久久不愈，知其病在肝。其面色黄，脉细，易急躁，知为血虚肝旺，肝风上扰。血虚不能养心，心神不守而失眠。肝木乘脾，中运不健而食欲不振，便干。治疗以养血潜阳、柔肝熄风、育心安神为法。

方用：生龙牡各 12g（先煎），生白芍 12g，全瓜蒌 30g，钩藤 21g，珍珠母 24g（先煎），制香附 9g，炒黄芩 9g，柴胡 3g，龙齿 21g（先煎），远志 9g，当归 9g，甘草 4g。

本方以生白芍养血柔肝，生龙牡敛精潜阳为主药。以当归补血养肝，钩藤平肝熄风，制香附疏肝理气，炒黄芩清肝除热为辅药。以珍珠母、龙齿育心阴、安心神，远志交通心肾，全瓜蒌降气润肠，甘草甘缓调中而和胃为佐药。以柴胡入肝胆升少阳清气为使药。

二、李介鸣治验

患者劳倦过度，症见眩晕，心悸失眠，面色无华，体倦无力，月经先期，量多淋漓，舌淡苔薄，有齿痕，脉细。由患者思虑劳倦、内伤心脾、气血不足所致。多思伤脾，脾失健运，气血生化乏源，脑失所养，则见眩晕等诸症。治疗以健脾不离补气、养心不离补血、补血不忘滋阴为原则，故以补益心脾、益气养血为法。方选归脾汤合生脉散加味。

方用：炙黄芪 24g，炙甘草 9g，炒枣仁 12g，寸冬 12g，五味子 10g，沙参 8g，太子参 20g，阿胶 10g（烊化），生地黄 20g，远志 10g，茯苓 20g，当归 15g，沙蒺藜、白蒺藜各 15g。

服用 7 剂后，二诊头晕减轻，仍感阵阵心悸，舌淡苔白，脉细。上方加生龙牡各 24g（先下）。

服用 7 剂后，三诊头晕、心悸减轻，仍入睡困难，上方加琥珀末 3g（分冲）。

服用近 20 剂，头晕症状消失，心悸、睡眠好转。

三、郭维一治验

患者胃癌术后，头晕，视物旋转，伴恶心呕吐，气短乏力，口干不饮，纳差，二便尚可。舌淡苔白水滑，脉沉细而弱，右关细濡。治疗以益气健脾、渗利水湿为法。

方用：炙黄芪 30g，泽泻 30g，党参 15g，当归 15g，焦术 15g，陈皮 10g，菊花 10g，钩藤 10g，天麻 6g，升麻 3g，柴胡 3g，炙甘草 3g。

四、杨泉虎治验

杨泉虎使用调脾升压汤治疗低血压性眩晕。治疗以补脾益胃、温经升阳为法。

方用：炙黄芪、山茱萸各 20g，麦冬、五味子、党参、当归、炒白术各 10g，桂枝 9g，升麻、柴胡、陈皮、枳实各 6g，炙甘草 5g 加减。

口苦咽干、头痛者，去桂枝、升麻，加黄芩、白芍各 10g。

伴头胀痛、腰酸痛、夜间口干者，加服六味地黄丸。

夏秋之交微有寒热、腰脊沉重酸痛者，加羌活、防风、独活各 9g。

夏季伴汗多、口渴、微有发热者，加葛根 9g、香薷 6g。

五、熊成熙治验

熊成熙以益气升阳、养阴充脉为法，治疗低血压性眩晕。

方用：黄芪 30g，党参 15g，麦冬 12g，五味子、炙甘草各 10g，肉桂 5g，桂枝、升麻各 9g。

手足逆冷者，加附子、细辛。

失眠者，加酸枣仁、首乌、合欢皮。

心悸者，加朱砂、琥珀。

健忘者，加龙眼肉、核桃肉。

血虚者，加当归、熟地黄。

阴虚者，加龟甲、知母。

六、李秀林治验

李氏在治疗低血压性眩晕过程中，认为肾为先天之本，脾为后天之本，肾精得充，脾运得健，气血充盛，则脑得荣养，眩晕自除。患者症见头晕、心慌、心悸、气短、胸闷，四肢无力，肢体酸困，胁部胀满，口苦、咽干，失眠多梦，易惊。脉沉细无力而稍涩，舌质暗淡，苔薄白。患者脾肾不足，气血生化无源，五脏失养，故见心悸气短，四肢无力。肾虚，水不涵木，肝胆之火上炎，则口苦咽干。治疗以健脾补肾、养血安神为法。

方用：太子参 24g，辽沙参 30g，当归 9g，黄芪 30g，枸杞子 15g，何首乌 30g，炒枣仁 24g，琥珀 3g（冲服），柏子仁 30g，远志 10g，云苓 30g，朱砂 1.2g（冲服），泽泻 20g，夜交藤 30g，元参 24g。

服上药 9 剂后，头晕、心慌、症状减轻，上方去黄芪、柏子仁，加神曲、麦芽、山楂各 15g，萝卜种 30g。

服 3 剂后，饮食增加，口苦、咽干、睡眠好转，夜间惊醒、胁肋胀痛基本消失，肢体感觉较前有力，有时仍有胸闷、气短。上方去云苓、泽泻、元参、夜交藤，加全瓜蒌 30g。

服 9 剂后，诸症俱除。

七、朱健生治验

患者症见两颧潮红，失眠、多梦、烦躁、口燥咽干，乏力、记忆力减退，消瘦，经期延长，淋漓不断，色红量少，心悸怔忡，手足心热，便干，小便量少。舌红无苔，脉细数。治疗以滋阴补血、养心安神为法。方选天王补心丹加减。

方用：人参 15g，玄参 12g，丹参 15g，白茯苓 12g，麦冬 10g，天冬 10g，桔梗 10g，柏子仁 20g，酸枣仁 20g，朱砂 1g（研末冲服），樗根皮 12g。

八、李中平治验

李中平认为低血压性头痛，多表现为气血两虚证候。患者症见反复头痛、头昏、气短，站立不稳，伴有心悸气短，胸闷纳差，神疲乏力，舌淡、苔薄白，脉沉细无力。证属脾失健运，气血不足。治疗以补益气血为法。方选八珍汤加味。

方用：党参 30g，白术 18g，茯苓 25g，当归 15g，合欢花 20g，丹参 25g，川芎 15g，黄芪 40g，防己 15g，酸枣仁 15g，甘草 10g。

服上方 3 剂后,头痛、头晕减轻,原方加砂仁 12g。

连服 10 余剂后,头痛、头晕止,纳食增加,精力恢复正常。

临床运用可随证增减,若便干,可加番泻叶 10g,或大黄 5g,或重用当归;若大便溏泄,加吴茱萸 18g、干姜 10g,或乌梅 20g、芡实 20g;若胸闷、气短等症状明显,加黄芪 40g、香附 12g。

九、康永治验

患者头晕目眩、心悸气短、失眠健忘、形寒肢冷、舌质淡,脉沉细。直立时感觉头重脚轻,甚则晕倒。康氏认为低血压多因思虑过度,劳伤心脾,阳虚不能宣通脉气,阴虚不能荣养心血所致。心脾两虚,气血生化不足。心失温养,鼓动无力,血行迟缓,故见头晕诸症。因此,使用气血双补之方——十全大补汤。

方用:人参 6g,肉桂 3g,川芎 8g,熟地黄 12g,茯苓 12g,白术 10g,炙甘草 8g,黄芪 15g,当归 10g,白芍 8g。

气虚较甚者,增加人参、黄芪用量,并加山药、黄精。

阳虚较甚者,加肉桂至 6g,并酌加干姜、肉豆蔻、炮附子。

兼有阴虚者,可减去肉桂辛温之品,白术减半或去掉,加天麦冬、沙参、玉竹、石斛养阴之品。

血虚较甚者,宜加重养血之品,上方备四物之量,并加阿胶、桑椹子之品。

第三节 食 疗

1. 气血两虚 党参、黄芪各 90g,当归、枣仁各 60g,白芍、夜交藤各 45g,川芎、木香各 18g,鸡内金 30g。

用法:上药研末,分为 90 包,早、中、晚各一包。每次用羊肉、羊肝各 25g,葱、盐、姜适量,加水 200ml,饮汤食肉,3 个月为一个疗程。

2. 脾失健运 太子参、山药各 20g,薏苡仁 30g,莲子肉 15g,大枣 10 枚,糯米 50g。

用法:上药煮粥食用,15 天为一个疗程。

3. 心脾阳虚 桂枝、肉桂、黄芪、五味子、升麻、甘草各 10g。

用法:上药沸水冲,代茶饮,10 天为一个疗程。

4. 核桃仁 40g,党参 30g,生姜 3 片。

用法:上药水煎服,每日 1 次。

5. 莲子 20g,大枣 6 枚,生姜 6 片。

用法:上药水煎服,每日 2 次。

6. 陈皮 15g,核桃仁 20g,甘草 6g。

用法:上药水煎服,每日 2 次。

7. 人参、莲子各 10g,冰糖 30g。

用法:上药隔水炖熟,吃莲子喝汤。

8. 大枣黄芪粥(中医验方) 大枣 10 个,黄芪 17g,粳米 50g。

用法:先煮黄芪去渣,汤汁与大枣、粳米同煮,每晚服一次,连服 2 个月。

9. 姜草银耳方(民间方) 干姜 20g,甘草 15g,银耳 30g。

用法:上药研末,每服 2g,每日 2 次。

10. 复元汤(《食疗百病》) 淮山药 50g,肉苁蓉 20g,菟丝子 10g,核桃仁 2 枚,羊肉汤 500g,羊脊骨 1 具,粳米 100g。

用法:将羊脊骨剁成数节、洗净;将羊瘦肉洗净、切块;将淮山药、肉苁蓉、菟丝子、核桃仁用纱布袋装好扎口,生姜、葱白拍烂。将以上原料和粳米同时放入适量清水,大火烧沸,再放入花椒、八角、料酒,移到文火上继续煮,炖至肉烂,加入调味品即成。饮汤食肉。

11. 鹿茸蛋(《食疗百病》) 鹿茸粉 0.3g,鸡蛋 1 个。

用法:鸡蛋拣一头敲打一个小洞,将鹿茸粉放进去,入锅煮熟、去壳。早餐食之。

12. 莲子枸杞酿猪肠(《食疗百病》) 莲子、枸杞各 30g,猪小肠 2 小段,鸡蛋 2 个。

用法:先将猪小肠洗净,然后将浸过的莲子、枸杞和鸡蛋混合后放入猪肠内,两端用线扎紧,加清水 500g 煮,待猪小肠煮熟后切片服用。

13. 乌骨鸡 1 只(约重 1 500g),当归头 60g,黄连 50g,红糖 150g。

用法:将乌骨鸡去毛、剖肚、洗净,将当归头、黄连、红糖放入鸡腹中,再将鸡肚皮缝紧,入锅隔水蒸熟。吃肉喝汤,每半个月吃 1 次,连吃 2 个月。

14. 红枣 15 枚(去核),栗子 150g,净鸡 1 只。

用法:将鸡切成块状,大火煸炒,后加佐料,煮至八成熟,加红枣、栗子闷熟,食之。

15. 鲫鱼 1 条,糯米 60g。

用法:将鲫鱼洗净(不要去鳞),与糯米共煮成粥,每周服 2 次,连服 2 个月。

16. 嫩母鸡 1 只,黄芪 30g,新鲜天麻 100g(干品 15g),陈皮 15g,胡椒粉 2g。

用法:将鸡洗净,入沸水中焯一下,将天麻、黄芪切片并装入鸡肚内。将鸡放于砂锅中,加陈皮和葱、姜、盐、酒、水适量,用文火炖至鸡烂熟,加胡椒粉即可食用。

17. 太子参 30g,山药 25g,薏苡仁 20g,莲子 15g,大枣 10 个,糯米 50g。

用法:将大枣放凉水浸泡,泡胀后捞出,再将糯米洗净,同上药一起入锅,加水适量,用文火煮。米烂熟后,将药、汤、米 1 顿吃完,早、晚各 1 次,15 天为一个疗程,大多数人一个疗程可见效。

18. 人参、莲子各 10g,冰糖 30g。

用法:上药隔水炖熟,吃莲肉喝汤。

19. 猪心 1 个,黄芪 20g,当归 12g,党参 30g,川芎 6g。

用法:上药加水炖熟,吃猪心喝汤。

20. 红枣 20g,沙参 15g,生地黄、熟地黄各 10g。

用法:上药加水适量,用炖盅隔水蒸 3 小时后,加蜂蜜适量。每日分 2 次吃完,连服 15 天。

21. 当归、黄芪、红枣各 50g,鸡蛋 4 只。

用法:将上药一同煮熟,吃蛋喝汤,每日早、晚各 1 次,空腹吃。

22. 栗子 200g(去壳),猪脊肉 200g。

用法:将猪脊肉洗净切块,与栗子一同煲汤,加食盐及味精调味服食。每周 1 次,连服 1 个月。

23. 水鸭 1 只,冬虫夏草 12g。

用法:将水鸭去毛及肠脏,将冬虫夏草洗净并放水鸭腹内,用竹签缝好刀口,放炖盅内加水适量,隔水炖熟,用食盐调味,喝汤食肉。

第四节 针灸及按摩治疗

一、艾灸治疗

1. 王秀君治验 本病多因气血不足、脑失充养所致。因本病多属虚证,故宜用补法。取穴百会穴、关元穴、气海穴、足三里穴。在百会穴以艾卷施温和灸,每次20分钟。在关元穴、气海穴、足三里穴以艾炷施直接灸,每穴灸5~7壮,灸至穴位局部皮肤出现轻度红晕。灸时施用补法,即不吹活,待其燃尽后去之,然后手按其孔穴。以上灸治每日1次,10次为一个疗程。所灸诸穴中,百会穴有升阳举陷、振奋阳气、安脑宁神的功效。关元穴、气海穴为阴中阳穴,两穴同用,有培补下元、益气壮阳的功效。足三里穴能健运脾胃,以资气血生化之源,旺盛后天之本。诸穴同用,可起到补气益血、升举清阳、补髓安脑的功效。在施灸时,不吹艾火,待艾炷自行徐徐燃尽而自灭,故灸法时间长,火力微而温和持久,徐入缓进,透达深远,连绵不断,自能循经内达脏腑,直趋病所,温通其经脉,补阳益气,行气活血,升举清阳,补髓充脑,使气血通畅,机能旺盛,而疾病得愈。

2. 袁军治验 选耳穴为脑、肾、心、屏间、下屏尖。用0.5cm^{2}的胶布将王不留行药籽固定于穴位上,患者多次按压,使局部有痛、热感,每次1耳,每日1次,双耳交替。艾灸取穴为百会穴、足三里穴,取仰卧位,点燃艾条在距穴位2~3cm处以温和灸法施治,注意灸百会穴时用另一只手按压患者头发并自感温度,以免灼焦头发及便于随时调节施灸距离,每次每穴施灸10分钟,每日1次。

3. 陈邦国治验 患者仰卧,在其百会穴上用艾卷温和灸20分钟;再取关元穴、气海穴、双侧足三里穴,各涂以少量凡士林,然后各穴上均置以蚕豆大艾炷,点燃,不等艾火烧至皮肤,只要患者感到灼痛时,即用镊子将艾炷夹去或压灭,更换艾炷再灸。每穴灸5~7壮,以穴位局部皮肤出现轻度红晕为度。灸时施用补法,即不吹灭其火,待其燃尽乃去之,然后用手按其穴位。每日灸治1次,10次为一个疗程。穴取百会穴,以升阳举陷、振奋阳气、安脑宁神。取关元穴、气海穴,以培补下元、益气壮阳。足三里穴健运脾胃,以资气血生化之源,旺盛后天之本。诸穴同用,补气益血、升举清阳、补元益脑,从而使血压正常,眩晕不作。在操作上,点燃艾炷后不吹其艾火,任其自然,待其燃尽乃去之;如是火力微而温和、持久,徐入缓进,药力可透达病所。

二、按摩治疗

1. 用圆珠笔杆点按双手手背示指根部下面的"血压反应区"3~5分钟,每天1~3次。

2. 拇指按压双手掌心中央的"心包区"3~5分钟,每天1~3次。

3. 每天早晨起床后,用橡皮筋在双手中指与无名指第1关节上各绕3圈,1分钟后除去,每天1~3次。

4. 用拇指分别按压双手"神门穴"(掌心"手腕线"下小指侧)、"大陵穴"(掌心"手腕线"下面中央)、"血海穴"(膝部髌内上缘上2寸)与"三阴交穴"(内踝尖上3寸,胫骨后)各3~5分钟,每天1~3次。

5. 术者用拇指轻揉患者两足,并对在按摩中疼痛明显的反射区继续按揉5分钟。坚持每日按摩。

6. 每日揉压足后跟 3～4 次，每次 15 分钟左右。尤其是对涌泉穴，术者须用大拇指朝患者脚后跟的方向揉压 10～15 分钟。

7. 术者利用自己的足跟、足底前部跖趾对患者足跟施以节律性的压踩 10～20 分钟，每日 1 次。

第五节 常 用 方 剂

1. 补中益气汤 该方出自《脾胃论》，有益气升阳、调补脾胃的功效。

方药包括：黄芪、炙甘草、人参、当归、陈皮、柴胡、白术、升麻。

因脾为后天之本，气血生化之源，脾气虚弱，气血生化不足，脏腑失于濡养。心主血脉，心血不足，血脉失充，则见诸证。该方有益气补脾之功，是治疗低血压的常用方剂之一。

2. 补阳还五汤加味 该方出于王清任的《医林改错》，为益气活血通络之方。

方药包括：黄芪、当归尾、赤芍、地龙、川芎、桃仁、红花。

黄芪补心脾气虚，当归尾补血充脉，红花、桃仁、川芎、赤芍、地龙活血充脉。诸药共奏补益心脾、活血充脉、养血生压的作用。

3. 生脉散 该方为益气生津、敛阴固脱的要方。

方药包括：人参、麦冬、五味子。

人参补气生津，麦冬养阴生津，兼清虚火，五味子敛阴生津。三药合用为益气养阴，生津止渴而清虚火，故用本方加减治疗眩晕症能收奇效。

4. 炙甘草汤加味 炙甘草汤为益心气、养心血、振心阳之方。

方药包括：炙甘草、人参、桂枝、生地黄、麦冬、麻仁、生姜、阿胶、当归、大枣。

炙甘草补中益气、缓急养心，人参益气健脾，生地黄、阿胶、麦冬、麻仁、大枣滋阴补血，上药协同，气血双补，以滋复脉之源，生姜、桂枝温通血脉，以助复脉之力。诸药合用，心气复而心阳通，心血充而血脉旺。

第六节 常用中成药物

1. 参附注射液 在血液透析过程中，低血压发生率可达 25%～40%。血透前使用参附注射液 50ml，3 小时后再注射 30ml，明显降低低血压的发生率。

2. 参麦注射液 使用参麦注射液 40ml 加入 5% 葡萄糖注射液中，每日 1 次，连续 2～4 周。

3. 生脉注射液 生脉注射液可起到双向调节血压的作用。使用生脉注射液 20ml 加入 5% 葡萄糖注射液中，每日 1 次，10 天为一个疗程。

（冷 鹏）

第一章　晕厥的概述

晕厥是一种常见的临床症状,2018 年 ESC 晕厥指南中指出,约一半的人在一生中会有一次晕厥发生。其特点是突然发生的、短暂的意识丧失甚至抽搐,在短时间内又完全恢复。晕厥包括反射性晕厥(迷走神经性、颈动脉窦性、环境或情景性)、直立性低血压、心源性(心律失常性或结构性心脏病)或原发性脑血流障碍。有些晕厥有先兆症状,更多的是无先兆症状,意识丧失突然发生。通常随着晕厥的恢复,行为和定向力也立即恢复。有时可出现逆行性遗忘,多见于老年患者。有时晕厥恢复后可有明显的乏力。典型的晕厥发作是短暂的,血管迷走神经性晕厥的意识完全丧失的时间一般不超过 20 秒。个别晕厥发作时间较长,可达数分钟,应与其他原因造成的意识丧失相鉴别。

第一节　晕厥的定义

2009 年欧洲心脏病学会晕厥诊断与治疗指南首次明确了晕厥的定义:晕厥是由于短暂的全部脑组织缺血导致的短暂意识丧失(T-LOC),特点为发生迅速的、短暂的、自限性的且能够完全回复的意识丧失。

晕厥的定义因为包括意识丧失的病因如短暂脑缺血而与其他意识障碍不同。如果没有这一病因的限制,晕厥的定义会更广泛到包括许多其他疾病情况,如癫痫抽搐和脑震荡等。实际上,T-LOC 这一定义主要是包括以自限性意识丧失为特征的所有情况,而不管其发生机制如何(图5-1)。为了区别 T-LOC 和晕厥,目前的定义将概念和诊断上容易混淆的地方最小化。

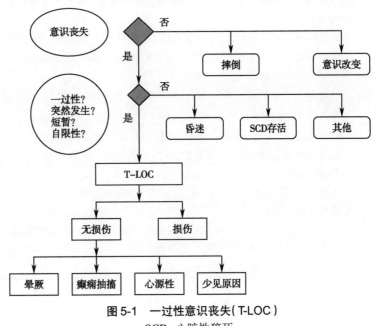

图 5-1　一过性意识丧失(T-LOC)
SCD,心脏性猝死。

第二节　晕厥分类和病理生理

表 5-1 列出了晕厥主要病因的病理生理分类,强调某一组有相同表现的异常情况伴有不同的风险。和病理生理相关的明显特点是,强调体循环血压下降伴有脑血流减少是晕厥的发病基础。脑血流中断 6～8 秒,就足以引起完全的 LOC。直立倾斜试验的经验显示,收缩压减低至 60mmHg 或以下则引起晕厥。收缩压由心输出量(CO)和总的外周血管阻力决定,任何一方面的减低都会引起晕厥,但二者减低经常同时存在,只是作用大小可能不同。低血压 / 脑血流减低是核心,其次是外周血管阻力减低和低 CO。

表 5-1　晕厥分类

神经介导的反射性晕厥综合征
血管迷走性晕厥
情绪引起:恐惧、疼痛、器械操作、晕血
直立体位引起
情景性晕厥
咳嗽、打喷嚏
胃肠道刺激(吞咽、排便、腹痛)
排尿(排尿后晕厥)
运动后
餐后
其他(如大笑、器械操作、举重物)
颈动脉窦性晕厥
不典型情况(没有明显诱发因素和 / 或表现不典型)
直立性晕厥
原发性自主神经调节失常:单纯自主神经调节失常、多系统萎缩、没有自主神经异常的帕金森病、路易体痴呆
继发性自主神经调节失常:糖尿病性、淀粉样变性、尿毒症、脊髓损伤
药物引起的直立性低血压:酒精、血管扩张剂、利尿剂、抗抑郁药
血容量不足:出血、腹泻、呕吐等
心源性晕厥
心律失常引起的晕厥
心动过缓:窦房结功能异常(包括慢快综合征)、房室交界系统疾病、植入设备功能障碍
心动过速:室上性、室性(特发性、继发于器质性心脏病或离子通道病)
药物导致的心动过缓和心动过速
遗传性心律失常综合征(如长 QT 综合征、Brugada 综合征)
器质性疾病
心脏:心脏瓣膜病、急性心肌梗死 / 缺血、梗阻型心肌病、心脏肿块(心房黏液瘤、肿瘤等)、心包疾病 / 填塞、先天性冠状动脉异常、人工瓣膜异常
其他:肺栓塞、急性主动脉夹层、肺动脉高压

外周血管阻力减低或不足可能是因为血管调节反射异常,能引起血管扩张和心动过缓,表现为血管抑制、心脏抑制或混合型反射性晕厥。

外周血管阻力减低或不足的原因有自主神经系统（ANS）结构或功能受损，可以是药物引起，也可以是原发或继发性自主神经调节失常（ANF）。此时交感神经血管舒缩通路不能在直立体位时增加外周血管阻力，重力的作用加上血管舒缩功能障碍导致膈以下静脉血液淤滞，引起静脉回流减少，最终导致 CO 减低。

一过性 CO 减低的原因有三：第一是反射引起的心动过缓，即所谓的心脏抑制型反射性晕厥；第二是心律失常和包括肺栓塞 / 肺动脉高压在内的器质性疾病这些心血管原因；第三是因为血容量减少或静脉淤积导致的静脉回流减少。反射性晕厥和 OH 是晕厥的两个主要病理生理分类。

（刘文玲）

第二章 晕厥的诊断和评估

第一节 晕厥初步评价、诊断及危险分层

对出现短暂意识丧失的患者进行初步评估,除详细询问病史、体格检查(包括测量不同体位血压)以及心电图这些检查内容外,可以适当增加其他检查以保证诊断准确。

1. 40岁以上的患者建议首先进行颈动脉窦按摩。

2. 对于有心脏病病史或怀疑此次晕厥与结构性心脏病或其他心血管疾病有关的患者,建议进行超声心动检查。

3. 对于怀疑因心律失常而导致晕厥的患者,应给予实时心电监测。

4. 若晕厥与体位变化有关或怀疑反射性晕厥时,则应进行相关检查,如卧立位试验和/或直立倾斜试验等。

5. 仅在怀疑非晕厥原因造成的短暂意识丧失的情况下,进行神经科检查或血液检查。

当初步评估后尚无法明确晕厥原因时,要求立即对患者的主要心血管事件及心脏性猝死的风险进行评估(图5-2)。

根据最新的心脏性猝死防治指南将主要高危因素列于表5-2。

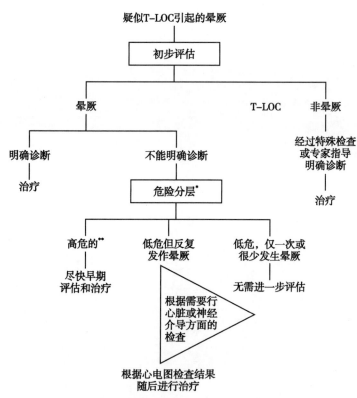

图 5-2 疑似晕厥引起的 T-LOC 患者的诊断流程

*可能需要实验室检查; **短期发生严重事件的风险。

表 5-2 晕厥危险分层

需要立即住院和详细评估的短期内有高度风险的指标
严重的结构性心脏病或冠状动脉粥样硬化性心脏病（心力衰竭、LVEF 降低或陈旧性心肌梗死）

提示心律失常性晕厥的临床和心电图表现

    劳力或卧位时发生晕厥

    晕厥之前感觉心悸

    有家族性心脏性猝死家族史

    非持续性室性心动过速

    双束支传导阻滞（LBBB 或 RBBB 合并左前分支或左后分支传导阻滞）或其他室内传导阻滞 QRS 时限 ≥120 毫秒

    在没有应用负性变时性药物和体育训练的情况下，严重窦性心动过缓（<50 次/min）或窦房传导阻滞

    预激综合征

    QT 间期延长或缩短

    伴 $V_1 \sim V_3$ 导联 ST 段抬高的 RBBB（Brugada 综合征）

    右胸导联 T 波倒置，epsilon 波和心室晚电位提示 ARVC

严重并发症

    严重贫血

    电解质紊乱

注：ARVC，致心律失常性右室心肌病。

第二节 晕厥诊断性检查

一、颈动脉窦按摩（CSM）

人们很早就观察到了压迫颈总动脉分叉处可以使心率减慢、血压下降这一生理现象，而这一反射活动在某些个体中可以导致病态反应。当按摩颈动脉窦时心脏停搏持续时间 >3 秒，和/或收缩压下降 >50mmHg，则被定义为颈动脉窦高敏（CSH）。当同时伴有自发性晕厥时，则定义为颈动脉窦性晕厥（CSS）。关于 CSM 的准确操作方法和结果判定，参见以往的晕厥指南描述。诊断 CSS 要分别在卧位和立位顺次按摩右侧和左侧颈动脉窦，10 秒内可以复制自发晕厥症状，整个过程要在持续心率和外周血压检测的条件下进行，以便较好地评价血管抑制性晕厥。据统计，高达 30% 的患者仅在直立体位状态下出现异常反射。此外，CSH 在老年男性中相当常见，但发生颈动脉窦晕厥却相对少见，而颈动脉窦性晕厥在 <40 岁的人群是相当罕见的。

直立性晕厥的检查方法——主动性直立激发试验（表 5-3），这项检查操作简单，一个血压计就可以完成，阳性患者就可以作出诊断。

表 5-3 主动性直立激发试验

推荐意见	推荐等级	证据水平
指征		
1. 当初步怀疑存在直立性低血压，则应进行该检查，用血压计分别手测平卧位时和站立 3 分钟后的血压	I	B
2. 可疑患者应用持续性无创血压监测	IIb	C

续表

推荐意见	推荐等级	证据水平
诊断标准		
1. 若出现症状性血压下降：与基线值相比收缩压下降≥20mmHg，或舒张压下降≥10mmHg，则为阳性	I	C
2. 若出现无症状性血压下降：收缩压与基线值相比下降≥20mmHg，或舒张压下降≥10mmHg，或收缩压降至90mmHg以下，则考虑为阳性结果	IIa	C

二、直立倾斜试验

直立倾斜试验是一项可以在实验室条件下复制神经介导性反射性晕厥的检查。需要注意的是，缺血性心脏病是异丙肾上腺素直立倾斜试验的禁忌证。试验方法、指征和诊断标准见表5-4。

（一）方法

1. 空腹4小时，建立静脉通路，保持检查室环境安静，光线柔和，温度适宜（20～25℃）。

2. 在倾斜开始前应至少平卧10分钟。

3. 倾斜角度70°。

4. 基础直立倾斜持续时间随阳性反应随时停止，如果未出现阳性反应，应持续到最长时间45分钟。

5. 舌下含服硝酸甘油，固定剂量为300～400μg（国产硝酸甘油0.5mg，3/4片），最长持续时间20分钟。

6. 给予异丙肾上腺素时，从1μg/min开始，每5分钟增加1μg/min，至3μg/min，使平均心率超过基线水平的20%～25%，最快心率不得超过150次/min，最长持续时间20分钟。

（二）阳性反应分类（表5-4）

表5-4 直立倾斜试验阳性的标准分类

分类		阳性反应表现
1型	混合型	晕厥时心率减慢，但心室率不低于40次/min，或低于40次/min的时间短于10秒，伴有或不伴有时间短于3秒的心脏停搏，心率慢之前出现血压下降
2A型	心脏抑制型但无心脏停搏	心率减慢，心室率低于40次/min，时间超过10秒，但无超过3秒的心脏停搏，心率减慢之前出现血压下降
2B型	伴有心脏停搏的心脏抑制型	心脏停搏超过3秒，血压下降在心率减慢之前出现或与之同时出现
3型	血管抑制型	收缩压在60～80mmHg（1mmHg=0.133kPa）以下，或收缩压或平均血压降低20～30mmHg以上，晕厥高峰时心率减慢不超过10%
4型	体位性心动过速综合征阳性反应	在直立倾斜试验的10分钟内心率较平卧位增加≥30次/min，同时收缩压下降<20mmHg（即排除直立性低血压）

（三）指征

1. 评估不明原因的反复发作的晕厥。

2. 在高风险情况下发生的不明原因的单次晕厥事件（如晕厥发生可能导致创伤或从事高

风险职业）；或无器质性心脏病反复发生晕厥；或虽然存在器质性心脏病，但心源性晕厥的可能已经被排除。

3. 明确患者发生神经介导性晕厥的易感程度。

4. 鉴别反射性晕厥和直立性低血压性晕厥。

5. 鉴别伴有抽搐的晕厥和癫痫。

6. 评估频繁晕厥和心因性疾病的患者。

（四）诊断标准

1. 无结构性心脏病患者出现反射性低血压 / 心动过缓伴有晕厥或进行性直立性低血压（伴或不伴症状），分别诊断为反射性晕厥和直立性低血压。

2. 无结构性心脏病患者出现反射性低血压 / 心动过缓，未诱发出晕厥者为可疑反射性晕厥。

3. 出现意识丧失或疑似意识丧失时不伴有低血压和 / 或心动过缓，可考虑心理性假性晕厥。

（五）禁忌证

1. 严重的冠状动脉狭窄、重度主动脉瓣狭窄、严重的左心室流出道梗阻、重度二尖瓣狭窄、严重的脑血管狭窄、妊娠。

2. 使用异丙肾上腺素激发时，除上述禁忌证外，尚包括未控制的高血压、已知有严重心律失常的患者。

3. 使用硝酸甘油激发时，尚包括青光眼、低血压。

（六）注意事项

1. 直立倾斜试验是一项相对安全的检查，但应持续监测心电图、无创动脉压。

2. 试验床应能迅速平稳倾斜，试验开始时 10 秒至倾斜 70°，以免太快而增加假阳性，太慢则增加假阴性。试验结束时迅速放平（<10秒），以免意识丧失时间延长。

3. 血管迷走神经性晕厥的诊断应主要依据全面的病史和体检，直立倾斜试验属于辅助性诊断手段。

4. 血管迷走神经性晕厥可与心脏病包括恶性心律失常合并存在，直立倾斜试验阳性并不能排心源性晕厥的存在。

5. 75 岁以上患者慎做。

6. 尽管试验的风险很低，仍建议准备好必要的抢救措施，包括除颤器及抢救药物。

（七）儿童直立倾斜试验

1. 方法

（1）基础直立倾斜试验：①在倾斜前应平卧 10 秒，记录基础血压、心率及心电图；②倾斜角度 60°，监测血压、心率、心电图变化及临床表现，直至出现阳性反应，或完成 45 分钟的全过程后终止试验。

（2）舌下含化硝酸甘油激发直立倾斜试验：①舌下含化硝酸甘油 4～6μg/kg（最大量不超过 300μg）；②观察至出现阳性反应，或如未出现阳性反应，需进行至含药后 20 分钟。

2. 直立倾斜试验阳性反应判断标准

（1）血管迷走性晕厥的阳性反应：在直立倾斜试验中出现晕厥或晕厥先兆伴下述情况之一者为阳性：①血压下降；②心率下降；③出现窦性停搏代之交界性逸搏心率；④一过性Ⅱ度或Ⅱ度以上房室传导阻滞及长达 3 秒的心脏停搏。其中"心率下降"是指心率在 4～6 岁 <75

次/min,7～8 岁＜65 次/min,8 岁以上＜60 次/min。

（2）体位性心动过速综合征的阳性反应：在直立倾斜试验的 10 分钟内心率较平卧位增加 ≥40 次/min 和/或心率最大值达到标准（6～12 岁儿童≥130 次/min,13～18 岁儿童≥125 次/min）；同时收缩压下降幅度小于 20mmHg,舒张压下降幅度小于 10mmHg。

（3）直立性低血压的阳性反应：在直立倾斜试验的 3 分钟内收缩压下降幅度≥20mmHg 和/或 舒张压持续下降幅度≥10mmHg,心率无明显变化。

（4）直立性高血压的阳性反应：在直立倾斜试验的 3 分钟内收缩压增加≥20mmHg 和/或舒 张压较平卧位增加幅度达到标准（6～12 岁儿童增幅≥25mmHg,13～18 岁儿童增幅≥20mmHg）；或者血压最大值达到标准（6～12 岁儿童≥130/90mmHg,13～18 岁儿童≥140/90mmHg）。

三、心电图监测

应用 ECG 监测可以发现阵发性缓慢心律失常和快速心律失常。心电监测除 Holter、院内心电监测、事件记录仪、体外或体内植入式 Holter 外,目前还采用远程遥感监测。最近,体外及植入式 Holter 利用无线传输技术将连续 ECG 记录或 24 小时循环记录结果发送到服务中心。中心将每天的报告和报警事件发给医师。初步的数据显示,这一系统的诊断率比患者启动模式要高。同时,也指出这些系统对晕厥的诊断价值仍需进一步评价。

诊断心律失常性晕厥的"金标准"应该是发生晕厥症状的同时,ECG 监测记录到了心律失常。心电监测的适应证和诊断标准见表 5-5。

表 5-5 心电监测的适应证和诊断标准

推荐意见	建议类别	证据级别
适应证		
对高危患者立即行院内心电监测（床旁或遥测）	I	C
频繁发作（＞1 次/周）晕厥或先兆晕厥的患者应考虑 Holter 检查	IIa	B
对症状发作间隔≤4 周的患者应在晕厥发生后早期应用体外循环记录仪	IIa	B
ILR 推荐用于反复发作的不明原因晕厥,无高危因素,以及器械电池耗竭前症状再发的患者早期评估	I	A
ILR 推荐用于全面检查后无法明确晕厥病因或无法进行针对性治疗,以及无 ICD 或起搏器一级预防指征的高危患者	I	A
ILR 可以用于疑似或明确为反射性晕厥,伴晕厥频繁或严重发作	IIa	B
ILR 可考虑用于疑似癫痫但治疗无效的患者	IIb	B
ILR 可考虑用于不明原因跌倒的患者	IIb	B
诊断标准		
当检测到晕厥和心律失常（缓慢型或快速型）相关时,可确诊心律失常、晕厥	I	B
如果没有晕厥,但出现莫氏 II 度 2 型或 3 型房室传导阻滞、心室停搏＞3 秒（年轻运动员、睡眠状态或室率控制治疗的房颤除外）或持续时间较长的快速阵发性 SVT、VT,应考虑心律失常晕厥	IIa	C

注：ICD,植入式心脏除颤器；ILR,植入式循环记录仪；SVT,室上性心律失常；VT,室性心律失常。

四、电生理检查

电生理检查对于晕厥病因诊断的效率高度依赖于对患者前期检查结果的分析、怀疑心律失常的程度以及电生理检查方案。怀疑间歇性心动过缓的窦房结恢复时间（SNRT）延长的诊断值为 SNRT≥1.6 秒或 2 秒。电生理检查的适应证及诊断标准见表 5-6。

表 5-6　电生理检查的适应证及诊断标准

电生理检查推荐意见	推荐级别	证据等级
适应证		
缺血性心脏病患者最初评估提示心律失常为导致晕厥的病因，建议行 EPS，除非已经有明确的 ICD 指征	I	B
伴束支传导阻滞患者，非侵入性检查不能确诊时应考虑行 EPS	IIa	B
晕厥前伴有突发性的短阵的心悸患者，其他非侵入性检查不能确诊时应行 EPS	IIb	C
Brugada 综合征患者、ARVC 和肥厚型心肌病患者应有选择地行 EPS	IIb	C
高危职业患者，应尽可能排除心血管原因所致晕厥，应选择性进行电生理检查	IIb	C
正常心电图、无心脏病史、无心悸史者不建议行 EPS	III	B
诊断标准		
下列情况 EPS 具有诊断价值，无需再进行其他检查		
窦性心动过缓和 CSNRT 延长（>525 毫秒）	I	B
束支内传导阻滞和基线 HV 间期≥100 毫秒，或递增型心房起搏或药物激发证实为 II 度或 III 度希氏束、浦肯野纤维传导阻滞	I	
既往曾患心肌梗死的患者出现诱导性持续性单形性室性心动过速	I	B
诱导性快速室上性心动过速反复出现低血压或自主症状，HV 间期在 70～100 毫秒应考虑诊断	I	B
Brugada 综合征、ARVC 和心搏骤停复苏的患者出现诱导性多形性室性心动过速或心室颤动应考虑诊断		
缺血性心肌病或扩张型心肌病患者出现诱导性多形性室性心动过速或心室颤动不考虑诊断	III	B

注：ARVC，致心律失常性右室心肌病；BBB，束支内传导阻滞；CSNRT，校正的窦房结恢复时间；EPS，电生理检查；ICD，植入型心脏转复除颤器；HV，希氏束-心室。

五、超声心动图和其他影像学技术

超声心动图在诊断结构性心脏病中非常重要。某些患者（如主动脉夹层和血肿、肺栓塞、心脏肿瘤、心包和心肌疾病、冠状动脉先天畸形）可行经食管超声心动图、计算机断层扫描（CT）和磁共振成像（MRI）。

六、运动试验

运动诱发的晕厥较常见。在劳累过程中或之后不久出现的晕厥发作的患者应行运动实验。发生在运动过程中的晕厥可能是心源性的，而运动之后发生的晕厥几乎都是由反射机制所致。运动诱发的心动过速相关的 II 度和 III 度房室传导阻滞表明病变可能位于房室结末端，并预示着可能进展为永久性房室传导阻滞。在一般晕厥患者，没有资料支持有运动试验的指征。运动试验的指征和诊断标准见表5-7。

表5-7　运动试验的指征和诊断标准

推荐意见	推荐级别	证据等级
适应证		
运动过程中或运动后立即发生晕厥的患者建议行运动试验	I	C
诊断标准		
运动过程中或运动后即刻出现晕厥伴 ECG 异常或严重的低血压即可诊断	I	C
运动过程中出现 II 度 2 型或 III 度房室传导阻滞，即使无晕厥，也可诊断	I	C

注：ECG，心电图。

七、精神评估

晕厥和心理因素通过两种方式相互作用。一方面，各种精神药物通过 OH 和延长 QT 间期导致晕厥；另一方面，是功能性发作，称为心理性晕厥或假性晕厥。这种患者发作比晕厥持续时间长，可能会躺在地板上数分钟，甚至达 15 分钟。一天之内的可频繁发作晕厥而怀疑假性晕厥的患者，指南推荐进行心理评估。

八、神经评估

对怀疑神经系统疾病所致晕厥或晕厥类似症状，应进行神经科方面的检查。

某些直立性低血压（OH）应进行自主神经衰竭系统的检查。自主神经功能衰竭（ANF）可以导致直立性低血压。自主神经功能失调共有 3 种类型。原发性 ANF 指神经变性性疾病；继发性 ANF 指由其他疾病导致的自主神经损伤和药物诱发的 OH，这是最常见的原因。原发性和继发性 ANF 的功能失调是由自主神经系统的结构损伤所致（中枢或外周的），药物诱发的 OH 是功能性的。原发性 ANF 应考虑进行神经方面的评估。

锁骨下窃血和椎基底动脉窃血均可出现 LOC，但 LOC 一般伴有神经系统定位症状和体征。颈动脉相关的 TIA 不引起 T-LOC。偏头痛的患者一生中晕厥的患病率和发生频率均较高。在这些患者中，晕厥和偏头痛一般不会同时发生。神经评估的指征见表5-8。

表5-8　神经评估

推荐意见	推荐级别	证据等级
适应证		
神经评估适用于 T-LOC 可疑为癫痫的患者	I	C
考虑晕厥为 ANF 所致时，建议进行神经性评估，以便发现潜在性疾病	I	C
不建议行 EEG、颈动脉超声、头部计算机断层或磁共振成像，除非怀疑 T-LOC 为非晕厥性原因	III	B

注：ANF，自主神经衰竭；EEG，脑电图；T-LOC，短暂意识丧失。

（刘文玲）

第三章 晕厥的治疗

第一节 晕厥一般治疗原则

晕厥治疗的一般原则为延长生命,预防复发,防治躯体损伤。根据晕厥不同病因、发病机制及危险分层,采取不同的治疗策略。治疗流程图见图5-3。

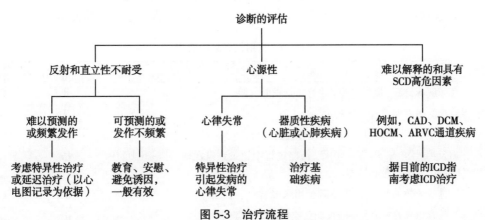

图 5-3 治疗流程

ARVC,致心律失常性右室发育不良;CAD,冠状动脉疾病;DCM,扩张性心肌病;HOCM,肥厚型梗阻性心肌病;ICD,植入型心脏转复除颤器;SCD,心脏性猝死。

第二节 反射性晕厥和直立性低血压的治疗

目前治疗方面最大的进展是在生活方式方面,反射性晕厥非药物治疗的基石是教育,让患者相信这是一种良性情况。一般来讲,最初的治疗涉及让患者了解这一疾病及如何避免诱因(如闷热而拥挤的环境、血容量不足)等相关方面的教育。早期识别前驱症状,采取某些动作以终止发作[如仰卧位、身体抗压动作(PCMs)]。避免引起血压降低的药物(包括α受体阻滞剂、利尿剂和酒精)。

对于不可预测的、频繁发作的晕厥,需给予其他治疗,特别是非常频繁发作,影响到生活质量;反复晕厥,没有或仅有非常短时的晕厥前兆,有外伤的危险;晕厥发生在高危作业时(如驾驶、操作机器、飞行、竞技性体育运动等)。

一、反射性晕厥

"身体抗压动作法"为反射性晕厥的一线治疗。"身体抗压动作法"即双腿肌肉等长收缩 PCMs（双腿交叉），或双上肢肌肉等长收缩 PCMs（双手紧握和上肢紧绷），在反射性晕厥发作时能够显著升高血压，多数情况下可使患者避免或延迟意识丧失。多中心前瞻性研究证实了这一结果。倾斜训练可能会减少晕厥复发，但是患者依从性较差，治疗受到影响。

许多试图用于治疗反射性晕厥药物结果都令人失望。这些药物包括 β 肾上腺素能受体阻滞剂、丙吡胺、东莨菪碱、茶碱、麻黄碱、依替福林、米多君、可乐定和 5- 羟色胺重吸收抑制剂。由于在反射性晕厥时，外周血管常常不能得到适当的收缩，α 受体激动剂（依替福林和米多君）曾被使用。但是，治疗效果不一致。专家组认为，在反射性晕厥患者长期单独使用 α 受体激动剂治疗可能有一些作用，对于偶发患者不建议长期治疗。在长时间站立或从事常常诱发晕厥的活动前 1 小时服用单剂量的药物，除了生活方式和抗压动作外，这一治疗在有些患者可能有用。

起搏治疗反射性晕厥的随机对照试验得出的结果相反。专家组认为迷走神经性晕厥中血管减压部分通常起主要作用，所以得出欠佳的结果并不奇怪。而颈动脉窦晕厥心脏起搏治疗可能有效，双腔起搏一般优于单腔心室起搏。反射性晕厥的治疗建议见表 5-9。

表 5-9　反射性晕厥的治疗

推荐	推荐级别	证据等级
对所有患者应解释诊断、提供安慰，并解释复发的危险	I	C
对有前驱症状的患者建议行等同的 PCMs	I	B
CCS 以心脏抑制为主的患者应考虑安装心脏起搏器	IIa	B
频繁发作的反射性晕厥，年龄 >40 岁，监测过程中记录到自发性心脏抑制反应，此类患者应考虑安装心脏起搏器	IIa	B
对改变生活方式无效的 VVS 患者推荐使用米多君	IIb	B
倾斜训练对教育患者可能有用，但长期获益依赖于患者的依从性	IIb	B
对倾斜诱导的心脏抑制反应伴频繁复发、难以预料的晕厥及年龄 >40 岁的其他治疗失败的患者，建议行心脏起搏治疗	IIb	C
对未记录到心脏抑制性反射的患者不建议安装心脏起搏器	III	C
不推荐使用 β 肾上腺素受体阻滞剂	III	C

注：CSS，颈动脉窦综合征；PCM，身体等长抗压动作；VVS，血管迷走晕厥。

二、直立性低血压和直立性不耐受综合征

教育和生活方式的改变同样可以显著改善直立性低血压的症状，即使血压的升高幅度很小（10～15mmHg）。药物诱发的自主神经衰竭的治疗原则是消除药物作用。扩张细胞外容量是重要的治疗目标。对无高血压的患者，应指导摄入足够的盐和水。每天达到 2～3L 液体和 10g NaCl。专家组还对生活方式提出了细致的建议，如睡眠时床头抬高（10°）可预防夜间多尿，可维持更好的体液分布，改善夜间高血压。老年患者可使用腹带或弹力袜治疗。有先兆症状的患者应鼓励他们进行"身体抗压动作"，如下肢交叉和蹲坐。

与反射性晕厥相比，在慢性自主神经衰竭患者一线治疗结合使用 α 受体激动剂米多君是

有用的。但是不能治愈，也不是对所有患者都有效，只是对有些患者效果特别明显。毫无疑问，米多君可升高卧位和直立位血压，从而减缓 OH 的症状。在三项随机安慰剂对照试验中证实米多君（5～20mg，每天 3 次）有效。

氟氢可的松（0.1～0.3mg/d）可以扩充液体容量。两项小型的观察性研究（与头高位睡眠联合）和一项单盲的 60 例患者的研究表明血流动力学改善，并且在该研究中，接受治疗的患者症状少且血压较高。直立性低血压的治疗建议见表 5-10。

表 5-10　直立性低血压的治疗

推荐	推荐级别	证据等级
保持充分的水分和足够的盐摄取	I	C
如需辅助治疗，应给予米多君	IIa	B
如需辅助治疗，应给予氟氢可的松	IIa	C
建议 PCMs	IIb	C
可推荐腹带和 / 或支持性袜子以减少静脉淤滞	IIb	C
建议头高位睡姿（＞10°）以增加液体容量	IIb	C

注：PCMs，身体抗压动作。

第三节　心律失常性晕厥的治疗

治疗目标是预防症状复发，改善生活质量，延长生存期。

对于窦房结功能异常和房室传导系统疾病导致的晕厥，应该进行起搏治疗。永久右室心尖部起搏的不良作用近来受到重视，但是替代的起搏位置的选择还存在争议。对于合并 LVEF 受损、心力衰竭及 QRS 间期延长的房室传导阻滞的患者，应该行双心室起搏。

对房室结折返性心动过速、房室折返性心动过速以及典型房扑相关性晕厥的患者，治疗上首选导管消融。对于这些患者，药物治疗仅限于准备消融前或者消融失败的患者。对于与房颤或者非典型左房扑动有关的晕厥，治疗应该个体化。

尖端扭转型室性心动过速导致的晕厥并不少见，如果是药物引起的获得性 QT 间期延长所致，治疗是立即终止应用可疑药物。对心脏正常或仅有心功能轻度受损的心脏病患者，室性心动过速（VT）引起的晕厥可选择导管消融或药物治疗。对于心功能受损且有晕厥的患者、非可逆性原因导致的室性心动过速或心室颤动的患者，应植入 ICD。尽管 ICD 常不能防止晕厥的复发，但是可以减少心脏性猝死。心律失常性晕厥的治疗建议见表 5-11。

表 5-11　心律失常性晕厥的治疗

推荐意见	建议级别	证据水平
心律失常造成的晕厥必须针对病因进行治疗	I	B
1. 心脏起搏		
窦性停搏（症状 - 心电图相关）且病因无法治愈的窦房结疾病应起搏治疗	I	C
晕厥并且校正窦房结恢复时间异常的窦房结疾病应起搏治疗	I	C
晕厥伴有无症状停搏大于 3 秒（除外年轻运动员、睡眠中或药物相关）的窦房结疾病应起搏治疗	I	C

续表

推荐意见	建议级别	证据水平
晕厥伴Ⅱ度莫氏2型、高度和完全房室传导阻滞的患者应行起搏治疗	I	B
束支传导阻滞且电生理检查阳性的晕厥患者应行起搏治疗	I	B
对不明原因的晕厥且有束支传导阻滞的患者考虑起搏治疗	Ⅱa	C
对不明原因的晕厥且有无症状持续性窦性心动过缓的患者可以考虑起搏治疗	Ⅱb	C
对不明原因的晕厥但没有任何传导异常证据的患者不建议起搏治疗	Ⅲ	C
2. 导管消融		
对症状与心电图记录心律失常相关的室上性和室性心动过速且无器质性心脏病的患者应行导管消融（房颤除外）	I	C
与快速房颤发作相关的晕厥应行导管消融	Ⅱb	C
3. 抗心律失常药物治疗		
与快速房颤发作相关的晕厥应予以包括室率控制药物在内的抗心律失常药	I	C
对症状与心电图记录心律失常相关的室上性和室性心动过速且不能进行导管消融或者失败的患者应予以药物治疗	Ⅱa	C
4. 植入性心脏复律除颤器（ICD）		
有器质性心脏病且有室速证据的患者应予以ICD	I	B
有心肌梗死病史且电生理可以诱发持续性单形室速的患者应予以ICD	I	B
有室速证据且有遗传性心肌病或离子通道病的患者可以考虑予以ICD	Ⅱa	B

注：ICD，植入性心脏复律除颤器。

第四节　继发于器质性心脏病或心血管疾病晕厥的治疗

对于继发于器质性心脏病的晕厥患者，包括先天性心脏畸形或者心肺疾病，治疗目标不仅仅是防止晕厥再发，而且要治疗基础疾病和减少心脏性猝死的风险。

有些晕厥患者即使全面检查后，其发生机制仍不清楚或不肯定，这种情况下对于心脏性猝死高危者仍应针对疾病进行特异性治疗，以减少死亡率或威胁生命的不良事件的发生。对这些患者的治疗目标主要是降低死亡风险率。然而，即使进行了基础疾病的有效治疗方法，患者仍然有晕厥再发的风险。对此，医师要心中有数。比如，ICD植入后患者仍可能发生意识丧失，这是因为ICD是防止发生心脏性猝死而不能治疗晕厥的病因。对心力衰竭的心脏性猝死研究（SCD-HeFT）进行分析表明，与胺碘酮或安慰剂相比，ICD不能防止晕厥再发。这意味着需要对晕厥的机制进一步研究，并尽可能找到特定的治疗方法。

一、缺血或非缺血性心肌病

急性或慢性冠心病且左室射血分数受损的患者死亡风险增加。必须进行缺血评价，如果符合指征，应行再血管化治疗。除此之外，必须进行心律失常的评价，包括心室刺激在内的电生理检查，因为再血管化治疗并不能改善发生恶性室性心律失常的病理基础。对于心力衰竭患者，如果符合目前指南中ICD植入指征，无论晕厥发生机制如何，均应安装ICD。包括缺血性或扩张性心肌病左室射血分数减低（LVEF<30%～40%，NYHA≥Ⅱ级）的患者。

如果晕厥患者左室功能有一定储备且电生理检查阴性,不必积极予以 ICD 治疗。对于充血性心力衰竭、左室射血分数明显下降的患者,应予 ICD 治疗。即使不能预防晕厥,在这一组中,有晕厥的患者比没有晕厥的死亡率更高。

二、肥厚型心肌病

晕厥是肥厚型心肌病发生心脏性猝死的一个主要危险因素,特别是近期发生过晕厥(<6个月),其相对风险>5。相反的,年龄较大(>40岁)且为远期晕厥史(>5年)的患者以及有典型血管迷走性晕厥的患者发生心脏性猝死的风险低。然而,除了自限性室性心动过速外,还有其他许多机制能导致肥厚型心肌病出现晕厥,包括室上性心动过速、严重的流出道梗阻、心动过缓、运动时血压不能相应升高以及反射性晕厥。有无其他心脏性猝死危险因素,如家族性心脏猝死史、非持续性室性心动过速的发生频率、运动低血压以及显著的心肌肥厚有助于危险性评估。研究表明,ICD 对有高危因素的肥厚型心肌病有效。

三、致心律失常性右室心肌病/发育不良

大约有 1/3 的致心律失常性右室心肌病(ARVC)发生晕厥。对于青年、广泛右室功能异常、累及左室、多形性室性心动过速、晚电位、ε 波及家族性心脏猝死史的患者,应予以 ICD 治疗。在一项多中心研究中,对 132 例安装了 ICD 的患者观察了预防心脏性猝死的作用。安装了 ICD、不明原因晕厥的患者每年死亡率为 15%,与心搏骤停或有血流动力学改变的室性心动过速的患者类似。

四、原发性心电疾病

晕厥被看作是遗传性心脏离子通道异常患者的不良预兆。在没有其他原因可以解释或者不能除外晕厥是由室性心动过速引起时,应该考虑安装 ICD。尽管晕厥的机制多种多样,一些是由威胁生命的心律失常引起,而大多数则为良性原因所致,如反射性晕厥等。因此,在这种情况下,晕厥并不意味着会出现危及生命的心脏事件,其敏感程度远不及有明确的心搏骤停史。在长 QT 综合征中,特别是 LQTS2 和 LQTS3 型,18 岁前心脏事件的次数、QT 时间显著延长及女性均预示预后不良。自发性 1 型心电图改变的 Brugada 综合征患者的预后比 2型心电图改变或者由药物诱发的患者更差。ICD 对晕厥患者的使用仍存争议,比在心脏性猝死中使用 ICD 的问题更多。然而,基于传统检查的遗传性疾病在良性与恶性之间的鉴别诊断上往往十分困难。因此,在一些患者考虑安装 ICD 之前,理论上应该进行更详尽、准确的检查(如 ILR 记录)以诊断晕厥的发生机制。对于这类患者,尽管目前已有一些研究资料,治疗意见尚不明确。关于短 QT 综合征合并晕厥,由于相应的数据很少,因此治疗建议也不明确。不明原因的晕厥和心脏性猝死高危患者安装 ICD 的指征见表 5-12。

表 5-12　不明原因的晕厥和心脏性猝死高危患者安装 ICD 的指征

临床情况	建议级别	证据水平	备注
缺血性心肌病伴有 LVEF 明显下降或心力衰竭,根据目前的 ICD- 再同步化治疗指南,建议 ICD 治疗	I	A	
非缺血性心肌病伴有 LVEF 明显下降或心力衰竭,根据目前的 ICD- 再同步化治疗指南,建议 ICD 治疗	I	A	

临床情况	建议级别	证据水平	备注
高危肥厚型心肌病患者应该考虑安装 ICD	Ⅱa	C	非高危患者则考虑 ILR 检查
高危右室心肌病患者应该考虑安装 ICD	Ⅱa	C	非高危患者则考虑 ILR 检查
自发性 1 型心电图改变的 Brugada 综合征患者应该考虑安装 ICD	Ⅱa	B	非自发性 1 型心电图改变的患者则考虑 ILR 检查
长 QT 综合征有高危因素应该考虑 β 肾上腺能受体阻滞剂和安装 ICD 联合治疗	Ⅱa	B	非高危患者则考虑 ILR 检查
缺血性心肌病但 LVEF 无明显下降或心力衰竭,程序电刺激阴性时,可以考虑 ICD	Ⅱb	C	考虑 ILR,确定不能解释晕厥的原因
非缺血性心肌病但 LVEF 无明显下降或心力衰竭,可以考虑 ICD	Ⅱb	C	考虑 ILR,确定不能解释晕厥的原因

（刘文玲）

第四章　晕厥的特殊问题

第一节　老年人晕厥

老年人最常见的晕厥原因是直立性低血压、反射性晕厥特别是颈动脉窦过敏和心律失常。一位患者可能有不同的机制共同作用，从而给诊断带来困难。在普通人群中，晕厥性质的短暂性意识丧失事件发生非常频繁，晕厥的首次发病年龄为双峰，首个高发病年龄段在10～30岁，平均年龄在40岁的年龄段的成年人发病较少见，另一个峰值在平均年龄在65岁以上的老年人。与直立性低血压相关的住院治疗随着年龄的增加而增加，65～74岁是4.2%，75岁以上为30.5%。在有晕厥症状的患者之中，25%是年龄相关的直立性低血压；其他直立性低血压主要是药物和特发性或继发性心房颤动所致。有直立性低血压的老年患者常有卧位收缩期高血压，并在接受多种药物治疗，给予直立性低血压药物治疗会加重卧位高血压，反之亦然。

心脏抑制型颈动脉窦过敏是晕厥的原因高达20%。以血管减压型为主的颈动脉窦敏感同样常见，但是其在晕厥中的作用知之甚少。

对于老年人诊断检查和策略应注意以下方面：①老年人的直立性低血压常常具有重复性（特别是与药物或年龄相关）。因此，应反复进行体位性血压评价，最好在早晨和/或晕厥刚刚发生后进行。②即使颈动脉窦过敏无特异性，没有晕厥史，颈动脉窦按摩检查也是特别重要的。③评价老年人反射性晕厥时，直立倾斜试验耐受性和安全性均很好。其阳性率与年轻人相仿，特别是在硝酸甘油激发后。④如果怀疑血压不稳定（如服药后或者餐后），24小时动态血压监测可能有帮助。⑤由于老年人心律失常发生频率高，对不明原因晕厥的老年人ILR特别有用。

第二节　儿童晕厥

对儿童晕厥的诊断评估与成年人类似。反射性晕厥占病因学的绝大部分。但在少数情况中，晕厥是由威胁生命的心律失常或心脏器质性异常所致。晕厥应该与癫痫和精神性假性晕厥鉴别，后者十分少见，但是儿童短暂意识丧失的重要原因。

在幼童时期有两种特殊情况：①婴儿反射性晕厥发作（也称苍白屏气发作或反射性缺氧性癫痫发作）是由短暂不愉快刺激导致的由迷走神经介导的心脏抑制所致；②窒息低氧性短暂意识丧失（发绀性呼吸停止）以哭闹时呼吸运动终止于呼气阶段为特征，从而导致发绀和通常所见的短暂意识丧失。

儿童直立倾斜试验的假阳性和假阴性率均较高，因此，对于反射性晕厥的初步评估应持审慎态度。有报道对于健康少年儿童，在静止后进行直立倾斜试验时，先兆晕厥的发病率非常高（40%）。年轻患者首发晕厥可能为少见但威胁生命的疾病，如长 QT 综合征、Kearns-Sayre 综合征（外眼肌麻痹和进行性心脏传导阻滞）、Brugada 综合征、儿茶酚胺依赖性多形性室性心动过速、预激综合征、致心律失常性右室心肌病、肥厚型心肌病、肺动脉高压、心肌炎、先天性心脏病修补术后心律失常、冠状动脉异常起源。

对于具有下面情况的患儿可能提示有心脏性病因，应迅速进行心脏方面的评估：①家族史：年轻的心脏性猝死＜30 岁，家族性心脏病；②已知或可疑心脏病；③触发事件，如噪声、惊吓、极端情感刺激；④运动时晕厥，包括游泳；⑤仰卧或者睡眠时无先兆晕厥，或晕厥前有胸痛或心悸。

儿童晕厥的治疗策略与成年人相同。然而，需要强调的是，目前缺乏关于儿童反复晕厥良好设计的研究，因此药物和倾斜训练的有效性不能肯定。此外，尽管有血管迷走神经性晕厥以及长时间心脏停搏的证据，由于为一过性和良性晕厥，因此应避免安装起搏器。

总之，对儿童晕厥评估要点有以下几方面：①儿童期晕厥常见，绝大部分源于反射机制，很少部分是源于威胁生命的病因；②对良性和严重病因的鉴别主要依靠病史、体格检查和心电图；③对反射性晕厥的年幼患者，治疗基石是教育并使其放心。

第三节　驾车与晕厥

随着轿车进入普通中国家庭，驾车与晕厥的问题显得重要起来。但调查显示，在有晕厥病史的患者中，交通事故的发生率低于普通人群。晕厥患者驾驶的建议见表 5-13。

表 5-13　晕厥患者驾驶的建议

诊断	第一组：私人驾驶者	第二组：职业驾驶者
心律失常		
心律失常，药物治疗	成功治疗后	成功治疗后
植入起搏器	1 周后	起搏器功能正常后
消融手术	成功治疗后	确认长期有效后
植入 ICD	总体危险性低，按目前指南应限制	永久限制
反射性晕厥		
单次/轻度	无限制	无限制，除非有高危活动★
反复/严重	症状控制后	除非有效治疗，否则永久限制
不明原因的晕厥	无限制，除非无先兆、驾驶时发作或有严重器质性心脏病	明确诊断和治疗后可以驾驶

注：第一组私人驾驶者，包括驾驶摩托、小汽车或其他小型车辆，没有拖车。第二组职业驾驶者，包括驾驶 3.5t 以上汽车，除驾驶员外 8 座以上客车；出租车、救护车，介于个体与职业间车辆以及地方法规规定的车辆。★神经介导的晕厥严重且发作频繁，或正在从事高危活动；或者是复发或不可预测的高危患者，按目前指南的规定应限制驾驶。

（刘文玲）

参 考 文 献

[1] MOYA A, SUTTON R, AMMIRATI F, et al. Guidelines for the diagnosis and management of syncope (version 2009): the Task Force for the Diagnosis and Management of Syncope of the European Society of Cardiology (ESC)[J]. Eur Heart J, 2009, 30(21): 2631-2671.

[2] JHANJEE R, VAN DIJK J G, SAKAGUCHI S, et al. Syncope in adults: terminology, classification, and diagnostic strategy[J]. Pacing Clin Electrophysiol, 2006, 29(10): 1160-1169.

[3] BRIGNOLE M, ALBONI P, BENDITT D G, et al. Guidelines on management(diagnosis and treatment)of syncope--update 2004[J]. Europace, 2004, 6(6): 467-537.

[4] PUGGIONI E, GUIDUCCI V, BRIGNOLE M, et al. Results and complications of the carotid sinus massage performed according to the "methods of symptoms"[J]. Am J Cardiol, 2002, 89(5): 599-560.

[5] KERR S R, PEARCE M S, BRAYNE C, et al. Carotid sinus hypersensitivity in asymptomatic older persons: implications for diagnosis of syncope and falls[J]. Arch Intern Med, 2006, 166(5): 515-520.

[6] NASCHITZ J, ROSNER I. Orthostatic hypotension: framework of the syndrome[J]. Postgrad Med J, 2007, 83(983): 568-574.

[7] BRIGNOLE M, CROCI F, MENOZZI C, et al. Isometric arm counter-pressure maneuvers to abort impending vasovagal syncope[J]. J Am Coll Cardiol, 2002, 40(11): 2053-2059.

[8] KREDIET C T, VAN DIJK N, LINZER M, et al. Management of vasovagal syncope: controlling or aborting faints by leg crossing and muscle tensing[J]. Circulation, 2002, 106(13): 1684-1689.

[9] VAN DIJK N, QUARTIERI F, BLANC J J, et al. Effectiveness of physical counterpressure maneuvers in preventing vasovagal syncope: the Physical Counterpressure Manoeuvres Trial(PC-Trial)[J]. J Am Coll Cardiol, 2006, 48(8): 1652-1657.

[10] ROTHMAN S A, LAUGHLIN J C, SELTZER J, et al. The diagnosis of cardiac arrhythmias: a prospective multi-center randomized study comparing mobile cardiac outpatient telemetry versus standard loop event monitoring[J]. J Cardiovasc Electrophysiol, 2007, 18(3): 241-247.

[11] REYBROUCK T, HEIDBUCHEL H, VAN DE WERF F, et al. Long-term follow-up results of tilt training therapy in patients with recurrent neurocardiogenic syncope[J]. Pacing Clin Electrophysiol, 2002, 25(10): 1441-1446.

[12] GOLDBERGER J J, CAIN M E, HOHNLOSER S H, et al. American Heart Association/American College of Cardiology Foundation/Heart Rhythm Society scientific statement on noninvasive risk stratification techniques for identifying patients at risk for sudden cardiac death: a scientific statement from the American Heart Association Council on Clinical Cardiology Committee on Electrocardiography and Arrhythmias and Council on Epidemiology and Prevention[J]. Circulation, 2008, 118(14): 1497-1518.

[13] WEHRENS X H, VOS M A, DOEVENDANS P A, et al. Novel insights in the congenital long QT syndrome[J]. Ann Intern Med, 2002, 137(12): 981-992.

[14] VARDAS P E, AURICCHIO A, BLANC J J, et al. Guidelines for cardiac pacing and cardiac resynchronization therapy: The Task Force for Cardiac Pacing and Cardiac Resynchronization Therapy of the European Society of Cardiology. Developed in collaboration with the European Heart Rhythm Association[J]. Eur Heart J, 2007, 28(18): 2256-2295.

[15] MOYA A, SUTTON R, AMMIRATI F, et al. Guideline for the diagnosis and management of syncope (version

2009）[J]. Eur Heart J, 2009, 30（21）: 2631-2671.

[16] BRIGNOLE M, HAMDAN M H. New concepts in the assessment of syncope[J]. J Am Coll Cardiol, 2012, 59（18）: 1583-1591.

[17] BRIGNOLE M, MOYA A, DE LANGE F J, et al. 2018 ESC Guidelines for the diagnosis and management of syncope[J]. Eur Heart J, 2018, 39（21）: 1883-1948.

[18] 中华心血管病杂志编辑委员会, 中国生物医学工程学会心率分会, 中国老年学和老年医学学会心血管病专业委员会, 等. 晕厥诊断与治疗中国专家共识（2018）[J]. 中华心血管病杂志, 2019, 47（2）: 96-107.

[19] 中国心脏联盟晕厥学会直立倾斜试验专家组. 直立倾斜试验标准操作流程中国专家推荐意见 [J]. 中国循环杂志, 2016, 31（8）: 807-808.

第六篇 休克与低血压

第一章 概　述

休克（shock）是各种致病因素造成机体损害后发生的全身性危重急性综合征，临床各科均可涉及，其共同的病理生理特征是有效循环血容量急剧地绝对或者相对减少，微循环障碍，导致重要生命脏器供血、供氧不足，组织低灌注，细胞和组织损伤，代谢紊乱和脏器功能障碍和结构损害，静脉血氧含量下降。休克发生与发展机制的中心环节是微循环障碍和随后发生的血管内弥散性凝血（DIC）。其主要临床表现为血压降低，脉压减小，面色苍白，皮肤湿冷，四肢末端温度低，脉搏频速而较弱，尿量减少或者无尿以及神志障碍，严重时导致生命危险。但应注意，休克并不一定发生低血压，而低血压病也不一定就是休克。因休克的病因和类型不同，在休克发展的不同阶段，其特点也不尽相同。

微循环是指微动脉和微静脉之间的血液循环，基本功能是在血液和组织液中进行物质交换。典型的微循环是由微动脉、后微动脉、毛细血管前括约肌、真毛细血管、微静脉、直捷通路和动静脉吻合支等部分组成。一般状况下，全身的真毛细血管只有20%处于交替开放状态。毛细血管内的血流量既与血压、血容量、心排出量有关，也与微动脉、微静脉及毛细血管前括约肌的调节有关，还受到多种神经体液因素的调节。正常状态下，由于机体内收缩血管的物质浓度很少发生变化，影响微循环的主要因素是局部产生的舒张血管的物质，在其调节下毛细血管交替性开放：真毛细血管关闭一段时间后，局部的代谢产物以及组胺增多，使后微动脉以及毛细血管前括约肌舒张，局部积聚的代谢产物被增加的血流清除，平滑肌对缩血管物质的敏感性恢复，后微动脉和毛细血管前括约肌收缩，真毛细血管关闭。这种自律性变化一般每分钟5～10次。动静脉吻合支的平滑肌主要受到交感神经分泌的儿茶酚胺的调节，此处没有物质交换功能。

血红蛋白有4个亚单位。在通过肺时，每个血红蛋白最大负载4个氧分子，此时氧饱和度（SO_2）为100%，若只携带3个氧分子，SO_2就是75%。而后通过心脏泵功能，把氧输送给组织。正常情况下，血红蛋白携带的氧，约25%被组织消耗，经静脉回流到右心的血氧饱和度为75%[混合静脉血氧饱和度（肺动脉）（$SmvO_2$）]。如氧供不能满足需求，代偿机制首先增加心排出量，如仍不能满足，则组织从血红蛋白摄取氧增加，$SmvO_2$下降。若代偿机制仍不能纠正组织氧供需失衡时，则厌氧代谢的发生导致乳酸形成。乳酸迅速被缓冲，形成可测定的乳酸盐，正常值为0.5～1.5mmol/L，乳酸盐水平升高伴随$SmvO_2 < 50\%$。乳酸酸中毒的主要原因是氧释放不足；有时是组织氧利用障碍，如脓毒症和心搏骤停复苏后，其特点是$SmvO_2$正常伴随乳酸盐水平上升；少部分是由于氧需求增加，如癫痫持续状态。故$SmvO_2$可用于反映氧供需之间的平衡。中心静脉导管（$ScvO_2$）所得到的结果较$SmvO_2$高5%～7%。比较而言，

$ScvO_2$ 更容易获取。故乳酸水平和碱剩余水平可以提示有无休克的发生。碱剩余 $<-4mmol/L$ 和血清乳酸浓度 $\geqslant 4mmol/L$ 提示广泛低灌注，应考虑休克。

血压是血流与阻力的乘积[平均动脉压（MAP）= CO × 全身血管阻力（SVR）]。如心排出量下降而外周血管阻力升高，则血压不下降，但足以导致局部和全身组织灌注不足。血压对监测全身低灌注是不敏感的，这点已得到反复证实。因此，休克可发生于正常血压，而低血压可无休克。

单纯的全身组织低灌注就可以激活炎症反应，出现全身性炎症反应综合征（SIRS）。其定义是符合下列 2 项以上者：①体温 $>38℃$ 或 $<36℃$；②心率 >90 次 /min；③呼吸 >20 次 /min；④白细胞 $>1.2×10^9/L$ 或 $<4.0×10^9/L$，或杆状核 $>10\%$。SIRS 是各种休克发病机制的基本变化，随着 SIRS 进展，结果表现为多器官功能衰竭，如心肌抑制、成人呼吸窘迫综合征、弥散性血管内凝血、肝衰竭或肾衰竭。从 SIRS 发展为多器官功能衰竭（MOF）取决于内皮细胞破裂时释放的抗炎症和促炎症介质或细胞因子的平衡。在脓毒症休克，SIRS 更为明显。

休克的治疗应致力于改善微循环，不应仅仅关注血压的改善。微循环的功能改善与否，常是决定治疗是否有效的关键因素。

（张向阳）

第二章 病理生理改变

第一节 微循环分期

从微循环角度讲，休克不仅仅是一种疾病，而是以急性微循环障碍为主的全身综合征。各种原因导致的休克的共同特点就是有效循环血量不足，重要器官微循环灌注不足，组织缺血、缺氧，导致功能障碍。微循环的有效灌注取决于全血量、血管床容量以及正常的心脏泵功能之间的有效协调，任何一种因素发生改变，都可能成为导致微循环灌注不足而引发休克的始动因素。

一、代偿期（缺血缺氧期）

休克早期，微循环的变化特点是微动脉和微静脉明显收缩，管径缩小，毛细血管前阻力（由微动脉、后微动脉和毛细血管前括约肌组成）明显增加，血管自律性运动增强，微循环内血流显著变慢，由线流变为粒线流，甚至粒流；进入真毛细血管网的血液减少，而通过直捷通路或者动静脉吻合支直接回流的血流量增多。这一现象在皮肤、肌肉、肾等器官尤为明显和重要，对于维持有效循环容量、回心血量、维持血压、保证心脏和大脑等重要脏器血液供应有重要意义，故称为代偿期。同时，由于微血管收缩，局部苍白、缺血，又称为缺血缺氧期。发生原因与致病因素（如创伤、疼痛、失血、内毒素等）造成的交感神经系统 - 肾上腺髓质的兴奋而释放大量儿茶酚胺有关。休克时产生的儿茶酚胺是正常状态下的几十倍甚至几百倍，也有人称为"交感风暴"，同时产生的一些体液因子如血管紧张素、血栓素、心肌抑制因子等也有收缩血管的作用。

休克早期微循环的变化有利于缩短循环时间，减少毛细血管床容量；同时，由于微静脉和小静脉收缩，有利于增加回心血量，具有"自身快速输液"的意义。后微动脉和毛细血管前括约肌对儿茶酚胺较为敏感，收缩明显，导致毛细血管静压力下降，有利于组织液进入血液循环，具有"自身缓慢输血"的作用。据估计，在休克早期的1小时内，仅从骨骼肌动员进入血液循环的组织液就有500ml之多。另外，由于儿茶酚胺的增多，心肌收缩力增加，心率加快，有助于增加心输出量，外周血管收缩，增加外周循环阻力，有利于维持血压。微循环改变造成的血液供应的重分布，也有利于维持重要脏器的功能。

但应该看到，尽管机体采取这些防护措施，随时间延长，也会带来组织和脏器供血、供氧不足的问题。因此，器官组织的微循环障碍，在血压下降之前就已经很明显。此时，最重要的是尽可能去除、缓解致病因素的作用，尽快恢复有效循环容量，防止病情进一步向失代偿期进展。

二、失代偿期（淤血缺氧期）

当休克致病因素持续作用，强度和作用时间达到一定程度时，微血管自律性首先消失。一方面由于终末血管床对儿茶酚胺的反应性降低，另一方面由于组织缺血、缺氧而产生的扩张血管的物质的作用（如 ADP、二氧化碳、乳酸等），微动脉和毛细血管前括约肌的收缩程度逐渐减弱，因而血液大量涌入毛细血管网，而由于流出道阻力仍然增加，出现毛细血管中血流淤滞和隔离的现象，血浆向组织渗透，血液浓缩，有效循环容量进一步减少，因而称为失代偿期或者淤血缺氧期。这种改变在各脏器之间是不一致的，例如肝、肠、胰腺、肺、脾和肾上腺有一定程度的淤血，而肾、皮肤和骨骼肌一直处于缺血状态。

该期表现与长时间微血管收缩、缺血、缺氧以及多种因素有关。

1. 酸中毒　长期缺血、缺氧引起氧分压下降，二氧化碳和乳酸堆积，导致微动脉和毛细血管前括约肌对儿茶酚胺丧失反应性，平滑肌开始舒张，毛细血管网大量开放，大量血流灌入；而微静脉和小静脉对酸中毒的耐受能力较强，仍然处于收缩状态，导致大量血液淤积在毛细血管网。同时，外周阻力血管扩张，导致血压下降。

2. 细胞膜功能障碍　长期缺血、缺氧引起平滑肌细胞膜功能紊乱，细胞内钠离子增多，钾离子减少，跨膜电势发生改变，细胞内液增加，细胞水肿，引起微血管平滑肌张力下降和对儿茶酚胺敏感性下降。

3. 血流动力学改变　血液属于非牛顿液体，在微血管低流速情况下，特别在血流缓慢的微静脉，红细胞发生聚集，血液黏度大幅度增加，加上灌注压下降，引起白细胞附壁现象加剧，进一步加重血流淤滞、缓慢。

4. 多种体液因子　酸中毒刺激肥大细胞释放组胺；内啡肽抑制心血管中枢和交感神经纤维，促进微血管扩张；肿瘤坏死因子（TNF）、IL-1、白三烯等促进白细胞黏附于微静脉壁；血栓素（TXA_2）促进血小板聚集和形成微血栓等；ATP 大量消耗，转变为 ADP 和 AMP，导致毛细血管扩张；组织间液渗透压升高，引起毛细血管扩张。

5. 内毒素　除了脓毒症休克外，内毒素在其他类型的休克晚期患者血液中也存在。内毒素在促凝血的同时，激活缓激肽释放酶生成大量缓激肽，扩张小血管和增加毛细血管通透性；激活补体系统，刺激肥大细胞生成和释放组胺；促进中性粒细胞脱颗粒，通过其他途径造成和加重微循环障碍。

本期由于微血管网调节血流功能减弱或者丧失，导致重要脏器的血流供应减少，功能恶化。由于血流淤滞，微血管内静水压升高，组织液进入毛细血管的"自身输液"效应减慢或者停止，反而有血浆外渗，加之由于组胺、缓激肽、前列腺素 E、心肌抑制因子等的作用引起血管通透性增加，以及组织胶原吸钠、吸水能力增强，均可以促进血浆外渗，进一步减少有效循环容量和血液浓缩，红细胞比容上升，黏度增加，加重微循环淤滞，形成恶性循环。当平均动脉压小于 50mmHg 时，超过心、脑血管自身调节极限，出现冠状动脉和脑血管灌注不足，产生心、脑功能障碍，甚至衰竭，发生不可逆的病理改变。

三、微循环衰竭期

失代偿期持续较长时间后，进入难治期，此时采取多种输血补液和抗休克措施，也难以纠正休克状态。在失代偿期，某些器官的微循环淤滞和功能障碍变得更加严重。在微循环水平，难治期与失代偿期没有明显界限，仅仅存在程度差别，故很难加以区分。有人认为，难治期就是失代偿期的最终阶段。此期，微血管反应性显著下降，出现微循环衰竭，即使在输血补液治疗后，微血管对儿茶酚胺的反应性也难以恢复。毛细血管内血流从淤滞到停滞，形成大量微血栓阻塞血流，血细胞聚集更加明显，序贯引起回心血量、心输出量、动脉血压进行性下降。动脉压下降，既引起毛细血管灌注压下降，又加重微循环障碍。此期酸中毒明显，经常发生弥散性血管内凝血（DIC）或者重要脏器功能衰竭，甚至发生多系统器官功能衰竭（MSOF）。即使通过输血补液，恢复大血管内血容量，血压暂时上升，微循环内淤滞或停滞的血流仍然存在而难以恢复正常血流（毛细血管无复流现象），重要脏器的微循环状态仍然没有改变，功能不能恢复，一度升高的血压又出现下降，最后导致死亡。

此期发生 DIC 主要与以下因素有关：

1. 血流动力学 此期淤血不断加重，血液浓缩，血细胞聚集明显，血液黏度增加，血小板和红细胞容易形成团块，加重淤血和缺氧，促进 DIC 发生。

2. 凝血系统被激活 一方面，缺氧、酸中毒、内毒素等物质损伤内皮细胞，激活内源性凝血途径；另一方面，创伤或者烧伤等原因造成休克，伴有大量组织破坏，释放大量组织因子，激活外源性凝血途径。此外，休克过程中黏附在血管壁的中性粒细胞的脱颗粒作用也可以通过损伤血管内皮间接或者直接激活凝血途径。

3. 其他促凝物质释放 如异型输血导致的休克在红细胞破坏的同时释放 ADP，激活血小板，释放大量促凝血物质。

4. 其他因素 组织缺氧以及补体系统的激活促进血小板释放血栓素 A_2（TXA_2）；同时，血管内皮细胞因缺氧、酸中毒等导致内皮细胞功能受损，释放前列环素（PGI_2）。二者比例失调，促进 DIC 发生。

虽然 DIC 并不一定发生在难治期休克，但休克一旦并发 DIC，将加重微循环和脏器的损害，使休克加重，产生严重影响。微循环阻塞导致的微循环障碍加重，进一步减少回心血量；凝血物质消耗以及随后发生的纤溶功能亢进导致出血倾向，黏膜、伤口渗血，减少有效循环容量；纤维蛋白原降解产物增加血管壁通透性和抗凝血作用，使微循环功能紊乱加重；器官栓塞、梗死及出血导致和加重脏器功能衰竭。

第二节 体内微环境的变化

各种休克发展的共同途径是微循环障碍，势必导致细胞生存的微环境即内环境发生改变。这些改变一方面有代偿意义，如休克早期的儿茶酚胺释放引起血流重分布；另一方面也可以使休克病情恶化，如儿茶酚胺引起的血管收缩加重组织缺血。有许多因素参与休克的发生、发展。除儿茶酚胺、血管升压素等与神经活动有关的神经 - 体液因素外，还有细胞代谢或者损伤释放的产物，如溶酶体酶、心肌抑制因子等。虽然体液因素在微循环的调节中大部分起到负反馈作用，但其对机体的影响存在正、反两个方面，在起到反馈调节和代偿作用的同时，也可能会加重微循环障碍和组织损伤，休克病情究竟向好转还是恶化的方面发展，取决于哪一方面是矛盾的主要方面。

1. 儿茶酚胺 各种休克都可以引起交感 - 肾上腺髓质系统兴奋，释放大量儿茶酚胺，其浓度与血压下降以及失血严重程度呈负相关。儿茶酚胺在休克初期以及休克恢复期都有一定代偿作用，但其对机体的作用却同时存在正、反两个方面。休克早期，儿茶酚胺作用于 α 受体引起血管收缩，引起血流重分布，增加回心血量；但同时加重了组织缺血缺氧和酸中毒。

另外,儿茶酚胺激活 β 受体使微循环的动静脉吻合支开放,减少了微循环灌流。肺内动静脉吻合支的大量开放,增加了动静脉分流,加重低氧血症,使通气 / 血流比值更加失衡。动静脉吻合支的开放,也减少了外周循环阻力,与血压下降有关。

2. 肾素 - 血管紧张素 - 醛固酮系统　除与交感神经系统紧密联系外,肾素 - 血管紧张素 - 醛固酮系统还是机体调节水盐代谢和内环境稳定的重要机制。休克时,肾血管血流量减少,促使释放血管紧张素,其中血管紧张素 II 缩血管活性是去甲肾上腺素的 10 倍。激活醛固酮系统后有利于减少钠盐排出,维持血液渗透压,减少尿量,维持血容量,但也加重肾脏的缺血损伤。

3. 血管升压素　休克时,循环容量降低,渗透压升高。渗透压感受器很敏感,渗透压升高 2%,即可刺激下丘脑室上核和室旁核释放血管升压素,具有强大的收缩血管和抗利尿作用,有利于维持血压和有效循环容量。

4. 组胺　主要存在于肥大细胞的颗粒中,缺氧、酸中毒以及激活的补体成分可促其释放,作用于 H_1 受体,引起微静脉收缩、血管通透性增加和微循环淤滞,但作用于 H_2 受体,使微血管扩张,增加心肌收缩力,具有抗休克作用。

5. 氧自由基　氧自由基和活性氧如 O_2^{-}、$\cdot OH$、O_2、H_2O_2,具有强氧化能力,与细胞成分或者细胞膜结构发生氧化反应,破坏其结构,导致细胞损伤和器官功能障碍。其来源有黄嘌呤氧化酶途径、中性粒细胞和单核巨噬细胞系统的呼吸风暴,以及花生四烯酸代谢、儿茶酚胺自氧化、细胞色素氧化酶等途径。

6. 其他　内毒素刺激肥大细胞、中性粒细胞等,生成多种介质,主要有细胞因子(TNF、IL-1、血小板活化因子、内啡肽、内皮素和 NO)、花生四烯酸代谢产物(前列腺素类及白三烯等)、心肌抑制因子(MDF)、缓激肽、补体、纤维蛋白降解产物、溶酶体酶等。有些是通过对心血管系统的作用,加重休克时的功能障碍(MDF 抑制心肌收缩力,白三烯收缩血管,NO、TNF、内啡肽、缓激肽、PGI_2 扩张血管和降血压)。有些是通过趋化和黏附作用,影响休克的发生和发展(TXA_2 促进血小板聚集,LTB_4 促进白细胞附壁,PAF 促进白细胞趋化和在后微动脉黏附;C3a、C5a 促进白细胞趋化;TNF、缓激肽、PAF、LTB_4、C3a、C5a 以及溶酶体成分增加血管壁通透性,促使血浆外渗;TNF 激活中性粒细胞,增强吞噬功能,诱导生成氧自由基等物质)。

此外,5- 羟色胺、干扰素、血管活性肠肽、缓激肽等物质也参与休克过程。但在机体内,各种因子的作用并不是独立的,彼此之间的协同或者拮抗效应相互交织,共同组成错综复杂的内环境调控网络。一般而言,致休克因素引起的体液因子合成少量增多,往往有利于机体代偿,但在合成量增加较多时,往往使休克加重甚至不可逆。

第三节　休克时的病理学改变

休克发生时的微循环功能障碍直接导致细胞生存的微环境发生改变,细胞缺血、缺氧,功能和形态变化在血压降低以前已发生。器官血流恢复以后,其功能却不一定能够恢复,临床上可出现病情一过性好转或稳定后迅速恶化。细胞功能的恢复却可以促进微循环的恢复。另外,引起休克的基础疾病也可以直接导致细胞损伤。

一、休克时细胞代谢的改变

1. 代谢障碍　休克时细胞代谢的改变比较复杂,主要包括糖的无氧酵解加强、脂质代谢紊乱及酸中毒。供氧不足,糖酵解加强,乳酸生成增多。能量不足,细胞膜钠泵功能受到影响，细胞内钠离子潴留，渗透压上升，水分增多，细胞和细胞器水肿。能量不足导致细胞对胰岛素、肾上腺皮质激素等激素的反应性降低，钙离子代谢障碍，加重细胞损伤。糖酵解生成的乳酸以及代谢生成的二氧化碳超过局部酸碱代偿能力以后，造成局部酸中毒。缺氧代谢生成的乳酸由于肝功能障碍，不能及时转化为糖原和葡萄糖，造成酸中毒。脂肪代谢紊乱导致脂肪酸的脂酰辅酶 A 堆积，也会造成酸中毒和细胞损伤。

2. 细胞因子生成和释放 致病因素作用于单核巨噬细胞系统、中性粒细胞，生成各种细胞因子，损伤细胞；诱导生成 NO，导致血管扩张和低血压。

3. 细胞黏附分子 各种体液因子可以激活白细胞，使其释放白细胞黏附因子，部分体液因子还可以刺激内皮细胞，使其生成白细胞黏附分子，促进白细胞附壁，并激活白细胞，导致组织损伤。

二、休克时的细胞损害

1. 膜损害 细胞膜和细胞器膜的完整性在维持细胞生命活动中起重要作用，膜的完整性受到破坏时，就开始了细胞的不可逆损伤。由于缺氧、ATP 不足、细胞酸中毒，使细胞膜不能维持正常的结构和功能。休克时氧代谢途径发生改变，生成大量氧自由基，通过膜脂质过氧化反应破坏生物膜。脓毒症休克时的内毒素也可以破坏细胞膜的功能和结构。

2. 线粒体损害 休克时线粒体肿胀，致密结构和嵴消失，钙离子超负荷，以及钙盐沉着。可能与下列因素有关，线粒体的各种酶受到内毒素和酸中毒的直接抑制；缺血、缺氧导致细胞内环境发生变化；氧自由基对线粒体膜磷脂的过氧化作用。线粒体受损时，呼吸链障碍，能量产生减少甚至停止，必然导致细胞的损害和死亡。

3. 溶酶体变化 缺血、缺氧和酸中毒引起溶酶体酶释放，溶酶体肿胀，空泡形成。脓毒症休克时血液和淋巴液中溶酶体酶浓度与休克的严重程度相关。溶酶体酶包括组织蛋白酶、胶原酶、弹性蛋白酶和 β- 葡萄糖醛酸酶，主要来自缺血的肠、肝、胰等器官，引起细胞自溶，消化基底膜，激活缓激肽系统，形成心肌抑制因子等毒性多肽，引起心肌收缩力下降，加重血流动力学障碍。其非酶成分引起肥大细胞脱颗粒，释放组胺，以及增加毛细血管通透性，加重休克。

三、休克时脏器的功能损害

1. 急性肾功能衰竭 由于休克中血流再分布的特点，肾脏最容易受到损伤。休克早期就伴有肾功能的变化，但并没有发生肾小管坏死，恢复灌注后肾功能立刻恢复，称为功能性肾衰竭或者肾前性肾功能衰竭。主要表现为少尿或者无尿，伴有氮质血症、高血钾及代谢性酸中毒。早期肾功能衰竭与肾小球滤过率减少、肾小管水钠重吸收增加有关。休克早期，有效循环容量不足直接使肾血流量减少，加上交感神经系统和肾素 - 血管紧张素 - 醛固酮系统激活，引起肾血管收缩，使肾血流量更少，肾小球滤过压减小。醛固酮和血管升压素分泌增多，导致肾小管重吸收增加，两者共同作用使尿量减少甚至无尿。如休克继续发展，严重肾缺血或肾毒素导致急性肾小管坏死（ATN），此时再恢复血流，肾功能不可能立刻逆转。休克晚期肾功能衰竭将导致严重的内环境紊乱，如高钾血症、氮质血症和酸中毒等。

2. 急性呼吸功能衰竭 休克早期，由于呼吸中枢兴奋、呼吸深快甚至过度换气，导致呼吸性碱中毒。随后，交感神经系统激活，肺血流阻力增加，肺灌注量下降。晚期，肺处于严重持久的低灌注状态，常发生呼吸功能衰竭。与补体、白细胞以及氧自由基的损伤有关。肺可有充血、严重的间质水肿、肺泡水肿，微血栓形成甚至肺不张、肺出血、肺泡内透明膜形成等病理变化，称为休克肺，属于 ARDS 之一，这些变化影响肺的通气和弥散功能，造成无效腔通气和 / 或功能性肺内分流，通气 / 血流比值严重失调，引起低氧血症和呼吸困难，导致呼吸衰竭和死亡。休克肺约占休克死亡的 1/3。

3. 心功能障碍 除心源性休克伴有原发心功能障碍外，其他类型休克早期，机体代偿功能使冠状动脉血流量得以维持，泵功能一般不受显著影响。随着休克进展，动脉血压进行性降低，冠状动脉血流减少，心肌缺血、缺氧，加上其他因素影响，发生泵功能障碍，可能发生心功能衰竭。除了缺血引起的心肌局灶性坏死和心内膜下出血引起心功能障碍外，还与以下因素相关。

（1）冠状动脉血流量减少和心肌氧耗量增加：休克时血压降低，心率加快，导致心脏舒张期缩短，导致冠状动脉灌注减少和心肌供血不足，耗氧量增加，使心肌细胞代谢发生改变，引起能量不足和乳酸酸中毒，心肌舒张功能障碍，导致心力衰竭。

（2）酸中毒和高钾血症：酸中毒抑制钙离子内流，抑制钙离子与肌钙蛋白结合，抑制肌质网对钙离子的摄取和释放，抑制肌球蛋白 ATP 酶活性和能量代谢，诱发心律失常，抑制心肌舒张功能，导致心力衰竭。休克酸中毒，细胞膜钠钾泵功能抑制，钾离子外流，并且细胞破坏释放大量钾离子，肾功能障碍又使钾离子排出减少，高钾血症导致心收缩力减弱、心搏骤停。

（3）心肌抑制因子的作用：缺血、缺氧可以使机体产生心肌抑制因子（MDF），主要在胰腺产生，使心肌收缩和舒张功能减弱。

（4）其他原因：如细菌毒素作用，革兰氏阴性菌的内毒素可以通过激活的内源性炎症介质，对心功能产生抑制。

4. 脑功能障碍 早期由于血液重分布和脑循环的自身调节，脑血流量基本得以保证，患者除了有烦躁不安外，一般没有明显的脑功能障碍表现。随着休克进展，血压降低至 60mmHg 以下时或者伴有 DIC 发生时，脑的循环障碍加重，患者因为脑血流量不足出现神志淡漠，昏迷，脑缺氧引起脑水肿和颅内高压，脑功能障碍加重。

5. 消化道和肝功能障碍 消化道在休克早期就因小血管痉挛而缺血，进而淤血，导致肠壁水肿甚至坏死，消化液分泌受到抑制，胃肠运动减弱，黏膜糜烂，有时形成应激性溃疡。黏膜屏障损害，肠道毒素吸收入血，容易引起中毒和感染。微循环淤血，血浆外渗，血容量减少。胃肠黏膜糜烂以及 DIC、应激性溃疡都引起胃肠道出血，血容量进一步减少。胃肠道缺血刺激肥大细胞，释放组胺等物质，使微循环障碍加剧，休克恶化。

肝动脉血流减少，肝细胞缺血、缺氧甚至坏死；腹腔脏器血管收缩，门静脉血流急剧减少，加上肝脏内微循环障碍和 DIC 形成，加重肝细胞的缺血性损害。肠道内产生的毒性物质吸收进入肝脏，加上肝脏自身代谢产生的毒性物质，都对肝细胞产生直接损害，导致肝功能障碍。肝细胞代谢以及肝脏生物转化作用减弱，更使休克加重，对乳酸和糖的利用障碍，导致酸中毒、低蛋白血症和凝血功能障碍，代谢毒性物质能力下降，增加感染和中毒的危险性。

6. 多器官功能衰竭（MOF） 指在创伤或者脓毒症休克后或者在复苏后短时间内，同时或者序贯发生的 2 个或者 2 个以上脏器功能衰竭的严重病理状态。各种休克晚期都可以发生 MOF，治疗困难，死亡率很高。其中，脓毒症休克最容易发生 MOF。

四、休克时脏器的病理改变

休克发生后，各种脏器都有明显的病理变化，即使在休克恢复后数天内仍然不能完全恢复正常。脏器的形态学以及功能恢复较血流恢复要慢得多。

1. 肺 肺部病变是休克很重要的死因。休克时，肺的病理学改变并没有特异性，常把其一系列改变称为"休克肺"，但其他病因导致的肺水肿和间质性肺炎中也有类似表现，如病毒性肺炎。肉眼所见肺重量增加，质地变硬，弹性减弱，顺应性降低，即使开胸后仍不塌陷。表面可见暗红色斑点，切面可见大小不等的实变区，可见水肿、充血和出血。实变严重者可有肝样变。光学显微镜下可见肺泡含气区域减少，部分肺不张，肺泡壁明显充血、水肿，可以有不同程度的出血。病变主要集中在间质，肺泡壁增宽，严重者增加10倍以上，肺泡上皮肿胀。早期病变以间质性肺水肿为主，毛细血管周围和间质均可见水肿液，支气管旁水肿可以导致小气道阻塞。病变继续进展，则肺泡出现水肿液，富含蛋白，吸收较心源性肺水肿困难。另外，还可见间质淋巴管扩张，肺泡毛细血管微血栓形成，多见于已经发生 DIC 的患者。休克时间长者近一半出现肺泡内透明膜，严重影响肺的换气功能。部分患者还存在支气管肺炎的病理改变。病程长的患者还可以存在 I 型肺泡上皮细胞脱落，II 型肺泡上皮细胞增生，间质成纤维细胞活跃，生成胶原纤维，导致间质纤维化。

2. 肾脏 休克后 24 小时内就可以存在肾脏的病理改变，包括近曲小管和远曲小管，在 7~10 天后逐渐加重，休克恢复后 5 天左右，新生上皮细胞逐渐覆盖病灶，1~2 周后肾小管可以重建。肾小球可以没有明显改变。肉眼可见肾脏轻度肿胀，肾皮质轻度增厚，肾锥体和皮质髓质交界处严重充血。镜下可见远曲小管细胞肿胀、空泡变性，随后发生脂肪样变性、核模糊，最后上皮细胞崩解、坏死脱落至管腔，形成管型堵塞管腔。随着疾病进展，肾小管病变范围扩大，肾小管各段都可见多发性病灶，上皮细胞坏死，基底膜破裂。有时可见周围存活的肾小管上皮细胞增生。肾小管内可有管型，多为蛋白管型；集合管扩张，存在色素管型。管型处的上皮细胞多有坏死。病程延长者，近曲小管、远曲小管扩张，肾间质水肿，轻度单核细胞浸润。

3. 肝脏 肉眼可见肝脏体积增大，边缘变钝。镜检肝细胞肿胀、空泡变性和脂肪变性，肝细胞胞质嗜碱性减弱，休克晚期肝细胞崩解、坏死，甚至导致肝功能衰竭。正常时肝板与肝血窦等宽，休克早期肝血窦可无明显变化，随后出现肝血窦宽于肝板，后期肝血窦明显变宽，其内可有成堆的红细胞，轮廓不清，部分聚集成团，阻塞管腔。肝板受到肝血窦的挤压和破坏，特别是中央静脉周围的肝板病变严重，坏死消失。中央静脉增厚，几个中央静脉之间的充血带相互连接，形成充血桥。门管小区可见轻度水肿和单核细胞浸润，由于界限板受到增大的肝血窦的挤压和破坏，形成门管区周围的出血环。Disse 间隙增大，其中可有红细胞。病变严重者，肝脏微血管内可有血小板聚集和微血栓形成。免疫组织化学染色可见肝细胞内有不同程度的糖原减少，以小叶周围较为明显，严重者只剩下中间带或者不对称的岛状糖原保留带。脓毒症休克时，肝脏受内毒素影响可能更加严重。休克恢复后，肝脏病变仍可存在数天。

4. 肾上腺 其病理变化基本符合休克的应激反应。休克 24 小时就出现肾上腺皮质细胞释放肾上腺皮质激素（类脂排空），至 72~96 小时大部排空。肉眼见肾上腺皮质由正常的黄色（类脂）逐渐变为苍白色。镜下可见胞质由正常的泡沫状转变为一般的浅红色，细胞变小。同时，由于部分细胞坏死和细胞索之间的连接，出现细胞成堆的假腺体样改变。这种病理变化一般从网状带开始，逐渐累及束状带。严重者可有肾上腺出血。超微病理发现，实质细胞内细胞器增多，表明细胞活力增强。

5. 心脏 肉眼见心内膜下可有出血，甚至灶性坏死。镜下可见休克导致的心肌非特异性病变，如混浊肿胀、脂肪样变性。心肌一般没有炎性反应，但在坏死灶可见白细胞浸润。

6. 其他脏器 休克时胃肠道黏膜疏松，常有出血，严重者（如并发 DIC）有广泛出血斑和坏死。休克早期常常为节段性出血，逐渐变为弥漫性，甚至累及整个肠道，一般小肠最严重，但一般不累及肌层、浆膜层。在黏膜坏死后，由于细菌大量滋生，可形成假膜性小肠结肠炎。休克时，颅内血管可以发生毛细血管性静脉充血，由于脑组织没有能量和氧气储备，对缺血、缺氧敏感，常发生脑组织广泛性变性，部分患者可以发生脑水肿，甚至脑疝。脾脏充血，红髓扩大。中毒性休克可见纤维素沉着。脾髓可见含有多聚核糖体的淋巴细胞成堆出现。

（张向阳）

第三章 休克的临床表现和诊断

及时把握休克的进程,为制定和修正诊疗措施提供可靠的信息,有必要对休克严密监测。基本监测包括临床表现分期、生命体征、血流动力学、组织灌注和氧合、血液与体液化验以及治疗措施评估等。

第一节 休克的临床表现

1. 代偿期 患者面色苍白、四肢湿冷、冷汗、脉搏细速、精神紧张和烦躁不安、过度换气等,结合病史可以考虑早期休克的表现,该期血压可以骤降(大出血)、稍降甚至正常,所以血压不能作为休克早期诊断的指标。反映小动脉收缩情况的舒张压升高,脉压减小,尿量正常或者减少。由于血液再分配,患者神志一般清楚。此时如果处理得当,休克很快得到纠正;如果处理不当,病情就发展到抑制期。

2. 抑制期 患者血压进行性下降,心搏无力,心音低钝,神志淡漠,反应迟钝,甚至出现神志不清或者昏迷,口、唇、指端发绀,脉压更小,严重时全身皮肤黏膜明显发绀,脉搏扪不清,血压测不出,肾血流量明显不足,出现少尿或者无尿,甚至有代谢性酸中毒表现。若出现DIC,则有皮肤黏膜瘀斑或者消化道出血。若出现进行性呼吸困难、脉速、发绀或者出现粉红色泡沫痰,动脉血氧分压降低到 60mmHg 以下,一般给氧不能改善症状和提高氧分压时,则需要考虑 ARDS 可能。不同休克程度,临床表现不同(表 6-1)。

表 6-1 休克程度和临床表现

临床表现	轻度休克	中度休克	重度休克
神志	清楚,精神紧张	表情淡漠	意识模糊,神志昏迷
口渴	口渴	很口渴	非常口渴,但没有主诉
皮肤色泽	开始苍白	苍白	显著苍白,肢端发绀
皮肤温度	正常,发凉	发冷	冰冷
脉搏	100 次 /min 以下,有力	100~120 次 /min	逐渐减弱或者摸不清
血压	正常或者稍低	平均动脉压下降	平均动脉压小于 60mmHg 或测不出
周围循环	正常	毛细血管充盈迟缓	毛细血管充盈非常迟缓
尿量	正常	尿少	尿少或者无尿
失血量	小于 800ml	800~1 600ml	1 600ml 以上

在脓毒症休克中，休克代偿期患者可以出现精神兴奋或者萎靡、嗜睡，体温突然上升至 39～40℃或者突然降低到36℃以下，或者有畏寒、寒战，接着出现面色苍白、脉细速，则可能已经进入抑制期。在高动力型脓毒症休克中，血管反应以扩张为主，皮肤温暖、干燥、色红、尿量不减，低动力性休克反之，详见本篇第六章。

第二节　休克的监测

1. 血流动力学监测　包括血压、心输出量（CO，正常为4～6L/min）、右心房压（1～7mmHg）、中心静脉压（CVP，5～10cmH$_2$O）、肺动脉压、肺动脉楔压（PCWP，6～15mmHg）、心脏指数[正常为3～3.4L/（min·m^2）]、体循环阻力（正常为1 000～1 300dyn·s/cm^5）、体循环血管阻力（SVR，正常为700～1500dyn·s/cm^5）、肺循环阻力（PVR，正常为100～250dyn·s/cm^5）。部分患者舒张压消失，如严重失血可致血压60/0mmHg，提示失血超过40%。这时应按照血压为0/0mmHg处理。

直立性低血压也有助早期发现休克。方法：请患者站立3分钟后，再测心率（HR）和血压（BP），比如卧位心率增快15次/min以上、血压下降15mmHg以上或两者均有，提示容量不足。急性失血患者如有体位性头晕，则提示严重出血。临床可简单地询问患者卧位坐起或者站起时有无头晕、黑矇、心悸、大汗等来大致判断。

各种原因导致的休克的血流动力学特点见表6-2。

表6-2　休克的血流动力学变化

血流动力学指标	心源性	脓毒性	低血容量性	神经源性	变态反应性
BP	↓	↓	↓	↓	↓
HR	↑-↓	↑	↑	↑	↑↓
CO	-↓	↑-↓	↓	↓	↓
SVR	↑	↑-↓	↑	↓	↓
CVP	↑-	↑	↓	↓-	↓-
PCWP	↑-	-↓	↓	-↓	-↓

注：↓表示下降，↑表示上升，-表示不变。

2. 容量负荷试验　在20～30分钟内快速输入500ml液体，观察压力、心率、心排出量的变化。如果压力不增加，心率下降，心排出量增加，说明前负荷不足，需要继续补液；反之，需要限制液体。

3. 动脉血乳酸盐检测　正常为1～1.5mmol/L，在休克、心搏骤停、严重贫血等原因造成缺氧，或者肝功能障碍或感染中毒等导致细胞代谢障碍。休克时间越长，血流障碍越严重，病情就越严重，动脉血乳酸水平就越高。乳酸浓度超过8mmol/L，死亡率几乎为100%。单纯动脉血乳酸盐的浓度高于正常，但低于3mmol/L，不伴有酸中毒，则不能肯定为缺氧引起。如果乳酸浓度在12～24小时内迅速降低到正常水平，常表示休克复苏理想。乳酸在体内代谢缓慢，半衰期为1～10小时，即时变化不灵敏，需要动态监测。

4. 胃肠 pHi 监测　胃肠道运动能够敏感地反映休克时的循环变化，因为其脆弱的血供结构以及在休克后发生的血流再分配特点，使其在休克中成为最突出的牺牲器官：血供不成比例的大幅度减少，缺血、缺氧发生最早，而恢复最晚。胃肠 pHi（intramucosal pH）与局部血液灌流以及氧耗存在相同的变化趋势，因此胃肠黏膜组织内的酸度可以成为反映灌注和氧代谢的指标。胃肠液内的 PCO_2 可以认为与黏膜组织内的相同，HCO_3^- 可认为与动脉血气相同。通过三通管向 Tonometry 的囊内（在胃腔）注射 4ml 生理盐水，放置 60～90 分钟后抽出，前端的 1.5ml 作为无效腔弃掉，剩余液体测定 PCO_2，校正后代入公式 $pHi = 6.1 + \lg[HCO_3^- / (0.03 \times PCO_2)]$。正常低限为 7.320，是一种实用的检测"隐性代偿性休克"的指标。

5. 毛细血管充盈试验　正常时，指压额头或者甲端后，2 秒内迅速充盈，肤色转为正常。休克时，充盈时间延长。

6. 血气分析　项目有多种，最主要的指标是动脉血氧分压（PaO_2）、动脉二氧化碳分压（$PaCO_2$）和 pH，另有其他多项派生值，详见有关参考文献。血气分析指标除在一定程度上反映肺功能外，对于体液酸碱平衡有重要参考价值。组织低灌注的发生先于血压下降，故先有组织酸中毒，可有血清乳酸浓度升高（>4mmol/L）、碱剩余恶化（<-4mmol/L），提示组织灌注不良。肺泡 - 动脉血氧梯度（A-aDO₂，正常为 5～10mmHg），主要反映肺弥散功能。氧合指数（动脉血氧分压 / 吸入氧浓度）正常在 400mmHg 以上，200～300mmHg 表明已经发生肺损伤，200mmHg 以下已有呼吸窘迫综合征（ARDS）发生。

7. 肾功能检测　休克多有尿量减少甚至无尿，尿比重增加，血清肌酐与尿素氮上升。因为肾脏较容易受到损伤，故肾功能检测显得尤为必要。尿量是代表内脏灌注的敏感指标，且简单易行。如尿量为 1.0ml/（kg•h），提示内脏灌注正常；如尿量为 0.5～1.0ml/（kg•h），提示内脏灌注减少；如尿量为 <0.5ml/（kg•h），提示内脏灌注明显减少。应注意，早期肾脏对水分重吸收增加，尿量可不减少，但全程观察是有意义的。

8. 中枢神经系统功能　观察神志、神经系统体征、瞳孔变化、有无球结膜水肿，必要时检测颅内压。

9. 心功能检测　包括心电图、心指数、休克指数（脉率 / 收缩压，0.5 表示容量正常，1 表示有 20%～30% 血容量丧失，>1 表示有 30%～50% 血容量丧失）。

10. 血液系统　包括血常规全套、DIC 有关检查。应该强调所观测指标的动态改变，如失血早期可能没有血红蛋白改变，观察指标的动态改变比单次数值异常更有意义。临床还应注意皮肤黏膜出血状况，静脉穿刺或者肌注后有无出血不止或者渗血，可反映凝血系统改变。

第三节　休克的诊断

一、病史

有无导致低血容量的原因，如烧伤、腹膜炎等大量血浆丧失，严重腹泻、呕吐、多尿等失水，严重创伤，大出血；有无导致心脏泵功能障碍的原因，如急性心肌炎、急性心脏压塞、肺栓塞、急性心肌梗死等；各种严重的感染；过敏史、用药史等。

二、临床表现

1. 意识和表情　休克早期，血流量没有明显减少，缺氧不十分严重，神经细胞处于兴奋状态，患者表现为烦躁不安、焦虑或者激动，休克进一步加重，血压降低至 70mmHg 以下，神经细胞反应性显著降低，患者表现为暗淡、淡漠、反应迟钝、意识障碍、模糊、昏迷。

2. 皮肤黏膜 注意观察面颊部、口唇及甲床的颜色、温度、湿度。由于外周血管痉挛、血液灌注不足及交感神经兴奋，患者皮肤红润、黏膜颜色苍白、温度降低、四肢皮肤温度降低，严重时皮肤黏膜发绀、四肢厥冷。

3. 脉搏 休克时脉搏变弱、变快，常超过 120 次 /min，往往出现在血压下降之前，常作为判断休克的指征之一。晚期心功能障碍时，脉搏慢而细。脉搏是否有力也很重要，血压虽低，但脉搏可以触及，说明微循环灌注尚可或者休克好转。

4. 尿量 成年人每小时尿量应该大于 1ml/kg，小于 0.5ml/kg 说明血容量不足。每小时尿量小于 17ml，警惕发生急性肾功能衰竭的可能。

5. 呼吸 早期呼吸浅而快，多有代偿性通气过度，发生酸中毒时，出现深大呼吸；晚期出现心功能衰竭或者休克肺时，出现呼吸困难或者潮式呼吸（Cheyne-Stokes 呼吸）。

6. 体温 感染性休克可以出现寒战、高温、多汗。皮肤温度也能反映外周循环血流灌注情况，有条件则测定血液温度、腋温、肛温差值。

7. 甲皱微循环和眼底检查 休克时微循环痉挛造成甲皱毛细血管祥数目减少，周围深处明显，血流成断线、虚线或者淤泥状，血色变紫；眼底检查可见小动脉痉挛，小静脉淤血、扩张，动静脉比例由正常的 2:3 变为 1:2 或者 1:3，严重者有视网膜水肿，颅内压增高者有视盘水肿。

三、血流动力学监测

1. 血压 代偿期，收缩压多没有明显下降，但舒张压升高，脉压减小。高血压患者应以血压比原水平降低 20% 以上，诊断为低血压。严重休克时，脉压低，脉搏快，普通听诊方法难以准确测量，经桡动脉或者肱动脉插管测量更为准确。但目前普遍认为，血压下降属后期表现。直立性低血压见前述。

2. 中心静脉压 正常为 5～10cmH$_2$O，低于 5cmH$_2$O 提示血容量不足，高于 10cmH$_2$O 提示肺血管阻力高、心功能不全或者补液量过多。

四、实验室检查

见前述。

五、休克的诊断标准

根据患者的病史、临床表现、血流动力学指标及实验室检查，休克的诊断不难。

（一）1982 年全国"三衰"会议休克诊断标准

1. 诱发休克的病因。

2. 意识异常。

3. 脉细速，100 次 /min 以上，或者不能触及。

4. 四肢湿冷，胸骨皮肤指压阳性（再充盈时间大于 2 秒），皮肤花纹，黏膜苍白或者发绀，尿量小于 30ml/h 或者尿闭。

5. 收缩压小于 80mmHg。

6. 脉压小于 20mmHg。

7. 原有高血压者，血压较原来降低 30% 以上。

凡符合 1 以及 2、3、4 中的一条，5、6、7 中的一条就可以诊断。

（二）休克早、中、晚期诊断标准

1. 早期　交感神经紧张和儿茶酚胺分泌增多的临床表现，苍白微绀，手足湿冷，脉速有力，烦躁激动，恶心/呕吐，意识清楚，尿量减少，血压正常或者稍低（≤80mmHg）。原有高血压者收缩压降低40～80mmHg以上，脉压小于20mmHg。

2. 中期　虽然意识清楚，但表情淡漠，反应迟钝，口干渴，脉细速，浅静脉萎陷，呼吸浅促，尿量小于20ml/h，收缩压为60～80mmHg。

3. 晚期　面色青灰，手足发绀，皮肤花斑，湿冷，脉细弱不清，收缩压小于60mmHg或者测不清，脉压很小，嗜睡昏迷，无尿，呼吸急促，潮氏呼吸，DIC倾向，酸中毒表现。

对于有明显外伤和出血者或者有心脏疾病的患者出现休克，诊断不难。对于病情不重，无明显出血征象的患者，采用综合分析，并且应该注意同时存在多种休克。

另外，观察患者病情是否稳定，不应仅局限于体温、脉搏、呼吸、血压4个基本生命征，应扩展到体温、脉搏、呼吸、血压、意识、尿量、氧饱和度7个生命征。临床尤其对呼吸次数重视不够。上述7个生命征中，若有3～4个以上出现明显异常，均应考虑病情危重，想到存在休克的可能。

（张向阳）

第四章　休克的防治与预后

在可引起休克的疾病诊断时就应该积极治疗,防止发生休克。在休克发生后,要争分夺秒地采取综合措施进行治疗,及时的治疗可以使休克逆转,防止发生 DIC 以及多器官功能衰竭。按照早治疗、根据休克的不同阶段采取措施、密切观察病情以及积极去除原发病和个体化的原则救治。再次强调,治疗的目标不是维持血压,而是恢复有效微循环。

第一节　休克早期急救

休克发病急,发展迅速,常在发病的几分钟内决定预后,早期处理必须争分夺秒、准确有效。例如,保持适合的体位,气道通畅,充分给氧;对失血性休克需要迅速止血,外出血采用局部加压包扎、大动脉的间断指压止血、止血带等方法,内出血如实质性脏器破裂、溃疡等采取有效措施,必要时手术止血;对于脓毒症休克需要有效控制感染,未明确致病菌前,以针对革兰氏阴性杆菌为主,兼顾阳性球菌和厌氧菌,选用杀菌剂,静脉给药,避免肌注和口服,避免循环状态差以及吸收困难的缺点;对于过敏性休克应用肾上腺素、肾上腺皮质激素、升压药物、脱敏药物等;积极重建动脉血流,恢复血液供应,如急性心肌梗死后心源性休克的治疗关键是重建冠脉血流,采取搭桥或者急诊 PCI 恢复梗死区域的血液供应,缩小梗死范围。迅速开放静脉通路,应尽量选择上肢静脉,迅速补充血容量,必要时经中心静脉快速大量补液。在患者转运过程中注意包扎伤口,覆盖创面,以减少出血和污染,必要时给予镇静和止痛药物,减少疼痛和避免休克加重。同时注意监测心电图,给氧补液,应用升压药物。

第二节　休克补液治疗

休克输液的目的是恢复有效血容量,纠正电解质和酸碱平衡,维持细胞和蛋白质成分,补充营养和热量。补液的种类、方法和速度要根据患者的病因、临床表现、休克的严重程度、尿量及各种实验室检查数据综合决定。没有证据表明晶体液优于或逊于胶体液。常用液体对细胞内液、细胞外液和血容量的效果见表 6-3。由此可见,在补充血容量方面,生理盐水或者林格液优于 5% 葡萄糖,后者还可造成血糖负荷升高、细胞水肿。

扩充容量要考虑失血量、扩张的血管内容积、丢失的功能细胞外液。功能细胞外液不仅向血管内转移,并且由于细胞通透性增加也向细胞内转移,而细胞外液是毛细血管向组织输送氧气和营养物质的重要媒介,因此补充细胞外液是维护细胞功能的重要措施。休克时丢失的功能细胞外液必须靠晶体液纠正,最常用的是林格液,其 Na^+ 与 HCO_3^- 的浓度与体液相近。

应在短时间内(45分钟到1小时),快速输送盐水或者林格液1 000～2 000ml。

表6-3　静脉输注1 000ml液体扩容效果

液体种类	细胞内	细胞间质	血浆内
5%葡萄糖	660	225	85
生理盐水,林格液	−100	875	225
5%白蛋白	0	500	500
7.5%氯化钠	−2 950	2 960	990
全血	0	0	1 000

胶体液如低分子右旋糖酐,可以使组织间液回收到血管内,循环量增加1～2倍,但胶体液在血液循环中只能维持数小时,用量过大使组织间液丢失过多,发生出血倾向,血管通透性增加而发生组织水肿,胶体液一般不超过1 500～2 000ml,中度、重度休克应该输一部分全血。羟乙基淀粉依据分子量不同也有不同剂型,目前新一代的产品具有更好的扩容效果,输注500ml可扩容1 000ml,持续效果近24小时,具有更好的肾脏保护作用,较小影响血凝指标和血小板功能。

另外,高渗液体可以迅速扩容,一般应用3%～7.5%氯化钠,理论上扩容效果优于生理盐水,但应该注意渗透压的迅速上升带来的神经系统症状、快速扩容增加的心脏负担以及高氯性酸中毒等情况的发生。

晶体液和胶体液的比例一般应在(1.5～1):1,严重血容量不足可以为1:1,血源困难者可以在(3～4):1。液体补充量一般为失血量的2～4倍,"失多少补多少,缺多少补多少"的观点是错误的。中度休克应该输全血600～800ml。

补液速度的原则应先快后慢,第一个半小时输入平衡液1 500ml、右旋糖酐500ml,若休克缓解,可以减慢速度;若血压不回升,再输注平衡液1 000ml;仍无反应,根据情况输注全血600～800ml或者高渗氯化钠250ml,其余液体在6～8小时内输入。

输液的速度和量一般根据下列情况判断:

1. 一般情况　患者安静,神志清楚,皮肤发红,四肢转暖,出汗停止,表示微循环量基本补足;若患者神志淡漠,烦躁不安,口渴,皮肤苍白,四肢发凉,表示血容量不足。

2. 观察毛细血管充盈状况　指压试验。

3. 颈静脉充盈程度　排除心功能不全因素后,若患者平卧出现颈静脉怒张,表示补液量过多;塌陷则表示不足。

4. 脉搏与血压　脉搏减慢而有力,血压在80～100mmHg以上,脉压大于30mmHg,表示循环量基本充足。脉搏细速,血压波动,脉压变小,表示微循环量不足。

5. 尿量　每小时尿量小于30ml,表示血容量不足;如果血压脉搏正常,尿量少,比重低,表示已经有肾功能衰竭的可能。

6. 中心静脉压(CVP)　CVP正常为6～12cmH$_2$O,若CVP低于6cmH$_2$O,提示循环量不足,应加快补液;若CVP大于12cmH$_2$O,提示补液过多或者有心功能不全。PCWP也是一种较好的监测指标。

第三节 休克药物治疗

根据患者的症状和体征、休克的原因和程度以及病情变化的具体情况,在积极治疗原发病的同时,选择不同的血管活性药物和其他抗休克药物,调整剂量及给药速度,必要时更换药物品种或者配伍用药。血管活性药的应用前提,是有足够的循环血容量。但在抢救时,常常与扩容同时进行。

一、血管收缩剂

1. 多巴胺 去甲肾上腺素的化学前体,激动血管的 β 受体、α 受体和多巴胺受体,以及肾脏、肠系膜、冠状动脉上的多巴胺受体,激动受体的种类与剂量有关。小剂量[<5μg/(kg·min)]具有肾脏、肠系膜及冠状动脉的多巴胺 DA1 受体作用,使肾小球滤过率及肾血流增加,钠排出增多;但不应仅因为保护肾功能而使用多巴胺,其效果不确切。中剂量[5~10μg/(kg·min)]以 β 受体作用为主,增加心率和心肌收缩力,亦使神经末梢释放去甲肾上腺素,并作用于心脏。大剂量[10~20μg/(kg·min)]以 α 受体作用为主,使动脉收缩,升高血压。极大剂量[>20μg/(kg·min)]多巴胺增高右心压力和心率,一般不要超过此剂量,如超过此量,应有血流动力学监测。对于脓毒症休克、创伤性失血性休克及心源性休克效果较好,给药后平均动脉压升高,血流动力学指标、氧供、氧耗等改善,尿量增加。一般情况下,应在扩容的前提下进行,防止内脏血管扩张导致血压下降,但在紧急情况下,也用大剂量多巴胺升高血压,争取抢救时间。在 20μg/(kg·min)但血压仍然不满意者,可以配伍应用或者改用缩血管药物如间羟胺等。其不良反应较轻,偶有恶心、呕吐,剂量过大或者给药速度过快时可以出现呼吸及循环系统兴奋症状,如呼吸加快、心动过速甚至心律失常、肾血管收缩导致肾功能下降等,一旦发现,应减慢应用速度、减量乃至停药。静脉滴注时溢出血管外,可导致组织损伤。

2. 去甲肾上腺素 一种强效的 α 受体激动剂,有部分 β 受体作用。在 20 世纪 60 年代,去甲肾上腺素是我国唯一的升压药,由于其对肾脏的负面作用,一度被人放弃,或在使用多巴胺、间羟胺等无效后才使用。但最近经过脓毒症休克患者的临床应用证明,去甲肾上腺素可成功地升高血压,并未发生明显器官损害。目前认为,去甲肾上腺素和多巴胺均可作为脓毒症的首选升压药。在某些原因引起的休克,如三环类抗抑郁药、氯丙嗪中毒,宜作为首选。剂量为 0.01~0.5μg/(kg·min),平均剂量为 0.2~1.3μg/(kg·min)。1mg 去甲肾上腺素相当于 2mg 重酒石酸去甲肾上腺素。应加入葡萄糖或葡萄糖盐水溶液,不宜加入生理盐水中,勿与偏碱性药物配伍,如有药液外漏,应及时热敷,亦可用妥拉苏林或酚妥拉明 5~10mg、苄胺唑林 2.5~5ml 或透明质酸酶 300U,以 10~20ml 灭菌生理盐水稀释或用 1%~2% 盐酸普鲁卡因注射液 10~20ml 做局部浸润注射,以防渗漏部位坏死。

3. 多巴酚丁胺 对 β 受体有相对选择作用,对 α 受体作用较弱。休克患者使用多巴酚丁胺后心肌收缩力加强,心输出量增加,氧耗、氧供改善。有中度扩张血管的作用,给药后外周血管阻力下降,PCWP 下降,肾脏血流量增加,尿量增加,但不兴奋肾脏的多巴胺受体,也不影响血液再分配。给药后,平均动脉压变化不大,一般不增加心率,剂量超过 15~20μg/(kg·min),也会有心率增快。

4. 异丙肾上腺素 非选择性 β 受体激动剂,对 β₁、β₂ 受体都有强大的激动作用,对 α 受体无作用,激活心肌细胞腺苷酸环化酶,促进钙离子内流且提高 cAMP 水平,引起心肌收缩力增强,心输出量增加,还有加快心率、加快传导等作用,但对异位起搏点兴奋作用较弱,引起心律失常的概率较肾上腺素低,通过 $β_2$ 受体激动作用,扩张外周血管,降低外周阻力,增加组织血流量,应用后出现收缩压上升,舒张压下降,脉压加大。但在心源性休克时,梗死区域已经极度扩张,应用本药后正常区域的血管扩张,导致正常区域血流量上升而梗死区域血流量下降,产生冠脉窃流现象,加之氧耗量增加,应慎用。急性心肌梗死禁用。

5. 间羟胺　α受体激动剂,有较强的收缩血管的作用。一般以 10～20mg 溶于液体中静脉滴注,使血压维持在 90mmHg 以上,必要时与多巴胺合用。此外,也可用间羟胺。

二、血管扩张剂

休克早期毛细血管痉挛,晚期为微动脉和微静脉痉挛,扩张血管药物通过解除血管痉挛、降低外周阻力,达到改善微循环、提高器官血液灌注量的目的。应用扩血管药物,以充分扩容为前提。一般在扩容的基础上使用血管扩张药物,血压开始暂时下降,随着微循环的改善,血压逐渐回升,不必要要求血压完全正常。必要时,与缩血管性药物配伍应用。

考虑应用血管扩张剂的情况有:交感神经系统过度兴奋,如面色苍白、四肢发冷、冷汗、眼底小动脉痉挛;外周微循环障碍,如甲皱微循环开放毛细血管数减少、血流速度缓慢、红细胞聚集、白细胞附壁、嵌塞;重要脏器血流量减少,显著缺血、缺氧,器官功能障碍如发绀、少尿等;脓毒症休克的低排高阻期;经过充分扩容,临床症状改善不明显等。

1. 硝普钠　释放 NO,激活 cGMP 环化酶,增加细胞内 cGMP,直接舒张血管平滑肌,对小动脉和小静脉都有扩张作用,明显降低前、后负荷,增加组织灌注量,起效快。应用时从小剂量开始,若效果不满意 5～10 分钟后就可以调整剂量。一般剂量范围为 0.5～8μg/(kg·min)。应用时间长或者剂量大时,应注意血硫氰酸盐浓度以及出现的精神症状,对于老年人和肝肾功能差者更应注意。该药易分解,应以黑纸避光,现用现配,配好的液体在 6～8 小时后应更换,连续应用不超过 3 天。目前推荐改成全套黑色避光装置,出现中毒则应停用,或经静脉补充羟钴胺(维生素 B_{12} 的一种形式),或者硫代硫酸钠解毒。通过监测血浆硫氰酸盐浓度诊断氰化物中毒并不完全可靠,该反应是在红细胞内的非酶促反应,形成的氰化物在肝脏转化为毒性小的硫氰酸盐,全部经肾脏排泄,有条件者应监测红细胞内氰化物盐水平。

2. 酚妥拉明　除了通过阻断 α 受体扩张血管外,还可以直接扩张血管平滑肌,有微弱的心脏兴奋作用,增加心肌收缩力,心率加快,心输出量增加,解除血管痉挛。主要用于脓毒症休克和心源性休克。该药作用迅速,持续时间短,30 分钟后作用消失,一般 10mg＋500ml 液体滴注,监测血压,要求血压不低于 80mmHg,必要时与血管收缩剂配伍应用。或者用酚苄明 0.5～1.0mg/kg 在 500ml 液体中静脉滴注。

3. 山莨菪碱　M 胆碱能受体阻滞剂,在扩容的基础上使用,可以消除血管痉挛,增加组织灌注,显著改善外周微循环,保护重要脏器,改善血流动力学,减轻酸中毒。休克早期为 0.5mg/kg,晚期为 1mg/kg,用 5% 葡萄糖或者生理盐水稀释后静脉注射或者 200ml 稀释后静脉滴注,必要时 15～30 分钟后重复,根据病情调整用量。阿托品可显著扩张血管,解除外周血管痉挛,降低外周阻力,改善组织灌注,改善微循环,但不良反应较大,应用时注意。

4. 己酮可可碱　改善微循环和血流动力学,降低外周阻力。减轻白细胞附壁,促进 PGI_2 生成,减少血小板聚集,降低血黏度,增加脏器血流量,加强心肌收缩力,改善血管内皮功能。对多种休克都有良好的治疗作用。0.1～0.4g/d 溶于 250～500ml 液体静脉滴注,1.5～3 小时内。

5. 拮抗应激状态用药　如纳洛酮,纳洛酮与阿片肽受体竞争性结合,对各型阿片肽受体都有抑制作用,阻断中枢和外周阿片受体,解除内源性阿片肽对心血管系统的抑制;兴奋中枢和外周的交感肾上腺系统以及垂体 - 肾上腺皮质系统;拮抗心肌的阿片肽受体,增敏 β 受体以提高心肌收缩力;稳定溶酶体膜,抑制心肌抑制因子生成;拮抗呼吸的抑制作用,解除循环中白细胞附壁、嵌塞及血小板聚集,稳定溶酶体膜,减轻酸中毒,改善肺肾功能。对多种休克如失血性休克、脓毒症休克、心源性休克、神经源性休克都有治疗作用,给药后心肌收缩力加强,心输出量增加,升高平均动脉压。首次应用 2mg,以 2mg/h 静脉滴注,使收缩压维持在 80～100mmHg 为宜,必要时与肾上腺皮质激素、山莨菪碱(654-2)配伍。肾上腺皮质激素应用尚有争议,特别是在脓毒症休克中有不同意见。若需应用,也应遵循早用早撤的原则,同时防止感染。

6. 强心苷　是否应用尚有争议。但在急性心肌梗死后 24～48 小时内应尽量避免应用。可试用米力农。对于非充血性心力衰竭原因的休克,强心苷的疗效可疑。

7. 输血　血红蛋白(Hb)为 100g/L(HCT＞30%),无需输血。Hb＜70g/L,需要输血。Hb 为 70～100g/L,需要根据病情决定。一般维持 Hb＞80g/L。

8. 其他　包括吸氧,纠正水电解质、酸碱平衡紊乱,营养支持等一般措施。符合手术条件者,应尽早手术。

9. 中医救治　休克在中医大致可称为厥症和脱证,其中又分阴阳虚实等种类,采用针灸方法取穴内关穴、涌泉穴或者人中穴等。口服治疗脱证的药物有参附汤、收寒丹、救脱汤;治疗厥症为苏合香丸、涤痰汤等。

第四节　休　克　预　后

休克属于重症,不同原因所致休克的预后差异较大。一般而言,预后取决于以下因素:引起休克的原发疾病控制情况,患者对抗休克治疗的反应,有无其他合并疾病如肿瘤、糖尿病等,患者发病前的一般状态等。

(张向阳)

第五章　心源性休克

心源性休克是由各种严重心脏疾病引起的急性心脏泵功能衰竭，不能维持最低的心脏输出量，导致动脉血压降低，组织器官灌注不足、缺血缺氧的代谢与功能障碍的临床综合征。心源性休克的始动因素是急性泵功能衰竭，有别于失血、过敏等引起的休克。但是，其他机制如微循环障碍、血容量下降最终也会引起心功能恶化。

第一节　心源性休克病因

心源性休克最常见的病因是心肌梗死，也见于急性重症心肌炎、严重的心肌病和严重的心律失常、瓣膜口阻塞、乳头肌断裂引起的急性二尖瓣大量反流、感染性心内膜炎并发瓣膜穿孔所致的急性主动脉瓣反流、流出道梗阻、急性心脏压塞及心脏直视手术后等。

有人将心源性休克分为两类，一种为冠状动脉性休克，由冠状动脉狭窄、闭塞或血栓栓塞所致；另一种为非冠状动脉性休克。也有人将其分为心肌坏死后的心源性休克和非心肌梗死引起的心源性休克。还有人采取如下分类：心肌收缩力严重降低，如大面积急性心肌梗死、重症心肌炎、各种心脏疾病晚期等；心室射血障碍，如严重的主动脉瓣和肺动脉瓣狭窄、瓣膜穿孔、乳头肌或者腱索断裂、大面积肺梗死等；心室充盈的机械性障碍如严重的二尖瓣或者三尖瓣狭窄，缩窄性心包炎、急性心脏压塞、心房黏液瘤或者球形血栓嵌顿等；严重心律失常；混合型和心脏直视手术后低心排量综合征。

急性心肌梗死合并休克的死亡率高达50%～80%，特别是广泛心肌梗死伴有乳头肌断裂、室间隔穿孔、室壁瘤形成或者心脏破裂的病死率更高。急性心肌梗死时，高龄；左心功能不全（LVEF＜35%），合并糖尿病，有陈旧性心肌梗死病史、心绞痛、心力衰竭，心室前壁心肌梗死；女性（心脏破裂发生率高）等因素与休克的发生密切相关。

第二节　心源性休克病理生理

一、发病机制和血流动力学改变

1. 心排血量下降　大块心肌梗死的直接后果就是泵功能衰竭造成心输出量急剧下降，可降低50%～70%，是心源性休克的始动机制和病理生理学变化的中心环节。表现为心指数下降和肺动脉楔压升高。梗死面积在40%以上者很容易发生心源性休克；梗死部位在左心室前壁比在下壁更有意义。

2. LVEDP 增加　早期在 Starring 定律作用下，LVEDP 升高是对 CO 下降的代偿性反应，但 LVEDP 超过 18mmHg 后，PCWP 就会升高，导致肺淤血、肺水肿等左心室功能不全的症状。CI 小于 2.2 时，很容易引起血压下降和重要脏器供血不足。

3. 周围血管阻力增加　由于 CO 急剧下降，引起血压下降时，通过颈动脉窦反射和激活交感神经 - 肾上腺髓质系统，儿茶酚胺浓度急剧升高，收缩微小动脉和毛细血管前括约肌，引起外周循环阻力升高，此时为一种低排高阻的状态，这也是一种代偿机制。但随着病情恶化，出现微循环衰竭时，就成为低排低阻状态。

4. 有效血容量减少　除了由于微循环淤滞以致停滞造成的有效循环血容量不足外，大约 20% 患者由于剧痛、呕吐、出汗等造成血容量降低。

冠状动脉侧支循环的作用：冠状动脉突然闭塞导致的心肌缺血，在 24 小时内侧支循环就出现增加，一方面是侧支循环网压力梯度的作用，另一方面是组织坏死区域产生的扩血管物质的作用。尸检发现，梗死心肌的面积往往比阻塞血管的供血区域小。

二、急性心肌梗死的病理生理变化

心肌一次梗死面积超过 40%，或者梗死面积小于 25% 但伴有严重脱水、电解质紊乱或者其他诱发因素；伴有严重心律失常；梗死延展或者再梗死都可以引起左心衰竭。急性二尖瓣反流、心室游离壁破裂、假性室壁瘤或者室间隔穿孔是机械性缺陷的主要表现。

在严重动脉粥样硬化（或动脉栓塞、炎症、痉挛等）造成管腔狭窄和心肌供血不足，而侧支循环没有充分建立时，一端血流急剧减少或者中断，心肌急性、严重缺血达到 1 小时以上而发生心肌梗死。透壁性 AMI 经常发生在单支冠状动脉闭塞的受累区域，直径大小不一，最小直径为 2.5cm。而非透壁性心肌梗死的小灶性多发性坏死，不规则地分布在心室各处，直径在 0.5～1.5cm。心肌梗死发生 6 小时后梗死区域苍白、水肿，18～36 小时后呈现棕褐色或紫红色，然后为灰色，8～10 天后梗死区域心壁变薄，20 天后受累部位心内膜呈灰白色，肉芽组织开始替代坏死组织，由梗死区周围向中心推移，2～3 个月后坏死区域逐渐被瘢痕组织替代，成为陈旧性心肌梗死。

急性心肌梗死后，心肌收缩功能与梗死区域大小和缺血区域大小直接相关。梗死区域收缩功能异常（收缩运动减弱、收缩无运动和反向运动）对心功能也有重要影响。在出现瓣膜功能障碍（如乳头肌断裂）时，梗死面积较小也会引起泵功能衰竭和心源性休克。急性心肌梗死时，心肌舒张功能障碍常发生在收缩功能损害之前，舒张功能受损导致左心室舒张末期压力上升，产生肺淤血和肺水肿。

总之，急性心肌梗死通过心肌坏死引起心室收缩功能和舒张功能受损，而导致休克。另外，也可因机械性损伤导致泵功能衰竭。多发生在心肌梗死发生后 24 小时至 1～2 周。

有人根据肺动脉楔压（PCWP）、心脏指数（CI）以及临床症状，将急性心肌梗死患者分为四类：

1. 无心力衰竭　PCWP < 18mmHg，CI > 2.2L/（min·m²），Killip Ⅰ 级。密切冠心病监护治疗，住院死亡率 < 1%，不需要有创监测。

2. 轻度到中度心力衰竭　PCWP > 18mmHg，CI 相对正常，心尖部舒张期奔马律，全肺野 50% 以上可闻及湿性啰音，明显肺淤血，Killip Ⅱ 级。应接受冠心病监护，病死率为 10～12%，治疗时应注意降低充盈压，但不能将 PCWP 降至 12mmHg 以下。患者尽管有肺淤血的表现，但血容量并不增多，利尿剂应谨慎应用。可以采用血流动力学监测，使 PCWP 维持在 15～18mmHg，以使心脏收缩能力处于最佳状态。治疗有效时，血流动力学指标变化快于临床表现。

3. 显著低灌流　有血压下降，低血容量和周围循环衰竭症状，PCWP<18mmHg，CI<2.2L/(min·m²)。显著低灌流又分为两种亚型，一种是以血容量相对或者绝对减少、右心房压力降低为特点，如下壁心肌梗死（迷走神经反射→心动过缓、房室传导阻滞、血管扩张）；另一种是以低心排量和右心衰竭、右房压增高为特点，多见于右心室梗死。需要监测血流动力学指标，维持血容量。病死率约为20%。

4. 心源性休克　多见于左心室梗死面积超过40%，PCWP>18mmHg，CI<2.2L/(min·m²)，中心静脉压升高可伴有机械缺陷。应该在主动脉内气囊反搏（IABP）支持下尽快重建血运。病死率为50%～80%。

第三节　心源性休克临床症状与分型

主要出现各脏器供血不足的表现。神志淡漠或模糊，意识障碍；心悸、呼吸困难、气促等，少尿到无尿、恶心、食欲不振、出血或者麻痹性肠梗阻，皮肤湿冷或者苍白等。

按心源性休克的起病方式，可分为分早发性休克和迟发性休克。前者是指急性心肌梗死等疾病发生后即刻或者数小时内出现的休克，多见于突发大面积心肌梗死。有报道死亡率达60%，平均存活时间为10.2小时。后者是指急性心肌梗死等疾病发生后数小时、数天、10余天后出现的休克，或在治疗过程中发生的休克，是由梗死面积扩大、发生机械并发症（乳头肌断裂、室间隔穿孔、心脏破裂）或者肺梗死所致，也可能有部分治疗不力的原因。

按心源性休克的血流动力学改变，可分为低排高阻型、低排低阻型、低中心静脉压型和混合型。低排高阻型以低心排出量症状群为主，心排出量明显下降，肺血管阻力增高，中心静脉压升高，血压轻度下降或者维持正常；低排低阻型以低肺血管阻力症状群为主，心排出量中度下降，肺血管阻力降低或者正常，CVP正常，血压明显下降；低中心静脉压型血容量相对或者绝对下降，CVP、CO及BP均降低，肺血管阻力变化不定。

2019年新版美国心血管造影和介入学会（SCAI）心源性休克分类临床共识声明发布，新共识将心源性休克分为5期：①A期"风险期"，无心源性休克症状和体征，但存在发展为心源性休克的风险；②B期"开始期"，可能出现低血压或心动过速的临床证据，但不伴有低灌注现象；③C期"典型期"，患者有低灌注现象及相对低血压的典型休克症状；④D期"恶化期"，与C期相似，但病情正在加重的患者对初始的干扰措施无效；⑤E期"终末期"，患者病情危重，循环衰竭，心肺复苏后出现顽固性心搏骤停的现象。

SCAI心源性休克分类为临床正确诊断心源性休克，并迅速、准确分期提供了细致而有力的依据。但分类仍需要不断验证，以评估其实用性，并有待完善。新版SCAI共识声明只提出了心源性休克分期的具体方案，尚缺乏明确的各期心源性休克治疗措施，探索仍需进一步进行。

第四节　心源性休克诊断

存在前述心脏病基础，出现血压下降至120/90mmHg以下，或者较原来血压下降30mmHg以上，应考虑休克，并紧急处理。胸部X线片、血流动力学监测、血气分析可用于辅助诊断。PCWP>18mmHg，在胸部X线片上可见肺上叶的Kerley A线、肋膈附近的B线和肺下叶的C

线。PCWP>25mmHg，出现蝶影。上腔静脉和肺动脉氧饱和度差值小于8%，可排除左向右分流。

陈旧性心肌梗死病史、高血压、心力衰竭、60岁以上都是死亡的高危因素。心脏增大、心功能不全也增加死亡的可能性。注意观测血压、尿量、血流动力学、动脉血气、乳酸浓度、血清钾离子以及持续心电监测。

收缩压在80mmHg以下。原有高血压的患者比发病前降低20%以上。平均动脉压小于60mmHg，心指数（CI）小于2.2L/(min•m²)，PCWP小于18mmHg；有周围循环衰竭症状，如面色苍白、四肢厥冷、脉搏弱而快；有脏器灌注不足的症状，如肝肾功能障碍、尿量小于20ml/h、神志淡漠、反应迟钝等，诊断不难。

第五节　心源性休克治疗

心源性休克的发生与心肌缺血、坏死范围有关，积极改善或者恢复缺血区血液供应以减小梗死区域面积或者防止梗死面积扩大，是预防心源性休克的关键。迅速改善心肺功能，维持心脏泵功能，保证生命重要器官的血液供应，采取综合、合理的治疗措施，比如吸氧、补充血容量，纠正酸中毒，合理使用血管活性药物，正确使用强心药物、利尿剂及机械辅助循环（主动脉内气囊反搏等）。急性心肌梗死时，心源性休克发生率为10%～15%。重新开放梗死区域冠状动脉（如早期溶栓、PTCA、搭桥）以及增加LVEF的措施，使并发心源性休克的死亡率由80%～100%降低至50%以下。除右心室梗死外，对大面积心肌梗死或高龄患者应避免过度容量复苏，避免诱发左心衰竭。但部分患者低血压可能由低血容量所致，如呕吐、出汗、应用硝酸甘油治疗等。此类患者无呼吸困难和器官低灌注表现，对此类可谨慎扩容治疗；下壁AMI合并右室心肌梗死时常见低血压，容量复苏是关键性治疗，可先补液1～2L后，如血压仍不改善，应静脉滴注正性肌力药多巴酚丁胺3～5μg/(kg•min)。对顽固性低血压和休克患者可用氨力农或米力农，以提高心排出量。氨力农负荷量为0.75mg/kg，米力农为50mg/kg，接以维持量[氨利农为5～10μg/(kg•min)，米力农为0.5～1μg/(kg•min)]。目前认为多巴胺和去甲肾上腺素在治疗心源性休克时同等重要，但治疗应该个体化治疗。临床表现，如果低血压是由心输出量（CO）下降引起的，首先选用多巴胺（如心肌梗死时），低血压如果由外周血管阻力降低所致，应首先选用去甲肾上腺素，以矫正相应的血流动力学异常，但应根据患者不同阶段、不同变化仔细甄别并不断调整，有利于休克的抢救。同时，也有学者提出为何不能两药同时应用。

一、急救处理

对心源性休克的患者，必须进行床边紧急抢救，做到快速诊断、快速治疗。患者头部和躯干抬高20°～30°，下肢抬高15°～20°，以增加回心血量和减轻呼吸负担。呼吸困难的患者可以半坐位。心脏搏动停止4～5分钟时就会引起脑的不可逆损伤，应迅速进行心肺复苏（CPR），保持气道通畅、人工呼吸、建立人工循环（心外按压）、复律和药物治疗等。吸氧采取面罩吸氧，当氧流量达到10L/min而动脉血氧分压仍然在40mmHg以下，应立即行气管插管，行呼吸机辅助呼吸。迅速建立静脉通路，必要时建立中心静脉通路。根据CVP或者PCWP补充血容量，观察肺部有无充血和尿量变化情况。纠正电解质紊乱和酸碱平衡失调，主要是高血钾和酸中毒。

二、血管活性药物

见前述。

三、血运重建

血运重建包括溶栓药物、经皮穿刺冠状动脉球囊扩张成形术（PTCA）和搭桥手术（CABG）等。溶栓药物具体应用见有关文献。应提出，溶栓效果不佳可能与血流动力学因素有关。压力诱导的溶栓药物进入血凝块的速度是弥散作用的 2 倍。增加心排血量和肺血流量可以明显提高纤溶酶原激活剂溶栓的速度和程度。近期非随机回顾性研究表明，PCI 或 CABG 再灌注治疗可提高 AMI 合并心源性休克的生存率，PCI 再灌注成功者住院生存率高达 70%。AMI 合并心源性休克若 PCI 失败或不适用者（如多支病变或左主干病变），应急诊 CABG。

四、主动脉内气囊反搏术

主动脉内气囊反搏术（intra-aortic balloon counter pulsation，IABP）与血运重建术（CABG、PCI）联合应用，是心源性休克的标准支持程序的一部分。将带有气囊的导管从股动脉逆行插入胸主动脉（降主动脉与锁骨下动脉交界处远端），用患者心电图 QRS 波触发气囊在舒张期充气，以增加主动脉舒张期压力和改善冠状动脉血流促进侧支循环建立，改善心肌血供。而气囊在心脏射血前期快速放气，可以降低后负荷，减少心肌氧耗。患者应用一般还可以暂时获得血流动力学改善，起效快，可维持 2～3 天，与 PCI、CABG 联合应用可降低死亡率。如无冠状动脉再灌注和血管重建治疗，死亡率仍高达 80% 以上。

五、急症手术

未经治疗的乳头肌断裂，24 小时死亡率达 50%，8 周内死亡率为 94%。但早期进行二尖瓣修补或者置换，存活率可达 70%。心肌梗死室间隔破裂多发生在心肌梗死后 2～3 天，随之出现急性右心负荷过度的低心排量症状和心源性休克。早期血流动力学不稳定，手术修补死亡率高，穿孔后 2～3 周手术可能成功，但心源性休克患者手术可能不能推迟。

六、难治性心源性休克

心源性休克有时经积极处理，疗效并不显著，症状持续存在并不断加重，血压不能维持，稍一撤升压药的用量，血压就会迅速下降，休克处于极为严重阶段，治疗难度大，病死率相当高，称为难治性心源性休克。

以下因素与难治性心源性休克密切相关，应寻找并去除其不利影响，采取多种灵活措施，改善脏器功能，积极治疗原发病。

1. 休克后未及时和恰当处理，致使休克持续时间较长，休克加重并进入晚期，或者已经引起并发症。

2. 没有或者无法控制引起休克的原发疾病，致休克因素仍然存在。

3. 电解质紊乱和酸碱失衡仍然存在。

4. DIC 形成。

5. 脏器功能衰竭。休克时通气 / 血流比值明显失衡，弥散功能障碍，导致呼吸衰竭。休克晚期出现 DIC，肺水肿实变，形成休克肺；加上肺部感染等因素，使病情加重，转为难治。

心功能衰竭与心源性休克互为因果。脑水肿，脑组织对缺血、缺氧和葡萄糖缺乏相对敏感，造成灌注不足，出现脑组织损伤和功能障碍，呼吸和心血管中枢活动失常，严重时可形成脑疝；肾功能衰竭等。

6. 继发感染。

（张向阳）

第六章　脓毒症休克

既往称中毒性休克，又称感染性休克，是由于微生物感染及其产生的毒素引起的全身炎症反应综合征（SIRS）伴休克。SIRS 定义见前述。通常所说的败血症是指血微生物培养阳性或者明显内毒素血症，并伴有 SIRS 中的 2 项改变。脓毒症综合征是在 SIRS 基础上出现器官功能障碍或低血压；器官功能障碍包括乳酸酸中毒、少尿或意识改变。而脓毒症休克是 SIRS 加经适量输液（半小时内至少输注 1L 晶体液）后仍低血压；或经用升压药后血压正常，诊断为脓毒症休克。由革兰氏阴性菌内毒素引起的以发热、低血压、多器官衰竭为主要特征的休克，死亡率高达 40%～60%。

第一节　脓毒症休克病因

各种原因造成的重症感染均可导致休克。创伤、大手术、大面积烧伤、应用免疫抑制剂、抗肿瘤化疗药物、接受放射线照射等加速或者加剧脓毒症休克的发生与发展。不论革兰氏阴性还是阳性菌都可以引起脓毒血症休克，并且在血流动力学和预后方面无明显差别。血培养阴性对于脓毒症休克的发展和预后影响不大。常见致病菌为革兰氏阴性菌感染。但近年来革兰氏阳性菌所致的休克有上升趋势，部分原因可能与认识程度有关。

革兰氏阴性菌细胞壁的内毒素成分和阳性菌的肽聚糖、磷壁酸为细菌细胞壁的主要成分，与细菌蛋白（等外毒素）一起在细菌生长过程中释放或者在细菌溶解后释放。二者均可以引起血管炎和诱发休克，特别是在免疫系统识别以后具有强烈的刺激作用。

内毒素必须从细胞膜上脱落下来才能完成生物学活性，其毒性主要取决于磷脂 A 成分。自溶或者补体诱导的细菌溶解，补体的膜攻击复合物插入外膜引起细胞膜不稳定，都可以释放内毒素。这时细菌并不一定死亡。

第二节　脓毒症休克发病机制与临床类型

由于细菌及其毒素侵犯人体，造成网状内皮系统功能损害，机体内分泌以及反应强烈，分泌大量儿茶酚胺，是循环和组织代谢发生变化，引起微循环障碍、组织细胞缺氧、代谢障碍，容易发生 DIC。

1. 体循环阻力下降　病理性系统动脉扩张是脓毒症休克的主要血流动力学特征。阻力血管扩张导致体循环阻力下降，是脓毒症休克血压下降的主要原因。虽然儿茶酚胺增加，但是 α 受体功能下降，血管自身调节功能受损。肿瘤坏死因子可以直接扩张血管，IL-1 和前列

腺素可以通过影响 α 受体或者直接扩张血管。NO 也有扩张血管的作用。

2. 心输出量正常或者升高 心输出量增高是脓毒症休克的主要表现形式，当出现顽固性低血压，甚至在临终状态时，心输出量仍然可以处于较高状态。但是，心脏功能仍然受损。近年发现，积极容量复苏和应用血管活性药物，脓毒症休克时冠状动脉的血流量并不减少，而是正常或者增加，但流经心肌的动静脉血氧含量差明显减少，提示心肌氧摄取能力受损，存在氧的供需失衡状态，与感染时存在心肌抑制因素有关，如肿瘤坏死因子、IL-1、IL-2、IL-6、NO 等都可以影响心肌细胞的代谢状态和血管反应性，直接或者间接地抑制心肌收缩力。

3. 肺循环阻力增加 脓毒症休克时多表现为轻度或者中度的肺循环阻力增加，有时是重度增加。肺循环阻力增加不仅严重影响了体循环功能，在一定程度上"分隔"了左、右心的功能匹配，而且引起肺血流灌注改变，通气/血流比值失调，氧合能力下降。阻力增加的原因是肺循环和体循环在脓毒症休克时的血管反应性不同。

4. 组织血流灌注减少，利用氧能力下降 ①血流分布异常，在心输出量正常或者偏高时，部分脏器仍然灌注不足，甚至在某一脏器同时存在灌注不足和灌注增加的区域；②动静脉短路开放；③线粒体功能受损。正常状态下，细胞可以从血液中获取足够的氧，需氧量取决于细胞的氧耗量。当细胞可获得的量减少，细胞首先增加自己的氧摄取能力。氧供量低于此代偿范围，细胞氧耗量下降，处于缺氧状态。治疗时，需要把氧输送提高到正常或者高于正常水平。但脓毒症休克存在氧输送临界值上升和氧摄取能力下降，氧输送很难提高到正常值以上。研究发现，提高氧输送并不能增加脓毒症休克的生存率和抑制器官功能衰竭的发生率，过度氧输送还有不良反应。实际上氧耗量和氧输送反映的是整个机体的状态，并不代表局部组织甚至细胞的氧合状态，而纠正细胞缺氧才是最终目标。

原来认为脓毒症休克存在低排高阻（内毒素引起的大部分）和高排低阻（外毒素引起的小部分）两种类型（表6-4），但具体需要结合临床。

表6-4 低排高阻型和高排低阻型的区别

	低排高阻型	高排低阻型
皮肤	湿冷、苍白/青紫、发绀	干,温暖、稍红
浅表静脉	萎陷	充盈
心率	快	不快
血压	正常或者低	偏低
脉压	小	稍大
神志	淡漠、迟钝	清楚
尿量	减少/无尿	正常/稍减少
有效循环容量	不足	相对不足
组织灌注	差	稍差
周围血管阻力	高	低
心输出量	低	高
乳酸浓度	很高	高
并发症	DIC	心功能不全
处理原则	解痉,扩血管,补充容量,纠正酸中毒	补充容量,纠正酸中毒

高排低阻型的特点是，周围血管阻力偏低，平均循环时间缩短，心输出量正常或者高于正常，主要是由于骨骼肌内微血管的动静脉短路开放，炎症区域血流增加。但因为流经毛细血管网的血流仍然减少，细菌毒素作用细胞引起摄取氧气减少，仍然会引起乳酸酸中毒。高排低阻型实际上是在毒素尚未累及心脏，还未造成心功能不全的阶段。一般临床少见，属于轻症或者早期，预后也较好。低排高阻型临床多见，属于重症或者中后期。二者在有效循环血容量减少和组织缺氧上基本一致，仅存在程度上的差别（见表6-4）。

第三节　脓毒症休克诊断

一、临床表现

发病早期有寒战、高热、头痛、腹痛、呼吸急促等症状，后期有面色苍白，四肢厥冷或者冷汗，皮肤发绀，神志障碍，血压下降，脉压缩小，心率加快，心音较弱，呼吸频速，尿少甚至无尿。毛细血管充盈时间大于2秒；血流动力学监测可见心输出量、心指数从增加到减少，而肺动脉压、PCWP、其循环阻力由小变大。

在休克早期，血压特别是收缩压，并不是判断休克的唯一指标，而脉压已经降低。需要综合分析，重点是看组织灌注量是否充足。

二、临床诊断

对于易于诱发休克的感染性疾病患者，出现体温过高（40℃以上）或者过低（36℃以下），意识异常，脉搏频速与体温不相平行，呼吸频速伴低氧血症，四肢湿冷，胸骨部皮肤脉细血管充盈试验时间延长，皮肤花纹，黏膜苍白或者发绀，尿量30ml/h以下或者无尿，收缩压90mmHg以下，脉压小于20mmHg，或者原来有高血压者收缩压水平下降30%以上，都预示即将发生休克的可能。

在治疗过程中，还要警惕并发的脏器功能不全表现，及时处理，以防脏器发生不可逆损伤，使病情复杂化甚至多器官功能衰竭，导致生命危险。

1. 心功能不全　患者萎陷的静脉经过补液很快充盈后，患者感呼吸困难，端坐位，血压仍然偏低，肺底部湿性啰音，中心静脉压升高，表示有心功能不全或者肺水肿。尤其老年人补液过程中出现心率加快而无其他原因的，应警惕心力衰竭的发生。急性左心衰竭是死亡的主要原因之一。所以，补液中一定注意中心静脉压的变化和PCWP的改变。心律失常也是致死原因之一。

2. 呼吸窘迫　临床特点为患者持续性呼吸困难，发绀，呼吸频率为40次/min以上，两肺哮鸣音，无湿性啰音，患者呼吸急促但还可以平卧。有鲜红色泡沫痰，心率快而没有奔马律，患者嗜睡，这些表现可以与心力衰竭时的肺水肿鉴别。X线检查表示两肺有斑片状浸润，但肺门影正常，血气分析早期pH增高，存在代谢性和呼吸性碱中毒，后期pH降低，为乳酸酸中毒，动脉血氧分压持续下降，早、中期出现低碳酸血症，晚期高碳酸血症。氧合指数用于辅助诊断。

3. 肾功能不全　一种是少尿或者无尿性肾功能衰竭，急性肾小管坏死所致的肾功能衰竭很少出现无尿，尿量一般在100～300ml/d，无尿应考虑尿路阻塞、动脉血栓、肾乳头坏死、双侧肾皮质坏死、DIC等疾病；另一种是非少尿性肾功能衰竭，24小时尿量在400ml以上，但血中含氮物质却随尿量增加而增加，说明肾小球的滤过率下降，肾小管的浓缩功能也受损害。

4. 脑水肿与脑疝　休克时间较长可以出现。脑水肿表现为头痛、呕吐、高热不退，一般退热药物疗效不佳，患者烦躁不安，昏迷或者嗜睡，癫痫样抽搐，上肢内旋，下肢伸直样强直，眼球压力升高，睑结膜水肿，视盘水肿，脉搏迟缓，血压升高。脑疝表现为意识突然恶化，由嗜睡或者浅昏迷突然变为深昏迷，出现顽固性高热是脑疝形成的高危信号。脑疝晚期，体温骤降，肢体阵发性强直，上肢伸直内旋，两手紧握，下肢伸直内收，眼球凝视、固定、震颤，双睑下垂、瞳孔固定、双侧不等大，脉搏细微，血压骤降，潮式或者间停式呼吸。

5. 水、电解质紊乱和酸碱失衡 低钠血症一般是由稀释所致，患者水肿、淡漠、肌张力减弱，血钠小于130mmol/L；还有高钾血症、低钾血症、低血钙、代谢性酸中毒、代谢性碱中毒。

6. DIC 感染是发生DIC的主要原因之一。广泛的微血栓形成不仅加重微循环障碍，脏器功能紊乱，而且消耗了大量凝血因子，导致出血倾向。应注意患者皮肤黏膜的出血状况、针刺部位渗血以及有关凝血指标的动态改变，及时发现，早期处理。

7. 其他 如上消化道出血等，必要时应用抑酸药。

三、鉴别诊断

临床鉴别病原菌是革兰氏阴性菌或者革兰氏阳性菌见表6-5，有利于选择有针对性的杀菌药。脓毒症休克与其他几种休克的鉴别见表6-6。

表6-5 革兰氏阳性球菌和阴性杆菌的鉴别

	革兰氏阳性球菌	革兰氏阴性杆菌
病史	皮肤、呼吸道感染	消化道、泌尿系感染
寒战	少见	多见
谵妄、意识障碍	多见	少见
皮疹	多见	少见
休克前体温	大于39℃多见	39℃以下多见
休克后体温	体温不高或正常	大多体温下降
低血压持续时间	较短	较长
肢冷、发绀	少见	多见
尿少	一般性减少	减少明显
白细胞以及分类	一般增高，核左移明显	不高甚至减少

表6-6 脓毒症休克、心源性休克、低血容量性休克的鉴别

	脓毒症休克	心源性休克	失血性休克
病因	各种感染	各种心脏病导致的泵衰竭	各种原因引起的体液丢失
症状	寒战、高热、头痛、腹痛、四肢厥冷	皮肤潮湿、发绀，神志迟钝，水肿，呼吸困难	烦躁、面色苍白、口干、出汗较多见
血压、脉搏	早期可正常，脉压小于20mmHg，脉快	明显血压下降，脉搏弱而快常有心律失常	明显血压下降，脉搏弱而快
心电图	窦性心动过速	可有各种异常	心动过速
实验室检查	白细胞增多，核左移，血红蛋白正常	白细胞一般正常，血红蛋白增高，红细胞比容增高	白细胞一般正常，血红蛋白降低，红细胞比容明显降低
X线	心脏一般正常	一般左心室明显增大	心脏一般正常
CVP	一般降低	一般升高	一般正常
PCWP	一般偏低	明显偏高	明显降低

第四节　脓毒症休克治疗

一、一般治疗

应尽量在短时间内使微循环得到明显改善，预防并发症的发生。致力于全身组织细胞的正常血流灌注，不能单纯追求血压的升高，特别是收缩压的升高。抢救的关键在于去除致病菌和原发病灶，必要时手术；补充有效循环容量，防止微循环阻滞；纠正酸中毒；增加心肌收缩力；预防处理并发症。营养支持中应适当限制糖摄入，感染患者的应激反应可导致血糖增高，但蛋白质消耗较快，注意补充，特别是支链氨基酸。

刺激释放大量儿茶酚胺，引起微动脉、微静脉强烈收缩，"血管痉挛"学说被认可，在治疗期间应该常规应用血管扩张药（详见前述）。

在脓毒症休克的治疗中应用肾上腺皮质激素，有学者持不同意见，支持者认为在应用足量有效的抗生素的同时，可以应用大剂量激素，因其具有抗毒素；稳定细胞膜和溶酶体膜；促进乳酸转变为糖原，增加 ATP 合成；阻止组胺释放；降低毛细血管通透性；稳定肺循环的内皮细胞；小剂量增加儿茶酚胺的作用，大剂量扩张血管；抑制炎症反应；抑制脑内啡肽作用；抑制花生四烯酸代谢；解除支气管痉挛，抑制腺体分泌，促进炎症吸收等。但在应用时应该注意，早期大量应用一般不超过 72 小时；休克早期，皮质激素有增加纤维蛋白原浓度的作用，对于已经发生高凝状态而有 DIC 时，应用反而有害；感染中毒性休克伴有消化道出血时，禁忌应用；对于高排底阻型效果不佳。

纳洛酮 30μg/kg 静脉滴注，血压回升后，继续维持静脉滴注 1 小时，或者 1.2mg＋500ml 液体静脉滴注 6 小时。该药也可引起烦躁不安、心律失常、血糖降低等。该药有利于拮抗内源性鸦片肽的影响。

重要的是早期选择强有效的抗生素，重拳出击。在细菌培养和鉴定结果以前，应尽量选择强有力的较广谱杀菌剂，偏重于革兰氏阴性杆菌。确定病原体后，进行相应调整。开始应用时剂量应该偏大，必要时联合用药。但应注意的问题：一是广谱抗生素应用后出现的菌群失调、真菌感染、假膜性小肠结肠炎等；二是大量杀菌剂的应用造成微生物死亡而释放大量内毒素，使患者的病情加重，即赫氏反应。有关抗生素的种类和选择，请参见有关文献。

二、早期定向目标治疗

2008 年脓毒症指南提出的在急诊科治疗脓毒症休克的一种方法，其含意是事先确定复苏终点指标，以帮助医师在床旁救治休克患者。对严重脓毒症和脓毒症诱发的低灌注（低血压和乳酸酸中毒）患者，一旦确诊，在住入 ICU 前就应立即开始治疗。

1. 最初 6 小时的治疗目标　中心静脉压（CVP）为 8～12mmHg；平均动脉压（MAP）≥65mmHg；尿量≥0.5ml/（kg·h）；中心静脉（上腔静脉）血氧饱和度（ScvO$_2$）≥70%，或混合静脉血血氧饱和度（SmvO$_2$）≥65%。若在初期 6 小时治疗中，经输液使中心静脉压达到 8～12mmHg，如出现以下情况：

（1）MAP＜65mmHg，则加用升压药。

（2）MAP 达到 70mmHg；而 ScmO$_2$ 未到 70%，红细胞压积＜30%，则输入红细胞。

（3）如红细胞压积＞30%，而 ScmO$_2$＜70%，则可给予多巴酚丁胺[最大浓度可达 20μg/（kg·min）]。

（4）如 $ScmO_2$ 仍未达到，则用镇静剂及呼吸机。

2. 重组人活化蛋白 C（rhAPC）　许多针对脓毒症细胞因子和炎症介质的生物制剂进行临床试验中，取得肯定作用的只有重组人活化蛋白 C，具有抗炎症、抗血栓和促纤溶作用，是治疗急性感染所致的 SIRS 和器官衰竭有希望的药物。对于成年患者，如出现脓毒症引起的组织低灌注，并且临床评估具有死亡高危险性（通常 APACHEⅡ评分≥25 分，或出现多器官衰竭），在无禁忌证的情况下，可考虑应用 rhAPC。而对于具有严重脓毒症但死亡危险性较低（如 APACHEⅡ评分≤20 分，或只出现单个器官衰竭）的成年患者，不推荐应用。

3. 加强胰岛素治疗，满意控制血糖　对于严重脓毒症患者，推荐静脉应用胰岛素来控制高血糖，使血糖控制在 <150mg/dl（8.3mmol/L）。对静脉内应用胰岛素的患者，应提供葡萄糖热卡供应，并每 1～2 小时监测一次血糖，稳定后可每 4 小时一次。

4. 糖皮质激素治疗　对于应用液体复苏和缩血管药物之后，血压仍低的成年患者，可考虑应用糖皮质激素，首选静脉应用氢化可的松（用量应≤300mg/d），而不是地塞米松。一旦不再需要缩血管药物来维持血压，即可停用激素。在未出现休克的脓毒症患者，不建议应用。

5. 小潮气量通气　对于脓毒症引起的急性肺损伤（ALI）/急性呼吸窘迫综合征（ARDS）患者，推荐的潮气量为 6ml/kg（理想体重）；并限制平台压，起始平台压上限应≤30cmH₂O。设定呼气末正压（PEEP）可以避免在呼气末肺出现大面积塌陷。

6. 应激性溃疡的预防　推荐应用 H_2 受体拮抗剂或质子泵抑制剂来预防应激性溃疡。但应注意权衡上消化道出血和呼吸机相关性肺炎之间的利害关系。

（张向阳）

第七章　低血容量性休克

　　各种原因导致大量失血（全血或者血浆）或体液丧失，有效循环容量急剧减少而致循环衰竭，最终导致休克。休克的发生不仅与丢失的体液量有关，也与丢失的速度相关。一般快速失血超过全身总血量的 20% 就可引起休克，超过 50% 往往导致死亡。

第一节　低血容量性休克病因与分类

一、病因

　　1. 出血性疾病　大咯血（如支气管扩张、肺结核、肺癌、心脏病）、消化道出血、血液系统疾病导致凝血功能障碍等出血性疾病；内脏损伤导致大血管破裂（如脑挫伤、颅内大血管破裂、气管、肺、肝、脾、肠系膜动脉等），骨折，体表血管破裂（如颈动静脉、锁骨上下动静脉、肱动静脉、股动静脉、肘动静脉、腋动静脉），以及大面积皮肤软组织撕脱伤，术后出血、产科出血等。

　　2. 非出血性疾病　严重呕吐或者腹泻，烧伤后的大量血浆丧失，尿崩症，体液相第三间隙转移如大量胸腔积液、腹水及各种原因导致的严重水肿等。

二、分类

　　在正常情况下，人体是以足够有效循环量（血液、血浆或体液）进行周而复始的血液循环。当发生出血时，如果治疗不及时，出血现象会逐渐加重，甚至发生低血容量休克。临床上根据出血量将低血容量休克分为四类（表 6-7）。

表 6-7　不同失血量的低血容量休克分类

	Ⅰ类	Ⅱ类	Ⅲ类	Ⅳ类
失血量				
占全血比例	<15%	15%～30%	30%～40%	>40%
容量 /ml	750	800～1 500	1 500～2 000	>2 000
血压				
收缩压	无变化	正常	降低	极低
舒张压	无变化	升高	降低	极低或测不出
脉搏 /(次·min⁻¹)	轻微心动过速	100～120	120（纤细）	>120（极纤细）

	Ⅰ类	Ⅱ类	Ⅲ类	Ⅳ类
毛细血管再充血时间	正常	慢（>2秒）	慢（>2秒）	检测不到
呼吸频率	正常	呼吸急促	呼吸急促（>20次/min）	呼吸急促（>20次/min）
尿量/(ml·h⁻¹)	>30	20~30	10~20	0~10
肢体末端	正常	苍白	苍白	苍白、湿冷
肤色	正常	苍白	苍白	灰白
意识状态	正常	躁动	躁动或昏睡	昏睡或昏迷

另外，也有将低血容量休克按出血程度分为轻、中、重度三型（表 6-8），上述临床分级或分型将有助于对低血容量休克的医治。

表 6-8　失血性休克分型

分型	丢失量/ml	占全血比例	临床表现	治疗
轻度	800~1 000	<20%	可代偿。无明显临床症状，心输出量和血压正常	3 倍晶体液有较好疗效
中度	1 200~1 800	20%~40%	焦虑不安，血压正常但心输出量和脉压下降，心率为 100~120 次/min，尿量为 20~30ml/h，毛细血管苍白试验阳性	3 倍晶体液有疗效
重度	>1 800	>40%	神志淡漠或者昏睡、昏迷，心率为 120 次/min 以上，呼吸加快至 30~35 次/min 以上，血压下降，脉压减少，尿量为 5~15ml/h，毛细血管苍白试验阳性	3 倍晶体液加上 1 倍血制品，直至血流动力学稳定

第二节　低血容量性休克发病机制

正常情况下，器官的血流量取决于血压和血管平滑肌张力，存在压力 - 流量关系。皮肤以及一部分骨骼肌具有被动的压力 - 流量关系，而在肾、脑、冠状血管床存在自身调节，在一定血压范围内能够维持血流量恒定，只有在压力降至 60mmHg 以下时，流量才会急剧降低。自身调节不受运动神经元控制，与内脏血管平滑肌无内在联系。这是一种自我调节和保护。缺乏自身调节的器官，在血压降低时，缺血更加明显。

正常人缓慢失血 500~1 000ml，不会引起休克，随后水、盐和蛋白质进入血液循环，补充血容量，开始速度较快，后来变慢，一般在 20~40 小时血容量就可以恢复。组织内细胞内液也向间质中运动，并加速蛋白质通过淋巴系统进入循环。另外，也兴奋神经 - 内分泌系统，进行调节和代偿。例如交感神经兴奋，引起外周血管收缩，心率加快，心脏收缩力增强，有利于维持血压和血液再分布；肾脏在血管升压素、醛固酮等作用下，重吸收增加，尿量减少，尿液浓缩，均可有一定程度代偿作用。当病情继续进展超过代偿极限，就发生了低血容量休克。

第三节　低血容量性休克临床表现和诊断

根据丢失液体量和临床表现，将低血容量性休克分为轻度、中度和重度（见表 6-7）。根据前述导致血容量降低的原发疾病和相应的体征,以及出血临床表现如烦躁不安、意识由兴奋转向抑制、皮肤黏膜苍白、口干、肢端温度(与肛温差值在 3~4℃)、毛细血管充盈时间延长、表浅静脉塌陷、呼吸(早期因为酸中毒出现深大呼吸、晚期浅速、呼吸困难)、脉搏细速、血压下降、尿量少和相应辅助检查结果,可以诊断。血容量不足可以出现直立性低血压,检测方法见前述。其机制为直立时淤滞在下肢静脉的血容量增加了 500ml 左右(相当于有效血容量减少 500ml 左右),正常人经神经反射很快调节正常,在血容量不足或者老年人则症状更加明显,甚至出现晕厥或休克。

低血容量性休克的早期临床表现,反映了相关的病理生理变化。例如心动过速,由儿茶酚胺的释放引起;皮肤苍白,儿茶酚胺释放引起血管收缩;低血压,首先是血容量不足,其次是心肌供血不足;意识模糊、嗜睡和昏迷,由脑缺氧和酸中毒引起;呼吸急促,由缺氧和酸中毒引起;全身无力,由缺氧和酸中毒引起;口渴,由低血容量引起;少尿,由低灌注引起(表6-9)。

表 6-9 低血容量休克的临床表现

失血量 /ml	分类	症状
<750	I	无症状
~1 500	II	由于儿茶酚胺释放引发的心血管症状,如口渴、虚弱、呼吸急促
~2 000	III	收缩压下降
>2 000	IV	收缩压测不出

注:假设体重为 70kg 患者。

第四节 低血容量性休克治疗

包括原发病的救治和休克的纠正两个方面。采取有效措施防止继续出血和体液丢失,早期快速扩容是关键、有效的措施。

一、一般性治疗

包括适合的体位、保持呼吸道通畅、吸氧、开放静脉、安静、保暖等。若无禁忌,尽量头部处于低位,抬高下肢,确保脑部和心脏供血。

二、治疗上止血与扩容同步进行

输液晶胶体比例一般在(1.5~2):1,使患者动脉压在 100mmHg 以上,平均动脉压 75mmHg 以上,CVP 达到 10cmH₂O 左右。

1. 葡萄糖 葡萄糖在血管内保存时间较短,并且由于组织缺氧,大量应用可能会引起乳酸聚集,且水分容易到间质和细胞内产生水肿。

2. 氯化钠 大量应用可引起高氯性酸中毒和稀释性酸中毒,不含钾、钙、镁等。

3. 林格液、平衡盐液等 较为常用,其离子浓度、pH、渗透压与细胞外液相近。

4. 高渗液体 如高渗氯化钠和高渗醋酸钠等。两者具有相同的钠浓度(1.2mmol/L)和渗透压,增加心肌收缩力,迅速升高血压,改善血流动力学,明显收缩外周静脉和毛细血管前括约肌,可有效扩容。高渗醋酸钠中含氯离子 0.8mmol/L 和醋酸根离子 0.4mmol/L,不像高渗氯化钠容易造成高氯性酸中毒，相反醋酸根离子代谢后生成的碳酸氢根离子还有减轻酸中毒的作用，还有改善末梢循环的作用。但是高渗醋酸钠升高血压的作用不如高渗氯化钠明显，应该配合其他液体应用。

5. 右旋糖酐 在血管保存时间为数小时到 12 小时，渗透压高，有效扩容作用明显大于白蛋白，并可以维持血浆渗透压、降低红细胞聚集、改善微循环、防治 DIC。每克右旋糖酐可扩容 20ml 左右。但可造成凝血异常和干扰血液配型。由于具有明显使细胞外液减少的作用，所以应该在补充晶体液的前提下应用。一般每天用量不超过 1 000～1 500ml。

6. 羟乙基淀粉 性质稳定，保存期长，对细胞有良好的稳定作用。大量输入不引起红细胞聚集，血浆半衰期长，扩容作用大于或者等于右旋糖酐或白蛋白，不良反应较小，对凝血有轻微干扰，每日量不超过 1 500ml 时很少发生临床出血。

7. 明胶代血浆 以牛皮、牛骨、肌腱中的胶原水解成的精制蛋白质，含大量羟脯氨酸。尿联明胶(海脉素、血代)和琥珀明胶(佳乐施、血定安)分子量为 3 万～3.5 万。渗透压和胶体渗透压接近血浆，输入后可以补充容量，保持血浆渗透压，没有明显的扩容和稀释作用，发生容量过负荷的危险性较小，大量输入不干扰凝血机制，但有可能会有稀释性低血钾。

8. 血浆和白蛋白 新鲜血浆含有全部凝血因子，应用于凝血因子缺乏，一般不用于扩容。若无低蛋白血症，一般不用白蛋白作为扩容剂。因为休克患者蛋白分布异常，输入的蛋白有可能渗入间质，有可能加重肺水肿和毛细血管渗漏。

9. 全血或者成分血 一般使低危患者血红蛋白维持在 70～90g/L，高危患者维持在 100～120g/L。输血量可适当参考患者的红细胞比容。但休克患者或者在失血早期可能存在血液浓缩，黏度增加，特别是在休克晚期，故主张将红细胞比容控制在 30% 以上。血红蛋白维持在高水平，并不能增加患者生存率。对输液量有限制的患者可以选择浓缩红细胞。大量应用时，应考虑高钾血症、低钙血症以及低体温问题。

三、补液量和补液速度

1. 补液量应"需多少补多少" 一般为失血量的 2 倍左右，早期需快补。因为微循环淤血，血浆外渗、功能性细胞外液丧失，需要量大大多于失血量。简单的体位试验可以判断血容量。一是直立倾斜试验，若病情许可，将患者平卧，头部逐渐抬高倾斜 30°，若过血容量充足，则血压无明显下降，脉搏增快不超过 25 次/min。另一个是下肢抬高试验(L 试验)，平卧位，抬高两腿至 90°，在 30 秒内记录血压脉搏，收缩压上升 10mmHg 为正常，低于此值则提示血容量不足。使尿量达到 30ml/h，CVP 在 10cmH$_2$O 左右。

2. 临床状况 除外右心衰竭因素后的颈静脉充盈，皮肤粉红，弹性好，毛细血管充盈时间正常，尿量达到 30ml/h 以上，意识由昏迷转为清醒，烦躁转为安静，对外界环境反应正常，红细胞比容基本正常，动脉血压在 100mmHg 以上，MAP 在 75mmHg 以上，心率降至 100～90 次/min 以下，休克指数减小或恢复正常。

3. 血流动力学

(1) 中心静脉压与补液速度：CVP 与补液速度的关系为 CVP 8cmH$_2$O，200ml/10min；CVP 8～12cmH$_2$O，100ml/min；CVP>14cmH$_2$O，50ml/10min。上述数据说明，CVP 改变与补液速度有直接关系。同时也应注意动脉血压和 CVP 之间的数据改变，是源于血容量的改变(表 6-10)。因此，在补充血容量的同时，还应关注 CVP 值的改变以及动脉血压和 CVP 值之间的关系变化，因为这对评估低血容量休克患者的血容量状况有很大的参考价值。

表 6-10　血压和中心静脉压变化原因

动脉血压	CVP	原因
下降	下降	血容量不足
正常	下降	血容量不足
下降	上升	容量足或心力衰竭
上升	正常	血管收缩

老年人和心脏病患者的心脏储备能力低,有时在血容量不足时并不会有 CVP 和 PCWP 降低,但有休克表现。Weil 5-2 补液法则能最大限度地降低肺水肿危险(表 6-11)。

表 6-11　Weil 5-2 补液法则

补液后 CVP 增加值	处理原则
>5cmH_2O	停止补液
补液中(0~9 分钟)2~5cmH_2O	暂停补液,观察 10 分钟
补液完成后,持续>2cmH_2O	CVP 增加值降低至 2cmH_2O 以内,继续按照上述方法补液,直至 CVP 不允许或者休克纠正
补液完成后,增加值≤2cmH_2O	继续补液

(2) PCWP 与补液速度:补液前 PCWP<12mmHg 时,补液速度为 200ml/10min; PCWP 在 12~16mmHg,补液速度为 100ml/10min; PCWP>16mmHg,补液速度为 50ml/10min(表 6-12)。

表 6-12　根据 PCWP 的 Weil 7-3 补液法则

补液后 PCWP 增加值	处理原则
补液中,>7mmHg	停止补液
补液中(0~9 分钟),持续>3mmHg	暂停补液,观察 10 分钟,若 PCWP 增加值降低至 3mmHg 以内,可按照原补液方法继续补充至休克纠正或者 PCWP 不允许
3~7mmHg	观察 10 分钟
补液完成后,<3mmHg	继续补液

当两种补液方法(CVP 和 PCWP 增加值)不允许时,而低灌注压仍未纠正,可使用正性肌力药物或者血管扩张药物。经过处理,CVP 或者 PCWP 下降后,继续补液。休克患者体液异常分布,在初次显示补足后,可能还会反复。除了注意补液量不足外,还要仔细检查有无继续丢失的情况,应警惕未发现的继续出血的可能。

(张向阳)

第八章 神经源性休克

神经源性休克是指调节循环功能的神经受到刺激或者破坏所引起的低血压而导致的休克,神经本身的损害可以是器质性的也可以是功能性的,其可以是原发性的也可以是继发性的。特点是发生极为迅速,但具有很快逆转的倾向。有时与晕厥难以区分。

神经源性休克为体内血容量分布异常,即某些周围血管容量的增加导致另一些重要脏器的血流不足,主要由全身或者局部血管张力丧失所致,并没有丧失血容量。在此方面,神经源性休克与一般休克有所区别。但存在血压下降,有效循环容量不足的特征,临床症状与脓毒症休克、心源性休克相似,且神经源性休克的血管扩张,如果治疗不及时或者措施不当,也会导致"淤滞性缺氧",引起组织细胞严重损害,甚至不可逆。

第一节 神经源性休克病因

1. 急性反射性循环障碍 多为功能性,为自主神经功能不全或者自主神经不平衡导致的血管扩张机制障碍。临床较为常见,病因不明,血管扩张可以是被动性,也可以是主动性,出现脑灌注不足时产生急性意识障碍,可以反复发作,预后一般较好,严重者也可危及生命。刺激颈动脉窦、情绪改变、剧烈疼痛、难闻的气味等可以促发。发作时患者多为直立位,平卧后很快好转。发病机制是全身血管扩张,特别是肌肉和皮肤,主动性静脉扩张也存在,与缓激肽的释放有关。具有排尿性、咳嗽性。其他反射性改变如食管的部分扩张可以导致心动过缓,甚至心搏骤停,血压下降或者测不到。深呼吸有时也会引起发作。甲状腺术后因咽部受到刺激可引起心搏骤停;刺激直肠、结肠扩张、压迫眼球,手术牵拉胆道系统、阑尾,都可以引起反射性副交感神经反射,血管扩张,导致休克。

2. 慢性麻痹性循环障碍 血管神经系统的调节,包含传入神经、中枢神经、传出神经三个部分,任何一部分受损都可以造成长期的低血压或者休克状态,脑干和脊髓的调节中枢受累时更容易发生。如颅内病变(如肿瘤、颅脑损伤、脑积水),脊髓病变(横贯性脊髓空洞症、脊髓肿瘤等),椎管内麻醉和硬膜外麻醉平面过高,阻滞交感神经,所支配区域的血管扩张,导致严重的低血压。

3. 原发性直立性低血压 原因不明的自主神经系统疾病,一般为男性,中年起病,明显的位置性低血压和其他自主神经功能紊乱,如无汗、阳痿、括约肌功能障碍,病程缓慢,可达数十年。

4. 周围神经病变 急性炎症性脱髓鞘性多发性神经病(吉兰 - 巴雷综合征),周围神经广泛性的炎症性节段性脱髓鞘,部分患者存在远段轴索变性。患者可以发生循环障碍出现神经源性休克,患者卧位时,仅仅头部抬起就可以出现严重反应。可能与交感传入,包括压力受体的传入障碍,也可能在脑部中枢。糖尿病的周围神经炎,也会有血压调节功能不全。血卟啉症可能类及交感传出,或者丘脑、下丘脑-垂体系统。慢性周围神经病伴发的低血压或者休克还见于慢性髓鞘性多发性神经病、癌性神经病、尿毒症性神经病等。

5. 震颤麻痹 可能与自主神经中枢以及周围神经损害有关。

6. 老年人低血压和药物性低血压 老年人低血压与自主神经中枢,特别是脑干中枢受累有关,若同时伴有脑血管疾病则更加明显。服用氯丙嗪、巴比妥类、地西泮、降压药物如神经节阻滞剂、肾上腺能神经阻滞剂和肾上腺受体阻滞剂、抗抑郁药等可以破坏循环反射功能。

第二节 神经源性休克发病机制

自主神经系统分为交感和副交感神经系统,在大脑皮质和下丘脑支配下,相互拮抗,相互协调。自主神经系统的中枢与周围部分受累时,都可以发生低血压和休克。

1. 中枢部分 大脑皮质与自主神经系统有密切关系,对机体内部的调节有重要作用。自主神经中枢系统位于边缘系统。下丘脑是自主神经系统的皮质下中枢,位于第三脑室底壁,结构以下,前界为视交叉,后界为大脑脚。可分为两区,前区为副交感神经区,后区为交感神经区,与血压调节密切相关。网状结构是脑干中轴的灰白质交织区,其间有很多散在或者成团的神经核,与大脑皮质、丘脑、上丘脑、边缘系统、小脑、脑干、神经、神经和脊髓均有密切关系,几乎参加所与神经系统的重要活动,也参与血压调节。

2. 自主神经的周围部分 分为交感和副交感两部分。交感部分从脊髓 C_8 到 $L_{2\sim3}$ 的灰质角,发出节前纤维,通过前根,在前后根结合处分出,作为白交感支进入交感神经干。或在交感神经干交换神经元,发出节后纤维直接支配内脏,或者通过交感神经干在椎前神经节交换神经元,发出节后纤维支配内脏;或者在交感神经节内交换神经元,发出节后纤维,经灰交通支到脊髓前根,引起血管收缩。副交感神经一部分从脑干发出,包括中脑、脑桥和延髓,特别是在延髓的迷走神经背核,经迷走神经,器官旁节或者器官内节到达内脏。尤其是延髓为循环呼吸的中枢,此处病变如出血、水肿、损害等容易引起血压改变,甚至呼吸心搏骤停。另一部分从骶段脊髓侧角发出节前纤维,在相应器官附近或者器官内交换神经元,节后纤维分布于相应器官。

第三节 神经源性休克临床表现和诊断

血压下降、心律减慢是神经源性休克的主要临床表现,并且一般与体位有关。骤然血压下降引起脑供血不足,患者表现为头晕、突然倒地、面色苍白,甚至抽搐、呕吐、脉搏细弱。

1. 过度换气 过度换气使血氧分压升高,二氧化碳分压下降,刺激脑干加压中枢使血压升高,用于测定传入神经以及中枢障碍。

2. 眼心反射 患者仰卧后数分钟测定脉搏。然后检查者用拇指和示指同时按压患者两眼的外眦部,20~30 秒后测定脉搏数,与压迫前对比。正常人每分钟减慢 4~12 次,减慢过多为迷走神经紧张,不变慢或反而加快为交感神经紧张。

3. 精神刺激 患者精神紧张如计算时,引起血压上升,用于判断患者高级神经中枢以及传出神经障碍。

4. 冷加压试验 前额置冰块，引起血压升高，检查传出神经。

5. 发汗试验 交感神经的汗腺分泌以及扩张血管的同属胆碱能纤维，出汗常伴血管扩张，用于检查交感神经传出的完整性。方法是患者身上涂上混合液（纯碘2g，蓖麻油10ml，酒精100ml），待皮肤干燥后，在其上均匀涂一层淀粉，用以下方法引起发汗（或在病变区域自发性出汗增多），出汗部位呈现紫蓝色。

6. 阿司匹林试验 阿司匹林1片与一杯热开水同服用，引起广泛性出汗，皮质功能受损时发生单支型汗分泌减少，在下丘脑受损时半身出汗减少。

7. 加温试验 加温于患者引起脊髓的汗反射（通过脊髓侧角细胞）。脊髓的节段中枢损害时，用加温和阿司匹林试验都能检查出相应区域汗分泌减少。

8. 毛果芸香碱试验 皮下注射1mg，作用于末梢的汗分泌装置，周围神经损害时相应区域汗分泌减少。

9. 直立倾斜试验 患者由卧位逐渐直立位时，开始血压下降，后逐渐恢复，也伴有心率改变，一般正常加快10～12次/min（试验前和体位变化后的第1分钟测定脉搏）。

10. 竖毛反射 叩诊锤在胸前皮肤轻轻划过，正常时划过的皮肤有竖毛反应。若交感神经兴奋，则竖毛较为明显，范围也大。

11. 皮肤划纹试验 叩诊锤末端加压划过胸前皮肤，正常人在2秒以内出现红纹，经过3分钟后逐渐消失，毛细血管张力增高时（交感神经亢奋），只有淡红或者苍白瘢痕，张力减低时（副交感神经亢奋），出现明显红斑，甚至红肿突起。一般来说，年龄越大，显现时间越长，消失时间越短。出现时间与细胞的物质代谢有关，消失时间与皮肤血管运动状态所用压力有关。

第四节 神经源性休克治疗

神经源性休克的治疗原则是根据不同的临床表现进行相应的处理，神经源性休克不及时纠正，可造成暂时性或者永久性脑损害，尤其是老年人。

1. 患者平卧，开放静脉通道，升压药物如麻黄素15mg静脉注射，心率减慢者予以阿托品，不少患者血压回升。

2. 询问病史，若有脑和脊髓外伤，应及时处理。

3. 精神紧张的患者应该保持安静，使情绪稳定，必要时给予地西泮、多虑平、巴比妥等药物。

4. 对于功能性神经源性休克经常发作的患者，可使用神经营养药物，如谷氨酸、γ-氨基丁酸、能量合剂、维生素和胞二磷胆碱、脑活素等。神经调节剂谷维素主要作用于下丘脑，调整自主神经功能。

（张向阳）

第九章 过敏性休克

过敏性休克是由于抗原与相应的抗体之间相互作用而引起的一种全身性反应，多属于Ⅰ型超敏反应。其临床表现与机体反应性、抗原进入机体的途径和量有关。一般认为，通过注射给药引起的严重反应的可能性最大，口服次之，局部用药较少（滴眼、喷喉等）。过敏性休克的产生，除了血清生物制品外，与剂量常无绝对关系。其发作突然，及时处理常可较快恢复，否则可危及生命。

第一节 过敏性休克病因

包括花粉（豚鼠草花粉为强致敏原）、屋尘、动物皮屑和异种血清、昆虫咬伤或蜇伤、药物（抗生素、麻醉药、阿司匹林等非甾体抗炎药、维生素、诊断性制剂等本身以及它们在体内代谢形成的半抗原）、食物（花生、荞麦、海产品、坚果、小麦）、乳胶。抗过敏药品如糖皮质激素、抗组胺药，也可以引起过敏反应。

第二节 过敏性休克发病机制

1. IgE介导的过敏反应 在免疫球蛋白介导的过敏反应中，绝大部分由IgE介导，少数由于IgG4介导。抗原与半抗原都可以刺激产生IgE。机体再次遇到相同的抗原时，迅速与特异性IgE结合，肥大细胞和嗜碱性粒细胞脱颗粒，释放大量组胺，引发Ⅰ型超敏反应。

2. 过敏样反应 是非免疫介导的，但处理与过敏反应相同。这种反应不需要原来与抗原接触，反应由非反应素抗体介质释放而引起的，有以下三种途径。

（1）补体系统激活：外来物质通过经典或者非经典途径激活补体系统，导致过敏毒素 $C3a$、$C4a$、$C5a$ 形成，这些过敏毒素不需要经过IgE，直接就可以刺激肥大细胞和嗜碱性粒细胞脱颗粒，释放组胺等化学介质，引起过敏反应。

（2）凝血/纤溶系统：外来物质激活凝血因子Ⅶ导致凝血酶生成，激活纤溶酶，激活缓激肽系统，导致血管扩张和血管通透性增加。

（3）化学介质直接释放：外来物质直接作用于细胞引起化学性介质释放，如造影剂直接刺激细胞释放组胺，阿司匹林与其他非甾体抗炎药通过干扰花生四烯酸的环加氧酶途径而导致脂加氧酶途径的加强，使白三烯增多，白三烯吸引中性粒细胞，增加血管壁通透性，收缩平滑肌。所谓慢反应物质，就是白三烯中的 $LTC4$、$LTD4$、$LTE4$ 的复合物。

3. 特发性过敏反应 最常见于过敏体质的人，常在运动后和劳累后出现，机制不明。

4. 细胞释放化学介质　过敏反应中，组织中肥大细胞和血液中的嗜碱性粒细胞被触发，释放原发性介质和新合成的继发性介质。

（1）已合成的原发性介质：两种细胞脱出的颗粒在细胞外释放出相关介质，包括血管活性胺（组胺等）、趋化介质［中性粒细胞趋化因子（NCF）、嗜酸性粒细胞趋化因子（ECF）等］、酶类（中性蛋白酶、酸性蛋白酶等）、蛋白多糖（肝素、硫酸软骨素等），其中最重要的是组胺。

组胺除存在于骨和软骨外，广泛存在于各种动物和人的组织中，主要在肥大细胞和嗜碱性粒细胞和血小板中。主要作用是使平滑肌收缩，引起喘息、腹痛、腹泻，因毛细血管扩张，通透性增加，严重的出现休克。

（2）新合成的继发性介质：抗原与细胞膜上的受体结合后，细胞膜上钙通道开启，钙离子进入细胞内活化磷脂酶 A_2，缓慢降解膜磷脂，释放出花生四烯酸和溶血卵磷脂。花生四烯酸通过环加氧酶途径产生前列腺素和血栓素，或者通过脂加氧酶途径生成白三烯。肥大细胞还能合成和释放细胞因子，如白介素、肿瘤坏死因子、粒细胞集落刺激因子（GM-CSF）、腺苷、氧自由基和血小板活化因子等。

5. 化学介质的作用　炎症活化因子包括组胺、血小板活化因子、PGE_2、缓激肽等。组胺扩张血管、支气管、肠道平滑肌收缩，毛细血管通透性增高；5-羟色氨增加毛细血管通透性；缓激肽扩张血管，增加毛细血管通透性；前列腺素 E 扩张血管，增加毛细血管通透性；LTC4 + LTD4 + LTE4 增加毛细血管通透性。致痉挛因子如组胺、PGF_2、LTD4、LTE4，共同特点是非血管平滑肌包括气管、肠道平滑肌痉挛，黏膜水肿，分泌黏液，加重阻塞症状，气道阻塞是过敏性休克的一个重要并发症状。趋化因子如 NCF、ECF-A 分别吸引中性粒细胞和嗜酸性粒细胞在局部堆积，LTB4 吸引各类白细胞，除对单核、粒细胞外，对巨噬细胞也有趋化和化学激动作用。

第三节　过敏性休克临床表现

儿童的免疫机制发育不完全，发生过敏性休克的机会较成年人少，包括青霉素过敏。

过敏性休克发生迅速，常在数秒或者数分钟之内发生，青霉素过敏多呈闪电状，据称50%在5分钟内，40%在20分钟内，10%在30分钟内。发生越早，症状越重。

症状有多种，涉及多个系统，如皮肤、呼吸道、胃肠道和心血管系统。临床上出现 2 个系统以上的症状时，要警惕过敏反应。其中，喉头水肿和过敏性休克可导致死亡。初为皮肤痒感、焦虑不安、轻度不适和感觉异常，随后有广泛的皮肤红斑和荨麻疹，眼睑、唇、手足、生殖器可有血管神经性水肿；皮肤温度降低，出冷汗；呼吸道症状为胸闷、胸痛、干咳、气急和呼吸困难，声音嘶哑或者喘鸣，喉痒、阻塞感，窒息感，面色苍白或者发绀，胃肠道恶心、呕吐、腹痛、腹泻，尿失禁（膀胱平滑肌收缩），女性有子宫收缩症状（阴道出血），严重的发生循环衰竭，冷汗，面色苍白，肢冷，脉细、血压下降，脑部缺氧出现头晕、眼花、神志淡漠、烦躁不安、晕厥昏迷和抽搐等。

第四节　过敏性休克治疗

过敏性休克的抢救应该争分夺秒，真正体现时间就是生命。主要集中于保持气道通畅和维持血压方面。迅速开放静脉，以利于抢救。同时应用激素和抗组胺药物。

一、一般处理

吸氧,呼吸道通畅,检测生命指征,必要时应用解痉药物如氨茶碱。出现呼吸困难或者喉头水肿,则需气管插管、环甲膜穿刺或者气管切开。

二、抗过敏

清除致敏原,已经进入人体的,尽量减少弥散速度;由皮肤试验引起的,用止血带结扎注射局部的上臂。

1. 肾上腺素 是首选药物,但不能应用心肺复苏的剂量(如 1mg 静脉注射)来抢救过敏性休克。因为复苏时心脏处于停搏状态,而过敏性休克时心脏处于灌注状态,故肾上腺素剂量不宜过大。首剂宜用 0.3~0.5mg 肌内或皮下注射,肌内注射吸收较快,皮下注射吸收较慢。每 5~10 分钟可重复给药。如无效或极危重患者,可用肾上腺素 0.1mg 稀释在 10ml 生理盐水中,5~10 分钟缓慢推注,同时观察心律和心率,禁止不经稀释直接推注;必要时可按上述时间重复给药,亦可用 1mg 肾上腺素加入 250ml 生理盐水中静脉滴注,1~4μg/min,可逐渐加量。平时服用 β 受体阻滞剂患者,肾上腺素无效,可试用胰高血糖素或异丙托溴铵。出现心脏骤停的患者,则应立刻给予大剂量肾上腺素,1~3mg 静脉注射,3 分钟后可重复使用;或3~5mg 静脉注射,3 分钟后可重复使用。然后 4~10μg/min 维持。

2. 肾上腺皮质激素 具有抗过敏、减小血管通透性以及膜稳定作用。氢化可的松 100~200mg 或者地塞米松 10~20mg 经 50% 葡萄糖稀释后静脉注射,必要时 6 小时重复,注意低血钾和防止感染。但皮质激素应用后需 4~6 小时才能起效,与之作用于细胞核受体引起蛋白合成有关。剂型尽量选择已经氢化或者羟化的制剂,如氢化可的松,在体内无需肝脏转化就可起效。

3. 补充血容量 由于血管通透性增加,血浆外渗,血容量减少明显,严重休克时血浆容量丧失可达 50%,应尽快补充 1~2L 等渗液体,甚至 4L。危重者或者濒死患者,可达 4~8L。

4. 应用血管活性药物 首选间羟胺,每次肌注 10~20mg,必要时 30 分钟后重复,然后50~100mg+10% 葡萄糖静脉滴注。也可选用多巴胺、去甲肾上腺素维持血压。

5. 抗组胺药物 主要是指 H_1 受体拮抗剂,如苯海拉明、异丙嗪(非那根)肌注或静注。对于心血管系统的症状,可经 H_1 和 H_2 受体介导,故也需应用 H_2 受体拮抗剂,如西咪替丁、法莫替丁。

6. 其他 包括色甘酸钠,吸入,每次 20mg;异丙肾上腺素,1mg 加入 5% 葡萄糖 500ml,根据心率调整,一般 0.25~2.5ml/min;麻黄碱,10~50mg 皮下或者肌内注射;茶苯海明等抗组胺药物;钙剂如葡萄糖酸钙或者氯化钙稳定细胞膜。

三、特殊处理

1. 青霉素 主张应用青霉素酶,用于原来青霉素的注射部位,有一定疗效,一次 80 万 U。

2. 链霉素 10% 葡萄糖酸钙 10~20ml 缓慢静脉注射,半小时后不缓解可再追加一次,因为链霉素以及其杂质在体内与钙离子结合,血浆钙离子浓度急剧下降,表现为麻木、抽搐、心肌兴奋性下降收缩无力,末梢神经肌肉接头乙酰胆碱的释放而导致肌无力、气促、瘫痪甚至左心衰竭,治疗时首先选择钙剂。

四、恢复期处理

严密观察下减药或者停药，但可出现双相反应，即症状再次出现，高达 20% 的患者在 8 小时内出现，此期间可以无任何症状，也有报道在 36 小时出现双相反应。

（张向阳）

参 考 文 献

[1] 王迪浔，金惠铭. 人体病理生理学 [M]. 北京：人民卫生出版社，2008.

[2] MURPHY J G，LLOYD M A. Mayo 心脏病学 [M]. 3 版. 王海昌，赵志敬，译. 北京：科学出版社，2008.

[3] BONOW R O，MANN D L，ZIPS D P，et al. Braunwald 心脏病学 [M]. 9 版. 陈灏珠，译. 北京：人民卫生出版社，2016.

[4] 陈灏珠. 实用心脏病学 [M]. 4 版. 上海：上海科学技术出版社，2007.

[5] LEE K W，NORELL M S. Cardiogenic shock complicating myocardial infarction and outcome following percutaneous coronary intervention[J]. Acute Card Care，2008，10（3）：131-143.

[6] AGGARWAL S，SLAUGHTER M S. Acute myocardial infarction complicated by cardiogenic shock：role of mechanical circulatory support[J]. Expert Rev Cardiovasc Ther，2008，6（9）：1223-1235.

[7] TOPALIAN S，GINSBERG F，PARRILLO J E. Cardiogenic shock[J]. Crit Care Med，2008，36（1 Suppl）：S66-S74.

[8] GOWDA R M，FOX J T，KHAN I A. Cardiogenic shock：basics and clinical considerations[J]. Int J Cardiol，2008，123（3）：221-228.

[9] SLIGL W I，MILNER D A，SUNDAR S，et al. Safety and efficacy of corticosteroids for the treatment of septic shock：A systematic review and meta-analysis[J]. Clin Infect Dis，2009，49（1）：93-101.

[10] CARLI P，ROU B，TÉLION C. 急诊医学——成人内 - 外科学：原书第 2 版 [M]. 赵剡，主译. 北京：科学出版社，2009.

[11] DELLINGER R P，LEVY M M，CARLET J M，et al. Surviving Sepsis Campaign：international guidelines for management of severe sepsis and septic shock：2008[J]. Crit Care Med，2008，36（1）：296-327.

[12] ANJARIA D J，MOHR A M，DEITCH E A. Haemorrhagic shock therapy[J]. Expert Opin Pharmacother，2008，9（6）：901-911.

[13] NOLAN J P，PULLINGER P. Hypovolaemic shock[J]. BMJ，2014，348：g1139.

[14] 中华医学会心血管病学分会心血管急重症学组，中华心血管病杂志编辑委员会. 心原性休克诊断和治疗中国专家共识（2018）[J]. 中华心血管病杂志，2019，47（4）：265-277.

[15] BARAN D A，GRINES C L，BAILEY S，et al. SCAI clinical expert consensus statement on the classification of cardiogenic shock：This document was endorsed by the American College of Cardiology（ACC），the American Heart Association（AHA），the Society of Critical Care Medicine（SCCM），and the Society of Thoracic Surgeons（STS）in April 2019 [J]. Catheter Cardiovasc Interv，2019，94（1）：29-37.

高血压部分

第七篇　高　血　压

高血压既是血压升高的指针，也是疾病的警示牌（详见本篇第九章第一节）。

高血压是以体循环动脉血压升高为主要表现的临床综合征，是流行广泛、危害严重的最常见的心血管疾病。高血压是多种心血管疾病的重要危险因素，长期血压升高可导致心、脑、肾、眼底等靶器官损害，与高血压密切相关的卒中、冠心病、心力衰竭、肾功能衰竭等并发症已成为较发达国家和地区的主要死亡病因。高血压可分为原发性与继发性两大类。继发性高血压是指由肾病、肾血管病变、内分泌疾病、先天性或后天性大血管病、颅内压升高等导致血压升高，继发性高血压只是原发疾病临床症状的一部分，占高血压患者的10%～15%，控制原发病后，血压可能完全恢复正常。原发性高血压是指在现有诊断技术条件下不能明确具体原因的高血压，这一部分患者占所有高血压患者的85%以上，一般意义上所说的高血压病即特指这一部分高血压患者。目前高血压仍以药物治疗为主，介入治疗及器械治疗等疗法仍在探索之中。

自从20世纪80年代以来，高血压防治工作有了很大的发展。第一，高血压学科发展很快，欧美国家相继建立了高血压理事会；我国多家大医院建立了高血压科。第二，在高血压诊断技术有了长足的进步。当下尽管使用了百年的水银柱血压计仍在发挥着测量血压的作用，但有逐渐过渡到使用电子血压计的趋势。纵观电子血压计现已广泛地应用到了家庭和人群血压检测中，显现出其测量准确、方便的优点。目前24小时动态血压已广泛地应用到各个医院，在社区及农村乡镇医院也能见到。24小时动态血压监测技术将为高血压诊断、鉴别诊断及在科研中起到了重要作用。第三，对确诊高血压的患者应进行全面的血管结构和功能的全面评估，及时发现血管病变并采取有效的措施，控制病情发展，达到有效的治疗目的。第四，目前采用高分辨率影像、生化、特殊实验条件检查、分子医学遗传学、有创介入等多项技术的应用，及时发现与高血压相关的疾病，进行相关的处理，有利于高血压疾病的治疗。第五，高血压治疗手段主要是药物治疗，选择不良反应小、疗效佳的药物，做到及时、平稳达标。要定期随访及调整药物，实施个体化医治是治疗高血压的关键措施。生活方式干预是非常重要的治疗方式，其他治疗方法如RDN、器械疗法等疗效不确切，尚在研究之中。

第一章　高血压定义与发病危险因素

第一节　高血压定义与诊断标准

血压作为一项生理学指标,其数值的分布是连续性的,人类对血压升高导致某些病理过程的认识是随着时间以及医学科学的进步而逐渐发展的。大量流行病学资料与大规模临床试验结果表明,血压水平与心脑血管疾病之间存在连续的正相关,血压每升高 20/10mmHg,危险增加 1 倍。实际上"正常血压"与所谓"有危害的血压"之间并无明确界限。高血压的诊断标准是根据流行病学资料与大规模临床试验结果人为划定的,其根本出发点在于根据已有证据,权衡利弊,确定在血压达到某一水平以上时,即应该给予医疗干预。对这一血压水平的确定并非一成不变,在不同国家地区、不同人种间,界定高血压的标准是有差异的。曾经撰写第一本现代心脏学教科书的 Paul White 在 1931 年写到:"高血压可能是一种重要的代偿机制,不应随意摆弄",这体现了当时人们对高血压的认识。1978 年世界卫生组织界定的高血压标准为≥160/95mmHg,中国也多年一直沿用这一标准。目前基本统一的高血压定义为:18 岁以上成年人,在未使用抗高血压药物情况下,收缩压≥140mmHg,和 / 或舒张压≥90mmHg。既往有高血压病史,目前正在使用抗高血压药物,血压虽然低于 140/90mmHg,也应诊断高血压。

近十几年来,陆续发表了各种版本的高血压防治指南,包括:美国高血压预防、检测、评价和治疗的全国指导委员会第 6 次报告(JNC 6,1997 年)、世界卫生组织 / 国际高血压学会(WHO/ISH,1999 年)、JNC 7(2003 年)、中国高血压病防治指南(2005 年)、欧洲心脏病学会(ESH/ESC)高血压防治指南(2003 年、2007 年、2013 年)、日本高血压指南(JSH 2009 年、JSH 2014 年)、中国高血压病防治指南基层版(2009 年、2015 年)以及中国高血压防治指南(2010 年、2018 年)、法国高血压学会成人高血压治疗指南(2013 年)、中国高血压基层管理指南(2014 年)、JNC 8(2014 年)。纵观各国高血压防治指南,高血压的诊断标准基本一致(表 7-1)。

表 7-1　血压水平的定义与分类(2010 年、2018 年中国高血压防治指南)

类别	收缩压 /mmHg	舒张压 /mmHg
正常血压	<120	<80
正常高值	120～139	80～89
高血压	≥140	≥90
1 级高血压(轻度)	140～159	90～99
2 级高血压(中度)	160～179	100～109
3 级高血压(重度)	≥180	≥110
单纯收缩期高血压	≥140	<90

注:若患者的收缩压与舒张压分属不同级别时,则以较高的分级为准。单纯收缩性高血压也可按照收缩压水平分为 1、2、3 级。

第二节 高血压发病危险因素

国内外流行病学对高血压发病的危险因素调查已有几十年的历史,调查结果显示高血压发病与多种危险因素有关。目前,国际公认的高血压发病危险因素是超重、高盐膳食及中度以上饮酒。我国流行病学研究也证实了这三种因素与高血压发病显著相关。2011年中国高血压病防治指南就高血压的发病危险因素与上述观点相同。

一、体重超重和肥胖

大量流行病研究显示肥胖是高血压的重要影响因素,人群中体重指数的差别对人群的血压水平和高血压患病率有明显影响。我国10组人群横断面和前瞻性研究表明,在影响高血压患病率,基线时血压均值及发病率,血压变化趋势的诸多因素中,体重是最稳定的危险因素。基线体重指数(BMI)每增加 $1kg/m^2$,5年内发生高血压的危险性增高9%。中美心血管疾病流行病学合作研究显示基线BMI每增加 $3kg/m^2$,4年内发生高血压的危险性女性增加57%,男性增加50%。研究表明,女性绝经期后高血压发病率高于男性,由于绝经期后肥胖、超重发生率高于同龄男性,表明肥胖、超重是高血压发病的危险因素之一。2013年我国学者报道,一组调查对象为35~85岁的收缩压≥140mmHg或舒张压≥90mmHg,接受抗高血压治疗的出院患者需评估患者的危险分层和高血压控制率。结果显示,高血压人群BMI平均为 $(25.1 \pm 3.8)kg/m^2$,55.9%男性高血压患者臀围>90cm,50.9%的女性高血压患者的臀围大于85cm,也说明了我国人群的BMI及超重与高血压的患病有直接关系。

二、膳食高盐、低钾、低钙、低动物蛋白质

Grasudal等对有关盐干预的对照试验进行荟萃分析,显示低盐饮食降低收缩压、舒张压的效应在欧洲裔、非洲裔、亚裔人群中普遍存在。GenSalt研究通过低盐干预(盐3g/d,钠约51.3mmol/d)、高盐饮食(盐18g/d,钠约307.8mmol/d)、高盐补钾(盐18g/d,同时补充钠钾片60mmol/d)三个阶段各7天的膳食干预,发现大部分研究对象SBP和DBP均从低盐饮食血压下降、高盐饮食血压回升、高盐补钾干预血压又下降的变化规律。这种血压变化趋势在先证者的同胞、配偶、子女中均存在;并且,女性、54岁以上中年人、1级高血压患者(140mmHg≤SBP<160mmHg,和/或90mmHg≤DBP<100mmHg)在盐干预期间的血压变化更大,对盐干预更敏感。世界卫生组织以及包括中国在内的许多国家卫生部门,都将限盐作为降低血压、预防心脑血管疾病的重要措施写入指南。GenSalt的研究结果为在中国人群中倡导低盐饮食提供了有力支持。

中国人群食盐摄入量高于西方国家,北方每天为12~18g,南方为7~8g。膳食钠的摄入量与血压水平显著相关,14组人群研究表明人群中,如平均每人每日摄入食盐增加2g,则收缩压和舒张压均值分别增高2mmHg及1.2mmHg。天津居民的研究和我国三组人群研究显示个体每日钠摄入量或24小时尿钠排泄量均与血压呈正相关。我国16个城市电解质与高血压关系研究表明,高血压患病率北方高于南方,女性高于男性。高血压组尿钠、钠/钾比收缩压、舒张压呈正相关。研究发现,尿钾排泄增加10mmol/24h,收缩压下降1.2mmHg,舒张压下降0.6mmHg。尿钠排泄增加100mmol/24h,收缩压下降1.2mmHg,舒张压仅增加1~3mmHg。比较钠、钾对血压的影响,每1mmol钾比钠大3倍。我国3组人群研究显示,膳食

钙摄入量低于中位数人群中，膳食钠／钾比值与血压呈正相关，而膳食钙摄入量高于中位数人群中，此种关联不显著，说明膳食钙可能促进钠的升压作用。14 组人群研究表明，平均每人每天摄入的动物蛋白质热量百分比增加 1 个百分点，收缩压、舒张压分别降低 0.9mmHg、0.7mmHg。因此，膳食中高盐是中国人群高血压发病的重要危险因素，而低钾、低钙及低动物蛋白质又加重了钠对血压的不良影响（详见本篇第一章）。

三、饮酒

目前多数流行病学研究表明，饮酒多少与高血压患病率及血压水平呈直线关系，重度饮酒者或每日饮酒者比不饮酒或少量饮酒者高血压患病率高 1.5～2 倍，收缩压和舒张压均值分别升高 5～10mmHg、3～6mmHg。中美心血管疾病流行病学合作研究表明，男性持续饮酒者比不饮酒者，4 年发生高血压的危险增加 40%。我国第三次高血压调查结果表明，饮酒组高血压患病率为 17.49%，非饮酒组为 12.87%，不饮、少饮、中度及高度饮酒者高血压患病率分别为 12.87%、13.7%、17.83%、25.98%。Brigham 对 70 891 名女性（年龄在 25～42 岁）的一项前瞻性研究表明，饮酒量与高血压危险性呈 J 形曲线关系，少量饮酒其血压水平低于不饮酒者，大量饮酒年轻女性高血压发病的危险性明显增加。大规模标准化的国际合作流行病学研究（INTERSALT）表明，每周饮酒其酒精量≥300ml，相当于每天饮酒精量≥30g，经多因素调整后，比不饮酒者收缩压升高 3.5mmHg，舒张压升高 2.1mmHg。由此可见，饮酒是高血压重要危险因素。

四、其他因素

除了上述三个已经确定的高血压发病危险因素外，还有一些因素如遗传、种族、年龄、性别、社会经济状况、体力活动缺乏、文化水平、长期精神紧张等与高血压发病也有相关关系。

（史　军）

参 考 文 献

[1] 王继光.四十年年高血压变化的趋势的启示与思考[M]//韩雅玲，张健.心脏病学实践 2010.北京：人民卫生出版社，2011：67-69.

[2] 王文.对近期发表的高血压研究的认识[J].中国循环杂志，2016，31（11）：1130-1131.

[3] Guidelines Subcommittee. 1999 Would Heath organigation-international society of Hypertension Guidelines for the Management of Hypertension[J]. J Hypertens，1999，17（2）：151-183.

[4] MANCIA G，DE BACKER G，DOMINICEDK A，et al. 2007 Guidelines for the Management of Arterial Hypertension：The Task Force for the Management of Arterial Hypertension of the European Society of Hypertension（ESH）and of the European Society of Cardiology（ESC）[J]. J Hypertens，2007，25（6）：1105-1187.

[5] 中国肥胖问题工作组数据汇总分析协作组.我国成人体重指数和腰围对相关疾病危险因素异常的预测价值：适宜体重指数和腰围切点的研究[J].中华流行病学杂志，2002，23（1）：5-10.

[6] 吴锡桂，武阳丰，周北凡.我国十组人群高血压发病率及其影响因素[J].中华医学杂志，1996，76（1）：24-29.

[7] SUI H，WANG W，CHENG H Y，et al. Characterization，risk stratification and hypertension control rate at hospital-based clinics：a survey of 25，336 hypertensives in Beijing，Shanghai and Guangzhou[J]. Intern Med，2013，52（17）：1863-1867.

[8] GRASUDAL N A，HUBECK-GRAUDAL T，JURGENS G. Effects of low sodium diet vs. high-sodium diet on blood pressure，renin，aldosterone，catecholamines，cholesterol，and triglyceride（Cochrane Review）[J]. Am J Hypertens，2012，25（1）：1-15.

[9] HE J，GU D，CHEN J，et al. Gender difference in blood pressure responses to dietary sodium intervention in the GenSalt study [J]. J Hypertens，2009，27（1）：48-54.

[10] JENNINGS G L. Recent clinical trials of hypertension management[J]. Hypertension，2013，62（1）：3-7.

[11]《中国高血压防治指南》修订委员会. 中国高血压防治指南（2018 年修订版）[M]. 北京：中国医药科技出版社，2018.

第二章　高血压发病机制

第一节　遗传因素与高血压

高血压是一种多基因疾病。近年来对遗传因素在高血压发病中的作用的研究取得了很大进展。流行病学显示，原发性高血压主要受遗传和环境因素的影响，遗传因素较环境因素更具有重要意义，2013 年 Biino 报道了遗传因素参与血压性状的表达主要占 30%，但似乎在男性中发挥更大的作用；然而其他疾病和环境因素也占有重要地位，但似乎在女性中更为明显。

一、高血压的遗传特点

血压主要由神经系统、内分泌系统、心血管系统的结构、体液容量、肾功能及其他因素控制，它们与血压之间相互影响，形成了极为复杂的调控系统。绝大部分的高血压是多基因遗传病，其中不同基因位点通过不同环节对血压的调控产生影响。目前的研究发现，至少有 10 个基因的突变可以通过相同的途径影响肾小管对水电解质的重吸收；另外，一些基因可以通过改变血管阻力，引起明显的高血压；还有一些基因则通过影响代谢因素对血压产生一定的影响。总之，遗传因素在高血压的发病过程中起到的作用较为复杂。

二、影响血管收缩的相关基因

1. 血管紧张素原基因（AGT） AGT 是肾素 - 血管紧张素 - 醛固酮系统（RAAS）系统重要的组成成分。目前研究最多，作用最重要的易感基因正是 AGT 基因。它位于人染色体的 1q42～q43，cDNA 序列全长 1 030bp，包含 4 个外显子、4 个内含子。通过对 AGT 基因的非编码区突变研究发现，T174M 和 M235T 直接与高血压相关，而 235T 的多态性更为重要。例如，235 位碱基及其等位基因碱基是异源组合 MT，则样本的血压比 MM 组合升高了 10%，TT 组合者的血压则升高了 20%。由此可见，AGT 基因分子突变体组成可以预测血压的遗传情况。病例 - 对照研究表明，白种患者中，235T 等位基因与高血压明显相关，而 MM 表型的患者血压明显高于 TT。另外，AGT 的表型对 AGT 血清中的浓度有明确关系。例如，无论男女只要携带 235T 等位基因，则其血清 AGT 的浓度升高约 20%。在其转录子研究中发现，上游 6 位 G-A 突变总是与 235T 等位基因相关联。通过体外测试相关启动子的活性发现，该突变引起 AGT 的转录速率上调。而还有一种突变体的糖基化异常，可以导致血清中 AGT 的含量降低。

2. ACE 基因 人类的 ACE 基因位于 17q23，长度约为 21kb。其中 16 个内含子中存在 287bp 的 Alu 重复序列，具有插入 / 缺失多态性，含有此片段的称为"I"，不含此片段的称为"D"。实验发现，D/D 表型者血清中的 ACE 水平比 I/I 者高出 2 倍，I/D 表型者介于中等水平。

Smithies 等通过基因打靶技术改变 ACE 基因拷贝数目,结果发现血清的 ACE 水平呈明显升高。另外,将 ACE 基因进行人工突变后,造成 ACE 基因不能编码含羧基末端氨基酸残基的 ACE 肽链。现已证明,ACE 羟基末端含有与受体结合位点,若缺如,则 ACE 虽可释放却不能与其受体结合。

3. 内皮一氧化氮合酶基因 内皮型一氧化氮合成酶(eNOS)主要存在于动、静脉内皮细胞、血小板、肾小管上皮细胞,可催化生成的一氧化氮(NO)具有扩张血管、调节血流、抑制血管平滑肌细胞增殖、抑制血小板和白细胞黏附等重要功能,参与了多种疾病的病理生理过程。eNOS 基因在人类染色体上定位于 7q35~q36,跨度约 21kb。目前的研究发现,eNOS 基因 27bp VNTR 多态性、eNOS 的 G298A 多态性、eNOS 基因 T786C 多态性可能与高血压的发生有关。

4. 其他基因 除了以上基因外,还有肾素基因、低密度脂蛋白受体基因(LDL)、内皮素基因(ET)、脂蛋白脂酶基因(Apo E)等也对高血压的发生具有一定的作用。

三、影响水钠重吸收的基因

1. 上皮钠通道基因(ENaC) ENaC 是 Na^+ 重吸收的关键部位。它由 3 个非同源亚单位 α、β、γ 组成。每个亚单位都跨膜 2 次,并形成一个较大的胞外结构域,胞内结构域的 N 和 C 末端可以通过磷酸化对 ENaC 的活性进行调节。Liddle 综合征是一种常染色体显性遗传性高血压。研究发现,β 亚单位胞内段 C 末端的突变是造成 Liddle 及其他 3 个家族出现该综合征的根本原因。

2. 糖皮质激素可治疗性醛固酮增多症(GRA) GRA 是一种少见的常染色体显性遗传性病症。研究发现,染色体的不正常交联可出现 11β- 羟化酶启动子与醛固酮合成酶的基因序列融合,从而导致醛固酮合成酶基因异常。如果将融合基因表达于肾上腺束状细胞后,即可出现促肾上腺皮质激素依赖性醛固酮合成酶活性异常,而摄入外源性糖皮质激素后可以阻断醛固酮的合成。其机制在于盐皮质激素水平升高导致上皮钠通道过度激活所致,而钠通道结构和功能并未出现明显变化。除了与 11β- 羟化酶基因嵌合引起 GRA 外,醛固酮合成酶基因本身的多态性也与高血压有关。研究表明,醛固酮合成酶基因存在 C344T 型多态性,具有 T 等位基因的人群血清醛固酮水平要显著高于没有 T 等位基因的人群。醛固酮合成酶基因多态性与高血压(特别是低肾素型高血压)的关系密切。

3. 11β- 羟类固醇脱氢酶基因 盐皮质激素假性增多症是由 11β- 羟类固醇脱氢酶发生突变引起的。在正常状况下,11β- 羟类固醇脱氢酶能将有醛固酮样作用的皮质醇转化为无醛固酮样作用的可的松,从而保护醛固酮受体。一旦 11β- 羟类固醇脱氢酶发生基因突变而失活,就会使局部皮质醇过量,并与醛固酮受体结合,发挥醛固酮样作用,引起水钠潴留和高血压。由于皮质醇只在局部聚集,患者血清中皮质醇的含量并不会显著增高,但是尿中皮质醇和可的松的代谢产物,即四氢皮质醇和四氢可的松的比率会显著增高。

4. 醛固酮受体基因 Geller 等在 1999 年发现一种醛固酮受体突变引起的高血压。他们对 7 例可能为单基因遗传的高血压患者的醛固酮受体基因进行了 SSCP 分析,结果发现其中 1 例患者醛固酮受体基因第 810 位密码子发生丝氨酸至亮氨酸突变(S810L 突变)。然后,研究人员对该患者的亲属进行了排查,发现其中 4 人也患有严重的高血压,另 4 人则未患高血压。该家族中所有患有高血压的个体醛固酮受体基因都有 S810L 型突变,临床上都伴有血浆肾素活性降低,而家庭中未患高血压的个体醛固酮受体基因都不存在这种突变。因此,作者们推测醛固酮受体的这一突变类型是导致这些患者罹患高血压的原因。在该研究中，作者还发现醛固酮受体的这一突变使其与多种激素的亲和力上升。其中，和孕酮的结合尤为紧密，而孕酮与醛固酮受体的结合能活化而非抑制醛固酮样反应，这就是具有该基因型的妊娠女性高血压症状更为严重的原因。

5. 其他基因 影响钠水重吸收的因素还有 ANP 基因、α 内收蛋白基因、Na^+-Cl^- 转运通道及 Na^+-K^+-Cl^- 共转运通道相关基因。同样，它们也可通过对血容量的影响导致高血压。

值得注意的是，在高血压的遗传学研究中，不同种族、不同个体的研究结果相差很大，某种突变也不一定会出现高血压。动物模型中的研究结果与人类实际状况还存在差别，大多数的研究所用的样本数还极为有限。要取得进一步的进展，必须对这些问题予以重视。不难理解，由于我们每个人的基因组序列不同，因而在致病基因的有无，对诱因的耐受及机体代偿方面都存在着很大的差别，最终是否会发病就明显不同。这样，下一步的研究目标为：以影响血管张力、血容量变化的基因为中心，确定相关基因，确定某种基因是否为独立发病因素，单个及多个非独立发病因素基因的多态性对高血压发病的影响以及外因的作用。由于目前的人类基因组研究已经初步确定人类的基因为 3 万多个，比原来所估计的 10 万个少得多，这就非常有利于对高血压全部相关基因进行研究。最新研究表明，人与人的基因差异大约只有 1/1万，这样在利用生物芯片技术及计算机辅助下，对高血压的遗传学诊断将为时不远。

（华 琦 许 骥）

第二节 钠、钾、钙与高血压

盐作为人体重要的内环境因素，与遗传因素共同作用，在高血压的发病中起到非常重要的作用。总体而言，钠的摄入量与高血压呈正相关，钾的摄入量与高血压负相关，钙的摄入量与高血压的关系尚未完全明确。

一、钠与高血压

正常人体内血清钠浓度的正常范围是 130～150mmol/L，细胞内液中的钠浓度仅为 10mmol/kg。成人每天饮食中摄入的钠为 100～200mmol/L。天然食物中含钠量很少，因此钠的摄入主要是来自食盐。摄入的钠主要通过小肠吸收，在肾排泄，部分钠通过汗液排出。正常情况下人体存在维持钠平衡的机制，摄入多排出也多。钠的主要作用是维持体液的渗透压平衡和酸碱平衡，参与动作电位的生成以及新陈代谢和生理活动。

几乎在大多数摄入钠多的人群，平均血压水平较高。除了钠摄入外，钾的摄入、体重及运动量也对血压有重要影响。从不同人群间钠摄入量对血压的不同影响来看，老年人群中血压与钠的相关性更强。虽然钠的摄入与血压呈正相关，但人群中血压正常个体在限盐后血压的反应却不完全相同。研究显示，在限盐后大约 19% 的个体血压下降，属于盐敏感型；66% 的个体血压无变化，属于盐抵抗型；还有 15% 的个体血压反而上升，属于反向调节型。但另有研究证实对大多数高血压的个体来说，限盐可以使 80% 的轻度高血压患者血压下降。

二、钾与高血压

钾是细胞内的重要离子，正常人体内钾的总量为 50～55mmol/kg，其中 98% 存在于细胞内，仅有 2% 存在于细胞外液中。细胞内钾浓度高达 160mmol/L，而血浆钾浓度仅有

4.5mmol/L。钾是维持神经肌肉细胞膜电位的重要物质。机体通过肾脏及内分泌机制对钾进行调控：肾小球滤过的钾几乎全部在近曲小管和髓袢被重吸收，而尿中的钾主要来自远曲小管与集合管的连接段、皮质集合管的细胞以及乳头部和内髓集合管分泌。人的肾脏有很强的保钠作用，但保钾作用很弱，在保钾过程中，醛固酮起到重要的作用。

钠的摄入增加可以使钾的排泄增多；增加钾的摄入量也能促进钠的排出。研究证实，血清钾和血压水平有很强的相关性，限钠补钾可以使高血压患者的血压降低。在补钾使血压下降的同时，可以观察到体重的减轻。因此认为钾的降压作用主要由于促进钠的排泄，从而减少细胞外液量。另外的机制可能在于：钠摄入增加可以进入细胞内，使细胞内钾丢失增加，从而导致血管平滑肌细胞肿胀，管腔变细，周围血管阻力增加，也可以使血压升高。因此，可以通过补钾缓解高钠引发的不良心血管作用。

三、盐敏感性高血压

近些年来盐敏感性高血压的报道频发，"所谓的"盐敏感性高血压是指摄入高盐饮食后导致血压明显升高，限制盐的摄入使升高的血压下降的高血压。不同研究发现在高血压患者中盐敏感性高血压所占的比例在28%～74%，不同种族和人群盐敏感性的检出率并不相同，盐敏感具有遗传性。

正常情况下高盐饮食会引起肾脏钠排泄增加以避免水钠潴留，但盐敏感性高血压患者存在细胞膜离子转运的障碍及肾脏排钠障碍，从而会引起血压的升高。盐敏感性高血压可以分为调节型和非调节型两种类型。调节型是指增加盐摄入后血压升高，限盐后血压下降；非调节型是指肾上腺对限盐的反应迟钝，因此限盐对于血压的影响较小。临床上根据血浆肾素活性和对给血管紧张素Ⅱ后调节醛固酮和肾血管反应能力确定调节型或非调节型。调节型和非调节型的肾血流量在低盐摄入时没有差别；但在高盐摄入时，调节型患者的肾脏血流量平均增加25%左右，而非调节型患者没有改变。

盐敏感性的测定可以通过急性盐负荷试验和慢性盐负荷试验来进行。急性盐负荷试验方法是：4小时内静脉输注生理盐水2 000ml作为钠负荷期，此后三天于低盐饮食（10mmol/d）下，每天口服呋塞米40mg、每8小时一次作为减盐期。观察输注生理盐水前后平均血压的增幅值和减盐后平均血压的减幅值，综合评定是否为盐敏感者。具体标准为：盐负荷末的平均血压较基础血压值增幅≥5mmHg或者减盐期末的平均血压较基础值减幅≥10mmHg者判断为盐敏感者，小于上述值为盐不敏感者，处于二者之间为中间型。慢性盐负荷试验的方法是，高盐饮食期每天的盐负荷量依据不同人群的饮食习惯，为180～160mmol，盐负荷时间为1周至数周不等。低盐饮食期为1周左右，每天盐摄入量在50mmol左右。高盐饮食期平均血压较平衡饮食期增幅>5mmHg和/或与低盐饮食期平均血压减幅之和≥10mmHg者判定为盐敏感性，未达到此值者为盐不敏感性。

四、钙与高血压

成人体内钙的总量为1 000～1 200g，99%以骨盐的形式存在于骨骼中，其余存在各种软组织中，细胞外液内的钙仅有0.1%左右。钙是肌肉兴奋-收缩耦联的重要组成部分，血管紧张度与血管平滑肌中的钙水平和钙作用密切相关。但多项临床观察并未一致得到钙摄入与高血压的明确关系。对盐敏感型高血压患者，在高钠摄入时膜离子转运障碍导致细胞内钙升高，通过细胞膜上的钠-钙交换，使细胞内钙离子升高，导致外周阻力增加，容易导致血压升高。而盐不敏感型高血压患者则无以上变化。服用钙通道阻滞剂能够预防盐敏感型高血压由于高盐摄入导致的血压升高。

（华　琦　许　骥）

第三节　肾素 - 血管紧张素 - 醛固酮系统与高血压

一、肾素 - 血管紧张素 - 醛固酮系统的组成

肾素 - 血管紧张素 - 醛固酮系统（RAS）通过对血容量和外周血管阻力的调节，发挥着调节血压、维持水电解质平衡的作用。除了机体循环内的 RAS 系统之外，还存在着组织局部的 RAS 系统。RAS 系统主要由以下部分组成。

（一）肾素

肾素（renin）是一种羧基蛋白水解酶，由 340 个氨基酸组成。主要在肾脏入球小动脉的球旁细胞中合成并释放。肾素的前体是前肾素原。肾素不具备直接调节生理活动的作用，其主要作用在于水解血管紧张素原，使其转变为血管紧张素 I（Ang I）。血管紧张素原是肾素的唯一底物，肾素是决定血管紧张素合成的主要酶。调节肾素释放的因素有：

1. 肾小球动脉压力　肾脏的入球小动脉有压力感受器，感受到入球小动脉内的压力。当限盐、心力衰竭等原因导致肾血流量减少时，肾脏入球小动脉内压力降低，使压力感受器发放冲动增加，导致球旁细胞分泌肾素增加，反之则降低肾素的分泌。

2. 钠离子浓度　肾小管致密斑能感受肾小管液中的钠浓度变化，当钠浓度降低时，激活致密斑感受器引起肾素分泌增加。

3. 神经调节　当全身血容量下降时心脏、大血管和其他组织产生交感神经反射增强，引起肾素分泌增加。

4. 体液因子　许多体液因子可以影响肾素的分泌。能增加肾素分泌的体液因子有肾上腺素、多巴胺、前列腺素 I_2 和 E_2、低血钾、低血钙；能抑制肾素分泌的因子有 Ang III 和 Ang II、血管升压素、心房钠尿肽、高血钙、高血钾。

（二）血管紧张素原

血管紧张素原（ANG）是一种糖蛋白，由 14 个氨基酸组成。主要在肝脏合成，血管、心脏、肾上腺以及中枢神经内也有 ANG 基因存在。ANG 由肝脏持续分泌入血。血管紧张素原的水平取决于 ANG 基因在细胞内 mRNA 的转录效率以及 mRNA 的稳定性。血管紧张素原是肾素的底物，在肾素的作用下水解为血管紧张素 I。

（三）血管紧张素 I

血管紧张素 I（Ang I）由 10 个氨基酸组成，生理作用很弱，主要是作为 ACE 的底物形成 Ang II 而发挥作用。

（四）血管紧张素转化酶（ACE）

血管紧张素转化酶（ACE）是含锌的金属水解酶。ACE 广泛分布在身体各处，其中以肺血管内皮细胞、肾上皮细胞的刷状缘分布最多。ACE 的主要作用在于水解 Ang I 羧基端的苯丙氨酸和组氨酸之间的肽腱而催化 Ang I 转化为 Ang II，该过程需要锌离子和氯离子作为辅基。ACE 的专一性不高，还可以水解缓激肽，并且对催化 P 物质、黄体生成释放激素、内啡肽等多种物质的代谢。在正常条件下 ACE 是 Ang II 生成的限速酶，ACE 的活性决定了 Ang II 的生成

量。临床上广泛使用的 ACE 抑制剂正是作用于 ACE 环节从而减少 AngⅡ的生成，使血管扩张从而降压。

（五）血管紧张素Ⅱ（AngⅡ）

AngⅡ是 AngⅠ在 ACE 作用下的水解产物。AngⅡ是 RAS 系统最重要组成部分，发挥着调节血压和影响体液平衡的重要作用。AngⅡ的作用具体包括以下几种：

1. 血管收缩作用　AngⅡ对小血管有直接收缩作用。此外，还通过提高外周组织对儿茶酚胺的敏感性，引起外周血管强烈收缩，导致外周阻力增加。肾血管对 AngⅡ的收缩血管作用特别敏感，能引起肾动脉强烈收缩，增加近段肾小管中钠的吸收，从而抑制肾素分泌。

2. 增加心肌收缩力　可能是通过促进钙离子内流实现的。

3. 调节水盐代谢

（1）促进醛固酮分泌：AngⅡ是调节醛固酮分泌的主要因子。AngⅡ作用于肾上腺球状带细胞，从而促进醛固酮分泌；此外，还可以通过肾脏的自身调节作用直接作用于肾小管或间接通过醛固酮的作用，调节水电解质平衡。钙通道阻滞剂可以阻断这一作用。

（2）对肾脏的直接作用：低剂量 AngⅡ可以直接作用于肾小管促进钠的重吸收而引起钠潴留，该作用不依赖醛固酮的分泌；高剂量的 AngⅡ则发生排尿利钠作用。

4. 对神经系统的作用　脑室内注射 AngⅡ可以升高血压，促进 AVP 分泌，增加饮水，促进 ACTH 的分泌。

5. 刺激血管平滑肌细胞和心肌细胞的增殖肥大　这是通过机体长期对高容量负荷的反应。使用 ACE 抑制剂可以抑制高血压导致的心肌肥大。

（六）血管紧张素受体

血管紧张素受体分为 AT_1 受体和 AT_2 受体两种，其中 AT_1 受体在组织中占优势。AT_1 受体是一种与 G 蛋白偶联的受体，具有 7 个跨膜的功能区。AT_1 受体激动后通过细胞内的信息传导如磷脂酶 C- 三磷酸肌醇和二酰甘油途径、酪氨酸激酶途径发挥生理效应。

1. 促进肾血管收缩，激活近曲小管受体，使水钠潴留增加。激活肾上腺皮质受体，增加醛固酮分泌，促进肾脏保水保钠，升高血压。

2. 促进心肌细胞蛋白、胶原的合成，促进心肌肥厚和纤维化。

3. 促进血管平滑肌的移行，促进动脉粥样硬化。

对 AT_2 受体的研究不如 AT_1 受体那么清楚。目前认为 AT_2 受体起到部分拮抗 AT_1 受体的效应，并参与细胞凋亡的过程。最近报道 AT_3 的作用正在研究，AT_4 参与机体内凝血与纤溶机制。

二、肾素 - 血管紧张素 - 醛固酮系统在高血压中的作用

1. 循环中的肾素 - 血管紧张素 - 醛固酮系统的作用　循环中的肾素 - 血管紧张素 - 醛固酮系统在血压调节，水电解质平衡中有重要作用。RAS 的活性增强可以导致血压升高，主要是通过 AngⅡ发挥作用。使血管收缩、增加心输出量、使水钠潴留、增加交感神经活性，从而升高血压。

高血压患者血浆肾素活性不同，可以分为高肾素型、正常肾素型和低肾素型三种。各型占的比例不同，其中一半以上属于正常肾素型。研究认为，对于不同肾素类型的高血压患者，循环 RAS 所引起的血管收缩程度不同。在相同血压的情况下，高肾素型高血压患者的血管收缩性较低肾素型患者更强，ACEI 及 β 受体阻滞剂对降低血压和较少靶器官损害的作用很

有效；低肾素型高血压则主要由醛固酮增加、水钠潴留所致，血管收缩程度较高肾素型患者轻，血管的损伤程度也轻，钙通道阻滞剂、利尿剂或 α 受体阻滞剂更为合适。近年来最新研究发现，对于低肾素型患者 ACEI 仍有较好的降压作用，因为除了循环中的肾素 - 血管紧张素系统在血压调节中发挥作用外，许多组织中也存在局部的肾素 - 血管紧张素系统，这些系统不需要利用循环中的肾素即可生成 AngⅡ，构成了局部的 RAS。局部的 RAS 在组成、产生方式和作用上与循环 RAS 不完全相同，它们通过旁分泌机制参与多种生理活动的调节。

2. 血管壁中的肾素 - 血管紧张素 - 醛固酮系统的作用　血管壁中存在独立的 RAS，主要存在于血管平滑肌和内皮细胞中。它们通过旁分泌或自分泌的方式控制着血管的功能，对维持血管的张力起到非常重要的作用。血管内皮的 RAS 可以通过血管紧张素受体或作用于交感神经末梢促进儿茶酚胺释放而促进血管收缩，还可以作用于邻近的血管内皮细胞促进血管内皮舒张因子（EDRF）以及前列腺环素的合成和释放，舒张血管，从而在血管局部形成一个负反馈调节系统。血管局部的 RAS 在高血压发病中也占有重要的地位，通过刺激血管平滑肌细胞增殖和促进血管收缩从而使外周血管阻力增加，升高血压。

3. 心肌组织的肾素 - 血管紧张素 - 醛固酮系统的作用　心肌组织中也存在着局部的 RAS。局部 RAS 中的 AngⅡ能够强烈地刺激心肌细胞蛋白合成和细胞增殖，增强心肌收缩力，促进心肌肥厚的发生与发展。ACEI 能阻止心脏局部 RAS 导致的心肌肥厚发展，逆转心肌重构。

4. 中枢神经系统中的肾素 - 血管紧张素 - 醛固酮系统的作用　中枢神经系统中也存在着局部 RAS。动物试验表明，向脑室内注入 AngⅡ可以导致血压升高，AVP 分泌，增加饮水及促进 ACTH 分泌的效果。

5. 肾脏中的肾素 - 血管紧张素 - 醛固酮系统的作用　除了肾小球旁细胞分泌肾素外，在近曲小管上皮细胞和出入球小动脉中也发现存在血管紧张素基因。摄入盐的多少可以改变该基因的表达效率。因此，肾脏的 RAS 除了通过循环作用于全身外，还可以通过肾内途径影响水钠的排泄和血管阻力。

6. 肾上腺中的肾素 - 血管紧张素 - 醛固酮系统的作用　肾上腺组织内也存在着 RAS。对儿茶酚胺及皮质激素的合成起到调节作用。肾上腺 RAS 可能参与调节基础醛固酮分泌。

因此，循环 RAS 和组织中的局部 RAS 共同发挥着血压调节作用。循环 RAS 主要参与短期应激反应及水盐代谢和血容量的调节；局部 RAS 则参与调节外周阻力和器官功能。在高血压的发病中，高血浆肾素活性者与循环 RAS 活性的增高密切相关；正常肾素活性和低肾素活性者除醛固酮增加、水钠潴留外，局部 RAS 功能增强可能更为重要。

（华　琦　许　骥）

第四节　交感神经系统与高血压

交感神经系统在高血压的发生、发展中起到非常重要的作用。交感神经兴奋时，心率增快，心肌收缩力增加，并通过多种机制促进水钠潴留，并且增加外周血管阻力，最终升高血压。

一、各部位的交感神经系统

（一）心血管系统的交感神经

心脏的交感神经节前神经元释放乙酰胆碱，激活节后神经元的 N 型胆碱能受体。节后神经元的轴突组成心脏神经丛，支配心脏各个部分，包括窦房结、房室结、房室束、心房肌及心室肌。节后神经元释放去甲肾上腺素，与心肌细胞膜上的 β 肾上腺素受体结合，导致心率加快，传导加快，心肌收缩力增加。

而支配血管平滑肌的神经纤维分为缩血管神经纤维和舒血管神经纤维。缩血管神经纤维都是交感神经纤维，其结合神经元释放去甲肾上腺素，作用于血管平滑肌上的 α 和 β 肾上腺素能受体。与 α 受体结合可以导致血管平滑肌收缩；与 β 受体结合导致血管平滑肌舒张。因为去甲肾上腺素与 α 受体的结合能力远强于 β 受体，故缩血管神经纤维兴奋引起血管的收缩。体内几乎所有的血管都受到缩血管神经纤维支配，但不同部位血管中缩血管神经纤维分布的密度不同。皮肤血管中分布密度最高，骨骼肌和内脏次之，冠状血管和脑血管中分布最少。

（二）肾脏的交感神经

肾脏同样存在交感神经系统支配。当交感神经兴奋时会引起以下变化：

1. 入球小动脉和出球小动脉收缩，但前者收缩较后者更为明显，因此导致肾小球血流量减少，肾小球滤过压下降，肾小球滤过率减少，排水减少。

2. 刺激近球小体中的颗粒细胞释放肾素，导致循环中的血管紧张素和醛固酮含量增加，增加肾小管对水钠的重吸收，使血容量增加。

3. 增加近球小管和髓袢上皮细胞重吸收 Na^+、Cl^- 和水。

总之，肾脏交感神经兴奋的结果是促进水钠的吸收，增加血容量，升高血压。

（三）交感 - 肾上腺髓质通路

肾上腺髓质中的交感神经兴奋时，肾上腺髓质释放的肾上腺素与去甲肾上腺素增加，从而影响全身各器官。循环中的肾上腺素和去甲肾上腺素对有交感神经支配的血管影响不大，但对没有或交感神经支配很少的血管有收缩作用。可以提高总的外周血管阻力，升高血压。

二、交感神经系统在高血压发病中的作用

交感神经系统在高血压发病中起到重要的作用。动物试验证实，高血压个体中交感神经末梢发放冲动的频率增加，血浆儿茶酚胺水平增高，对冷刺激和外源性去甲肾上腺素的升压反应增强。高血压患者中青少年和临界高血压患者中很多具有血浆儿茶酚胺水平增高和外周阻力的增加，提示交感神经系统在高血压发病初期参与了高血压的形成。

交感神经对血压的影响作用除了前面提到的增加血管阻力、心肌收缩力、心排血量外，还通过血管重构、肾脏水钠潴留和压力感受器重调来影响血压。

另外，交感神经和副交感神经系统平衡性的改变也是高血压形成中的重要影响因素。在正常情况下，体内交感神经和副交感神经系统处于平衡状态，副交感神经系统略微占优势。在高血压形成初期，交感神经系统亢进的同时还出现副交感神经的活性减弱。

在高血压的形成中，一些患者还存在着神经递质受体数量的增加或反应性增强，其中 α 受体数量的增加最为重要。

在高血压的进展过程中，长期血压的升高导致高灌注，压力负荷过重会导致血管平滑肌增生与肥大，这种血管的重构导致了外周阻力的进一步增加。这种正反馈过程加重了高血压的进展，促进了并发症的形成。

长期血压的升高还会导致压力感受器重调。其机制在于：压力感受器本身的结构变化；神经纤维的疲劳；压力感受器对神经 - 体液因素反应性的降低；压力感受器长期受到牵拉导致窦壁的永久性扩张等。压力感受器的重调使血压在高水平上继续保持相对稳定，也使高血压状态得以维持。

研究提示，在高血压的形成过程中，交感神经活性的增高起到关键性作用。为什么这些患者会出现交感神经活性的增高呢？这可能与以下几个原因有关：

1. 脑部供血异常　实际上对一部分患者来说，高血压初期交感神经活性的增高与血压升高是机体对脑动脉狭窄导致的脑供血不足的一种代偿性反应。而这种反应会以肾脏和血管系统的改变而得以长期维持。

2. 高盐摄入　研究发现，交感神经活性的增高与高盐摄入有关。高盐摄入对交感神经末梢递质的释放和重新摄取以及儿茶酚胺的合成有显著影响。高盐饮食后，下丘脑前区的去甲肾上腺素周转明显降低。高盐摄入还能影响压力感受器敏感性，使盐敏感性高血压患者对血压升高的减压反射更为迟钝，不能有效地缓冲交感神经张力，使血压很难恢复正常。

3. 应激导致交感神经的兴奋　长期情绪紧张和各种消极的心理状态都能导致血压升高。研究发现，各种应激因素特别是心理应激是交感神经兴奋增高的一个重要原因。

（华　琦　许　骥）

第五节　高胰岛素血症和胰岛素抵抗

近年来，越来越多的研究认为高胰岛素血症和胰岛素抵抗是高血压、向心性肥胖、血脂异常、糖代谢紊乱共同的基础。

胰岛素的生理作用是通过靶细胞上的受体把信息传递到细胞内实现的。血液中胰岛素水平的变化也可以使胰岛素和其受体的结合发生变化，即受体亲和力和受体结合位点数目发生改变。在病理状态下，胰岛素受体前、受体本身和受体后任何一个环节的异常都迫使机体产生更多的胰岛素以使血糖维持在正常水平，从而导致血中的胰岛素水平高于正常，但其作用并没有成比例增加，这就称为胰岛素抵抗。一般来说，每天胰岛素用量大于 100U 就存在胰岛素抵抗了。

高血压患者的胰岛素抵抗主要发生在肌肉和脂肪组织中。人体的肌肉分为红肌（Ⅰ型肌纤维）和白肌（ⅡB 型肌纤维）。红肌对胰岛素比较敏感，而白肌对胰岛素敏感性差。高血压患者体内红肌减少，白肌增多，因此肌肉组织对胰岛素的敏感性下降。同时，由于高血压患者的微血管密度下降也影响到胰岛素在组织中的弥散速度，也加重了胰岛素抵抗。

胰岛素抵抗分为原发性和继发性两种。原发性胰岛素抵抗往往伴有向心性肥胖、高血压、2 型糖尿病、血脂异常和高胰岛素血症，称为代谢综合征。继发性胰岛素抵抗可发生在老年、饥饿、应激等情况下，是机体对特殊情况的代偿。

高胰岛素血症是指血中的胰岛素水平远远高于正常水平。高血压、高血脂、高血糖、肥胖形成的代谢综合征各项异常之间存在共同的纽带，这就是高胰岛素血症。其机制在于胰岛素参与多种物质在体内的代谢，因此高胰岛素血症就导致了血脂、血糖的代谢异常；而高胰岛素通过影响膜离子转运而形成水钠潴留从而导致高血压。胰岛素抵抗和高胰岛素血症在高血压的发生和发展中起到重要作用：

1. 高胰岛素血症增加交感神经系统的兴奋性　目前已经认识到高胰岛素血症可引起血去甲肾上腺素升高，增强交感神经系统的活性。由于胰岛素抵抗时交感神经对胰岛素的敏感性并没有下降，因此血中胰岛素水平的升高会导致交感神经的兴奋性增加，从而促进肾脏对水钠的潴留和增加心输出量和外周血管阻力，最终导致血压升高。

2. 高胰岛素血症增加肾脏的水钠潴留　研究表明，高胰岛素血症可以使肾脏对水钠的重吸收加强,从而增加血容量,使血压升高;胰岛素浓度的升高还可使肥胖患者对钠的升压作用更加敏感;高胰岛素血症可以促进AngII介导的醛固酮分泌和血管收缩作用。

3. 胰岛素抵抗导致离子代谢异常　胰岛素可以影响Ca^{2+}-Mg^{2+}-ATP酶的活性,从而使Ca^{2+}-ATP酶活性降低,导致细胞内高钙和低镁水平,最终造成血压升高。

胰岛素还能激活细胞膜上的Na^+-K^+-ATP酶,促进细胞内Na^+向细胞外转运,使细胞内Na^+浓度降低。而当出现胰岛素抵抗时,组织对胰岛素的敏感性降低,胰岛素对Na^+-K^+-ATP酶的激活作用也下降,造成细胞内Na^+浓度的增加,最终通过压力感受器重调、Na^+-Ca^{2+}交换导致细胞内Ca^{2+}增加等机制导致血压升高。

4. 刺激血管平滑肌细胞的增殖　胰岛素作为一种生长因子,可以促进血管平滑肌细胞蛋白的合成。此外,可以刺激有丝分裂因子的活性,促进平滑肌细胞增殖。胰岛素还可以刺激平滑肌细胞进入内膜下,从而促进动脉硬化的进展,结果造成血管壁弹性的减退,增加外周血管阻力,升高血压。

(华　琦　许　骥)

第六节　血管收缩功能及血管重构与高血压

血压的形成需要具备几个条件:①循环系统平均充盈压(即充足的血容量);②心脏的有效射血;③外周阻力。外周阻力主要由阻力血管提供,阻力血管包括终末动脉、微动脉及微静脉。特别是终末动脉和微动脉,由于管腔细小而对血流的阻力较大。在正常情况下,人体血管阻力的一半来自终末动脉和微动脉。而终末动脉和微动脉管壁中平滑肌较多,平滑肌的收缩和舒张可以显著地改变血管口径,从而改变血管阻力。另外,随着年龄的增加和合并疾病的存在,动脉壁内的平滑肌数目可以减少,代之以没有收缩和舒张能力的纤维组织增多,称为血管重构。血管重构会显著影响血管的收缩和舒张能力,从而促进了高血压的进展。因此,血管的收缩和重构在高血压的形成和发展中具有重要的角色。

一、影响血管收缩的因素

很多血管收缩因子通过第二信使调节血管平滑肌细胞膜上的电压依赖性钙通道,使膜去极化,平滑肌细胞收缩,使外周阻力增加;很多血管舒张因子则通过调节膜上的ATP依赖性钾通道,使膜超极化,平滑肌细胞舒张,外周阻力下降。引起血管收缩的因素很多,主要包括神经因素和体液因素。其中,神经因素对血管收缩的调节一般是快速、短暂的;而体液因素对血管收缩的影响是较为长期的。

(一)神经因素

大多数血管的平滑肌都有自主神经支配,它们的收缩和舒张活动受神经调节。而毛细血管前括约肌上的神经分布很少,其主要的舒缩活动主要受局部组织代谢产物的影响。支配血管平滑肌的神经纤维可分为缩血管神经纤维和舒血管神经纤维,两者统称为血管运动神经纤维。缩血管神经纤维都是交感神经纤维,故一般称为交感缩血管纤维,其节前神经元位于脊髓胸、腰段的中间外侧柱内,末梢释放的递质为乙酰胆碱。节后神经元位于椎旁和椎前神经节内,末梢释放的递质为去甲肾上腺素。血管平滑肌细胞有α和β两类肾上腺素能受体。去甲肾上腺素与α受体结合可以导致血管平滑肌收缩;与β受体结合则导致血管平滑肌舒张。去甲肾上腺素与α受体结合的能力远高于与β受体结合,因此缩血管纤维兴奋时引起缩血管效应。体内几乎所有的血管都受到缩血管纤维支配,但不同部位血管中缩血管纤维的分布密度不同。皮肤血管中的缩血管纤维分布最密,骨骼肌和内脏中其次,冠状血管和脑血管中最少。在同一器官中动脉中缩血管纤维的密度高于静脉,微动脉中的密度最高,但毛细血管前括约肌中神经纤维分布最少,主要受到代谢物质的影响。

(二)体液因素

1. 血管紧张素介导的血管收缩 Ang Ⅱ对小动脉有直接的收缩作用,静脉注射 Ang Ⅱ可以引起动脉血压的急剧升高,升压作用比去甲肾上腺素强 10~40 倍。除了直接作用外,还可以通过提高阻力血管对儿茶酚胺的敏感性引起外周血管收缩,导致外周阻力增加。Ang Ⅱ对血管的收缩作用通过 Ang Ⅱ受体实现的。除了循环中的 Ang Ⅱ导致血管收缩外,血管壁内也存在着局部 RAS,它通过旁分泌或自分泌的方式控制血管收缩舒张功能,对维持血管的张力有重要作用。血管内皮中分泌的 Ang Ⅱ可以通过 Ang 受体或作用于交感神经末梢促进儿茶酚胺的释放而促进血管收缩。

2. 内皮素 内皮素(ET)是内皮细胞合成和释放的由 21 个氨基酸构成的多肽,是目前已知的最强的缩血管物质之一。内皮素有 4 种同种异构体,包括 ET-1、ET-2、ET-3、ET-β。ET-1 是唯一存在于血管内皮的内皮素。细胞内无储存内皮素的内皮素颗粒存在,当细胞受到刺激时,ET 产生的快速调节方式主要是 DNA-mRNA- 多肽。内皮素受体主要分为 ETA、ETB、ETC 三种。ETA 为 ET-1 的选择性受体,主要分布于血管平滑肌细胞;ETB 为非选择性受体,主要分布于血管内皮细胞。内皮素首先与 ETB 结合,通过产生 NO、PGI_2 等使血管在初始时产生舒张,随后内皮素与平滑肌上的特异性受体 ETA 结合,导致细胞内钙离子的升高,使血管平滑肌收缩。内皮细胞在受到刺激如缺氧、血流切应力的作用或在凝血酶、IL-1、血管升压素及 Ang Ⅱ等作用下合成增加。

3. 精氨酸升压素 精氨酸升压素是下丘脑视上核和室旁核一部分神经元内合成的。这些神经元末梢释放的升压素作为神经垂体激素,进入血液循环。升压素作用于血管平滑肌的相应受体,引起血管平滑肌收缩,是已知的最强的缩血管物质之一。体内的血管收缩因子之间有协同作用,低于阈浓度的升压素和 Ang 共同作用于血管平滑肌时,仍然可以产生缩血管作用。

二、血管重构

在长期血压升高对血管壁的压力负荷作用下,血管壁的结构会发生一定改变,包括平滑肌细胞和纤维组织增加,从而使血管壁增厚,弹性减退,舒张功能减弱。血管重构在后期维持血压在较高水平中起到重要的作用。除了血压本身导致的血管重构外,很多神经体液因子在血管重构中也起到关键的作用。

1. 血管紧张素(Ang Ⅱ) 循环中的 Ang Ⅱ可以通过 AT_1 作用于血管平滑肌细胞,促进血管平滑肌细胞的增殖、移行、超氧离子产生、黏附分子激活、单核细胞和巨噬细胞的激活。这些变化与血管重构和动脉硬化的进展密切相关。除此之外,血管壁内的局部 RAS 活性增强可以通过旁分泌或自分方式作用于血管壁,引起血管壁重构,如管腔狭窄、管壁增厚、外周阻力增加。

2. 内皮素(ET) 由血管内皮细胞合成的内皮素除了使血管平滑肌收缩外,还具有类似生长因子的作用,可以促进细胞增殖和动脉粥样硬化。

3. 胰岛素 胰岛素也是一种生长因子,可以促进蛋白质的合成和代谢,刺激细胞对氨基酸的重吸收,并通过激活转录和转运过程,增加结构蛋白的合成。细胞培养证实,胰岛素能增强有丝分裂因子的活性,促进血管平滑肌细胞的生长。胰岛素还可以增加血管内膜的厚度,刺激血管平滑肌细胞从中层穿过纤维层进入内膜下间隙,促进动脉硬化的发展,造成血管壁增厚,血管僵硬度增加,阻力增加。

4. 其他内皮合成的生长因子 内皮细胞还可以合成和释放多种促进血管平滑肌细胞增殖的生长因子,如血小板衍生生长因子(PDGF)、转化生长因子(TGF)、成纤维细胞生长因子(FGF)。这些生长因子和抑制生长的因子如肝素类蛋白聚糖、EDRF、PGI2、降钙素相关肽(CGRF)等保持平衡,以维持成年个体血管壁细胞正常的静止状态。而在高血压等病理状态下该平衡被打破,促进细胞增殖的因子释放增多,导致平滑肌增殖和细胞外基质(胶原和弹力蛋白)堆积,使血管壁增厚,弹性减退。

(华 琦 许 骥)

第七节 肾上腺髓质素与高血压

1993 年日本学者 Kitamura 等从手术切除的人肾上腺髓质嗜铬细胞瘤组织中,分离出一种新的血管活性多肽,此多肽可以增加大鼠血小板中 cAMP 的含量,并具有较强的降压作用,因产自肾上腺髓质故命名为肾上腺髓质素(adrenomedullin,ADM)。

人肾上腺髓质素由 52 个氨基酸组成,分子量为 6kDa,其 C 端酰胺化,分子内部由二硫键连接呈环状结构,基因定位于 11 号染色体。其前体原含有 185 个氨基酸,去掉氨基 21 个信号肽形成由 164 个氨基酸组成的肾上腺髓质素前体(proadrenomedullin,proADM)。目前已知肾上腺髓质素前体经内源性肽酶切割后可以产生 4 个活性片断,即 proADM22-41、proADM45-92、proADM95-146 和 proADM153-185。proADM22-41 又称肾上腺髓质素前体 N端 20 肽(proadrenomedullin N-terminal 20 peptide,PAMP);proADM95-146 即为 ADM,ADM 的氨基酸序列如下,分子量为 6 028.8Da,ADM 的氨基酸序列与胰淀粉样肽和降钙素基因相关肽有轻度同源性;proADM153-185 又称为肾上腺紧张素(adrenotensin,ADT)。血浆中的肾上腺髓质素以两种形式存在,一种为有活性成熟的 ADM,另一种为羧基端带有甘氨酸、无活性,需在酰胺化酶作用下转化为前者。

氨基酸序列:

酪-精-谷-丝-蛋-天冬-天冬-苯-谷-甘-亮-精-丝-苯-甘-半胱-精-苯-甘-苏-半胱-苏-缬-谷-赖-亮-丙-组-谷-异亮-酪-谷-苯-苏-天门-赖-天门-赖-天门-天冬-缬-丙-脯-精-丝-赖-异亮-丝-脯-谷-甘-酪-NH$_2$

一、病理情况下 ADM 的变化

高血压和充血性心力衰竭患者血浆 ADM 水平明显升高,ADM 水平与病情严重程度密切相关,病情严重者 ADM 改变明显。Ishimitsu 等观察到,Ⅰ期高血压患者血浆 ADM 较对照组升高 26%,Ⅱ期、Ⅲ期较对照组升高达 45%,高血压患者血浆 ADM 水平与血浆去甲肾上腺素、肾上腺素、心房钠尿肽水平呈明显正相关;伴有肾功能不全患者 ADM 升高更明显。慢性肾功能不全患者血浆 ADM 升高程度与血浆去甲肾上腺素、ANP 和 cAMP 水平呈正相关,血浆肌酐浓度升高明显者 ADM 改变明显。国内发现,原发性高血压患者血浆 ADM 变化与国外报道类似,血浆 ADM 水平与血浆 ET、血管经张素Ⅱ浓度呈正相关,经血管紧张素转换酶抑制剂治疗后,血浆 ADM 水平明显下降。

Nishikimi 等观察到心力衰竭患者血浆 ADM 水平升高。按纽约心功能分级,心功能Ⅲ、Ⅳ级患者血浆 ADM 明显高于对照组,其 ADM 水平与血浆心房钠尿肽、脑钠素呈正相关,与左心室射血分数呈负相关;经过 3～4 周治疗后 ADM 水平明显下降。说明 ADM 参与了心力衰竭的病理过程。急性心肌梗死患者血浆 ADM 于发病(26.8±5.3)小时达高峰,其改变同血浆 ANP、BNP 一样,持续升高 3 周以上时间,伴有心力衰竭的患者 ADM 明显高于无心力衰竭者。

二、ADM 的生物学效应

ADM 参与循环系统功能的调节。动物实验中发现,静脉注射 ADM 后,SHR 和 WKY 大鼠均可出现剂量依赖性血压下降、血管外周阻力降低、心脏指数增加,SHR 大鼠的变化较 WKY 明显;ADM 在降低体循环动脉压的同时,无明显的负性频率和负性肌力作用,提示 ADM 通过舒张血管发挥降压作用。在 SHR 和 SD 大鼠试验上发现,大剂量使用 ADM 在降低动脉压同时,还可以增加心脏、肺、肾脏和肾上腺的血流量、降低骨骼肌血流,增加心输出量。在猫、兔、狗等动物实验中也发现相同的结果。对比人 ADM 和大鼠 ADM 对血压和心输出量的影响,发现 ADM 有种属特异性。ADM 除具有降压作用外,对肾动脉、肺动脉、脑血管也具有扩张作用,增加肾脏血流量;大剂量还可以增加肾小球滤过率和尿钠、尿钾的排泄率。

血管平滑肌细胞增生、增殖和向内膜下迁移,可使血管壁增厚、管腔狭窄,血管阻力增加,是导致高血压和形成高血压恶性循环的重要机制之一。ADM 可以抑制胎牛血清和血小板衍生生长因子刺激大鼠血管平滑肌细胞的迁移,这种作用与细胞内 cAMP 的水平有关,8-Bromo cAMP(一种 cAMP 模拟物)和 Forskolin 可以产生 ADM 相似的作用。单纯 ADM、PAMP 对血管平滑肌细胞增生、增殖无明显影响,但 ADM 可以呈浓度依赖方式抑制内皮素、血管紧张素Ⅱ对丝裂素蛋白活化激酶(MAPK)的激活,抑制其刺激血管平滑肌细胞 ^3H 胸腺嘧啶、^3H 亮氨酸参入,说明 ADM 可以拮抗部分血管活性物质促血管平滑肌细胞增生、增殖作用。

ADM 对心肌细胞具有保护作用。在异丙基肾上腺素(ISO)诱导心肌坏死大鼠模型上发现,同时使用 ISO、ADM 心功能检测显示左心室收缩峰压、压力变化速率(+LVdP/dt max、−LVdP/dt max)较单纯使用 ISO 组增加 25% 和 91%、66%,其血浆 LDH、MDA 分别降低 40% 和 20%,心肌 MDA、Ca^{2+} 分别减少 40%、30%,心肌 cGMP 增加 70%,心肌形态学发现心肌损伤程度明显减轻;与单纯使用 ISO 比较,ADM 可以改善 ISO 损伤心肌肌质网 Ca^{2+} 的摄取和释放,Ca^{2+}-ATPase 活性增加 24.2%,摄取、释放分别增加 23% 和 43.5%。在 L-NAME 诱导高血压大鼠模型上,心肌肌浆膜囊泡的 Ca^{2+} 摄取明显低于对照组,ADM 可以改善心肌肌浆膜囊泡对 Ca^{2+} 的摄取。ADM 抑制心肌细胞肥厚、增生和心肌纤维细胞胶原的产生。

ADM mRANA 在肾小球内系膜细胞和血管内皮细胞内呈现高表达。ADM 可以直接扩张肾小球入球小动脉和出球小动脉,肾血管内注射 ADM 可以增加肾小球滤过率;持续输注可显著降低远端肾小管对钠的重吸收,促进尿钠排泄和利尿。ADM 通过抑制 MAPK 活性,抑制肾小球系膜细胞、上皮细胞和血管平滑肌细胞的增生和增殖;并通过 cAMP、PKA 途经呈剂量依赖方式抑制 PDGF 和血管紧张素Ⅱ刺激肾小球系膜细胞迁移;抑制肿瘤坏死因子、白介素刺激肾小球系膜细胞增生。

ADM、PAMP 可以抑制基础醛固酮分泌和血管紧张素Ⅱ刺激的醛固酮释放,参与下丘脑 - 垂体 - 肾上腺轴的调节作用。ADM 还可以抑制肾小球系膜细胞增生,拮抗乙酰胆碱、组胺引起的支气管平滑肌细胞收缩,脑室注射可以抑制血管紧张素Ⅱ中枢注射引起的饮水反应,抑制凝血酶，PDGF 刺激血管平滑肌细胞合成、释放内皮素。ADM、PAMP 可以抑制基础和 / 或血管紧张素Ⅱ刺激的醛固酮释放，参与下丘脑 - 垂体 - 肾上腺轴的调节作用。

三、ADM 的作用机制

活性多肽类激素作用一般通过与细胞膜上特异性受体结合后，激活腺苷酸环化酶，使细胞内 cAMP 增加，cAMP 作为第二信使，指令细胞产生特异性反应。ADM 通过增加细胞内 cAMP 水平抑制大鼠血管平滑肌细胞的迁移，这种现象呈现浓度依赖方式；在大鼠血管内皮细胞上，ADM 抑制凝血酶和 PDGF 刺激 ET 的产生也伴随细胞内 cAMP 的增加。

早期研究发现，ADM 扩张血管作用可以部分被 CGRP（8-37）拮抗，推测 ADM 通过 CGRP 受体发挥作用；但随着研究深入，在培养的大鼠血管平滑肌细胞上，受体结合实验分析显示，^{125}I ADM 与细胞结合不能被 CGRP 竞争性抑制，提示血管平滑肌细胞上有 ADM 的特异性受体；Owji 发现大鼠 ADM 特异性受体以心脏、肺分布最多；目前认为 ADM 通过其特异性受体发挥作用。

一氧化氮（NO）是 20 世纪 80 年代发现的舒血管活性物质，通过激活细胞内鸟苷酸环化酶，增加细胞内 cGMP，产生内皮依赖性血管扩张；Feng 等在大鼠下肢血管灌注实验中观察到，ADM 可以增加血管平滑肌细胞内 NO 的合成，NO 的增加伴随细胞内 cAMP 水平的升高，使用 NO 合酶抑制剂（L- 精氨酸）后，ADM 对下肢血流灌注的影响明显减弱；ADM 对肾脏血流的影响也见到类似的结果。国内的研究发现，细胞内 cGMP 水平与 ADM 血管扩张程度呈正相关，使用甲基蓝或 L- 精氨酸后，细胞内 cGMP 减少，ADM 的作用减弱。

此外，ADM 也可以通过调节细胞内钙离子浓度发挥生物学效应。

四、组织学分布

除嗜铬细胞瘤外，ADM 在人和动物体内有广泛分布。放免分析显示，SHR、RHR、WYK 大鼠肺、肾、主动脉、心脏均有 ADM 分布；在培养的大鼠血管平滑肌细胞、血管内皮细胞上亦有 ADM 的 mRNA，且 ADM 的 mRNA 含量在一些因素的影响下可以发生改变。血管内皮细胞 ADM mRNA 含量最高，约为肾上腺的 20 倍，推测为人和动物血浆中免疫活性的 ADM 的主要来源之一。免疫组织化学分析显示，犬心房、心室、主动脉、肾脏等多种组织器官亦有 ADM 分布，主动脉的 ADM 主要分布于血管平滑肌细胞内。

国内研究发现，SHRs 心肌和主动脉 ProADM mRNA 水平分别比 WKY 大鼠高 66.7% 和 73%（均 $P<0.01$），SHRs 血浆、心肌和主动脉 ADM-ir 含量分别较 WKY 大鼠高 29%、76.7% 和 79%（均 $P<0.01$），SHRs 血浆、心肌和主动脉 PAMP-ir 水平分别较 WKY 大鼠高 42.5%（$P<0.01$）、47.2%（$P<0.01$）和 27.3%（$P<0.05$）。另外，SHRs 的 ADM 和 PAMP 的比值较 WKY 大鼠明显增高（心肌和主动脉分别为 2.0 ± 0.25 *vs.* 1.64 ± 0.3 和 2.2 ± 0.18 *vs.* 1.56 ± 0.28）。结果提示，SHRs 心肌和主动脉 ProADM 基因表达上调，ADM 和 PAMP 水平升高。

人血浆中存在具有免疫活性的 ADM，体内心脏、肺、肾脏、丘脑、垂体、神经节的组织均发现 ADM 或 ADM 的 mRNA，嗜铬细胞瘤组织中 ADM 的含量最高，血管内皮细胞 ADM 的 mRNA 最丰富；体外培养的血管内皮细胞和血管平滑肌细胞均可以产生和分泌免疫活性的 ADM，血浆中 ADM 主要产生于血管内皮细胞和平滑肌细胞，经肾脏和肺清除。通过心导管分别采取肾动脉、下腔静脉、上腔静脉、右房、右室、主动脉、肺动脉水平标本，发现各部位血浆 ADM 浓度并无明显差异，仅肺动脉略高于主动脉。

五、分泌调节

ADM 的分泌、合成受多种因素影响。健康成年人与运动后，血浆去甲肾上腺素浓度升高，ADM 也明显升高；在高血压、心力衰竭、肾功能衰竭等病理情况下，血浆 ADM 与血浆去甲肾上腺素水平呈正相关，说明体内交感神经活性与 ADM 的产生有关。缓激肽、胎牛血清、白介素、内毒素可以刺激大鼠血管平滑肌细胞释放 ADM；分子生物学研究显示，内毒素、白介素、肿瘤坏死因子使血管内皮细胞、平滑肌细胞内 ADM mRNA 表达增加。其他多肽类物质如内皮素、心房钠尿肽、P 物质、肿瘤坏死因子、血管紧张素 II 等，亦可刺激 ADM 的分泌。动物试验显示，ADM、PAMP 可以抑制交感神经活性和去甲肾上腺素的释放，ADM 可以部分抑制血管紧张素 II 的分泌。

六、不同活性片段的作用

proADM 四种片段对 Wistar 大鼠血压的影响程度不同。以 5.0nmol/kg 剂量静脉注射，ADM 使 Wistar 大鼠血压下降 12.2mmHg，PAMP 下降 6.2mmHg，proADM（45-92）下降 4.3mmHg（$P < 0.05$），ADM 降压作用最强，PAMP 次之，proADM（45-92）最弱；而静脉注射 ADT 对大鼠整体血压无明显影响。

proADM 四种片段对大鼠离体主动脉血管条舒缩作用和离体心脏功能研究。ADM、proADM（45-92）、PAMP 均可以扩张血管，高浓度下（10^{-8}mol/L 以上）ADM 扩张血管作用最强，PAMP 最弱。去除血管内皮细胞后（内皮细胞可释放 NO），扩张血管作用均明显减弱；而 ADT 则呈浓度依赖方式增加血管张力。

ADM、PAMP 本身对血管平滑肌细胞 MAPK 活性、^{3}H 胸腺嘧啶和 ^{3}H 亮氨酸参入量无明显影响，但均可以抑制 ET、血管紧张素 II、溶血磷脂酸刺激血管平滑肌细胞增生或增殖作用。ADT 可促平滑肌细胞 ^{3}H 胸腺嘧啶参入，ADM、PAMP 可以部分拮抗 ADT 的作用，但低浓度 ADM、PAMP 对 ADT 的影响不明显。

proADM 四种片段对离体心脏心率和心肌收缩力无明显作用。

七、应用研究

国外学者 Nishikimi 等在盐敏感高血压大鼠心力衰竭模型中发现，与利尿剂比较，虽然两者均可以降低血压和增加尿钠的排泄，但伴随心输量和血管阻力的降低，重组人 ADM 可以明显降低左室舒张末压、右房压、右室收缩压和左心室指数；明显抑制循环中心房钠尿肽、肾素、醛固酮的增加；抑制心肌组织中血管紧张素 II、心房钠尿肽、脑钠素的产生。这种现象提示 ADM 在心力衰竭中具有代偿作用，可以抑制循环和心肌组织中神经内分泌激素的活性。血浆 ADM 的变化可以作为判断心力衰竭预后的一个指标。Rademaker 等在羊起搏诱导心力衰竭模型上发现，连续使用 ADM 可以降低心脏前、后负荷，增加心输出量，增加肾小球滤过率和尿钠的排泄，对心力衰竭的血流动力学具有保护作用。

Mori 等在去氧皮质酮诱导高血压大鼠试验中发现，持续输注 ADM 3 周后，试验组较对照组肾脏重量减少 6.5%，尿蛋白减少 63.8%，血浆肾素浓度减少 52.4%，醛固酮减少 23.2%，肾皮质血管紧张素 II 减少 28.1%，Kaplan-Meier 生存分析显示，ADM 输注明显延长生存时间。结果提示，在恶性高血压大鼠模型上，长时间输注 ADM 具有肾脏保护作用，ADM 可以抑制循环系统和肾脏内的 RAS 系统。

Nicholls 在健康受试者输注 ADM 后,可以引起血压下降、心输出量和血浆 cAMP 增加;肱动脉输注 ADM 可呈计量相关的增加前臂和皮肤血流。在原发性高血压患者使用 ADM 后,血压明显降低,同时伴颜面潮红和头痛;慢性心力衰竭或肾功能衰竭患者静脉输注 ADM 除可见上述相似的结果外,还可以增加尿量和尿钠的排出;这种现象呈现计量依赖方式。这种现象 PAMP 的作用明显弱于 ADM。

八、ADM 与肺动脉高压

肺是 ADM 合成、分泌和代谢的脏器之一。Martinez 等发现,肺内支气管柱状上皮细胞、肺血管平滑肌细胞、血管内皮细胞均有 ADM 的 mRNA 表达,肺血管平滑肌细胞、上皮细胞可以合成和分泌 ADM。

肾上腺髓质素可以扩张肺动脉、降低肺血管阻力。Mitani 研究发现,ADM 呈浓度依赖方式降低缺氧性肺动脉高压大鼠、正常大鼠离体肺动脉环的张力,这种作用可以被 NO 合成酶抑制剂所部分拮抗;ADM 降低缺氧性肺动脉高压大鼠肺动脉压力的作用明显强于正常大鼠,约为正常大鼠的 3 倍。ADM 对静息状态下猫的肺动脉张力无明显影响,但可以呈浓度依赖方式抑制血栓素 A_2 增加肺动脉压力的作用。在 monocrotaline(可以破坏内皮细胞、导致动脉中层增厚,引起肺动脉高压)诱导的肺动脉高压实验大鼠中发现,给予 ADM 可以减轻肺动脉中层肥厚的程度,减轻肺动脉压的升高,减轻右心室肥厚;与对照组比较,ADM 可以使肺动脉高压大鼠的生存期延长。肺动脉高压大鼠模型中,血浆 ADM 浓度明显高于对照组大鼠,肺内 ADM 受体密度也明显增加。

ADM 可以抑制血管平滑肌细胞增殖、迁移。低氧是细胞增殖的诱因之一,低氧时 ADM 的合成分泌增加,同时 ET-1、血管紧张素 Ⅱ、血小板衍生生长因子等的合成和分泌也增加,ADM 可以抑制 ET-1、血管紧张素 Ⅱ 的释放,也可以直接抑制血管平滑肌细胞增殖和迁移,抑制成纤维细胞的增生及胶原的合成。

ADM 通过与其受体结合发挥作用。ADM 基因在肺内表达证明肺内存在 ADM 受体,受体标记法也证明肺和心脏存在 ADM 的特异性结合点。ADM 通过与肺动脉内皮细胞上的特异性受体结合,刺激 NO 的释放,继而激活鸟苷酸环化酶,增加细胞内 cGMP,降低细胞内钙浓度,血管扩张;去除血管内皮细胞,ADM 的作用减弱或消失。亦有研究认为,ADM 通过增加细胞内 cAMP 产生血管舒张。Yashihara 等认为,ADM 对不同部位血管扩张的机制可能不同。

临床研究发现肺动脉高压患者血浆 ADM、BNP、ANP 水平均升高,ADM 与 BNP、ANP 水平呈正相关。Kakishita 等用放免法测定 33 例严重肺动脉高压患者和 62 例健康对照者血浆 ADM,发现肺动脉高压患者血浆 ADM 明显高于对照组(10.1 ± 8.7 和 4.9 ± 1.1pmol/L,$P < 0.01$),ADM 与右房压($r = 0.71$,$P < 0.01$)、肺动脉阻力($r = 0.60$,$P < 0.01$)、平均肺动脉压($r = 0.37$,$P < 0.05$)和血浆 ANP($r = 0.63$,$P < 0.01$)呈正相关。Nagaya 在肺动脉高压患者中静脉注射或肺动脉注射 ADM 观察到,静脉注射 ADM 可以使心脏指数明显增加 41%,肺动脉阻力降低 30%,肺动脉平均压降低 3%;同时可以观察到体循环动脉压下降;肺动脉内注射可以增加肺动脉分支的血流量;与乙酰胆碱和三磷酸腺苷比较,ADM 的作用更强。结果提示,ADM 可以改善肺动脉高压患者的血流动力学的变化。Nakayama 在原发性肺动脉高压的患儿中发现,血浆 ADM 与 BNP、ANP、ET-1 水平呈明显正相关。使用前列素治疗后,血浆 ADM 与 BNP、ANP、ET-1 水平均降低,治疗 1 个月后血浆 ADM 由治疗前的(3.0 ± 2.2)fmol/ml 降至(1.7 ± 0.7)fmol/ml,这

种改变持续 3 个月［(1.6 ± 0.5) fmol/ml］，至 6 个月才略有回升［(2.1 ± 0.9) fmol/ml］。这种现象提示，肺动脉压力升高刺激 ADM 的分泌和/或合成，血浆 ADM 在一定程度上可以用来评价原发性肺动脉高压的心脏功能和肺动脉血流动力学改变。ADM 降低体循环动脉压和肺动脉压力和肺血管阻力，增加肺血流量。ADM 的 mRNA 和受体在肺内高表达。以上表明，ADM 参与肺循环的调节。

原发性肺动脉高压患者血浆 ADM 水平升高，循环中的 ADM 部分在肺部代谢，提示 ADM 在调节肺血管张力和血管重塑中发挥重要作用。无论外源性或内源性 ADM，均可以降低肺动脉阻力。结果提示，ADM 对肺动脉高压的治疗是有效的，是一种治疗肺动脉高压有前途的内源性多肽。

肾上腺髓质素广泛分布于机体多种组织和器官，通过自分泌和/或旁分泌参与心血管疾病的病理过程，对血管张力、血管形态和心脏、肾脏、肺等功能调节起着重要作用。病理情况下 ADM 的升高是机体的代偿反应，对维持机体内环境的稳态发挥重要作用。目前发现 ADM 不仅仅参与循环、呼吸、泌尿系统功能调节，在消化、内分泌、生殖和中枢神经系统也起重要的作用。随着研究深入，ADM 可能会更好地用于心肺疾病的预防和治疗。

（费宇行）

第八节　高血压的免疫机制

高血压（hypertension）是一种以动脉血压升高为主要特征，可并发心脏、血管、脑与肾脏等靶器官损害以及代谢改变的心血管综合征，也是心血管疾病重要的危险因素。其发病机制十分复杂，常常是多系统、多因素综合作用的结果，包括肾素-血管紧张素-醛固酮系统（RAS）及交感神经系统活性、肾脏调节血压功能紊乱、血管内皮细胞功能异常、环境及遗传因素等。自 1970 年 Ebringer 和 Doyle 发现 30% 高血压病患者血清免疫球蛋白水平显著增高以来，越来越多的研究资料显示高血压常伴随着免疫功能异常，高血压的并发症常有免疫因素的介入。

一、炎症与高血压

研究表明，慢性低水平炎症（chronic low-grade inflammation）是众多慢性退行性病变（如动脉粥样硬化、腹型肥胖及 2 型糖尿病等）的早期特征，亦与高血压的发生、发展有关。在高血压病程中伴随有血管局部和系统性的炎症反应，免疫炎症机制参与高血压的发生与发展。

（一）炎症因子

炎症因子是一类与炎症有关的细胞因子，由免疫细胞（如单核-巨噬细胞、淋巴细胞）和某些非免疫细胞（如血管内皮细胞、表皮细胞、成纤维细胞等）产生和分泌，包括 C 反应蛋白（CRP）、肿瘤坏死因子-α（TNF-α）、白细胞介素-6（IL-6）、白细胞介素-1β（IL-1β）等，通常是可调节细胞分化增殖和诱导细胞发挥功能的多肽、蛋白质或糖蛋白，具有免疫调节作用。

1. C 反应蛋白　CRP 一直被视为反映炎症和组织损伤的灵敏指标之一。研究表明，CRP 与心血管疾病如高血压、动脉粥样硬化、冠心病的发生、发展和预后有着密切的关系，被认为是心血管疾病危险因子之一。2001 年，Bautista 等通过横断面研究，首次明确提出 CRP 水平升高是高血压的独立危险因子。在未治疗的新发高血压病患者，CRP 水平明显高于血压正常者，并且 CRP 水平与收缩压及脉压直接相关。高水平的 CRP 可以直接与血管内皮细胞或其他血管壁细胞相互作用，促进血管炎症反应，导致血管收缩、白细胞黏附、血小板激活氧化和血栓形成，同时激活内皮细胞、巨噬细胞和多形核白细胞，促使血管内皮细胞增生、迁移，炎症细胞向血管损伤部位迁移、聚集，从而促进高血压、动脉粥样硬化的发生与发展。CRP 还能刺激单核细胞释放 IL-1β、IL-6 和 TNF-α，使内皮细胞表达细胞间黏附分子 -1（ICAM-1）和血管黏附分子 -1（VCAM-1），反过来进一步刺激单核细胞产生化学趋化蛋白 -1（MCP-1），强化炎症过程。此外，CRP 能下调内皮细胞一氧化氮合酶（eNOS）转录，降低 NO 的基础释放和刺激释放，促进高血压的发展。

2. 白细胞介素 -6 IL-6 是一种参与免疫和炎症反应的多功能促炎细胞因子，活化的 T 细胞、血管内皮细胞、血管平滑肌细胞和成纤维细胞等在不同条件下都能产生 IL-6。IL-6 可上调 E- 选择素、ICAM-1、MCP-1 和 IL-1 等，促使血管平滑肌细胞增生，与高血压和动脉硬化发生、发展密切相关。IL-6 可加重内皮细胞功能紊乱，使外周血管阻力增加，促进高血压的发展。Chae 等在一项纳入 508 例健康男性的研究中探讨了血压与炎性标志物细胞间黏附分子 -1（ICAM-1）和 IL-6 间的联系，多元线性回归分析结果显示，收缩压、舒张压、脉压、平均动脉压均与 IL-6 水平呈明显正相关，表明血压升高本身即是炎症的一个促进因素。此外，Samuelsson 等研究发现，大鼠在出生前接触 IL-6，成长为成年大鼠时可形成高血压，并使大鼠基础促肾上腺皮质激素（ACTH）和可的松水平明显升高，正常的激素分泌的生理性节律被打乱甚至倒置，在脑内海马区中盐皮质激素和糖皮质激素受体表达下调，而在下丘脑中促肾上腺皮质激素释放激素（CRF）水平上升，在垂体 CRFI 型受体 mRNA 表达上调，预示 IL-6 预接触可产生大鼠高血压，与炎症因子影响下丘脑 - 垂体 - 肾上腺素轴的活性有关。这些证据表明，高血压与炎症密不可分，炎症因子通过增加血管阻力、损坏血管扩张功能以及引起水盐代谢紊乱等途径导致高血压的发生、发展。

3. 白细胞介素 -1β IL-1β 是由活化的巨噬细胞、内皮细胞、B 细胞和成纤维细胞等产生的炎前细胞因子。研究表明，IL-1β 具有促进高血压致动脉粥样硬化作用。在生理状态下，IL-1 对血管平滑肌细胞增殖的促进与抑制作用处于平衡状态，但在高血压状态下，此平衡状态遭到破坏，促进作用占优势，从而促使血管平滑肌细胞增殖和分化。此外，还可以刺激血管内皮细胞产生内皮素 -1（ET-1），ET-1 是细胞增殖促进剂，并能使血管收缩，升高血压，加重血管壁的损伤和自身免疫应答，使高血压状态得以维持，推动动脉粥样硬化的发生、发展。

4. 肿瘤坏死因子 -α TNF-α 主要由活化的单核 - 巨噬细胞产生，抗原刺激的 T 细胞、活化的 NK 细胞和肥大细胞也可以分泌 TNF-α。低浓度的 TNF-α 是一种自分泌和旁分泌的短程调节因子，具有促进靶细胞产生细胞因子、抗体的作用；高浓度的 TNF-α 进入血液，产生以下作用：①内皮细胞损伤：TNF-α 可通过直接的细胞毒作用，破坏血管内皮细胞结构和功能的完整性，导致内皮功能障碍。②粒 - 单核细胞活化：TNF-α 可激活粒细胞和单核细胞，从而促进多种血管活性物质如血栓素 A_2、前列腺素 E_2、白三烯等的释放，同时也产生氧自由基，损伤内膜，启动血小板的聚集，形成血栓。③平滑肌细胞增生：TNF-α 能够刺激血管平滑肌细胞向血管内皮下浸润、聚集和增生，还能使诱导型一氧化氮合酶生成增多、α 肌动蛋白合成减少，使平滑肌收缩减弱，平滑肌细胞受损，最终使血管内膜增厚，管腔狭窄。此外，TNF-α 可促进炎症介质 IL-1β 的分泌，参与血管平滑肌细胞的增殖、分化与调控，从而使血管壁增厚、管腔狭窄。Bautista 等对 TNF-α 和 IL-6 等炎性指标与高血压发生关系的部分交叉对照研究发现，在校正年龄、性别、体重指数、家族史等指标后，TNF-α 和 IL-6 可能是导致血压升高的独立危险因素，IL-6 水平明显升高者发展为高血压的可能性为正常对照组的 2 倍以上。高血压患者血浆 TNF-α 浓度明显高于正常对照组，且随高血压病程的进展而逐渐升高。

5. 血管紧张素Ⅱ（AngⅡ）　AngⅡ是一种调节和控制血压的重要激素，具有刺激血管平滑肌收缩、促进肾上腺皮质释放醛固酮和肾小管对钠的重吸收等作用。研究表明，AngⅡ可作为化学因子和炎症分子，具有一些炎前因子的特征。譬如，AngⅡ具有上调动脉壁血管内皮生长因子（VEGF）的作用，促进单核细胞的浸润和血管重塑。AngⅡ还具有促进氧自由基（ROS）的产生和上调其他炎前介质包括 IL-6、核转录因子（NF-κB）和 VCAM-1 的作用。此外，研究发现人类单核细胞存在 AngⅡ 受体并能被 NF-κB 激活。

除了上述炎症因子外，还有多种黏附分子、细胞因子和趋化因子等在高血压致动脉粥样硬化过程中起着重要的作用，这些炎症介质通过不同的通路共同作用，加速高血压致动脉粥样硬化的进程。炎症参与了高血压和动脉粥样硬化等多种心血管疾病的发生与发展，是联系高血压与动脉粥样硬化的重要纽带。

（二）高血压与炎症的关系

高血压与炎症之间存在着复杂的网络关系，CRP、TNF-α 和 IL-6 等炎症因子均与高血压的发生密切相关；更为重要的是，这些炎症因子水平的升高与高血压靶器官损害的发生、发展密切相关。炎症与高血压相互影响、互为因果，在高血压致动脉粥样硬化过程中两者相辅相成、互为协同。

1. 炎症促进高血压的发生与发展　CRP、TNF-α 和 IL-6 等是新的血管壁炎症标记物，可预测未来血管危险性。高浓度血清 CRP 可促进血管内皮细胞增生、迁移，动脉内膜增厚，促进动脉粥样硬化的形成、发展，导致血管重构，循环阻力增加。血管炎症反应表现为单核细胞和淋巴细胞向血管内皮迁移、聚集，增加局部细胞黏附分子、趋化因子等的表达。血管局部炎症反应可以导致血管内皮细胞功能异常，破坏血管舒张和收缩因子合成与降解平衡；可以促进血管平滑肌细胞的增殖，并破坏细胞外基质的合成与分解平衡，加速血管重构；炎症还可以增加动脉的僵硬度，动脉僵硬度的增加是心血管疾病独立的危险因素，能促进高血压的发生与发展。

2. 高血压加重炎症病理过程　高血压本身即为一种促炎状态，长期高血压所致血流动力学、血流动力学以及神经内分泌激素的改变可以促进血管炎症的发生和发展。高血压所致血流剪切力的增加可以直接损伤血管内皮，上调损伤部位可溶性细胞间黏附分子（sICAM-1）、单核细胞趋化蛋白 -1（MCP-1）等炎症因子的表达，增加炎症细胞向血管损伤部位的黏附和迁移，从而引起血管炎症反应。Schmid-Schonbein 等研究发现，与正常血压大鼠相比，自发性高血压大鼠体内大量单核细胞和淋巴细胞显著激活。Dorffel 等报道，在高血压病患者体内同样存在外周血单核细胞激活现象。

二、高血压与免疫

（一）高血压动物模型与免疫

自发性高血压大鼠（SHR）是广泛用于研究高血压病的一种动物模型。研究发现，SHR 外周血中 T 淋巴细胞数量明显减少，T 淋巴细胞对外来抗原的反应性显著下降，以及 T 淋巴细胞亚类比例失衡等一系列免疫功能异常。

SHR 高血压的发病与自身免疫有关。将正常胸腺移植到 SHR 体内并重建其正常的免疫功能，能够显著降低 SHR 的动脉血压；应用免疫抑制剂环磷酰胺、白细胞介素 -2 和干扰素来抑制 SHR 的免疫功能，也能够降低 SHR 的血压水平，这提示纠正 SHR 异常的免疫功能有助于控制血压。在 SHR 血清中，除了发现 IgG 型自身抗体外，还检测出抗单链 DNA、抗双链 DNA 及胸腺球蛋白的 IgA 型自身抗体，SHR 的高浓度 IgA 型自身抗体及其免疫反应也是发生高血压的重要因素。Ofosu Appiah 等发现，约 87% SHR 血清中可检测出针对动脉壁成分的 IgG 型自身抗体，其滴度远高于正常血压的 Wista-Kyoto 大鼠，并与 SHR 的周龄和血压密切相关。

Guzik 等发现缺乏 T 和 B 细胞的小鼠，静脉给予血管紧张素Ⅱ或醋酸去氧皮质酮钠后不易发生高血压，也不会产生血管功能异常。过继性转移 T 细胞可逆转这种改变，而过继性转移 B 细胞不能逆转。血管紧张素Ⅱ增加 T 细胞活性和组织归巢，显著增加血管周围脂肪组织的 T 细胞量，这些细胞表达高水平的趋化因子受体。T 细胞浸润伴随着动脉壁细胞间黏附分子 -1 的增加。高血压也增加 T 淋巴细胞产生 TNF-α，而 TNF-α 拮抗剂依那西普（etanercept）可阻止血管紧张素Ⅱ导致的高血压和血管壁过氧化物的产生。以上表明，T 细胞免疫在高血压病发生中的作用和高血压发病的免疫炎症基础。Liao 等应用 AT$_1$ 受体细胞外多肽片段 ATR12181 主动免疫自发性高血压成年大鼠，可以产生高滴度抗 AT$_1$ 受体的自身抗体，有效降低血压并维持血压稳定，该抗体对自发性高血压病大鼠的心脏、肾脏和血管产生器官保护作用。

（二）人类高血压与免疫

近年来发现高血压病患者中存在着针对心血管调节受体的自身抗体，尤其是抗 G 蛋白偶联受体的自身抗体，可能在高血压病尤其是恶性高血压、难治性高血压中起着较重要作用。在难治性高血压病患者中，自身抗体阳性组患者的蛋白尿和肾功能损害发生率明显高于抗体阴性组患者，提示高血压病的进展与自身免疫反应有关。

有研究在恶性高血压和妊娠高血压综合征患者血清中检测出抗 α$_1$ 肾上腺素受体自身抗体和抗 AT$_1$ 受体自身抗体等抗 G 蛋白偶联受体自身抗体，这些抗体表现为激动剂样活性，参与血管紧张素Ⅱ诱导的血管损伤，提示自身免疫反应在高血压病的发病机制中具有重要意义。抗 AT$_1$ 受体抗体通过受体介导血管平滑肌细胞 p44/p42MAP 激酶的表达，引起血管平滑肌细胞肥厚、增殖；抗 α$_1$ 受体抗体表现出与去甲肾上腺素相似的作用，还可以增加心肌细胞游离钙离子浓度及上调心肌细胞及心肌成纤维细胞 c-jun 基因表达，参与高血压病心血管重塑，与心脏、血管和肾脏损害有关。也有研究发现，部分高血压病患者体内有 β$_1$ 受体和 M$_2$ 受体自身抗体，可能参与了高血压肾损害的病程，可能是引起高血压病肾损害的重要因素之一。因此，临床正规降压治疗，血压难以控制者，特别是难治性高血压，应检测上述抗体，有针对性地选择降压药物，可能更有利于高血压病患者的血压控制和靶器官保护。

以上研究提示，在高血压的病理生理变化过程中，自身免疫反应参与了高血压的发生、发展过程，抗 G 蛋白偶联受体抗体可能产生于高血压所致的血管损伤。

三、抗炎药物与高血压

越来越多的研究证据表明，免疫炎症机制参与高血压的发生与发展，炎症因子对高血压患者心、脑、肾、血管等靶器官具有复杂的生物学效应，因此，抗炎治疗是否能用于治疗高血压、干预高血压的进展及减少高血压靶器官损害成为临床医师和科研人员关注的课题。目前一系列研究表明，一些抗炎药物具有能减轻高血压患者炎症反应、改善内皮功能和降低血压等多重作用。

（一）他汀类药物

研究表明，他汀类药物可明显降低心血管疾病的死亡率，不仅是因为它能明显地降低胆固醇和低密度脂蛋白，而且还依赖其调脂作用以外对血管内皮功能、斑块的形成、免疫调节等影响。应用他汀类药物能够明显降低 TNF-α、IL-1、IL-6、ICAM-1 和 CRP 等炎症因子的水平。他汀类药物具有免疫调节作用,主要是对免疫细胞特别是单核 - 巨噬细胞、T 淋巴细胞内膜修复、分化、增殖、分泌产生影响,还可抑制人类巨噬细胞组织相容抗原 -Ⅱ(MHC-Ⅱ)的表达及 γ- 干扰素对平滑肌细胞的刺激,从而减少动脉血管壁 T 细胞的增殖与分化。此外,他汀类药物的免疫调节作用还表现在选择性抑制白细胞功能抗原 -1(LFA-1)的表达、激活后与细胞间黏附分子 -1 结合,从而选择性阻止 LFA-1 黏附介导和 T 细胞的辅助激活作用。另有证据显示,他汀类药物能够改善高血压患者动脉僵硬度。在一项研究中,对伴有高脂血症的中度高血压患者给予普伐他汀治疗,能够明显降低收缩压、舒张压和脉压。Magen 等报道,对伴有脂代谢紊乱的高血压患者服用阿托伐他汀 20mg/d 能够明显地改善血压控制。这种降压效应可能部分地与其抗炎作用和改善内皮功能紊乱有关。

(二)抗血小板药

在动脉粥样硬化血栓形成过程中,血小板的聚集、活化发挥着重要作用。血小板不仅是血栓形成的重要成分,还参与炎症反应的过程。血小板可以产生许多炎症调节因子,如血小板第 4 因子、血小板源生长因子、CD40L、血栓反应蛋白、转化生长因子 -B5 等。血小板参与炎症反应主要通过两个途径:一是通过激活 P 选择素系统,使白细胞和血小板结合,同时被激活的白细胞系统也参与内皮下的炎症反应;二是通过 CD40 和 CD40L 结合而激活细胞,使组织因子的表达增加,参与凝血瀑布反应的激活过程,CD40 和 CD40L 结合还可使血小板与巨噬细胞、T 细胞和内皮细胞结合,使炎症进一步升级,加速炎症反应,促使动脉粥样硬化斑块易损。因此,血小板活化在炎症反应和血栓形成过程中都起着非常重要的作用,抗血小板药已成为心血管疾病防治的第一线药物。

1. 阿司匹林的抗炎作用　阿司匹林通过作用于环氧化物酶(COX),阻止花生四烯酸向 PGI_2 转化,从而减少 TXA_2 的生成,抑制血小板的活化。阿司匹林通过内皮细胞与白细胞之间的相互作用,引起新的抗炎症介质阿司匹林触发 15- 上皮脂氧素 A4(ATL)的生物合成。一项随机临床试验表明,小剂量阿司匹林(81mg/d)可以使血浆抗炎症介质 ATL 的水平显著增加和血栓素 B_2 水平下降。

2. 氯吡格雷的抗炎作用　氯吡格雷通过抑制 P 选择素系统和 CD40 和 CD40L 结合而产生抗炎症作用。血小板通过黏附在血管的损伤处而形成血小板血栓,白细胞也可通过 P 选择素(CD62P)与血小板黏附而形成血小板 - 白细胞聚合体,聚集在血管损伤处,引起血栓和炎症。一项旨在对比氯吡格雷和阿司匹林抑制由 ADP 介导的血小板依赖的血管平滑肌细胞增殖作用的研究结果表明,用 ADP 激活的血小板刺激平滑肌细胞可导致其 DNA 合成明显增加,这个现象可被氯吡格雷显著抑制,同时,氯吡格雷几乎完全抑制了血小板聚集和血小板激活的标志物 P 选择素在其表面的表达,而阿司匹林组没有观察到这些作用。

(三)血管紧张素转化酶抑制剂(ACEI)和血管紧张素Ⅱ受体阻滞剂(ARB)

ACEI 和 ARB 是现有的阻断肾素 - 血管紧张素 - 醛固酮系统(RAS)的两类重要药物。RAS 在高血压、水钠平衡中具有枢纽性调节作用,参与了多种心血管疾病和肾脏疾病的发病。AngⅡ参与一系列心血管疾病的免疫发病过程,突出表现在高血压、动脉粥样硬化和心力衰竭的发病中均有多种免疫因子、炎症因子以及相应免疫细胞的参与。ACEI 和 ARB 可通过对 RAS 的阻滞作用尤其是通过抑制 AngⅡ的炎前效应而产生抗炎作用,从而干预心血管疾病的发生和发展。研究表明,对原发性高血压患者给予 6 周的奥美沙坦治疗,可以显著降低血浆 hs-CRP、TNF-α、IL-6 和单核细胞趋化蛋白 -1 的水平,提示 ARB 良好的心血管作用与其抗炎效应是分不开的。AngⅡ刺激细胞因子的产生是通过激活核转录因子 NF-κB 依赖的途径而实现的，该途径可被氯沙坦和坎地沙坦阻断。

(四)噻唑烷二酮类药物(TZDs)

研究表明，过氧化物酶体增生物激活型受体 γ(PPARγ)在高血压前期和高血压各期表达均增加，提示 PPARγ 参与高血压的发生、发展，而 PPARγ 在自发性高血压大鼠主动脉和肠系膜中血管平滑肌细胞(VSMC)的表达较 Wister 大鼠表达明显增加，并起到了代偿作用。TZDs 是 PPARγ 的人工合成配体，与 PPARγ 有高亲和力，主要是经 PPARγ 途径而发挥效应，是新型胰岛素增敏剂，具有降低胰岛素抵抗，保护胰岛 B 细胞作用，还具有抗炎、抗平滑肌细胞增殖、调节脂肪细胞分化等作用。目前认为，TZDs 的降压机制有：①调节肾素 - 血管紧张素系统：罗格列酮能显著降低肾素和血管紧张素转基因鼠的收缩压；TZDs 能抑制 AT$_1$-R mRNA 的表达，且下调 VSMC AT$_1$-R 的数目。②影响内皮细胞功能：TZDs 能明显抑制内皮来源的血管收缩肽的分泌。曲格列酮减少了牛血管内皮细胞内皮素 -1 的表达和分泌，抑制 VSMC 增生和迁移及随后的血管生成。③直接扩血管作用：曲格列酮具有直接扩血管作用，而前列腺素合酶抑制剂吲哚美辛可逆转这种作用。④其他作用：TZDs 的降压效应与降低血脂肪酸水平、阻断 L 型钙通道和调节 C 型利钠肽等表达有关。

(五)中药

具有抗炎免疫作用的中药涉及多种植物种属，活性成分主要集中在多糖、苷类和生物碱。①多糖：包括人参多糖、灵芝多糖和香菇多糖等。多糖的抗炎免疫活性多与免疫增强作用有关，不仅能促进 T 细胞、B 细胞、NK 细胞和巨噬细胞等多种免疫细胞的功能，还能促进 TNF、IFN 等细胞因子的产生。②苷类：包括皂苷、强心甘、黄酮苷等。主要是通过影响机体的特异性免疫系统，改变 T 细胞、B 细胞的功能而产生抗炎免疫活性。③生物碱：包括苦豆碱、雷公藤新碱等，表现出抗炎和免疫抑制作用。一项旨在观察丹参对自发性高血压大鼠(SHR)左心室肥厚和 TNF-α 影响的研究结果显示：与正常血压大鼠相比，SHR 组大鼠的收缩压、左心室重量指数、心肌细胞的直径及面积、心肌组织胶原体积比例等指标显著上升，TNF-α 表达明显增强；丹参治疗组除了收缩压外各项指标均显著降低。说明丹参具有预防和逆转左心室肥厚的作用，其机制可能与降低心肌 TNF-α 表达有关。

总之，虽然许多临床和基础研究已经证实炎症因子与高血压之间存在密切联系，为进一步阐明高血压的免疫机制奠定了基础，但其具体机制尚未完全阐明，尚须深入研究。对西药和中药抗炎效果的研究拓展了高血压治疗的思路和新靶点，干预炎症过程可能为高血压患者带来更多的益处。但目前的研究仍局限于基础研究和小样本的临床试验，尚缺乏大规模的、前瞻性临床研究来确定这种抗炎治疗的有效性以及抗炎治疗所能带来的实际效果，有待于进一步研究。

(贾国栋)

第九节 心理因素与高血压

心理因素与高血压之间的关系研究，起源于应激概念的提出。20 世纪 30 年代 Walter Cannon 最先将应激引入人类生理学研究，长期研究情绪有关的生理学和自主神经系统，发现在应激因素影响下，出现立即或短期的心血管反应。20 世纪 50 年代，Hans Selye 对应激的进一步研究描述了应激与疾病的关系，提出较为严重的、延续的和失去控制的应激状态，若不给予适当处理,可导致机体出现生理功能或代谢紊乱和组织结构损伤,甚至导致疾病发生。

进一步的实证研究,采用量化方法研究心理因素生理、生化反应之间的关系,认为情绪与躯体疾病的关系以自主神经支配的器官和系统影响更为明显,由此产生了心身疾病的概念,即疾病的发生发展与心理社会因素密切相关,以躯体症状表现为主的疾病。美国心理生理障碍学会制定的心身疾病的分类中,将原发性高血压列入心血管系统的心身疾病。个体的情绪变化与血压高、低密切相关。焦虑、恐惧、愤怒、敌意等负性情绪,通过中枢神经系统引起大脑皮层、下丘脑及交感肾上腺系统的激活现象,逐渐产生血管系统的神经调节,引起心率、心输出量、外周阻力、肾上腺皮质、肾上腺髓质等功能变化,高血压患者开始是阵发性高血压、反复波动,最终持续性高血压。

临床上将心理治疗技术用于高血压病的治疗,如生物反馈疗法是在医师指导下使患者学会有意识地控制自身的心理生理活动,减少交感神经活性,从而降低血压、呼吸、心率。治疗中通过生物反馈仪将心率、血压等心血管活动的生物学信息,转换成机体感官能够察觉识别的视觉和听觉信号以达到反馈调节的治疗目的。从20世纪70年代开始,历时三十多年的研究表明,生物反馈治疗可以明显降低高血压Ⅰ期、Ⅱ期患者的收缩压和舒张压。近年来冥想、正念疗法等也被应用于临床治疗高血压病等心身疾病。

高血压病患者的心理健康问题也一直受到关注。研究原发性高血压患者的心理状况,有助于加深对原发性高血压的认识,改善高血压患者的治疗。国外研究发现,在原发性高血压患者中抑郁的发生率为20%~40%,且不受年龄和性别的影响。研究用一般生活质量表评定情感障碍症状,发现抑郁和焦虑症状与高血压发生显著相关。一个长达6~7年的前瞻性调查也研究发现高分值的抑郁症使产生高血压的危险性增加一倍,抑郁症可能是原发性高血压的一个危险因素。心理健康状况不佳,常引起负面情绪和不良心理状态,导致高血压的发生。20世纪以来,对原发性高血压的心理障碍进行研究发现焦虑、紧张、抑郁、愤怒及压抑情绪是原发性高血压的诱发因素,不仅降低了高血压患者的生活质量,还一定程度上影响高血压患者的发展和预后。心理健康不但影响高血压的发生与发展,也影响着治疗与转归,消除高血压患者的负性情绪可提高降压药物的治疗效果。对原发性带来的抑郁、焦虑等精神卫生问题通过有效的心理行为干预,以使原发性高血压患者能够提高生活质量,减少精神问题的发生,确保降压效果,预防原发性高血压带来的一系列并发症的发生。

高血压病治疗中降压药物对心理状态的影响也是不可忽视的问题。高血压病患者长期使用可乐定、中枢神经末梢递质释放抑制剂如利血平,可能会继发抑郁状态,长期服用单胺氧化酶抑制剂在突然停药情况下也可出现明显的抑郁,因此在药物治疗的同时要注意评估患者的精神状况,防止抑郁的发生。如果高血压患者已患有抑郁症或继发抑郁状态,则需要在降压治疗的同时采用抗抑郁药物治疗,以达到综合治理的目的。

(张　鑫)

参 考 文 献

[1] BIINO G, PARATI G, CONCAS M P, et al. Environmental and Genetic Contribution to Hypertension Prevalence: Data from an Epidemiological Survey on Sardinian Genetic Isolates[J]. PLoS One, 2013, 8(3): e59612.

[2] 华琦, 任海荣. 正确认识高盐和高血压 [J]. 首都医科大学学报, 2011, 32(5): 617-625.

[3] 黎磊石, 刘志红. 中国肾脏疾病 [M]. 北京: 人民军医出版社, 2008.

[4] 刘力生. 高血压 [M]. 北京: 人民卫生出版社, 2001.

[5] AKANDE T O, ADELEYE J O, KADIRI S. Insulin resistance in Nigerians with essential hypertension[J]. Afr Health Sci, 2013, 13(3): 655-660.

[6] NISHIKIMI T, YOSHIHARA F, HORINAKA S, et al. Chronic administration of adrenomedullin attenuates transition from left ventricular hypertrophy to heart failure in rats[J]. Hypertension, 2003, 42(5): 1034-1041.

[7] NAGAYA N, OKUMURA H, UEMATSU M, et al. Repeated inhalation of adrenomedullin ameliorates pulmonary hypertension and survival in monocrotaline rats[J]. Am J Physiol Heart Circ Physiol, 2003, 285(5): H2125-H2131.

[8] NAGAYA N, MIYATAKE K, KYOTANI S, et al. Pulmonary vasodilator response to adrenomedullin in patients with pulmonary hypertension[J]. Hypertens Res, 2003, 26 Suppl: S141-S146.

[9] NAGAYA N, KANGAWA K. Adrenomedullin in the treatment of pulmonary hypertension[J]. Peptides, 2004, 25(11): 2013-2018.

[10] PRADHAN A D, MANSON J E, RIFAI N, et al. C-reactive protein, IL-6, and risk of developing type 2 diabetes mellitus[J]. JAMA, 2001, 286(3): 327-334.

[11] LAAKSONEN D E, NISKANEN L, NYYSSONEN K, et al. C-reactive protein and the development of the metabolic syndrome and diabetes in middle aged men[J]. Diabetologia, 2004, 47(8): 1403-1410.

[12] BAUTISTA L E, LOPEZ-JARAMILLO P, VERA L M, et al. Is C-reactive protein an risk factor for essential hypertension? [J]. J Hypertens, 2001, 19(5): 857-861.

[13] VERMA S, WANG C H, LI S H, et al. A self-fulfilling prophecy: C-reactive protein attenuates nitric oxide production and inhibits angiogenesis[J]. Circulation, 2002, 106(8): 913-919.

[14] BREVETTI G, SILVESTRO A, DI GIACOMO S, et al. Endothelial dysfunction in peripheral arterial disease is related to increase in plasma markers of inflammation and severity of peripheral circulatory impairment but not to classic risk factors and atherosclerotic burden[J]. J Vasc Surg, 2003, 38(2): 374-379.

[15] CHAE C U, LEE R T, RIFAI N, et al. Blood pressure and inflammation in apparently healthy men[J]. Hypertension, 2001, 38(3): 399-403.

[16] SAMUELSSON A M, OHRN I, DAHLGREN J, et al. Prenatal exposure to interleukin-6 results in hypertension and increasedhypothalamic-pituitary-adrenal axis activity in adult rats[J]. Endocrinology, 2004, 45(11): 4897-4911.

[17] BAUTISTA L E, VERA L M, ARENAS I A, et al. Independent association between inflammatory markers (C-reactive protein, interleukin-6, and TNF-α) and essential hypertension[J]. J Hum Hypertens, 2005, 19(2): 149-157.

[18] ZHAO Q, ISHIBASHI M, HIASA K, et al. Essential Role of vascular endothelial growth factor in angiotensin II-induced vascular inflammation and remodeling[J]. Hypertension, 2004, 44(3): 264-270.

[19] GRIENDLING K K, USHIO-FUKAI M. Reactive oxygen species as mediators of angiotensin II signaling[J]. Regul Pept, 2000, 91(1-3): 21-27.

[20] HINGORANI A D, CROSS J, KHARBANDA R K, et al. Acute systemic inflammation impairs endothelium-dependent dilatation in humans[J]. Circulation, 2000, 102(9): 994-999.

[21] LONDON G M. Role of arterial wall properties in the pathogenesis of systolic hypertension[J]. Am J Hypertens, 2005, 18(1 Pt 2): 19S-22S.

[22] GUZIK T J, HOCH N E, BROWN K A, et al. Role of the T cell in the genesis of angiotensin II-induced hypertension and vascular dysfunction[J]. J Exp Med, 2007, 204(10): 2449-2460.

[23] LIAO Y H，WEI Y M，WANG M，et al. Autoantibodies against AT_1-receptor and α_1-adrenergic receptor in patients with hypertension[J]. Hypertens Res，2002，25（4）：641-646.

[24] LI Z Z，LIAO Y H，ZHOU Z H，et al. Autoantibodies against α1 adrenergic receptor related with cardiac remodeling in hypertensivepatients by clinical observation[J]. Chin J Cardiol，2006，34（7）：602-604.

[25] ZHAO L S，LIAO Y H，XIANG G D，et al. Autoantibodiesagainst β1 and M2 receptor in diabetic patients with refractory hypertension[J]. Chin J Cardiol，2006，34（5）：407-410.

[26] ASCER E，BERTOLAMI M C，VENTURINELLI M L，et al. Atorvastatin reduces proinflammatory markers inhypercholesterolemic patients[J]. Atherosclerosis，2004，177（1）：161-166.

[27] HOGNESTAD A，AUKRUST P，WERGELAND R，et al. Effects of conventional and aggressive statin treatment on markers of endothelial function and inflammation[J]. Clin Cardiol，2004，27（4）：199-203.

[28] KINLAY S，SCHWARTZ G G，OLSSON A G，et al. High-dose atorvastatin enhances the decline in inflammatory markers in patients with acute coronary syndromes in the MIRACL study[J]. Circulation，2003，108（13）：1560-1566.

[29] KWAK B，MULHAUPT F，MYIT S，et al. Statins as a newly recognized type of immunomodulator[J]. Nat Med，2000，6（12）：1399-1402.

[30] MAGEN E，VISKOPER R，MISHAL J，et al. Resistant arterial hypertension and hyperlipidemia：atorvastatin，not vitamin C，for blood pressure control[J]. Isr Med Assoc J，2004，6（12）：742-746.

[31] WIERZBICKI A S. Lipid lowering：another method of reducing blood pressure？[J]. J Hum Hypertens，2002，16（11）：753-760.

[32] HERMANN A，RAUCH B H，SCHROR K，et al. Platelet CD40 ligand（CD40L）--subcellular localization，regulation of expression，and inhibition by clopidogrel[J]. Platelets，2001，12（2）：74-82.

[33] CHIANG N，BERMUDEZ F A，RIDKER P M，et al. Aspirin triggers antiinflammatory 15-epi-lipoxin A4 and inhibits thromboxane in a randomized human trial[J]. Proc Natl Acad Sci U S A，2004，101（42）：15178-15183.

[34] KLINKHARDT U，BAUERSACHS R，ADMS J，et al. Clopidogrel，but not abciximab，reduces platelet leukocyte conjugates and P-selectin expression in a human ex vivo in vitro model[J]. Clin Pharmacol Ther，2002，71（3）：176-185.

[35] FLISER D，BUCHHOLZ K，HALLER H. Antiinflammatory effects of angiotensin Ⅱ subtype 1 receptor blockade in hypertensivepatients with microinflammation[J]. Circulation，2004，110（9）：1103-1107.

[36] SKURK T，VAN HARMELEN V，HAUNER H. Angiotensin Ⅱstimulates the release of interleukin-6 and interleukin-8 from cultured human adipocytes by activation of NF-κB[J]. Arterioscler Thromb Vasc Biol，2004，24（7）：1199-1203.

[37] DIEP Q N，BENKIRANE K，AMIRI F，et al. PPARα activator fenofibrate inhibits myocardial inflammation and fibrosis in angiotensin Ⅱ-infused rats[J]. J Mol Cell Cardiol，2004，36（2）：295-304.

[38] DIEP Q N，EL MABROUK M，COHN J S，et al. Structure，endothelial function，cell growth，and inflammation in blood vessels of angiotensin Ⅱ-infused rats：role of peroxisome proliferator-activated receptor-γ[J]. Circulation，2002，105（19）：2296-2302.

[39] 孙联平，郑智. 丹参对自发性高血压大鼠左室肥厚及心肌肿瘤坏死因子表达影响 [J]. 高血压杂志，2004，12（3）：238-241.

[40] 沈渔邨. 精神病学 [M].5 版. 北京：人民卫生出版社，2015.

[41] 李凌江. 行为医学 [M].2 版. 湖南：湖南科学技术出版社,2008.

[42] 王庆松,谭庆荣. 创伤后应激障碍 [M]. 北京：人民卫生出版社,2015.

[43] 杨菊贤,虞骏,叶志荣,等. 黛力新在治疗心血管疾病患者中的应用 [J]. 美国中华健康卫生杂志,2001,4（2）：1-2.

[44] 张玉娟,赵峥,孟建新. 原发性高血压患者伴发焦虑抑郁的临床分析 [J]. 中国民康医学杂志,2004,16（11）：675-676.

[45] 许兰萍,郎森阳,姜凤英. 心身疾病 [M]. 北京：华夏出版社,2006.

第三章 高血压的分类、危险分层与诊断程序

第一节 高血压的分类

一、按照病因分类

（一）原发性高血压

原发性高血压是指原因不明确、以非特异性血压升高为主要表现的一组临床征象,占高血压患者的85%以上。

（二）继发性高血压

继发性高血压即症状性高血压,是指可以应用现代技术加以明确病因,患病率仅占高血压患者15%左右。因此,若能根据病史、临床全面查体及必要的化验、超声、同位素肾图、影像学检查及早做出诊断,去除病因,有些通过手术或其他方法可以得到根治或病情明显改善。临床上按常见的继发性高血压的病因分为:

1. 肾性高血压

（1）肾实质性疾病:急、慢性肾小球肾炎,肾盂肾炎,红斑狼疮及其他风湿性疾病,放射性疾病,多囊肾,糖尿病肾病,肾盂积水,肾素分泌性肿瘤。

（2）肾血管性:肾动脉畸形,动脉粥样硬化性肾动脉狭窄,肾梗死,多发性大动脉炎致肾动脉狭窄。

（3）其他:肾外伤,肾周脓肿,肾动脉夹层,肾动脉血栓形成。

2. 内分泌性疾病

（1）甲状腺疾病:甲状腺功能亢进,甲状腺功能减退。

（2）甲状旁腺疾病:甲状旁腺功能亢进。

（3）肾上腺疾病:嗜铬细胞瘤,原发性醛固酮增多症,库欣综合征,先天性肾上腺皮质增生异常综合征,糖皮质激素反应性肾上腺皮质功能亢进。

（4）垂体疾病:肢端肥大症。

3. 神经源性疾病 脑肿瘤,脑炎,家族性自主神经功能异常,延髓性脊髓灰质炎,肾上腺外嗜铬细胞瘤,颅高压,脑干损伤。

4. 机械性血流损伤 动脉粥样硬化性收缩性高血压,主动脉狭窄,主动脉瓣关闭不全,动静脉瘘(佩吉特病、动脉导管未闭)。

5. 外源性 中毒,如铅、铊;药物,如交感神经胺类,单胺氧化酶抑制剂与麻黄素或酪胺(包括含酪胺高的食物、干酪、红酒)合用,长期服用糖皮质激素,避孕药,摄食甘草制剂过多。

6. 呼吸睡眠暂停综合征

7. 其他　妊娠，真性红细胞增多症，类癌瘤增多症。

二、按照病程进展速度分类

1. 缓进型　临床上 95% 以上原发性高血压属于缓进型。

2. 急进型　临床上主要见于恶性高血压。约 5% 的中、重度高血压可发展为恶性高血压，其发病机制尚不清楚。临床上发病急，而且多见于中、青年，血压显著升高，舒张压持续 ≥130mmHg，肾脏损害突出，表现为持续蛋白尿、血尿、管型尿并可伴有肾功能不全，病情进展迅速，若不能迅速有力、有效地降压，可因心力衰竭、卒中、尿毒症而死。

三、按照血压水平分类

按照血压水平分类是临床医师最常用的一种方法，在长期的临床实践中经历了不断改进的过程。40 余年来国际上对高血压诊断标准进行了多次修订，反映了人们不同阶段对高血压认识的进步。世界卫生组织及各国高血压组织所指定的高血压指南内容基本相似，但也有所区别，以下就世界卫生组织 / 国际高血压学会（WHO/ISH）、美国联合专家委员会、欧洲心脏病学会（ESH/ESC）、中国高血压指南修订委员会等按照血压水平进行分类。

1978 年世界卫生组织首次制定了高血压治疗指南。1997 年美国联合专家委员会根据当时较新的流行病学资料与大规模临床试验证据研究发表了《美国高血压预防、检出、评估与治疗联合委员会第六次报告》（JNC 6）。这个报告总结了那些年对高血压诊断治疗的观点，与以前高血压诊断标准的变化，对目前全球高血压诊断标准的确立仍起到很大的影响。其后世界卫生组织（WHO）与国际高血压学会（ISH）制定新的高血压治疗指南主要参考了 JNC 6。为便于了解国内外高血压指南发展过程，简单介绍 JNC 6（表 7-2）。

表 7-2　JNC 6 血压分类与分期标准（1997 年）

分类	收缩压 /mmHg		舒张压 /mmHg
理想血压	<120	和	<80
正常血压	<130	和	<85
正常高限	130～139	或	85～89
高血压Ⅰ期	140～159	或	90～99
高血压Ⅱ期	160～179	或	100～109
高血压Ⅲ期	≥180	或	≥110

与以往的高血压诊断标准比较，JNC 6 标准的要点如下：①诊断高血压的标准确定为收缩压 140mmHg，舒张压 90mmHg，超过其一标准，即可诊断高血压。与我国以前沿用的 WHO 1978 年标准比较，诊断标准有所降低。②高血压分期的标准不再根据靶器官损害情况为依据，而完全根据血压水平，既根据舒张压水平，也根据收缩压水平，两者水平不在同一期标准时，以高的一方为准。强调了收缩压的重要性，单纯收缩性高血压定义为收缩压≥140mmHg，并且舒张压 <90mmHg，也按收缩压水平分为 3 期。JNC 6 不再表述临界高血压。③评估高血压的病情严重程度，是根据血压水平、心血管疾病危险因素、靶器官损害、临床相关心血管疾病等条件，进行危险度分层。

2003 年 5 月美国发表了美国高血压预防、检测、评价和治疗的全国指导委员会第 7 次报告（JNC 7），它根据循证医学的原则，在 JNC 6 的基础上对高血压病的诊断及治疗观念上有以下重大修订，在高血压诊断标准上有以下变化（表 7-3）：①将 JNC 6 中理想血压确定为正常血压，即收缩压 <120mmHg，舒张压 <80mmHg。对正常血压者，提倡健康生活方式。②将收缩压 120～139mmHg、舒张压 80～89mmHg 确定为高血压前期，这一阶段个体因将来发展为高血压的危险以及未来发生心血管实践的危险显著增加，因此要求认真改变生活方式，监测血压，一般不用降压药物，但对有糖尿病、肾脏疾病的患者，有必要采用抗高血压药物使血压控制在目标血压，JNC 7 确定的糖尿病、肾脏疾病的目标血压为 130/80mmHg 以下。③高血压分级简化为 2 级，即将 JNC 6 中的 2、3 级高血压合并，收缩压 140～159mmHg、舒张压 90～109mmHg 为 1 级，收缩压 >160mmHg、舒张压 >100mmHg 为 2 级。对这部分患者要求在改变生活方式的基础上，开始药物治疗，大多数患者应开始即 2 种药物联合治疗，控制血压达标。

表 7-3　JNC 7 血压定义和分类

血压分类	收缩压 /mmHg		舒张压 /mmHg
正常	<120	和	<80
高血压前期	120～139	或	80～89
1 级高血压	140～159	或	90～99
2 级高血压	≥160	或	≥100

此外，JNC 7 强调了收缩压对 CVD 的重要性，以及控制收缩压更为困难。

在 JNC 7 中取消了 JNC 6 中危险性分层的表述，改为高血压合并其他特殊状态的表述，比如缺血性心脏病合并高血压、充血性心力衰竭合并高血压、糖尿病合并高血压、慢性肾脏疾病合并高血压、脑血管疾病合并高血压、妊娠合并高血压等，同时分别根据循证医学证据，给出相应的血压治疗原则。在药物治疗上强调了利尿剂的重要性，并针对各种抗高血压药物提出"强适应证"的表述，其本质在于根据循证医学试验得出的证据，详细阐述当前六大类降压药物的适应证，目的在于强调靶器官保护是防治高血压的核心，降压与靶器官保护二者并重。

JNC 6 的观点与 JNC 7 有明显不同，其"高血压前期"的概念以及"强适应证"的表述在国际上和中国国内均有不同意见，总体内容上也不尽完善。比如有意见认为，如果将收缩压 120～139mmHg、舒张压 80～89mmHg 确定为高血压前期的话，几乎全社会 50% 的人群可能被划入这一范围，大量以前被认为是正常的人要诊断为"高血压前期"，会使广大人群产生不安和忧虑，并有可能大幅度地增加社会医疗支出。但 JNC 7 执行委员会主席 Chobanian 的观点是：JNC 7 并非针对高血压专家而制定，它的目的在于为临床医师提供简明扼要的指南。JNC 7 并不建议高血压前期者服用降压药物，而是提倡健康的生活方式。JNC 7 具有简明扼要、面向基层、便于记忆、便于操作、强调高血压防治的社会参与、强调高血压早期预防与控制的特点，这些无疑将对今后其他高血压防治策略产生重大影响。2014 年 JNC 8 与 JNC 7 就高血压分类按水平分类而言基本相同。

世界卫生组织 / 国际高血压学会（WHO/ISH）于 1999 年公布了高血压诊断标准（表 7-4）。

与 JNC 6 比较，1999 年 WHO/ISH 高血压指南有以下区别：①作为高血压的一种特殊类型，保留了单纯收缩性高血压的诊断；②仍然划定了临界高血压的范围；③ WHO/ISH 认为，"分期"这一术语有随时间病情进展的含义，而目前诊断标准仅以血压水平为分类标准，为避免与以往高血压分期相混淆，1999 年 WHO/ISH 指南用 1、2、3 级（grade）取代 JNC 6 中 I、II、III 期（stage）的血压水平分类描述。

表 7-4　根据血压水平的高血压定义与分级（WHO/ISH 1999）

分类	收缩压 /mmHg	舒张压 /mmHg
理想血压	<120	<80
正常血压	<130	<85
正常高值	130～139	85～89
1 级高血压（轻度）	140～159	90～99
亚组：临界高血压	140～149	90～94
2 级高血压（中度）	160～179	100～109
3 级高血压（重度）	≥180	≥110
单纯收缩期高血压	≥140	<90
亚组：临界收缩期高血压	140～149	<90

2003 年欧洲高血压协会 / 欧洲心脏病学会（ESH/ESC）公布了高血压治疗指南，与 1999 年 WHO/ISH 高血压指南有所不同，取消了临界高血压和临界收缩性高血压。2005 年中国高血压病防治指南基本上沿用了 ESH/ESC 高血压治疗指南规定分类（表 7-5）。2007 年 ESH/ESC 高血压治疗指南的分类与 2003 年的相同（表 7-6）。2009 年基层版中国高血压病防治指南中的血压分类与 2007 年 ESH/ESC 高血压治疗指南所示亦无区别。2010 年中国高血压防治指南中的血压水平的分类（表 7-7）与 2009 年基层版基本一致。2013 年欧洲高血压指南（表 7-8）、2005 年及 2010 年中国高血压防治指南与 JNC 7 又有所不同。

表 7-5　血压水平的定义和分类（2005 年中国高血压病防治指南）

类别	收缩压 /mmHg	舒张压 /mmHg
正常血压	<120	<80
正常高值	120～139	80～89
高血压	≥140	≥90
1 级高血压（轻度）	140～159	90～99
2 级高血压（中度）	160～179	100～109
3 级高血压（重度）	≥180	≥110
单纯收缩期高血压	≥140	<90

注：若患者的收缩压与舒张压分属不同级别时，则以较高的分级为准。单纯收缩性高血压也可按照收缩压水平分为 1、2、3 级。

表 7-6　《2007 欧洲高血压治疗指南》血压水平的定义和分类

血压分级	收缩压 /mmHg	舒张压 /mmHg
理想血压	<120	<80
正常血压	120～129	80～84
正常高值	130～139	85～89
1 级高血压	140～159	90～99
2 级高血压	160～179	100～109
3 级高血压	≥180	≥110
单纯收缩期高血压	≥140	<90

注：低度危险患者，目标血压＜140/90mmHg；高度或极高度危险患者，目标血压＜130/80mmHg。

表 7-7 血压水平分类和定义（2010 年、2018 年中国高血压防治指南）

分类	SBP/mmHg		DBP/mmHg
正常血压	<120	和	<80
正常高值	120～139	和/或	80～89
高血压	≥140	和/或	≥90
1 级高血压（轻度）	140～159	和/或	90～99
2 级高血压（中度）	160～179	和/或	100～109
3 级高血压（重度）	≥180	和/或	≥110
单纯收缩期高血压	≥140	和	<90

注：当 SBP 和 DBP 分属于不同级别时，以较高的分级为准。

表 7-8 诊室血压水平的定义和分类（2013 年欧洲高血压指南）

分类	SBP/mmHg		DBP/mmHg
理想血压	<120	和	<80
正常血压	120～129	和/或	80～84
正常高值	130～139	和/或	85～89
1 级高血压	140～159	和/或	90～99
2 级高血压	160～179	和/或	100～109
3 级高血压	≥180	和/或	≥110
单纯收缩期高血压	≥140	和	<90

注：SBP，收缩压；DBP，舒张压。单纯收缩期高血压根据 SBP 水平，分为 1、2、3 级；当 SBP 和 DBP 分属于不同级别时，以较高的分级为准。

　　上述高血压分级是近些年对高血压认识的主要进步之一，与以往高血压分期相比，在评估高血压患者病情程度、预后以及制定治疗策略等方面更为明确，在临床实践中对新近诊断的或未经治疗的高血压患者，在评估时一般没有分歧，但对已经治疗的高血压患者尚存在一些不同观点，比如一个既往血压 180/110mmHg 的患者，经一定时间降压治疗后血压降至 140/90mmHg，目前应如何分级、分层？有观点认为高血压病作为终身性疾病，目前尚无根治手段，降压治疗只能暂时控制血压，一旦停药后经过一段时间，血压终将恢复至未治疗前水平，因此，上述病例应根据既往曾经达到的血压水平，仍定为 3 级高血压。就好比慢性肾功能衰竭患者，经透析治疗后，血肌酐、尿素氮降至正常，我们仍将诊断其为肾功能衰竭，而并不认为其肾功能正常。早在 2001 年刘国树教授提出另一种观点认为，高血压患者经有效降压治疗后，心脑血管事件及死亡等"硬终点"事件的发生率可以明显下降，也即其危险度下降，因此，经治疗后的高血压患者的分级和危险度分层是变化的，应根据治疗后的血压水平，高血压分级由 3 级降为 1 级。在 2009 年基层版中国高血压防治指南中支持了刘国树教授提出的高血压分级应根据血压水平改变情况决定高血压分级的观点。2010 年中国高血压防治指南的内容较 2009 年基层版更为详细，但主体内容两个指南基本相同。

　　综上所述，血压作为连续的生理指标，划定高血压的标准是人为的，人们对高血压本质的认识以及社会文化经济水平等多种因素影响这一标准的确定，随着医学科学以及社会发展，目前的标准仍有可能会有变化，但确定高血压标准的根本点在于：权衡利弊，确定在哪一个水平上的血压需要医疗干预。根据世界各国高血压指南所公布的结果,就高血压按水平分类而言,基本一致,具体见2018年中国高血压防治指南。

(石湘芸　史　军)

第二节　高血压患者心血管风险水平分层

以往WHO标准为评估高血压患者病情程度,将高血压根据有无靶器官损害分为Ⅰ、Ⅱ、Ⅲ期,大致而言,血压升高但无器质性器官损害为Ⅰ期,有器官损害表现为Ⅱ期,临床出现靶器官功能或病理障碍则为Ⅲ期。但靶器官损害的因果关系在某些情况下难以确认,因此WHO/ISH不再采用此分类方法,而参照JVC 6的标准,只根据收缩压与舒张压水平,将高血压"分期"改为目前的"分级"。2009年ESC高血压指南修订版仍按分级法执行。2009年美国高血压指南撰写组提出将分级再回到分期法,尽管与从前内容有所不同,但未得到国际同行的公认。

然而影响高血压患者预后的因素不仅取决于血压水平,而同时取决于相关靶器官损害以及其他危险因素如年龄、遗传、生活方式、糖尿病、脂代谢紊乱、肾脏疾病等。这些危险因素独立影响发生心血管疾病的危险性,同时这些危险因素可通过病史、体检、实验室检查等对高血压患者的常规评估时检出,因此,1999年WHO/ISH高血压指南结合血压水平(分级)和心血管疾病危险因子、靶器官损害(TOD)以及临床相关心血管疾病(ACC)等因素,将高血压患者分为低危、中危、高危和极高危4组。临床根据危险度分层来判断患者预后并决定其相应的治疗。表7-9及表7-10为2010年版中国高血压防治指南高血压患者心血管风险水平分层及影响高血压患者心血管预后的重要因素。

表7-9　高血压患者心血管风险水平分层(中国高血压防治指南,2010年)

其他危险因素和病史	1级高血压	2级高血压	3级高血压
无	低危	中危	高危
1~2个其他危险因素	中危	中危	很高危
≥3个其他危险因素或靶器官损害	高危	高危	很高危
临床并发症或合并糖尿病	很高危	很高危	很高危

高血压危险度分层主要根据是弗明翰(Framingham)研究中一组平均年龄65岁(45~80岁)的高血压患者随访10年心血管疾病死亡、非致死性卒中和心肌梗死发生率的资料(表7-11)。

低危组:年龄小于55岁男性和小于65岁女性,无危险因素、无靶器官损害,高血压1级的患者,10年中发生心血管事件的危险小于15%,临界高血压患者危险性更低。

中危组:包含1~2个危险因素,无靶器官损害,血压水平1~2级的患者,10年中发生心血管事件的危险界于15%~20%。

高危组:包含3个以上危险因素,有糖尿病或靶器官损害的1~2级高血压患者,或无其他危险因素的3级高血压患者,10年中发生心血管事件的危险界于20%~30%。

极高危组:有1种以上危险因素的3级高血压患者,或有靶器官损害并伴随相关临床情况(包括心血管疾病和肾脏疾病)的所有级别高血压患者,10年中发生心血管事件的危险大于30%。

表 7-10　影响高血压患者心血管预后的重要因素

心血管危险因素	靶器官损害	伴临床疾病
● 高血压（1～3 级） ● 男性 > 55 岁，女性 > 65 岁 ● 吸烟 ● 糖耐量受损（餐后 2 小时血糖 7.8～11.0mmol/L）和 / 或空腹血糖受损（6.1～6.9mmol/L） ● 血脂异常：TC≥5.7mmol/L（220mg/dl）、LDL-C > 3.3mmol/L（130mg/dl）或 HDL-C < 1.0mmol/L（40mg/dl） ● 早发心血管疾病家族史（一级亲属发病年龄男性 < 55 岁，女性 < 65 岁） ● 腹型肥胖（腰围：男性≥90cm，女性≥85cm）或肥胖（BMI≥28kg/m^2） ● 血同型半胱氨酸升高（≥10μmol/L）	● 左心室肥厚 心电图：Sokolow-Lyon > 38mm 或 Cornell > 2 440mm·ms 超声心动图 LVMI：男性≥125g/m^2，女性≥120g/m^2 ● 颈动脉超声 IMT≥0.9mm 或动脉粥样斑块 ● 颈 - 股动脉脉搏波速度≥12m/s ● 踝 / 臂血压指数 < 0.9 ● eGFR 降低［（eGFR < 60ml/（min·1.73m^2）］或血清肌酐轻度升高［男性 115～133μmol/L（1.3～1.5mg/dl），女性 107～124μmol/L（1.2～1.4mg/dl）］ ● 微量白蛋白尿 30～300mg/24h 或白蛋白 / 肌酐比≥30mg/g（3.5mg/mmol）	● 脑血管疾病：脑出血、缺血性卒中、短暂性脑缺血发作 ● 心脏病：心肌梗死史、心绞痛、冠状动脉血运重建史、慢性心力衰竭 ● 肾脏疾病：糖尿病肾病、肾功能受损、血肌酐［男性≥133μmol/L（1.5mg/dl），女性≥124μmol/L（1.4mg/dl）］、蛋白尿（≥300mg/24h） ● 外周血管疾病 ● 视网膜病变：出血或渗出、视盘水肿 ● 糖尿病：空腹血糖≥7.0mmol/L（126mg/dl），餐后 2 小时血糖 11.1mmol/L（200mg/dl），糖化血红蛋白≥6.5%

表 7-11　简化危险分层表

分层	分层项目
低危	高血压 1 级且无其他危险因素
中危	● 血压 2 级或 ● 血压 1 级伴危险因素 1～2 个
高危	● 血压 3 级或 ● 高血压 1 或 2 级伴危险因素≥3 个，或伴靶器官损害，或伴临床疾病

表 7-12　根据心血管总体危险量化估计预后危险度分层表

其他危险因素、靶器官损害和疾病史	血压 /mmHg		
	1 级高血压：SBP 140～159 或 DBP 90～99	2 级高血压：SBP 160～179 或 DBP 100～109	3 级高血压：SBP≥180 或 DBP≥110
无其他危险因素	低危	中危	高危
1～2 个危险因素	中危	中危	高危
≥3 个危险因素，靶器官损害，并存临床疾病	高危	高危	高危

注：SBP 为收缩压，DBP 为舒张压；本基层指南将《中国高血压防治指南（2005 年修订版）》的高危和很高危分层合并为高危。

危险因素：高血压，年龄≥55 岁，吸烟，血脂异常，早发心血管疾病家族史，肥胖，缺乏体力活动。

靶器官损害：①左心室肥厚；②颈动脉内膜增厚或斑块；③肾功能受损。

临床疾病：①脑血管疾病；②心脏病；③肾脏病；④周围血管病；⑤视网膜病变；⑥糖尿病。

2009 年中国高血压防治指南基层版将过去危险分层的低危、中危、高危和极高危四层分法，简化为低危、中危、高危三层，便于基层实施（表 7-11，表 7-12）。2010 年中国高血压防治指南仍沿用 2005 年的四层分法，即低危、中危、高危和很高危。

治疗高血压的主要目的是最大限度地减少心血管疾病的死亡与致残率，而不仅仅是降低血压。根据危险分层决定是否药物治疗以及给予药物干预的强度，其目的是权衡药物治疗可能给高血压患者带来的获益，同时考虑药物治疗可能带来的不良反应、经济负担等不利因素。高血压患者危险分层高低不同，降压治疗所获得的绝对益处是不同的，危险程度低，治疗获益低；危险程度越高，治疗所带来的益处越大。降压程度也影响患者获益，原则上降压幅度越大获益越大（表 7-13）。

表 7-13   降压治疗的绝对益处

患者危险分层	绝对危险 （10 年间 CVD 事件）	治疗的绝对效果（治疗 1 000 例 / 年可防止 CVD 事件）	
		10/5mmHg[*]	20/10mmHg[*]
低危患者	<15%	<5	<9
中危患者	15%～20%	5～7	8～10
高危患者	20%～30%	7～10	11～17
极高危患者	>30%	>10	>17

[*] 降压幅度（SBP/DBP）。

（石湘芸   史   军）

第三节   高血压的诊断程序

大多数高血压患者早期无明显自觉症状，部分血压中、重度升高患者或已出现心脑血管并发症患者可能因为高血压靶器官损害所导致症状而就诊，目前最常见的高血压检出方式是查体或因其他任何疾病就诊时进行血压测量而发现血压升高。诊断高血压也包括病史采集、体格检查、化验及实验室检查等步骤。

一、病史采集

当患者以血压升高就诊，或诊室检查发现患者血压升高时，采集病史着重应了解病程、是否有导致继发性高血压的原发病表现、是否有高血压靶器官损害的症状，以及有否影响治疗的因素等。具体应包括以下内容：

1. 有无高血压家族史，有无糖尿病、冠心病、卒中、血脂异常家族史。

2. 发现血压升高的时间，最高、最低血压水平及平时一般水平。血压持续性升高或阵发性升高；既往抗高血压药物应用情况，如品种、剂量、降压反应以及是否有药物不良反应等。

3. 有无糖尿病、冠心病、卒中、血脂异常、周围血管疾病、痛风以及性功能低下等病史；有无肾脏病史（有否尿频、尿急、尿痛、血尿、蛋白尿、颜面水肿、贫血、肾功能异常或超声检查发现肾脏、肾血管异常等病史）；有无内分泌病史（多汗、心悸、面色苍白并伴随阵发性血压升高提示嗜铬细胞瘤；夜尿增多、周期性瘫痪等提示原发性醛固酮增多症；向心性肥胖、满月脸、多毛、性功能紊乱等提示库欣综合征；消瘦、怕热、心慌、心悸须除外甲状腺疾病）；有无哮喘病史。

4.服用药物史,如有无肾上腺皮质激素、避孕药物、大量甘草制剂及毒品等使用。

5.生活方式、烟酒嗜好、体力活动、体重变化情况;家庭、工作环境、文化程度、医疗经济条件等。

二、体检

对高血压患者除常规医疗体检项目外,着重以下项目:

1.**血压测量**　诊室测量血压是诊断高血压的统一标准。2005年、2010年中国高血压防治指南一致的标准为:非同日3次静息血压≥140/90mmHg,即可诊断为高血压。测量血压前,患者应至少安静休息5分钟,避免各种刺激。出于实际工作方便,一般常采用坐位或卧位血压,如若怀疑直立性低血压时,要增加立位血压测量,体位变化后至少间隔2分钟后再测量变化后血压。一般卧位血压高于坐位,坐位血压高于立位血压,但不同体位血压差值不应>5%。初次就诊者应比较双侧上肢血压,取较高一侧数值。如果双侧血压差值过大(>20mmHg),须考虑是否血压偏低一侧有动脉狭窄,此外要注意避免患者袖口过紧使上肢近端血管受压迫或测量袖带不合适等导致血压测量误差。

2.脉搏,双侧桡动脉及足背动脉搏动,判断肢体动脉狭窄。

3.心脏听诊。

4.血管杂音检查(颈部、锁骨上、腹部等部位)。

5.身高、体重及腰围,计算体重指数[体重(kg)/身高(m)^2]。

6.有无面部或下肢水肿。

7.有无多毛、皮肤紫纹、性征发育异常等。

8.神经系统检查,了解有无脑血管并发症表现。

9.眼底检查。

三、常规化验检查

1.**血常规、尿常规、便常规**

2.**肝肾功能**

3.**电解质**　如血钾、钠、氯、钙等。

4.**血糖**　由于高血压与糖尿病有密切关系,为了合理降压治疗,早期诊断糖尿病有重要意义,因此,常规除空腹血糖外,有条件时应尽可能检查餐后2小时血糖或口服75g葡萄糖耐量试验。

5.**血脂**　脂代谢紊乱是高血压的危险分层评估因素之一,血脂检查应包括总胆固醇、低密度脂蛋白胆固醇、高密度脂蛋白胆固醇以及甘油三酯水平。

6.**其他**　必要时,可根据需要选查血浆肾素活性、血浆醛固酮、尿儿茶酚胺、甲状腺功能、血尿酸、肌酐清除率、糖化血红蛋白等。

四、辅助检查

1.**动态血压监测**　血压是波动的生理指标,受被测者精神情绪、体力活动等诸多因素影响,诊室偶测血压仅为连续变量中某一点的采样,无法可靠反映被测者血压平均水平、波动规律以及日常活动状态下的血压情况。目前广泛应用的无创性24小时动态血压监测可以较好地反映一天内多点血压信息,从而反映血压波动的特点及昼夜节律变化,并有较好的可重复性。动态血压监测在诊断上有助于临界高血压、发作性高血压的检出，鉴别白大衣高血压或隐蔽性高血压，评估患者病情程度，以及推测靶器官损害程度；在治疗上可指导降压药物、服药时间的选择，评估降压疗效。在临床实际工作中，对服药治疗的患者进行 24 动态血压测量，可更好地了解全天血压控制情况，为调整药物治疗提供依据。

动态血压较偶测血压有明显优点，但实际工作中，被测肢体活动、袖带移动、感受器敏感度等多种因素可能导致数据脱落或偏差。一般动态血压有效测压读数应占总测量次数 80% 以上时，测量结果比较可靠。动态血压还不能取代诊室血压作为诊断高血压的标准，而仅作为诊室血压的补充，并为临床研究提供的有效手段。另外，每日不同时点血压有波动，不同日间血压也可有较大波动，24 小时动态血压监测反映的血压波动情况与一段时期连续诊室血压检测或家庭自测血压检测所反映血压波动意义不同。

血压变异性：2010 年 *Lancet* 杂志陆续发表了有关"血压变异性"的文章。所谓的血压变异性是指基础平均压（剩余 SD）在某一时间段内的总变异性（SD 或变异系数）。其数据主要来自数小时内，但也可以在一次临床随诊中间隔数分钟测量，或家庭血压监测及临床复诊中间隔数天、数周或数月测量。血压变异性用变异率（VR）来表示。目前认为血压变异性是独立于平均血压外的心血管事件的重要预测因素。ASCOT-BPLA 研究结果显示，随着血压变异性增加，卒中风险逐渐加大。临床上不同种类抗高血压药物在预防心血管事件的效应尚存在不同的差异，这种差异可能由于药物对个体血压变异性的影响不同所致。

目前全球尚无统一的动态血压正常值标准，1999 年中国高血压防治指南推荐的正常值标准为：24 小时平均血压 <130/80mmHg，白昼 <135/85mmHg，夜间 <125/75mmHg，正常情况下夜间血压均值低于白昼血压均值 10%～20%。

2. 心电图检查（ECG） 心电图应为高血压患者的常规检查，是检出心脏损害的主要手段之一，其目的有：①发现心脏左心室肥厚，与胸部 X 线、心脏超声检查结合检出率更高；②发现并明确心律失常；③发现心肌缺血的证据。

3. 胸部 X 线 心脏三位像（心脏前后、左右前斜位）仍然是简单易行，并能为心脏损害提供有效证据的手段之一，目的在于发现心脏扩大、左心室肥厚、主动脉变形以及有否肺淤血、心包积液等。高血压心脏损害最常见的 X 线表现有左室增大，右房扩大，主动脉迂曲延长、增宽、钙化，主动脉节突出等。

4. 超声心动图（UCG） 多普勒超声心动检查对高血压心脏损害的评估有很大的价值，是判断左心室肥厚、左室质量以及心脏收缩、舒张功能的重要标准，高血压心脏损害的典型超声心动图表现有：①左房早期即可扩大，在左室舒张功能严重受损时可明显扩大，左室内径也扩大；②左心室肥厚；③左室重量指数（LVMI）增加；④心脏功能改变，高血压心脏损害早期为舒张功能下降，UCG 表现为 E/A 比值小于 1，当收缩功能降低时左室射血分数（EF 值）下降。此外，UCG 还可以了解有无瓣膜病变、有无心房血栓、有无心脏室壁运动障碍等。此外，在高血压患者发生心房纤颤是较常见的情况，对于有心房纤颤的患者，经食管心脏超声可更有效地发现心房血栓。

5. 血管超声检查 血管超声检查可以有效地发现大血管形态、结构的改变，二维超声检测可以测量颈动脉内膜与中膜合并的厚度，以及检测粥样硬化斑块，该项技术已反复多次被证明可以有效预测卒中与心肌梗死的发生。研究表明，高血压患者选择颈动脉超生检查与不选择该项检查，对高血压危险分级有明显影响，前者可更敏感地发现高血压患者中的高危险分组的患者。此外，肾动脉超声可发现部分肾动脉狭窄患者，对双侧肢体血压异常差异的患者,可考虑四肢血管超声检测。在研究领域,血管超声检查还是无创性血管内皮功能测定方便实用的手段之一。

6. CT 与磁共振成像检查　颅脑 CT 与 MRI 检查对卒中患者几乎是常规检查项目,对高血压患者,根据年龄等其他危险因素,选择该检查可以发现是否有无症状性卒中存在,对患者危险评估有意义。

近年来随着检查设备软硬件技术的发展,无创性心血管成像技术逐渐由研究进入临床应用。多排螺旋 CT(MSCT)与电子束 CT(EBCT)可以对心脏、大血管形态进行检查以外,尤其是 EBCT 无创性冠状动脉检查可以准确检出冠状动脉斑块,为合理选择介入性冠状动脉造影及 PCI 或 CABG 治疗提供依据,并在治疗后进行疗效评估与随访检查。

磁共振技术已可以对心脏进行解剖形态以及室壁运动等检查,MR 血管成像可以发现一些大中型动脉硬化斑块、血管狭窄及畸形,目前 MR 血管成像对冠状动脉狭窄的检出率仍不尽满意,但随着技术进步,该技术必将为无创性冠状动脉检查提供新的手段。

7. 心脏同位素扫描　心脏同位素扫描技术可对心肌血供情况、心肌运动功能进行检测,对了解高血压靶器官损害,判断是否冠心病、有否心肌梗死有诊断意义。

总之,对高血压患者辅助检查的选择,其根本目的在于了解血压升高程度及规律,了解高血压靶器官损害程度,了解是否有心血管并发症,为病情评估提供证据。同时根据患者年龄、病史、经济条件等因素合理选择检查项目,避免增加患者心理与经济负担,有效利用医疗资源。

(石湘芸　史　军)

第四节　原发性高血压的亚型

一、概述

根据中国高血压防治指南(2010 年修订版)原发性高血压的定义:在未用抗高血压药情况下,收缩压≥140mmHg 和 / 或舒张压≥90mmHg,且除外继发性高血压,即诊断为原发性高血压。其中,收缩压≥140mmHg 且舒张压 <90mmHg 单列为单纯收缩期高血压(isolated systolic hypertension, ISH)。患者既往有原发性高血压史,目前正在用抗高血压药,血压虽然低于 140/90mmHg,亦诊断为原发性高血压。

在实际临床工作中,根据收缩压和舒张压升高的具体情况,常将原发性高血压分为不同的亚型,这已经在国内外获得广泛的认可和接受。原发性高血压的临床分型除了上面提到的单纯收缩期高血压(ISH),还有联合性高血压(combined systo-diastolic hypertension, SDH),指收缩压≥140mmHg 且舒张压≥90mmHg;以及单纯舒张期高血压(isolated diastolic hypertension, IDH),或称孤立性舒张压高,指收缩压 <140mmHg 且舒张压≥90mmHg。近年来,对不同原发性高血压亚型的流行病学、病理生理、临床特点及预后积累了丰富的研究资料,本文对这些资料进行归纳总结,并对原发性高血压亚型及其临床意义进行再认识。

二、原发性高血压亚型的患病年龄

原发性高血压各亚型人群的平均患病年龄明显不同。虽然各项研究显示的平均患病年龄略有差异,但总的规律是毫无例外的一致:IDH 的患病年龄较早,SDH 的患病年龄居中,ISH 的患病年龄较晚。

如对北京市自然人群（40 岁以上）共 7 333 人进行的调查，以 40～59 岁为中年人，≥60 岁为老年人。结果显示，IDH 组平均年龄最小[（52.1±8.1）岁]，其在中年人中占较大的比例（82.8%）；而 ISH 组平均年龄最大[（64.3±9.8）岁]，其在老年人中占较大构成比（65.9%）；SDH 组的平均年龄居中[（59.2±10.2）岁]，其在中年人中的比例（57.1%）高于老年人（42.9%）。

对成都地区 7288 名社区人群进行的调查研究显示，三型高血压患病年龄趋势有显著差异：IDH 在 40～50 岁患病率达峰值，40 岁以下患病已较高，而 60 岁以后明显减少；ISH 患病率随年龄呈持续上升趋势，70 岁以后达高峰；SDH 患病率随年龄增加，60～69 岁达峰值，女性 70 岁以后稍降。

另一项研究对中国 5 城市 35 岁以上 26 587 名无卒中病史人群的调查显示，不同高血压亚型的平均患病年龄表现出同样的规律，IDH 为（50.2±9.4）岁，SDH 为（56.4±10.3）岁，ISH 为（61.9±11.1）岁。此外，Huang 等对 169 577 名≥40 岁中国人群的调查数据也显示，IDH 平均患病年龄是（52.9±9.3）岁，SDH 为（59.2±10.4）岁，ISH 为（64.6±10.6）岁。

在第 3 次全国高血压抽样调查数据基础上，对 18 岁及以上 868 131 名成年人的资料进行分析。结果显示，在高血压患者中，随着年龄的增长 ISH 的比例显著增高，IDH 的比例显著降低，在≥55 岁的高血压患者中 ISH 占 52.7%。而 <55 岁的患者则以舒张期高血压为主占 75.2%，它们分别是 IDH（占 36.9%）和 SDH（占 38.3%）。IDH 和 SDH 的患病率随年龄的增长而逐步升高，但 IDH 患病率在 45～54 岁时达到高峰后逐步降低，65 岁后则趋于平稳；而 SDH 的患病率到 65～75 岁达到高峰，75 岁以后开始略有下降（图 7-1）。

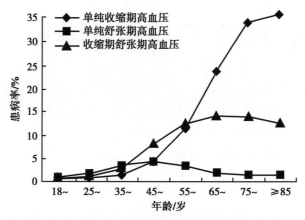

图 7-1　高血压亚型患病率

综上所述，原发性高血压亚型的患病情况表现出鲜明的年龄段特征和规律，与不同的年龄段密切相关。而不同年龄段的背后是不同的血管老化程度、不同的血管结构和功能状态。因此，不同的血管老化程度可能是原发性高血压亚型的主要决定因素。

三、原发性高血压亚型的病理生理

在心动周期中，心室收缩时动脉血压升高达到的最大值称为收缩压。由于大动脉的弹性把心室收缩时释放的一部分能量以管壁弹性纤维被拉长的形式储存起来，在舒张期推动血流继续流动的压力称为舒张压。收缩压主要取决于心肌收缩力的大小与心脏排血量的多少。血容量增多、心排血量增高、心肌收缩力增强，主要引起收缩压增高；而舒张压主要取决于外周血管阻力和动脉壁的弹性。其中，影响舒张压最重要的因素是外周血管阻力。除因外周血管管腔细小而产生阻力外,血管平滑肌的舒缩亦可显著地改变血管阻力。外周血管阻力增大主要引起舒张压升高。

原发性高血压时,若仅有外周小动脉阻力增加,则表现为 IDH,最多见于青壮年。与此相对照,在外周小动脉阻力升高的情况下,如果大动脉的僵硬度也增加,则可引起 SDH。若仅有大动脉僵硬度增加,而无外周小动脉阻力升高,则表现为 ISH,最常见于老年人。换而言之,可以把 IDH 看作是外周血管阻力升高而主动脉和大动脉弹性良好的标志。关于 IDH 时外周血管阻力升高的确切机制,目前尚不十分清楚。而大动脉僵硬度增加的主要原因则十分明确,即源于动脉血管的老化。血管老化的主要病理改变是内膜增厚、中层弹力纤维变薄与周围基质分离,表现为血管扩张和僵硬。血管老化对主动脉及其主要分支的影响最显著;而对周围肌性动脉(如肱动脉、桡动脉、胫动脉等)的影响不大。

四、原发性高血压亚型的心血管疾病风险及转归

原发性高血压患者的心血管疾病、死亡风险不仅取决于高血压亚型,而且取决于同时存在的其他心血管危险因素。对于 SDH 和 ISH 而言,目前的研究资料一致表明其心血管病、死亡的风险是增加的。对于 IDH 而言,多数研究显示其心血管疾病风险是增加的;但也有相反的研究结果报告,即 IDH 并不增加心血管疾病风险。笔者认为,正是由于 IDH 是高血压在青壮年阶段的表现形式,所以就造成在一些研究中,同样的观察随访期,IDH 心血管疾病、死亡的发生率明显低于 SDH 和 ISH,甚至与正常血压者无差别的结果。实际上,IDH 是增加心血管疾病、死亡风险的,尤其是当并发其他心血管危险因素,或观察随访期足够长时。此外,随着年龄的增长,大动脉的老化、僵硬,一部分 IDH 必然转变为 SDH 或 ISH,长期跟踪随访研究也证明了这一点。

如 Framingham 心脏研究的一项亚组研究,Franklin 等以血压水平和高血压亚型进行分组,对 3915 例未经治疗且无心血管事件的人群跟踪随访 10 年以上,结果发现与基线时理想血压组($<$120/80mmHg)比较,各组在 10 年的随访期间发展成为 SDH 的可能性依次增加:正常血压组是 3.32 倍,正常高值血压组是 7.96 倍,ISH 组是 7.10 倍,IDH 组是 23.1 倍;有 82.5% 基线时的 IDH 患者在 10 年的随访期间发展成为 SDH。也就是说,IDH 患者发展成为 SDH 的可能性最大。另外,与其他组比较,基线时 IDH 组有更多的男性(65.3%)和吸烟者(57%),且体重指数较大($28.04kg/m^2$),表现出心血管风险增加的特征。基线时的体重指数和随访期间体重增加、男性以及年龄较轻都是发生 IDH 有意义的预测因子。值得注意的是,随访期间发生的 ISH 患者中,有 59% 在基线或任何一次出现 ISH 前的随访中都没有舒张期高血压。也就是说,有一部分 ISH 患者开始出现高血压时,就表现为 ISH,并不是由其他亚型转化而来。

另一项研究入选 18 岁以上人员 5 968 例,包括对照组和高血压患者,其中高血压患者均未接受治疗,目的是探索血压水平和高血压亚型与代谢综合征的关系。结果发现,即使经过年龄、性别、总胆固醇水平和吸烟的矫正,以理想血压组作为对照,IDH 组代谢综合征的风险比值比(odds ratios)为 14.7,是各组中最大的。其余各组分别为:正常血压组 1.6,正常高值血压组 9.4,SDH 组 12.2,ISH 组 10.2(P 均$<$0.01)。以上表明,IDH 患者发生代谢综合征的概率最大,几乎是理想血压者的 15 倍。

Fang 等对 26 587 例 35 岁以上无卒中病史者进行了 10 年的随访观察,目的是探索高血压亚型与卒中的关系。结果发现,该组人群卒中的总发生率为 4.7/1 000 人年,各组分别为:正常血压组 1.9,IDH 组 5.4,高血压治疗达标组 6.7,ISH 组 11.2,SDH 组最高为 12.6。另外,与

正常血压组比较,各高血压亚型组卒中的相对风险都是增加的,其中 SDH 组最高(2.96);ISH 组的相对风险(2.35)略高于 IDH 组(2.16),但两者之间的差异没有统计学意义。这提示在预测卒中方面,IDH 至少与 ISH 有相似的重要意义。

国外随访 22 年的 MRFIT 研究显示,即使在收缩压低于 120mmHg 的组中,随着舒张压的升高,心血管死亡率也是增加的。Framingham 一项心脏研究也显示,对于 50 岁以下的人而言,舒张压是更好的冠心病预测因子。50～59 岁是一个过渡期,在此期间收缩压、舒张压的风险性相当。在 60 岁以后,冠心病的风险与收缩压呈正相关;但却与舒张压呈负相关,即舒张压越低,冠心病的风险越大。表明收缩压、舒张压与心血管疾病风险的关系,依照年龄的不同而不同。

Kelly 等对≥40 岁 169 871 名中国人群进行了前瞻性队列研究,观察不同高血压亚型与心血管疾病发生率和死亡率之间的关系。1991 年基线、1999—2000 年随访研究,随访率为 93.4%,数据完整的有 169 577 名。结果显示,与正常血压者比较,发生心血管疾病和死亡的相对风险(95% CIs)如下:SDH 为 2.73(2.60～2.86)和 2.53(2.39～2.68);ISH 为 1.78(1.69～1.87)和 1.68(1.58～1.78);IDH 为 1.59(1.43～1.76)和 1.45(1.27～1.65)。表明 SDH 患者的心血管疾病及死亡风险最大,ISH 次之,IDH 最小。

综上所述,无论哪一种原发性高血压亚型,其心血管疾病、死亡的风险都是增加的。目前的资料显示,SDH 和 ISH 的风险要大于 IDH。但是,IDH 患者多超重肥胖,患代谢综合征的风险最大,发展成为 SDH 的可能性也最大。而且,IDH 患者中吸烟的比例较高,将来发生卒中的风险是明确增加的。所以,IDH 并不是一种良性病变,必须进行干预治疗。

五、结语

原发性高血压亚型主要是由患病年龄以及相应年龄阶段动脉系统血管的性状共同作用而形成。换句话说,原发性高血压究竟表现为哪一种亚型,IDH、SDH 还是 ISH,主要取决于两个因素:一是原发性血压升高;二是与年龄密切相关的动脉系统血管的结构与功能状态。IDH 是原发性高血压在青壮年阶段的主要表现形式;SDH 是在中老年阶段的主要表现形式;ISH 是在老年阶段的主要表现形式。

有学者提出,IDH 是原发性高血压的早期阶段。虽然中、短期 IDH 患者的风险没有增加,但是长期预后不良。笔者认为 IDH 并不完全等同于原发性高血压的早期,因为 IDH 如果并发其他危险因素,也会很快出现严重的心脑血管病变,以及心脑血管并发症甚至死亡。ISH 多见于老年,但也不一定是原发性高血压的中晚期,因为可能存在不同的情况:一种是由 IDH 或 SDH 发展而来的 ISH,这时的 ISH 可能是原发性高血压的中晚期;另一种可能是原来血压正常,到中老年时才发生高血压,也可能表现为 ISH,这种 ISH 可能并不是高血压的中晚期。同样 SDH 也可能存在不同的情况:一种是由 IDH 随年龄增长进展而来;另一种是原来血压正常,一开始就表现为 SDH;还有一小部分 SDH 可由 ISH 转化而来。

(张明华)

参 考 文 献

[1] The sixth report of the Joint National Committee on prevention, detection, evaluation, and treatment of high blood pressure[J]. Arch Intern Med, 1997, 157(21): 2413-2446.

[2] CHOBANIAN A V, BAKRIS G L, BLACK H R, et al. The Seventh Report of the Joint National Committee

on Prevention，Detection，Evaluation，and Treatment of High Blood Pressure：the JNC 7 report[J]. JAMA，2003，289（19）：2560-2572.

[3] Task Force for the management of arterial hypertension of the European Society of Hypertension，Task Force for the management of arterial hypertension of the European Society of Cardiology. 2013 ESH/ESC Guidelines for the management of arterial hypertension[J]. Blood Press，2013，22（4）：193-278.

[4] PÁLL D，JUHÁSZ M，KATONA E，et al. Importance of ambulatory blood pressure monitoring in adolescent hypertension[J]. Orv Hetil，2009，150（49）：2211-2217.

[5] 李奎宝，姚崇华，董磊，等. 单纯舒张期高血压预后的前瞻性研究 [J]. 心肺血管病杂志，2002，21（1）：1-4.

[6] 徐俊波，张廷杰，秦方，等. 纯收缩期、纯舒张期、双期高血压及脉压分析——成都 7 288 例分析 [J]. 高血压杂志，2002，10（4）：328-330.

[7] FANG X H，ZHANG X H，YANG Q D，et al. Subtype hypertension and risk of stroke in middle-aged and older Chinese: a 10-year follow-up study[J]. Stroke，2006，37（1）：38-43.

[8] HUANG J，WILDMAN R R，GU D，et al. Prevalence of isolated systolic and isolated diastolic hypertension subtypes in China[J]. Am J Hypertens，2004，17（10）：955-962.

[9] 段秀芳，吴锡桂，顾东风. 我国成人收缩期和舒张期高血压的分布 [J]. 高血压杂志，2005，13（8）：500-503.

[10] 编辑部述评. 孤立性舒张压高可能预后不坏 [J]. 高血压杂志，2005，13（12）：747-748.

[11] FRANKLIN S S，PIO J R，WONG N D，et al. Predictors of new-onset diastolic and systolic hypertension：the Framingham Heart Study[J]. Circulation，2005，111（9）：1121-1127.

[12] FRANKLIN S S，BARBOZA MICHAEL G，PIO J R，et al. Blood pressure categories，hypertensive subtypes，and the metabolic syndrome[J]. J Hypertens，2006，24（10）：2009-2016.

[13] DOMANSKI M，MITCHELL G，PFEFFER M，et al. Pulse pressure and cardiovascular disease-related mortality：follow-up study of the Multiple Risk Factor Intervention Trial（MRFIT）[J]. JAMA，2002，287（20）：2677-2683.

[14] NISHIZAKA M K，CALHOUN D A. Cardiovascular risk of systolic versus diastolic blood pressure in Western and non-Western countries[J]. J Hypertens，2006，24（3）：435-436.

[15] KELLY T N，GU D F，CHEN J，et al. Hypertension subtype and risk of cardiovascular disease in Chinese adults[J]. Circulation，2008，118（15）：1558-1566.

[16]《中国高血压防治指南》修订委员会. 中国高血压防治指南（2018 年修订版）[M]. 北京：中国医药科技出版社，2018.

第四章　高血压的治疗

第一节　高血压治疗的目标值

一、控制血压是首要的目的

对高血压患者来说，降压治疗已有 50 年的历史，控制血压是首要的目标，即常言所说"降压才是硬道理"，但降压并不是最终和最重要的目的。抗高血压治疗的最终目的是最大限度地降低长期心血管发病和死亡的总危险。换而言之，除降压治疗外，还要干预所有已明确的可逆的危险因素，包括吸烟、血脂异常和糖尿病。同时，还要合理控制并存临床情况。随着降压方案的不断优化，降压治疗已进入比较成熟阶段，将血压控制在什么水平比较合理，不仅取决于合理的目标水平，而且可能取决于血压变异及心率等风险标记。具体来说，高血压治疗需要全面考虑以下因素：①该治疗方案是否能够有效降压，有效地控制血压变异；②该治疗方案是否能够平稳降压；③该治疗方案是否具有靶器官保护作用，特别是对心率的有益影响；④该治疗方案是否对血糖、血脂等代谢水平和离子平衡等是否产生不利影响；⑤该治疗方案是否影响生活质量。

二、降压治疗的目标值

根据现有证据，降压治疗的目标值如下：

1. 普通高血压患者的血压（收缩压和舒张压）均应严格控制在 140/90mmHg 以下。

2. 心血管疾病史、糖尿病和肾病患者的血压则应降至 130/80mmHg 以下。但 2010 年 ACCORD 降压试验结果显示，与 140mmHg 的目标值相比，将心血管危险较高的 2 型糖尿病患者血压降至 <120mmHg，并未减少主要复合终点事件发生率，反而增加治疗相关的不良反应。这就说明 ACCORD 降压试验结果否定了 2 型糖尿病患者血压控制在正常或接近正常水平可使患者有更多获益的推测。因此，这类患者血压值不能降得过低。但该试验结果却显示了强化降压可减少糖尿病患者脑血管事件的发生，因此建议医师根据患者病情选择适合的治疗策略。

3. 老年人收缩压降至 150mmHg 以下，如能耐受，还可以进一步降低（2010 年中国高血压指南）。

4. 卒中后的高血压患者一般血压目标为 <140/90mmHg。

5. 急性缺血性卒中患者 SBP≥180mmHg，或 DBP≥100mmHg，或伴有严重心功能不全、主动脉夹层、高血压脑病者，降压合理目标是 24 小时内血压降低约 15%；急性脑出血患者目标血压为 160/90mmHg。

6. 急性期的冠心病患者,目标血压水平一般可为 130/80mmHg,但治疗宜个体化。如患者冠状动脉严重病变或年龄 >65 岁,DBP 尽量维持在 60mmHg 以上。

7. 2013 年欧洲高血压指南对高血压合并冠心病、糖尿病、肾脏疾病的降压目标均定为 140/90mmHg 以下,原则上按照中国高血压防治指南执行。

8. 2015 年 SPRINT 实验报道了 9 300 余例≥50 岁、心血管风险升高或患有肾脏疾病的高血压患者,随机分配至收缩压控制在低于 120mmHg 组(强化治疗组)和低于 140mmHg 组(标准降压组),目前公布结果强化治疗组较标准降压组患者心血管事件减少 30%,全因死亡率降低 25%,提示积极有效的降压治疗对改善患者的预后具有重要意义。该实验对中老年人降压目标有一定的临床参考价值,尽管本实验在用药品种和费用等方面尚有争议,但对于老年无严重合并症的患者,强化降压可能是有益的。

(华 琦 许 骥)

第二节 非药物治疗

对初发高血压和轻度高血压的患者,非药物治疗非常重要,甚至可以避免降压药物的使用。对需要多种药物联合降压的高血压患者,非药物治疗可以增强药物降压效果或者能够适当减少药量。非药物治疗包括提倡健康生活方式,消除不利于心理和身体健康的行为和习惯,达到减少高血压以及其他心血管疾病的发病危险,具体内容包括:①控制体重和锻炼;②戒烟和限酒;③限制钠盐摄入;④生活规律;⑤心理干预。

一、控制体重和锻炼

目前常用体重指数(BMI)来评价体重水平。体重指数 = 体重(kg)/ 身高 ^{2}(m^2)。BMI 能够直观地预测肥胖相关的危险因素。国际卫生组织推荐成年人 BMI<18.5kg/m^2 为消瘦,BMI 在 18.5~24.9kg/m^2 为正常,BMI≥25kg/m^2 为超重,BMI≥30kg/m^2 为肥胖。肥胖分为三级:Ⅰ级(BMI 为 30.0~34.9kg/m^2),Ⅱ级(BMI 为 35.0~39.9kg/m^2),Ⅲ级(BMI≥40kg/m^2)。

超重与血压升高、脂代谢紊乱;糖尿病、冠心病、脑血管疾病的发病密切相关。超重的高血压患者,仅将体重减少 4.5kg 这一项因素就能够降低血压。并且控制体重还能够增加降压药物疗效;减轻胰岛素抵抗;减轻脂代谢紊乱等心血管疾病的危险因素。如在人群中平均体重下降 5~10kg,收缩压可下降 5~20mmHg。高血压患者体重减少 10%,则可使胰岛素抵抗、糖尿病、高脂血症和左心室肥厚改善。对于超重的患者,WHO 建议最初至少应使体重减少 5kg 以上,以增强减重信心。建议体重指数(kg/m^2)应控制在 24 以下。减重对健康的利益是巨大的。

控制体重的方法主要是:限制热量、平衡饮食,增加体力活动。

1. 限制总热量的摄取和平衡饮食结构 减重最关键的因素是限制总热量的摄取。除此之外,还要注意饮食结构的平衡,目的是不但能够控制血压,还能够有效预防动脉硬化和心脑肾靶器官的并发症。具体来说,需要适当控制动物脂肪摄入量,补充优质蛋白,补充钙和钾,适当多食用新鲜的水果和蔬菜。

饮食宜选择低热量高营养的食品,如鱼类、蛋类、肉类、豆制品、新鲜蔬菜、水果、低脂肪奶制品。少摄入高热量、低营养的食品。少食沙拉、乳酪等高热量食品。食品应该以谷类为主,适当控制主食摄入量,可以增加蔬菜、水果的摄入以避免饥饿感。每天摄入的脂肪热量占全天总热量的 20%～25%，饱和脂肪酸提供的热量应少于 10%。每天胆固醇摄入不超过 300mg（1 个鸡蛋）。对超重的高血压患者需要找医师咨询个体化的饮食方案。

对饮食控制通俗易懂的概括是：一、二、三、四、五；红、黄、绿、白、黑。一是每天一袋奶；二是每天 250g 碳水化合物，即相当于 300g 主食量；三是 3 份高质量蛋白，如 50g 瘦肉、100g 豆腐、1 个鸡蛋、25g 黄豆、100g 鱼虾或 100g 鸡鸭；四是指四句话，即"有粗有细，不甜不咸，三四五顿，七八分饱"；五是每日 500g 蔬菜及水果。红是指红酒每天 50～100ml、啤酒 300g 或白酒 25ml；黄是指黄色蔬菜，如胡萝卜、红薯、南瓜、玉米等；绿是指绿茶；白是燕麦粉及燕麦片；黑是黑木耳每天 10～15g。

2. 提倡适宜的体力活动　除了控制饮食外，运动是控制体重的关键。对高血压患者，运动有一定的要求：尽量从事耐力性运动或有氧运动，中、重度高血压患者尽量避免竞争性运动，提倡有恒、有序、有度。

提倡进行较为持久的有氧运动。有氧运动即有节奏、不剧烈、较长时间的运动，如步行、慢跑、骑车、游泳。无氧运动是指短时间内进行的剧烈运动，如短跑、跳高、举重、拳击等。有氧运动消耗的热量远高于无氧运动。

进行有氧运动需要注意：根据自己的情况制订运动计划。依据自己的年龄、身体状况、目前已有的疾病，来确定合适的运动方式和起始运动量。年轻并且无心脑血管疾病的人可以选择游泳、骑车、慢跑。老年且已有心脑血管疾病的患者最好选择步行，既安全又能有效地消耗热量，改善心肺功能。进行有氧运动时还要注意循序渐进的原则。起始时运动量稍小，随着身体耐受程度的增加逐渐增加运动量。适合自己的运动量和运动强度可以通过最大心率法来估计，成年人最大运动时的心率控制在 220 次 /min，运动后心率达到最大运动心率的 50%～80%，此时的运动量与运动强度是适合的。另外，进行运动必须持之以恒才能产生效果。

二、戒烟和限酒

多项大规模临床调查均早已明确，戒烟是预防心脑血管疾病的有效方法。吸烟不但可以使血压上升，还会诱发冠心病的发生。随着我国对吸烟危害的认识越来越深入，以及相关宣传的力度不断加大，戒烟的重要性已逐渐被人们认识到。但应该看到，我国吸烟人群极为庞大，戒烟工作还需不断深入。

大量饮酒也是高血压的危险因素。虽然不少患者感觉饮酒会使血压降低，但大多是短暂的效果，长期来看大量饮酒不但升高血压水平，还会减小降压药物的疗效。因此建议高血压患者每天的酒精摄入量应少于 30ml，相当于 720ml 啤酒、300ml 红酒、60ml 威士忌。而女性或轻体重的患者每天酒精摄入应少于 15ml。因此，对有饮酒嗜好的人来说，要严格限制酒精摄入量；但对从不饮酒的人来说，并不因此建议养成少量饮酒的嗜好（2010 年中国高血压防治指南）。

三、限制钠盐摄入

研究证实，钠盐的摄入量与血压水平及高血压相关。降低钠盐摄入可以降低血压。钠盐对血压的影响有个体差异，在老年人、黑种人中最为敏感。

限制钠盐摄入的目标为每日钠的摄入为 10mmol（或氯化钠 6g）。限制钠盐的同时给予富含钾的食品，可以减缓高血压的发展和增加降压药物的疗效。新鲜水果、蔬菜富含钾，应该摄入充足。需要注意的是，我国不少人有过量食用咸菜和食用菜汤的习惯，这对血压非常不利。

必须进行充分的宣教，帮助人们形成良好的饮食习惯，这对控制高血压的贡献甚至不低于药物的作用。

四、生活规律

高血压从本质上讲是一种生活方式的疾病。高血压的发生多与不良生活习惯有关。特别是近年来随着社会竞争压力的增加，高血压的患病率逐年上升，并且发病年龄越来越趋于年轻化。因此，提倡健康的生活方式，保持心理平衡来预防高血压越来越受到大家的重视。除了对已经患有高血压的患者进行干预外，对具备高血压易患因素的人群进行早期生活方式的干预，可以使高血压发病率下降，进而减少冠心病、脑血管疾病的发病率，意义深远。

高血压相关的不良生活主要指所谓的 A 型性格和行为。A 型行为不但是高血压的危险因素，也是冠心病、脑血管疾病的重要危险因素。改变 A 型行为或性格，可以减轻机体对外界刺激的反应强度，降低交感神经的张力，恢复良性负反馈调节。

对生活方式的干预还包括对吸烟、嗜酒、嗜甜食或咸食等不良生活习惯的危害性进行充分认识，在医师指导下持之以恒地加以改进。另外，形成良好的作息习惯，合理安排工作、锻炼和休息的时间分配，做到动静结合、劳逸结合。

五、心理干预

高血压是多种因素引起的一种身心疾病，因此除了进行生物意义上的干预如饮食、药物控制外，还必须进行适当的心理干预。

已有不少研究发现心理行为干预有一定的降压作用。目前心理行为治疗已经发展为高血压初期或轻度高血压的一种重要的降压方法，包括放松疗法、气功疗法、瑜伽、音乐、环境疗法、催眠疗法等。

放松疗法目前较为常用。通过放松全身、深慢呼吸、排除杂念等方式降低交感神经的张力，导致血压下降。作为轻度高血压的干预方式或作为高血压药物治疗的辅助疗法。

气功、瑜伽等疗法基于历史悠远的古文化基础上发展出的利用主观意念调节身体机能的方法，讲究身心合一，在练习的过程中也达到了充分放松神经和身体的作用，可以有明显的降压效果。其他方法也是利用身心统一的理念进行整体调节，达到促进身心平衡从而降压的目的。

（华　琦　许　骥）

第三节　高血压的药物治疗

一、高血压的药物治疗原则

最近的降压治疗越来越强调首先对患者危险因素进行评价。危险因素不仅包括血压，还包括靶器官损伤、血管疾病共存症状的存在及相关心血管危险因子的数量等。高危患者，尤其是糖尿病和有靶器官损害的患者，需要强有力的降压治疗并且往往需要不同降压药物的联用。目前，高血压的治疗原则包括：

（一）个体化治疗原则
降压药物的选择因人而异。选用药物要考虑到以下几点：

1. 血压升高的程度和急缓。

2. 患者有无心血管危险因素,有无靶器官损害,有无心血管疾病、肾脏疾病、糖尿病等合并症,以及伴随疾病对降压药物的使用有无影响。

3. 注意联合用药的相互作用,避免使用影响降压疗效的药物。

4. 降压药物除降压外,能否降低心血管危险因素。

5. 经济承受能力。

(二)单药及联合用药的合理应用

1. 低剂量开始,以使不良反应发生率降至最低。根据患者的血压水平和耐受程度逐渐增加剂量,如果第一种药物效果不佳,通常加用小剂量的第二种降压药物,而不是加大第一种药物的剂量。美国 ADA 糖尿病指南中讲到,如果收缩压≤160mmHg,可用单药治疗;如果收缩压>160mmHg,则联合用药治疗。

2. 如果第一种药物的耐受性差,换用第二种降压药物,而不是加大第一种药物的剂量或加用第二种药物。

3. 先选用一天服用一次,具有 24 小时平稳降压作用的药物。其优点在于:提高患者的服药依从性;更平稳降压,保护靶器官,减少心血管事件的危险性。24 小时平稳降压药物的标志是降压的谷峰比值>50%,即给药 24 小时后仍保持 50% 以上的最大降压效果。

4. 降压药应用时机 如果患者血压≥140/90mmHg,就可应用降压药物治疗,达到目标血压值。2009 年欧洲 ESH/ESC 高血压治疗指南修订版强调合并糖尿病、心血管疾病和肾病患者,血压在 139～130/89～85mmHg,就应开始降压治疗,以达到低于 130/80mmHg 的目标血压值,但血压值不能低于 120/70mmHg。

(三)长期治疗

单用或联合用药维持长期治疗,应根据患者病情酌定。

二、高血压药物的分类

目前用于一线降压治疗的 5 种主要降压药物(2010 年中国高血压防治指南)有利尿剂、β受体阻滞剂、钙通道阻滞剂、血管紧张素转换酶抑制剂(ACEI)、血管紧张素Ⅱ受体阻滞剂。各类降压药物各有其优缺点,药物选择应因人而异(表 7-14)。α 受体阻滞剂目前临床并不常用,但对于高血压合并前列腺疾病的患者仍见其疗效。

表 7-14 降压药物的分类、用法及不良反应

药物	用法	不良反应
利尿剂		血钠↓尿酸↑
氢氯噻嗪	12.5～25mg, qd	血钾↓血钙↑血胆固醇、血糖↑
氯噻酮	12.5～25mg, qd	血钾↓血钙↑血胆固醇、血糖↑
吲达帕胺	1.25～2.5mg, qd	血钾↓
布美他尼	0.5～4mg, bid、tid	血钾↓
呋塞米	40～240mg, bid、tid	血钾↓
阿米洛利	5～10mg, qd	血钾↓
螺内酯	25～100mg, qd	血钾↑男性乳房发育
氨苯蝶啶	25～100mg, qd	血钾↑

续表

药物	用法	不良反应
β受体阻滞剂		支气管痉挛、心率减慢、抑制心功能
普萘洛尔	30～90mg，bid、tid	
美托洛尔	25～100mg，bid	
阿替洛尔	12.5～50mg，qd、bid	
倍他洛尔	5～20mg，qd	
醋丁洛尔	200～800mg，qd	
卡替洛尔	2.5～10mg，qd	
纳多洛尔	40～320mg，qd	
喷布洛尔	10～20mg，qd	
噻吗洛尔	20～60mg，bid	
吲哚洛尔	10～60mg，bid	
比索洛尔	2.5～10mg，qd	
索他洛尔	5～10mg，qd	
α、β受体阻滞剂		直立性低血压、支气管痉挛
拉贝洛尔	200～600mg，bid	
卡维地洛	12.5～50mg，qd	
盐酸阿罗洛尔	10～20mg，qd、bid	
奈必洛尔	5～10mg，qd、bid	
钙通道阻滞剂		
二氢吡啶类		水肿、头痛、颜面潮红
硝苯地平	15～30mg，tid	
缓释片、胶囊	20～40mg，bid	
控释片、胶囊	30～60mg，qd	
尼群地平	20～60mg，bid、tid	
尼卡地平	40～80mg，bid	
尼索地平	20～60mg，qd	
伊拉地平	5～20mg，bid	
非洛地平缓释片	5～10mg，qd	
氨氯地平	5～10mg，qd	
拉西地平	4～8mg，qd	
盐酸贝尼地平	4～8mg，qd、bid、tid	
盐酸巴尼地平缓释胶囊	10～15mg，qd	
非二氢吡啶类		心脏传导阻滞、心脏抑制
地尔硫䓬	90～360mg，tid	
地尔硫䓬缓释片、胶囊	90～360mg，bid	
维拉帕米缓释片	240～480mg，qd、bid	
血管紧张素转换酶抑制剂		咳嗽、血钾↑、血管性水肿
卡托普利	25～300mg，bid、tid	
依那普利	2.5～40mg，bid	
贝那普利	5～40mg，qd、bid	

续表

药物	用法	不良反应
赖诺普利	2.5～40mg, qd	
雷米普利	1.25～20mg, qd	
福辛普利	10～40mg, qd、bid	
西拉普利	1.25～5mg, qd	
培哚普利	4～8mg, qd	
喹那普利	10～40mg, qd、bid	
群多普利拉	0.5～2mg, qd	
地拉普利	15～60mg, bid	
咪达普利	2.5～10mg, qd	
血管紧张素Ⅱ受体阻滞剂		血管性水肿(罕见),高血钾
氯沙坦	50～100mg, qd	
缬沙坦	80～160mg, qd	
厄贝沙坦	150～300mg, qd	
替米沙坦	40～80mg, qd	
奥美沙坦酯	20～40mg, qd	
厄贝沙坦	150～300mg, qd	
坎地沙坦酯	4～8mg, qd;必要时 12mg, qd	
依普沙坦	600～800mg, qd	
α受体阻滞剂		直立性低血压
多沙唑嗪	1～16mg, qd	
哌唑嗪	1～10mg, bid、tid	
特拉唑嗪	1～20mg, qd、bid	
血管扩张药		
肼屈嗪	50～200mg, bid	狼疮综合征
米诺地尔	5～100mg, qd	多毛症
交感神经阻滞剂		
外周阻滞剂		
胍那决尔	10～75mg, bid	
胍乙啶	10～25mg, qd	直立性低血压、腹泻
利血平	0.05～0.25mg, qd	鼻充血、镇静、抑郁、心动过缓、消化性溃疡
中枢阻滞剂		
可乐定	0.1～0.8mg, bid、tid	低血压、口干、嗜睡
可乐定贴片	0.25mg, 1/周	皮肤过敏
甲基多巴	250～1 000mg, bid、tid	肝功损害、免疫失调
胍那卞	8～64mg, bid	
胍法辛	1～3mg, qd	
肾素抑制剂		
阿利吉仑	150～300mg, qd	血钾升高,血管性水肿(罕见)

注:qd,每日 1 次;bid,每日 2 次;tid,每日 3 次。

（一）利尿剂

30 多年来以氢氯噻嗪为主的利尿剂一直是抗高血压药物的常用药物之一,不论单用还是与其他降压药联用都有明确的疗效。虽然面临各类新型降压药物的挑战,利尿剂以其价格便宜、疗效确切仍是无并发症高血压患者的首选,特别是适用于单纯收缩期高血压。近年来,新型的兼有血管扩张作用的长效利尿剂吲达帕胺以及美托拉宗等上市后,在临床应用取得了显著疗效,进一步巩固和提高了利尿剂在降压治疗中的地位。

1. 分类

（1）噻嗪类利尿剂:是利尿剂中应用最为普遍的药物。噻嗪类利尿剂因分子结构与药理作用不同,分为噻嗪样利尿剂和噻嗪型利尿剂(表 7-15)。前者半衰期较长,而后者较短,前者虽然利尿作用略差,但扩张血管作用明显,降压作用显著,但应关注低血钾现象。另外,前者具有较多利尿剂之外的作用,如前者可显著降低心血管事件和心力衰竭的额外风险(2014 年荷兰),这方面的研究仍在继续。

表 7-15　噻嗪样与噻嗪型利尿剂的药代动力学特点

类别	药名	口服生物利用度	对碳酸酐酶的相对抑制作用	分布容积/(L·kg^{-1})	持续时间/h	清除半衰期/h	清除途径
噻嗪样	氯噻酮	65%	+++	3～13	48～72	50～60	65% 肾脏
	吲达帕胺	93%	++	25（总）	24	18	肝脏代谢
噻嗪型	氢氯噻嗪	60%～70%	+	2.5	16～24	9～10	95% 肾脏
	苄氟噻嗪	90%	−	1.0～1.5	12～18	9	30% 肾脏

（2）袢利尿剂:排钾作用强,除用于合并心力衰竭或肾功能不全,噻嗪类利尿剂无效的情况,一般不作为一线降压用药。代表药物有呋塞米、布美他尼、托拉塞米和依他尼酸。

（3）保钾利尿剂:易引起高钾血症,在老年人和肾功能不全者更易发生。螺内酯多用于醛固酮增多症,目前亦常用于心力衰竭的治疗。氨苯蝶啶和阿米洛利在降压治疗中常与氢氯噻嗪联用。

（4）碳酸酐酶抑制剂:主要作用于近曲小管,如乙酰唑胺。降压作用弱且易产生耐药性,主要用于青光眼,不用于治疗高血压。

（5）竞争性抑制醛固酮与盐皮质激素受体药:如依普利酮(eplerenone),主要药理作用为减少钠及体液潴留,降低血压,特别利于心力衰竭治疗。

2. 作用机制　利尿剂应用初期是通过抑制肾小管对钠和水的重吸收而利尿排钠,减少血容量,降低心输出量从而降低血压。但应用数周后,该作用逐渐减弱。此时其降压作用主要通过血管平滑肌内的钠离子含量降低,钠、钙交换减少,细胞内钙浓度降低,减弱小动脉平滑肌对去甲肾上腺素及血管紧张素Ⅱ等缩血管物质的反应,起到血管扩张产生降压效果。利尿剂对较低或正常血浆肾素活性的高血压患者降压疗效高于较高肾素活性的高血压患者。

3. 药理学特点

（1）逆转左心室肥厚:利尿剂可以逆转左心室肥厚,吲达帕胺的作用强于氢氯噻嗪。

（2）改善心功不全:利尿剂可以减少严重高血压和心力衰竭的发生比例。

（3）对血脂的影响:大剂量利尿剂对脂类代谢可以产生不良影响,有升高胆固醇和甘油三酯的现象。小剂量时这种不良反应明显减轻,而长期应用低剂量利尿剂对血脂的影响并不显著。吲达帕胺对血脂的影响小于氢氯噻嗪,噻嗪类与保钾利尿剂联用可以减少或消除对血脂的不良影响。

（4）对糖代谢的影响：利尿剂的应用可以损害胰岛素受体对胰岛素的敏感性，对已有糖尿病危险因素和／或脂代谢异常者的胰岛素敏感性损害更大。但低剂量可以减轻这种损害。

（5）对肾功能的影响：试验表明，长期低剂量应用利尿剂，对肌酐影响轻微。

（6）对电解质的影响：利尿剂可以升高血尿酸、血钙，降低血钾和血镁。联用保钾类利尿剂，可以减少低血钾的发生。

（7）对生活质量的影响：利尿剂对生活质量无明显不利影响，但在部分患者可能会影响性功能。

4. 适应证

（1）小剂量噻嗪类利尿剂适用于：①轻中度高血压；②老年人单纯收缩期高血压；③肥胖、盐摄入过多的高血压；④合并心功不全的高血压。

（2）袢利尿剂适用于：心力衰竭和肾功能不全，以及高血压急症时的迅速降压。

（3）保钾类利尿剂常和噻嗪类药物合用，螺内酯常用于醛固酮增多症和合并心力衰竭的患者。

5. 剂量 例如，氢氯噻嗪 12.5mg，每日 1～2 次。与其他药物联用时，可以从 6.25mg 开始（其他详见表 7-13）。

6. 疗效 利尿剂可增强除二氢吡啶类钙通道阻滞剂以外几乎所有降压药物的降压作用。噻嗪类利尿剂一直是降压治疗的主力之一，无论是单用还是与其他药物合用，都有明确的降压疗效。限制盐的摄入可以增加其降压效果。以 6.25mg 氢氯噻嗪开始治疗仍可产生降压作用，因此建议联合药物治疗时利尿剂可以从小剂量开始，以避免其在降血压的同时，产生低血钾的不良反应。

7. 不良反应 以下不良反应在小剂量利尿剂的情况下较少发生：①低钾血症：以噻嗪类利尿剂和呋塞米较为明显，建议联用保钾类降压药物或适量补钾。但该不良反应与剂量明显相关。②糖代谢异常：氢氯噻嗪可以是空腹血糖升高，糖耐量降低并增加高血压患者的胰岛素抵抗，但氢氯噻嗪 12.5mg、每日 1 次较少发生。③低镁血症；④高尿酸血症；⑤高血钙；⑥结石生成；⑦阳痿、疲乏、眩晕、恶心、肌肉痉挛和上腹不适等。这些不良反应多见于长期大剂量应用利尿剂。

8. 禁忌证 ①糖尿病或糖耐量降低者相对禁忌；②伴有高尿酸血症或有痛风者；③肾功能不全，肌酐 > 290μmol/L 者不宜使用；④高脂血症及用药前低血容量者慎用。

（二）β 受体阻滞剂

β 受体阻滞剂因其降压效果安全、有效、价格便宜，是目前应用较为广泛的降压药物之一。

1. 分类

（1）第一代药物：非选择性 β 受体阻滞剂，作用于 $β_1$、$β_2$ 受体。该类药物包括普萘洛尔、纳多洛尔和索他洛尔。

（2）第二代药物：选择性 β 受体阻滞剂，作用于 $β_1$ 受体。对支气管和外周血管的收缩作用轻微，不良反应较小，可以长期使用。该类药物包括阿替洛尔、美托洛尔、比索洛尔等。其中，比索洛尔作为高选择性 β 受体阻滞剂更为有效。

（3）第三代药物：兼具血管扩张作用的 β 受体阻滞剂。该类药物包括拉贝洛尔、卡维地洛、奈必洛尔，降压作用更强。

2. 作用机制

（1）抗肾上腺素能受体兴奋作用：$β_1$ 受体主要位于心脏，$β_2$ 受体主要位于小动脉和支气管。因而 β 受体兴奋时可以引起心脏兴奋（心肌收缩力增强、心率加快），同时引起支气管和小动脉扩张。β 受体阻滞剂可以抑制 β 受体兴奋，减慢心率，降低心肌收缩力，最终减少心排血量，降低血压。因此，β 受体阻滞剂尤其适合用于肾上腺素活性增高的患者。

（2）抑制肾素释放、降低血浆肾素活性。

3. 药理学特点

（1）逆转左心室肥厚：β 受体阻滞剂能逆转左心室肥厚，但这种作用弱于 ACEI。

（2）降低冠心病、心肌梗死等心血管事件：β 受体阻滞剂具有心脏保护作用，可减弱交感神经兴奋性，减慢心率，降低血压，减少内皮损害，降低心排出量，抑制肾素的释放，降低心血管事件和总体死亡率。因此，该类药物尤其适用于伴有快速心律失常和冠心病的高血压患者。

（3）对心功能不全的影响：由低剂量开始，缓慢增加剂量的方法可以明显改善心力衰竭患者的预后，特别是改善心肌梗死后心力衰竭患者的预后。

（4）对脑血管疾病的影响：β 受体阻滞剂能降低脑血管疾病的发病率和死亡率。

（5）对血脂代谢的影响：多数研究认为 β 受体阻滞剂对血脂有轻度不良影响，可使血总胆固醇增加，使 HDL 降低。但常规剂量使用影响很小。

（6）对糖代谢的影响：β 受体阻滞剂可降低胰岛素的敏感性，对已有糖尿病危险因素和 / 或脂代谢异常者的胰岛素敏感性损害更大，但常规剂量使用影响很小。

（7）对电解质的影响：β 受体阻滞剂对电解质无明显影响。

（8）对生活质量的影响：非选择性 β 受体阻滞剂发生阳痿的比例较高，除具有血管扩张作用以外的 β 受体阻滞剂均可增加疲劳感。

4. 适应证　①轻中度高血压；②高动力性高血压；③合并有心动过速的中青年高血压；④合并劳力性心绞痛或心肌梗死后的高血压；⑤合并有焦虑症的高血压；⑥小剂量起始，缓慢加量，适用于合并心力衰竭的高血压患者改善预后。

5. 用量　建议小剂量开始，以减少因降低心输出量引起的疲劳，并可减少老年人心动过缓的发生。标准剂量的 β 受体阻滞剂如果疗效不理想，增加剂量可能会有效，但一般做法是联用其他降压药物。一般用量见表 7-14。

6. 疗效　β 受体阻滞剂对轻中度高血压有中度降压作用。高血浆肾素活性的患者应用 β 受体阻滞剂效果最好，可能反映患者存在交感神经活性的增强。在控制安静情况下的高血压，β 受体阻滞剂降压效果与利尿剂、钙通道阻滞剂、α 受体阻滞剂及 ACEI 同样有效，但在控制运动情况下的血压方面，β 受体阻滞剂优于其他制剂。在降压起效的时间上，大多数 β 受体阻滞剂的充分作用在用药后 1～2 天内出现，在停药后，约 2 周后血压恢复到基线水平。

7. 不良反应

（1）疲劳：发生率在 10%～20%，在非选择性 β 受体阻滞剂中更为常见。

（2）心动过缓、房室传导阻滞。

（3）加重心力衰竭。

（4）四肢发冷，加重伴有周围血管疾病患者的缺血症状。

（5）加重哮喘患者支气管痉挛的发生。

（6）其他少见不良反应：影响糖、脂肪代谢；胃肠不适，如恶心、腹胀、呕吐等；阳痿；与中枢神经有关的不良反应，如嗜睡、幻觉等。

在用药过程中应小剂量起始，并避免突然停药，以免出现"停药综合征"。

8. 禁忌证　①哮喘或慢性阻塞性肺疾病；②严重心动过缓，Ⅱ度以上房室传导阻滞；③严重心功能不全;④周围血管疾病;⑤妊娠早期和晚期;⑥非选择性β受体阻滞剂对血脂异常或糖尿病患者慎用。

(三)钙通道阻滞剂

钙通道阻滞剂是20世纪80年代发展起来的一类心血管新药,对心血管疾病治疗产生很大的影响。现已广泛应用于高血压、冠心病、心律失常、脑血管疾病的治疗。目前,钙通道阻滞剂在高血压病及其他心脑血管疾病的防治中仍具有重要的地位。

但是,钙通道阻滞剂也是争论最大的一类药物。关于钙通道阻滞剂是否增加心血管事件的危险尤其是冠心病的死亡率,以及是否增加肿瘤与出血的风险,分歧很大。为此WHO/ISH专门成立了特别问题专家小组对钙通道阻滞剂的安全性进行评估。评估得出的结论是:现有资料不能确定有关钙通道阻滞剂对冠心病、肿瘤及出血的危险性影响是有益或有害。硝苯地平是近30年来我国治疗高血压应用最广泛的降压药,多年来并未见严重不良反应的报道。此外,据中国老年收缩期高血压临床试验,在我国高血压的重要并发症是卒中,而不是心肌梗死,故仍推荐钙通道阻滞剂作为老年高血压的常用药物之一(2010年中国高血压防治指南),尤其适用于单纯收缩期高血压患者,对于合并冠心病的患者,推荐使用长效制剂。

1. 分类　钙通道阻滞剂是细胞膜上钙离子通道阻滞剂的总称,是化学结构、功能、对组织的选择性及与钙通道结合位点不尽相同的药物。

Ⅰ类:选择性作用于L型钙通道的钙通道阻滞剂,多数结合部位在分子结构的α_1亚单位。因此,可以根据α_1亚单位上不同的结合位点分为四大类。

(1)Ⅰa类:二氢吡啶类,包括硝苯地平、尼群地平、尼莫地平、尼卡地平、尼索地平、尼伐地平、氨氯地平、非洛地平、拉西地平、伊拉地平等地平类药物。此类药物用于治疗心血管疾病,主要是高血压、冠心病心绞痛等。

(2)Ⅰb类:硫苯䓬类,以地尔硫䓬为代表。其药理作用介于二氢吡啶类及维拉帕米之间,主要用于治疗心绞痛、窦性心动过速。

(3)Ⅰc类:苯烷胺类,如维拉帕米、戈洛帕米、噻帕米。以维拉帕米为代表,主要用于治疗室上性心动过速、心绞痛、高血压及肥厚型心肌病。

(4)Ⅰd类:粉防己碱(国际药理学联合会分类法IUPHAR分类,1992年),因该分类法目前已不在应用,故在此不再赘述。

其中,Ⅰb类、Ⅰc类合称非二氢吡啶类。

近年来,出现了大量二氢吡啶类新药,其中氨氯地平、非洛地平、拉西地平、贝尼地平等具有作用时间长,对外周血管作用明显的优点:①氨氯地平:对血管有高选择性;吸收慢,起效慢,作用时间长,每天一次用药即可;极少出现快速血管扩张导致的反射性心动过速;耐受性好;生物利用度高,剂量间浓度峰值波动少,血压波动少。主要用药治疗高血压和慢性稳定型心绞痛,也可用于心力衰竭治疗。②非洛地平:对血管有高度选择性,对冠状动脉、脑血管及外周血管均有扩张作用,作用强度与硝苯地平相似。缓释剂型可以每天服用1次。主要用于治疗轻中度高血压,也可用于治疗重症高血压病。③硝苯地平控释片:起效迅速,服药后2小时血药浓度升高,6小时达高峰,降压平稳,血压波动较少;口服降压可以维持24小时,每天服用1次即可;不易引起反射性心动过速,长期用药不增加血浆去甲肾上腺素水平;可明显改善高血压患者的生活质量。主要用于治疗高血压和心绞痛。④拉西地平:具有高度血管选择性,具有高脂溶性,能透过细胞膜内脂质,再缓慢释放至周围的受体群,缓慢扩张血管,温和降压,无心肌抑制作用。对冠状动脉扩张程度强于周围血管。有轻微反射性心动过速的作用。⑤尼卡地平：对冠状动脉及外周血管都有较强的扩张作用，对心脏抑制作用较弱，适用于治疗高血压合并冠心病。口服每天 3 次，静脉剂型可用于术后高血压的控制，在应用数分钟后即可起效。⑥尼索地平：血管选择性比硝苯地平强 100 倍，扩张血管作用强 4～16 倍，对心脏及传导系统无作用，对冠状动脉的扩张作用比外周更强，且增加侧支循环，可有效治疗慢性稳定型心绞痛及高血压。不良反应轻微，与其他二氢吡啶类相似。⑦尼莫地平：对冠状动脉比对外周血管作用小，亲脂性比硝苯地平大，容易穿过血脑屏障，是适用于脑血管疾病、中枢系统疾病的药物，对蛛网膜下腔出血、改善神经损伤有益。可用于环节脑血管痉挛，保护脑细胞。不良反应与其他二氢吡啶类药物相似。

另一类型为三亚型钙通道阻滞剂：2006 年日本学者莆田来中国介绍了三亚型钙通道阻滞剂——贝尼地平，该药具有同时拮抗 L、T、N 三种类型钙通道的作用。拮抗 L 型钙通道，出现血管扩张效应，起到降血压及拮抗血管痉挛的作用；拮抗 T 通道，起到降低肾小球内压的作用；拮抗 N 通道，显示出抑制交感神经活性的作用。钙通道阻滞剂贝尼地平不同于单一的 L 型钙通道阻滞剂，是同时拮抗 L、T、N 三种类型钙通道的药物，称为三亚型钙通道阻滞剂。

总之，钙通道阻滞剂中的长效剂型在降压方面优点非常显著，不良反应较少，在临床应用日益增多。

2. 作用机制　高血压患者细胞膜对钙离子通透性增高，膜电位敏感性钙通道和受体敏感性钙通道大量开放，细胞内钙离子浓度升高，最终导致血管平滑肌功能异常是血压升高的主要原因。钙通道阻滞剂的降压作用就是通过阻滞钙通道影响钙离子内流和细胞内钙离子的移动，从而影响心肌和平滑肌细胞兴奋 - 收缩偶联，使心肌收缩性降低，外周血管扩张，阻力降低来实现的。钙通道阻滞剂虽然结构上有显著差异，但都是在血管平滑肌及心肌组织中细胞膜上特异 L 型钙通道水平选择性阻滞钙离子内流而产生其药理作用和治疗效应。

(1) 对血管的作用：以二氢吡啶类最为明显。硝苯地平主要是扩张外周血管平滑肌，使外周阻力下降，降压作用明显。新的二氢吡啶类药物有高度的血管选择性，扩张冠状动脉，改善侧支循环。对脑、肾、肠系膜及肢体血管也有扩张作用，对静脉作用小，一般不增加静脉血容量。除此之外，还具有保护血管内皮结构和功能的完整性，抗动脉硬化，抑制血管平滑肌增生的作用。不同钙通道阻滞剂在降压及降低外周血管阻力的同时，对局部血流的影响不同。对冠状动脉均有扩张作用，改善心肌供血；对肾脏可扩张入球小动脉增加肾脏血流，并有排钠利尿的作用；对脑血流，亲脂性的二氢吡啶类药物如尼群地平、尼卡地平在未产生明显降压作用时即可改善脑血流。各类钙通道阻滞剂对心脏和血管的作用比较见表 7-16。

表 7-16　不同钙通道阻滞剂对血管作用的比较

	硝苯地平	地尔硫䓬	维拉帕米
冠脉张力	——	——	——
冠脉血流	+++	++	++
外周血管舒张	+++	+	++
心率	++	−	−
心肌收缩力	O, +	O, −	O, −
房室传导	O	−	−

注：+，增加；−，降低；O，无作用。

（2）对心脏的作用：非二氢吡啶类地尔硫䓬和维拉帕米对心脏的作用最强，具有负性肌力、负性频率和负性传导作用，对缺血心肌具有保护和抗心肌肥厚的作用。其中Ⅰc类作用最强，Ⅰb类介于二氢吡啶类和Ⅰc类之间。Ⅰb类主要用于治疗心绞痛。二氢吡啶类药物对心功能及房室传导没有明显影响，但它可以通过周围血管扩张使交感神经反射性激活出现心动过速，尤其短效二氢吡啶类药物更为明显。非二氢吡啶类药物由于抑制窦房结自律性及房室传导而减慢心率。

（3）对血流动力学的作用：通常使小动脉扩张，外周阻力下降。

（4）其他作用：还有舒张非血管平滑肌，抑制血小板聚集的作用。二氢吡啶类药物在刚开始使用时还具有一定的利尿作用，随着使用时间的延长，该作用逐渐减弱。

3. 药理学特点 该类药物的突出优点是：降压过程中不减少心、脑、肾等重要器官的血流量，对血糖、血脂等代谢无不良影响，不良反应小，服药依从性好。

（1）逆转左心室肥厚：多项研究证实，钙通道阻滞剂可以逆转左心室肥厚，改善心室舒张功能。

（2）对冠心病、心肌梗死的影响：研究表明，除短效二氢吡啶类药物外，钙通道阻滞剂具有一定的心肌梗死后保护作用。

（3）对心功能不全的影响：二氢吡啶类钙通道阻滞剂对心功能无明显的影响。

（4）对脑血管疾病的影响：研究表明，钙通道阻滞剂对老年收缩期高血压患者有预防卒中的收益。老年高血压患者经钙通道阻滞剂长期治疗，能明显降低脑血管并发症的发病率和死亡率，其作用大小似乎与利尿剂或β受体阻滞剂相似。

（5）对血脂的影响：钙通道阻滞剂对脂类代谢不仅无不利影响，而且还可以升高高密度脂蛋白，甚至可以降低胆固醇水平，有利于脂类代谢。

（6）对糖代谢的影响：一般认为，钙通道阻滞剂对患者的血糖和胰岛素反应基本没有不利影响。近期研究结果表明，长效钙通道阻滞剂可以改善糖尿病患者的胰岛素敏感性。其机制在于，一方面钙通道阻滞剂抑制了钙的跨膜内流，影响了钙依赖性的胰岛素分泌过程，从而降低了胰岛素的敏感性；另一方面钙通道阻滞剂可以扩张血管平滑肌，增加骨骼肌血流，使胰岛素受体前水平对胰岛素的敏感性增加，改善了周围组织对血糖的利用，从而增加了胰岛素的敏感性。而长效钙通道阻滞剂改善周围组织对血糖的利用作用大于抑制钙的跨膜内流作用，故净效应是增加胰岛素的敏感性。中国高血压防治指南将钙通道阻滞剂列为高血压合并糖尿病患者的两类首选降压药物之一。

（7）对肾功能的影响：钙通道阻滞剂无引起肾功能损害的证据，还可以通过减少肾小球代偿性增生而保护肾脏。

（8）对电解质的影响：钙通道阻滞剂对电解质无不利影响，对血钾、血尿酸也无影响，但严重高血压患者大剂量使用硝苯地平可发生低血钾，长期应用可增加肾排钠。针对硝苯地平控释片的研究表明，钙通道阻滞剂有降低血尿酸的作用。

（9）对生活质量的影响：基于对钙通道阻滞剂的大型临床观察表明，钙通道阻滞剂对睡眠、记忆力和工作表现等生活质量的提高有益。

4. 适应证 钙通道阻滞剂可用于不同类型、不同程度或不同级别的高血压。2010年中国高血压防治指南及2013年欧洲高血压指南均推荐合并心绞痛和冠状动脉粥样硬化的高血压患者均优先选用钙通道阻滞剂，尤其适用于：①老年人单纯收缩期高血压；②体力活动较多的收缩期高血压；③合并周围血管疾病；④合并稳定型心绞痛；⑤合并颈动脉粥样硬化；⑥合并糖耐量减低；⑦合并肾脏损害。

5. 用量　降压时应优选长效制剂，详见表 7-13。

6. 疗效　钙通道阻滞剂对原发性高血压的收缩压和舒张压均有作用，治疗重度高血压也有良好疗效，尤其对老年高血压患者有效。研究表明，以钙通道阻滞剂为主进行长期治疗，根据情况加用利尿剂、ACEI、ARB 或 β 受体阻滞剂可达到最佳降压效果。

7. 不良反应

（1）二氢吡啶类：因血管扩张引起的头痛、颜面潮红及心悸（心跳反射性加快）；踝部水肿。

（2）Ⅰc 类以维拉帕米为代表：头痛和颜面潮红，但较二氢吡啶类少见；因钙内流被阻滞，使肠道平滑肌高度松弛，从而引起便秘；房室传导阻滞、心脏停搏、负性肌力作用。

8. 禁忌证　以下情况禁用非二氢吡啶类：①妊娠；②传导阻滞、严重心力衰竭；③严重主动脉狭窄。

以下情况禁用速效二氢吡啶类：①不稳定型心绞痛；②急性心肌梗死。

维拉帕米不宜与 β 受体阻滞剂合用。

（四）血管紧张素转换酶抑制剂

血管紧张素转换酶抑制剂（ACEI）降压效果显著，不良反应小，疗效平稳，禁忌证少，已成为优选抗高血压药物。

1. 分类　根据药代动力学特点可分为三类。

（1）本身是活性形式，但需进一步代谢、转换。代谢产物及原形经肾脏排出。如卡托普利。

卡托普利：服用后 15 分钟可进入循环，峰值时间为 1 小时，半衰期为 4~6 小时，肾脏排泄。起效迅速，含服或嚼服卡托普利可以用于高血压急症的迅速降压。

（2）本身为药物前体，需经肝脏代谢转换为活体形式，肾脏排泄。如依那普利、贝那普利、福辛普利、西拉普利、培哚普利、奎那普利、雷米普利。

1）依那普利：峰值时间为 1 小时，半衰期为 11 小时。与血浆蛋白结合率为 50%，主要与循环中的 ACE 结合，由肾脏排泄。

2）贝那普利：峰值时间为 1 小时，半衰期为 11 小时。与血浆蛋白结合率为 95%，由肾脏和胆道双通道排泄。

3）福辛普利：是唯一含有磷酸基的 ACEI 类药物。峰值时间为 3 小时。由肾脏和胆道双通道排泄，减少了药物蓄积的风险。

4）西拉普利：峰值时间为 1~2 小时，半衰期为 6~8 小时，由肾脏排泄。轻微损伤糖耐量。

5）培哚普利：峰值时间为 2~6 小时，半衰期为 27~33 小时。由肾脏排泄。

6）奎那普利：脂溶性高，峰值时间为 1~2 小时，半衰期为 2 小时。与血浆蛋白结合率为 97%，由肾脏排泄。

7）雷米普利：峰值时间为 2~5 小时，半衰期为 21~47 小时，在 ACEI 类药物中最长。与血浆蛋白结合率为 56%，由肾脏排泄。

（3）原形通过肾脏排泄：如赖诺普利。

赖诺普利：是唯一水溶性，不用经过肝脏代谢及有活性的 ACEI 类药物，其药代动力学最为简单。峰值时间为 6 小时，半衰期为 12 小时。不与血浆蛋白结合，全部溶于水中。由肾脏排泄。

2. 作用机制　ACEI 类药物主要通过抑制血管紧张素 Ⅰ 转换为血管紧张素 Ⅱ，从而扩张血管，减少水钠潴留，降低交感神经兴奋性，产生降压效应。ACEI 类药物几乎对所有类型的

高血压均有一定的降压作用,而不仅对高血浆肾素活性或血管紧张素水平较高者有效。ACEI 类药物可能的降压机制有:

(1)抑制循环中的 RAS:ACEI 类药物与循环中的 ACE 结合,抑制其活性,减少血管紧张素 II 的生成,从而降压。

(2)抑制组织中的 RAS:ACEI 类药物长期的降压作用与抑制组织中的 RAS 比抑制循环中的 RAS 更为重要。

(3)减少神经末梢去甲肾上腺素的释放:ACEI 类药物减少血管紧张素 II(Ang II)的生成,从而减少了 Ang II 对神经突触前 Ang II 受体的刺激,减少了神经末梢去甲肾上腺素的释放。

(4)增加了缓激肽和扩血管性前列腺素的形成:ACEI 抑制了激肽酶的活性,造成缓激肽的积聚,扩张了血管,并促进依前列醇 PGI_2 和 PGE_2 及 NO 的生成,从而降压,同时也有扩张血管,保护内皮,逆转左心室肥厚,抗动脉硬化的作用。

(5)醛固酮分泌的减少和/或肾血流量增加,减少钠潴留:ACEI 类药物可增加肾血流量,使醛固酮分泌减少,从而减少钠吸收。

(6)减少内皮细胞形成内皮素:高血压引起的长期机械张力的刺激可损害血管内膜,破坏内皮细胞的正常功能,释放内皮素,增加血管阻力,加重高血压的进展。ACEI 类药物减少内皮素的生成,使血压下降。

3. 药理学特点

(1)逆转左心室肥厚:ACEI 类药物逆转左心室肥厚的效果较其他各类药物更强。其机制在于降低血压,抑制 Ang II 刺激生长的作用。

(2)抗动脉硬化作用:ACEI 类药物抑制缩血管物质对血管内皮的损害,轻度改善血脂水平,故有抗动脉硬化的作用。

(3)对冠心病的影响:ACEI 类药物除抗缺血以外,还可以改善心肌梗死后心功能,提高生存率。

(4)对心功能的影响:ACEI 类药物可以降低各种类型的心力衰竭患者的心力衰竭发生率、致残率、总体死亡率和住院率。对伴有心力衰竭的高血压患者,ACEI 合用利尿剂是一线治疗方案。

(5)对脂代谢的影响:多数研究认为 ACEI 类药物对血脂无明显影响。

(6)对糖代谢的影响:ACEI 类药物可以提高胰岛素的敏感性,改善胰岛素抵抗的作用强于其他降压药物。

(7)对肾脏的影响:ACEI 类药物特别适用于肾血管性高血压,因为该类患者的肾素水平较高。ACEI 类对延缓糖尿病患者的肾脏损害有效,特别是对伴有蛋白尿的高血压患者可以明显减少尿蛋白,这可能与 ACEI 能扩张出球小动脉,减低肾小球囊内压有关。但对双侧肾动脉严重狭窄和严重肾功能不全的患者,应用 ACEI 要慎重甚至不用。

(8)对电解质的影响:ACEI 对肾功能正常或轻中度损害的高血压患者的电解质无明显影响;但可能会使重度肾功能不全(肌酐 >3mg/dl)的高血压患者血钾升高。

(9)对生活质量的影响:ACEI 类药物对生活质量无明显不利影响,不影响性功能和认知功能。

4. 适应证 ACEI 类药物可用于治疗轻、中及重度高血压,尤其适用于轻度高血压的治疗,对老年性高血压也有效。特别适用于肾性血管性高血压。对于治疗严重或急进性高血压,ACEI 与钙通道阻滞剂的联用特别有效。

ACEI 的适应证主要有：①高血压合并左心室肥厚；②高血压合并心功能不全；③高血压合并心肌梗死后及伴有心室重构；④糖尿病伴有微量蛋白尿；⑤高血压伴有周围血管疾病或雷诺现象；⑥高血压伴有慢性阻塞性肺疾病；⑦伴有硬皮病的高血压危象；⑧透析抵抗肾性高血压。

ACEI 类药物已被推荐为以下情况的首选降压药物：高血压合并糖尿病或有糖尿病家族史、糖尿病肾病、糖耐量轻微受损；高脂血症；心力衰竭；痛风或有痛风家族史；周围血管疾病；高肾素性高血压；收缩期高血压；动脉顺应性差；左心室肥厚、心肌梗死后防止左室重构；为维持正常代谢状态及为改善患者生活质量（认知功能、性功能、运动耐力）；低钠摄入或低肾素性高血压伴低钠饮食。

5. 用量　卡托普利：12.5～25mg，每日 2～3 次；对高血压急症可以舌下含服或嚼服（其他详见表 7-13）。

各种 ACEI 类药物的等效剂量为：卡托普利 50mg，西拉普利 2.5mg，依那普利 10mg，奎那普利 15mg，雷米普利 2.5mg，贝那普利 10mg，培哚普利 4mg，福辛普利 10mg。

6. 疗效　ACEI 能够安全、有效地降低血压，与其他降压药物的疗效相当。在大多数高血压患者，用药后 1 小时内即可出现降压作用，但可能需要几周时间才能达到最大降压疗效。ACEI 类药物与其他药物联用，可起到良好的降压效果。

单独使用 ACEI 类药物降压时，适度限制钠的摄入非常重要。限盐或加用利尿剂，可增加 ACEI 类药物的降压作用。

7. 不良反应　ACEI 类药物的不良反应发生率低，耐受性较好。ACEI 类不良反应主要有：

（1）咳嗽：ACEI 类药物的主要不良反应是干咳，尤其多见于女性和老年人。发生率约为 10%。常在用药几天至几周内出现，在停药后 1 周消失。根据报道，咳嗽的发生率在依那普利为 29%，卡托普利 12%，西拉普利 13%，培哚普利 3%。咳嗽与缓激肽和依前列醇的聚积而作用于呼吸道有关，常较为顽固，普通止咳类药物无效。

（2）血管神经性水肿：常发生于首次用药或用药后 48 小时内（偶有严重的致命性血管性水肿，但极为罕见）。在各种 ACEI 类均可发生，与缓激肽的聚积有关。

（3）首剂效应：ACEI 类药物治疗高肾素性高血压患者时可发生首剂低血压，尤其发生于已使用利尿剂的严重心力衰竭、重度高血压患者。因此，建议首次使用减量。

（4）肾功能损害：ACEI 类药物可导致肌酐和尿素氮的暂时增高。其机制在于 ACEI 对出球小动脉的扩张作用强于入球小动脉，使肾小球滤过率降低。合并心力衰竭者更为明显。

（5）高钾血症：ACEI 类可以抑制醛固酮的释放，从而导致高血钾。合用噻嗪类利尿剂，可以减少高血钾的发生。

（6）味觉障碍：罕见，减少剂量可以减轻。

（7）粒细胞减少：罕见。

（8）皮疹：少见。

8. 禁忌证　以下情况禁用：①高血压合并高钾血症；②高血压合并主动脉狭窄；③双侧肾动脉高度狭窄或单侧肾动脉狭窄伴另一侧肾切除的肾性高血压；④高血压合并肾功能衰竭（血肌酐 > 3mg/dl）；⑤高血压合并严重阻塞性心肌病；⑥妊娠高血压。

以下情况慎用：①高血压合并重度血容量减少；②高血压合并重度主动脉瓣或二尖瓣狭窄；③高血压合并限制性心包炎；④高血压合并慢性咳嗽。

此外，在有严重血容量下降或低盐及血浆肾素水平很高（利尿过度）的患者，首次服用

ACEI 时常会导致低血压。这类患者使用 ACEI 前应提前 1～2 天停用利尿剂。同样,合并严重主动脉瓣或二尖瓣狭窄的患者使用 ACEI 后可以出现血压显著下降,故首剂应减量。

(五)血管紧张素Ⅱ受体阻滞剂(ARB)

相对于 ACEI 部分阻断血管紧张素Ⅱ(AngⅡ)生成而言,血管紧张素Ⅱ(AngⅡ)受体阻滞剂作用于 AngⅡ受体水平,可抑制各种途径生成的 AngⅡ,比 ACEI 类药物更完全有效地抑制 RAS。另外,AngⅡ受体阻滞剂不会造成缓激肽的聚积,消除了 ACEI 类导致的干咳。目前 AngⅡ受体阻滞剂已被 WHO/ISH 推荐为优选抗高血压药物。

1. 分类 目前已知的 AngⅡ受体共有 4 个亚型,即 $ATⅡ_1$、$ATⅡ_2$、$ATⅡ_3$、$ATⅡ_4$,简称 AT_1、AT_2、AT_3、AT_4。

AT_1 主要分布在血管、心脏、肾脏、脑、肺及肾上腺。其作用包括:收缩平滑肌,释放醛固酮、儿茶酚胺、精氨酸升压素,调节液体量,促进细胞增殖。

AT_2 主要分布在人的胚胎组织,在脑和肾上腺髓质。作用与 AT_1 相反。

目前对 AT_3 和 AT_4 的研究较少,已知 AT_4 参与体内凝血和纤溶机制。

现有的 AngⅡ受体阻滞剂都是选择性 AT_1 受体阻滞剂,其阻断 AT_1 和 AT_2 作用的比值在 1 000 倍以上。AngⅡ受体阻滞剂可分为三类:①二苯四咪唑类,以氯沙坦为代表;②非二苯四咪唑类,以厄贝沙坦为代表;③非杂环类,以缬沙坦为代表。

目前临床应用最多的 AngⅡ受体阻滞剂是厄贝沙坦、奥美沙坦、坎地沙坦、替米沙坦、氯沙坦和缬沙坦。后两者的不同之处主要在于缬沙坦不是药物前体,因此可用于肝功能不全的患者。

2. 作用机制 AngⅡ受体阻滞剂作用于 AngⅡ受体,直接阻断 AngⅡ的效应。与 ACEI 类药物相比,AngⅡ受体阻滞剂抑制 AngⅡ的作用更加有效。

3. 药理学特点 AngⅡ受体阻滞剂与 ACEI 类药物有很多共同的特点,但它没有干咳的不良反应。不引起干咳的原因在于其对 ACE 无作用,不会影响缓激肽和 P 物质的降解,减少了其在支气管的聚积。

(1)逆转左心室肥厚:因 AngⅡ受体阻滞剂可以阻断 AngⅡ,尤其是阻断心肌组织产生的 AngⅡ,因此具有明显的逆转左心室肥厚的作用。其作用甚至强于 ACEI 类药物。

(2)抗动脉硬化作用:AngⅡ受体阻滞剂具有内皮保护作用,同时此作用也有 NO 的参与,从而抗氧化,减少血浆脂质过氧化物,并改善动脉硬化和心肌肥厚。AngⅡ受体阻滞剂还可以降低 ADP 诱发的血小板聚集,从而改善内皮损伤造成的凝血和纤溶异常。

(3)对冠心病的影响:研究表明,AngⅡ受体阻滞剂有利于减少心血管事件的发生。

(4)对心功能的影响:AngⅡ受体阻滞剂抗心力衰竭的作用与 ACEI 类相似甚至更强。

(5)对脂代谢的影响:AngⅡ受体阻滞剂对脂代谢无明显影响。

(6)对糖代谢的影响:AngⅡ受体阻滞剂对糖代谢无明显的影响。

(7)对肾功能的影响:AngⅡ受体阻滞剂对肾脏的保护作用和延缓肾病进展的作用与 ACEI 相似甚至更强。

(8)对电解质的影响:AngⅡ受体阻滞剂对钠、钾、氯等电解质无明显影响,但有个别患者偶有血钾升高现象。停药后,高钾现象消失。

(9)对尿酸的影响:AngⅡ受体阻滞剂可以促进尿酸的排泄,有利于降低尿酸水平。

(10)对生活质量的影响:AngⅡ受体阻滞剂可以轻度改善患者的认知能力和性功能,耐受性良好。

4. 适应证　AngⅡ受体阻滞剂的适应证与 ACEI 类相似,可用于:高血压合并左心室肥厚、冠心病、心力衰竭、肾脏病变、尿蛋白 24 小时 >1g、糖尿病或糖耐量减低及有胰岛素抵抗者、冠脉硬化、血脂异常、合并支气管或肺部疾病者。在需要使用 ACEI 类降压药物但不能耐受干咳者,可用 AngⅡ受体阻滞剂替代。已有证据表明,AngⅡ受体阻滞剂单用或与氢氯噻嗪组成的联合剂型能显著降低高血压患者的血压,降压效果与 ACEI、β 受体阻滞剂、钙通道阻滞剂相似。对重度高血压患者,常需联用利尿剂。

5. 用量　见表 7-13。

6. 不良反应　AngⅡ受体阻滞剂的不良反应明显低于 ACEI 类药物,特别是干咳的不良反应明显减少。头痛和水肿也较少,偶有高血钾。少数患者出现轻微头晕。

7. 禁忌证　禁忌证与 ACEI 类相同,如妊娠合并高血压、高钾血症、严重阻塞性心肌病、双侧肾动脉狭窄或严重肾功能衰竭、肾小球滤过率进行性下降者。不推荐 ARB 与 ACEI 联合应用,因为会使血压严重下降而加重心力衰竭。

慎用于重度主动脉瓣或二尖瓣狭窄、限制性心包炎者。

(六) α 受体阻滞剂

α 受体包括突触前 α_2 受体、突触后 α_1 受体和两种突触后 α_2 受体。目前尚无可用于临床的 α_2 受体阻滞剂。α_1 受体阻滞剂可用于降压治疗。2010 年中国高血压防治指南已将 α 受体阻滞剂排除常用降压药之列,但 α 受体阻滞剂以其独特的适应证用于高血压的降压治疗。

1. 分类

(1)非选择性 α 受体阻滞剂:包括酚妥拉明和酚苄明,同时具有 α_1 和 α_2 阻断作用,除用于嗜铬细胞瘤引起的高血压外,很少用于降压治疗。

(2)选择性 α_1 受体阻滞剂:主要有哌唑嗪、特拉唑嗪、多沙唑嗪、曲马唑嗪等。

哌唑嗪:口服易于吸收,生物利用度为 44%~70%,峰值时间为 1~3 小时。可单独用于治疗轻中度高血压或肾性高血压。对妊娠、肾功能不全、糖尿病、呼吸道疾病和前列腺肥大的高血压患者尤其适用。

特拉唑嗪:作用强度较哌唑嗪弱。峰值时间为 1~2 小时,但药物半衰期较长,在 12 小时左右。口服吸收完全,生物利用度高达 90%。经肝脏代谢,胆道排泄。

多沙唑嗪:作用强度较哌唑嗪弱。但作用时间长,可每日 1 次给药。不影响心率及心输出量,能增加肾血流,改善脂质代谢。口服易于吸收,生物利用度为 62%~69%。尤其适用于高血压合并高脂血症、糖尿病、呼吸道疾病及外周血管疾病的患者。

曲马唑嗪:可以增加肾血流,对心率无影响。降低立位高血压较卧位高血压明显,故发生体位低血压较少。

2. 作用机制　α_1 受体阻滞剂选择性阻断血管平滑肌突触后膜的 α_1 受体舒张小动脉和静脉,心输出量略升或保持不变从而达到降压作用。研究表明,节后受体对肾上腺素能神经兴奋的敏感性的改变是高血压状态下交感肾上腺活性增加的原因。α_1 受体阻滞剂抑制节后受体对儿茶酚胺的反应,可以通过干预高血压的基本发病机制来降低血压。α_1 受体阻滞剂对有血管平滑肌痉挛和外周血管阻力增加的患者尤其有效。

3. 药理学特点

(1)对冠心病的影响:α_1 受体阻滞剂虽然不能直接缓解心绞痛,但可以通过逆转左心室肥厚与降压间接改善心肌供氧。

(2)对脂质代谢的影响:α_1 受体阻滞剂具有轻度降低血脂的作用。长期使用可改善脂质代谢，降低胆固醇、甘油三酯和低密度脂蛋白，升高高密度脂蛋白。

（3）对糖代谢的影响：α_1受体阻滞剂对糖代谢无不良影响，并可提高胰岛素的敏感性。

（4）对电解质的影响：未见α_1受体阻滞剂对电解质有影响的报道。

（5）对尿酸的影响：对尿酸等无不良影响，但长期使用可能导致水钠潴留。

（6）对生活质量的影响：α_1受体阻滞剂对生活质量没有明显不利影响。相反，α_1受体阻滞剂能明显改善前列腺增生患者排尿困难的症状。

4. 适应证　α_1受体阻滞剂适用于高血压合并高脂血症、良性前列腺肥大、糖耐量减低或糖尿病。

哌唑嗪有较强的降压作用，适用于中重度高血压的治疗。利血平因其价格便宜，降压作用尚佳，临床上仍有应用，但因有嗜睡、思维反应较慢的不良反应而使用率下降。

非选择性α受体阻滞剂如酚妥拉明和酚苄明，仅用于嗜铬细胞瘤的治疗。

5. 用量　见表7-13。

6. 疗效　α_1受体阻滞剂降压作用较强，适用于中重度高血压。代表性药物哌唑嗪的降压疗效与硝苯地平相当。特拉唑嗪、乌拉地尔等的作用强度较哌唑嗪稍弱，但仍有很强的降压作用，并且不良反应明显减轻。

7. 不良反应

（1）直立性低血压：在老年人更容易发生。因此必须测量立位血压，一旦发生这种情况，可以给多巴胺对抗。哌唑嗪首次服用可出现严重的直立性低血压，因此建议首剂减量，并在睡前服用。特拉唑嗪、多沙唑嗪、乌拉地尔等新型药物发生直立性低血压明显减轻。

（2）单独长期服用可导致水钠潴留而降低疗效。因此，临床上很少单独使用。

（3）其他少见不良反应：如嗜睡和偶发心动过速。

8. 禁忌证

（1）严重主动脉瓣狭窄。

（2）直立性低血压。因为在老年人发生直立性低血压更为严重，故不建议老年人选用。

（七）其他降压药物

1. 作用于中枢神经系统的药物　这类药物可以激活延髓中的α_2受体，使抑制性神经元活动增强，导致交感神经传出活动减弱达到降压作用。如可乐定、α-甲基多巴、胍那苄、胍法辛等（常用剂量详见表7-10）。其特点是降压作用较强，可用于各种类型高血压，特别是中重度高血压。不过这类药物因不良反应多，已不是高血压治疗的常用药物。小剂量利血平不良反应减少，因其价格便宜仍在临床上使用。甲基多巴尽管存在神经系统的不良反应，但在妊娠高血压的治疗中具有重要的地位。

2. 周围作用的肾上腺素能受体拮抗剂　如降压灵、胍乙啶、胍那决尔等（常用剂量详见表7-10）。作用强，主要用于其他降压药物疗效不佳的重症高血压患者。

3. α、β受体阻滞剂　对α、β受体均有阻滞作用，代表药物为拉贝洛尔和卡维地洛，阻滞强度为$\alpha:\beta=1:(3\sim4)$。另外，还有阿罗洛尔$\alpha:\beta=1:8$，奈贝洛尔$\alpha:\beta=1:5$。

4. 直接血管扩张剂　这类药物包括肼屈嗪、米诺地尔、米诺地尔、硝普钠和二氮嗪等，可直接扩张血管，导致血压下降。其中硝普钠静脉给药，作用强而迅速，多用于高血压急症的处理。其他药物不良反应较大，仅用于难治性高血压的处理，不作为优选用药。

（华 琦 许 骥）

第四节　治疗高血压药物的合理选择

一、降压药物的选择原则

降压药物的选择需要考虑以下几点：①疗效确切。②不良反应少。③除降压效应外，对患者合并的其他疾病的治疗有益；具有靶器官保护作用，降低心脑血管事件的风险，降低死亡率。④服用方便，依从性好。⑤患者的经济承受能力。

具体而言，应根据病程长短、轻重、心脑血管疾病、靶器官损害情况、有无糖尿病、脂代谢和电解质情况及降压药物的适应证和禁忌证来选择药物。另外，注意降压药与其他药物之间的相互作用。一般来说，优先选用利尿剂、β受体阻滞剂、钙通道阻滞剂、ACEI、ARB作为单药治疗，效果不佳时可以考虑药物联合降压。

在换药或调药时应根据以下原则：如患者服药后不良反应少，但疗效不理想，应在药物达到充分剂量之后再考虑换用其他降压药物或联合使用第二类降压药物；如患者服药后不良反应明显或不能耐受，可换用另一类降压药物。

二、降压药物选择的具体方法

（一）各类降压药物的临床适应证与禁忌证

在应用任何一种降压药物之前，必须要了解或者熟悉药物的药理学、药效学、药物适应证及相对适应证、禁忌证及相对禁忌证和药物的不良反应（表7-17）。

表7-17　降压药物适应证和禁忌证

药物种类	适应证	相对适应证	禁忌证	相对禁忌证
利尿剂	心力衰竭 老年患者 收缩期高血压		痛风 糖尿病	血脂异常 性功能旺盛 妊娠 胰岛素抵抗
β受体阻滞剂	劳力性心绞痛 心肌梗死后 快速心律失常 心力衰竭	妊娠	哮喘 阻塞性肺病 Ⅱ度或Ⅲ度房室传导阻滞 周围血管疾病 糖尿病	血脂异常（高甘油三酯血症） 体力劳动者 1型糖尿病 主动脉瓣狭窄 心力衰竭 精神抑郁 胰岛素抵抗
ACEI	心力衰竭 左室功能异常（左心室肥厚） 心肌梗死后 糖尿病肾病（微量白蛋白尿）		妊娠 高钾血症 双侧肾动脉狭窄 血肌酐>3mg/dl 咳嗽	主动脉瓣狭窄

续表

药物种类	适应证	相对适应证	禁忌证	相对禁忌证
钙通道阻滞剂	心绞痛 老年患者 收缩期高血压 周围血管疾病 糖耐量减低		心脏传导阻滞（维拉帕米 或地尔硫草） 主动脉瓣狭窄 心力衰竭（维拉帕米或地 尔硫草）	妊娠
α受体阻滞剂	前列腺肥大 糖耐量减低	糖耐量异常	主动脉瓣狭窄	直立性低血压
ARB	ACEI 引起的咳嗽	心力衰竭	妊娠 高钾血症 双侧肾动脉狭窄	

（二）特殊人群降压药物的选择

1. 年龄 60 岁以上的老年人,利尿剂和钙通道阻滞剂通常比 β 受体阻滞剂效果好。慎用利血平或中枢性降压药,以防止抑郁。慎用 α 受体阻滞剂,以避免直立性低血压。

2. 青年人应酌情选用 β 受体阻滞剂,但部分患者会影响运动量或减弱男性阴茎勃起功能（AD）。

3. 有卒中病史者应避免使用产生直立性低血压的药物。

4. 有抑郁症的患者应避免使用利血平和中枢性降压药物。

5. 伴有骨质疏松的老年患者应避免使用袢利尿剂。

6. 对于舒张压过低的高血压患者是否进行积极药物降压治疗尚无定论。在降压药物中并没有哪种药物只降收缩压或舒张压,因此,对舒张压过低的高血压患者在治疗上应根据不同人群特点采取个体化治疗方案,将收缩压降至≤150mmHg,舒张压保持在 60～65mmHg 以上。

三、降压药物对已有疾病或危险因素、代谢的影响

1. **对左心室肥厚的影响**　左心室肥厚是高血压常见的并发症,其发生率高达 30%～40%。左心室肥厚可导致室壁僵硬,加速冠脉粥样硬化的进展,加重心肌缺血,导致心功能不全。现在认为,ACEI（或 ARB）类降压药物对逆转左心室肥厚最为有效。β 受体阻滞剂、钙通道阻滞剂、α 受体阻滞剂也有逆转左心室肥厚的作用,利尿剂作用不明显。

2. **对动脉硬化的影响**　ACEI 或 ARB、β 受体阻滞剂、钙通道阻滞剂有利于减缓动脉硬化的进展。

3. **对胰岛素抵抗的影响**　ACEI 类药物可以增加胰岛素的敏感性。钙通道阻滞剂对糖尿病患者的血糖、糖耐量和胰岛素敏感性基本无影响。β 受体阻滞剂可以降低胰岛素的敏感性。

4. **对冠心病的影响**　合并心绞痛的高血压患者首选 β 受体阻滞剂,它可以改善冠脉供血,保护心肌,缓解心绞痛,特别是对心肌梗死后患者可以降低再梗死的发生。对于伴有心功能不全的心肌梗死后患者,可选择 β 受体阻滞剂和 ACEI 类药物联用。冠心病患者尽量避免使用速效二氢吡啶类药物。ACEI 类药物、利尿剂、α 受体阻滞剂可以通过降压和逆转左心室肥厚,间接改善心肌供氧,但对缓解心绞痛没有直接作用。

5. **对肾功能的影响**　控制高血压本身即可延缓肾脏患者肾功能衰竭的进程。ACEI 或 ARB 类药物可以通过降低肾小球滤过率减少蛋白尿,但对双侧肾动脉狭窄和严重肾功能不全

者应慎用或禁用。

6.　对脂代谢的影响　长期应用大剂量利尿剂可见血脂水平升高的现象，但小剂量利尿剂很少有这种影响。β受体阻滞剂有一过性升高甘油三酯及降低高密度脂蛋白的现象，但临床经验表明，使用常规剂量的选择性β受体阻滞剂对血脂影响很小。α受体阻滞剂具有降低血脂的作用。ACEI类药物、ARB、钙通道阻滞剂对血脂几乎无影响。

7.　对生活质量的影响　因降压药物的使用是长期的，故应该考虑到在降压获益的同时对患者生活质量的影响。目前认为，β受体阻滞剂对认知和运动耐力有轻度不良影响。钙通道阻滞剂和ACEI类药物对生活质量影响很小。除ARB外，几乎所有降压药对性功能都有影响，影响最大的是利尿剂和中枢性降压药物。

（华　琦　许　骥）

第五节　多国高血压指南联合用药推荐方式的评述

从1999年世界卫生组织/国际高血压协会（World Health Organization/International Society of hypertension，WHO/ISH）公布的高血压防治指南至今，各国高血压指南均推荐≥Ⅱ级高血压、高或很高心血管危险因素的患者，采用联合用药的治疗方法，因为药物联合应用可具有药理学协同作用，不但可增加降压疗效，又可减少药物的不良反应的发生率。目前联合用药也是临床上最常用的降压手段，小剂量的药物联合，常规两种药物足量联合，三种、四种乃至五种降压药物联合治疗，随机优选药物组合及固定单片复方制剂等临床用药观点均可见阅。本文将重点对美国、欧洲、加拿大、日本及中国等高血压指南中联合用药方式进行评述，包括其进展及每种联合用药方式的优势与不足，以供医师在联合用药治疗高血压时参考。综合各国高血压指南中联合用药方式，共有以下8种。

1.　简单文字表达方式　这是最常见的表述方式，在美国高血压协会/国际高血压协会（American Society of Hypertension/International Society of Hypertension，ASH/ISH）、欧洲高血压协会（European Society of Hypertension，ESH）、加拿大心血管协会（Canadian Candiovascular Society，CCS）、日本高血压协会（Japanese Society of Hypertension，JSH）、中国等高血压管理指南中，均可见到以文字表述方式，说明降压药类别之间的联合。众所周知，目前临床上常用的降压药分为五类，包括钙通道阻滞剂（calcium channel blockers，CCB）、血管紧张素转换酶抑制剂（angiotensin converting enzyme inhibitors，ACEI）、血管紧张素Ⅱ受体阻滞剂（angiotensin receptor blocker，ARB）、β受体阻滞剂及利尿剂。以文字方式表述不同类别降压药优化组合，例如：①二氢吡啶类CCB和ACEI或ARB；②ACEI或ARB和小剂量噻嗪类利尿剂；③二氢吡啶类CCB和小剂量β受体阻滞剂；④二氢吡啶类CCB和小剂量噻嗪类利尿剂；⑤必要时或慎用如下两种联合方案：小剂量利尿剂和小剂量β受体阻滞剂；α受体阻滞剂和β受体阻滞剂（心功能不全者慎用α受体阻滞剂）。

不难看出，以降压药类别间的联合方式，理论上是适用的，能指导是哪两类药物组合是合理的或慎用的，具有一定的临床指导价值。但就每一位具体高血压患者选用哪种降压药物进行联合治疗，这种类别组合方式是不能将具体降压药物落实到实际治疗中。况且每类降压药物中有多种降压药，如何选择？因此，药物类别组合方式的实际应用价值就不言而喻了。

2.　流程图表达方式　亦属于降压药类别间联合与可酌情加用其他具体降压药物的方案（图7-2）。

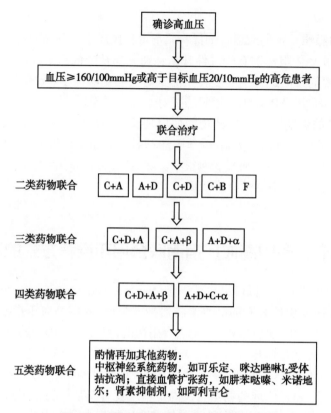

图 7-2　联合降压治疗药物选择流程参考

A 为血管紧张素转换酶抑制剂或血管紧张素受体转抗剂，B 为 β 受体阻滞剂，
C 为钙通道阻滞剂，D 为利尿剂，F 为固定单片复方制剂，α 为 α 受体阻滞剂。

　　图 7-2 所示为不同类别降压药之间联合的适应证，二类、三类、四类药物联合仍为不同降压药间类别的联合，尚不能确切地指出是哪类降压药中的哪种降压药的组合。三种及四种降压药（包括一种利尿剂）组合多用于处理难治性高血压（resistant hypertension），当然也有五种降压药联合用于治疗顽固性高血压（refractory hypertension），尽管血压仍不达标。

　　3. 联合用药表达方式　是以多角形图的形式显示两类降压药的联合方式。这种多角形图的各角代表着各类药物的位置，其图形看起来是几个边的联合，而实际上是角与角之间以线条方式联合成图，称为多角形图。线条方式联合有实线和虚线之分，其中实线和虚线不是一成不变的，而是随着时间的推移、循证医学不断拓展，原来可以联合应用的两类药物因循证医学证据不足，由实线联合变成了虚线连接，意味着原来合理的两类药物联合，变为慎用或禁忌的联合，反之亦然。

　　近些年来，为高血压防治指南修订提供了有力证据的循证医学有：非洛地平减少并发症研究（FEVER）中非洛地平片和氢氯噻嗪片的联合；北欧心脏终点试验（ASCOT）中氨氯地平和培哚普利联合；收缩期高血压患者联合治疗避免心血管事件研究（ACCMPLISH）中贝那普利和氨氯地平的联合；中国高血压干预疗效研究（CHIEF）中的氨氯地平和替米沙坦联合；糖尿病和血管保护行动达美康与百普乐对照评估研究（ADVANCE）中的培哚普利和吲达帕胺组合；值得注意的是，替米沙坦与雷米普利联用全球终点试验（ONTARGET）提示，不宜将 ACEI 和 ARB 联合用于某些高危心血管疾病的患者。

纵观多角形图表达两类降压药联合方式有四种：三角形图（图7-3）、四角形图（图7-4，图7-6）、五角形图（图7-5）和六角形图（图7-7～图7-10）。

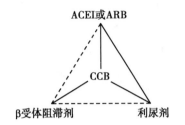

图7-3　降压药两类联合示意图（2010年）
实线为二者可以联合；虚线为慎重联合或不推荐联合。

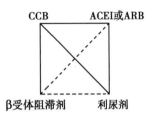

图7-4　两类降压药联合应用（2011年）
实线为推荐两类药联合；虚线为不宜联合或谨慎联合。

图7-3中的三角形示意图在于将CCB置于三角形的中央，而后以实线形式向三个方向辐射，表示CCB可以分别与ACEI或ARB、利尿剂及β受体阻滞剂相联合；图7-4属四角形示意图，也显示ACEI或ARB可以分别与CCB或利尿剂联合，而β受体阻滞剂与ACEI或ARB、利尿剂，应慎重或不主张联合。不难看出图7-3、图7-4设计简明，易理解、易掌握且便于应用，但遗憾的是未被有关指南选用，其原因是ACEI和ARB是分别阻滞RAS系统不同部位的药物，其药理作用机制也不尽相同，因此不建议将ACEI和ARB放在一起，而应将两类药物加以区分位置是合适的。本文只是将图7-3和图7-4提出来供同道参考。

2009年日本高血压指南（JSH）报道了两类药物的五角形联合方式（图7-5）。图中显示了类别药物之间的联合情况：CCB可分别与ARB、ACEI、利尿剂和β受体阻滞剂联合用药；利尿剂亦可分别与ARB、ACEI、CCB组合。慎用或不主张联合用药的是β受体阻滞剂与利尿剂、ACEI及ARB。特别不推荐ARB和ACEI联合，理由是此药联合可加重心力衰竭及血钾升高。2009年JSH指南之所以由原来六类降压药变成五类，是因为α受体阻滞剂缺乏循证医学降压的有力证据及不良反应大而未被列入。

2014年日本高血压指南（JSH）将两类药物联合的五角形图（2009年）修改为四角形图（图7-6）。CCB、ARB、ACEI、利尿剂分别位于图7-6中的一角，实线突显出四类药物之间的合理组合。相比2009年JSH指南（图7-5）中的六条实线，在图7-6中却未见CCB与β受体阻滞剂之间的实线连接，变成了五条实线（图7-6）而未置虚线。图7-6中ACEI和ARB虽未见虚线连接，但在2014年JSH指南中提及不常使用ACEI和ARB联合，如果两类药物相伴用于肾脏保护时，应注意肾功能和高血钾。同时也未见α、β受体阻滞剂列入图7-6中，其原因可能是缺乏有力的降压循证医学证据及不良反应较大。图7-6只设置实线而未设置虚线，说明了图形较前（图7-5）更加简明、实用，而且反映出循证医学的不断发展，联合用药证据更多，药物组合更加慎重。

六角形图出自欧洲高血压指南和中国高血压防治指南基层板。

2003年欧洲高血压协会/欧洲心脏病协会（ESH/ESC）高血压指南中，首先以六角形图示方式，介绍了不同类别高血压药物之间哪两类联合是合理的，且耐受性良好。图7-7中显示六类降压药中相邻的两类降压药物可联合。另外，还有CCB可以和β受体阻滞剂或利尿剂联合；不建议α受体阻滞剂与CCB、ARB或利尿剂联合，也不推荐β受体阻滞剂与ACEI或ARB的联合。特别是不主张ACEI与ARB联用（图7-7）。

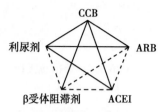

图 7-5　两类药物联合应用（2009 年 JSH）
实线为有临床试验证据；虚线为临床试验
证据不足或必要时应慎用的组合。

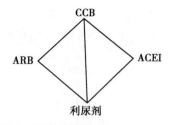

图 7-6　两类药物联合（2014 年 JSH）
实线为有临床试验证据。

2007 年欧洲 ESH/ESC 高血压治疗指南对 2003 年六角形图做了适当修改，将其中三条实线（利尿剂与 β 受体阻滞剂，β 受体阻滞剂与 α 受体阻滞剂，α 受体阻滞剂与 ACEI）变成了虚线，表示这三种组合的临床试验证据不足，或必要时慎重联合（图 7-8）。由图 7-7 中的原 9 条实线减至图 7-8 中的 6 条；图 7-7 中的 6 条虚线增加至图 7-8 中的 9 条虚线。六角形图中实线与虚线之间的变迁，体现了不同类别降压药联合应用的实践效果，随着循证医学的发展，临床医学的不断进步，这种虚线和实线之间的变迁形式仍在继续。

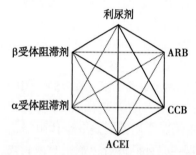

图 7-7　六类降压药可能的联用方式图
实线条表示最合理的联合方式，虚线条为
慎用或不建议推荐的联合方式（2003 年
ESH/ESC）。

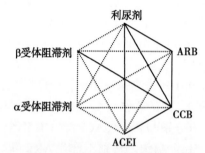

图 7-8　六类降压药可能的联合方式
粗线条表示是推荐的联合方式，与 2003 年
相比有三条粗线变成了虚线。利尿剂也仅
限于噻嗪类利尿剂（2007 年 ESH/ESC）。

2009 年中国高血压防治指南基层版，展示了降压药类别联合的六角形图案（图 7-9）。因图 7-9 中内容与 2007 年欧洲 ESH/ESC 高血压指南相一致，只是将六类降压药在原图 7-8 六角形图中的位置进行了调换，故此不在评述。

2013 年欧洲 ESH/ESC 动脉高血压管理指南中六角形图案虚实线（图 7-10），较 2007 年欧洲高血压指南（图 7-8）有些变化。

首先，图 7-10 采用了以不同颜色虚实线表示两类药物是否可以联合，局限性联合或不推荐联合，不同颜色能使两类药物联合情景更易识别，直观、鲜明地展示给读者。

其次，CCB 与 β 受体阻滞剂的连线备受关注，由实线（图 7-8）变成了虚线（图 7-10）。使多角形图中实线由 6 条（图 7-8）变成了 5 条（图 7-10），图 7-8 中 9 条虚线变成了图 7-10 中的 10 条。其理由可能是：①虽然 Hot 试验研究已经证实了 CCB 和 β 受体阻滞剂联合治疗高血压的效果，并得到了很好的评价，但仍没有被列入优选方案，此可能是关于该方案的随机对照研究证据较少，需要进一步的临床试验证实；② ALLHAT 试验结果也提示，CCB 与 β 受体阻滞剂联合没有带来明显的益处；③ 2013 年 ESH/ESC 高血压指南中提示了非二氢吡啶类 CCB

维拉帕米或地尔硫䓬，有时与β受体阻滞剂联合用于改善永久性房颤的心室率，但通常仅二氢吡啶类CCB与β受体阻滞剂联合应用，此可能影响两药联合降低治疗房颤心室率的效果。上述结果不难看出CCB与β受体阻滞剂联合的益处受到一定程度的质疑，但循证医学的研究仍在进行，在一定程度上两药仍可联用。

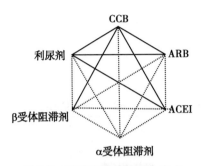

图7-9　两类降压药的联合方式

图中实线表示有临床试验证据，推荐使用；虚线表示临床试验证据不足或必要时应慎用的联合（2009年中国高血压防治指南基层版）。

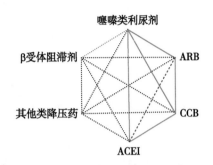

图7-10　降压药物类别的可能联合

绿色实线：优选联合；绿色虚线：可能的联合（有一些局限性）；黑色虚线：可能但未经很好验证的联合；红色虚线：不推荐的联合（2013年ESH/ESC）。

第三，噻嗪类利尿剂与β受体阻滞剂联合是有用的联合（有一定的局限性），只是因为在糖尿病易患个体中，应用此两类药物联合降压，有导致更多的新发糖尿病病例的现象。

第四，应该注意到在图7-10六角形图中，有一角不是α受体阻滞剂占据，而是成为其他类降压药的位置，这样就扩大了包括α受体阻滞剂、可乐定在内的其他有关药品的应用范围。

4. 联合用药剂量递增的线条连接方式（图7-11）

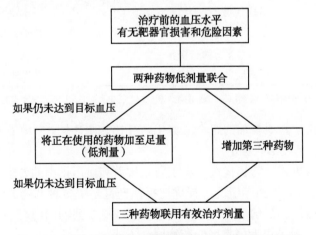

图7-11　联合降压药物剂量递增图（2003年ESH/ESC）

5. 联合用药的箭头指向联系方式（图7-12）。

箭头指向方式（图7-12）与线形联系方式（图7-11）相比，虽然都是表示联合用药剂量如何增加的线路，但也略有不同。图7-12显示出原则上在两种药物联合用药之前，根据患者血压明显升高及CV风险大，应从两药低剂量联合用药开始，酌情逐渐过渡到一种药低剂量与另一种药足量联合，甚至两药足量。如果足够剂量的两药联合仍未达标，可以换用另外两种足量药物联合，甚至用到三种药物足量联合。从广义上讲，箭头指向方式将更加明确的标示出两种甚至多种药物联合时剂量变更的思路，对临床用药有一定的参考意义。但图 7-11 及图 7-12 中内容尚未讲明是哪类药物联合，也未标出是具体哪种药物联合，因此，图 7-11 中线条联系图及图 7-12 所示的箭头指向方式图只是具有原则性指导价值。而在临床实际工作中，应根据患者的具体病情个体化的决定患者药物用量。

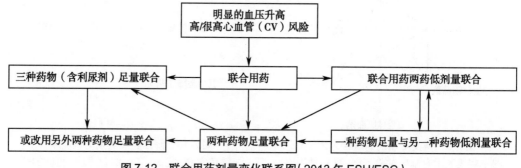

图 7-12　联合用药剂量变化联系图（2013 年 ESH/ESC）

6. 以表格的方式显示两药联合　两类药物中具体药物间的组合，以表格方式展示给读者。中国高血压指南基层版就是以这种表格方式，比较清楚地表示出每种具体药物间的联合方案。比较适合于高血压患者临床治疗过程中，选用具体两药组合时参考（表 7-18）

表 7-18　基层版两种降压药联合治疗参考方案（范例）

方案	价格低廉药物的组合方案	价格中等及偏上的药物组合方案
C+D	尼群地平+氢氯噻嗪	氨氯地平+复方阿苯洛利
	硝苯地平+氢氯噻嗪	非洛地平+氢氯噻嗪
A+C	卡托普利+尼群地平	替本沙坦+氨氯地平
	依那普利+尼群地平	培哚普利+氨氯地平
C+B	尼群地平+阿替洛尔	氨氯地平+比索洛尔
	硝苯地平+美托洛尔	非洛地平+美托洛尔

注：A，ACEI 或 ARB；B，β受体阻滞剂；C，钙通道阻滞剂（二氢吡啶类）；D，小剂量噻嗪类利尿剂。

以表 7-18 为范例，其他合理的组合方案仍可使用，但因本文书中篇幅有限，不能将所有的两药排列组合均以列表形式标出。

7. 随机优选组合方式　随机优选方案主要是按着高血压指南的要求，根据患者的具体情况，医师的经验及药房的供药等情况。择优选择两药甚至更多种药物的组合，这种药物的组合方法比较机动、灵活，较易酌情进行药品剂量调整或更换药物，发现药物的不良反应可及时处理，这是Ⅱ级以上高血压患者最常用的药物联合方式。

8. 单片固定复方制剂方式　单片固定复方制剂可以减少每日服药片的数量，方便了患者，提高了患者的依从性。但单片复方制剂不能独立于另一种药物而增加其中一种药物的剂量，也就是不能增加或减少其中任何一种药物的剂量，随之而来的是药物调整的困难。因此，用药前必须明确单片复方制剂的组合成分及药理作用，然后结合患者的具体情况，个体化应用。2010 年中国高血压防治指南讲述了 19 种复方单片制剂。

现介绍几种临床上常用的单片固定复方制剂：海捷亚，氯沙坦钾 50mg+氢氯噻嗪 12.5mg；

安博诺，安博维 150mg＋氢氯噻嗪 12.5mg；复代文，缬沙坦 80mg＋氢氯噻嗪 12.5mg；多达一，苯磺酸氨氯地平 5mg＋阿托伐他汀钙 10mg 或 20mg 或 40mg；复奥坦，奥美沙坦酯 20mg＋氢氯噻嗪 12.5mg；倍博特（缬沙坦 80mg＋氨氯地平 5mg）；依叶片，依那普利 10mg＋叶酸 0.8mg；百普乐，培哚普利 4mg＋吲哚帕胺 1.25mg；美嘉素，替米沙坦 80mg＋氢氯噻嗪 12.5mg）。

　　我国自行研制的常用传统单片复方制剂：①复方降压片：又称复方利血平片，利血平 0.032mg，双肼屈嗪 3.2mg，氢氯噻嗪 3.2mg，异丙嗪 2.0mg，氯氮䓬 2.0mg，维生素 B_1 1.0mg，维生素 B_6 1.0mg，碳酸钙 1.0mg，氯化钾 30mg，三硅酸镁 30mg，共为 10 种药物组方而成；②复方罗布麻片：又称复方特拉唑嗪片，罗布麻叶煎剂干粉 8mg，野菊花渗漉干粉 28.5mg，硫酸胍二啶 1.3mg，三硅酸镁 15mg，氢氯噻嗪 1.6mg，硫酸双肼屈嗪 1.6mg，维生素 B_1、维生素 B_6、碳酸钙各 0.5mg，异丙嗪 1.05mg，氯氮䓬 1.0mg，共为 11 种药物组方而成；③北京降压 O 号：利血平 100μg，双肼屈嗪、氢氯噻嗪、氨苯蝶啶各 12.5mg，氯氮平 3.0mg，共为 5 种药物组方而成；④复方利血平氨苯蝶啶片：利血平 0.1mg，氨苯蝶啶、氢氯噻嗪、硫酸双肼屈嗪各 12.5mg，共为 4 种药物组方而成；⑤安达血平片：利血平 0.1mg，双肼屈嗪 10mg；⑥珍菊降压片：可乐定 0.03mg，氢氯噻嗪 5mg。

　　综上，高血压治疗中两药联合治疗及单片固定复方制剂应用越来越普遍。本文纵观多国高血压指南，归纳出联合治疗用药 8 种指导方式：①简单文字表述方式；②流程图形表述方式；③多角形图表述方式；④线条联系表述方式；⑤箭头指向表述方式；⑥表格文字列举方式；⑦随机优化组合方式；⑧单片固定复方制剂方式。各种方式均从不同的思路、角度对联合用药进行了指导，具有直观、简洁、易操作的特点，为临床上联合用药起到了重要的借鉴作用。其中前三种表达方式，仅展示药物类别组合，未提供具体药物的名称、使用剂量及服用时间等，因此这些表达方式只能从原则上介绍不同类别药物之间可以联合、慎重联合或不推荐联合，虽具备方向性的指导作用，但缺乏对具体药物如何使用的指导价值。第四、五种表述方式显示出药物联合所用剂量应从小剂量开始，酌情过渡到足量，但仍未标明具体药物，只是由线条联系改为箭头指向方式。第六种表述方式列出了具体两种联合药物的名称，具有实际指导用药价值。第七种随机优化组合较适合于临床机动用药，第八种单片固定复方制剂对提高患者依从性占优，但这种固定的复方药物成分组合，具备联用药品不能分开的特点。

　　来自多国高血压指南中的 8 种药物联合方式，都在高血压防治中发挥应有的指导作用，但均非完美无缺。随着循证医学、临床医学的不断进步，高血压防治指南也会不断发展并日趋完善，联合用药的方式也将随之更加科学化、精细化，也更益于高血压防治。

（刘国树）

第六节　高血压与精准医学简介

　　2015 年 1 月 30 日，奥巴马在发表国情咨文时提出了"精准医学计划"（Precision Medical Initiative，PMI），一时间"精准医学"（Precision Medicine）、"个性化医学"（Personalised Medicine）的浪潮席卷全球，成为整个医学生物界炙手可热的新宠。事实上，这并非是一个新兴的理念，美国国家研究委员会早在 2011 年 11 月就提出了要迈向精准医学这一理念，其主旨在于考虑患者个体化差异，并制定疾病预防与治疗措施。自此，精准医学概念便持续升温，备受关注。

　　精准医学是应用现代遗传技术、分子影像技术、生物信息技术结合患者生活环境和临床数据实现对疾病的精准诊断，制定具有针对性的疾病预防和治疗方案。精准医学之所以广泛推行，首先是人类基因组科学技术的革新，生物医学分析技术的进步，以及大数据分析工具的出现；其次，生物芯片技术、蛋白质组学技术、代谢组学技术、分子影像学、微创技术等发展，推动了精准医学时代的到来。

高血压正严重威胁着人类的健康，而作为新兴的精准医学，将这一新的理念通过个体化降压策略，有望实现更有效的血压控制。近期有研究发现，中国东南沿海地区人群 apelin 基因的 3 个单核苷酸多态性（single nucleotide polymorphism，SNP）rs3115757、rs56204867、rs3761581 及其受体 APJ 基因 rs7119375 与高血压有关。具体到临床防治中，按照精准医学的计划要求，在建立的人类基因组计划数据库中，对发现存在上述 SNP 的人群应在生活环境、膳食方式等外部因素上加强宣传教育，或将有助于避免发病和 / 或延迟发病。

对高血压患者进行个体表观遗传学分析，或许可以通过精准医学达到降压目标。精准医学未来能够有效评估环境及生活方式对高血压发生及遗传的影响，并提供个体化的治疗。应用精准医学概念，研究并识别盐敏感性高血压易感基因，不仅能使我们更好地认识原发性高血压发病机制和病理生理，还可以通过结合分析危险因素，指导个体化药物治疗和人群高血压的早期预防，当前表观遗传修饰治疗高血压的相关研究还处于起步阶段，相关知识并不完整，有待进行广泛的研究。这个过程需要多学科团队、多领域的共同合作。目前，盐敏感性高血压基因研究存在巨大挑战和机遇。我国人口众多，尤其在北方地区人均摄盐量以及人群盐敏感检出率较高。我们相信通过对不同种族、人群的基因组流行病学研究，借助生物技术的发展，盐敏感性高血压易感基因最终将被识别，并将制备出各种诊断及治疗芯片供临床分型和指导用药使用，为人类健康服务。

某些继发性高血压也是与基因相关的。根据 2016 年《原发性醛固酮增多症诊断治疗的专家共识》，基因分型在原发性醛固酮增多症中的应用指导原则如下：建议 20 岁以下原发性醛固酮增多症患者，或有原发性醛固酮增多症或早发卒中家族史的患者，应做基因检测以确诊或排除糖皮质激素可抑制醛固酮增多症（GRA）。对于发病年龄很轻的原发性醛固酮增多症患者，建议行 KCNJ5 基因检测排除家族性醛固酮增多症Ⅲ型（FHⅢ）。一般认为遗传性嗜铬细胞瘤是 VHL 基因、RET 基因、1 型神经纤维瘤病（neurofibromatosis type 1，NF-1）基因，琥珀酸脱氢酶（succinate dehydrogenase，SDH）基因等多基因突变后的结果，另还有一些与嗜铬细胞瘤发病相关的新基因如跨膜蛋白 127（transmembrane protein 27，TMEM127）基因和髓细胞增生原癌基因伙伴蛋白 X（myelocytomatosis oncogene-associated factor X，MAX）基因。目前已有的分子标志物如端粒酶、血管内皮生长因子、环氧化酶 -2、肾上腺髓质肽、嗜铬粒蛋白 A、STAT3，对判断嗜铬细胞瘤良、恶性及鉴别其来源和分化有重要意义。相信随着相关基因和分子标志物研究的深入，我们会找到一个或多个联合的分子生物学指标能早期筛检出继发性高血压，或找到相关的治疗靶点。

（李佳丹）

第七节 高血压网络管理系统概述

高血压网络管理系统，是指采用了智能可穿戴硬件、物联网、大数据、云计算等新一代技术，建立高血压慢性病健康档案，为患者构建院前诊断、住院中的用药监控、出院后的观察随访流程管理模式，实现高血压准确治疗。

高血压管理系统是搭建"区域性高血压监控、治疗、随访平台"，打通医院、社区、患者的血压监测通道,实现患者自我健康管理与多级医院专业服务的 3H[hospital(中心医院)-hospital(社区医院)-home(家庭)] 关联管理模式。打破传统偶测血压和动态血压监测使用场景,实现集诊室血压、床旁血压、社区血压、家庭血压为一体的远程血压数据采集、监控、随访、评估治疗的综合解决方案。在节省有限的医护人力资源的基础上,为医院提供更加精准、客观的血压监测数据,为既往诊室血压测量、住院期间的血压测量、家庭血压测量构建科学的、规律的、连续的、系统的血压监控流程,形成高血压患者健康数据库,方便医师准确诊断及药物随访。同时,为患者提供高风险心脑血管疾病预测分析结果,可提前进行干预治疗,改善或者降低心脑血管疾病发生率或死亡率。

中国心血管疾病(CVD)的患病率处于持续上升阶段。推算 CVD 现患人数 2.9 亿人,其中卒中 1 300 万人,冠心病 1 100 万人,心力衰竭 450 万人,肺源性心脏病 500 万人,风湿性心脏病 250 万人,先天性心脏病 200 万人。

2015 年 6 月 30 日国务院新闻办发布《中国居民营养与慢性病状况报告(2015 年)》:中国 18 岁以上居民高血压患病率为 25.2%,根据 2010 年第六次全国人口普查数据,测算中国高血压患病人数为 2.7 亿人。

国内高血压患者群非常庞大,高血压可导致冠心病、卒中、心肌肥厚、心肌梗死等严重心脑血管疾病,还会对肾脏等靶器官造成不可逆的伤害。

一、国内外高血压管理模式的变化

国外的高血压管理模式相对比较成熟,并且已经用于各种慢性病的管理中,高血压大多与其他慢性病一起进行管理。

慢性病照护模式(chronic care model,CCM)是 20 世纪 90 年代 Wagner 建立的一个启发式模式,对健康卫生体系、临床实践及患者需要进行分析,根据分析结果采取相应的措施,从而改善患者的状况。以循证和人群为基础,以患者为中心,没有特定的干预措施,只提供功能性的蓝图或者框架和一些组织性的原则(如信息系统、自我管理支持),是一个可以被运用到各种情境中的理论框架。此模式已经在 300 多种不同的健康护理系统中用于各种疾病的管理。Le-wanczuk 认为其非常适合高血压的管理,在高血压的管理中取得较好的效果。在运用过程中,与当地的实际情况相结合,对 CCM 进行了发展。相关结果表明,美国和加拿大的高血压控制率达到了 50% 以上。

我国高血压人群防治研究始于 1969 年,吴英恺教授率先在北京首都钢铁总公司建立了我国第一个高血压社区人群防治基地,并取得了良好的人群防治效果,首钢人群卒中发病率和死亡率分别下降了 54.7% 和 74.3%,被 WHO 定义为"首钢模式"并向全世界推荐。20 世纪 70—80 年代,全国各地陆续建立社区人群高血压防治基地,如河北正定县农村于 1970 年建立了我国农村的心血管疾病防治点。20 世纪 90 年代初,北京、上海等地区开展了以社区为基础的高血压人群综合防治干预项目,均取得了良好的高血压和卒中防治效果。2005 年开展的"高血压社区规范化管理"项目,在全国 20 多个省市的 2 000 多家社区医院,通过对基层医师的规范化培训,采取分级管理方式,产生了良好的人群防治效果。

高血压网络管理系统改变医院既往门诊、急诊、病房患者动态血压监测、家庭患者血压监测的工作模式,实现了患者全程血压变化监测,整合大量碎片化血压数据归档成数据库,用于院内、医联体医院、社区基层医院的高血压病情数据多维分析,实现 360° 全方位视图(柱状图、饼状图、散点图、趋势图等)。为临床医师制定高血压治疗方案提供详细依据,实现高血压疾病的有效管理。

高血压网络管理系统,建立患者高血压健康档案积累数据,实现患者在中心医院、社区医院、家庭血压全方位监测,对于高血压患者的治疗、监测、管理、随访、数据保存分析等都有很重要的临床价值,实现基于大数据下的高血压管理。

高血压网络管理系统将改变临床血压测量方式,全部实现自动化监测模式,帮助临床医师获得血压监测大数据,辅助医师实现精确诊断、治疗。利用积累的血压大数据,对干预治疗效果进行数据分析,指导患者高血压的诊治。对于高血压大样本人群与特定疾病类型进行标记分析、鉴定、验证与应用,从而精确发现疾病的原因和治疗的靶点,并对高血压疾病不同状态和过程进行准确分类,最终实现对于疾病和特定患者进行个性化准确治疗的目的,提高疾病诊治与预防效果。

二、高血压网络管理系统实现三个管理途径

1. 中心医院　建立网络化高血压健康管理平台流程,中心医院首选与高血压密切相关的临床科室,如高血压科、心内科、妇产科。血压监测数据实时 WiFi 传输,高血压网络管理系统还可以与医院 HIS、电子病历、护理等系统进行无缝集成。

2. 社区医院　血压传输会诊模式,针对社区医院,家庭医师签约服务模式。构建区域健康管理系统连接,实现社区血压监测随访。社区医院与中心医院形成有效的分级诊疗机制,基层首诊、双向转诊、急慢分治、上下联动。

3. 家庭　中心医院、社区医院、家庭实现患者高血压健康统一管理服务,医院治疗、社区监控、家庭医师监管随访实现个性化、智能化高血压管理服务模式,人工智能分析引擎对积累的血压大数据进行疾病分析预测,提前干预,有效降低心脑血管疾病的发生率、死亡率。

三、高血压网络管理系统功能

1. 血压监测数据实时传输　无论是在医院或家庭,可穿戴智能动态血压设备,进行大量数据自动采集,通过 WiFi 及 4G 技术进行监测数据自动传输。血压数据实时监测,危机值预警,晨峰血压数据动态观察(图 7-13)。

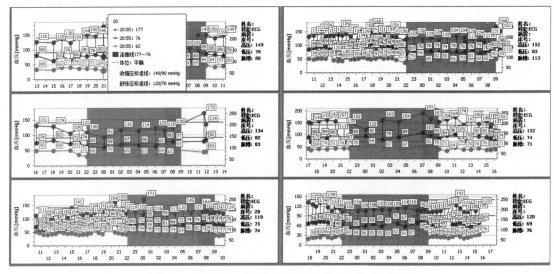

图 7-13　可穿戴智能动态血压设备所采集的血压数据

2. 血压大数据自动存储智能分析　可穿戴智能动态血压设备将采集的血压数据自动传输至血压服务器,医师诊断系统,绘制成血压趋势图,医师可根据具体时间段如患者多次测量每天7点时的数据进行对比。周期性血压波动及多种趋势图分析患者血压真实情况。测量过程中记录患者测量体位,数据自动存储,积累血压大数据用于更多科学研究(图7-14)。

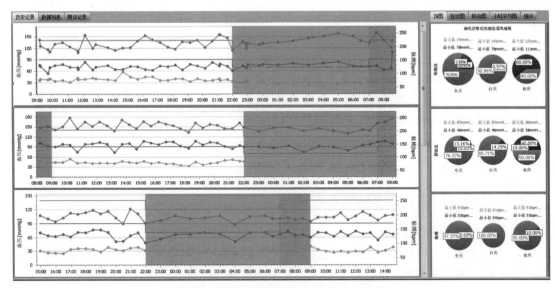

图7-14　医师诊断系统生成的血压趋势图

3. 药物随访及用药管理　系统可存储患者长程血压数据,医师根据患者过往血压数据进行对比,评估用药情况给出用药指导(图7-15)。

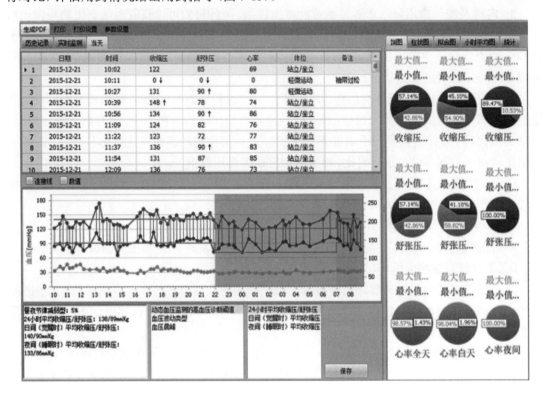

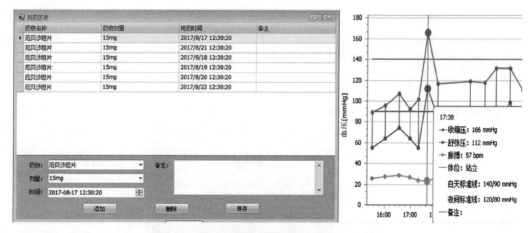

图 7-15　高血压网络管理系统存储的血压数据

四、高血压网络管理系统实施细则

(一)中心医院实施方案

1. 急诊科室　紧急降压过程中全流程血压监控,给出血压趋势图,护士不用反复去测量。可设置测量间隔时间,最小为 2 分钟。血压数据实时上传至急诊护士工作站、急诊医师工作站有效监控患者血压情况。

2. 门诊科室　分诊时佩戴血压盒子,候诊时自动测量的 1～5 组数据,血压数据会自动发送到医师工作站,就诊时医师随即查看所有参数和平均值,有效避免白大衣效应、诊室高血压,免去门诊医师就诊时测血压的流程。

3. 内科系统　血压异常患者佩戴智能血压监测,医师每天可以获取血压变化趋势图比对每天定时测量的数据;实现检查、复诊、随访提供全流程解决方案入院即可佩戴,在院内护士站和医师工作站设定监护平台,随时查看趋势和每次数据,随时出报告,能够更全面、更及时地跟踪高血压患者的血压状况。

对于内科的专业性,能够对用药、调药和术后制定特殊监护,对智能穿戴式血压计设定合适的频率和不同时间段的频率调整,最有效地进行血压实时传输和监护,遇有血压超标情况,自动给出报警(预警值可提前手动设置)。同时,此款可穿戴动态血压进行体位感应,医师可根据患者血压数据与体位进行对比,得到更加准确的血压数据。

横向比较是比较每天血压变化趋势(图 7-16);纵向比较是比对每天准时准点测量数据(例如,一周 7 天 6—8 点晨峰阶段每个测量点血压比较)。

4. 外科系统　针对需要做手术降压患者使用监控流程。

5. 干保病房　针对老干部提供专业的院内床边监控、院外 App 血压监控流程方案。

(二)社区卫生服务机构(乡镇卫生院)实施方案

建立完善的高血压慢病管理及分级诊疗机制。实现社区患者高血压数据上传,上级医院出具远程高血压健康指导建议的分级管理模式。急、重、疑难患者可以与上级中心医院实现患者转诊绿色通道。

医院至社区的高血压远程用药指导与监测监管,实现患者的社区化监管与用药管理。

患者就医顺序为:感觉头昏不适,先到基层医疗机构由全科医师(家庭医师)完成必要诊

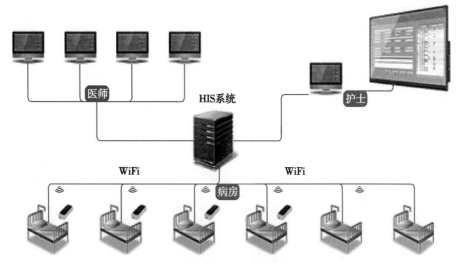

图7-16　科室网络拓扑结构图

疗,如果发现病情超出诊疗能力,则转诊到上级医院接受进一步诊疗。患者进入稳定期,再转回基层医疗机构接受康复治疗。如果患者需要急诊服务,也可以直接前往上级中心医院。

1. 通过对35岁以上首诊患者测量血压、建立居民血压健康档案和组织社区居民健康检查等方式,检出社区高血压患者。

2. 建立高血压患者管理信息库,对高血压患者进行分级和危险因素分层,同时对病情和管理效果进行评估。

3. 对高血压患者实施分级分层随访管理,并为患者开具健康处方。

4. 督促高血压患者规律服药及采取合理膳食、运动等非药物治疗措施,密切注意患者病情发展和药物治疗可能出现的不良反应,发现异常情况及时向患者预警,督促患者到医院进一步治疗。

5. 早期发现高血压患者的危急和疑难情况,并及时转到上级医院进行救治。

6. 对社区高血压防治工作进行质量控制和效果评价。

（三）家庭血压监测实施方案

1. 医院　基于高血压网络管理系统,应用移动医疗技术,使用手机App血压管理模式,建立出院高血压患者个人高血压管理账户,建立医院与患者数据沟通的通道,用于监控高血压患者情况,统计数据。

2. 医师　可以使用iPad、智能手机等移动智能设备,登陆高血压网络管理系统,观察需要监测的患者数据,能够实现远程指导患者药物调控,观察患者稳定情况。

3. 患者　出院后可以每天随机存储自己测量的血压数据存储在高血压网络管理系统中,方便让医师、亲属了解患者的血压健康状况,利用服药提醒及预警值报警功能,提醒患者按时服药,并将服药状态及血压测量数据及时通知亲属。

总结,高血压网络管理系统,采用患者自我健康管理与多级医院专业服务的3H〔hospital（中心医院）-hospital（社区医院）-home（家庭）〕关联管理模式。通过智能可穿戴硬件采用基于互联网方式,打通了患者、医师、医院之间的数据连接,将医院现有院内系统管理模式扩展为院外连续监测个性化、智能化、区域化、分级管理服务模式,根据物联网、大数据、云计算等新技术打破传统动态血压监测使用场景,覆盖院内到院外,直至家庭的高血压患者,构筑具备

"广度""深度""精准"的区域高血压管理数据中心，对于高血压大样本人群与特定疾病类型进行标记的分析与鉴定、验证与应用，从而精确寻找到疾病的原因和治疗的靶点，并对高血压疾病不同状态和过程进行精确分类，最终实现高血压个体患者的精确诊断、精准治疗的目的，实现区域高血压患者发病特点统计分析，加强高血压慢性病预防和研究，提高疾病诊治与预防的效益。有效地提高高血压患者心脑血管疾病治疗率，降低疾病发生率及死亡率。

（魏金梁 刘冀兴）

参 考 文 献

[1] SPRINT Research Group，WRIGHT J T Jr，WILLIAMSON J D，et al. A Randomized Trial of Intensive versus Standard Blood-Pressure Control[J]. N Engl J Med，2015，373（22）：2103-2116.

[2] 中华医学会心血管病学分会高血压学组. 利尿剂治疗高血压的中国专家共识 [J]. 中华高血压杂志，2011，19（3）：214-222.

[3] 陈鲁原. 临床应用噻嗪样和噻嗪型利尿剂的思考 [J]. 中华高血压杂志，2015，23（7）：608-610.

[4] 王文. β受体阻滞剂在高血压治疗中的地位和再评价 [J]. 中华高血压杂志，2013，21（8）：715-718.

[5] MANCIA G，FAGARD R，NARKIEWICZ K，et al. 2013 ESH/ESC Guidelines for management of arterial hypertension：the Task Force for the management of arterial hypertension of the European Society of Hypertension （ESH）and of the European Society of Cardiology（ESC）[J]. J Hypertens，2013，31（7）：1281-1357.

[6] KAZUAKI S，KATSUYUK A，TOSHIRO F，et al. The Japanese Society of Hypertension Guidelines for the management of hypertension（JSH 2014）[J]. Hypertens Res，2014，37（4）：253-390.

[7] MANCIA G，GRASSI G，ZAMCHETTI A. New onset diabetes and antihypertensive drugs[J]. J Hypertens，2006，24（1）：3-10.

[8] CALHOUN D A. 难治性和顽固性高血压：降压治疗抵抗和治疗失败 [J]. 中华高血压杂志，2015，23（7）：612-615.

[9] ACELAJADO M C，PISONI R，DUDENBOSTE T，et al. Refractory hypertension：definition，prevalence，and patient characteristics[J] J Clin Hypertens（Greenwich），2012，14（1）：7-12.

[10] DASKALOPOULOU S S，RABI D M，ZARNKE K B，et al. The 2015 Canadian Hypertension Education Program recommendation for blood pressure measurement，diagnosis，assessment of risk，prevention，and treatment of hypertension[J]. Can J Cardiol，2015，31（5）：549-568.

[11] WEBER M A，SCHIFFRIN E L，WHITE W B，et al. Clinical practice guidelines for the management of hypertension in the community a statement by the American Society of Hypertension and the International Society of Hypertension[J]. J Hypertens，2014，32（1）：3-15.

[12] LINDHOUT D. Epilepsy treatment：precision medicine at a crossroads[J]. Lancet Neurol，2015，14（12）：1148-1149.

[13] COLLINS F S，VARMUS H. A new initiative on precision medicine[J]. N Engl J Med，2015，372（9）：793-795.

[14] ASHLEY E A. The precision medicine initiative：a new national effort[J]. JAMA，2015，313（21）：2119-2120.

[15] 焦怡琳，王春吉，张群，等. 中国精准医学领域面临的机遇与挑战 [J]. 中国公共卫生管理，2015，31（5）：601-603.

[16] 张华，詹启敏. 精准医学的需求与挑战 [J]. 中国研究型医院，2015，2（5）：17-25.

[17] 黄峰，朱鹏立，黄秋霞，等. Apelin 及其受体 APJ 基因多态性与高血压的关系 [J]. 中华高血压杂志，2015，23（4）：359-364.

[18] 迟相林，毕建忠，张道强，等. 精准医学、模糊医学与高血压的防治 [J]. 中华高血压杂志，2016，24（3）：213-215.

[19] 胡盛寿. 中国心血管病报告 2016[M]. 北京：中国大百科全书出版社，2017.

[20] WANGER E H. Chronic disease management：What will it take to improve care for chronic illness?[J]. Eff Clin Pract，1998，1（1）：2-4.

[21] LEWANCZUK R. Hypertension as a chronic disease：what can be done at regional level?[J]. Can J Cardiol，2008，24（6）：483-484.

[22] CAMPBELL N R，NIEBYLSKI M L. Prevention and control of hypertension：Developing a global agenda [J]. Curr Opin Cardiol，2014，29（4）：324-330.

[23] 吴锡桂，顾东风，武阳丰，等. 首都钢铁公司人群心血管病 24 年干预效果评价 [J]. 中华预防医学杂志，2003，37（2）：93-97.

[24] 王增武，王馨，张林峰，等. 社区高血压控制：血压管理效果的评价 [J]. 中华流行病学杂志，2010，31（1）：1-4.

[25] 宋雷，惠汝太. 单基因遗传性心血管病基因诊断指南 [J]. 中华心血管病杂志，2019，47（3）：175-196.

第五章　继发性高血压

第一节　肾脏疾病与高血压

由肾脏疾病引起高血压,称为肾性高血压。高血压患者中由肾脏病引起者约占 10%,继发性高血压患者中因肾脏病引起者占第一位。在肾透析、肾移植的终末期肾脏病中,80%～90% 患有高血压。

肾性高血压常见原因有肾实质病变、肾血管性病变及肾周围性病变。

一、肾实质性高血压

肾实质性高血压(renal parenchymal hypertension)是由肾实质性疾病引起的高血压,是继发性高血压最常见的病因,其发生率占高血压发病率的 2%～5%。

(一)病因

任何一种肾实质性疾病,如急性或慢性肾小球肾炎、慢性肾盂肾炎、先天性肾脏疾病、肾结核、肾结石、肾肿瘤等原发性肾脏疾病和结缔组织疾病、糖尿病肾病、肾淀粉样变、放射性肾病、泌尿道梗阻、肾移植及创伤等继发性肾脏疾病均有可能引起高血压。其发生率与肾脏疾病的部位(肾小球疾病或小管间质性疾病)、病变范围(弥漫或局灶)、肾功能损害程度、肾缺血程度、有无并存血管病变及病情发展快慢等因素有关。

(二)临床表现

主要是有关原发肾脏疾病的症状和体征,高血压仅是其中一个体征,但有时也可由于其他症状和体征不典型,而使高血压成为主要临床表现。

1. 急性肾小球肾炎　急性肾小球肾炎患者 80%～90% 有高血压,且常为一过性。在水肿、蛋白尿出现的同时发生高血压,仅少数患者的血压为首发症状。绝大多数血压升高程度为中等程度,收缩压和舒张压均升高,收缩压多在 130～170mmHg。随水肿消退、病情好转,血压也随之缓慢下降。少数患者血压可急剧升高,甚至引起高血压脑病及心力衰竭。急性期过后多年,可能缓慢进展为慢性肾小球肾炎伴血压升高,也可能是继发性高血压的表现。此病的发生机制是肾小球滤过率下降,钠滤过减少,但肾小管重吸收钠功能尚正常,于是发生球管失衡,造成机体钠、水潴留,血容量增多及由此引起的心搏量增加。其高血压的程度与水钠潴留,高容量状态明显相关。还可能与肾脏病变促使肾性升压物质分泌增加有关。随病情好转,肾小球滤过率恢复,或利尿、利钠后血压大都可恢复正常。

2. 慢性肾小球肾炎　慢性肾小球肾炎患者高血压的发生率在 23%～61%,早期血压一般不升高,但如果发生高血压,往往有持续不降的特点。高血压的发生与肾脏病的病理类型或肾功能损伤程度相关。系膜毛细血管性肾炎和局灶节段性硬化患者,高血压发生率可达65%～70%,而且随肾功能减退,高血压发生率增高。发病机制大部分是水钠潴留、容量增加所致,但某些肾实质病变尤以小血管病变严重者,可能是肾缺血致血浆肾素活性增加,或双重因素均参与。除此,尚有些患者在严格控制水钠情况下,血浆肾素活性不高,高血压持续存在,则可能与神经性因素有关。

3. 慢性肾盂肾炎 急性肾盂肾炎除非有肾乳头坏死,基本不出现高血压。而慢性肾盂肾炎肾实质发生病变后,50% 会发生高血压,萎缩者发生率可达 60%～70%。病变越广泛,肾脏萎缩越明显,高血压发生率亦越高。重症慢性肾盂肾炎患者病理多有血管病变,故高血压可能是因为肾缺血导致 RA 系统功能增强及肾脏降压因子减少。

4. 肾功能衰竭 急性肾功能衰竭时的高血压多为一过性,常发生在少尿期,发生率为 10%～40%,大多数患者进入多尿期,血压即下降至正常,若持续有高血压的患者多数预后不良。

慢性肾功能衰竭患者 80%～90% 有高血压,高血压控制不佳又加重肾脏损害,形成恶性循环。慢性肾功能衰竭大部分患者为容量依赖型,血压增高与水钠潴留呈正相关,也有小部分患者由于各种原因如呕吐、腹泻等,造成血容量减少,血浆肾素增高,此时透析脱水而致血压明显升高,形成顽固性高血压。尚有报道肾衰高血压是因循环中细胞钠转运抑制水平过高,直接或间接增加了平滑肌细胞内钙浓度,引起血管收缩致高血压。总之,终末期肾脏疾病患者的高血压形成是多因素的

5. 肾脏肿瘤 目前所知能自主分泌肾素的肾肿瘤有肾素瘤、肾母细胞瘤和肾细胞癌,均有高血压,而且往往程度严重,但切除肿瘤,肾素值明显下降,高血压亦可得到控制。

6. 其他 慢性肾间质性肾病发生高血压的原因中使用止痛药物引起肾病者达 36%～56%,当出现肾乳头坏死甚至肾功能衰竭,则高血压发生率可高达 86%。多囊肾中半数以上发生高血压,晚期则多数有高血压。儿童肾发育不良常有高血压,而长到成年人时,患者大多血压正常。肾积水、肾结核、糖尿病肾病、系统性红斑狼疮、结缔组织病等也可发生高血压,而且肾脏病变越弥漫,高血压越明显,其中部分患者可进展至恶性高血压。

(三)诊断

有急、慢性肾小球肾炎等肾实质病变史;水肿以面部水肿为主;尿常规可见蛋白、红细胞、白细胞或颗粒管型;高血压,对一般降压药反应差;血尿素氮、肌酐值可升高;或伴有贫血、代谢性酸中毒等应高度怀疑肾实质性高血压。而后可通过腹部超声检查、核素肾图等相关检查,必要时肾穿活检以明确肾脏病理改变并确定诊断。

(四)治疗

肾实质性高血压是继发性高血压中发病率最高,而又最难以根治的疾病。治疗原则与原发性高血压基本相同。这里重点阐述肾脏疾病时血管紧张素抑制剂(ACEI)的正确使用,血管紧张素Ⅱ受体阻滞剂(ARB)的作用。

由于 ACEI 除能降压外,还通过调节肾血流动力学、抑制导致肾硬化的血管活性激素、减少尿蛋白、改善高血脂和免疫功能而起到保护肾脏的作用。近期由欧洲 49 家医疗中心进行的 AIPRI 试验,结果显示贝那普利对多种病因所致的慢性肾功能不全患者具有肾脏保护作用,与安慰剂相比,贝那普利组血肌酐翻倍的危险性降低了 53%,其中轻度肾功能不全组降低了 71%,中度肾功能不全组降低了 46%。因此,ACEI 在肾脏疾病中得以广泛使用。

但部分患者在应用 ACEI 过程中,出现 GFR 下降以致血肌酐上升,少数甚至出现急性肾功能不全。这主要与 ACEI 优先扩张肾小球出球动脉,降低了肾小球内压,引起 GFR 下降有

关。而一般来说,ACEI 治疗初期出现血肌酐升高是暂时的,幅度多不超过 30%～50%,1～2 周内可恢复或相对稳定。这是因为 ACEI 对入球小动脉仍有一定扩张作用,此外由于滤过减少后,滤过液对致密斑的刺激减少,抑制了肾小管 - 肾小球反馈功能,故不同程度地代偿了 GFR 的下降。这对患者长期受益来说是可以耐受的,但应除外如下情况:①肾动脉狭窄,入球小动脉不可能代偿性扩张,GFR 可能下降十分明显。②血容量不足,此时 RAS 高度兴奋,有时交感神经亦高度兴奋,ACEI 用后阻断了 RAS,过度兴奋的交感神经仍维持对入球小动脉收缩。在使用大剂量利尿剂后,更易出现心功能不全。③合并使用非甾体抗炎药,由于前列腺素系统被阻断,对抗 ATⅡ的作用完全消失,此时 GFR 主要靠 RAS 兴奋来维持,一旦 RAS被阻断,可出现 GFR 明显下降。④严重肾功能减退等会发生血肌酐明显升高。因此,临床上对基础血肌酐 <3mg/dl(265μmol/L)的患者开始 ACEI 治疗,治疗初期血肌酐有可能轻度升高,第一周应监测血肌酐水平,当血肌酐上升 >50% 应停用 ACEI。对肾动脉狭窄患者要尽量减少使用 ACEI;避免并用大剂量利尿剂和非甾体抗炎药;患者出现血容量不足,如呕吐、腹泻致脱水时,应暂停 ACEI 药物治疗。血肌酐水平高于 >3mg/dl(265μmol/L),一般不宜使用ACEI 药物,除非其他降压药物不能控制血压,或患者有大量肾性蛋白尿。但是,若患者在长期接受 ACEI 治疗过程中,血肌酐缓慢升至 4～5mg/dl(354.7～443.3μmol/L),就没有必要停止治疗。如中断治疗,血肌酐不会降低,血压却常明显升高,促进了肾功能恶化。此外,某些患者在应用 ACEI 过程中可出现血钾升高,平均升高 0.4mmol/L,这是 ACEI 抑制 RAS、醛固酮生成减少所致。血钾水平保持在正常高限,有利于预防心律失常,对伴有心脏病患者有益,但对尿少、肾衰患者则不利,因此当血钾 >5mmol/L 时应避免使用,尽量不用保钾利尿剂和富含钾的药品或食物。

血管紧张素Ⅱ受体阻滞剂(ARB)具有与 ACEI 基本相似的循环和肾局部血流动力学效应,能降血压,降低肾内压,减少尿蛋白,减轻肾小球硬化和间质纤维化。由于 ARB 不会引起GFR 下降,故有更好的肾保护作用。但亦有人认为,ARB 缺少 ACEI 的缓激肽(BK)效应,BK可影响前列腺素或 NO 的形成,可能肾保护作用弱于 ACEI。但 ARB 正因缺乏 ACEI 的 BK 效应,也避免了干咳、血管神经性水肿等不良反应。

二、肾血管性高血压

肾血管性高血压(renovascular hypertension,RVH)是由于各种原因引起单侧或双侧肾动脉主干及其分支狭窄性病变,使受累肾缺血所致的继发性高血压。肾脏再灌注后可降低或治愈这种高血压。须注意高血压患者同时存在肾动脉狭窄时,亦可能为原发性高血压促进动脉粥样硬化,造成了肾动脉的狭窄;因此,此类患者拟以外科手术或球囊扩张术不一定能将血压降至正常水平。另外,血压正常者亦可能出现明显的肾动脉狭窄,有人报道高达 33.9% 的血压正常患者行特殊检查,可发现肾动脉狭窄。故确诊肾血管性高血压比较困难,常易误、漏诊。

目前,确切肾血管性高血压的发生率尚不清楚,据各家报道占高血压患者的 1%～10%。因为其是一种可治愈的继发性高血压,手术有效率可达 72%～94%,如能早期诊断、合理治疗,纠正了高血压,可逆转某些患者的肾功能不全,故激起了人们极大的研究热忱。近年来,由于对该病的病理生理的深入了解,诊断及血管外科手术技术、内科血管介入治疗技术等的改进,新型高血压药物的不断出现,使肾血管性高血压的诊治方面均有很大进展。

(一)病因

导致肾血管性高血压的病因多种多样。我国大动脉炎引起的肾动脉狭窄较西方多见,是我国青年、特别是青年女性最为常见。50岁以上患者则以动脉粥样硬化引起本病最为普遍，常为全身动脉粥样硬化的一部分，亦可仅局限于肾动脉。其狭窄原因为内膜增厚与富含胆固醇脂质沉积。欧美国家本病发生率约占肾血管性高血压全部患者的65%，老年患者居多，男性是女性的2倍。病变好发于肾动脉开口处或近端2/3处，累及双侧者约占1/3，单侧病变时，左侧多于右侧。病损呈进行性，可致完全阻塞，表现为进行性肾功能减退。纤维肌性发育异常（FMD）在欧洲多见，在国外1/4～1/3的肾血管性高血压是由本病引起，有44%的FMD血管病变是进行性的，但很少导致完全阻塞。按累及部位可分为内膜、中层和动脉外周（外膜）肌纤维性发育不良三个类型。中层纤维肌性发育不良是最常见的FMD，占FMD的70%～85%，成年人多见，FMD病因尚未阐明，推测与遗传及吸烟有关。还有先天性肾动脉异常、结节性动脉周围炎；获得性肾动脉瘤、夹层肾动脉瘤；肾动脉内血栓形成或栓塞；梅毒性肾动脉炎；外伤或手术创伤造成肾动脉损伤；肾蒂扭曲；肾动静脉瘘；肾下垂等。此外，肾动脉受压迫，如腹主动脉瘤、嗜铬细胞瘤、神经纤维瘤、外伤血肿、囊肿等对肾动脉压迫，主动脉旁淋巴结炎、放射性引起肾动脉周围组织纤维化等均可导致肾血管性高血压。

　　一般情况下，肾血管性高血压初期，肾素是引起血压升高的主要因素，激肽释放酶、激肽、前列腺素系统亦受影响，随后水、钠潴留，血容量增加。当肾功能减退时，RAS作用减弱，肾脏减压功能也随之降低，此时，若解除肾动脉狭窄，降低高血压亦可能不明显。

（二）临床表现

肾血管性高血压缺乏特征性临床表现。

1. 病史　这是初步筛选患者的临床依据，具有以下特点：①高血压病程短、病情进展快，或高血压病程较长但突然恶化，往往出现高血压危象；②一般降压药物治疗不满意；③大多无高血压家族史；④大动脉炎或肌纤维性发育不良好发于青年女性，动脉粥样硬化则多发生在50岁以上的男性。

2. 高血压　起病急、进展快、病情重，大部分患者有严重的高血压。收缩压高于200mmHg和/或舒张压高于120mmHg者约占60%。多数患者以舒张压显著升高为主，肾动脉狭窄越严重舒张压越高。

3. 腹部杂音　50%～84.1%的患者在上腹部正中、脐两侧各2～3cm范围内或肾区可听到粗糙响亮的血管杂音，须注意血管杂音的强度可受血压波动、心率增快、空腹或进食后以及腹壁脂肪厚度的影响。腹部杂音亦非本病特有体征，部分原发性高血压患者或老年人亦可在上腹部听到轻度血管杂音。

4. 眼底改变　大部分患者有视网膜病变。3级（渗出、出血）和4级（视盘水肿）病变是原发性高血压的2倍；同样，1/4眼底3、4级病变患者有肾性高血压的存在。

5. 基础疾病相应的临床表现　大动脉炎患者多见于青年女性。其特点为血压很高时，症状可较轻微，但是进入慢性期后，病变广泛、临床呈现多样化，如伴颈动脉狭窄时，可出现脑缺血症状；肺动脉狭窄，则引起肺动脉高压或咯血；腹主动脉受累者下肢血压可降低、甚至导致双侧下肢无脉症；亦可发生一侧肢体无脉症，或间歇性跛行等。肾动脉粥样硬化者多见于老年男性，以收缩压升高明显，常伴有心律失常、心肌梗死与脑血管意外等肾外血管病变。肾肌纤维性发育不良者多为40岁以下女性患者、是肾血管性高血压的常见原因，但亦可见于婴儿和老年患者。累及靶器官较少且程度较轻。当出现肾梗死时，可表现为血尿与病侧胁腹痛。

（三）辅助检查

1. 常规检查　尿常规检查常有微量或轻度蛋白尿，如尿蛋白定量大于0.5g/d，常意味患者肾动脉狭窄严重。个别患者可有红细胞增多症，是肾缺血促进红细胞生成素合成增多所致。低血钾，严重高血压患者因高肾素、高醛固酮血症可致低血钾。肾功能正常或不同程度受损。凡有上述临床特征，经实验室等检查，怀疑肾血管性高血压即进入影像学检查。

2. 影像学检查 选用①肾区 X 线片；②肾 B 型超声和多普勒超声；③肾血管 CT 或 MRI；④同位素肾显影等无创伤性检查，对筛选出肾动脉颇有帮助。而后行肾动脉造影以进一步确诊，肾动脉造影是诊断肾动脉狭窄的"金标准"。

3. 术前疗效预测检查 有手术指征者需进一步行：①分侧肾功能试验；②血浆肾素活性；③肾静脉肾素，或用卡托普利（开搏通）扩大两侧肾素分泌差距，以提高试验的敏感性；④ AT Ⅱ 受体阻滞剂及 ACEI 试验等进行术前疗效预测。

（四）诊断

1. 诊断依据 肾血管性高血压尽管缺乏特征性临床表现，但临床出现下列情况者，提示存在肾血管性高血压的可能：① 35 岁以下或 50 岁以上发生严重高血压；② 20～50 岁女性出现中 - 重度高血压（疑 FMD），③进行性或药物难以控制的高血压；④合并全身性动脉粥样硬化血管病变；⑤ ACEI 治疗后出现急性或亚急性肾功能不全；⑥不明原因的或进行性肾功能减退；⑦在上腹部或胁腹部听到血管杂音或触到震颤，3～4 级高血压眼底病变，蛋白尿，低血钾等。

2. 诊断步骤 肾血管性高血压的诊断方法很多，一般按以下步骤进行检查。

（1）发现病例：注意本病的临床特征，进行鉴别诊断，从高血压患者中鉴别出可疑病例。

（2）筛选检查：对可疑病例进行肾 B 超和多普勒超声、肾血管 CT 或 MRI、或核素肾图等检查。

（3）确定诊断：经筛选检查后初步诊断的病例或临床高度疑似者，进行肾血管造影以作出确诊。

（4）术前疗效预测检查：依据肾功能测定、外周静脉及双侧肾静脉血浆肾素活性比值测定、卡托普利试验等决定治疗方法，预测预后。

（5）病因探讨：依据临床表现、各项检查、特别是肾动脉造影可作出病因诊断，查明病因对于合理选择治疗方案及估计预后至关重要。

3. 鉴别诊断 须与肾素瘤、原发性醛固酮增多症、Liddle 综合征、嗜铬细胞瘤、原发性高血压等鉴别。

（五）治疗

主要是解除肾动脉狭窄。

1. 经皮肾动脉导管扩张及支架植入术（PTRA） 经皮穿刺将球囊导管逆行插入肾动脉、置于狭窄部位，球囊扩张数次，使狭窄部动脉扩张至满意程度，而后植入支架。此疗法属非开放性手术，方法简便、并发症少、可反复施行，能直接增加肾灌注量，疗效佳。

2. 外科手术 随着新药物不断出现，PTRA 日臻完善，手术治疗对象主要是 PTRA 不能纠正的双侧肾动脉狭窄、肾动脉非开口处狭窄及弥漫性动脉粥样硬化者。手术方法包括血管重建术、自体肾移植术及肾切术。

3. 药物降压治疗 主要用于 PTRA 及外科手术的术前后的血压控制；不愿或不能接受 PTRA 及外科手术者。可予钙通道阻滞剂或 β 受体阻滞剂等降压药，改善肾灌注。钙通道阻滞剂扩张血管，对肾动脉狭窄是安全、有效的措施。β 受体阻滞剂通过阻断 β 肾上腺能受体，抑制肾素活性。目前讨论较多的是 ACEI 及 ARB 治疗，双侧肾动脉狭窄或孤立肾动脉狭窄者要禁用 ARB 及 ACEI，以免发生急性肾功能恶化。若仅为单侧肾血管性病变，肾实质损害已不可逆，ACEI类的应用可以加速患肾萎缩及纤维化，达到"药物性患肾切除"的目的。但近来也有研究提出，IRD的肾脏萎缩与纤维化与血管紧张素Ⅱ过度兴奋，以致大量产生 TGF-β 有关，阻断肾素-血管紧张素系统活性可以明显减少该病理过程的发生。因此，在其他降压药物治疗效果欠佳，且同时密切观察肾功能变化，充分注意失水、失盐以及慎用利尿剂等情况下，适量应用ACEI类药可降压而不过分影响肾功能，延缓肾脏病变的进展，是否如此则有待实践中探索。有人推测ARB对肾血流动力学影响较ACEI少，用后发生肾功能衰竭并发症相对较少，亦需临床进一步观察。

总之，PTRA、外科手术、药物三种方法各有不同适应证，在选择治疗方法时应考虑：患者一般情况，病程，肾功能，对药物治疗的反应，肾动脉狭窄的相关病变以及医务人员PTRA与外科手术的经验。肾动脉狭窄治疗应行个体化原则。

（张晓英）

第二节　内分泌疾病与高血压

内分泌疾病引起高血压主要是由病理情况下肾上腺皮质或髓质分泌过量激素所致。主要见于原发性醛固酮增多症、嗜铬细胞瘤、库欣综合征等疾病。另外，还有一些像先天性肾上腺增生性异常综合征、肢端肥大征、Liddle综合征、肾素分泌瘤、甲状旁腺功能亢进以及甲状腺功能亢进或低下等疾病也可发生高血压，但这些疾病在临床上有特征性表现，容易鉴别。

一、原发性醛固酮增多症

原发性醛固酮增多症（简称原醛症）是由于肾上腺皮质球状带腺瘤、增生或癌，分泌醛固酮过多，肾远曲小管 Na^+-K^+ 交换异常，造成排钾潴钠所致的以高血压、低血钾、代谢性碱中毒、低肾素、血管紧张素和高醛固酮为特征的综合征（又称 Conn 综合征）。占高血压的 0.5%～2.0%，随着检查手段的改进，诊断为原醛症的病例数逐渐增多。原醛症主要见于成年人，女性略多于男性。

75%的原醛症是由肾上腺皮质腺瘤所致；其次为双侧肾上腺皮质增生，约占原醛症20%；此外，有糖皮质激素抑制性醛固酮增多症（ACTH依赖性醛固酮增多症）及肾上腺腺癌，临床上罕见。

（一）临床特点

1. 血压升高，此为最早出现的症状，随病情进展逐渐升高；个别可急进性升高，呈恶性高血压表现，可达 220/150mmHg 以上。

2. 肌无力或肌麻痹，呈周期性发作，常在吐泻、利尿及肌肉劳累后诱发，以下肢肌群受累明显，发作程度与低血钾水平有关。

3. 低血钾，多在 2.0～3.0mmol/L，少数患者可低于 2.0mmol/L。典型者为持续性伴发作性加剧，轻者可呈间歇性发作。当血钾低于 3.0mmol/L、尿钾排出高于 25mmol/24h，或血钾低于 2.5mmol/L、尿钾高于 20mmol/24h，则表明尿钾排出增多。

4. 血清醛固酮及24小时尿醛固酮测定高于正常。

5. 血浆肾素活性及血管紧张素Ⅱ显著降低。

（二）诊断与鉴别诊断

1. **定性诊断**　根据特征性表现，高血压、低血钾、尿钾排出增多以及三联症［①高醛固酮,摄入高钠饮食（240mEg/d）7 天后,不能抑制醛固酮分泌过多;②低肾素,不因立位 2 小时或低钠饮食（20mEg/d）7 天的刺激而增高;③正常尿 17 羟皮质类固醇或皮质醇水平正常],作出定性诊断不困难。

2. 定位诊断 经肾上腺 B 超、CT 扫描、MRI 显像及 [131] 碘化胆固醇肾上腺扫描等定位检查,绝大多数患者的病变定位及腺瘤或增生的诊断可明确。还有 65% 腺瘤患者立位时血醛固酮降低,而 50% 增生者却增加;前者的血压对螺内酯（安体舒通）反应为降低至接近正常,后者很少有改变。

3. 鉴别诊断

（1）原醛症与继发性醛固酮增多症相鉴别（表 7-19）。

表 7-19 原醛症与继发性醛固酮增多症的鉴别要点

病名	血压	水肿	血钾	肾素	醛固酮	其他
原发醛固酮增多症	↑	0	↓	↓↓	↑↑	
恶性高血压	↑↑	0～+	↓	↑	↑	恶性高血压表现
肾血管性高血压	↑↑	0～+	↓	↑	↑	肾动脉狭窄
肾小球肾炎	↑	+	↓	↑	↑	蛋白尿、血尿、尿毒症
肾小管酸中毒	N	0	↓	↑	↑	酸中毒、尿偏碱
Fanconi 综合征	N	0	↓	↑	↑	酸中毒、糖尿
巴特综合征	N	0	↓	↑↑	↑↑	球旁细胞增生
肾素分泌肿瘤	↑	0	↓	↑↑	↑↑	肾素瘤或分泌肾素恶性肿瘤

（2）常见高血压、低血钾的疾病鉴别:主要有库欣综合征、Liddle 综合征、11- 去氧皮质酮增多性疾病以及潴钠药物（如甘草制剂等）,可通过血、尿醛固酮测定及不同的临床表现加以鉴别。原发性高血压患者用排钾利尿剂也可引起低血钾,停药补钾后血钾可恢复正常,可与原发性醛固酮增多症鉴别。

（三）治疗

手术治疗是肾上腺皮质腺瘤和癌肿的最好治疗方法,对于不能手术的腺瘤或肾上腺皮质增生型患者,可采用螺内酯治疗。

二、皮质醇增多症（库欣综合征）

库欣综合征是一组长期糖皮质激素增多引起向心性肥胖、高血压、糖耐量降低、多毛及痤疮、闭经及性功能异常等的临床综合征。本病也是内分泌疾病中引起高血压的常见原因。青中年多发,20～40 岁最常见,女性多于男性,男女之比约为 1:2.5。

本病的 60%～70% 是由于垂体瘤分泌过多促肾上腺皮质激素（ACTH）引起继发双侧肾上腺增生。20% 为肾上腺皮质腺瘤,肾上腺皮质癌少见。其他还有肾上腺皮质增生,自主性分泌皮质醇,不受垂体 ACTH 控制;异位 ACTH 综合征,多由恶性肿瘤分泌 ACTH,刺激肾上腺皮质导致双侧增生和高皮质醇血症,小细胞性肺癌患者中约有 1% 伴有异位 ACTH 综合征;医源性库欣综合征,由长期应用大量糖皮质激素所致。

（一）临床特点

1. 血压 80% 以上患者均有高血压,轻中度多见,多在 160/100mmHg,少数为重度高血压。

2. 脂肪代谢紊乱 90% 以上出现轻中度肥胖,呈向心性肥胖,表现为满月脸、水牛背、胸腹部脂肪堆积明显,但四肢较细。

3. 蛋白质代谢紊乱 蛋白分解加速,合成受抑制,使皮肤变薄、宽大紫纹、肌肉萎缩,伤口不易愈合,严重者骨质稀疏等。

4. 盐代谢紊乱 水钠潴留、水肿、高血压、低血钾、代谢性碱中毒。

5. 糖代谢紊乱 血糖升高或糖耐量降低,近半数患者伴发糖尿病。

6. 其他 胃酸增加、溃疡病、易出血;激动、失眠、抑郁、精神分裂;淋巴细胞减少,易感染;性腺抑制、性欲低下,男性阳痿、女性闭经,且出现多毛、痤疮等表现;儿童患者生长发育滞缓等。

(二)诊断与鉴别诊断

1. 定性诊断 根据典型临床表现,结合激素测定,包括血清皮质醇升高(高于正常2~3倍),并昼夜分泌节律消失,尿游离皮质醇增高以及小剂量地塞米松抑制试验不受抑制等,不难作出定性诊断。对于早期病例,临床特征还未显露出来,激素测定具有决定性的诊断价值。

2. 定位诊断 一般病例通过血浆ACTH测定,结合肾上腺B超、CT薄层扫描和垂体CT或BMI等影像学检查,可作出定位诊断。

3. 鉴别诊断 应注意单纯性肥胖、糖尿病等鉴别。

(1)单纯性肥胖患者可有高血压、月经稀少、不育、多毛,并有血浆ACTH和皮质醇升高,但体型匀称、病史长,有过度营养少运动史,不被小剂量地塞米松所抑制等,可以此相鉴别。

(2)2型糖尿病者的血糖未控制时尿皮质醇可增高,但其病史长,血糖控制后尿皮质醇可恢复正常。

(3)精神分裂症、抑郁症等精神患者血、尿激素测定可升高,且不受小剂量地塞米松所抑制等,需与本病伴有精神症状者相鉴别。一般精神患者缺乏本病的临床表现及影像学特征,鉴别不难。

(4)先天性肾上腺增生性异常综合征:能引起高血压有11β-羟化酶缺乏症和17α-羟化酶缺乏症,由于皮质醇合成受阻,11-去氧皮质酮蓄积,导致水钠潴留、高血压、低血钾和代谢性碱中毒。

(5)肢端肥大症、巨人症:生长激素分泌过多,国内一组病例报道肢端肥大症患者高血压发生率可达41.6%,巨人症患者2%有高血压。

(6)Liddle综合征:由于肾小管钠离子转运缺陷引起疾患,造成钠重吸收增加,钾排出增多,血容量扩张,血压升高。

(7)肾素分泌瘤:系指能自主性异常分泌肾素导致高血压的肿瘤,包括肾小球旁器瘤、肾胚胎细胞癌及肾外产生肾素的肿瘤(如某些肺癌、胰腺癌)。

(8)甲状旁腺功能亢进:10%~40%患者有高血压,与高钙血症、肾功能受损、甲状旁腺激素使周围血管阻力升高等有关。

(9)甲状腺功能亢进:大约30%患者有高血压。过多的甲状腺素分泌在血液中,血液循环系统呈高动力状态,心输出量增加,引起收缩压明显增高,但舒张压降低,脉压增大。大约30%患者有高血压。

(10)甲状腺功能低下:相当的比例的甲状腺功能低下患者合并高血压,特别是舒张压升高,一般不随血压的昼夜节律性改变。但亦有部分甲状腺功能低下的患者血压偏低,心率偏慢,眼睑及双下肢水肿等。

(11)经绝期高血压:经绝期卵巢逐渐退化,促性腺激素和促甲状腺激素反而增加,肾上腺髓质也过度活动,情绪不稳定,可出现阵发性潮红与出汗、心动过速,血压增高且波动大,绝经期出现高血压现象。

另外,还有先天性肾上腺增生性异常综合征、肢端肥大症、巨人症、Liddle 综合征肾素分泌瘤甲状旁腺功能亢进甲状腺功能亢进和低下。

(三)治疗

利尿剂与醛固酮拮抗剂螺内酯为首选药物,β 受体阻滞剂可阻断肾素 - 血管紧张素和交感神经系统,作为二线药物。但最合理的治疗是,根据库欣综合征的病因进行有效的根治性治疗。肾上腺皮质腺瘤和肾上腺癌肿应尽早手术治疗。由于肾上腺皮质增生占本病的 70%,其中大多数为垂体微腺瘤,故对这类 ACTH 依赖性皮质醇增生症应进行垂体微腺瘤切除术或放射治疗。

三、嗜铬细胞瘤

嗜铬细胞瘤(pheochromocytoma,PHEO)是一种比较少见的可以发生在任何年龄的继发性高血压,患者可因高血压造成心、脑、肾和血管的严重损害,或因高血压的突然发作而危及生命,尤其对老年人构成更大的威胁,但如能早期、正确诊断并行手术切除肿瘤,是临床可治愈的一种继发性高血压。

(一)概述

PHEO 是肾上腺髓质最常见、最主要的疾病,它是由神经嵴起源的嗜铬细胞形成的肿瘤,主要合成和分泌大量的儿茶酚胺,故又称儿茶酚胺分泌瘤。肾上腺髓质和交感神经系统共同起源于胚胎期的交感神经元细胞;交感神经元细胞进一步演变为交感神经节细胞和嗜铬细胞,有的则形成肿瘤而分别称为神经节瘤和 PHEO。90% 的 PHEO 来源于肾上腺,还有一部分嗜铬细胞可分布在颈动脉体、主动脉弓化学感受器、交感神经节、膀胱等肾上腺外部位,被称为异位嗜铬细胞瘤。PHEO 的患病率,因地区及统计方法的不同而报道不一。1983 年 Beard 等报道为 0.95/10 万;1994 年 Goldfien 报道在初诊高血压患者中所占比例为 0.1%~0.5%;近年来随着生化技术和影像学检查手段的进步,国外报道的患病率已高达 1.9%;国内报道 PHEO 患者约占高血压患者的 1%,实际报道的病例数还不到 1000 例。PHEO 可发生在任何年龄,儿童 PHEO 约占 10%,男女性别无明显差别。85%~95% 的 PHEO 位于肾上腺髓质,左、右侧肾上腺的发生率差别不大;90% 的 PHEO 是单发的,但家族型肾上腺 PHEO 大约有一半为双侧;90% 以上的 PHEO 或副神经节瘤发生在横膈膜以下。中国医学科学院北京协和医院报道 5 例 PHEO 藏于心肌内而不易被发现。

(二)病理生理

PHEO 的肿瘤大小不一,其直径可由 1~2cm 至 20~25cm,但大多数肿瘤直径为 3~5cm;其重量变异较大,大多数为 20~100g;一般讲,小肿瘤内的儿茶酚胺容易被排出,血循环中的生物活性较高,因而临床症状出现较早。正常人体的嗜铬细胞利用食物中的苯丙氨酸和酪氨酸合成儿茶酚胺(CA)即肾上腺素(E)、去甲肾上腺素(NE)和多巴胺(DA)。小部分 NE 来源于肾上腺髓质,大部分来源于血管、心脏等处的交感神经末梢。以 NE 的水平反映机体交感神经系统的活性。CA 通过与多种器官及组织细胞中的受体相结合而发挥其生理作用。由于在各组织器官中肾上腺素能受体分布不同,CA 的作用也不一致;CA 对心血管系统可使心率加快,心肌收缩力加强,心输出量增加,冠状动脉血管扩张,外周血管收缩,升高血压。对呼吸系统有兴奋作用,使呼吸频率加快、呼吸运动加深,并扩张支气管平滑肌。对胃肠道可增加胃酸分泌,抑制胃肠蠕动。同时可促进肾素分泌,引起醛固酮分泌增加;使膀胱逼尿肌松弛,括约肌收缩。对中枢神经系统可兴奋中枢神经,提高警觉性,提高神经系统的反应速度。可促进唾液、胃液、汗腺和支气管内膜分泌,抑制胰腺分泌,也可促进肾上腺皮质激素、甲状腺激素、甲状旁腺激素、胰高血糖素、胃泌素及红细胞生成素分泌增加;抑制胰岛素及降钙素分泌。另外,可使瞳孔扩大及外周血细胞增加。

PHEO 的形态多为圆形或椭圆形,也有哑铃型;瘤体切面为灰粉色、棕褐色或杂色相间,肿瘤较大时瘤体内常有局灶性或大片状出血、坏死、囊性变和 / 或钙化。90% 的 PHEO 为良性;恶性肿瘤通常较良性肿瘤大。临床上鉴别良、恶性嗜铬细胞瘤较难,主要取决于是否出现淋巴结、骨、肺、肝、脑、网膜等非嗜铬组织的远处转移病灶;肿瘤有无包膜浸润;血管中是否有肿瘤细胞栓子形成等。PHEO 可以生长于体内任何有交感神经节和嗜铬组织的部位,虽然以释放 CA 为主,但 CA 由三种物质组成,PHEO 可能是以分泌 E 为主,也可能以分泌 NE 或 DA 为主,而三种物质对不同的受体有不同的影响,即使对同一受体的生理作用也不尽相同。这就使临床表现千变万化或变幻莫测。PHEO 释放 CA 的速率和方式并非持续不变。大多数肿瘤自发性释放 CA,也有的肿瘤受刺激后可使 CA 释放增多或释放量减少,有时甚至不释放等。临床上可出现发作期、发作间期和静止期。病情往往来势凶猛、突然加重;可表现为血压和心率的骤升骤降,或全身大汗和意识障碍等;可短期内出现心、脑、肾及眼底等多脏器损害,危及生命。

(三)临床表现

1. 循环系统

(1)高血压:血压增高是 PHEO 患者最常见的临床症状,由于肿瘤分泌 CA 的物质不同,高血压可表现为阵发性、持续性或在持续性高血压的基础上阵发性加重三种形式。40%～50%的患者为阵发性高血压;50%～60% 的患者为持续性高血压,其中半数患者呈阵发性加重;其血压明显升高,收缩压可达 200～300mmHg,舒张压可达 150～180mmHg 以上。在主要分泌 E 的 PHEO 患者中,可仅有收缩期高血压。患者可平时血压正常,而运动、精神紧张、外伤、感染或当体位变换、压迫腹部、排大、小便等时可发作。有些育龄妇女妊娠时可诱发发作而出现妊娠高血压,甚至流产。一些拟交感神经药物如甲基多巴、三环类抗抑郁药物和吗啡类药物可诱发高血压发作。严重高血压发作时可出现眼底视网膜血管出血、渗出、视盘水肿、视神经萎缩以致失明;可出现高血压脑病(脑出血、脑梗死);可出现蛋白尿、肾功能不全等。

(2)对心脏的损害可导致儿茶酚胺性心肌病:这是由于长期高 CA 水平,使心肌细胞出现灶性坏死、变性、心肌纤维化而引起。可出现多种心律失常、心肌缺血或梗死,甚至心功能不全等症状。还有的患者发生非心源性肺水肿,可能与儿茶酚胺直接作用于肺血管,使肺静脉收缩,肺毛细血管压增高,血管壁通透性增加有关。

(3)头痛、心悸、多汗三联症:PHEO 高血压发作时最常见的伴发症状为头痛、心悸、多汗,其发生率分别为 59%～71%、50%～65%、50%～65%。因血压突然升高而出现剧烈头痛,患者往往难以忍受;心悸常伴有胸闷、憋气、濒死感,患者感到十分恐惧;有的 PHEO 患者平时即怕热及出汗多,发作时则大汗淋漓、面色苍白、四肢发凉等。

(4)嗜铬细胞瘤高血压危象:当 PHEO 患者的血压时而急剧增高,时而骤然下降,出现大幅度波动,即高、低血压反复交替发作,甚至出现直立性低血压或低血压休克时,称为嗜铬细胞瘤高血压危象发作。有的患者可同时伴有全身大汗、四肢厥冷、肢体抽搐、神志不清及意识丧失;有的患者在高血压危象时发生脑出血或急性心肌梗死。其发病机制可能与肿瘤突然大量分泌、释放 CA 并作用于血管舒缩中枢,影响血管运动反射;由于血管收缩,加之大量出汗,造成血容量减少;长期高浓度 CA 损害心肌致儿茶酚胺心肌病、心功能衰竭;肿瘤内坏死、出血或栓塞以及与体内多种调节血压的激素水平发生动态变化等因素有关。

2. 消化系统

(1)高血压:发作时患者常有恶心、呕吐等胃肠道症状;长期高浓度 CA 使肠蠕动减慢而出现便秘、结肠扩张甚至肠梗阻;使胆囊收缩力减弱、胆汁潴留致胆石症;还可发生胃肠道壁内闭塞性动脉内膜炎而致腹痛、溃疡出血、腹膜炎等。

(2)腹部肿块:约 15% 的病例可触及腹部肿块,尤其当轻轻按压腹部肿块使血压明显升高时,应高度怀疑 PHEO。如瘤体内有出血或坏死时则在相应部位出现疼痛等症状,出血多时可有血压下降。

3. 泌尿系统 约 1% 的 PHEO 位于膀胱,称为膀胱嗜铬细胞瘤,其中 40% 发生在膀胱三角区。患者可有血尿或排尿时诱发高血压发作。如果肿瘤瘤体较大并与肾脏紧邻时,可使肾脏位置下移或压迫血管而导致肾动脉狭窄、肾功能不全。有些患者在高血压发作时可出现蛋白尿或尿潴留。

4. 神经系统 患者在高血压发作时常伴有精神紧张、烦躁、焦虑、濒死感,或晕厥、抽搐、症状性癫痫发作等,可能与肾上腺素通过网状结构兴奋大脑皮层有关。一些患者出现智力减低,手术切除后能恢复正常。还有些患者因精神症状严重而使用抗精神分裂症药物治疗或接受电惊厥治疗时发生猝死。

5. 内分泌系统

(1)糖代谢异常:PHEO 患者高血压发作时可伴有血糖增高,有的患者可出现糖耐量减退或糖尿病,甚至发生糖尿病酮症酸中毒,这与嗜铬细胞瘤分泌大量 CA 可引起糖代谢功能障碍有关。E 和 NE 在体内可促进肝糖原、肌糖原分解及糖原异生;抑制胰岛素分泌及对抗内源或外源性胰岛素的降血糖作用,使血糖升高。如能早期切除肿瘤,纠正高儿茶酚胺血症,可减轻胰岛 B 细胞的负荷,使其恢复部分功能,分泌日常所需的胰岛素量,从而维持血糖正常,使糖尿病达到临床痊愈。

(2)高代谢症候群表现:患者可有怕热、多汗、体重减轻等代谢率增高的症状和体征。

(3)部分患者平时为低热,当血压急剧上升时体温亦随之增高,有时可达 38~39℃,并伴有白细胞增高而被误诊为感染性疾病。可能与肿瘤释放一些细胞因子如 IL-6、IL-1 和肿瘤坏死因子有关。

(四)功能分级

多数学者根据临床症状,简单地将 PHEO 分为功能静止型与功能型,但这种分类不能准确反映 PHEO 的功能差异。而肿瘤的功能分级与术前准备和手术安全性密切相关。有人建议用尿的儿茶酚胺水平来准确地反映 PHEO 的功能。

Cheah 分类与分级标准:①分类(3 类):典型症状型、意外瘤型、高血压危象或多器官功能衰竭型。②分级(4 级):功能 0 级,血压≤140/90mmHg,尿去甲肾上腺素 <40.65μg/24h、肾上腺素 <6.42μg/24h、多巴胺 <330.59μg/24h;功能 1 级,血压≤140/90mmHg,尿去甲肾上腺素 >40.65μg/24h、肾上腺素 >6.42μg/24h、多巴胺 >330.59μg/24h;功能 2 级,具有典型儿茶酚胺增多症表现;功能 3 级,具有典型儿茶酚胺增多症表现且引起心脑血管意外者。

(五)实验室检查

1. 定性诊断 诊断 PHEO 首先应是定性诊断,即在发生上述症状的同时进行相关激素的测定，以证实其高血压是否因高儿茶酚胺分泌所致。

（1）生化检查：CA 主要包括三种激素即 E、NE 和 DA，这些激素有各自的代谢和灭活途径。如 MN（3-甲氧基肾上腺素）是 E 的中间代谢产物，而 NMN（3-甲氧基去甲肾上腺素）是 NE 中间代谢产物；VMA（3-甲氧基4-羟基-扁桃酸）是 NE 的终末代谢产物，HAV（高香草酸）是多巴胺的终末代谢产物等。检测这些激素水平以及它们的中间代谢产物或终末代谢产物，将有助于 PHEO 的定性诊断。标本采集可以是尿液，也可以是血液。一般来讲，尿液的生化指标比较容易收集和检测，而血液的生化指标因受到临床检测手段和技术的限制，目前并没有大范围的开发和应用。

1）尿 CA 测定：①正常人：尿 CA 排泄量呈昼夜周期性变化，即白昼排泄量高于夜间，并在活动时排量增多。尿 CA（NE＋E）正常排量为 591～890nmol/d（100～150μg/d），其中 80% 为 NE，20% 为 E。② PHEO 患者：在发作期或发作间期，尤其是发作期尿 CA 明显增高，往往大于 1500nmol/d（250μg/d）。③留尿时应该在安静状态下进行；避免利尿剂、钙通道阻滞剂、血管紧张素转换酶抑制剂等干扰；留尿时间应准确，避光；于收集尿标本的容器中应加入 6mol/L HCl，使其尿 pH＜3.0，并放置在低温下以保持 CA 测定的稳定性。

2）尿 VMA 测定：①正常值＜35μmol/d（7mg/d）；可疑＞50μmol/24h（9.1mg/24h）；阳性＞100μmol/24h（18.2mg/24h），需重复两次以上。②留尿的要求与留尿 CA 基本相同，禁食含有荧光的食品和药物 1 周，如巧克力、香蕉、柠檬、大环内酯类、水杨酸、维生素 C、维生素 B_2、钾盐、铁盐、胰岛素等。

3）尿 MN 及 NMN 测定：①正常人尿 MN＋NMN 排量＜7.21μmol/d（1.3mg/d），其中 MN＜2.2μmol/d（0.4mg/d），NMN＜5.0μmol/d（0.9mg/d）；②大多数 PHEO 患者的尿 MN＋NMN 排量高于正常值 2～3 倍。

4）血浆 CA 浓度测定：由于血浆 CA 测定受多种生理、病理因素及药物的影响，且 CA 在神经冲动的调控下呈现脉冲样释放，入血后的 CA 又很快被代谢灭活，所以要想检测到 PHEO 患者的血 CA 升高，实验室的仪器和技术水平应该达标。对患者的要求是空腹、平卧位、尽量安静状态下进行抽血，抽血后尽快测定。

5）血浆 MN 及 NMN 测定：相对于 CA 来讲，MN 及 NMN 作为 E 和 NE 的中间代谢产物，其释放方式主要表现为持续性，故更容易检测到。

①正常人血 MN 排量为 12～61pg/ml，血 NMN 排量为 18～112pg/ml。

②血浆 MN 及 NMN 检测的灵敏性为 99%，特异性为 89%。尿 MNs 检测的灵敏性为 77%，特异性为 93%。而尿 VMA 的灵敏性为 64%，特异性为 95%。

6）其他检查项目：

①二羟苯甘醇（DHPG）：为 NE 的代谢产物，因 DHPG 仅从神经元，而不从血循环 NE 降解产生，如仅有血浆 DHPG 水平增加或血浆 NE：DHPG＞2.0，即提示 PHEO，如该比值小于 0.5 则可除外。

②嗜铬粒蛋白 A（chromogranin A，CGA）：CGA 是一种酸性可溶性单体蛋白，伴随 NE 在交感神经末梢颗粒中合成、储存和释放。PHEO 患者的 CGA 水平增高，其诊断的灵敏度为 83%，特异性为 96%。

③内啡肽、神经元特异性烯醇化酶（NSE）和神经肽 Y（NPY）：它们存在于交感神经系统的神经元、PHEO 以及某些肿瘤患者的血浆中。良性 PHEO 患者的血浆 NSE 水平正常，半数恶性 PHEO 患者却明显增高，测定血浆 NSE 水平有助于鉴别良、恶性 PHEO。

（2）药理和物理试验：

1）激发试验：适用于阵发性高血压患者，在其血压正常时或较长时间未能观察到症状发作而不能排除或确诊 PHEO。因该类试验有一定危险性，故对持续性高血压或年龄较大的患者不宜进行，以免发生心脑血管意外。

①加压试验：静卧 30 分钟，每隔 5 分钟测血压，待血压平稳，将手腕关节以下浸入 4℃冷水中，1 分钟后取出；自手浸入时计时，30、60、90、120 秒及 3、5、10、20 分钟测对侧血压。结果判断为正常人血压比试验前升高 12/11mmHg，强反应者则升高 30/25mmHg 有参考价值。

②组胺或胰高血糖素试验：患者平卧安静休息，静脉注射组胺 0.025～0.05mg 或胰高血糖素 0.5～1mg，每 30 秒测血压一次，5 分钟后每分钟测一次。血压升高 45/20mmHg 以上为阳性，诊断阳性率约 50%，假阳性率约 10%。

注意事项：有发生药物过敏和组胺反应的可能；可因血压急骤升高，导致心脑血管疾病意外；检查前停用降压药和镇静剂 7～10 天。

2）抑制试验：适用于持续性高血压、阵发性高血压发作期，或激发试验阳性的患者，当血压≥170/110mmHg 或血浆 CA 水平中度升高在 5.9～11.8nmol/L（1 000～2 000pg/ml）时进行。

①酚妥拉明试验：酚妥拉明是短效 α 肾上腺素能受体阻滞剂，可阻断 CA 在组织中的作用，用于鉴别高血压是否因嗜铬细胞瘤分泌过多 CA 所致。试验时患者先安静平卧 20～30 分钟，从上肢较大静脉中穿刺并滴注生理盐水以保持静脉通道，同时每 2～5 分钟测一次血压、心率，如血压平稳并持续≥170/110mmHg 时，从输液皮管中快速静脉注射酚妥拉明 5mg，于注药后每 30 秒测血压、心率一次，至 3 分钟，以后每 1 分钟测一次至 10 分钟，于 15、20 分钟时再各测一次血压及心率。如注射酚妥拉明后 2～3 分钟内血压降低≥35/25mmHg 且持续 3～5 分钟或更长时间，则为阳性反应，高度提示 PHEO 的诊断，但其阳性率约为 80%，如能同时测定血或尿中的 CA 水平，则能帮助明确诊断。如注射酚妥拉明后患者出现低血压休克时，首先应加快输液速度，增加血容量，必要时静脉滴注多巴胺、去甲肾上腺素或肾上腺皮质激素治疗。

②可乐定试验：适用于基础血浆 CA 水平异常升高的患者。可乐定是作用于中枢的 α_2 肾上腺素能受体激动剂，当 α_2 受体被激活后，CA 释放减少，故可乐定能抑制神经源性所致的 CA 释放增多。非嗜铬细胞瘤患者的 CA 释放可被抑制，对 PHEO 患者的 CA 分泌和释放却无抑制作用。

2. 定位诊断

（1）B 型超声波检查：可见肿瘤呈圆形、椭圆形等，小肿块内部回声低而均质，较大肿块回声不均，中心常可见液化坏死形成的不规则暗区，提示肿瘤内有出血坏死。B 型超声波检查具有无创性、方便易行、价格低、易被患者接受的优点，但因分辨率不高，灵敏度较低，常作为 PHEO 的初筛定位手段。

（2）CT 扫描：CT 扫描为首选的无创伤性影像学检查，已广泛应用于肾上腺或其他有关部位疾病的定位诊断。螺旋 CT 多期动态扫描可准确地反映病灶的血供，有利于病灶的定性。在 CT 片上 PHEO 瘤体显示为边界清楚的圆形或类圆形软组织影，肿瘤内常常有坏死、出血或钙化，其密度可不均匀。CT 扫描对 PHEO 定位诊断的灵敏性为 85%～98%，但特异性仅 70%。CT 对于良性、恶性嗜铬细胞瘤的诊断不具特异性。有的患者在 CT 扫描过程中由于体位变化或注射照影剂增强显像时，诱发高血压发作，故事先应该使用降压药物治疗或准备好酚妥拉明以增加检查的安全性。

（3）磁共振显像（MRI）：可显示肿瘤的解剖部位、与周围组织的关系。无放射性损伤，适用于妊娠女性。在 T_1 显像中呈现低密度灶，T_2 像中呈高密度表现。MRI 用于 PHEO 的定位诊断，其灵敏性为 85%～100%，特异性为 67%。

（4）^{131}I-间碘苄胍（MIBG）闪烁扫描：自 20 世纪 80 年代初起，MIBG 闪烁扫描开始用于临床，是目前发现肾上腺外 PHEO 的最好定位和定性检查，其灵敏性为 78%～83%，特异性为 100%。MIBG 是一种肾上腺能神经阻滞剂，其结构与 NE 类似，能被交感神经细胞膜上的 NE 转运体（NET）和位于细胞内小囊泡上的单胺转运体（VMAT）识别，从而贮存于肿瘤组织的小囊泡中，因此 MIBG 用放射性 ^{131}I 标记后进行静脉注射，大多学者认为如为高功能的 PHEO，则 ^{131}I-MIBG 呈现阳性显像，尤其对肾上腺外、多发或恶性转移性病灶的定位有较高的诊断价值，但对于功能低下的肿瘤显像较差，可出现假阴性；也有学者认为肾上腺髓质扫描反映的是嗜铬细胞数量的多少，并不受肿瘤有无分泌功能限制，可直接判断是否有过度嗜铬细胞存在的可能。新疆自治区人民医院高血压诊断治疗研究中心在曾诊断的 46 例嗜铬细胞瘤中，有一例有典型临床表现，后经证实为多部位广泛转移的恶性嗜铬细胞瘤，而其 ^{131}I-MIBG 显像呈阴性结果，分析认为可能与全身广泛转移，常规剂量的显影剂难于仅在某一肿瘤部位浓聚有关。进行 ^{131}I-MIBG 检查前 1 周应停用降压药，但血管紧张素转换酶抑制剂的影响不大，可以使用。另外，需服用碘溶液以防止甲状腺对 ^{131}I 的摄取。患者在静脉注射 ^{131}I-MIBG 后 24、48、72 小时分别进行图像扫描而定性定位。

目前国外采取 ^{123}I-（MIBG）闪烁扫描，由于 ^{123}I 的半衰期和 γ 射程较 ^{131}I 短，对人体危害相对小，在接受 MIBG 注射剂量时较 ^{131}I 更有余地，因而图像显示更为清晰，观察时间缩短为 24、48 小时，可以提高诊断的敏感性。

（5）生长抑素受体显像：生长抑素（奥曲肽）TCT 与 ECT 融合显像可对 ^{131}I-MIBG 显像阴性的 PHEO 进行互补检查而帮助确诊。中国医学科学院北京协和医院近年来运用 ^{131}I-MIBG 及奥曲肽显像诊断了数十例肾上腺外 PHEO，特别是诊断了 ^{131}I-MIBG 显像阴性而奥曲肽显像阳性的 5 例心脏 PHEO 患者。

（6）数字减影血管造影术（DSA）：PHEO 是一种血管丰富的肿瘤，尤其是生长在肾上腺外的 PHEO，通常与周围大血管关系密切，部分病例肿瘤巨大，可包绕或遮盖大血管。单纯依靠 B 超、CT、MRI 检查尚无法确定肿瘤与大血管间的关系（包括肿瘤是否侵犯、压迫、粘连、包绕大血管等情况），这给手术的安全性带来了一定的影响。因此，术前应进行 DSA 检查。

（7）PET 扫描：利用肿瘤细胞的生长代谢旺盛，对葡萄糖的摄取能力增强，^{18}F-氟代脱氧葡萄糖（^{18}F-FDG PET）有助于 PHEO 的定性定位诊断。Skulkin 等报道 ^{18}F-FDG PET 在寻找肿瘤方面并不占很大的优势，甚至其灵敏度不如 ^{131}I-MIBG，但是在良性、恶性肿瘤的鉴别方面优于 ^{131}I-MIBG 显像。Yun 等认为 ^{18}F-FDG PET 显像在良性、恶性的鉴别上的特异性为 93.75%，敏感性为 100%。

（8）膀胱镜检查：是膀胱 PHEO 的重要定位诊断方法。镜下可见局部有压迹、外压性包块或向腔内生长的肿瘤病灶。向腔内生长者常呈结节状或息肉状并与正常膀胱组织可有明显界限，但有时难于与膀胱癌鉴别。膀胱镜检操作或活检时均可能引起血压波动，甚至在注水充盈时出现头痛及高血压，故操作时需间歇缓慢充盈膀胱，并做好预防及处理发作性高血压的措施。

（六）鉴别诊断

由于 PHEO 的临床表现多种多样，而某些疾病又有类似 PHEO 的一些临床症状，故需要与下述疾病进行鉴别。

1. 原发性高血压 血儿茶酚胺水平增高是诊断 PHEO 的重要手段,而 PHEO 患者发作期的血儿茶酚胺水平可在正常范围内或仅轻度升高,临床上容易与原发性高血压混淆;另外,某些原发性高血压患者伴有高交感神经兴奋的症状,如心悸、多汗、焦虑等,部分患者的血和尿 CA 水平常也稍增高,此时需做可乐定抑制试验以鉴别 CA 增高是来自交感神经还是 PHEO。反复测定血压高时的血液或尿液 CA 及代谢产物水平,或做有关物理和药理试验刺激或抑制儿茶酚胺释放,尽可能进行影像学检查,则有助于二者的鉴别。

2. 甲状腺功能亢进症 甲状腺素和儿茶酚胺具有许多相同的作用:两者均能使耗氧量增加,产热增多;均有兴奋中枢神经系统的作用;均使心率加快,心输出量增加。此外,两者存在交互作用,儿茶酚胺可以通过刺激 β 肾上腺素能受体使甲状腺细胞内 cAMP 增高,从而促使甲状腺素分泌增加,而甲状腺素又能增强儿茶酚胺的外周效应。甲亢患者可有高血压及高代谢的表现;而少数 PHEO 患者在高血压发作时可因甲状腺充血而致甲状腺肿大,被误诊为甲亢。但是甲亢时血压仅轻度增高,且以收缩压升高为主,而绝大多数 PHEO 在发作时的收缩压和舒张压均明显增高,因此如测定甲状腺激素及血液或尿液 CA 水平,则不难予以鉴别。

3. 糖尿病 糖尿病合并高血压病的患者在临床上并不少见。有的糖尿病患者伴自主神经病变时,可出现直立性低血压而使血压波动较大;也有不少 PHEO 患者行口服葡萄糖耐量试验和胰岛素释放试验可提示糖耐量降低或糖尿病,尤其当肿瘤长在颈、胸部而不是在肾上腺时更难鉴别。详问病史,仔细查体,测定有关胰岛素抗体,测定 CA 或代谢产物以及做必要的定位定性影像学检查,可资鉴别诊断。

4. 冠心病 某些冠心患者在心绞痛发作时可有突然或急剧的血压上升;而心绞痛、心肌缺血、非特异性的心电图改变如室性、室上性心动过速等,也可在无冠状动脉疾病的 PHEO 患者中发生。详细的病史和查体,心电图、心肌酶学动态演变,超声心动图、冠状动脉造影术有助于冠心病的诊断,同时进行血液或尿液 CA 测定,B 超、CT、[131]I-MIBG 扫描判定有无嗜铬细胞瘤。

5. 绝经期综合征 更年期女性在绝经前后常有发热、多汗、精神紧张、血压波动等类似 PHEO 的症状,但如仔细询问病史、月经史,血压高时查 CA 及其代谢产物水平,必要时做有关的药理试验,可予以鉴别。

6. 酒精中毒戒断反应 慢性酒精中毒在戒除酒精时可能出现高血压、头痛、心慌症状,或有面色苍白、肌肉颤动等酷似 PHEO 发作表现,甚至酚妥拉明试验呈阳性反应。但当戒断反应减轻后,症状可逐渐消失。而 PHEO 患者饮酒后可能加重病情。

7. 肾上腺髓质增生 目前为止尚无肾上腺髓质增生的特异性检查诊断方法,有人认为肾上腺髓质增生是嗜铬细胞瘤的前期表现。肾上腺髓质增生的临床表现与 PHEO 相似,主要症状为高血压,但较多见在持续性高血压的基础上,由于情绪紧张等突然出现阵发性的加剧,可伴有剧烈头痛、心悸、皮肤苍白、出汗、恶心、呕吐、胸闷、焦虑、紧张等。在高血压发作时测定其血、尿 CA 或其代谢产物水平均明显升高,也可有发作时血糖增高,糖耐量试验呈现糖尿病曲线,激发试验和酚妥拉明试验多为阳性等。如果影像学上明显提示双侧肾上腺增大,临床上高度考虑肾上腺髓质增生时可选用 ^{11}C-metomidate 核素 PET 扫描。此检查价格昂贵,但因其能够区别肾上腺皮质疾病而有助于髓质增生的鉴别。当然,肾上腺髓质增生的最后确诊仍需经病理检查证实。

8. 焦虑症或焦虑状态 原发或症状性的焦虑症,尤其是焦虑症的急性发作期,可以在夜间失眠的基础上，出现阵发性头痛、心悸、多汗、血压增高等症状并可伴有尿儿茶酚胺排泄的轻度增加，容易与嗜铬细胞瘤相混淆。

（七）治疗

当 PHEO 的定性、定位诊断明确后，应及早手术治疗，术前应做充分的药物治疗准备，否则可因致命的高血压危象发作而危及生命。

1. 术前准备 术前应常规给予药物治疗，以控制血压和临床症状，保证手术成功。

（1）α 肾上腺素能受体阻滞剂：

1）酚妥拉明：是一种短效的、非选择性 α 受体阻滞剂，对 α_1 和 α_2 两种受体的阻断作用相等，其作用迅速，但半衰期短，需反复多次静脉注射或持续静脉滴注，常用于高血压时的诊断试验、高血压危象发作的治疗或在手术中控制血压，而不适于长期治疗。

2）酚苄明：也是非选择性 α 受体阻滞剂，但对 α_1 受体的阻断作用强于 α_2 受体近百倍，口服后吸收缓慢，半衰期为 12 小时，作用时间长，控制血压较平稳，故常用于手术前的扩容准备。初始剂量一般为 10mg、每日 2 次，视血压控制情况逐渐加量，大多数患者需服 40～80mg/d 才可控制血压，少数患者甚至服用到 200mg/d 或更大剂量，术前至少服酚苄明 2 周以上。服用酚苄明后的主要不良反应有鼻黏膜充血而致鼻塞、心动过速、直立性低血压等，因此，服药过程中应监测卧、立位血压和心率的变化，并嘱咐患者起立动作要慢一些，以防摔倒。

3）乌拉地尔：也是 α 受体阻滞剂，它不仅阻断突触后 α_1 受体，而且阻断外周 α_2 受体，但以前者为主，它还有激活中枢 5- 羟色胺 -1A 受体的作用而降低延髓心血管调节中枢的交感反馈作用，因此在降压时与上述药物不同，对心率无明显影响。

4）其他：哌唑嗪、特拉唑嗪、多沙唑嗪等均为选择性突触后 α_1 受体阻滞剂，但不影响 α_2 受体。国外文献报道，此三种药物在服用首次剂量后均很快发生严重的直立性低血压，故应告知患者卧床休息、避免摔倒或睡前服用；建议首剂半量，必要时再逐渐增加剂量。

（2）β 肾上腺素能受体阻滞剂：在 PHEO 患者的术前准备过程中，并非所有病例都需加服 β 受体阻滞剂，只有在应用 α 受体阻滞剂后出现持续性心动过速（> 120 次 /min）或室上性快速心律失常时，才可考虑加服 β 受体阻滞剂，但绝不能在未使用 α 肾上腺素能受体阻滞剂的情况下单独或先用 β 受体阻滞剂，否则可导致严重肺水肿、心力衰竭或诱发高血压危象的发生而加重病情。

1）普萘洛尔：为非选择性 β 肾上腺素能受体阻滞剂，可阻断心脏 β_1 受体及支气管和血管平滑肌的 β_2 受体，初始剂量为 10mg、2～3 次 /d，可逐渐增加剂量以达到控制心率。

2）阿替洛尔：为选择性 β_1 肾上腺素能受体阻滞剂。因无明显抑制心肌收缩力的作用，故优于普萘洛尔。常用剂量为 25～50mg、2 次 /d。

3）美托洛尔：也是选择性 β_1 肾上腺素能受体阻滞剂，可减慢心率，减少心排血量，常用剂量为 50mg、2～3 次 /d。

（3）钙通道阻滞剂（CCB）：CCB 可作为 PHEO 患者的术前联合治疗，通过阻断钙离子的流入而抑制肿瘤细胞的 CA 释放、直接扩张外周小动脉及冠状动脉、降低外周血管阻力、降低血压、增加冠状动脉血流量、预防 CA 引起的冠状动脉痉挛和心肌损伤。故 CCB 适用于伴有冠心病或 CA 心肌病的 PHEO 患者，或与 α、β 受体阻滞剂合用进行长期治疗。

（4）血管紧张素转化酶抑制剂（ACEI）：PHEO 患者因血中 NE 水平增高，低血容量或直立性低血压等而刺激血浆肾素水平增高，因此，ACEI 可通过抑制肾素 - 血管紧张素系统而降低血压，作为术前联合降压的选择。

（5）血管扩张剂：硝普钠是一种强有力的血管扩张剂，作用迅速，可直接作用于血管平滑肌，扩张周围血管，降低外周阻力使血压下降。用于嗜铬细胞瘤高血压危象发作或手术中血压持续升高者。一般从小剂量开始，逐渐增加至 $50\sim200\mu g/min$，可用输液泵控制浓度和速度，同时严密监测血压，调整药物剂量，以防血压骤然下降。

（6）儿茶酚胺合成抑制剂：α-甲基对位酪氨酸是酪氨酸羟化酶的竞争性抑制剂，由于该药能透过血脑屏障，可减少外周及大脑中 CA 合成，降低血压。

（7）补充血容量：当血压基本控制后，患者可进食正常或高钠饮食，必要时可在手术前静脉输注血浆或胶体溶液，使血容量恢复正常。当血容量恢复正常后，直立性低血压的程度可大为减轻。

2. 手术治疗

（1）腹腔镜肾上腺切除术：1995 年 Guannzzoni 等报道开展了腹腔镜肾上腺切除 7 例 PHEO 患者。我国目前也逐渐应用于临床。肾上腺 PHEO 的瘤体控制在 3.5cm 以下。术前应了解肿瘤与周围组织器官的关系，尤其是与肾上极、腔静脉、腹主动脉、肾血管、脾血管等的关系，术中既要耐心，又要小心地去寻找肿瘤。在建立后腹膜工作空间时，腹膜后球囊扩张注水量应该比非 PHEO 的手术要少，最好不超过 300ml，避免过大的压力造成对肿瘤的挤压。

（2）开放式手术：对明确的单侧肾上腺 PHEO 患者，若肿瘤直径 <6cm，可采用第 11 肋间切口；肿瘤直径在 6～8cm 者采用第 10 肋间切口；肿瘤直径 >8cm 者则采用第 8 或第 9 肋间切口或胸腹联合切口来切除肿瘤。而对多发性肿瘤，肾上腺外 PHEO 或双侧肾上腺肿瘤，可采用上腹正中切口或上腹倒八字切口进行探查。

（3）间碘苄胍（MIBG）治疗：利用 MIBG 的辐射毒性可以治疗神经嵴起源的神经内分泌肿瘤，包括 PHEO、神经母细胞瘤等。适于手术不能切除的恶性 PHEO 和肿瘤转移灶。有人认为由于 ^{131}I、^{125}I、^{211}At 的物理特性不同，联合应用 $^{131}I\text{-MIBG}$ 和 $^{125}I\text{-MIBG}$ 或 $^{131}I\text{-MIBG}$ 和 $^{211}At\text{-MABG}$ 既可以治疗临床病灶，也可以治疗转移微小病灶，是最为合理的治疗方案。

3. 预后 经手术成功切除肿瘤后，由 PHEO 引起的高血压在大多数患者可以得到治愈，术后一般 1 周内 CA 恢复正常，75% 的患者在 1 个月内血压恢复正常，25% 的血压仍持续增高的患者其血压水平也较术前降低，并且用一般的降压药物可获得满意的疗效。

（李南方）

第三节 先天性血管畸形及大动脉炎与高血压

由血管疾病所致高血压占继发性高血压的 10%～16%，主要包括先天性心血管畸形和大动脉炎等疾病。

一、先天性心血管畸形

先天性心血管畸形所致高血压，主要有主动脉缩窄、动脉导管未闭、主肺动脉窗、主动脉瓣关闭不全等。其高血压发病机制与机械因素和内分泌因素有关，主动脉缩窄引起左心室流出道血流受阻，增加了左心室容量，使左心腔扩大、心肌肥厚，缩窄部位上面血流受阻导致血压增高，而缩窄部位下面血流减少致血压减低，并由于肾缺血后肾素-血管紧张素系统激活，使肾小动脉收缩、硬化，血压升高。后三种畸形均是由于左心室血容量过多，收缩期血压偏高，但舒张期血压偏低，脉压增大。

（一）主动脉缩窄

主动脉缩窄发病率国内外报道不一，占先心病的 5%～8%，多见于男性，男女之比约为 4:1。成人多为单纯性主动脉缩窄，发病年龄较晚；婴幼儿多合并动脉导管未闭、室间隔缺损、主动脉瓣畸形、肺动脉高压等。

主动脉缩窄是一种先天性的大动脉畸形，表现为主动脉的局限性狭窄或闭锁，病变部位多在主动脉峡部原动脉导管开口处附近，也可发生在主动脉的其他部位。

1. 临床表现　由于主动脉缩窄的程度及动脉导管相对位置不同，临床表现差异很大，根据躯干下部血流主要是由左心室排血经升主动脉供给，为导管后型（成年人型）；或由肺动脉经未闭动脉导管供给，为导管前型（婴儿型）。后者动脉导管未闭合，多伴其他先天性心脏畸形，患者多在幼儿期死亡。

（1）症状：头痛、头晕、头胀、心慌、气短、胸闷、乏力，严重者心前区疼痛、呼吸困难，甚至活动受限等，也有无症状者。个别病例在脑血管意外、昏迷、偏瘫后才查明本病。

（2）血压：上肢血压升高，导致颈动脉、桡动脉及头部动脉搏动增强，但双上肢血压可能不等。右上肢血压永远升高，而左上肢血压受主动脉缩窄影响，可能较右上肢低。下肢血压降低或无血压。

（3）血管杂音：胸骨右上缘、左缘中部和左肩胛区可闻及收缩期喷射性杂音。心底部可有收缩期咔嚓音。胸背部可听到侧支循环所形成的连续性血管杂音。

2. 辅助检查

（1）心电图：有左心室肥厚和劳损，随年龄增长日渐明显，亦可无特异性改变。

（2）胸部 X 线片：常显示肋骨下缘压痕，随增龄而加重。主动脉扩张。降主动脉在其缩窄部位凹陷，与近端扩张的左锁骨下动脉和远端狭窄后主动脉扩张构成典型的"3"字征或反"E"字征象。此外，还显示心影向左下延伸和肺血增多。

（3）超声心动图和多普勒：可准确定位缩窄部位和严重性，以及心脏结构。

（4）血管造影：明确缩窄部位、长度及程度，为确定诊断和手术提供依据。

3. 诊断与鉴别诊断　根据临床特点，上肢高血压、下肢低血压或无血压，腹主动脉以下搏动减弱或消失，背部可闻及Ⅱ级左右血管杂音，再进一步行 X 线检查，基本可作出诊断。若再行血管造影，则能确定诊断。

对于复杂的主动脉缩窄患儿（如合并心脏畸形），除以上检查外，有时还需行右心导管和心血管造影来确定诊断。

应注意与多发性大动脉炎、胸部主动脉瘤、先天性主动脉弓中断等鉴别。

（1）多发性大动脉炎：多见于年轻女性，有发热、关节炎、血沉快等大动脉炎临床表现，可与主动脉缩窄鉴别。

（2）胸部主动脉瘤：主动脉缩窄的远、近端可合并动脉瘤，在 X 线片上难以鉴别，但临床上本病无上肢血压升高和下肢血压降低的表现。

（3）先天性主动脉弓中断：与复杂性主动脉狭窄合并肺动脉高压者易混淆，但本病因有较粗大未闭的动脉导管，以动、静脉混合血供应下肢，表现为趾甲床发绀，下肢血压不低，超声心动图及血管造影可明确诊断。

4. 治疗　本病可合并脑出血、充血性心力衰竭、细菌性心内膜炎、肾功能衰竭等危及生命，故及早诊治非常重要。

（1）内科：主要抗高血压、纠正心力衰竭及预防感染等，常规利尿、扩血管、吸氧、正性肌力药物等为术前准备。

（2）外科：是目前矫正主动脉缩窄最好方法，如患儿症状不明显，手术最佳年龄在 1～6 岁，若伴心脏畸形者，出生几周即可出现心力衰竭，应尽早手术。

（二）动脉导管未闭

动脉导管未闭，主动脉血流经未闭的动脉导管流入肺动脉，左向右分流，再回流入左心室，使左心室负担加重，引起左心室肥厚、扩大，心排出量增加，导致收缩压升高。因主动脉在舒张期仍向肺动脉流而致舒张压降低，脉压增大，通常 >40mmHg。

1. 临床表现　取决于动脉导管口大小，轻者无症状；重者可有心悸、气急、咳嗽、咯血等，小儿活动受限、发育障碍、反复并发感染；严重者发生心力衰竭、肺水肿。在胸骨左缘上方可听到连续性机械样杂音，并伴收缩期震颤。分流大时，心尖部可有舒张期杂音。

2. 心电图示左心室肥厚，当肺动脉高压时可出现右心房、右心室肥厚。

3. 心脏 X 线片示左心房、左心室增大，肺动脉凸隆，肺血增多。

4. 超声心动图可显示左心房、左心室增大；多普勒可见开放的动脉导管及主动脉与肺动脉之间的收缩期血管频谱，尤其重要的是舒张期左向右分流。

（三）主肺动脉窗

在升主动脉近端与肺动脉之间存在缺损，以致左向右分流，并早期发生肺动脉高压。因此与动脉导管未闭相似，收缩压升高，但舒张期下降不明显，脉压不大。

1. 临床表现　在少数未有肺动脉高压的患儿可于胸骨左侧听到一连续性杂音，部位略低于动脉导管未闭，但当发生肺动脉高压后杂音时间缩短，或仅为收缩期或双期性，肺动脉第 2 音亢进。

2. 心电图在婴儿期呈电轴右偏，长大后可呈右心室肥厚、双室肥厚或左心室肥厚。

3. 心脏 X 线片示心室扩大，肺血增多。

4. 超声心动图可显示缺损部位及血液分流。

（四）先天性主动脉瓣关闭不全

单纯主动脉瓣关闭不全少见，占先天性心脏病 0.05%，多与其他先天性心血管畸形并存。左心室舒张期主动脉血流反流至左心室，左心室扩张肥厚，心输出量增加，导致收缩压升高，舒张压降低，脉压增大，并可出现周围血管症，如水冲脉。

1. 临床表现　可有出汗、心前区痛及颈部搏动感，常有第二心音增强和胸骨左缘舒张期杂音。

2. 心电图示左心室肥厚，严重者可伴左心室劳损。

3. 心脏 X 线片示左心室扩大，升主动脉扩张。

4. 超声心动图可显示左心室增大及瓣膜情况；多普勒证实主动脉反流的存在及程度。

二、大动脉炎

大动脉炎是指主动脉及其主要分支，以及肺动脉的慢性进行性非特异炎症，引起不同部位的动脉狭窄或闭塞。本病在亚洲国家报道较多，其次在南美洲和北欧等地也有报道，而西欧和北美少见。我国大动脉炎患者较多。各年龄段都有发病，但 90% 在 30 岁以下发病。多发于年轻女性，男女之比为 1∶33。

发病原因迄今尚不清楚，有多种学说，目前多支持自身免疫学说。临床研究发现，本病患者在起病前大多数均有上呼吸道感染及肺部感染史，认为各种原发感染原（链球菌、结核分枝杆菌、病毒、立克次体等感染）引发体内自身免疫反应而发病。亦有推测各种原发性感染原，如细菌、病毒等可能与动脉壁或结缔组织存在交叉免疫的抗原决定簇，是大动脉炎发生和发展的基础。近来还发现本病有家族倾向性，认为多发性大动脉炎与遗传因素有关。其确切机制有待进一步阐述。

本病病变累及范围广泛。根据受累动脉及其病变部位不同可分为：1型（头臂动脉型）最常见，病变位于主动脉弓及其分支，曾称为高安病（Takayasu disease）或无脉症；2型（主肾动脉型）病变累及降主动脉、腹主动脉及下肢动脉，常以肾动脉为主者；3型（广泛型）具有上述两者类型病变；4型（肺动脉型）主要侵犯肺动脉者。近年有人报道冠状动脉也可累及，其发生率为9%～10%。颅内血管受累、狭窄甚至闭塞，引起肢体偏瘫，甚至失明亦有报道。

病变常累及动脉全层，主要为弥漫性纤维组织增生，管腔有不同程度的狭窄及血栓形成。

（一）临床表现

因2、3型肾动脉或主-肾动脉受累者合并高血压，因此主要介绍该两型的特点。

1. 症状 因高血压而有头晕、头痛、头胀和心悸等表现。由于下肢缺血出现乏力、发凉、酸痛、易疲劳或间歇性跛行。合并肺动脉狭窄，则可出现心慌、气短等症状。少数患者可发生心绞痛或心肌梗死。

2. 体征 ①血压升高，以舒张压升高尤为明显，肾动脉狭窄愈严重，舒张压愈高。单纯肾血管性高血压者，下肢收缩压较上肢高20～40mmHg（2.7～5.3kPa）；而单纯胸降主动脉狭窄，则上肢血压高，下肢血压低或测不到；若两者合并存在时，则上下肢血压相差更大。高血压可增加心脏负荷，引起左心室肥厚、扩大以致心力衰竭。②血管杂音，2型患者中，约80%在脐上部可闻及Ⅱ级高调的收缩期杂音；约20%患者在背部脊柱两侧或胸骨旁可闻及收缩期血管杂音；约57%患者于主动脉瓣区可听到舒张期吹风样杂音。③3型病变广泛，属多发性病变，病情较之更重。

（二）辅助检查

1. 血液学检查

（1）血常规：少数患者可见白细胞增多，为炎性活动表现。约1/3患者出现轻度贫血，可能与肾动脉受累、肾功能减退有关。

（2）血沉：急性期血沉多增快，是反映病变活动指标。

（3）C反应蛋白：阳性率可达50%以上，也是判断病变活动指标。

（4）抗链球菌溶血素"O"：约半数患者为阳性反应，表明近期有溶血性链球菌感染史。

（5）血清蛋白电泳：常有α_1、α_2及γ球蛋白升高，白蛋白降低。

2. 影像学检查

（1）超声心动图：二维超声可显示主动脉及其分支血管狭窄或闭塞部位，或瘤样扩张。彩色多普勒可显示狭窄血管处血流情况。

（2）胸部X线检查：胸部X线片可见不同程度的心脏扩大，多为轻度左室扩大。常见胸降主动脉或弓降部膨隆、突出或扩张，甚至瘤样扩张。降主动脉中、下段变细及搏动减弱等，是降主动脉广泛狭窄的重要指征。

（3）血管造影：①数字减影血管造影术（digital subtraction angiography，DSA）：利用计算机数字图像处理系统，经静脉注射造影剂，使主动脉及肾动脉清晰显影的方法，可明确病变部位和范围；②选择性血管动造影：可选择性观察肾动脉、胸、腹主动脉等狭窄部位、程度、范围及狭窄远端分支和侧支循环的情况。

（三）诊断与鉴别诊断

年轻高血压患者，尤其女性具有以下 1 种以上表现应疑及本病：①单侧或双侧肢体出现缺血症状，伴有脉搏减弱或消失，血压降低或测不出者；②近期发生高血压或顽固性高血压，并在上腹部听到血管杂音；③不明原因发热，伴有血管部位疼痛或四肢脉搏有异常改变；④眼底有缺血改变。

本病的确诊有赖于动脉血管造影或数字减影检查。

（四）鉴别诊断

1. 先天性主动脉缩窄 多见于男性，血管杂音位置较高，限于心前区及背部，腹部听不到杂音，全身无炎症活动表现，胸主动脉造影可确诊，婴儿型多位于主动脉峡部，成人型则多位于动脉导管相接处，可以此鉴别。

2. 动脉粥样硬化 老年男性多见，多累及主动脉及其主要分支，严重可累及髂、股动脉和下肢动脉，引起肢体缺血、间歇性跛行等症状，临床常伴有冠心病、脑梗死、糖尿病和高脂血症等，而无大动脉炎的临床表现。

3. 血栓闭塞性脉管炎 好发于成年男性，是周围血管慢性闭塞性炎症，主要累及四肢中小动脉和静脉，尤以下肢明显。多有吸烟史，肢体疼痛剧烈，有间歇性跛行，足背动脉搏动减弱或消失，严重者可有溃疡或坏死。

4. 肾动脉纤维肌性结构不良 多见于年轻女性，肾动脉造影显示其远端 2/3 及分支狭窄，无大动脉炎的临床表现。

5. 多发性结节性动脉炎 有发热、血沉快等脉管炎表现，但主要发生在小动脉，与大动脉炎表现不同。

（五）治疗

1. 药物治疗 常采用综合药物治疗，包括激素、免疫抑制剂、抗凝及改善微循环、降压等治疗。在急性或活动期宜应用激素和免疫抑制剂治疗，可短期内改善症状、缓解病情。为减缓狭窄血管的闭塞进程，防止血栓形成及降低血液黏滞度，可给予阿司匹林、氯吡格雷以及中药等治疗。根据血压水平、有无肾衰竭及对心肌保护作用，选用单一或联合降压用药。

2. 介入性治疗 对于腹主动脉狭窄或肾动脉等有局限性狭窄并有介入治疗指征者，应首选用经皮血管成形术，一般成功率较高、创伤少、疗效满意。

3. 手术治疗 对狭窄或闭塞的血管，可行旁路移植术或血管重建术。对主动脉瘤患者，可行瘤体切除或血管移植术。对肾动脉多发性狭窄或肾脏重度萎缩伴肾功能衰竭者，可施行肾切除术或肾移植术。

（张晓英）

第四节　睡眠呼吸暂停综合征与高血压

睡眠呼吸暂停是睡眠中反复出现呼吸浅慢或无呼吸状态。睡眠呼吸暂停综合征（sleep apnea syndrome，SAS）系指睡眠中呼吸浅慢或呼吸停止超过 10 秒，且每晚（7 小时）睡眠中出现 30 次以上，或每小时呼吸暂停超过 5 次，伴有缺氧症状的一种病理状态。临床上可以观察到响亮而不规则的鼾声、夜间低氧血症、日间嗜睡等症状。SAS 发病率成年人为 1%～3%，65 岁以上老年人患病率高达 20%～40%。SAS 可以分为阻塞性、中枢性和混合性三型，但以阻塞性睡眠呼吸暂停综合征（obstructive sleep apnea syndrome，OSAS）最为常见。OSAS 由于睡眠时上气道阻塞或部分阻塞,使呼吸时阻力增加,呼吸变浅或暂停而引起的反复发作的低氧、高碳酸血症和酸血症,同时胸膜腔内压改变及交感与副交感神经失衡等,可导致机体多系统功能损害,甚至猝死。OSAS 与心血管疾病尤为密切,常可引起多种心血管疾病,如高血压、心律失常、急性心肌梗死等。目前研究表明,OSAS 是独立于肥胖、性别、年龄及吸烟等之外的另一种新的高血压危险因素。JNC 7 会议报告中,OSAS 被明确列为高血压病因之一。

一、OSAS 与高血压相关性

流行病学调查提示,OSAS 与高血压具有很强的相关性。大型人口普查结果显示,30～60 岁年龄段中,2% 女性及 4% 男性患有呼吸暂停并伴有日间嗜睡,而高血压患者中至少 30% 左右并有 OSAS。OSAS 患者中高血压发生率高达 60%,远远高于普通人群的 11%～12%。还有一个系列研究用多元分析的方法排除了影响睡眠呼吸紊乱的年龄、肥胖因素的效应,报道 OSAS 人群中睡眠中每 1 小时血氧饱和度降低超过 30 次的睡眠呼吸暂停,其高血压发生的相对危险是 2.1 倍。更可靠的证据来自威斯康星睡眠研究,用多导睡眠仪检查了威斯康星州雇员,发现呼吸暂停指数 >5 的个体与有鼾声无呼吸暂停及无打鼾的个体比较,有明显动脉血压升高。

尽管 OSAS 与高血压之间高度相关性早已得到广泛关注和证实,但二者之间的因果关系还不能确定。不确定的原因是许多与动脉血压和睡眠呼吸紊乱均相关的混淆因素很难控制。最近的动物实验和流行病学研究的结果认为,睡眠呼吸紊乱是引起个体高血压发展的原因之一。监测 OSAS 患者,发现睡眠呼吸暂停中每搏输出量、心输出量、血管阻力均有增加,在呼吸暂停末血压明显增高,而晨起时血压水平多与夜间低氧状态呈负相关。

二、OSAS 相关性高血压的发病机制

OSAS 的病理生理改变是睡眠时反复发生的低氧血症、高碳酸血症和血液 pH 下降失代偿,这三者是互相联系的现象;同时,伴有睡眠中的觉醒及睡眠结构的改变。OSAS 患者的高血压是低氧血症还是后者觉醒及睡眠结构的改变起着关键作用,目前仍有争议。大多数学者倾向于前者,认为与以下机制有关。

1. 交感神经兴奋　低氧血症是重要的压力感受器刺激因子。OSAS 患者反复发作呼吸暂停伴随低氧血症,通过负反馈机制,刺激主动脉弓和主动脉体的化学感受器,增加交感神经活性即刻反应,反射性增加静息每分钟通气量,通过胸内传入神经作用,抑制交感神经活性,一旦通气恢复,静脉回流增强,心输出量增加,导致突然血压增高,呼吸暂停末期血压甚至可达 250/110mmHg。当低氧状态被纠正后,这种交感活性增加仍可持续很长时间。呼吸暂停同时使胸腔负压增加,静脉回流增加以及觉醒反应也使血压升高。

在临床上也发现 OSAS 患者尿中儿茶酚胺含量失去正常昼夜节律,导致中枢调控靶值改变,影响了正常生理性血压调控系统,损害生理压力反应性,甚至血压正常情况下,压力感受器的调节功能就发生障碍而影响血压值。

OSAS 患者频繁从睡眠中觉醒,反复刺激交感神经并引起短暂激活,伴随着心率、血压的改变。Garcia-Rio 等研究发现,睡眠中觉醒比低氧血症对外周化学感受器的刺激更为重要,可能其增加了外周化学感受器的敏感性。综上,OSAS 患者由于长期缺氧,外周化学感受器的敏感性增强,交感神经活性增加、血浆儿茶酚胺水平增高和肾素、血管紧张素释放增多,最终血管收缩、血压增高。交感神经作用可能是 OSAS 相关高血压发生的决定因素。

2. 血管内皮功能障碍 长期反复缺氧，交感神经兴奋，引起炎症因子及黏附分子释放，不断刺激血管壁，促使血管平滑肌增生肥厚，动脉粥样硬化，导致持续高血压。

OSAS 患者的血管扩张剂 PGI_2 代谢产物 6-k-$PGF_{1\alpha}$ 和血管收缩剂血栓烷 A_2 的代谢产物 TXB_2 比率下降，内皮依赖的血管舒张效应均减弱，这是因为精氨酸合成一氧化氮（NO）的过程是氧依赖过程，低氧血症影响血管床 NO 形成，使依前列醇释放抑制所致。低氧血症刺激血管内皮素 -1 产生，它的生物合成和释放过程是一种慢性反应，具有潜在的长效血管收缩作用，参与血压升高过程。目前普遍认为，NO 依赖血管舒张效应与交感神经的缩血管效应的平衡失调是 OSAS 相关性高血压形成的重要原因。

炎性反应是心血管危险因素。Shamsuzzaman 等发现，OSAS 患者血浆中 C 反应蛋白（CRP）明显升高，并与 OSAS 严重程度呈正相关。还有 OSAS 患者的细胞黏附分子及 IL-8 单核趋化因子 -1 显著增加，并随治疗好转而逐渐下降。Dyugovskaya 等发现异常的 CD15 和 CDⅡc 表达，激活细胞内蛋白氧化反应，加剧 OSAS 的血管反应。

3. 容量负荷增加 OSAS 发生低氧血症时，肺血管收缩继发肺动脉高压，右心房压升高，心房肽明显增加；同时于呼吸暂停时，呼吸阻力增高，导致患者呼吸用力，使胸腔负压增加，过多的回心血量增加了心脏的容量负荷，这种在窒息期间的容量从外周向中心部位转移，出现"假性容量过多"，而非真正血容量过多。由于心房舒张的反射机制和低氧血症的影响促使心房肽增加，抑制醛固酮和肾素分泌，降低 RAAS 活性，在某种程度上是机体对容量负荷的代偿反应，OSAS 患者夜间多尿，原因也就在于此。容量负荷与血压调节间存在复杂的平衡关系，压力 - 利钠机制障碍及容量失衡对 OSAS 相关高血压的发生起了一定作用。除此，交感神经活化，促使肾小球入球动脉痉挛收缩，肾小球滤过率下降，亦使容量负荷增加，血压增高，而内皮依赖的血管舒张能力降低促使血压进一步升高。

但近来研究与上述观点不完全一致。Moler 等监测 24 小时血压及血管活性激素，发现血压升高的同时，肾素、血管紧张素Ⅱ水平随之增加，而心钠肽、脑钠肽、内皮素、血管升压素却与对照组无明显差异，说明交感神经活化对急性血压升高起着主要作用，而容量负荷在慢性血压升高的作用也不能忽略。

4. 胰岛素抵抗 夜间反复缺氧，刺激儿茶酚胺及皮质酮的释放，通过糖原分解、异生及胰高血糖素的作用，导致胰岛素抵抗、糖代谢紊乱及高胰岛素血症，进一步刺激中枢交感神经活性或钠潴留导致高血压。

5. 遗传因素 目前认为 OSAS 常与肥胖、高血压和 2 型糖尿病等疾病共存，可作为代谢综合征的一部分，很大程度上受胰岛素抵抗、高血压及脂肪分布基因的影响。在人群调查中，同一地区黑种人和西班牙人打鼾的发病率较高，提示基因背景可能与 OSAS 的发病率有关。Zhang 等研究发现，在 OSAS 患者中，等位基因Ⅰ与基因型Ⅱ分布频率明显增多，而且与 OSAS 相关的高血压也有较好的相关性。同样 I/D 基因型与黑种人男性的 OSAS 严重程度有较好的相关性。

肥胖者的咽壁黏膜下有多量脂肪堆积，舌体肥厚、舌根上抬，易使咽腔通道变窄，影响呼吸气流，产生涡流振动而发出鼾声。肥胖者打鼾比例是非肥胖者的 2～3 倍。肥胖与打鼾都是高血压的危险因素，也都具有遗传性。

三、OSAS 患者高血压的特点及诊断

正常人血压有昼夜节律性的特点：表现为白天血压较高，伴有双峰（清晨 6—8 时和下午

3—5 时血压更高），晚 8 时后血压缓慢下降，到零点为最低谷，清晨血压又复上升，波动曲线似长柄勺，称勺型血压。OSAS 患者则常常失去正常昼夜节律的血压变化，动态血压监测显示非勺型。Loredo 等首先证实了 OSAS 患者夜间血压不降，在中 - 重度的 OSAS 患者中，非勺型血压高达 84%。OSAS 患者的血压昼夜节律改变分为三种情况：①血压正常且夜间血压升高；②夜间高血压；③ 24 小时血压持续升高。OSAS 患者夜间反复高血压可转变为持续 24 小时高血压。文献报道，OSAS 患者在睡眠过程中血压增高，在清醒时也出现高血压（发生率为 22%～53%）。

OSAS 相关的高血压主要表现为舒张压增加、脉压减少。早期出现的舒张压升高，每 1 小时睡眠中发生呼吸变浅或无呼吸次数与舒张压水平呈正相关。与原发性高血压的血压波动特点不同，OSAS 患者是晨醒时血压较高，可处于一天的最高峰，而白天及夜间睡前相对较低。还有 83% 的 OSAS 患者表现为难以控制的高血压，多数需要多种药物足量联合使用，甚至要靠持续正压通气协助控制血压，因此对于难治性高血压患者，需注意除外因 OSAS 引起血压增高的可能性。

目前 OSAS 诊断的"金标准"为多导睡眠仪检测，但该方法需复杂仪器及专业人员进行分析，费用也较高。动脉血氧含量测定法与多导睡眠仪结果相关性很好，临床可用于初筛。Roche 等认为，夜间心率变异系数也可以成为一个良好判定 OSAS 的方法。

四、OSAS 相关性高血压的治疗

OSAS 治疗主要包括以下几个方面：

1. 一般治疗 减轻精神压力，保持心理平衡，合理的饮食结构，适度、有规律的体育锻炼，维持标准体重，养成良好生活习惯。

2. 药物治疗 禁用镇静剂和安眠药。药物治疗 OSAS 继发的高血压效果不大，多数需多种降压药联合使用，但控制尚不满意。利血平可导致鼻黏膜充血，增加鼻腔阻力，不宜服用。曾有试用各种呼吸兴奋药和宣肺疏风化痰等中药制剂亦无肯定疗效，目前溴隐亭（bromocriptine）可治疗肢端肥大症的巨舌症所致的鼾症和 OSAS。甲状腺素可治疗黏液水肿所致的本症，有时可伴随改善高血压。

3. 器械治疗 目前认为无创正压通气（NPPV）是治疗 OSAS 有效而常用的手段，如表 7-12 所示，现有的随机对照试验（RCT）表明，NPPV 治疗可以从各个方面改善患者的病情，对绝大多数患者均适用，治疗也较为经济。患者睡前戴面罩，连接正压管，将空气流速调至 100L/mm，压力为 5～12cmH_2O，吸入的正压空气可冲越上呼吸道阻力，使鼻腔、咽喉和舌后气道畅通而消除本症。NPPV 治疗 OSAS 疗效可靠，最重要的是提高患者长期治疗依从性，加强对患者及家属的教育、密切随访并及时解决患者具体问题，选择合适仪器，有效湿化等均有利提高患者的依从性。除此，还有经鼻插管法、鼻瓣扩张器和口器治疗可以使气道畅通，改善轻、中度患者的睡眠结构和昼间症状，改善 24 小时血压，但有的患者难以耐受，可用作二线治疗。目前 NPPV 治疗器械仍在改进阶段，相信新的治疗仪器不久即将问世。

4. 手术治疗 正颌外科手术因其复杂性及花费大，部分患者术后易复发，应用受到限制。目前针对软腭的术式如激光辅助的 UPPP、射频消融术（RF）均是手术手段的改变，而非术式的根本改变（表 7-20）。

表7-20　OSAS治疗手段的RCT研究疗效评估

	无创通气	口器	正颌外科手术
白天嗜睡	+	+	(+)
白天症状	+	+	
夜间睡眠	+	+	
健康状况	+		
认知能力	+		
情绪	+		
交通事故	+		
血压	+	+	

注：+表示RCT研究疗效肯定，空白为缺少RCT研究，(+)为可能有效。

总之，OSAS是一种常见病，随着人们生活水平提高、生活方式改变和老龄化到来，发病率呈上升趋势。它将导致一系列严重疾病发生，包括高血压等心脑血管疾病，甚至发生猝死。因此，有必要深入研究OSAS患者并发高血压机制及诊治手段，以提高与OSAS相关的高血压患者诊治水平。

（张晓英）

参 考 文 献

[1] 黎石磊，刘志红. 中国肾脏疾病[M]. 北京：人民军医出版社，2008.

[2] 廖二元，超楚生. 内分泌学[M]. 北京：人民卫生出版社，2001.

[3] 曾正陪. 嗜铬细胞瘤的诊断及其发病机制研究[J]. 中华内分泌代谢杂志，2005，21（5）：395-397.

[4] 鲍镇美. 嗜铬细胞瘤[J]. 现代泌尿外科杂志，2001，6（2）：1-4.

[5] LENDERS J W, PACAK K, WALTHER M M, et al. Biochemical diagnosis of pheochromocytoma: which test is best?[J]. JAMA, 2002, 287（11）: 1427-1434.

[6] 陈霞，向明，李宁，等. 超声在肾上腺嗜铬细胞瘤诊断中的应用[J]. 中国超声诊断杂志，2005，6（3）：188-189.

[7] 乔颖，严福华，伍建初. 嗜铬细胞瘤的CT诊断[J]. 中国临床医学，2002，9（3）：264-269.

[8] 张心如，徐佑璋，司捷旻，等. ^{131}I-MIBG肾上腺髓质扫描对嗜铬细胞瘤的诊断价值[J]. 临床泌尿外科杂志，2003，18（8）：454-455.

[9] YUN M, KIM W, ALNAFISI N, et al. ^{18}F-FDG PET in characterizing adrenal lesions detected on CT or MRI[J]. J Nucl Med, 2001, 42（12）: 1795-1799.

[10] 钱立新，吴宏飞，眭元庚，等. 膀胱嗜铬细胞瘤的诊断与治疗[J]. 中华泌尿外科杂志，2003，24（9）：591-593.

[11] 祝宇，吴瑜璇，刘定益，等. 嗜铬细胞瘤临床诊治[J]. 中华外科杂志，2000，38（11）：852-854.

[12] 潘东亮，李汉忠，纪志刚，等. 甲磺酸多沙唑嗪与酚苄明在嗜铬细胞瘤术前扩容准备中的效果比较[J]. 中华医学杂志，2005，85（20）：1403-1405.

[13] 陈智，刘继红. 钙离子拮抗剂在嗜铬细胞瘤中的应用进展[J]. 临床泌尿外科杂志，2003，18（12）：753-755.

[14] 陈羽，陈炜，丘少鹏，等. 腹腔镜手术治疗肾上腺嗜铬细胞瘤安全性评价[J]. 中华泌尿外科杂志，2005，26（3）：154-156.

[15] 罗全勇. MIBG及其衍生物的研究进展[J]. 国外医学·放射医学核医学分册，2002，26（5）：216-219.

[16] 陈灏珠，林果为，王吉耀. 实用内科学[J].14版. 北京：人民卫生出版社，2013.

[17] OGINO H，MATSUDA H，MINATOYA K，et al. Overview of late outcome of medical and surgical treatment for Takayasu arteritis[J]. Circulation，2008，118（25）：2738-2747.

[18] YOUNG T，SHAHAR E，NIETO E J，et al. Predictors of sleep-disordered breathing in community-dwelling adults：the Sleep Health study[J]. Arch Intern Med，2002，162（8）：893-900.

[19] GARCÍA-RÍO F，RACIONERO M A，PINO J M，et al. Sleep apnea and hypertension[J]. Chest，2000，117（5）：1417-1425.

[20] SHAMSUZZAMAN A S，WINNICKI M，LANFRANCHI P，et al. Elevated C-reactive protein in patients with obstructive sleep apnea[J]. Circulation，2002，105（21）：2462-2464.

[21] DYUGOVSKAYA L，LAVIE P，LAVIE L. Increased adhesion molecules expression and production of reactive oxygen species in leukocytes of sleep apnea patients[J]. Am J Respir Crit Care Med，2002，165（7）：934-939.

[22] MØLER D S，LIND P，STRUNGE B，et al. Abnormal vasoactive hormones and 24-hour blood pressure in obstructive sleep apnea[J]. Am J Hypertens，2003，16（4）：274-280.

[23] SVATIKOVA A，WOLK R，GAMI A S，et al. Interactions between obstructive sleep apnea and the metabolic syndrome[J]. Curr Diab Pep，2005，5（1）：53-58.

[24] ZHANG J，ZHAO B，GESONGLUOBU，et al. Angiotensin-converting enzyme gene insertion/deletion（I/D）polymorphism in hypertensive patients with different degrees of obstructive sleep apnea[J]. Hypertens Res，2000，23（5）：407-411.

[25] LORDO J S，ANCOLI-ISRAEL S，DIMSDALE J E. Sleep quality and blood pressure dipping in obstructive sleep apnea[J]. Am J Hypertensions，2001，14（9 Pt 1）：887-892.

[26] 陈学林，张劲农，张银环，等. 阻塞性睡眠呼吸暂停综合症相关高血压病的临床特点 [J]. 华中科技大学学报（医学版），2002，31（2）：159-162.

第六章　高血压合并症的相关治疗

高血压病的危害在于高血压能导致心、脑、肾等多个器官和系统的病变，高血压发生时间越久，血压越高，组织器官受损的可能性越大，越容易产生并发症。在我国，高血压病最常见的并发症是卒中，其次是高血压相关心脏损害，包括心肌肥厚、冠状动脉硬化、心律失常和心力衰竭等，再是肾脏损害和周围血管病变。高血压发展到中晚期，可发生视网膜病变。较少见但严重的并发症为主动脉夹层动脉瘤。糖尿病也是高血压常见的合并症之一。美国 JNC 7 中指出，当收缩压下降 2~5mmHg，高血压患者的卒中死亡率下降 6%~14%，冠心病的死亡率下降 6%~9%，总死亡率下降 3%~7%。降压可以使卒中的发生减少 35%~40%，心肌梗死的发生减少 20%~25%，心力衰竭的发生减少 50%。积极降压治疗是防治和改善各种合并症的有效措施。

第一节　高血压并发卒中

卒中分为出血性和缺血性两大类。出血性卒中主要有高血压脑出血和蛛网膜下腔出血。高血压脑出血又称原发性脑出血，是由于长期高血压和动脉硬化，引起颅内小动脉破裂、出血，防治高血压可以减少其发病。高血压脑出血的部位以壳核区最常见，表现最典型，为高血压脑出血的一半以上。其他好发部位为丘脑、脑叶、脑干、小脑、脑室等。蛛网膜下腔出血大多来源于颅内动脉瘤和脑血管畸形。病因多为先天性，与高血压关系不大。缺血性卒中包括脑血栓形成、脑栓塞和高血压脑病。脑血栓是脑血管疾病中最多见的，中老年发病，高血压脑动脉硬化是脑血栓形成的主要原因。当颈动脉或椎 - 基底动脉发生粥样硬化后，管腔变得狭窄，血管壁上由于沉积了脂肪而变得不平滑，容易形成血栓，血栓逐渐增大，以致完全闭塞。脑栓塞较少见，是由于各类栓子脱落，阻塞脑的主要动脉，造成脑缺血、坏死。

卒中常见病因中与高血压有关者约占半数。高血压是出血型或缺血型卒中最重要的危险因素，60% 以上的卒中与高血压有直接关系，高血压脑出血约占全部脑出血的 70%。1990 年 MacMahon 等对七个大规模前瞻性人群随访观察资料进行荟萃分析，总数 405 511 人，年龄为 35~69 岁，平均随访 10 年。随访开始时的偶测舒张压水平分别为 <80mmHg、80~90mmHg、90~99mmHg、100~109mmHg、>109mmHg，随访期间共有卒中 843 例。计算每一个舒张压水平亚组卒中发生的相对危险性，经年龄、血胆固醇和吸烟史因素校正后，发现舒张压水平与卒中相对危险性呈连续的、线性正相关关系。长期血压升高 9/5mmHg，卒中发生率增加 1/3；血压升高 18/10mmHg，卒中发生率增加 1/2。因此，可以估测在各级血压水平，如果长期血压平均降低 5~6mmHg，将减少卒中 35%~40%。在所观察的血压范围内，血压越低，卒中相对危险性越小,不存在卒中危险性升高的低血压阈值。即使在正常血压水平范围内,血压水平与卒中相对危险性也呈线性正相关关系,相关程度与高血压时并无显著性差别。事实上大部分(约 3/4)卒中发生在偶测舒张压 <100mmHg 的轻型高血压和正常血压者中,虽然这部分人群卒中的相对危险性较小,但绝对人口数很大。1996 年完成的一项东亚地区卒中及冠心病合作研究(包括中国及日本的 16 个队列人群)汇总了 114 061 人的资料表明,非出血性卒中和出血性卒中一样与舒张压呈对数线性关系。收缩压和脉压与卒中的关系更加密切,1997 年发表的哥本哈根随访研究对不同血压水平与 10~12 年随访期间卒中的危险性进行观察,发现收缩压水平和脉压更大程度地决定卒中的危险性,脉压 >80mmHg 者卒中的相对危险性是脉压 <50mmHg 者的 3~4 倍,单纯舒张压升高而收缩压正常者卒中的相对危险性几乎与正常血压者相同。我国 10 组人群前瞻性研究表明,血压水平和卒中发病的相对危险呈对数线性关系,即在控制了其他危险因素之后,基线收缩压每升高 10mmHg,卒中发病的相对危险增高 49%(缺血性卒中增高 47%,出血性卒中增高 54%);舒张压每增加 5mmHg,卒中发病危险增高 46%。大量临床试验证实,无论在轻型或中重型高血压患者,中青年或老年患者,预防卒中的首次发生或再发生,减少致死性或非致死性卒中,降压治疗后的相对获益都是相类似的。

经医学研究证实,单纯性收缩期高血压(收缩压 >140mmHg,舒张压 <90mmHg)患者的脑梗死发生率比收缩期和舒张期血压均增高的患者的高 1.8 倍。因为收缩压长期升高可使动脉内膜损伤,加速动脉硬化,促进血栓形成。因此,单纯性收缩期高血压患者易发生卒中。中国老年收缩期高血压临床试验(Syst-China)证实,对 60 岁以上的老年收缩期高血压患者进行随机对照试验,随访 4 年后,降压治疗组比安慰剂组卒中死亡降低 58%,有显著差异。由此可见,收缩期高血压使高血压并发症的发生率增高,尤其是脑血管并发症更为明显。因此,应积极治疗单纯性收缩期高血压。

脑出血的患者大多伴有高血压,而适当调整血压,有利于出血部位血小板聚集而止血,宜尽早应用。对于高血压患者,降低血压是预防脑出血的主要措施。我国一项对大量人群的干预实验表明,140/80mmHg 可能是预防卒中的理想血压值,但一些人的血压降低到该水平后反而出现脑缺血的症状,其原因可能是由于降压速度太快,也可能这些人的理想血压要略高于上述数值。对于这类患者应逐渐将血压降低到上述水平或略高而又不出现脑缺血症状为宜。一般认为在早期急性缺血型卒中,除非血压很高(如 >180/105mmHg),应暂停用降压药,直至病情稳定。否则,积极降血压可能降低脑灌流,低灌流将造成神经损害加重。缺血性卒中急性期的血压在一段时间内应维持在相对较高的水平。西班牙的一项临床研究中,对 250 例缺血性卒中患者发病后 24 小时内的血压波动情况、CT 容积及死亡率进行研究,并随访 3 个月。发现发病当日收缩压最低组及最高组和舒张压最低组及最高组的患者,3 个月后神经功能损失最严重,CT 所示的梗死体积最大,而且发病早期(7~8 小时)收缩压最低组和舒张压最低组患者的神经功能损害也最严重、死亡率最高。同时提出,住院后 24 小时内迅速降压者,若收缩压降低超过 30mmHg,舒张压降低超过 20mmHg,早期易出现严重神经功能损害,而且梗死体积大。脑梗死时,溶栓 24 小时内要监测血压,只有血压在 >180mmHg/105mmHg 时,才可以用静注降压药控制血压。溶栓治疗对血压的要求是:既往有高血压的患者,维持血压在 160~180/100~105mmHg 水平;既往无高血压的患者,血压维持在 160~180/90~100mmHg;当血压高于 200/105mmHg 时,可以考虑谨慎降压治疗。卒中患者的降压治疗要平稳,血压不易降得太快,要使 24 小时内血压的"波峰"和"波谷"接近,这样既可避免血压波动对血管壁的损害,又可防止血压过低可能导致的脑灌注不足。降压幅度一般应降到比卒中前稍高的水平，使收缩压维持在 150～159mmHg，舒张压维持在 97mmHg 左右。JNC 7 中指出在急性卒中时，迅速降压的风险和益处尚不清楚，在患者情况稳定前或好转前，应把血压控制在中间水平，大约 160/100mmHg。

近年来对出血性卒中的降压指标有所改变，如美国（2013 年）卒中指南中提出，脑出血患者应很快将血压降至 140/90mmHg，而不是逐渐缓慢降压的传统观念。这一新观点是否适合于中国，有待循证医学证实。

高血压脑出血的内科治疗主要是降低颅内压，控制血压，防止再次出血及并发症的治疗。脱水药的作用是使正常的脑组织缩小，从而达到暂时缓解颅内高压的目的。其主要药物有甘露醇、山梨醇、复方甘油注射液等。对过高的血压采用降压治疗，是防止再次出血的重要措施。在选用药物方面，宜应用钙通道阻滞剂、血管紧张素转换酶抑制剂（ACEI）和血管扩张剂乌拉地尔、硝普钠等，不宜用对脑血管有收缩作用的 β 受体阻滞剂。STONE、中国老年收缩期高血压临床试验协作组和国际协作的 Syst-Eur、HOT Study 等研究表明，钙通道阻滞剂是目前治疗单纯性收缩期高血压较好的药物之一。由于单纯性收缩期高血压能导致患者心脑血管硬化和粥样斑块的形成，已有研究证明，钙通道阻滞剂能够预防冠状动脉粥样斑块的形成，因此对预防心脑血管疾病的发生有重要的作用。而且钙通道阻滞剂也是治疗心脑血管疾病的主要药物之一。建议选用长效的钙通道阻滞剂。对有心功能不全或窦性心动过缓等症状的高血压患者，在选用某些钙通道阻滞剂如地尔硫䓬、维拉帕米等药物时，不利于心脏疾病的治疗，而对心脏无抑制作用的钙通道阻滞剂就特别适合这些患者。老年人收缩期高血压计划（SHEP 试验）首先确立了老年人应用利尿剂治疗的优越性。Messerli 等荟萃分析了所有比较 β 受体阻滞剂与利尿剂预防老年高血压患者发生卒中和心脏病的临床试验，结果显示，利尿剂能更有效地控制血压，使各种病因所致高血压患者的病死率下降 14%，使卒中的发生率减少 39%。PROGRESS 试验证实，卒中后选用 ACEI 及噻嗪类利尿剂，可降低心脑血管事件。ACEI 和利尿剂的联合应用对慢性卒中患者进行血压达标治疗，以及对降低卒中后复发率将起重要作用。药物的选择中应注意：一些药物在降压的同时，会使颅内血管扩张，从而加重颅内压，甚至诱发脑疝。如肼屈嗪对脑血管有较强直接扩张作用，增加脑血流和颅内压，加重脑水肿，应慎用。甲基多巴、可乐定、利血平、β 受体阻滞剂等可引起中枢神经系统不良反应，如嗜睡、眩晕、抑郁、视觉障碍等。同时要采取非药物疗法，如限制盐的摄入量、减轻体重、降低血脂、戒烟、限酒、适度运动、生物反馈疗法等，可以巩固和促进药物的降压作用。

第二节　高血压与心脏损害

一、高血压与左心室肥厚

左心室肥厚（LVH）是高血压最重要的并发症，在所有高血压患者中，有 20%～30% 可查到左心室肥厚。轻度高血压患者发生左心室肥厚比正常血压者增多 2～3 倍，而重度高血压患者可达 10 倍。左心室肥厚是心肌梗死的一个潜在危险因素，并影响左心室收缩功能，因此高血压左心室肥厚是一个与心血管发病率和死亡率密切相关的重要危险因素。左心室肥厚是血流动力学因素（容量和压力负荷）和神经体液因子（如肾上腺素、血管紧张素Ⅱ、内皮素、血管升压素等）综合作用的结果，后者较前者更为重要。长期血压升高，左心室收缩负荷过度，导致心肌肥厚。高血压患者的血浆儿茶酚胺浓度升高，去甲肾上腺素可诱导心肌蛋白合成,也可引起心肌肥厚。室间隔对去甲肾上腺素的敏感性较右心室和左心室后壁为高,可能是室间隔增厚早于左心室后壁的原因之一。心肌肥厚和合并心脏扩张,则形成高血压性心脏病。预防和逆转左心室肥厚可减少心血管并发症,降低心血管死亡率,减少室性心律失常发生,改善心脏舒张功能,改善冠脉储备,增加心肌灌注。LVH 的心电图指标改善预示心血管疾病的危险性减少,可能是 LVH 逆转及血压下降双重作用的结果。

减轻左心室肥厚的最重要的方法是降低高血压患者的血压,包括减轻体重、限盐以及使用除直接血管扩张剂(如肼屈嗪和米诺地尔)以外的各类降压药。降压药宜选用能阻止或逆转左心室肥厚的药物,如钙通道阻滞剂、血管紧张素转换酶抑制剂、血管紧张素 II 受体阻滞剂及 β 受体阻滞剂。临床经验证明,α$_1$ 受体阻滞剂对逆转左心室肥厚效果不明显。血管扩张剂因能增加心脏重量而不宜用。据目前研究,血管紧张素转换酶抑制剂(ACEI)或血管紧张素 II 受体阻滞剂作用较好,宜首选。Smits 等发现,血管紧张素 II 受体阻滞剂能抑制心肌间质的DNA 及胶原的合成与沉积,使心肌胶原含量下降,减轻心肌肥厚和重构。LIFE 试验证实,在原发性高血压左心室肥厚的患者中,氯沙坦比阿替洛尔能更大程度改善左心室肥厚,从而减少心脑血管疾病的发病率和死亡率复合终点(观察项目为卒中、心肌梗死和心脑血管疾病死亡)。限盐、降低体重对减轻左心室肥厚也有效。

二、高血压与心力衰竭

2000 年刘国树教授根据高血压性心力衰竭的病理、病理生理演变程序,将高血压性心力衰竭分为四个阶段:A 左室舒张功能障碍,心脏超声未见左心室肥厚;B 左室舒张功能障碍,心脏超声发现有左心室肥厚;C 左心衰竭,严重缺氧肺水肿;D 充血性心力衰竭,心脏扩大。根据每个阶段的临床表现特点,提出相应的治疗策略。此与美国 2013 年美国心力衰竭治疗指南中将高血压性心力衰竭分为 A、B、C、D 四个阶段的内容基本一致。

高血压是导致心力衰竭的危险因素之一,血压越高,发生心力衰竭的危险性也越大。高血压早期,心功能代偿,症状不明显;到了后期,心功能失代偿,容易发生心力衰竭。心力衰竭是高血压的常见并发症,流行病学研究表明 40%～50% 的心力衰竭起因于高血压。有高血压病史的人发生心力衰竭的危险比没有高血压病史者高 6 倍。美国医学界最近发表的一项医学研究显示,在新发生的心力衰竭患者中,有 91% 的患者在出现心力衰竭前已患有高血压。而患上高血压后,患者出现心肌梗死、糖尿病、高脂血症、左心室肥厚或瓣膜性心脏病等疾病的概率也会随着提高,这就更增加了发生心力衰竭的危险性。有人对 5 314 例高血压患者随访 14.1 年,有 392 例发生心力衰竭。高血压已被认为是导致左心室肥厚和心肌梗死的主要危险,而左心室肥厚和心肌梗死可引起心脏功能不全。因此,高血压在心力衰竭病程中起着重要作用。积极控制高血压可使高血压性充血性心力衰竭的发生率降低 55%。高血压合并心力衰竭的早期表现为舒张功能障碍,心室充盈异常,充盈压升高,而收缩功能正常;晚期出现收缩功能异常及全心衰竭。

高血压并发急性左心衰竭时,可使用硝普钠扩张动、静脉,降低心脏前后负荷,该药起效快,可作为首选药物。如心室率不太快或由嗜铬细胞瘤发作性高血压导致的急性左心衰竭,亦可选用酚妥拉明。在慢性心力衰竭的治疗中,可用利尿剂减少血容量,减轻心脏前后负荷,小剂量利尿剂特别是噻嗪类利尿剂治疗老年单纯性收缩期高血压,可降低心力衰竭的危险性。利尿剂只适用于收缩功能障碍导致的心力衰竭,最好间断、小剂量使用,而且利尿剂若与ACEI 合用效果更佳。ACEI 可抑制利尿剂引起的神经内分泌激活;而利尿剂可加强 ACEI 缓解心力衰竭症状的作用。ACEI 能降低心脏前后负荷，改善心输出量和心肌收缩力、降低心力衰竭的病死率，可作为首选药物。国际心力衰竭治疗指南指出：全部心力衰竭患者，均需应用 ACEI，除非有禁忌证或不能耐受，需无限期地、终生应用。治疗宜从小剂量开始，逐步递增至最大耐受量或靶剂量，而不按症状的改善来调整剂量。心功能不全却无症状的患者，推荐使用 ACEI 和 β 受体阻滞剂；有症状的心功能不全患者或终末期心脏病患者推荐使用 ACEI 或 ARB、β 受体阻滞剂、类固酮拮抗剂并用袢利尿剂。β 受体阻滞剂适用于高血压并发心绞痛、心肌梗死后患者以及心率较快者。注意必须从极小量开始，逐周递增剂量。如心力衰竭加重，可暂缓加量或予减量。地尔硫草和维拉帕米因有负性肌力作用多已不用，理论上硝苯地平通过扩张动脉可减轻心脏后负荷，并能改善心脏左室舒张功能，特别适用于舒张功能障碍的治疗。但实践中钙通道阻滞剂用于心力衰竭治疗应慎重，对原发性高血压伴轻度心功能不全且并发绞痛的患者可能有益，但应用于重度心功能不全，常使心功能恶化。肼屈嗪与硝酸酯类联用，虽可降低心力衰竭的病死率，但长期应用不良反应大，不易耐受。哌唑嗪能减轻心脏前、后负荷，对心力衰竭，特别是某些难治性心力衰竭常取得良好效果，但易发生直立性低血压，而且长期应用易导致体液潴留，需加用利尿剂。收缩功能不全还可加用增强心肌收缩力的药物，如洋地黄制剂。对舒张功能不全的患者，利尿剂、血管扩张药应慎用，忌用洋地黄制剂。应选用 β 受体阻滞剂，该类药物可减慢心率，其负性肌力作用能降低心肌氧耗，改善心肌供血及舒张功能。

三、高血压与冠状动脉硬化性心脏病

长期高血压是引起心脏冠状动脉发生硬化的危险因素之一。高血压病患者患冠心病危险是正常者的 2 倍。高血压治疗长期不达标，约计 50% 死于冠心病，且与血压升高的程度呈正相关，而血压正常者冠心病的病死率仅为 0.32%。50% 的男性和 75% 的女性冠心病患者合并高血压，透壁性心肌梗死患者中 60% 有高血压病史。MRFIT 研究显示，在 34 万例 35～57 岁男性白种人中随访 15 年后，因血压升高而造成冠心病额外死亡的总数中，收缩压在 120～139mmHg 的占 31.6%，在 140～159mmHg 的占 42.9%，在 ≥160mmHg 者只占 24.1%。这是由于人群中血压水平在前两组范围的居多，而收缩压 ≥160mmHg 者，固然冠心病发病的相对危险很高，但在人群中居少数。由此可见，血压"正常偏高"及 I 级高血压对冠心病发病有重要意义。我国首都钢铁公司男工冠心病危险因素的前瞻性研究显示，收缩压在 120～139mmHg，冠心病发病的相对危险比 <120mmHg 者增高 40%，在 140～159mmHg 者增高 1.3 倍，同样说明血压升高在中国人群中对冠心病发病的重要作用。血压变化可引起心肌供氧量和需氧量之间的平稳失调。高血压患者血压持续升高，左室后负荷增强，心肌耗氧随之增加。合并冠状动脉粥样硬化时，冠状动脉血流储备功能降低，心肌供氧减少，因此出现心绞痛、心肌梗死等。降压可使冠心病的发生降低 15%，但要避免降压过快而引起交感神经张力增强、反射性心动过速。高血压理想治疗（hypertension optimal treatment，HOT）结果表明，降压治疗平均血压达到 138.5/82.6mmHg，主要心血管事件包括致命或非致命的心肌梗死、所有致命或非致命的卒中和所有其他心血管疾病的死亡危险性降低最明显。

高血压患者合并稳定型心绞痛的首选药物通常是 β 受体阻滞剂，也可选择长效钙通道阻滞剂。有些高血压病患者合并左心室肥厚，发作心绞痛不一定有冠状动脉狭窄，而是因为心肌氧供需失衡。β 受体阻滞剂可以减慢心率，降低心肌耗氧，同时又能扩张冠状动脉，增加心肌供血。钙通道阻滞剂通过扩张外周动脉，减低心脏前后负荷，降低心肌耗氧量，同时能扩

张冠脉,增加冠脉血流,并具有抗动脉粥样硬化和使左心室肥厚逆转作用,可作为优选药物。ACEI 降压的同时能维持心、脑、肾血流量,不增加心率,并能减轻心脏前后负荷,扩张冠脉,保护缺血心肌,亦是优选药物。哌唑嗪、吲达帕胺、柳胺苄心定,必要时亦可使用。不宜用加快心率的血管扩张剂,米诺地尔、利血平、肼屈嗪可刺激交感神经系统和血管紧张素系统,使儿茶酚胺释放,诱发心绞痛,后者甚至可促发心肌梗死,故应禁用。急性冠脉综合征(不稳定心绞痛或心肌梗死)的患者首选 β 受体阻滞剂或 ACEI,需要时可加用其他降压药物。心肌梗死后需应用能减少再发心肌梗死和猝死的药物,如使用 ACEI、醛固酮拮抗剂、无内在拟交感作用的 β 受体阻滞剂。同时,提倡积极控制血脂并使用阿司匹林治疗。ACEI 通过改善血流动力学,影响肾素 - 血管紧张素 - 缓激肽系统,清除氧自由基,保护缺血心肌,缩小梗死面积。同时 ACEI 可预防心力衰竭,减少病死率。CCS-1 临床试验证实,卡托普利早期治疗急性心肌梗死是安全、有益的,特别是对前壁梗死、心率正常或偏快者益处更大。许多资料表明,β 受体阻滞剂对无禁忌证的急性心肌梗死早期应用,可缩小梗死范围,并具有预防猝死和再梗死的作用。对于无 Q 波心肌梗死或心肌梗死后心功能良好合并心绞痛者,可考虑选用钙通道阻滞剂。硝普钠、硝酸甘油可改善心肌缺血,并对急性心肌梗死并发心力衰竭的患者有治疗作用。心肌梗死患者经吸氧、镇静、止痛治疗后血压仍高者,可酌情选用上述降压药物。

四、高血压与心律失常

高血压病常合并心律失常,导致高血压患者出现心律失常的原因是多方面的。长期高血压导致左心室肥厚,使左室的顺应性降低,左房压升高,左房扩大,同时心肌组织纤维化及灶状坏死,心肌细胞电稳定性被破坏并干扰心肌细胞的电活动;长期抗高血压药物的使用,如利尿剂、β 受体阻滞剂、钙通道阻滞剂及 ACEI 等均可使体内儿茶酚胺水平升高,皆具有促使发生心律失常的作用基础。利尿剂的应用可致细胞内钠、钙、钾及镁离子异常,导致心肌细胞膜电位的稳定性失调;高血压导致冠心病或左心室肥厚时常引起冠状动脉供血不足,易发生心肌缺血,影响心肌细胞膜电位的稳定性。以上原因可引起各种心律失常,以房性心律失常最常见,也可以有室性心律失常和室性传导阻滞。收缩压越大,猝死的危险越大,收缩压 >155mmHg 比正常血压的猝死率增加 3.2 倍。

对高血压合并心律失常的患者进行治疗时,倘若为缓慢性心律失常,宜选用不影响窦房结、房室结功能的药物可酌情选用增加心率的药物。如茶碱缓释胶囊、硝酸甘油、硝苯地平等。不宜选用 β 受体阻滞剂、维拉帕米、地尔硫䓬、甲基多巴、可乐定等。病窦和房室传导阻滞者应禁用 β 受体阻滞剂、地尔硫䓬。若为快速性心律失常,地尔硫䓬、腺苷、ATP、β 受体阻滞剂、维拉帕米等可作为治疗高血压合并阵发性室上速药物,某些室性心律失常,患者可酌情选用普罗帕酮、利多卡因、胺碘酮、奎尼丁、β 受体阻滞剂等,直流电转复、射频消融、ICD 等亦是酌情应用的有效治疗手段。但禁止维拉帕米与 β 受体阻滞剂合用,慎用利尿剂、肼屈嗪、酚妥拉明等。

五、高血压与心房颤动

研究证明,高血压是房颤的重要原因之一。亚洲和北美的人群调查显示,高血压引起房颤是老年人群中常见的现象,且随年龄增长发病率不断增加。

1. 高血压是房颤发生的重要危险因素　在过去风湿性心脏病是造成房颤的主要原因,随着发达国家风湿性心脏病逐渐减少,人口老龄化加重,高血压逐渐成为房颤的主要危险因素和导致房颤的重要原因。尽管房颤合并高血压的相对危险度（1.4～2.1）较房颤合并心力衰竭的相对危险度（6.1～17.5）、房颤合并瓣膜病的相对危险度（2.2～8.3）均低，但由于高血压在人群中患病率高达 10%～30%，故高血压是房颤预防和治疗中需要控制的重要危险因素。2018年，中国高血压防治指南推荐将房颤作为高血压的合并症和并发症之一进行管理。

Framingham 的一项队列研究中显示，目前北美房颤患者中 50%～53% 的患者同时患有高血压，而高血压成为房颤病因的占房颤患者的 15%。在 1 000 名高血压患者中每年有大约94 人发生房颤。前瞻性队列研究表明，这些发生房颤的高血压患者均存在 24 小时收缩压显著升高的现象。

2. 高血压增加房颤患者的卒中发生率　房颤致总体人群卒中发病率为 15%，致 80 岁以上人群卒中发病率为 25%。通常认为在房颤导致的卒中内，70% 的卒中是由于心源性因素造成的。尽管心源性因素是房颤导致卒中的主要因素，但高血压在房颤患者卒中发生中的作用亦是不容忽视的。国内外多项研究证明，高血压增加了房颤发生卒中的危险性。房颤患者的卒中发生率一般为正常人的 3～6 倍，而高血压可以把房颤患者卒中发生率提高 2～3 倍。高血压房颤患者心脏结构的改变，是导致卒中发生率进一步增高的重要原因。在房颤患者卒中预防研究中发现左心功能不全、左房增大与卒中的发生密切相关。

3. 高血压并发房颤的病理生理学因素　高血压患者由于后负荷增加，造成左心室肥厚、左房扩大。而增大的左房收缩、舒张功能的改变，电生理活动的改变和心房异位起步点活动的改变，是高血压患者发生房颤的病理生理学基础。

（1）左心室肥厚：左心室肥厚是高血压重要的靶器官损害之一。它可以通过心电图、超声心动图心肌 MRI、心肌核素检查准确检出，是心房纤颤的重要危险因子。在 Framingham 的队列研究中，发现存在左心室肥厚的患者房颤的发生率增加 3～3.8 倍（以心电图检测左心室肥厚），且左室壁每增加 4mm 房颤发生率增加 28%。

（2）左房扩大：左房扩大可以在高血压的早期即出现，而此时并无左心室肥厚或房性心律失常的证据。Tedesco 等的研究证实，21% 的高血压患者尽管没有左心室肥厚的证据，但存在左心房增大（>4cm）。这说明左心房扩大发生在左心室肥厚之前，通常患者一旦发现左心室肥厚，此时左心房已明显扩大。LIFE 研究证实，此种情况在女性中符合率为 56%，男性中为 38%。很多试验结果亦证实，左心房扩大的程度与高血压的程度呈正相关。左心房扩大与高血压时左室增高的灌注压和左室舒张功能减退有关。

左心房扩大是高血压致心房纤颤的病理生理过程中最重要的环节。有研究亦证实，高血压合并阵发性房颤的患者较单纯高血压患者左心房大。Framingham 的前瞻性队列研究表明，左房心增大越显著，发生房颤的危险性就越大。Framingham 研究入选了 4 731 例患者，并对他们进行了超声心动图检测，结果发现，在校正了其他危险因素后，左心房内径每增大 5mm，发生房颤的危险性即增加 39%。在另外两项前瞻性研究中也证实，左心房增大是预测房颤发生的重要因素，它的敏感性要高于左心室肥厚的指标。

在超声心动图评价左心房大小时，通常我们选用测量左心房的前后径。随着医学影像技术的不断革新，目前我们可以通过二维面积长轴法更加准确地测量左心房的体积。Tsang 等的回顾性队列研究向我们展示，对 1 655 例无房颤病史的健康成年人进行超声心动图检测，以二维面积长轴法测量左心房体积，发现左心房体积是独立于其他临床指标外的预测房颤发生危险性的最敏感的指标。他们指出，当左心房体积增加 30% 时，患房颤的危险性将增加43%，并且与常规测量左心房前后径的方法比较，左心房体积对房颤预测的敏感性更高。

彩色超声心动图对左心房功能的评估：通过多普勒对二尖瓣和肺静脉的血流测量可以评估左心房和左心室的功能。很多试验也已证实，高血压继发房颤的患者较窦性心律的高血压患者左心房功能显著受损。Barbier 等测量了高血压合并房颤的患者显示左心房功能的各项指标，发现左心房短轴缩短率在高血压合并房颤组明显下降。在心力衰竭患者的前瞻性队列研究中发现，左心房收缩功能的下降对心力衰竭患者发生房颤的预测亦是十分敏感的。

改善左心房功能，可以防止左心房重构和左心房扩大，从而预防或延缓房颤的发生。Shi 等对起搏器导入致充血性心力衰竭的狗模型进行研究，发现心房扩大、心房功能下降可导致房颤发生，而早期服用 ACEI 类药物（该试验给予依那普利）可逆转这种情况的发生。给予心房扩大的动物以 ACEI 类药物治疗，发现用药组的心房内径较对照组明显减小。以上结果提示，血管紧张素转换酶抑制剂对致心律失常性心房重构可起到逆转作用。

心房的电生理改变：心房内缺乏类似心室内的希浦系传导系统，所以心房肌的传导速度慢，除极时间长。心房电活动的顺序是，右心房先激动后才能将电活动传导给左心房，这使左、右心房的电活动存在着生理性不同步。心房肌细胞小、纤维排列相对紊乱，肌纤维间侧面连接较多，解剖学的各向异性决定了心房肌电活动的各向异性更为明显，使心房肌的电生理特性和激动的空间弥散度等更为不均匀。心房壁不同部位厚薄不一，血供也不丰富，易发生缺血，容易发生几何形状变化，产生多部位的折返环路。心房肌中自主神经分布广，电生理受自主神经影响大。这些解剖学和电生理学特点，形成易发房颤的基础。

高血压可引起左心室肥厚，使左心室顺应性下降并导致左心房压力上升，致心房肌内很多小动脉管腔内膜增厚、狭窄或完全闭塞，局部心肌发生缺血变性及纤维化。小动脉病变在心房肌中形成很多无应激功能的小岛，为发生阵发性房颤提供了心房电活动不一致的病理基础。以上引起心房肌电活动的非均质性的程度加重，使心房的除极速度减慢，且不同部位心房的自律性和兴奋性的差值增大，使不同部位心房电活动的空间向量及弥散度出现显著差异。这些差异反映到 12 导联心电图上，表现为不同导联 P 波的持续时间的差异，造成 Pd（即最大 P 波和最小 P 波持续时间之差）的加大。国内学者的研究证实，Pd 增加和 Pmax 延长可作为高血压并发阵发性房颤的预测指标。该研究提出，Pd 预测房颤的准确性、可靠性较高。当 Pd≥40 毫秒时，其敏感性为 87%，特异性为 91%，阳性预测准确性为 89%。Pd 与左心房大小无显著相关，可能是前者属心房内传导失衡的标志，可以不受心房大小影响，说明与 Pd 相比，左房内径在高血压者的阵发性房颤预测中只能作为参考指标。

高血压患者在出现高血压性心脏改变，即左房、左室增大之前，就产生了心房电活动的改变。研究表明，心房电活动的改变表现为心房的传导时间延长，即平均 P 波持续时间延长、心房不应期缩短。这些心房电活动的改变与房颤的发生和发展密切相关。Madu 等的一项研究入选了 234 名健康人为正常对照，84 名高血压但无左心室肥厚及左房扩大的患者。研究发现，单个平均 P 波延续时间（signal-averaged p-wave duration）表示心房基础电活动变化的敏感性要优于体表心电图 P 波延续时间。同时指出，高血压但无房颤病史的患者单个平均 P 波延续时间延长，P 波延长的程度与高血压的严重程度相关。由于存在阵发性房颤病史的患者单个平均 P 波延续时间亦延长，故心房传导速率减慢是高血压个体最终产生房颤的主要机制。另一种电生理紊乱即在房颤患者中多观察到心房不同部位有效不应期的不均一缩短。目前尽管无高血压患者心房不应期的在体研究，但动物实验业已证实，心房不应期的变异增加和有效不应期的缩短是与心房压力有关的。同样的结果我们可以从 Langendorff 家兔灌流实验中看到，当提高心房压力至 15cmH$_2$O 时，心房不应期和单项动作电位时程将明显缩短。一些试验还进一步证明,不论是房颤动物模型或房颤患者,心房不应期的减小与房颤发作的持续时间成正比。综上所述,由于高血压病后期心房的大小和压力均增加,以上所述两种电生理重构被认为是高血压致房颤的重要机制。

4. 高血压合并房颤的治疗 降压药物对致房颤发生的病理生理学改变如左房扩大、左心室肥厚,目前已证实许多降压药物可以逆转这一病理生理过程。

对于高血压患者,降压本身减轻后负荷即可防止左心室肥厚的发生。但在诸多降压药物中,仍有一些药物作用较突出,如 ACEI 类和钙通道阻滞剂。在一项维拉帕米和阿替洛尔的随机双盲对照试验中,显示尽管二者降压效果无显著性差异,但维拉帕米可更好的降低左室重量指数,提高心室灌注。有实验表明,ACEI、钙通道阻滞剂较 β 受体阻滞剂、利尿剂和 α 受体阻滞剂对左心室肥厚的逆转更为有效。

左房扩大亦可通过降压治疗得到逆转。在高血压患者的治疗中发现,以氢氯噻嗪降压同时可以逆转左房扩大,它的作用要优于其他的降压药。Gottdiener 的试验提示,可乐定、阿替洛尔和硫氮唑酮均对减小左房内径效果较好,而哌唑嗪和卡托普利虽降压作用与以上药物无显著性差异,但对减小左房内径效果不明显。研究发现,左房内径的变化不依赖于血压变化和左室的基础重量。另有一些研究证实,维拉帕米和拉贝洛尔对改善左房扩大有效。

降压治疗对改善左房和左室结构有特殊作用,有效降压可减少左房扩大和左心室肥厚。

降压治疗与房颤发生率的关系是目前研究较为关注的热点问题。最近 Madrid 等观察了厄贝沙坦对预防电复律后房颤复发的效果,入选患者 40% 为高血压患者,并全部长期服用胺碘酮。在平均 254 天的观察随访后,发现厄贝沙坦提高了窦房结的自律性,降低了房颤的发生。1999 年 Pedersen 的研究提示,给予急性心肌梗死合并左心功能不全患者(平均血压为120/78mmHg),采用群多普利拉治疗,随访 2～4 年,房颤发生率由 5.3% 下降至 2.8%。总结以上两组试验,可见房颤的发生率可能与血压水平无关而与 RAS 系统阻断有关。降压治疗与房颤发生的关系目前研究尚不成熟,需大样本临床试验探讨。

目前高血压病、冠心病已逐渐成为老年房颤的最常见原因,提示非瓣膜性房颤(NVAF)患者比例逐渐增加。不仅 NVAF 患者随年龄增高而增加,更重要的是与 NVAF 相关的栓塞卒中也明显增加。非风湿性房颤的存在增加卒中的危险 5～6 倍,年发病率约为 4.5%,并且发病率随年龄的增高而增加。房颤为老年人卒中的主要独立危险因素,占 60 岁以上患者卒中的7%～31%。各种资料显示,高血压和房颤双重危险因素所致的脑梗死其致残率更高。高血压合并房颤者脑梗死灶多且面积大,对于此类患者要求治疗高血压达到理想水平但不要过低。房颤在老年人多发,是脑梗死又一种极其重要危险因素,一旦发生,应积极、有效地治疗。

对于具有卒中高危险因素的高血压合并房颤的患者,同时进行降压和抗凝治疗具有特殊意义。

第三节　高血压与肾脏损害

JNC 7 中将慢性肾脏疾病定义为:①肾小球滤过率 $<60ml/(min \cdot 1.73m^2)$[相应的肌酐水平男性 $>1.5mg/dl(>132.6\mu mol/L)$,女性 $>1.3mg/dl(>114.9\mu mol/L)$];②蛋白尿 $>300mg/dl$。这些患者中大多数有高血压,应严格控制血压,而且通常需要三种或更多的药物使血压达标。1996 年发表的 MRFIT(multiple risk factor intervention trial)资料显示,随着血压水平的增高,在随访的 16 年中终末期肾脏病(ESRD)发生率明显增加,重度高血压患者的 ESRD 发生率是正常血压者的 11～22 倍，即使血压在正常高值范围也可达 1.9 倍。舒张压 >40mmHg 的患者而言，舒张压每降低 5mmHg，可使发生终末期肾脏病的危险减少 1/4。肾脏的主要功能是滤过体内的代谢废物，所以流经肾脏的血流量也很大。高血压与肾脏的关系相当密切，高血压可以引起慢性肾脏损害，而肾功能减退又会加重高血压的持续发展。血压正常偏高（135/85mmHg）的个体，发生终末肾功能衰竭的危险性较正常血压（120/80mmHg）的个体高出 2 倍。高血压 3 级（≥180/110mmHg）的患者，发生终末肾功能衰竭的危险性较正常血压个体高出 12 倍。在高血压相当长的时期内，肾功能可以没有明显的异常。经历一段时间后，逐渐出现肾小管功能损害。一般来讲，高血压病持续发展 5～10 年后，可以出现轻至中度的肾小动脉硬化，肾动脉狭窄，血流受阻，导致肾脏局部缺血，造成肾功能降低，最后演变为肾功能衰竭。有少数高血压患者会突然出现进行性血压升高，从而转化成恶性高血压，伴随出现严重的肾功能减退。

对于伴有肾功能不全的高血压患者的降压目标，多重危险因素干预试验已经证实 140/90mmHg 这一降压程度不够，并不能完全预防高血压肾损害的发生。许多临床试验资料证实，若要有效预防肾小动脉硬化的发生，平均动脉压应控制到小于 100mmHg，血压应降至 130/85mmHg 以下；若蛋白尿 >1g/d，目标血压应为 125/75mmHg。但在进行降压治疗时也应避免使血压过急的下降，同时注意观察在血压下降时肾功能的变化。大多数高血压患者的肾脏小动脉处于收缩状态，肾血管阻力增高，而肾脏小动脉的持续收缩正是导致良性小动脉性肾硬化症发生的重要原因。因此，为了最有效地预防良性小动脉性肾硬化症的发生，应选用能明显降低肾血管阻力的降压药进行治疗。常用的降血压药，如血管紧张素转换酶抑制剂（ACEI）、血管紧张素Ⅱ受体阻滞剂（ARB）、钙通道阻滞剂（CCB）、β 受体阻滞剂、α 受体阻滞剂，中枢作用的降压药及血管扩张剂均能减少血管阻力。ACEI、ARB 与 CCB 都有肾脏保护作用。已证实 ACEI、ARB 有利于控制糖尿病和非糖尿病性肾病的进展。ACEI 用于肾实质性高血压治疗取得良好疗效，对高肾素活性状态的高血压患者尤为适用，有报道，应用 ACEI 治疗可逆转原发性高血压所致的肾功能异常，有肾小球滤过率损害的患者，其肾功能可获明显改善。大剂量 ACEI 有致低血压、蛋白尿、功能性肾功能不全等不良反应。但使用 ACEI 或 ARB 仅使血肌酐水平较基线值升高 35%，除非有高钾血症出现，否则不是停药的指征。AIPRI 和 PRIME 试验结果表明，贝那普利（Benazapril）与厄贝沙坦长期应用，可降低肾功能不全患者尿蛋白，延缓肾衰进程。Lewis 等应用厄贝沙坦（300mg）、氨氯地平和安慰剂治疗 1 715 名高血压肾病患者，结果显示，厄贝沙坦比安慰剂组的终末期肾病风险减少 20%，比氨氯地平组减少 30%，但心血管疾病死亡率无显著差别。对伴有轻度肾损害的高血压患者来说，宜以 ACEI 为首选。为避免降压过度发生高钾血症，应从小剂量开始服用。使用利尿剂时不应利尿过度，以免引起血容量不足及电解质紊乱。对单侧肾动脉狭窄无手术指征者可酌情用 ACEI，对轻中度肾功能不全者亦可酌情选用，同时加用 CCB。若内生肌酐清除率 <30ml/min，一般不用 ACEI。肾功能衰竭的患者宜用能增加肾血流量或不影响肾血流的药物，如血管扩张剂米诺地尔、CCB。试验提示，CCB 以扩张肾入球小动脉为主，增加肾小球血流灌注和肾小球内压，增加肾小球滤过和蛋白尿，使血尿素氮和肌酐下降，并具有利尿钠作用，长期应用能改善高血压患者的肾功能。但 CCB 同时又因降低体内血压，而减少进入肾脏的血流，可能部分抵消扩张入球小动脉增加肾小球囊内压的作用。β 受体阻滞剂对肾功能影响有颇大差异，阿替洛尔、纳多洛尔、柳胺苄心定对肾功能无不良影响，可以选用，但剂量应酌减。普萘洛尔可使肾血流量和肾小球滤过率下降，肾功能恶化，应禁用。直接血管扩张剂肼屈嗪虽不影响肾功能，但易造

成交感神经张力增高或体液潴留,只有同时应用β受体阻滞剂和利尿剂,才能达到最佳效果。利血平长期应用可使肾功能恶化,故不宜应用。此外,高血压患者常并存糖尿病、高脂血症或高尿酸血症,此时良性小动脉性肾硬化症更易发生,故需同时治疗并发症,并要注意降压药物对这些并发症的影响。伴有肾损害的高血压患者还应注意低盐、优质高蛋白饮食,避免使用对肾有毒性的药物,如氨基糖苷类的抗生素链霉素、庆大霉素等。

第四节 高血压与血管病变

一、高血压与大血管损害

持续的血压升高,可引起胸主动脉扩张、屈曲、延长。当主动脉内膜破裂时,血液外渗可形成主动脉夹层动脉瘤。主动脉夹层动脉瘤是高血压较少见但严重的并发症。其起病常常比较突然,迅速发生剧烈胸痛,向背或腹部放射,伴有主动脉分支堵塞的现象,两上肢血压及脉搏有明显差别,一侧从颈动脉到股动脉的脉搏均消失或下肢暂时性瘫痪或偏瘫。少数发生主动脉瓣关闭不全。未受堵塞的动脉血压升高。动脉瘤可破裂入心包或胸膜腔而迅速死亡。胸部X线检查可见主动脉明显增宽。超声心动图、CT或磁共振断层显像检查可直接显示主动脉的夹层或范围,甚至可发现破口,主动脉造影也可确立诊断。该病的内科治疗为积极尽早尽快降低血压,延缓病情,宜静脉用药。

二、高血压与下肢血管病

高血压合并下肢动脉粥样硬化时,可造成下肢疼痛、跛行。高血压使间歇性跛行的危险性增加3倍,可能是因为血压升高使某些特定的部位如下肢动脉、颈动脉、冠状动脉硬化加速,导致局部动脉发生缺血、营养障碍,甚至坏死。高血压还可使机体对缺血损伤的恢复性反应降低。高血压合并外周血管疾病的患者可用能扩张血管的药物,如CCB、ACEI、ARB、α_1受体阻滞剂等均可使用。不宜用收缩血管的药物。若单用β受体阻滞剂,则能使血管α受体兴奋性更加增高,加重外周血管病变。Emanueli等在有高血压倾向的大鼠中诱发了单侧肢体的缺血反应,并随机用血管紧张素转换酶抑制剂雷米普利或安慰剂治疗28天。经过治疗,雷米普利能够促进血流动力学的恢复,使动物的缺血肢体完全恢复灌注,而对照组动物缺血肢体的灌注从未超过正常灌注肢体的50%。ACEI可有效治疗高血压的外周血管并发症,这种有益作用可能来自这类药物的血管舒张特性,而不是由于血管组织学发生改变所致。

三、高血压与眼底病变

高血压患者视网膜病变的发生率较高,眼底视网膜损害是高血压常见的并发症。高血压性视网膜病变是由高血压性动脉硬化发展而来。慢性高血压引起小动脉增厚,这些硬化性改变导致小动脉反光增强。视网膜病变的程度对高血压的病程、类型和预后的判断是有一定价值的。一般1级高血压患者,眼底检查都是正常的。2级患者眼底呈现普遍性或局灶性视网膜小动脉缩窄或轻度硬化的表现。3级患者眼底小动脉硬化的状况十分显著。当疾病进展时,出现浅层火焰状出血和因视网膜缺血引起的小的白色表浅病灶(棉絮状斑);晚期可见黄色硬性渗出物,这是由来自视网膜血管渗漏的脂质沉积于视网膜深层所致,这些渗出物可在黄斑部形成星芒状。严重高血压可导致视盘充血和水肿。长期高血压会使视网膜的血管发生病变，从而影响视力，严重时还会有视网膜出血的危险。血压波动幅度大，以舒张压增高为主，出现蛋白尿，对于 20～35 岁的年轻高血压患者，这些情况眼底容易出现变化。视网膜病变的程度也能提示高血压的病情。当视网膜有明显病变时，尤其是出现视盘水肿时，心、肾、脑等靶器官也常受到损害。近些年来各国高血压防治指南陆续出台，对高血压合并肾病的降压目标比较相近，如 2003 年 ESC 指南降压目标为 140/90mmHg 以下，2014 年美国 JNC 8 的降压目标为 140/90mmHg，而中国高血压防治指南提出的降压目标为 130/80mmHg，若为高血压合并靶器官损害的血压达标原则是在治疗个体化的原则下，按照我国高血压防治指南的意见，将血压降至 130/80mmHg 以下为宜。

高血压性视网膜病变的治疗主要是用药物控制高血压。常用的降血压药，如 ACEI、ARB、CCB、β 受体阻滞剂、α 受体阻滞剂均可以应用。其中，应用 ACEI 治疗可延缓视网膜病变的进展。高血压能促进糖尿病视网膜病变的发生，高血压性视网膜病变合并有糖尿病，则应考虑糖尿病用药原则，合理应用降压药物。

第五节　高血压与高脂血症

高血脂是高血压病中常常并发的一种疾病，我国高血压患者中有一半伴有血脂异常。Framingham 研究显示，血压较高者趋向有较高的血胆固醇水平。Tromso 研究发现，总胆固醇（TC）水平和非低密度脂蛋白胆固醇水平均随着收缩压和舒张压的增高而显著增加。还有人研究高血压与高密度脂蛋白水平降低密切相关。血脂代谢紊乱，使心血管疾病的危险性和发病率明显增加。在美国一项 5 100 万例高血压患者中的调查发现，40% 的高血压病患者血清总胆固醇水平 >62mmol/L。而血清总胆固醇水平 >62mmol/L 的高胆固醇血症患者中，46% 的患者有高血压病。血压越高，冠心病的危险性越大。血清总胆固醇水平升高，对高血压病患者的冠心病危险起协同增加作用。而降低血压和降低血清总胆固醇水平，可以减少冠心病的危险。

高血压合并高脂血症的治疗首选减轻体重，限制总热量、脂肪酸、胆固醇（TC）、食盐及酒，加强体育锻炼。降压治疗宜用对脂质代谢有利或无影响的药物，如 α 受体阻滞剂、CCB 和 ACEI 或 ARB，不宜单独使用 β 受体阻滞剂。选择性 α_1 受体阻滞剂哌唑嗪具有明显降血脂作用，能降低血总胆固醇（TC）、低密度脂蛋白（LDL）、极低密度脂蛋白（VLDL）、甘油三脂（TG），增高高密度脂蛋白（HDL），甚至可逆转利尿剂、β 受体阻滞剂对血脂的有害作用，因此是目前公认的治疗高血压合并高脂血症的良药。大剂量氢氯噻嗪及袢利尿剂，使 TC、甘油三酯（TG）、低密度脂蛋白（LDL）一过性升高，但调节饮食可减少或消除这种不良反应。小剂量氢氯噻嗪无这些不良反应，使用氢氯噻嗪能减少这类患者的猝死率、总病死率及急性心肌梗死的再发率。β 受体阻滞剂减少高密度脂蛋白胆固醇，可使 TG、VLDL 升高，增加冠心病危险因素。利血平及甲基多巴可使 HDL 降低，前者可升高血 TC。ACEI、ARB 及 CCB 对血脂起中性作用。胆酸结合树脂、烟酸及其衍生物、纤维酸衍生物以及他汀类降脂药物均可以用于高脂血症伴高血压的患者。他汀类药对冠心病和卒中有初级和次级预防作用。但是应注意这些降脂药物与抗高血压药物之间的相互影响。胆酸结合树脂可以减少噻嗪类利尿剂和普萘洛尔（心得安）的吸收。因此，这些降压药必须在服用胆酸结合树脂前 1 小时或服用后的 4 小时才能服用。烟酸可以加强抗高血压药物的血管扩张作用而引起血压下降，应予以注意。纤维酸衍生物对某些肾功能衰竭的患者可能引起肌病，因此，服用纤维酸衍生物的剂量要小，并且经常随访患者。他汀类药物与抗高血压药物之间没有特别的相互作用。此外，多烯康、鱼油降脂丸等药物与抗高血压药物之间也没有特别的相互作用，也可用于高脂血症伴高血压患者的降脂治疗。

第六节　高血压与糖尿病

高血压与糖尿病并存相当常见，约 15% 的高血压患者合并糖尿病，是患者发生动脉硬化和肾功能衰竭的重要原因，高血压合并糖尿病将增加冠心病、卒中和微血管并发症的危险性。非胰岛素依赖型糖尿病有 1/3 合并有肾病，是肾病最常见病因之一。高血压合并糖尿病的患者发展为中末期肾病的危险性比单纯高血压患者高 5～6 倍。糖尿病患者需积极控制血压，血压的降低比血糖的降低在心血管事件方面更重要。降压治疗可延缓或阻止肾功能损害进展，延长寿命。在糖尿病患者中降压治疗不仅减少大血管并发症，而且显著减少微血管并发症。对于高血压合并糖尿病的患者，须将血压控制在 130/80mmHg 以下，即能维持主要脏器的灌注压就可，这样可加强抗肾病的疗效。HOT 研究表明，将糖尿病高血压患者的血压降至最低水平（舒张压 <80mmHg），可明显减少心血管事件的危险性。Syst-Eur 试验中，对 492 例糖尿病患者分别应用尼群地平或安慰剂治疗，尼群地平组与安慰剂组相比，血压降低了 8.6/3.9mmHg，心血管事件减少了 69%，心血管疾病死亡率减少 76%，总死亡率减少 55%。英国糖尿病前瞻性研究（UKPDS 试验）的证据表明，严格控制血压可使主要微血管事件和大血管事件的危险性显著降低。SHEP 试验中治疗组患者的收缩压降低了 9.8mmHg，舒张压降低了 2.2mmHg，心血管事件的总发生率显著降低。美国肾脏基金会高血压和糖尿病执行委员会工作组回顾了近年来完成的一系列相关的大规模随机化临床试验，就高血压糖尿病伴或不伴肾病的患者提出最新治疗共识：血压控制的目标值在 130/80mmHg 或以下，这样更有效阻止肾病进展和降低心血管疾病发生的危险。

JNC 7 指出，高血压合并糖尿病患者的降压治疗通常需要联合应用两种或以上药物，以达到 <130/80mmHg 的目标血压，建议 ACEI、ARB、α 受体阻滞剂、CCB、小剂量氢氯噻嗪适用于高血压合并糖尿病的患者。降压药的选择对有无肾病是十分重要的，有的药物本身可加速糖尿病代谢并发症的发生。ACEI、α 受体阻滞剂和利尿剂降压治疗后，可使患者在蛋白尿出现之后的 10 年存活率由 30% 增至 80%。ACEI 或 ARB 治疗能延缓糖尿病肾病的进展，减少蛋白尿，ARB 还能延缓大量白蛋白尿的产生。卡托普利预防性方案（CAPPP）等多中心大规模临床研究证实，卡托普利不影响糖代谢，能减少心血管疾病发生率和病死率，尤其适用于伴糖尿病肾病的患者，可作为原发性高血压伴糖尿病或糖尿病性高血压的首选降压药物。ACEI 不仅能减慢肾病进展，在血压正常糖尿病患者也是如此，若 ACEI 不适合应用则考虑 ARB。近来完成的 RENAL、LIFE 临床试验突出了 ARB 在高血压特殊人群如糖尿病的独特作用，它可使此类人群获得更大的治疗益处。CCB 对糖代谢的影响，目前尚无定论，多数学者认为，治疗剂量对糖代谢无不良影响，可以选用，特别是同时合并冠心病、外周血管疾病的患者。HOT 研究和 ALLHAT 试验结果均证实了长效 CCB 在糖尿病高血压患者中的安全性和有效性。但临床上亦有硝苯地平引起糖尿病和促使糖尿病恶化的报道，为慎重起见，应用硝苯地平等制剂者应定期监测血糖和尿糖。哌唑嗪长期应用不影响糖代谢，甚至可以改善糖耐量，并有降血脂作用，适用于高血压伴糖尿病的治疗，尤其是伴有高脂血症者。研究证实只有大剂量利尿剂和非选择性 β 受体阻滞剂易导致血糖、血脂代谢紊乱，不宜用于高血压合并

糖尿病的患者。在 ALLHAT 试验中，虽然高血压合并糖尿病的患者应用小剂量氢氯噻嗪治疗后，血脂水平、低血钾的发生及糖尿病患病率均高于 ACEI 治疗组，但心血管事件的发生和死亡率无显著差异。吲达帕胺不影响糖、脂质代谢，对心、肾无不良影响，可作为轻、中型高血压患者常用药物，但要注意低血钾发生。β 受体阻滞剂可影响周围血流，延长低血糖时间，掩盖低血糖反应症状，但 NORDIL 试验证实，糖尿病患者应用 β 受体阻滞剂治疗也能有效减少冠心病病死率和总的心血管事件。UKPDS 研究表明，阿替洛尔和卡托普利对伴有 2 型糖尿病的高血压患者的血压控制同样有效。抗交感神经药物（哌唑嗪除外）应慎用，因其可引起血糖升高和 / 或直立性低血压。高血压合并 2 型糖尿病的患者若要达到靶血压几乎 100%，需要联合治疗。荟萃分析提示，积极控制高血压合并糖尿病的血压平均需要 3.2 种降压药物。另外，改善生活方式和降压药物治疗具有同样作用。

总之，高血压常引起心、脑、肾等靶器官的损害，并且常常与糖尿病、高脂血症等疾病相伴随。近年来资料表明，只要适当控制高血压，上述高血压并发症的发生率可明显降低。JNC 7、2013 年欧洲高血压指南以及中国高血压防治指南均提出，高血压患者的治疗应遵循个体化的原则，根据每个患者的总体心血管危险水平决定是否治疗干预，根据收缩压和舒张压的水平决定治疗干预的强度。因此，就需要针对不同的病情，合理选择干预的药物及治疗的靶目标，减少各种并发症的发生，降低死亡率。

（邢绣荣　华　琦）

参 考 文 献

[1] CHOBANIAN A V, BAKRIS G L, BLACK H R, et al. The Seventh Report of the Joint National Committee on Prevention, Detection, Evaluation, and Treatment of High Blood Pressure: the JNC 7 report[J]. JAMA, 2003, 289(19): 2560-2572.

[2] PROGRESS Collaborative Group. Randomised trial of a perindopril-based blood-pressure-lowering regimen among 6, 105 individuals with previous stroke or transient ischaemic attack[J]. Lancet, 2001, 358(9287): 1033-1041.

[3] DAHLOF B, DEVEREUX R B, KJELDSEN S E, et al. Cardiovascular morbidity and mortality in the Losartan Intervention For Endpoint reduction in hypertension study(LIFE): a randomised trial against atenolol[J]. Lancet, 2002, 359(9311): 995-1003.

[4] 孙宁玲，徐成斌. 今日高血压 [M]. 北京：中国医药科技出版社, 2000.

[5] YANCY C W, JESSUP M, BOZKURT B, et al. 2013 ACCF/AHA guideline for the management of heart failure: a report of the American College of Cardiology Foundation/American Heart Association Task Force on Practice Guidelines[J]. J Am Coll Cardiol, 2013, 62(16): e147-e239.

[6] GERDTS E, OIKARINEN L, PALMIERI V, et al. Correlates of left atrial size in hypertensive patients with left ventricular hypertrophy: the Losartan Intervention For Endpoint Reduction in Hypertension(LIFE) Study[J]. Hypertension, 2002, 39(3): 739-743.

[7] TEDESCO M A, DI SALVO G, RATTI G, et al. Left atrial size in 164 hypertensive patients: an echocardiographic and ambulatory blood pressure study[J]. Clin Cardiol, 2001, 24(9): 603-607.

[8] CIARONI S, CUENOUD L, BLOCH A. Clinical study to investigate the predictive parameters for the onset of atrial fibrillation in patients with essential hypertension[J]. Am Heart J, 2000, 139(5): 814-819.

[9] TSANG T S, BARNES M E, BAILEY K R, et al. Left atrial volume: important risk marker of incident atrial

fibrillation in 1655 older men and women[J]. Mayo Clin Proc，2001，76（5）：467-475.

[10] SHI Y，LI D，TARDIF J C，et al. Enalapril effects on atrial remodeling and atrial fibrillation in experimental congestive heart failure[J]. Cardiovasc Res，2002，54（2）：456-461.

[11] MADU E C，BAUGH D S，GBADEBO T D，et al. Effect of ethnicity and hypertension on atrial conduction：evaluation with high-resolution P-wave signal averaging[J]. Clin Cardiol，2001，24（9）：597-602.

[12] MADRID A H，BUENO M G，REBOLLO J M，et al. Use of irbesartan to maintain sinus rhythm in patients with long-lasting persistent atrial fibrillation：a prospective and randomized study[J]. Circulation，2002，106（3）：331-336.

[13] DOMANSKI M，MITCHELL G，PFEFFER M，et al. Pulse pressure and cardiovascular disease-related mortality：follow-up study of the Multiple Risk Factor Intervention Trial（MRFIT）[J]. JAMA，2002，287（20）：2677-2683.

[14] PARVING H H. Hypertension and diabetes：the scope of the problem[J]. Blood Press Suppl，2001，2：25-31.

[15] LEWIS E J，HUNSICKER L G，CLARKE W R，et al. Renoprotective effect of the angiotensin-receptor antagonist irbesartan in patients with nephropathy due to type 2 diabetes[J]. N Engl J Med，2001，345（12）：851-860.

[16] EMANUELI C，SALIS M B，STACCA T，et al. Ramipril improves hemodynamic recovery but not microvascular response to ischemia in spontaneously hypertensive rats[J]. Am J Hypertens，2002，15（5）：410-415.

[17] LINDHOLM L H，IBSEN H，DAHLÖF B，et al. Cardiovascular morbidity and mortality in patients with diabetes in the Losartan Intervention For Endpoint reduction in hypertension study（LIFE）：a randomised trial against atenolol[J]. Lancet，2002，359：1004-1010.

[18] ALLHAT Officers and Coordinators for the ALLHAT Collaborative Research Group，The Antihypertensive and Lipid-Lowering Treatment to Prevent Heart Attack Trial. Major outcomes in high-risk hypertensive patients randomized to angiotensin-converting enzyme inhibitor or calcium channel blocker vs diuretic：The Antihypertensive and Lipid-Lowering Treatment to Prevent Heart Attack Trial（ALLHAT）[J]. JAMA，2002，288（23）：2981-2997.

[19] HANSSON L，HEDNER T，LUND-JOHANSEN P，et al. Randomised trial of effects of calcium antagonists compared with diuretics and β-blockers on cardiovascular morbidity and mortality in hypertension：the Nordic Diltiazem（NORDIL）study[J]. Lancet，2000，356（9227）：359-365.

[20]《中国高血压防治指南》修订委员会. 中国高血压防治指南（2018 年修订版）[M]. 北京：中国医药科技出版社，2018.

第七章 合并其他特殊临床情况的高血压

第一节 特殊人群的高血压特点

一、儿童高血压

传统的观点认为,儿童高血压多为继发性高血压。随着人们生活水平的提高,肥胖、超重儿童的增加,儿童高血压的发病近年来呈上升趋势。世界儿童高血压患病率为10%,2010年中国学生体质调查结果显示,中国儿童高血压患病率为14.5%(男生为16.1%,女生为12.9%)。国内外越来越多的研究表明,成人原发性高血压可追溯到儿童时期,从儿童到成人的追踪调查表明,儿童时期至少一次收缩压和舒张压超过第90百分位数,到成人是收缩压和舒张压分别升高24%和17%,这些数值分别超过成人调查的发病率的1.7倍和2.4倍。因此,防治高血压应从儿童做起。

(一)定义

由于儿童血压受性别、年龄、身高及体重的影响,而且没有长期的随访结果资料显示儿童时的血压与成人时心血管危险因素的关系,故目前定义儿童的正常血压及高血压主要依据临床大量描述性总体的血压调查,远不及成人血压定义准确。此外,目前尚无统一的定义。同年《中国儿童青少年血压参照标准》协作组制定出适合我国3～17岁汉族儿童的《中国儿童青少年血压参照标准》(表7-21,表7-22),定义正常血压为收缩压和舒张压均小于同龄、同性别儿童的第90百分位(P_{90});正常血压高限为平均收缩压和平均舒张压在同龄、同性别儿童的P_{90}～P_{95};高血压为平均收缩压和平均舒张压大于同龄、同性别儿童的P_{95}。新标准还要求医师要根据儿童身高的百分位值进行评价,并以Korotkoff第五音(K_5)定为儿童舒张压。

表7-21 中国男性儿童血压评价标准

单位:mmHg

年龄/岁	SBP			DBP-K_4			DBP-K_5		
	P_{90}	P_{95}	P_{99}	P_{90}	P_{95}	P_{99}	P_{90}	P_{95}	P_{99}
3	102	105	112	66	69	73	66	69	73
4	103	107	114	67	70	74	67	70	74
5	106	110	117	69	72	77	68	71	77
6	108	112	120	71	74	80	69	73	78
7	111	115	123	73	77	83	71	74	80
8	113	117	125	75	78	85	72	76	82

续表

年龄/岁	SBP			DBP-K$_4$			DBP-K$_5$		
	P$_{90}$	P$_{95}$	P$_{99}$	P$_{90}$	P$_{95}$	P$_{99}$	P$_{90}$	P$_{95}$	P$_{99}$
9	114	119	127	76	79	86	74	77	83
10	115	120	129	76	80	87	74	78	84
11	117	122	131	77	81	88	75	78	84
12	119	124	133	78	81	88	75	78	84
13	120	125	135	78	82	89	75	79	84
14	122	127	138	79	83	90	76	79	84
15	124	129	140	80	84	90	76	79	85
16	125	130	141	81	85	91	76	79	85
17	127	132	142	82	85	91	77	80	86

注：正常高值血压定义为 SBP 和/或 DBP≥P$_{90}$ 且<P$_{95}$，或 12 岁及以上儿童，SBP 和/或 DBP≥120/80mmHg 且<P$_{95}$；高血压定义为 SBP 和/或 DBP≥P$_{95}$ 且<P$_{99}$。SBP，收缩压；DBP，舒张压。

表 7-22 中国女性儿童血压评价标准
单位：mmHg

年龄/岁	SBP			DBP-K$_4$			DBP-K$_5$		
	P$_{90}$	P$_{95}$	P$_{99}$	P$_{90}$	P$_{95}$	P$_{99}$	P$_{90}$	P$_{95}$	P$_{99}$
3	101	104	110	66	68	72	66	68	72
4	102	105	112	67	69	73	67	69	73
5	104	107	114	68	71	76	68	71	76
6	106	110	117	70	73	78	69	72	78
7	108	112	120	72	75	81	70	73	79
8	111	115	123	74	77	83	71	74	81
9	112	117	125	75	78	85	72	76	82
10	114	118	127	76	80	86	73	77	83
11	116	121	130	77	80	87	74	77	83
12	117	122	132	78	81	88	75	78	84
13	118	123	132	78	81	88	75	78	84
14	118	123	132	78	82	88	75	78	84
15	118	123	132	78	82	88	75	78	84
16	119	123	132	78	82	88	75	78	84
17	119	124	133	79	82	88	76	78	84

注：正常高值血压定义为 SBP 和/或 DBP≥P$_{90}$ 且<P$_{95}$，或 12 岁及以上儿童，SBP 和/或 DBP≥120/80mmHg 且<P$_{95}$；高血压定义为 SBP 和/或 DBP≥P$_{95}$ 且<P$_{99}$。SBP，收缩压；DBP，舒张压。

（二）病因

1. 原发性高血压

（1）肥胖：肥胖是公认的高血压危险因素。肥胖儿童血压明显高于非肥胖儿童血压。我国 11 个城市单纯肥胖儿童及影响因素研究表明，肥胖儿童高血压检出率为 14.74%，明显高于非肥胖儿童（2.92%）。我国汉中农村 6～15 岁的 4 263 名儿童血压的研究显示，初始体重指数 ≥P_{90} 的儿童，8 年后血压≥140/90mmHg 的概率为初始体重指数 <P_{90} 的 1.85 倍。故认为肥胖可作为成人高血压的预测因素。

（2）遗传：遗传因素在高血压的发病中已公认，对家庭聚集性研究结果表明，双亲均为高血压的子女发展为高血压的可能性为 45%，双亲一方为高血压的子女发展为高血压的可能性为 28%；而双亲血压正常的子女发展为高血压的可能性仅为 3%。

（3）高胰岛素及胰岛素抵抗：胰岛素水平与血压正相关，有研究表明，高血压家族史阳性的儿童血浆胰岛素水平比阴性高血压家族史儿的高，因此早期胰岛素分泌异常和胰岛素抵抗是导致高血压的重要因素。

（4）其他：如膳食高盐低钾、吸烟、饮酒及体育活动少均与儿童高血压的发病有关。

2. 继发高血压　儿童高血压多由可确认的疾病引起，常见原因为肾实质疾病，如急慢性肾小球肾炎、慢性肾盂肾炎及肾病综合征等。其他原因如肾血管疾病，内分泌疾病如多发性大动脉炎、肾动脉狭窄、甲状腺功能亢进症、嗜铬细胞瘤、神经母细胞瘤等较少见。

（三）诊断

1. 病史　儿童高血压的诊断首先要除外继发原因引起的血压升高。故应了解高血压伴发的症状如头痛、头晕、恶心、呕吐、心悸、出汗、面色潮红、体重下降、抽搐等，同时还应了解儿童的生长发育情况、泌尿、心血管、神经系统病史及家族史、药物史等情况。

2. 体格检查　首先是正确的测量血压值。还应注意儿童的发育情况，肥胖、满月脸等，同时还应注意心脏及大血管有无杂音，有无股动脉搏动及有无腹部包块、贫血及甲状腺的大小等体征。

3. 实验室及辅助检查　一般首先查尿常规、尿培养、血肌酐、尿素氮、血尿酸及血电解质等，以确定有无肾实质疾病；若怀疑有肾动脉狭窄，应查腹部超声，放射性核素肾图扫描、静脉肾盂造影、分侧肾静脉肾素活性测定有助于诊断。肾动脉造影可明确诊断。若怀疑有主动脉缩窄，应做心脏超声，即可显示缩窄的部位及长度；若怀疑有嗜铬细胞瘤，应在高血压发作时测定血、尿儿茶酚胺及其代谢产物（3- 甲基 -4 羟基苦杏仁酸；VMA）。B 型超声波、CT 扫描、MRI、^{131}I- 间碘苄胍（MIBG）闪烁扫描 BPET 用于肿瘤的定位诊断；若怀疑有原发性醛固酮增多症，应测定血钾、血钠、血浆醛固酮水平及血浆肾素活性，行立位醛固酮分泌抑制试验等。腹部超声、CT 扫描、MRI 和放射性碘化胆固醇肾上腺扫描及肾上腺静脉造影可用于病变定位诊断。

（四）治疗

儿童原发性高血压首先给予非药物治疗，但对于血压持续明显升高及儿童患者应给予药物治疗，治疗的目的使血压减低至同龄、同性别儿童的 P_{95} 以下，以减少高血压的靶器官损害。对于儿童继发性高血压，应主要予以纠正病因治疗，同时可给予降压治疗。

1. 非药物治疗　主要针对儿童高血压的发病因素，包括膳食中限制食盐的摄入量，增加富含钾和钙的食物的摄入量。减轻体重，以改善胰岛素抵抗与高胰岛素血症，此外体重下降也可使血压下降。运动亦可有助于儿童血压的降低，研究表明有氧运动数周后，收缩压和舒张压均可降低。

2. 药物治疗　儿童高血压的治疗一般首选 ACEI 和 CCB，因为其降压效果好，而且不良反应小。利尿剂可用于原发肾疾病继发高血压的治疗。现将 Alan 推荐的儿童高血压治疗常用药物及推荐剂量介绍如下（表 7-23）。

表 7-23　儿童高血压治疗常用药物及推荐剂量

药物	剂量	
	起始剂量	最大剂量
高血压急症		
硝苯地平	0.25mg/kg	0.5mg/kg
硝普钠	0.5μg/(kg·min)	8μg/(kg·min)
柳氨苄心定	1mg/(kg·min)	3mg/(kg·min)
长期治疗		
卡托普利	1.5mg/(kg·d)	6mg/(kg·d)
依钠普利	0.15mg/(kg·d)	1mg/(kg·d)
硝苯地平缓释剂	0.25mg/(kg·d)	3mg/(kg·d)
普萘洛尔	1mg/(kg·d)	8mg/(kg·d)
阿替洛尔	1mg/(kg·d)	8mg/(kg·d)
哌唑嗪	0.05～0.1mg/(kg·d)	0.5mg/(kg·d)
米诺地尔	0.1～0.2mg/(kg·d)	1mg/(kg·d)
氢氯噻嗪	1mg/(kg·d)	2～3mg/(kg·d)
呋噻咪	1mg/(kg·d)	12mg/(kg·d)
布美他尼	0.02mg/(kg·d)	0.05mg/(kg·d)

（薛　浩）

二、青年高血压

高血压是危及人类健康的重要疾病。近年来高血压的发病率逐年上升,并逐渐趋向年轻化。随着社会竞争的日趋激烈、生活节奏的加快、青年人竞争压力的增加、长期过度的心理压力、精神紧张,引起交感神经持续的过度兴奋,肾素 - 血管紧张素 - 醛固酮系统激活与青年高血压发病有关。以上致使其发病率明显上升,因此对青年高血压的防治也越来越受到重视。

（一）病因与发病机制

青年高血压的发病除了与超重肥胖、吸烟、饮酒及遗传因素有关外,长期的精神紧张、焦虑是青年人高血压的主要原因。再加上长期紧张的工作、不健康的生活方式,更易诱发高血压的发病。目前对高血压的发病机制尚未完全阐明。青年高血压患者常伴有循环中的儿茶酚胺水平增加,肌肉交感神经冲动增强,心率加快,血管反应性增强已经得到证实,表明交感神经兴奋性增加参与青年高血压的发病。交感神经兴奋又可直接或间接地使肾素 - 血管紧张素 - 醛固酮系统激活,血管紧张素Ⅱ释放增多,小动脉收缩,外周阻力增加,血压升高。

（二）临床特点

临床以舒张压升高为主要表现,脉压小,心率偏快,血糖、血脂代谢紊乱和心、脑、肾靶器官损害程度相对轻,可能与青年人高血压的病程短有关。

（三）诊断

应包括以下 4 个方面内容:①证实患者的血压确系长期增高,明确血压水平;②排除继发性高血压;③明确患者有无靶器官损伤、并存的临床情况及定量估计其程度;④询问及检查患者有无影响预后及治疗的其他心血管危险因素。

2010 年中国高血压指南对青年高血压诊断标准及分类与 1999 年世界卫生组织和高血压（WHO/ISH）的高血压治疗指南中诊断标准一致。

（四）治疗

1. 非药物治疗 包括改善生活方式，消除不利的健康行为和习惯，以减少可改变的心血管危险因素。具体内容包括以下几方面：①适量运动，控制体重，使体重指数控制在 24kg/m^2 以下。②戒烟、戒酒。③合理膳食，减少钠盐的摄入，每日不超过 6g，增加富含钾、钙的食物；减少膳食中脂肪，补充适量优质蛋白质。④减轻精神压力，保持平衡心理。

2. 药物治疗 参照 2010 年中国高血压防治指南的治疗原则，结合青年高血压的发病特点，一般首选抑制交感神经的 β 受体阻滞剂，抑制肾素 - 血管紧张素 - 醛固酮系统活性的 ACEI、ARB 及减少血容量的利尿剂类药物，钙通道阻滞滞剂，α$_1$ 受体阻滞剂根据患者病情也可在一定范围内使用。

随着肥胖、脂代谢异常和糖尿病的流行，年轻人发生高血压的风险也在升高。2016 年美国 AHA 报道了 431 例年轻收缩期高血压患者，随访 4 年后，对照组结果显示心血管疾病死亡风险增加了 16.1%。因此，如果对年轻高血压患者进行早期干预，在很大程度上将会降低青年高血压与心血管事件的相关性，对预防远期心血管事件风险有益。

（薛　浩）

三、女性青春期高血压

青春期是由下丘脑促性腺素释放激素的脉冲增加所发动，致使身体各器官迅速发育，心脏发育的同时，提高了心肌收缩力，但此时血管发育往往滞后于心脏，而使血压升高，尤以收缩压更为明显，可升至 140～150mmHg，但舒张压尚在正常范围。另外，青春期内分泌腺发育，自主神经功能调节失调，血压升高。随着年龄的增长，青春期已过，机体内分泌系统及心血管系统功能逐渐趋于平稳，血压升高现象逐渐回落正常。因此，女性青春期高血压现象多属一过性，而不予特殊处理。

（薛　浩）

四、妇女高血压

高血压是当今世界威胁人类健康的重要疾病之一，而妇女是社会人群的一个重要组成部分，由于妇女内分泌特点，特别是绝经期妇女雌激素缺乏可能参与高血压的发病，故而其血压变化不同于男性，使妇女高血压发病显得更为复杂。

（一）流行病学

根据 1991 年我国对 15 岁以上 94 万人群抽样普查结果，女性年高血压标准化患病率为 10.32%。流行病学研究表明，从青少年开始女性平均血压水平稍低于男性，到中青年期这种差异较为明显，到晚年女性平均血压水平反而高于男性。全国第三次高血压抽样普查的结果表明，高血压患病率随年龄增长而增加，35 岁以后增加幅度较快，44 岁以前女性高血压患病率低于男性，45～49 岁男女患病率相似，但 60 岁以后各年龄组女性患病率均高于男性，尤其是绝经期后。目前已认识到绝经后妇女无论是收缩压还是舒张压都比同龄男性高，以收缩压和脉压升高明显，并与卒中、心脏事件的发生有明显关系。总之，绝经前女性高血压较男性少，其病情严重程度较轻。然而最终女性比男性的高血压及相关的心血管并发症多。这可能与女性寿命较男性更长，因此老年人中女性所占比例较大，而老年人高血压更常见有关。

（二）病因与发病机制

高血压发病机制复杂，迄今尚未完全阐明，对于妇女高血压的发病机制目前认为，除公认的肾素 - 血管紧张素 - 醛固酮系统、交感神经系统、内皮细胞功能紊乱等参与外，育龄妇女口服避孕药（OCS）及绝经期后雌激素缺乏均可能参与妇女高血压发病。

1. 口服避孕药对血压的影响　口服含雌激素的避孕药可能是妇女血压升高最常见原因。据 JNC 6 报道，长期口服避孕药，血压呈上升趋势，妇女发生高血压危险性增加 2～3 倍，特别是肥胖、年龄较大及吸烟妇女。2013 年 ESH/ESC 动脉高血压管理指南提出在 OCS 的妇女中，约有 5% 的服用者因此而发生高血压。我国一项研究表明，连续口服国产避孕药 3～25 年，收缩压、舒张压均值比对照组分别高 6.15mmHg、3.37mmHg，且高血压患病率是对照组的 4.48 倍。其引起血压升高的机制尚未明确，可能与口服避孕药中的雌激素有关：雌激素可使肝脏合成肾素底物（α 球蛋白）增加，从而激活肾素 - 血管紧张素 - 醛固酮系统，一方面 AngⅡ 增加，使血管收缩，同时促使交感神经兴奋性增强，从而使血压升高；另一方面刺激肾上腺醛固酮合成和分泌，引起肾小管对水钠重吸收增多，导致水钠潴留，血压升高。临床多表现为轻、中度高血压，极少数病情进展迅速，很快引起肾损害。一旦停服避孕药，大多数的患者血压可恢复正常。一小部分是否发展为高血压或恰好促使原发性高血压早发病尚未明确。因此，应严格控制口服避孕药的适应证，并对长期口服避孕药的妇女应定期进行血压监测。血压升高时，改用其他避孕方法。

2. 雌激素缺乏　关于更年期对血压的影响尚未明确，最近实验和流行病学研究支持这种假说。由于更年期后，卵巢逐渐萎缩，卵巢激素分泌逐渐减少，体内雌激素主要来源于肾上腺分泌的雄烯二酮，通过脂肪内芳香化酶转化为雌酮。因此，更年期后妇女处于雌激素缺乏状态，而雌激素缺乏可能诱导内皮和血管功能失调，减低大动脉的顺应性，使与其相关的收缩压增高。另有研究认为，绝经期后高血压发病率高于男性，由于绝经期后与雌激素缺乏相关的肥胖、超重发生率比同龄男性高，与其相关的高血压的病理机制可能包括交感神经过度激活、高胰岛素血症及胰岛素抵抗、RAS 系统活性增高、利尿利钠肽生物活性减低等。

（三）治疗

妇女高血压的治疗原则与 1999 年世界卫生组织和国际高血压学会（WHO/ISH）的高血压治疗指南是一致的。因此，应根据患者的病情选择用药。WHO/ISH 推荐血管紧张素转换酶抑制剂、血管紧张素Ⅱ受体阻滞剂、利尿剂、β 受体阻滞剂、钙通道阻滞滞剂为首选药物。α_1 受体阻滞剂也可在一定范围内使用。

雌激素替代治疗的可能性：鉴于妇女绝经期高血压存在与雌激素缺乏相关的病理机制，理论上绝经期后雌激素替代治疗高血压是必要的。另外，由于雌激素还可使体循环血管扩张，降低血压；同时改善大动脉顺应性，增加胰岛素敏感性，改善胰岛素抵抗，并能升高高密度脂蛋白胆固醇，降低低密度脂蛋白胆固醇。但目前长期雌激素替代治疗是否增加子宫内膜癌、乳腺癌的发生率，仍是大家顾虑的问题。有关雌激素治疗高血压的研究尚少，所以长期接受激素替代治疗最好选用天然雌激素药物。伴发乳腺癌、子宫内膜癌的患者是绝对禁忌。因此，激素替代治疗妇女绝经期后高血压有待于进一步深入研究，以对其安全性作出正确评价。

（薛　浩）

五、妊娠期高血压

妊娠期高血压是指妊娠 20 周后孕妇血压水平较孕前或孕早期血压升高 ≥25/15mmHg 或

绝对血压升高达≥140/90mmHg。妊娠期高血压伴有蛋白尿及水肿,称为妊娠高血压综合征。而妊娠前已有原发或症状性高血压,称为妊娠合并慢性高血压。

(一)分类与诊断

1. 轻度妊娠高血压综合征 血压＞130/90mmHg,或较基础血压升高25/15mmHg,可伴有微量蛋白尿和水肿。

2. 中度妊娠高血压综合征 血压＞140/90mmHg且＜160/110mmHg,蛋白尿(+),24小时尿蛋白定量＞0.5g,可伴水肿及轻度头晕等症状。

3. 重度妊娠高血压综合征 血压≥160/110mmHg,尿蛋白(++)或以上,24小时尿蛋白定量＞5g。根据其临床症状,又分为先兆子痫及子痫。

(1)先兆子痫:多发生于妊娠20周后,在上述表现基础上出现头痛、头晕、视物模糊、恶心、呕吐、右上腹疼痛;眼底出现痉挛、渗出或出血,有时还出现凝血功能障碍。

(2)子痫:有先兆子痫的孕妇发生抽搐甚至昏迷,还可伴有心力衰竭、肺水肿及肝肾功能异常及凝血机制的异常等。

根据患者孕前和妊娠期间血压情况及妊娠期间有无蛋白尿、水肿及抽搐等症状,诊断妊娠高血压综合征一般并不困难。妊娠高血压综合征患者通常分娩后3个月血压降至正常;因此,女性在准备妊娠前首先要明确其血压值,在妊娠开始后要定期监测血压,以了解妊娠不同时期的血压值,帮助鉴别妊娠合并慢性高血压与妊娠高血压综合征。

(二)治疗

妊娠高血压综合征治疗原则包括镇静、预防及控制抽搐、积极降压、适时终止妊娠。

1. 轻度妊娠高血压综合征 应密切观察病情变化,预防先兆子痫及子痫的发生。妊娠37周以上者可终止妊娠。2010年中国高血压防治指南提出妊娠期高血压治疗策略:①注意休息,保证充足睡眠,必要时可给予小剂量镇静剂,地西泮2.5mg、每日3次,或苯巴比妥30mg、每日3次;②限制饮食中盐的摄入量,保证膳食中蛋白质、维生素、的摄入量,适当补充钙剂及铁剂;③应采取左侧卧位,以纠正右旋的子宫,改善子宫及胎盘血流。

2. 中、重度妊娠高血压综合征 应积极预防及治疗子痫。妊娠37周以上者应及时终止妊娠,37周以下者应根据患者病情,促胎肺成熟后,终止妊娠。

(1)镇静、解痉,预防和控制子痫:镇静剂常用冬眠Ⅰ号,1/3量肌内注射,6小时1次;或地西泮10mg肌内注射,6小时1次。紧急情况下,可给予地西泮10mg,缓慢静脉推注。硫酸镁用于解痉,常用25%硫酸镁10ml,溶于5%葡萄糖溶液250ml,以每小时1～1.5mg的速度静脉滴注。总量一般24小时不超过30g。用药期间若出现尿量＜600ml/24h;腱反射消失,呼吸＜16次/min,提示硫酸镁过量,应立即停药。

(2)降压:当血压＞170/110mmHg时,应紧急降压,以防脑血管意外及心力衰竭的发生,究竟血压降至多少,目前尚无统一的观点。但一般认为舒张压应控制在90～100mmHg,以保证子宫胎盘的血流灌注,避免胎儿缺血、缺氧。

常用于紧急降压的药物:硝苯地平为钙通道阻滞剂,10mg舌下含服,10～20分钟起效,60分钟后可重复给药。拉贝洛尔为β受体阻滞剂,25～100mg加入5%葡萄糖20ml,缓慢静脉推注,15分钟后可重复用药,最大剂量不超过300mg。肼屈嗪为直接扩血管药,5mg加入5%葡萄糖20ml,缓慢静脉推注,密切观察血压情况,20分钟后可重复用药。

用于孕期比较安全的降压药物:硝苯地平、伊拉地平、甲基多巴、肼屈嗪、哌唑嗪及β受体阻滞剂如阿替洛尔、氧烯洛尔、品多洛尔等。但长期应用β受体阻滞剂,有可能引起胎儿生长迟缓,故应慎用。利尿剂可引起血容量减少,致胎儿缺氧;血管紧张素转换酶抑制剂、血管紧张素Ⅱ受体阻滞剂有潜在的胎儿致畸作用,均应禁用。

关注首次妊娠高血压患者的"三高"风险:2018年美国的内科学年鉴发表了首次妊娠患有高血压的女性,可能会发生"慢性高血压、Ⅱ型糖尿病、高胆固醇血症"的"三高"病症。因此,应关注这些首次妊娠的女性高血压患者,并及早进行必要的筛查,通过生活方式干预,避免或减少"三高"现象的发生,降低心血管疾病风险。

(薛 浩)

六、围术期高血压

随着高血压发病率的日益增高,外科手术伴有高血压的患者有增多趋势。围术期合并高血压行外科手术可增加手术的风险,因此,正确诊断和及时处理围术期高血压对提高麻醉和手术的安全性具有重要意义。

(一)定义

围术期高血压是指患者在外科手术前、手术中或手术后收缩压≥140mmHg 和 / 或舒张压≥90mmHg,即可诊断围术期高血压。

(二)病因

围术期高血压的原因中除 90%～95% 的患者为原发性高血压外,术前紧张,浅麻醉下插管,麻醉对术中伤害性刺激抑制不充分,术后疼痛,冷反应均可使循环中儿茶酚胺、血管紧张素Ⅱ、血管升压素水平增加,使血压升高。此外,术中、术后因麻醉药的血管舒张作用消失,血容量增多,也可导致血压升高。

(三)围术期高血压的影响

虽然高血压患者的血流动力学与正常人相似,但是外周血管阻力和左心室后负荷明显增加,故对麻醉和手术的耐受性降低,发生并发症的风险较大。对手术的影响主要有:①增加术野出血;②未控制的高血压对术中血压下降的耐受性降低,易导致冠状供血不足而影响心功能;③麻醉与术中发生脑血管意外的发生率增加;④麻醉和术中可诱发肾功能衰竭。

(四)治疗

1. 术前治疗 术前有效降压,不仅有利于麻醉和术中循环功能的稳定,而且也是患者术中、术后安全的保障。研究表明,术前舒张压 >110mmHg,将增加术中血压的不稳定性,心律失常、心肌缺血、心肌梗死、心功能不全、一过性或持续性神经并发症、肾功能衰竭的危险。而对于术前 <110mmHg 的患者,则不会增加手术的危险。故对Ⅰ、Ⅱ级高血压患者,使舒张压降至 110mmHg 以下,不必强行要求降至正常。对Ⅲ级高血压患者,使血压下降原血压水平的20% 左右,一般要求收缩压 <180mmHg,舒张压 <110mmHg,且血压平稳 1～2 周后方可择期手术。对单纯收缩期高血压也要求降至 180mmHg 以下,方可择期手术。降压药的选择可根据病情首选 β 受体阻滞剂、小量利尿剂、钙通道阻滞剂及 ACEI。对重度高血压患者,可选用 α_1 受体阻滞剂。

2. 术中、术后高血压紧急情况的治疗 术中、术后血压急剧升高可选用如下药物。

(1)硝普钠:为一种强效血管扩张剂,起效快,半衰期短,对动、静脉有强烈的扩张作用,并减低心脏前、后负荷。为高血压急症常用药。常用剂量为 0.5～10μg/(kg·min)。

(2)硝酸甘油:主要扩张静脉,减低心脏前负荷。但可使心率反射性加快。起始剂量为1μg/(kg·min),可增加至 3～6μg/(kg·min)。

（3）乌拉地尔：是一种中等度选择性阻滞外周血管 α_1 受体，具有中枢、外周双重作用机制，对静脉的扩张作用大于动脉，降低心脏前负荷和肺动脉压，对心率无影响，故适用于血压升高伴心率增快的患者。一般用量为 $0.5\sim1mg/kg$。

（薛　浩）

七、肾移植后高血压

高血压是肾移植术后常见的并发症之一，是威胁肾移植患者移植肾长期存活和患者寿命的一个重要因素，也是导致心血管并发症的主要原因。随着医疗技术的进步，肾移植术后感染及急性排斥反应的发生率已逐步下降，而肾移植患者术后高血压的发病率高达25%～80%，因此，预防和治疗肾移植后高血压，减少并发症的发生对提高移植肾及患者的生存率具有重要意义。

（一）病因与发病机制

肾移植后高血压的发病是多因素的，其发病机制较为复杂，主要与以下因素有关：

1. 排斥反应　急性排斥反应时，血压迅速升高为其典型的临床表现之一。主要是由于移植肾的肾素及缩血管物质释放，引起广泛的血管收缩，肾血流量下降，肾小管功能减退，水钠潴留，致使血压升高。慢性排斥反应与高血压的关系尚无定论，传统的观点认为可能是由于慢性排斥反应使肾素 - 血管紧张素系统激活，导致血压升高。现主张慢性排斥反应是肾移植后高血压的主要原因之一。

2. 移植肾动脉狭窄　引起移植肾动脉狭窄的原因很多，一般认为与排斥反应、动脉粥样硬化、外科吻合口技术差、血管局部损伤、扭曲、纤维化及局部血流动力学紊乱有关。移植肾动脉狭窄发生的部位多发生于供肾动脉与受肾动脉的吻合口及供肾动脉，而受者髂动脉发生狭窄较少件。Mc Dougall 等研究表明，移植肾动脉狭窄引起高血压的机制与非移植者的肾血管性高血压类似。

3. 原病肾　原病肾的存在是导致移植肾后高血压的另一种原因。研究表明，术前原病肾切除的肾移植患者，其高血压的发生率明显低于原病肾未切除患者。原病肾引起高血压的机制与肾素 - 血管紧张素系统激活，肾素过度分泌造成。有研究进一步证实，原病肾静脉血肾素水平明显增高，而移植肾的肾素水平正常或仅轻度升高，表明原病肾的肾素分泌增多。目前有研究认为，交感神经激活可能参与原病肾的高血压发病，其机制有待于进一步研究证实。

4. 移植肾复发性或再发性肾小球肾炎　文献报道，原发或继发性肾小球肾炎，均可在移植肾复发，临床表现为高血压，伴血尿、蛋白尿及肾功能损害。其中，移植肾复发性肾小球肾炎常见的病理类型包括局灶节段硬化型、膜性肾病、IgA 肾病、膜性增殖性肾小球肾炎。其发病机制与肾性高血压相同。而移植肾再发性肾小球肾炎很少见，其病理类型多为局灶节段硬化型及膜性肾病。

5. 环孢素（CsA）　CsA 是肾移植术后抗免疫治疗的首选药物，其抗免疫作用强，效果好，不损伤造血系统，对吞噬细胞功能无影响。但具有致高血压的不良反应。目前认为 CsA 引起高血压的机制是由于 CsA 可使肾小球入球小动脉收缩，肾血管阻力增加，水钠潴留，引起与肾脏尿钠排泄缺陷相关的医源性容量依赖性高血压。此外，CsA 也可引起低镁血症，参与高血压的发生。

6. 皮质类固醇　引起高血压的机制可能是通过对醛固酮的作用，引起水钠潴留。另外，皮质类固醇还能增加血管对升压物质的敏感性，使血压升高。

7. 其他　供肾固有疾病、红细胞增多症、甲状旁腺功能亢进引起的高钙血症均可引起肾移植后高血压。总之,肾移植后高血压是由多因素综合作用的结果。

(二)诊断

肾移植后高血压诊断临床通常以在肾移植后未服降压药情况下,非同日连续三次收缩压>150mmHg 和 / 或舒张压>90mmHg 为诊断标准。但由于肾移植后高血压的发病因素较多,进一步明确病因诊断,予以针对性的治疗。临床上通常采用以下检查:

1. 彩色多普勒超声　是一种无创且价格低廉的检查方法,对诊断移植肾动脉狭窄有一定的敏感性(88.2%)和特异性(66.6%)。但对肥胖患者、动脉端侧吻合、有多支肾动脉和段动脉狭窄者引用受限。

2. 选择性动脉造影　属于有创的检查,能清楚地显示肾血管的情况,以明确有无肾动脉狭窄存在及狭窄的部位和程度。对肾动脉狭窄的诊断正确率达 97.8%,被认为诊断肾动脉狭窄的"金标准"。

(三)治疗

对于肾移植后高血压的治疗包括非药物治疗和药物治疗,前者主要控制体重、限制食物中盐的摄入量、监测 CsA 的血药浓度及防止原发病复发。药物治疗应针对肾移植后高血压的病因和发病机制选择用药,常用的药物有以下几类:

1. 利尿剂　由于 CsA 所致高血压是容量依赖性的,致使水钠潴留。因此,应予以利尿剂治疗。用药过程血容量减少时,其血中血肌酐、尿素氮水平升高。故应利尿应适当,以避免容量负荷过低。

2. 血管紧张素转换酶抑制剂(ACEI)　ACEI 有效地控制血压的同时,对肾脏有保护作用,一方面可降低肾小球内压,降低蛋白尿;另一方面能够显著降低肾血管阻力,维持肾血流量。此外,还可减低肾间质纤维化。但肾动脉狭窄是肾移植后高血压的禁忌证。

3. 钙通道阻滞剂　研究表明,肾移植后高血压患者长期应用二氢吡啶类钙通道阻滞剂不会影响 CsA 代谢,主要通过扩张肾脏入球小动脉,产生肾前性降压。同时增加肾血流量,具有利尿作用,且其本身具有免疫抑制作用,能够减少 CsA 用量。

4. 其他降压药　α、β 阻滞剂对肾移植后高血压无特殊影响,一般不作为首选,常用于联合用药。

(薛　浩)

八、白领高血压

众所周知,高血压是心血管领域内最常见的疾病之一,而且高血压患病年龄逐渐前移,特别是它已严重波及白领阶层。白领工作者属于社会知识分子阶层,他们是社会中坚力量的重要组成部分。所谓的白领高血压(white-collar hypertension)是白领工作者高血压的简称。2001 年日本学者 Tsutsumi 等认为,白领人员通常指在行政机关、企事业、商业办公室的工作人员,包括工程师、医师、银行职员、教授及服务于产业和资方的人员等。蓝领人员通常指在农场、林业、渔业、公安、消防、建筑行业的工人、邮递员等。白领工作者由于日常工作压力大、精神紧张、生活不规律、缺乏必要的生活调理和心理调治,易患高血压、头晕、胸闷、憋气、胃病、甲状腺功能亢进、高脂血症、冠心病、糖尿病、肿瘤、程度不同的抑郁症,常出现慢性疲劳、骨骼肌不适、腰背部酸痛等,甚至于猝死的情况也时有发生。2001 年日本学者 Tsutsumi 等调查了日本白领工作人员 902 人,其中白领高血压患者 245 例,占 27.2%。同时调查了蓝领工作人员

2 241 人作为对照组,其中高血压患者 555 例,患病率为 24.8%。另见 Nakanishi 等报道,调查了 Osaka 地区 1 369 名白领工作者,其中 259 例(18.9%)诊断为临界性高血压,138 例(10.1%)诊断为高血压,该组白领工作者高血压患病率为 29.0%。近年来,我们对我国不同年龄段的白领高血压也进行了临床观察或有关指标的检测,以提高对白领高血压的认识及诊断治疗水平。

(一)青壮年白领高血压的调查情况

2004 年 3 月我们在《中华心血管杂志》报道了北京某银行及某医药公司白领职员健康查体资料。被检人数共计 670 人,其中男性 491 人,女性 179 人。被检人员特点:①年龄为 30～50 岁;②均为大学以上学历;③平时生活规律差;④工作强度大,竞争性强。参照 1999 年世界卫生组织和国际高血压学会(WHO/ISH)高血压诊断标准,在被检的 670 人中患有高血压者 105 例(坐位),剔除 3 例继发性高血压(1 例慢性肾炎、1 例嗜铬细胞瘤、1 例甲状腺功能亢进),余 102 例,男性 63 例,女性 39 例。高血压患病率达 15.2%,平均收缩压为(132±5.2)mmHg,舒张压为(94±6.3)mmHg。其中 1 级高血压者 92 例,2 级高血压者 10 例,未检出 3 级高血压者。收缩压和舒张压均高者 16 例,占 15.6%,血压为(145±7.3)/(93±4.2)mmHg;单纯舒张压增高者 86 例,占 84.3%,血压为(119±8.2)/(95±4.7)mmHg;高血压前期者 131 例,占 19.6%;脉压较小者(20～30mmHg)32 例,占 31.3%,均见于单纯舒张压增高组中。心率≥80 次/min 者 72 例,占白领高血压 70.5%,其中心率≥85 次/min 者 36 例,占 35.1%;而心率在 79～60 次/min者 24 例,占 23.5%;心率<59 次/min 者 6 例,占 5.8%。心脏超声检查结果示未见心脏扩大者,升主动脉增宽 43 例,主动脉瓣轻度反流 8 例,射血分数 0.55～0.70,心脏收缩功能良好。心脏 X 线后前位像示未发现心脏明显扩大,升主动脉增宽 46 例。血生化检查示肝、肾功能、电解质均无异常发现。总胆固醇增高者 22 例(21.56%),平均值为(6.5±2.1)mmol/L;甘油三酯增高 31 例(30.39%),平均值为(2.1±0.2)mmol/L;总胆固醇和甘油三酯均增高者 14 例(13.72%),平均值为(6.7±0.5)mmol/L 和(2.0±0.7)mmol/L。调查蓝领建筑工人 1 321 例作为对照,男性 1 263 例,女性 58 例。其中患高血压者 133 例,高血压患病率为 10.28%,与白领高血压组患病率相比 $P<0.05$,具有统计学意义。

上述调查结果显示,青壮年白领高血压患者无论在临床症状上,还是在血压升高特点上均显现出与其他高血压人群有不同的特征:①患者多有头晕、胸闷、乏力、背部肌肉酸痛、周身不适等临床症状;②血压以舒张压增高及高血压前期者为多;③脉压减小者居多;④单纯收缩期高血压或收缩压与舒张压同时增高者相对较少;⑤心率增快者显著增加;⑥心脏 X 线后前位像显示升主动脉增宽者多见。

同时,本研究选择了同时兼有 α、β 双重阻滞作用的盐酸阿罗洛尔,作为观察治疗效果的药物。该药具有降低心室率的作用,不通过血脑屏障且不会加重卒中的风险,降压效果与 CCB、ACEI/ARB、利尿剂等类同,还有降低脉压及中心动脉压等疗效。研究采用盐酸阿罗洛尔 5mg、每日 2 次,如果效果不佳,可增至 5mg、每日 3 次,或 10mg、每日 2 次,收到较好效果。在使用盐酸阿罗洛尔治疗 86 例单纯舒张压升高的患者中,服用盐酸阿罗洛尔 4 周后,结果显示,舒张压明显下降,治疗前血压为(119±8.2)/(95±4.7)mmHg,治疗后为(115±6.1)/(82±5.6)mmHg($P<0.05$),说明盐酸阿罗洛尔对本组白领高血压患者显示出较好的疗效。对于收缩压和舒张压同时增高的白领患者,服用盐酸阿罗洛尔 10mg、每日 2 次,对降压未达标者加用长效硝苯地平缓释片 10mg、每日 1 次,亦可获得较好的治疗效果。同时,对血脂增高者均予对症处理。

(二)老年白领高血压的调查情况

2009 年,我们对已退休的 2 608 名白领工作者进行查体。年龄为 60～90 岁,平均为

（76±63）岁，其中男性 2 107 人，女性 501 人。检查发现，患高血压者 1 364 人，占被查体人数的 52.27%。其中 1 级高血压者 464 人，占 34.1%；2 级高血压者 823 人，占 60.2%；3 级高血压者 77 人，占 5.6%。这组资料显示，白领工作者到了老年阶段已有半数以上患高血压；同时我们还发现，老年白领高血压与普通老年高血压特点基本一致，其治疗方法也大体相同。

至今为止，国内外有关白领高血压报道相对较少。前文中两位日本学者所报道的白领高血压患病率均高于国内的调查结果，其准确性值得商榷。主要由于作者没有对临界高血压患者进行 24 小时动态血压监测，也就是没有除外白大衣高血压或诊室高血压。而我们在临床观察实践中，对体检中所发现的白领高血压者均进行了 24 小时动态血压监测，以除外白大衣高血压或诊室高血压的影响。

（三）发病机制

关于白领高血压的发病机制目前尚无定论。2006 年，Guinont 等观察、随访了长期处于紧张工作环境中男性和女性的白领人员的血压变化。入组共 8 395 例，随访了 7.5 年，资料完整者占 84%，将这部分参与者血压数据进行了统计学分析。结果发现，长期处于紧张工作环境中的白领男性与从未在紧张环境中工作的白领男性相比较，两组收缩压均显示有统计意义的升高，但前者升高为 1.8mmHg［95% 可信区间（CI）：0.1～3.5］，后者升高 1.5mmHg（95%CI：0.2～2.8），此数据说明了在长期紧张环境中工作的白领男性较没有在紧张环境下工作的白领男性，其收缩压上升值更高。此现象的原因正如 Guinont 所言，紧张的工作环境会使交感神经活性占优势，这可能是白领工作人员血压升高的原因之一。特别是久坐姿势的工作人员，收缩压增高的危险性更大。Guinont 又解释了从未在紧张环境下工作的白领工作人员所显现的血压升高现象可能与年龄增长有关。我们观察的年轻白领高血压患者所显示的白领男性工作人员血压升高多在 2 级高血压以下，而女性白领高血压增高值比男性相对较低。值得关注的是，社会对白领人员的支持水平也是引起血压升高的重要因素。Guinont 认为，社会支持水平较低的白领男性或女性发生高血压的危险较大。对于白领高血压与每日工作时间过长的关系颇有争议。目前多数学者认为，每日工作时间过长，睡眠不足对健康有不利影响。长期超时限工作可能是引起高血压等疾病的原因之一。但 2001 年 Nakanish 等对 941 例无高血压的白领工作人员进行常规查体，发现工作时间≥11.0 小时比 <8 小时血压略低。前者平均血压值为 143.8/86.6mmHg，后者平均血压值为 146.2/89.9mmHg。因此，Nakanish 等认为，白领高血压发病机制可能与超限度工作时间无关，而工作环境、工种、生活条件、情绪稳定性等可能是引起白领高血压的重要因素。2017 年 Boucher 应用心理评估模型量表的研究显示，在工作中付出 - 回报不平衡是引起严重高血压的重要因素。2019 年 Mathilde 采用动态血压监测方法发现，当白领高血压患者减少工作紧张、压力大等不良社会及心理因素后，血压控制不良情况得到改善，对提高白领高血压治疗达标明显有益，提示心理、社会因素对白领高血压起着重要作用。

总之，迄今为止，该项研究在国际上和国内都处于起步阶段。白领高血压与一般同龄人群高血压相比有着明显不同的特点。但遗憾的是，相当数量的白领工作人员尚不知晓已患高血压，得不到及时的治疗；而有的白领工作者虽然已经知道患有高血压，但对医嘱依从性差，不严格执行治疗原则，影响治疗达标率。上述显示出人们对它的认识程度与重视程度还远远不够，更没有建立起行之有效的防治体系。在这一前提下，我们于 2004 年、2009 年两次分别针对不同年龄阶段白领高血压患者进行了较为详细的大样本调查研究，不但对白领高血压临床特点进行了总结，还首先使用了 α、β 受体阻滞剂对其进行治疗，并取得了良好疗效，为药物治疗白领高血压提供了有益的思路。我们认为,作为社会特殊群体的白领工作者,不能忽视自身的健康状况,应建立定期的查体制度,选择健康的生活方式及适当的运动项目,切实减轻精神负担,减少工作压力。做到早期诊断、早期治疗,更重要的是早期预防。同时,有关部门及医务工作者也要高度重视这一社会问题,应开展大规模的循证医学研究,逐步建立白领高血压有效的防治体系。

(刘国树 张明华 王胜煌)

九、白大衣高血压

尽管 1940 年就发现诊所血压和家庭血压的差异,但其意义不明了。近年来,随着人们对白大衣高血压研究的深入,许多学者对白大衣高血压的诊断标准、靶器官损害、相关因素及治疗原则和方案等提出了新的观点。

(一)定义与诊断

白大衣高血压(white-coat hypertension,WCHT)又称办公室高血压(office hypertension)或孤立的诊室高血压(isolated clinical hypertension),大多数专家定义 WCHT 为日间血压均值<135/85mmHg,正常 24 小时血压均值<125/80mmHg,家庭血压或自测血压可作为动态血压监测(ambulatory blood pressure monitoring,ABPM)的有用补充,家庭血压达到 135/85mmHg,考虑定为正常的上限。这类患者需要存在这 3 个条件:①没有高血压引起的靶器官损坏;②没有高血压相关的心血管疾病的危险因素;③没有经药物治疗后血压下降的前提下,在医院环境下血压(office blood pressure,OBP)升高,而在日常生活中血压正常的现象。

一些指南建议家庭血压测量(home blood pressure measurement,HBPM)需要保证:①使用准确的设备;②袖带合适;③测量前休息 5 分钟;④每天早晨晚上重复测量血压,连续 7 天。另有一些专家提出,对于多次医院内血压升高而无靶器官损害者用 HBPM;HBPM 的结果正常者,再用 ABPM。最近 Bayo 等研究得出,3 天 HBPM 对 WCHT 诊断依据不足,ABPM 是诊断的选择。结合实际情况,国内诊断可以 ABPM 为主,HBPM 可作为随访和疗效评估的辅助检测手段。

近来一些研究就白大衣高血压的临床及生物学意义与现存的一些知识做了对比。在纳入的研究中的,白大衣高血压患者是按照 2013 年欧洲高血压协会的指导方针定义的,例如诊室血压≥140/90mmHg,家庭自测血压≤135/85mmHg,24 小时动态血压平均≤130/80mmHg。真实的白大衣高血压是按照正常动态血压监测与家庭血压监测来定义的,而狭义白大衣高血压是这两种监测结果中的一种或两种出现了异常。

(二)发病率与影响因素

根据 ABPM 研究表明,白大衣高血压在诊所诊断的高血压病中的发生率因高血压病期及轻重、患者年龄、性别不同而有一定差异。据报道,白大衣高血压的患病率在 15%~45%,女性和非抽烟者中白大衣高血压的发病率有更高的趋势。大多报道白大衣高血压在轻型高血压中占 12%~25%,或高达 20%~40%。老年白大衣高血压有报道高达 55.6%,但也有学者认为罕见。

尽管一些调查人员试图确定 WCHT 决定因素,但目前证据尚不充分。相关研究提示,与血压正常的患者相比,白大衣高血压患者与左心室质量指数、高血脂、空腹血糖异常和动脉顺应性减少更加相关。

女性、低教育水平、OBP 收缩压及舒张压均较低,是 WCHT 独立的相关因素。而持续性高血压（sustained hypertension，SHT）患者和 WCHT 患者在 BMI（体重指数）、吸烟习惯、家族史、（糖、胆固醇、甘油三酯等）代谢参数方面有相似之处。此外，WCHT 与家族史有明显关系。

关于发病机制迄今为止的调查显示，WCHT 为患者对于紧张因素而产生过度的血压反应。已经明确其对于心算或运动负荷的反应同持续性高血压患者或正常血压患者没有差别，并且 24 小时血压的变动性同正常血压者也无差别。心理学特征的研究分析了 WCHT 患者抑郁度、MMPI 失感情度、A 型性格类型、普通健康调查表、自我分析图（心理分析疗法用）等的差异，只有自我分析图存在差异。因此，WCHT 患者有过度压抑自己的感情而过度适应的倾向，在治疗上，心理学的治疗可能是有效的。

器官的损害一些研究评估 WCHT 对靶器官损害程度、心血管事件发生的长期影响。大量研究评估左室容量表明，WCHT 患者与 SHT 患者类似或较低，与正常人类似或较高。部分研究进行颈内动脉的对比，SHT 患者的损害较 WCHT 患者重，正常组较 WCHT 组较轻。患有白大衣高血压患者的生理节律比正常血压患者更加容易变化，具有更高的脉压以及非勺型特点。与持续性高血压患者相比，白大衣高血压患者有较好的 10 年预后期，与正常血压患者相比，两者的卒中发病率相近，但是会接受更频繁的药物治疗。一些最近的研究（并非全部）表明，白大衣高血压与亚临床靶器官损害有关，然而这些研究的横断面设计，实际上只是代理终端，不允许公司得出结论。最近几年，纵向研究调查了白大衣高血压在心血管疾病的发病率和死亡率方面的预后意义。其中大部分研究表明，白大衣高血压与正常血压相比在多数情况下表现是温和的，并不显著增加风险。从大型数据库原始数据的荟萃分析表明，白大衣高血压被认为是介于正常血压和高血压的一个中间形态，增加形成持续性高血压的风险，因此需要使用非药物治疗措施密切随访。

在心血管病变方面，大多数研究表明 SHT 组比 WCHT 组预后差。而评价接受高血压治疗的老年人的预后，WCHT 患者（OBP 高，HBP 正常）预后与正常组（OBP、HBP 正常）相同，优于隐性（OBP 正常、HBP 高）或不可控高血压患者（OBP、HBP 高）。一些研究进行传统上与心血管疾病相关的代谢参数对比（糖、胰岛素、总胆固醇、低密度脂蛋白 LDL、高密度脂蛋白 HDL、甘油三酯），大多数数据显示 WCHT 患者与 SHT 患者相似。视网膜血管和评价肾功能（测定尿蛋白、肌酐）的研究表明，WCHT 组较 SHT 组早期损害较少或相等，WCHT 组与正常组无明显差别。许多研究调查了白大衣高血压和心血管风险之间的关系，但是在定义和方法的应用上却又显著的异质性。所以，在科学研究和临床实践中得到的结果是混乱且相互矛盾的。关于白大衣高血压中有关内皮损伤、氧化应激、炎症的指标有着相冲突的结果，数据表明白大衣高血压患者可能有更糟糕的预后。相比正常血压患者，白大衣高血压患者的一氧化氮水平更低，氧化应激参数更高，其抗氧化能力更低。临床医师应该考虑到与白大衣高血压相关的危险因素，应该更加密切的监测白大衣高血压患者特别是监测靶器官损伤和代谢综合征。

近年来，一些人对新兴的危险因素进行研究，Cobom 等报道 WCHT 患者的血浆纤维蛋白原和 D- 二聚体水平较对照组高，比 SHT 患者低。总之，WCHT 的相关预后尚有争议，但大多数数据提示 WCHT 患者的危险性较正常人高，但较 SHT 患者低。

WCHT 的危害的机制尚未完全确定，有几种相关解释：①血压变异性增加，但对靶器官损坏作用有限。②交感神经过度活跃：研究表明，交感神经在 SHT 患者高度兴奋，在 WCHT 患者兴奋程度较低，与导致靶器官损坏有关。另外，交感神经过度活跃与糖、脂代谢异常的相关性也有报道。③氧化作用提高：LDL 氧化作用增强，抗氧化作用减低，增加动脉粥样硬化的危险。但氧化作用与 WCHT 之间因果关系尚不清楚。

（三）治疗

WCHT 是否需要治疗还无定论，近几年来，越来越多的学者认为白大衣高血压对靶器官有不良影响，它与左室舒张功能不全、高脂血症等代谢异常有关，故主张予以治疗。部分学者认为可对其进行生活方式的干预，包括限制盐的摄入、减肥、体育锻炼、戒烟、心理治疗及纠正血糖、血脂的异常，并且采用 ABPM 进行半年一次或一年一次的随访即可，尚不能推荐药物治疗 WCHT，但严密随访很重要，包括调整生活方式，定期生化检验，至少每 6 个月进行 OBP 测量，以及每 1 年或 2 年进行动态血压监测以预防 SHT 的发生。但目前的研究不足以支持对不严重的 WCHT 患者推荐药物治疗。

在欧洲拉西地平动脉粥样硬化研究中的高血压患者中，比较诊室血压和动态血压分别在治疗前和治疗后的结果。通过 4 年的钙通道阻滞剂或者 β 受体阻滞剂治疗，其间每隔 6 个月（诊室血压）或者 12 个月（动态血压）对其进行测量。两组结果进行合并，对诊室血压和动态血压都升高的患者（n=1 670，持续性高血压）与白大衣高血压患者（n=251，只有诊室血压升高）得到的数据分别进行分析。

在持续性高血压中，诊室和 24 小时平均收缩压在治疗阶段都有明显的降低，平均变化分别为（-20.0±12.5）mmHg 和（-10.1±11.0）mmHg（$P<0001$）。与之鲜明对比的是，白大衣高血压患者的诊室收缩压与持续性高血压患者同样明显[（-19.1±11.2）mmHg，$P<0.000 1$]，然而 24 小时平均收缩压没有或者只有不明显的轻微减少[（1.6±8.6）mmHg，$P=0.007$]。与持续性高血压相比，更低强度的药物治疗，白大衣高血压患者的诊室血压降低更多，舒张压也有相似的结果。对于白大衣高血压来说，抗压药物治疗不能预期对动态血压有降压效果。高血压相关症状的发病率对比效果的结果仍待确定。

在降压药物治疗之前和之后，为了更好地定义 2 型糖尿病患者中普遍的白大衣高血压以及估算白大衣效果的等级，我们从一项按照氨氯地平、奥美沙坦和氢氯噻嗪顺序滴定的非盲强制滴定研究中收集数据，研究持续 18 周，并涉及 187 名 2 型糖尿病患者。白大衣高血压的定义为日常动态血压为 135/85mmHg 或更低，但是诊室血压为 140/90mmHg 或更高，白大衣效果就是诊室血压与日常动态血压的平均差。在基线上，白大衣高血压的普遍性为 12%，除了一项研究之外，其余所有的白大衣效果都 >10/5mmHg，在治疗后白大衣高血压的普遍性增加为 39%。在总人群中，基线处收缩压的白大衣效果均值是（10.4±10.9）mmHg，舒张压是（3.7±8.6）mmHg。在治疗后收缩压降低了（3.01±0.93）mmHg（$P<0.000 1$），舒张压没有降低。氨氯地平和奥美沙坦联合治疗的患者中白大衣效应的基线收缩压是 11mmHg，降低了 -0.9mmHg。

在氨氯地平、奥美沙坦和氢氯噻嗪联合治疗的患者中，白大衣高血压患者的收缩压在基线时和在治疗最后相似。双重疗法与三联疗法收缩压治疗的平均差是 9.9mmHg。双重疗法的白大衣效果舒张压降低至 6.4mmHg，三联疗法降低至 -1.2mmHg。总而言之，接受治疗后患持续性高血压的患者更少的结果是白大衣高血压的比率增加了 3 倍。这样，为了更好地评估血压情况和反馈治疗，非诊室血压测量特别是针对患有 2 型糖尿病的高血压患者是必要的。

研究表明，无论血压正常人群的类型和随访时间长短，白大衣高血压组跟血压正常组的心血管风险没有显著差别。然而，白大衣高血压组接受药物治疗的频率比血压正常组要高，其对结果的可能影响需要在进一步的研究中去评价。隐匿性高血压组的风险比血压正常组明显要高，尽管其检测和治疗的最好方法有待开发。

总而言之，家庭测量白大衣高血压是非治疗患者发生心血管疾病的一个风险分素，对受治疗的患者却不是，原因可能是后者因为他们升高的诊室血压接受了有效的治疗。与之相反的是，非控制的隐匿性高血压在受治疗和没受治疗的患者中都会增加心血管疾病的风险。

我们应该密切的对白大衣高血压项目进行追踪，因为他们有发展成持续性高血压和造成心血管事件的风险。代谢紊乱会增加白大衣高血压的心血管风险。

（宋达琳 康维强 高 珊）

十、难治性高血压

根据 2008 年美国心脏协会（AHA）发表的难治性高血压定义，是指患者尽管服用了≥3 种降压药物，血压仍不能达标，或服用≥4 种降压药物血压才能有效控制。既往研究结果提示，难治性高血压患病率为 3%～29%。其中单纯收缩期高血压（ISH）更常见。2018 年，AHA 又发表了难治性高血压诊治管理的科学声明，其内容包括了难治性高血压定义、诊断、评估及管理流程。对于难治性高血压定义，较 2008 年版进一步说明如下：在改善生活方式的基础上，联合使用 3 种类型降压药物，包括 1 种长效 CCB、ACEI/ARB 和 1 种利尿剂，且每种药物均达到最大剂量或达到最大耐受量的情况下，血压仍在目标值以上或者需要≥4 种降压药联合使用才能使血压降至目标值。不难看出，在不同时期出台的难治性高血压定义内容基本相似。

导致难治性高血压的因素主要包括：①患者依从性差：主要由于药物的不良反应所致，如 ACEI 引起咳嗽，β 受体阻滞剂引起乏力等；或服药方案复杂，患者每日需多次服药；或患者对高血压危害性及所用药物的必要性和可能出现的药物不良反应认识不足，或因药品费用高，患者不能坚持服用。②外源性因素的影响：主要指存在使血压升高或影响降压药物发挥作用的药物或不良生活方式等因素的影响。例如高血压患者同时服用非甾体抗炎药，可对抗利尿剂、ACEI 及 β 受体阻滞剂的降压作用。其他如口服避孕药、肾上腺类固醇类、可卡因、环孢素、红细胞生成素、甘草、麻黄素等可以升高血压。患者高钠饮食、酗酒、吸烟、肥胖及高血脂等也可影响降压疗效。③继发性高血压：难治性高血压中约 10% 为继发性高血压。常见病因包括肾动脉狭窄、肾实质性疾病、盐皮质激素或糖皮质激素过多、嗜铬细胞瘤、甲状腺疾病等。患有睡眠呼吸暂停综合征的高血压患者常常对降压药物反应不佳。④单纯收缩期高血压：收缩压降至 140mmHg 以下比较困难，尤其在老年人。一项研究难治性高血压潜在原因的横向研究试验发现，难治性高血压患者中 77.1% 有难治性 ISH。这主要是因为缺乏针对收缩期高血压的特效药物。⑤抗 AT_1 受体自身抗体：抗 AT_1 受体自身抗体可模拟血管紧张素而激动血管紧张素受体，引起血压升高。有报道 39 例难治性高血压患者血液中抗 AT_1- 受体抗体阳性率为 46.2%，而普通高血压患者中抗 AT_1- 受体抗体检出频率仅为 10.5%。

正确测量血压是评价高血压的基本要求。一般应排空膀胱，至少安静休息 5 分钟后测血压，饮咖啡和吸烟者应休息至少 30 分钟后测血压。使用合适的袖带，气囊至少能包绕上臂的 80%；测量位置与心脏水平平齐；至少测量 2 次，间隔应≥1 分钟，然后取平均值；测量双上肢血压，然后以血压高的一侧为准；随访时测量立位和卧位血压以判断有无直立性低血压。建议使用自测血压及动态血压监测。

对难治性高血压的处理通常从以下方面着手：

1. 排除假性难治性高血压 包括单纯诊所（白大衣）高血压和老年人因动脉粥样硬化所致的"假性高血压"，以及由于测量血压方法不当产生的假性难治性高血压。

2. 提高依从性 医师应与患者充分沟通，使其认识到高血压的危害性及预后，如何控制血压和治疗的利与弊，血压控制的目标等。对于有漏服药物倾向的患者应选用长效制剂，简化用药方案。根据患者支付能力，选择合适药物。出现药物不良反应时，医师应进行解释，减量或改用其他药物，从而提高患者依从性。

3. 尽量排除外源性因素的干扰　高血压患者同时服用的影响血压的药物应在不影响患者所患其他疾病治疗的前提下，尽量停用或换用其他不影响血压的药物。教育和鼓励患者坚持改善不良生活方式，包括高钠膳食、酗酒、吸烟、体力活动过少等。通过锻炼和 / 或药物纠正高血压患者肥胖及高血脂状态。考虑有容量负荷过重因素参与时，应加强利尿剂的使用。

4. 寻找可能存在的继发性高血压原因　对难治性高血压患者仔细地询问病史和体检，进行继发性高血压相关检查和治疗。

5. 高血压时间治疗学的应用　在实施治疗方案前、后动态监测血压，以确定每日早、中、晚血压峰值时间，根据血压高峰与低谷时间，选择不同作用时间的降压药及调整服药时间，从而更有效控制血压，减少药物不良反应。

6. 特殊药物的应用

（1）螺内酯：有报道加用小剂量螺内酯（12.5～50mg/d）后，能够明显地额外降低伴有或不伴原发性醛固酮增多症的难治性高血压患者的血压。

（2）血管紧张素Ⅱ受体阻滞剂：针对 AT_1 受体的药物血管紧张素Ⅱ受体阻滞剂不仅可阻断血管紧张素Ⅱ的作用，还可阻断抗 AT_1 受体自身抗体。这一发现为难治性高血压提供了新的治疗手段。

（3）他汀类药物：据有关文献报道，他汀类药物能增强血管紧张素Ⅱ受体阻滞剂控制血压的作用，降压机制可能与改善动脉内皮功能和血管弹性有关。

总之，耐心细致地调整治疗方案，注意个体化治疗，深入寻找潜在病因，去除干扰因素，提高患者依从性，多数难治性高血压都能得到有效控制。

（吴海英　马文君）

十一、顽固性高血压

高血压是来自所有心源性死亡的极大危险因素。半个多世纪以来，心血管医学界一直在探索着将日趋攀升的高血压降至正常水平（<140/90mmHg）。随着新的医学技术不断发展，药物治疗方式正成为治疗高血压的主要方法。临床实践中发现，绝大部分高血压患者在改善生活方式的基础上，经常规、合理个体化有效治疗，各级别的高血压均能降至正常血压水平，也就是降压治疗结果显示出降压达标，但仍有少部分高血压患者血压仍在目标水平之上，说明这部分患者对药物治疗反应不佳，也就是给降压治疗带来困难。笔者就顽固性高血压定义的演变及相关药物治疗做概要性综述。

（一）难治性高血压与顽固性高血压的概念

20 世纪著名的韦氏英语大辞典对顽固性和难治性的概念，做了比较明确的说明。"顽固性"解释为"refractory, not responding to treatment"，"难治性"解释为"resistant, incapable of being affected"，从英文字面含义上看二者差别微弱，均显示药物对疾病治疗难度很大。

早在 1958 年，Lee 等研究者首先将这类对治疗无反应的高血压患者命名为顽固性高血压（refractory hypertension）。1960 年 Vandyne 对类似药物治疗困难的患者又称为难治性高血压（resistant hypertension）。在以后的长期临床实践中，对顽固性高血压与难治性高血压的深刻涵义区分尚不明确，一些书籍、期刊、学术会议上常见两个概念作为同义词而交替应用，甚至在高血压指南中，如 JNC 7、中国高血压防治指南亦见到混淆现象。同时也显示出，两种不同名称的高血压类型均给药物治疗过程带来困难，使降压难度上升，用药品种逐渐递增，折射出这类患者对降压治疗的抵抗现象，统称为降压治疗抵抗（antihypertensive treatment resistant）。

2008年来自美国心脏协会（American Heart Association，AHA）科学研究声明指出，目前广泛应用难治性高血压的定义是，尽管使用了至少3种降压药（适合的剂量和一种理想的利尿剂联合），血压仍不能控制在目标水平以下；或者患者需要使用≥4种降压药血压，可得到控制的难治性高血压，称为可控制难治性高血压（controlled resistant hypertension，CRH）。

10余年来，一些院校和学者对难治性高血压进行了深入探讨和细微的分析，如阿拉巴马大学伯明翰分校的研究者们根据难治性高血压对降压药的治疗反应，对难治性高血压进行了重新细分类，将顽固性高血压列为难治性高血压中的亚类，并逐渐从难治性高血压中分离出来。

2012年Acelajado等报道了304例难治性高血压患者，其中有34例（10%）即使服用了≥5种不同类型的降压药，包括一种长效噻嗪类利尿剂（如氯噻酮）和一种盐皮质激素受体拮抗剂（mineral corticoid receptor antagonist，MRA）如螺内酯，血压仍未达标，说明这组患者与前述难治性高血压患者有所不同，Acelajado等研究者将不可控制的难治性高血压（uncontrolled resistant hypertension）称为顽固性高血压（refractory hypertention）。同年Moreno等也发表了相同的意见。

2014年Calhoun等讲述了REGARDS研究，参与研究者共计30 239例，其中高血压患者14 809例，难治性高血压（可控制性和不可控制）比例占14.5%，有0.5%的高血压患者服用了包括利尿剂在内的≥5种降压药，血压仍不能达标的不可控制的难治性高血压，UBA的研究者将其从难治性高血压患者中鲜明地分辨出来（图7-17），最后命名为顽固性高血压。通常这种高血压患者并非常见，只占难治性高血压患者的10%，占所有高血压患者的1%。这种高血压患者是难治性高血压患者中的极端患者，是真正的难治性高血压。同时也指出顽固性高血压是降压治疗抵抗的严重形式，称为降压治疗失败（ant-hypertensive treatment failure or failing ant-hypertensive therapy）。

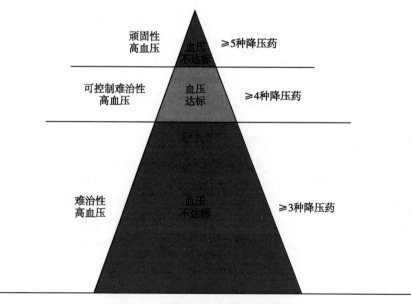

图7-17　顽固性高血压定义示意图

（二）临床特征

1. 顽固性高血压的临床人群分布　顽固性高血压与难治性高血压同属降压治疗困难的患者，尽管二者基础资料有相同之处，但也有很大的不同点。顽固性高血压患者年纪较轻。在可控制难治性高血压患者间比较，与男性（48%）相比，女性（55%）患病率偏高；与美国白种人（44%）相比，非洲裔美国人（55%）多见。

2. 顽固性高血压患者病程短且血压高　2012 年 Acelajado 等观察到顽固性高血压患者与可控制难治性高血压患者病程有所不同，前者与后者平均病程之比为 14 年 *vs.* 18 年；两组高血压患者平均血压值均很高，但顽固性高血压组平均收缩压和舒张压[（174.6±22.9）/（97.0±15.0）mmHg]比可控制难治性高血压组[（157.9±24.6）/（88.5±15.2）mmHg]血压值高，有统计学差异。

3. 顽固性高血压患者的高危因素　顽固性高血压患者与可控制难治性高血压患者均属高危组患者，但前者不利的危险因素较后者为多：①心血管危险因素；②靶器官损伤；③冠心病和心肌缺血；④醛固酮过量；⑤脂肪活动素失调（deregulation of adipokines）；⑥交感神经活性可能增强。

4. 螺内酯强化利尿治疗顽固性高血压效果欠佳　顽固性高血压患者与可控制难治性高血压患者对利尿剂治疗反应不同。Acelajado 等研究发现，顽固性高血压组在现有用药基础上，增加螺内酯以强化利尿剂降压疗效，结果血压仍不能达标；而可控制难治性高血压组加用螺内酯后，利尿效果明显增强，几乎该组所有患者高血压均明显下降而达标。以上提示，两种类型高血压病因可能不同。尽管在原用药的基础上增加了较大剂量螺内酯，其降压效果远比难治性高血压差得多，因此不支持增加较大剂量螺内酯去努力控制这组患者的血压。顽固性高血压的发生机制可能与体液潴留关系不大。

5. 醛固酮过量可能不是顽固性高血压发生机制的主要原因　通常认为经典的原发性醛固酮增多症及相关原因引起的醛固酮过量，最终可发展至难治性高血压。当前有的学者认为，顽固性高血压和可控制难治性高血压患者醛固酮水平均增高。Acelajado 等研究发现，醛固酮水平增高且伴有体液潴留现象，多见于可控制难治性高血压组患者，说明难治性高血压与醛固酮水平升高有关；而在顽固性高血压组患者中，血、尿化验结果显示不存在更严重的醛固酮水平增高的现象，亦无体内过多液体蓄积表现，同时也不排除不同组织中的盐皮质激素受体（mineralocorticoid receptor，MR）处于较明显的激活状态，但使用螺内酯治疗后，降压效果不如可控制难治性高血压明显，降压未能达标，显现出螺内酯对顽固性高血压降压效果或敏感性严重减弱，提示醛固酮效应也有较大的欠缺，说明醛固酮过量可能不是顽固性高血压降压失败的主要原因。换而言之，不支持顽固性高血压的发生机制与醛固酮过量有关。另外，螺内酯治疗顽固性高血压效果不佳，也可能提示这组患者并非是原发性醛固酮增多症的潜在人群。

6. 顽固性高血压发生机制可能与神经源性有关　UAB 研究团队将顽固性高血压称为降压失败，认为与可控制难治性高血压 - 降压抵抗的发生机制不同，提出降压失败可能与神经源性有关。根据是顽固性高血压患者，心率均显偏快，顽固性高血压组与可控制难治性高血压组平均心率比为 81 次 /min *vs.* 70 次 /min，说明降压失败可能与交感神经活性增强，或副交感神经活性降低有关，因为交感神经活性增强，可使心搏血量增加及外周阻力增强，血压升高，此可能是引起降压失败的主要原因。因此，需要进一步的评估交感神经的张力水平，如监测血管阻力、心率变异、儿茶酚胺水平和微神经图（microneurography）等。其检查结果将有助于证实交感神经张力或活力增强,说明顽固性高血压发病机制可能与神经源性有关。届时可表明,顽固性高血压与可控制难治性高血压患者的发生机制可能有不同的病因。

7. 顽固性高血压治疗的并发症 2012 年 UBA 研究者采用回顾性分析的方法,总结了顽固性高血压与可控制难治性高血压患者并发症情况基本相似:充血性心力衰竭、卒中、左心室肥厚、慢性肾病、糖尿病肥胖等,而阻塞性睡眠缺氧情况较少见。但在顽固性高血压组中,伴充血性心力衰竭和卒中的比例更高,合并慢性肾病比例更多见(24.1% *vs.* 13.8%)。

(三)治疗

1. 药物治疗 顽固性高血压是治疗最困难的高血压类型,选择利尿剂在内的≥5 种足量降压药治疗血压仍不能达标,出现降压药物治疗失败,但选择有效的药物治疗仍为首选。若试用滴定方式逐渐增加 β 受体阻滞剂药物剂量治疗顽固性高血压患者,希望有一定效果。2015 年美国高血压学会年会上,Egnn 教授认为这类患者在治疗前应该判断是否真正的按医嘱服药,其次应注意降压药用量是否不足,试用肾素抑制剂也未能取得满意的疗效。期待新的有效药物问世,是最佳选择途径之一。2015 年 ESC 首先发表了 PARAMETER 研究,报道了新药——LCZ696 具有改善动脉功能,选择性降低收缩压。因为目前的降压药只能扩张100~300μm 阻力小动脉,远心端血管收缩功能影响甚小。实验证明,LCZ696 具有抑制血管活性肽分解、增强远端小血管扩张的作用,从而降低了收缩压。值得提出的是,LCZ696 降压有效性优于奥美沙坦。因此,LCZ696 可能成为部分顽固性高血压患者治疗的新方案。

2. 肾交感神经消融术 根据顽固性高血压的发病机制可能与交感神经活性明显增高有关,将肾交感神经消融术(RDN)应用于治疗顽固性高血压可能是一种选择,尽管可能获得短期疗效,但长期降压效果及肾血管损伤仍不明确。

3. 其他治疗方法 临床治疗方法学中,发现颈动脉窦刺激器有一定的降压效果,但长期降压效果有待临床实践证实。文献中涉及其他降血压方法,如血液净化技术、胃转流手术等,能否直接用于顽固性高血压治疗尚无定论。

综上,顽固性高血压被认为是难治性高血压的亚类,其发病机制可能与交感神经活力增强有关,在临床治疗过程中,应注意辨析难治性高血压与顽固性高血压的概念,为患者选择个体化的给药方案,合理使用降压药物,确保患者用药安全、有效。

(刘国树)

十二、隐蔽性高血压

高血压是一种严重危害人类身心健康的疾病,其发生率高和控制率低是我国高血压防治面临的主要问题。目前我国高血压患者超过 1.6 亿人,而且新增患者数呈逐年递增趋势。长期以来,临床上诊断高血压多以诊室偶测血压作为判断血压水平的依据。由于血压的波动性、测血压的偶然性和门诊时间的局限性,出现一些诊室血压正常而在工作和家庭中血压升高,并常伴有相关靶器官损害的高血压患者,学术界把这类高血压称为隐蔽性高血压。

所谓隐蔽性高血压,是指诊所偶测血压 <140/90mmHg,而动态血压或家庭自测白天血压≥135/85mmHg。临床上还有一种高血压患者,在诊室内测量则血压升高(>140/90mmHg),在诊室外测量则血压正常(<140/90mmHg)。人们把此类型高血压称为白大衣高血压。因此,有学者把隐蔽性高血压又称为逆白大衣高血压或反白大衣高血压。

(一)流行病学

2005 年对南京 12 878 户居民的调查结果显示,隐蔽性高血压患病率为 14.8%。还有报道,人群中偶测血压正常、动态血压升高的患病率为 15.7%,以男性多见。其中 64.3% 为偶测血压正常高值者(血压为 131～139/85～89mmHg),说明隐蔽性高血压是一种很常见的高血压类型。而在依靠诊室测血压诊断的 1 级高血压患者中,白大衣高血压患者占 20%～30%。对于白大衣高血压,因为其诊室血压高,容易引起临床医师注意,随访工作容易进行。而隐蔽性高血压患者诊室血压正常,故容易被漏诊。当前,许多国家隐蔽性高血压的发生率都超过 8%。有人还报道,从市区居民登记中选择超过 18 岁的居民 1 153 人,分别采用诊室测量和家中测量血压,每周测量 12 次。调查结果发现,在一般人群中隐蔽性高血压的患病率为 8.9%,白大衣高血压的患病率为 3.6%,提示白大衣高血压的患病率低,而隐蔽性高血压的患病率高。多数文献报道,隐蔽性高血压的检出率为 7.6%～15.7%。如仅依靠偶测血压,可能漏诊不少的隐蔽性高血压,错过了早期治疗的机会,因此应注意筛查及早发现隐蔽性高血压。

大量的流行病学显示,增加隐蔽性高血压发生率可能因素有年龄、性别、吸烟、饮酒、避孕药、久坐和向心性肥胖等。最近研究结果还表明,儿童中患有隐蔽性高血压疾病也较为常见,在健康的儿童中发生率均在 10%～15%,隐蔽性高血压发生率较白大衣高血压高。还有研究认为,男孩比女孩更易得隐蔽性高血压。

众多资料显示,隐蔽性高血压患者常伴有血胆固醇和低密度脂蛋白增高、血糖增高、心率增快、肥胖、左心室肥厚、动脉硬化、颈动脉粥样硬化及有其他心血管危险因素,并有高血压家族史。而偶测血压正常者均应作 24 小时动态血压监测或坚持家中自测血压。

(二)病因与发病机制

隐蔽性高血压的发病机制目前尚不十分清楚。众多研究资料表明,其发病可能与下列因素有关。

1. 与体位反射有关　有人认为,隐蔽性高血压患者偶测血压正常而动态血压升高,其原因在于偶测血压是在受试者休息 10～15 分钟后所测量的坐位血压,而日常活动中体位变化等所造成的"体位反射"可引起直立位的血压升高,后者是高血压的早期表现,这种类型血压可通过动态血压监测被发现。

2. 与血管活性物质有关　平衡失调有关隐蔽性高血压患者收缩性血管因子活性增高,舒张性血管因子降低,提示这些血管活性物质平衡失调可能参与了隐蔽性高血压的发病。近年来,越来越多的研究证明血栓素(TXA)、依前列醇(PGI)、神经肽 Y(NPY)、降钙素基因相关钛(CGRP)等血管活性物质在高血压发病及血压节律的变化中扮演着重要的角色。其中,TXA 主要是由血小板微粒体合成并释放的一种具有强烈促进血管收缩和血小板聚集的生物活性物质,而 PGI 为血管内皮细胞合成并释放的一种抗血小板聚集和舒张血管的生物活性物质,二者生理作用相反。在病理状态下,TXA 和 PGI 平衡失调,TXA 活性增强是导致隐蔽性高血压的原因之一。NPY 是对心血管系统具有调节作用的神经内分泌肽。众多研究证实,NPY 具有直接缩血管效应,升高血压,并可导致血管平滑肌细胞增殖和心肌肥厚。CGRP 是目前已知最强的舒血管物质,对血压具有重要的调节作用。隐蔽性高血压的发病与其水平降低可能有关。

3. 与交感神经兴奋性增强有关　文献报道,在运动试验时血压明显升高,多提示可能有隐蔽性高血压。运动后血压明显升高者,其 24 小时动态血压有升高改变,特别是日间收缩压升高更明显。这可能与日间交感神经兴奋性升高有关。

4. 与 25 羟化维生素 D 水平有关　美国学者研究结果提示,25 羟化维生素 D 水平与隐蔽性高血压的发生风险呈负相关,说明 25 羟化维生素 D 参与隐蔽性高血压发生、发展。

5. 与 Ni 水平低下有关　文献报道,隐蔽性高血压患者 Ni 含量明显低于正常人。Ni 是一种人体必需微量元素,Ni 在血浆中与 A2 球蛋白结合,是一些特殊金属酶的辅基或结构成分,对一些酶有活化作用,在维持膜的结构,调控一些激素表达及核酸代谢方面产生作用。Ni 参与隐蔽性高血压发生发展,这可能与其心肌细胞膜的结构改变而导致细胞膜阳离子转运缺陷有关。

6. 与不良生活方式有关　文献报道,隐蔽性高血压多与饮酒、吸烟、喝咖啡和少体力活动有关。因此,健康生活方式可预防隐蔽性高血压的发生和发展。

(三)临床特征

隐蔽性高血压临床表现无特殊性,与一般原发性高血压表现相似,只是不易被发现。但其患者偶测血压正常或血压正常高值,往往还有以下程度不同的表现。

1. 隐蔽性高血压具有较多危险因素　有人研究指出,与正常健康者相比,隐蔽性高血压患者的体重指数、饮酒率、血清总胆固醇及低密度脂蛋白胆固醇浓度均显著增高,提示隐蔽性高血压的患者有更多的心血管疾病危险因素。隐蔽性高血压患者男性比例高于原发性高血压,而原发性高血压患者平均年龄大于隐蔽性高血压。隐蔽性高血压患者饮酒的比例显著增高,平均年龄、吸烟率较正常人高。

2. 动态血压有异常改变　有人研究指出,隐蔽性高血压及原发性高血压动态血压发现 24 小时平均收缩压及舒张压、白昼及夜间动态血压均显著高于血压正常组。原发性高血压组偶测血压显著高于隐蔽性高血压组,但两组的 24 小时平均收缩压及舒张压、白昼动态血压差异均无统计学意义。与血压正常组相比,隐蔽性高血压组的中心动脉收缩压、舒张压、收缩末期压均显著升高,反映大动脉硬化的参数的增强指数也显著升高。上述血流动力学的改变可能增加心血管疾病危险性。

3. 收缩血管因子活性增强　文献报道,隐蔽性高血压患者血浆中 TXA 和 NPY 水平高于血压正常组。但是低于原发性高血压组;而隐蔽性高血压组患者血浆中 PGI 和 CGRP 水平低于血压正常组,高于原发性高血压组患者。经多元线性回归分析,隐蔽性高血压组患者白昼收缩压水平与 TXA、NPY 水平直线相关;白昼舒张压水平与 TXAz 水平直线相关。隐蔽性原发性高血压人血管活性物质 TXAz、PGIz、NPY、CGRP 较正常血压的人不同,表现为收缩性血管因子活性增高,舒张性血管因子活性降低,提示这些血管活性物质可能参与了隐蔽性高血压的发生和发展。

4. 心血管和肾脏的损害　众多研究表明,隐蔽性高血压患者的中心动脉压增高。左室壁厚度和左室重量均明显增加,颈动脉粥样硬化检出率与原发性高血压患者差异无统计学意义。另外,发现隐蔽性高血压患者的动脉硬化及其顺应性下降,与高血压患者的结果相近似。此表明隐蔽性高血压可引起靶器官损害,增加心血管危险性。有的学者认为,它就是"极早期高血压",最终将引起同高血压一样的靶器官损害。隐蔽性高血压与全身动脉硬化发生发展密切相关,患者动脉功能的改变在高血压诊断之前已发生,且独立于年龄和血压的变化。隐蔽性高血压患者颈动脉内膜厚度低于原发性高血压患者,但高于白大衣高血压患者及健康人。

隐蔽性高血压患者肾脏损害的表现为尿 β_2 微球蛋白和微量白蛋白水平增高,高于白大衣高血压患者及健康人。故认为,隐蔽性高血压可导致一定程度的肾脏损害,其损害程度与白昼血压水平呈直线相关。

(四)预防与治疗

隐匿性高血压的检出率较低,一旦诊断为隐匿性高血压,首先应对患者密切随访,观察其自然转归和对靶器官的影响。凡隐匿性高血压患者均应坚持治疗性生活方式。对有靶器官损害的患者，应按真正高血压处理，在不良生活方式干预同时，给予降压药物治疗。目前对隐匿性高血压防治主要是注意在高危人群中筛查和高血压的综合防治。

1. 注意筛查隐匿性高血压，提高防治水平继续提高人们防治高血压的意识，定期健康体检，注意规范测量血压，有适应证时应做动态血压监测。临床医师应重视将动态血压、自测血压与诊室血压相结合，进行综合分析，以免漏诊单纯诊室血压测量不能发现的隐匿性高血压患者。

高危人群应该重视隐匿性高血压的筛查：在冠心病、卒中、肾病和糖尿病患者中注意自测血压。此外，对一过性升高者也应注意检查动态血压和注意监测家庭自测血压。对有不良生活方式者。特别是诊所血压已在正常高值时，应注意筛查隐匿性高血压。

要注意药源性高血压在继发性高血压中呈上升趋势的情况，这部分人往往在一定时间内处在隐匿性高血压阶段。

对于高危人群应普及高血压防治知识，进行生活方式的干预，建立健康的生活习惯。

2. 积极治疗隐匿性高血压，提高控制率。

（1）确诊隐匿性高血压患者应按照高血压防治指南治疗：一般来说，隐匿性高血压治疗应采取现代治疗观点。首先，针对病情采取个体化治疗。常用长效钙通道阻滞剂、血管紧张素转换酶抑制剂、血管紧张素II受体阻滞剂、β受体阻滞剂及血管扩张剂。其次，为提高治疗效果，应采用优化联合用药方法的治疗。在一般情况下，多采用长效钙通道阻滞剂与血管紧张素转换酶抑制剂、血管紧张素II受体阻滞剂、β受体阻滞剂联合用药，可提高疗效和减少不良反应。

（2）重视对心血管疾病多重危险因素的早期干预：隐匿性高血压是高血压的一种特殊类型，往往合并多重危险因素、靶器官损害、心血管疾病。综合干预对治疗隐匿性高血压显得十分重要，包括建立健康的生活方式，根据患者情况，选用抗凝药物阿司匹林、他汀类调脂药物、抗动脉硬化和扩血管的硝酸酯类药物等。这样不仅提高控制率，而且降低了致残率和病死率。

研究表明，隐匿性高血压约有35%可发展为持久性高血压，并有较高的心血管危险性。大量研究发现，隐匿性高血压的个体有不同程度的靶器官损伤，比白大衣高血压发生心血管事件危险性大，并有较高的心血管疾病死亡率，与持续性高血压无明显的不同。此外，隐匿性高血压常常被漏诊，预后较差。因此，国内外十分重视隐匿性高血压的防治。

（赵连友）

第二节　伴有代谢紊乱的高血压

一、高血压与血脂紊乱

（一）高血压与血脂紊乱是协同危险因子

冠心病具有多种危险因子，包括高血压、血脂紊乱、糖尿病、吸烟、肥胖等。这些危险因子常同时存在，导致心血管疾病的发病率明显增加，其严重程度往往超过单个危险因子作用的累加。在众多的危险因子中，高血压与血脂紊乱是两个常见的协同危险因子，并且是目前公认的两大可控制的心脑血管疾病的重要危险因素。

Framingham 心脏研究中心收集了 1990—1995 年研究数据，男性患者中脂质异常的发生率，在血压 <130/85mmHg 的患者中占 37%，2、3 级高血压中占 53%；女性患者相应为 20% 及 43%。研究表明，随着血压水平的升高，脂质异常人数明显增加。最近的一项流行病学调查显示，年龄在 15～55 岁的 108 879 例男性及 84 931 例女性高胆固醇血症患者中，男性伴高血压者是正常血压者的 2 倍，女性则为 3 倍；高血压合并血脂异常致心血管疾病的风险增加，尤其是男性患者。高血压与血脂异常在发病机制上存在着某些相同之处，如内皮功能不全、胰岛素抵抗等，使之在一定程度上具有交叉相关性。Sung 等对比研究了血压正常的 37 例高胆固醇血症患者及 33 例正常血脂者的收缩压，尽管高胆固醇血症组的收缩压仅略高于血脂正常组（122mmHg vs. 118mmHg），但心算测试中的反应性收缩压升高幅度在高胆固醇血症组却明显高于血脂正常组 [（18±8）mmHg vs.（10±5）mmHg]，表明高血脂可增大心算测试中的血压反应。一些流行病学调查也证实，在高血压患者中血浆胆固醇水平明显增高。研究数据表明，升高的血浆胆固醇水平可能直接或间接干预了引起血压升高的某些机制，因此降低血浆胆固醇水平有可能干预高血压病的起病及进展，从而改善血压调控。他汀类药物减少心血管事件所带来的临床益处，在很大程度上归因于其对于多种风险因子的交叉作用，尤其在高血压合并血脂异常患者中，治疗效果明显增加。

高血压和血脂紊乱这两大危险因素常有家族聚集性，且可同时存在于同一个体，提示这两大危险因素可能有共同的遗传和环境基础。

有人曾调查 58 个家系中 131 例高血压患者，发现在高血压家系中有显著的脂质异常聚集现象。此外，许多高血压患者常伴有一至多种类型的脂质代谢紊乱，即总胆固醇（TC）升高、甘油三酯（TG）或低密度脂蛋白胆固醇（LDL-C）水平升高，或 HDL-C 水平降低。因此，曾有学者建议采用新的名词——家族性脂质异常高血压（familial dyslipidemic hypertension，FDH）来描述此种综合征。这种现象支持遗传基因的异常是高血压与血脂代谢紊乱的共同基础。对 18 个有家族性混合型高脂血症的荷兰家庭进行了针对血压的基因组扫描，结果显示，4 号染色体上的一个基因位点与收缩压有显著联系（对数评分 =319），同时这一位点也表现出影响血清游离脂肪酸水平（对数评分 =214）；还发现联系舒张压与脂蛋白脂酶的基因位点在 8 号染色体短臂上，收缩压与血 Apo B 水平联系的基因位点在邻近 19 号染色体短臂上。这些基因组扫描结果支持存在能共同影响血压和血脂代谢的遗传因素。

载脂蛋白 E（Apo E）是多种脂蛋白的结构蛋白，在脂蛋白的转化和代谢过程中有着重要作用。Apo E 基因多态性已被证明与动脉粥样硬化及冠心病的发生密切相关。近来许多研究也证实，高血压与 Apo E 基因多态性具有相关性。

原发性高血压是在一定的遗传背景下，与多种环境因素相互作用而引起的多因素疾病。脂质代谢紊乱患者绝大多数也是因遗传基因缺陷或与环境因素相互作用引起。在某种意义说，高血压也是一种代谢性疾病。所以，高血压与血脂异常很可能也存在共同的代谢紊乱。然而，血脂异常与高血压存在相关性的机制可能较为复杂，动脉血管内皮功能异常很可能是两者联系在一起的纽带。动脉的收缩性在很大程度上受血管内皮功能的调节。当血管内皮功能受损时，对动脉血压也将产生影响。研究证实，高血压病患者存在内皮介导的血管舒张功能受损，这一缺陷可能对高血压病患者的阻力血管功能障碍起着重要作用。同样，高胆固醇血症与血管内皮功能异常也密切相关，高胆固醇血症患者的外周小动脉同时存在内皮依赖性和非依赖性舒张异常，但是对血管收缩药物保持正常反应，因此推测可能是鸟苷酸环化酶活性缺陷，通过药物治疗降低血 TC 和 LDL-C 使动脉功能迅速恢复正常，血压也获得明显改善。血管紧张素Ⅱ可使小动脉平滑肌收缩,外周血管阻力增加;并刺激醛固酮分泌,使水钠潴留,这是血管紧张素Ⅱ参与高血压发病并使之持续的重要机制。

血管紧张素Ⅱ对血压的作用在很大程度上受血浆胆固醇水平尤其是受 LDL-C 水平的影响。此外,受损的主动脉压力感受反射与高血压和心血管危险相关。血清游离脂肪酸浓度升高对主动脉压力感受反射有急性损害作用,特别是在肥胖个体。所以,在肥胖伴有高血压患者,血脂代谢紊乱可能通过损害压力感受反射,加重血压升高,促发心血管事件发生。脂质代谢紊乱与高血压的相关性还表现在改变血脂水平能影响血压。强化降脂治疗通过降低大动脉硬化性,有益于血脂正常的单纯收缩期高血压患者的治疗。

由于许多临床研究的规模偏小,尚不足以评价他汀治疗对正在服用抗高血压药物者的总死亡率和临床终点结果的作用。新近发表的抗高血压和降脂治疗预防心脏事件试验(ALLHAT-LLT)是第一项相关的大规模临床研究,其受试对象为老年、至少有一项冠心病危险因素、伴轻度高胆固醇血症的高血压患者,旨在研究在常规治疗的基础上,加用普伐他汀治疗能否降低高血压病患者的总死亡率。研究结果表明,对于控制好的老年高血压伴轻度高胆固醇血症患者,普伐他汀治疗与常规治疗比较,并不能显著降低总死亡率和冠心病事件。与以往的心血管疾病预防试验相比,ALLHAT 的结果可能与普伐他汀相对于常规治疗组间 TC(9.6%)和 LDL-C(16.7%)降低幅度的差别不大有关。另一项研究即盎格鲁-斯堪的纳维亚心脏终点试验(ASCOT)的初步结果表明,在应用氨氯地平进行降压治疗的同时,加用阿托伐他汀进行降胆固醇治疗,可显著降低心脏事件。

基于现有的研究资料,虽然支持高血压与血脂异常有密切的关系,但尚难分清两者之间的因果关系。由于无论是抗高血压治疗或是调脂治疗都对心血管事件的防治具有重要意义,所以临床医师应积极有效地同时控制这两大危险因素。

(二)降压药物对血脂代谢的影响

原发性高血压合并血脂紊乱患者选择降血压药时,除考虑药物疗效、不良反应、服用是否方便及价格外,尚需考虑下列因素。

1. 对脂代谢的影响 选择药物时,应有利于血脂紊乱患者的调脂药治疗,尽量少用或不用影响脂质代谢的降血压药物。

2. 对心脑血管并发症的影响 国内外冠心病调查发现,在高危人群中,多危险因素往往同时存在于同一个体和人群,≥2 个因素同时存在时,其作用常常大于诸因素作用之和,乃至大于其相乘之积,是为其相加的或相乘的协同作用模式。由此可见,同时患有原发性高血压和高脂血症的患者发生冠心病以及以后发生心力衰竭及心肌肥厚的危险,明显高于单纯原发性高血压或单纯高脂血症患者。因此,在原发性高血压合并高脂血症患者治疗中,应考虑选择有利于冠心病的一级或二级预防、减少冠心病和卒中发生率的药物。

3. 保护肝肾功能 肝脏在脂质代谢过程中起重要作用,是脂质合成、利用及转运的重要器官,脂质代谢失调,特别是高 TG 患者,过多的脂肪积聚于肝内形成脂肪肝,从而继发肝功能异常。常用的调脂药物大多经肝脏代谢,或多或少对肝脏有损伤。高血压引起小动脉硬化,是肾功能衰竭的重要原因。原发性高血压合并高血脂患者一般年龄偏大,肝肾功能异常者较多。因此,在原发性高血压合并高脂血症的治疗中,注意保护肝肾功能应放在重要位置,对已经出现的肝肾损伤应高度重视。

4. 药物相互作用 降压药及调脂药均较易产生药物间的相互作用,故使用时要注意相关的配伍。目前一般将利尿药、β 受体阻滞剂、钙通道阻滞药、血管紧张素转化酶抑制药(ACEI)、

肾上腺α受体阻滞药作为常规降压药物,其对脂代谢的影响如下:

(1)利尿药:是基础降压药物,主要通过减少水钠潴留,降低血容量起到降低血压的作用。利尿药应用时间较长,优点是可降低心血管疾病发生率和死亡率。美国、英国、瑞典一些临床试验证实,噻嗪类利尿药除能降低血压外,可使卒中发生率降低25%～36%,冠心病发生率降低27%～44%。但常规剂量利尿药影响糖和血脂代谢,可使血清总胆固醇和甘油三酯含量增高,高密度脂蛋白胆固醇降低。老年人收缩期高血压亚组研究(SHEP)表明,小剂量噻嗪类利尿药对血糖、血脂无明显不利影响。近年来,新型利尿药吲达帕胺具有利尿和钙通道阻滞双重作用,小剂量有降压作用,大剂量有利尿效应。小剂量具有心脏保护作用,不干扰糖、脂代谢,能逆转左心室肥厚,尤其适用于高血压伴糖、脂代谢异常及左心室肥厚的轻中度高血压患者。

(2)β受体阻滞剂:β受体阻滞剂主要用于轻中度高血压,尤其静息时心率快(>80次/min)的中青年患者或合并心绞痛时。降压机制与抑制交感神经、降低心肌收缩力、减少心排血量,同时降低血浆肾素活性有关。β受体阻滞剂分为非选择性和选择性,两者均可引起血脂代谢异常,长期使用可升高甘油三酯,降低血清高密度脂蛋白,使总胆固醇与高密度脂蛋白的比值升高。β受体阻滞剂用于合并心肌梗死的原发性高血压,可降低患者死亡率,但对肝肾功能无明显保护作用。用药过程须注意β受体阻滞剂的排泄途径,高脂溶性大部分由肝脏代谢,低脂溶性以肾脏排泄为主。因此,伴有肝功能损害者,宜选用水溶性较强的β受体阻滞剂如阿替洛尔、纳多洛尔等,伴肾功能损害者要选用脂溶性较强的β受体阻滞剂如美托洛尔、比索洛尔、普萘洛尔等。

(3)CCB类药物:是一类强降压药。二氢吡啶类钙通道阻滞药主要通过扩张外周动脉降低血压,而非二氢吡啶类尚有减慢心率、降低心肌收缩力的作用。其中应用最多的是二氢吡啶类。对脂代谢影响较小。

(4)ACEI类药物:是一类强效的降压药物,作用机制是减少血管紧张素Ⅱ生成,从而产生扩张血管和减少水钠潴留的作用。部分ACEI对血脂具有明显影响,例如卡托普利能显著降低TC、TG、LDL-C、Apo B,升高HDL-C、Apo A。

(5)ARB类药物:通过抑制血管紧张素Ⅱ的作用降低血压,降压作用同ACEI,能增加胰岛素抵抗,对血脂代谢无明显影响。

(6)α受体阻滞药:主要通过抑制血管肾上腺素α受体使血管扩张而降压,如酚妥拉明、哌唑嗪等。研究表明,该药可增加组织对胰岛素的敏感性并对降血脂有利,使TC降低5%～8%,血清TG降低3%～5%,并有升高HDL-C作用。

根据上述降压药物的特点,原发性高血压合并高脂血症的患者选择降压药时,应避免使用可影响血脂代谢的药物。如大剂量利尿药至少在短期内可升高血清胆固醇、甘油三酯,而小剂量使用则可避免这类影响。β受体阻滞剂能一过性增高甘油三酯,降低高密度脂蛋白胆固醇。对血脂影响比较小的药物有钙通道阻滞药、ACEI、ARB、α受体阻滞药等。

二、高血压与糖尿病

(一)糖尿病与高血压的相互关系

目前,中国2型糖尿病患者已达1亿人,约75%的2型糖尿病患者合并高血压,预计未来25年内病例总数将翻番,糖尿病继发心血管疾病(CVD)人数将显著增加。CVD是糖尿病患者的主要死因。高血压、肥胖症、动脉粥样硬化、血脂紊乱、微量蛋白尿、内皮功能缺陷、血小板高凝现象、血凝异常和糖尿病性心肌病是促发糖尿病发生 CVD 的重要危险因素,其中高血压是最重要的因素之一。

近年来,许多研究表明糖尿病与高血压之间有着非常密切的关联,高血压是促发 2 型糖尿病及 CVD 的重要危险因素,糖尿病也可促使高血压的发生与发展。高血压和糖尿病可能为并发疾病,且相互加剧恶化。对不同种族、年龄和肥胖程度等人群进行的调查表明,20%～60% 的糖尿病患者有血压升高。2001 年,中华医学会组织多个省市对住院糖尿病患者进行调查,根据调查结果估计我国糖尿病合并高血压的患者约为 1 200 万人,即约有 40% 的糖尿病患者同时合并高血压。美国估计有超过 1 100 万人同时患有糖尿病和高血压,糖尿病患者患高血压的机会是非糖尿病患者的 2～4 倍。Framingham 研究提示,糖尿病人群的平均收缩压水平增高,女性患者尤其明显。在校正了肥胖因素的影响后,糖尿病患者的高血压患病率仍然高于非糖尿病患者。HDS(hypertension in diabetes study)研究对 3 648 例 2 型糖尿病合并高血压的患者进行了为期 4～6 年的随访,结果表明,与非糖尿病正常血压者相比,糖尿病患者心血管危险性增加 2 倍,而糖尿病合并高血压患者的心血管危险性增加 4 倍;糖尿病患者收缩压仅升高 14mmHg,卒中的危险性就会增加 2 倍以上,心肌梗死危险性增加 50% 以上。最近研究表明,青年时期血压升高与中年时期新生糖尿病有一定的相关性,它可作为前驱糖尿病的表现,促发糖尿病及 CVD 的发生与发展。

高血压不仅是糖尿病肾病的临床表现之一,同时也是加重糖尿病肾病的重要促发因素。无论是青幼年 1 型糖尿病还是成年 2 型糖尿病,血压升高与糖尿病视网膜病变(diabetic retinopathy,DR)密切相关,糖尿病伴高血压者视网膜渗出的发生率是正常血压者的 2 倍。Dupre 等发现,收缩压大于 160mmHg 的糖尿病患者因心脑血管及肾脏并发症所致的死亡率较对照组高 4 倍。多危险因素干预试验(MRFIT)数据资料证实,高血压是糖尿病死亡的一个独立的危险因子,显著增加大血管及微血管病变的危险性,导致死亡率和致残率明显升高。

糖尿病的病死率较高,其中约 80% 死于心脑血管疾病。与糖尿病相关的多数不良事件均与血管病变有关,包括大血管病变(冠心病、脑血管疾病、外周血管疾病)和微血管病变(视网膜病变、肾病、神经病变)。糖尿病和高血压均可损伤相同的靶器官(心、脑、肾、眼等),因此当二者并存时,高血压可以加重糖尿病各种并发症的进展,糖尿病也可加重高血压并发症的发生、发展,两者相互作用,形成恶性循环。

糖尿病性心肌病加重高血压所致心脏舒张功能损害,使收缩功能减退提前出现,高血糖、高胰岛素血症加重高血压患者冠状动脉硬化的程度,增加冠心病的发生率;糖尿病时血脂增高,凝血功能异常(纤溶酶原抑制因子活性增高),使高血压患者本已存在的高凝状态进一步加重,更易产生脑梗死;糖尿病加重肾小动脉硬化,导致肾功能的快速减退;高血压和糖尿病并存使大、中动脉(包括颈动脉、主动脉、冠状动脉、肾动脉等)粥样硬化发生早,程度重;糖尿病加重眼底小动脉硬化缺血性改变。因此,严格控制糖尿病,可减少高血压并发症的发生而带来益处。

高血压是促进糖尿病肾病和视网膜病变的恶化因子,是糖尿病大血管病变的危险因子,与糖尿病大血管和微血管病变密切相关。随着对糖尿病合并高血压危害的认识,近年来有很多大型临床随机对照研究结果报道,证实了在 1 型和 2 型糖尿病患者中,严格控制血压对减少糖尿病的并发症所带来的益处。英国前瞻性糖尿病研究(UKPDS)显示,收缩压每降低 10mmHg,可使糖尿病相关终点减低 12%,糖尿病相关死亡降低 15%,心肌梗死危险性降低 11%,微血管并发症的危险性降低 13%。

（二）糖尿病合并高血压的发生机制

糖尿病患者高血压患病率为什么明显增高，其高血压发病机制如何？这一问题引起了国内外学者的极大关注，从而对糖尿病患者高血压的发病机制有了崭新的认识。除了公认的因素，如年龄、性别、体重指数（BMI）、吸烟、脂代谢异常、血流动力学及某些电解质改变、肾素-血管紧张素异常之外，高血压的发病机制已被认为不仅是由于血流动力学的异常，而且存在着许多物质代谢异常，包括高血糖、高胰岛素血症（HIS）、胰岛素抵抗（IR）、钙及与钙代谢密切相关的甲状旁腺（PTH）和甲状旁腺高血压因子（parathyroid hypertensive factor，PHF）等。但关于上述的诸多因素在糖尿病患者中的作用、内在联系，以及与高血压之间的因果关系，其观点众说纷纭，存在争议。现结合国内外有关文献，阐述如下。

1. 遗传因素 无论是糖尿病还是高血压常有家族聚集性，糖尿病伴高血压还有种族异质性，提示其发病具有遗传背景。高血压在糖尿病特别是2型糖尿患者群中高发的现象也表明，高血压与糖尿病和胰岛素抵抗之间可能具有某些共同的遗传基础。目前针对与糖尿病高血压发病可能有关的分子遗传缺陷而进行的研究所涉及的遗传位点包括血管紧张素转换酶基因、血管紧张素原基因、肾素基因、胰岛素受体基因、β_3 肾上腺素能受体基因、糖原合成酶基因、葡萄糖转运子-4基因、醛糖还原酶（AR）基因、内皮细胞一氧化氮合成酶（eNOS）基因、T细胞受体 β 链固定区（TCRβ）基因及脂蛋白脂酶基因等。但要确认糖尿病高血压相关性遗传缺陷及其分子机制，尚有待于进一步的长期研究。

2. 环境因素 膳食热量及脂肪摄入过多、体力活动缺乏而致肥胖是糖尿病，尤其是2型糖尿病合并高血压的重要危险因素，因肥胖可引起血容量及心排血量增加、肾素-血管紧张素系统（renin-angiotensin system，RAS）活性增高、肾上腺能活性增强、胰岛素抵抗及细胞膜离子转运功能缺陷等，使血压调节功能失调。此外，膳食中高钠、低钾、低钙摄入，也与糖尿病高血压的发生有关。

3. 高血糖 高血压患者有糖代谢异常，有资料表明血糖水平与血压呈正相关，且独立于年龄和体重，甚至独立于胰岛素水平等因素，但这种关系在不同研究中并非一致。糖尿病患者发生高血压的机制可归纳如下：①高血糖促进糖在近曲小管的重吸收，而伴随钠的重吸收，增加体内钠的容量（约增加10%），使细胞外液容量增加致血压升高。②高血糖使血浆渗透压升高，从而使血容量增加。③血糖与电解质相似，能引起血液中晶体渗透压升高，从而使血容量增加，导致外周血管阻力增加。④高血糖可产生一种阿氏产物（Amadori product），阿氏产物转变成不可逆的糖基化终末产物（AGE）。后者与巨噬细胞中特有的 AGE 受体结合，最后引起细胞外基质增生和平滑肌细胞增殖，导致血管收缩增强并加重糖尿病的血管动脉粥样硬化。⑤交感神经系统的活性改变可能是血压与血糖相关的重要环节。

4. 高胰岛素血症（HIS）和胰岛素抵抗（IR） 关于 HIS 和 IR 与血压的关系，国外20年前已有报道，国内近年来才引起广泛注意。1998年美国学者 Reaven 提出代谢异常综合征的概念（又称 X 综合征），其中包括：①甘油三酯和低密度脂蛋白胆固醇升高，高密度脂蛋白胆固醇下降；②高血压；③血糖异常；④ HIS 和 IR。以后 HIS 和 IR 与高血压的关系研究日益加深，目前认为 IR 是代谢综合征的核心，是多种代谢异常的"共同土壤"，但 IR 是因还是果，IR 与其他因素之间的关系及机制是什么，目前尚处于多方面的探讨阶段。HIS 是指胰岛素水平高于均数加减2个标准差，而 IR 是指葡萄糖摄取不敏感，代偿性胰岛素分泌增加，因此 HIS 与 IR 并非同一概念。

HIS 和 IR 引起高血压的发病机制可归纳为：①胰岛素促进 Na^+-K^+-ATP 酶基因的表达并

激活该酶的作用。Na^+-K^+-ATP酶活性升高可作用于肾脏的近曲小管和远曲小管的上皮细胞，使钠重吸收增加，造成钠潴留，使外周循环容量扩大，引起血压升高。②胰岛素可促进细胞内钙的潴留。胰岛素可影响许多跨膜离子交换系统，包括Na^+-K^+-ATP酶、Na^+-H^+对向转运和Na^+-Ca^{2+}交换系统。通过调控上述系统，可使细胞内钙离子浓度升高。随着血管平滑肌细胞内钙离子水平升高，内皮素释放增加，扩血管的前列腺素合成减少，影响血管舒张功能，可使平滑肌收缩，从而导致外周阻力加大，血压升高。③胰岛素对交感神经系统的作用。胰岛素可使酪氨酸羟化酶发生磷酸化修饰，间接促使其活化。酪氨酸羟化酶是去甲肾上腺素合成过程中的限速酶，去甲肾上腺素可作用于血管、心脏、肾脏，导致血压升高，因而胰岛素水平的升高可使血中去甲肾上腺素和肾上腺素水平升高，去甲肾上腺素可作用于血管、心脏、肾脏，导致血压升高。除此以外，去甲肾上腺素还可以引起其他血管活性物质的变化，间接影响血压。④胰岛素对利尿激素的影响。胰岛素可影响交感神经系统，增加肾脏滤过压及血流，同时降低心房压，使利钠激素生成减少，降解增加，导致血压升高。⑤胰岛素使肾素-血管紧张素-醛固酮水平升高，导致血压升高。⑥胰岛素可通过多种生长因子（血小板衍生生长因子、血管内皮生长因子和胰岛素样生长因子）直接或间接刺激血管平滑肌细胞增殖并促进动脉壁脂质沉积，促进动脉粥样硬化，动脉顺应性减低，血管收缩力增强。综上所述，在糖尿病患者中HIS是高血压发生、发展的一个重要因素。

5. 钙　电解质如钠、钾、钙、镁与高血压的关系已引起人们的关注，其中钙占最主要地位。国外一些学者对有关钙与高血压的流行病、实验室及临床的研究，揭示了它是与高血压发病有关的另一个重要因子，饮食中钙含量的改变对体循环的血压有很大影响。高血压患者摄取钙量增加则血压下降，摄取钙量减少则血压升高，许多实验室研究亦证明各年龄段的钙摄取量与血压呈负相关。另外发现，高血压患者尿钙排量增加。糖尿病患者血糖升高，尿糖排量增加，从而尿钙流失剧增，导致体钙的流失，糖尿病患者钙代谢异常与其高血压的关系还在进一步研究之中。应该看到，目前对钙与高血压关系的认识仍是初步的，更深入的研究仍在继续。

细胞外钙与高血压的关系：已有报道血压升高则血浆钙离子浓度降低，且许多研究观察到钙有膜稳定性能，由此推论，血钙在高血压发病机制中的作用是因为其不足以维持血管平滑肌细胞膜的稳定性。已知钙有连接细胞、稳定细胞膜并抑制细胞收缩功能，当钙连接于细胞膜的量很少时，则细胞膜对各种刺激更加敏感，因此有学者提出高血压患者血管平滑肌的细胞膜稳定性低于正常，且维持此稳定性需要更高浓度的细胞外钙。

细胞内钙与高血压的关系：高血压患者血小板内钙离子浓度升高。已知血压升高是因心排血量的增加或体循环血管阻力不适当比例的增加而引起，绝大部分可能取决于钙跨心肌膜和血管细胞膜转运的速度和程度。

细胞内钙离子浓度的增加，一方面启动蛋白系统，增加心肌的收缩力，引起心肌收缩增强，动脉血管收缩痉挛和静脉回流增加；另一方面钙作为细胞内的第二信使，参与去甲肾上腺素、醛固酮及肾素的释放，通过体液调节使外周血管阻力增加，其结果均使血压升高，因此，大多数学者认为高血压是通过离子钙的升高这一途径而发生的。细胞内钙浓度的增加除受通道通透性影响外，还受膜Ca^{2+}-ATP酶活性调节，该泵能泵出细胞内多余的钙。高血压患者膜Ca^{2+}-ATP酶活性降低，胰岛素能增加血管平滑肌细胞内钙内流，会使血管平滑肌对扩张血管的因子反应性降低，致血管阻力升高，高血压的结果进一步促使Ca^{2+}-ATP酶活性降低。在糖尿病患者中，由于存在着IR及HIS，细胞内Ca^{2+}-ATP酶活性下降，致细胞内钙增多，促使高血压发生。

6. 甲状旁腺 1999 年 Lewanczuk 等报道了在自发性高血压大鼠的血浆中有一种升高血压的因子,可以使正常大鼠的血压产生延迟性升高,这种物质被称为甲状旁腺高血压因素(parathyroid hypertensive factor,PHF)。PHF 的产生受低钙饮食刺激,而高钙饮食可抑制其产生。PHF 起源于甲状旁腺,早年的临床已发现甲状旁腺功能亢进(甲旁亢)的患者多伴有高血压,另外高血压患者个体出现高 PHF 血症的比例增加,糖尿病患者高血压的发生率高于非糖尿患者群,可能与继发性甲状旁腺亢进有关。大量事实证明,高血压患者循环血中的 PHF 高于正常人,从而支持许多高血压患者高 PHF 的观点。糖尿病患者的高血压发病机制与甲状旁腺的关系,尚需进一步研究。

综上所述,糖尿病患者高血压的发生是多因素造成的,然而这些因素各自的独立性、内在联系、因果关系是极其错综复杂的。为预防和治疗糖尿病的并发症,加强高血压发病机制的研究,任务艰巨而重要。

(三)降压药物对糖代谢的影响

对于糖尿病患者,各种降压药均可应用,但需要认真考虑其利弊,选择对血糖、血脂及对糖尿病并发症负面影响较小的药物。近年来,抗高血压药物是否促进 2 型糖尿病的发生与发展存在争议,某些药物促进葡萄糖不耐受性和糖尿病的可能性仍然受到关注。目前认为 ACEI、ARB、CCB 和 α_1 受体阻滞剂对糖代谢几乎没有影响,但是较大剂量的噻嗪类利尿剂和 β_2 受体阻滞剂对糖代谢有一定的不良作用。

利尿剂常为抗高血压复方制剂的组成部分,大剂量使用对糖代谢有负面作用。如大剂量氢氯噻嗪能抑制胰岛 B 细胞释放胰岛素,使血糖升高,糖耐量下降,而且会影响脂质代谢和引起电解质紊乱,对糖尿病控制不利。

对于伴有糖尿病的患者,由于非选择性 β 受体阻滞剂如普萘洛尔能干扰交感神经功能,减少胰岛素分泌,长期大剂量应用可降低胰岛素敏感性,对糖代谢产生不利影响。该类药物在阻断 β_1 受体的同时会阻断 β_2 受体,当糖尿病患者用药过量产生低血糖时,可掩盖低血糖症状,并延迟其恢复时间,所以应用时需谨慎。但选择性 β_1 受体阻滞剂不会导致上述现象,小剂量选择性 β_1 受体阻滞剂对脂肪、糖代谢无明显影响。

噻嗪类利尿剂和 β_2 受体阻滞剂治疗肥胖的老年高血压患者,可能会诱发 2 型糖尿病(Mykkanen,1994),但也有不同的观点。Gress 等观察发现,高血压患者服用噻嗪类利尿剂与糖尿病的发生无相关性,而服用 β_2 受体阻滞剂可以增加糖尿病的风险,但 Gress 等在研究中没有报道用药剂量范围和进行剂量依赖性观察。美国动脉粥样硬化危险因素社区研究(ARIC)非随机化调查 12 550 例 45~64 岁无糖尿病受试者 3~6 年,在相应调整年龄、性别、种族、教育、肥胖、糖尿病家族史、生活方式和并发疾病后,与不接收任何抗高血压疗法的高血压受试者比较,服用噻嗪类利尿剂的高血压受试者随后发生糖尿病的危险性并未增加,而服用 β_2 受体阻滞剂的高血压受试者,继发糖尿病的危险却增加 28%。服用 β_2 受体阻滞剂普萘洛尔(propranolol)的高血压患者新生糖尿病的比率,高于不用该药高血压受试者的 6.1 倍(Samuelsson,1994)。作者认为,对没有糖尿病的高血压患者来说,服用噻嗪类利尿剂与继发的糖尿病可能无相关性,而使用 β_2 受体阻滞剂可以增加糖尿病的风险,对此必须慎重考虑,它有可能抵消其降低 CVD 风险的有益作用。β_2 受体阻滞剂促使高血压患者新生糖尿病的机制与其增加体重、衰减 β_2 受体介导胰岛 B 细胞胰岛素释放和减少骨骼肌微循环血流量等不良反应相关,这些不良反应均可引起胰岛素敏感性降低或产生胰岛素抵抗,诱导或继发 2 型糖尿病。然而近期研究显示,β_2 受体阻滞剂致糖尿病机制与其增加体重和高胰岛素血症等不良反应无关，但不能忽略有氧运动水平变化或胰岛素细胞活性变化等因素在 β_2 受体阻滞剂致糖尿病中的作用。基于以上研究及联用噻嗪类利尿剂、β_2 受体阻滞剂能明显升高血糖（Helgeland，1984），故对糖尿病的高危人群进行降压治疗时不宜联用该两类药物。

（四）糖尿病合并高血压的治疗及药物选择

1. 治疗原则 美国国家胆固醇教育计划（NCEP-ATPⅢ，2001）的治疗指南中提出，糖尿病患者与冠心病患者在 10 年内发生的心脏病事件发生率相近，糖尿病的心血管危害性与冠心病等同，是冠心病等危症。因此，糖尿病合并高血压者除降血糖外，还应积极控制血压。糖尿病患者血压控制在 130/80mmHg 以下最好，但不能降至 <110/70mmHg。若 24 小时尿蛋白超过 1g，血压应 <125/75mmHg。当血压 >130/85mmHg 时，可以实行减肥、运动和改变生活习惯。如果血压 >140/90mmHg，非药物治疗无效时，应开始药物治疗。2010 年中国高血压防治指南提出血压应控制在 130/80mmHg 以下，而 2013 年欧洲高血压指南则建议血压控制在 140/90mmHg 以下。

（1）非药物治疗：非药物治疗是指对行为和生活方式的优化，是糖尿病合并高血压治疗的基础及血压升高的干预措施。

1）控制体重：糖尿病患者多伴肥胖，常导致高脂血症和高血压。饮食控制和体力活动是达到和保持体重的必要条件。建议制定切实可行的方法，减少热量摄入，坚持适量的运动，降低体重。超重10% 以上者至少减肥 5kg。

2）优化饮食结构：限制钠盐摄入量，适量限制脂肪及胆固醇，适当摄入鱼类及大豆制品，多食含钾、镁、碘和锌量高的食物。因为高钠饮食与高血压关系明确。减少钠的摄入，增加钾的补充。钾摄入增加可促进钠排出体外，使血压下降。多食新鲜蔬菜、水果以及各种杂粮能增加食物纤维，有利于血压下降。

3）适当运动：坚持规律的有氧体力活动和锻炼，如散步、练太极拳，能改善血糖控制，防御内脏脂肪的蓄积，亦有利于控制体重。长期坚持运动疗法，能降低血压，延缓糖尿病的心血管并发症发生。运动时应注意避免发生低血糖，可携带糖果等备用；运动时要特别注意足部保护，患糖尿病多年的患者，因微血管和神经病变，出现足部循环障碍和感觉降低，要避免发生足部皮肤破溃、感染。

4）戒烟、限酒：吸烟是心血管疾病的主要危险因子，糖尿病高血压患者应严格戒烟。过量饮酒可升高血压，并使患者对高血压的治疗产生抵抗。建议糖尿病高血压患者，每日饮酒量男性小于 20～30ml，女性小于 10～20ml。

5）精神愉快：缓解心理压力，保持乐观心态。避免忧郁、烦恼、焦虑、过度疲劳等诱因加重高血压。

（2）药物治疗：糖尿病的存在无疑对降压药物的选择产生重大影响，大量临床试验结果证实，有效降压是控制糖尿病患者的血压和减少高血压并发症危害的关键，其中血管紧张素转换酶抑制剂（ACEI）和血管紧张素Ⅱ受体阻滞剂（ARB）为糖尿病患者降压药物的首选。降压药物的选择除了要根据血压的高低，还应考虑患者有无心血管疾病的危险因素，临床心血管病变及靶器官损害等情况。对于糖尿病患者，各种降压药均可应用，但需要认真考虑其利弊，选择对血糖、血脂及对糖尿病并发症负面影响较小的药物。

1）ACEI 类药物：这类药物是目前最常推荐给 2 型糖尿病患者的首选抗高血压药物。该类药物通过作用于肾素 - 血管紧张素 - 醛固酮系统（RAAS 系统）而发挥降压效果，可特异性地舒张肾小球出球小动脉，降低肾小球内压力，减少尿白蛋白滤过，但不降低肾小球滤过率，对糖尿病患者有独立于降压以外的肾脏保护作用。ACEI 还可抑制动脉粥样硬化的进展，改善心功能和防止心肌梗死发作。此外，该类药物可以改善糖尿病患者的胰岛素敏感性，减少胰岛素和其他抗糖尿病药物的需要量。尤其引人注意的是，某些 ACEI 类药物（如雷米普利）可延缓或减少糖尿病高危人群罹患糖尿病的概率，即有预防糖尿病的作用。但应注意 ACEI 不能用于准备妊娠的女性，禁用于孕妇及有血管性水肿病史的患者。目前临床常用的 ACEI 从结构上可分为含巯基和不含巯基两大类。

含巯基的 ACEI：卡托普利（captopril，巯甲丙脯酸，开博通）口服起效迅速，作用维持 6～8 小时，增加剂量可延长作用时间，但不增加降压效应，每日 75～150mg。

不含巯基的 ACEI：目前使用较多，作用一般比较持久，每日服用 1～2 次即可。依那普利（enalapril，苯丁酯脯酸，悦宁定）作用强而持久，口服后吸收迅速，0.5～2 小时后达血药浓度峰值，水解产物仍有药理活性，每日 10～40mg。贝那普利（benazepril，苯那普利，洛汀新）是强效、长效 ACEI，口服后吸收迅速，但生物利用率低，约 28%，0.5 小时达血药峰值，可经尿和胆汁双重排泄，每日 10～40mg，充血性心力衰竭者每日 2.5～20mg，不良反应较少且较轻。培哚普利（perindopril，普吲哚酸，雅施达）产生作用较慢，口服后吸收迅速，1 小时后达血药浓度峰值，$t_{1/2}$ 约 30 小时，生物利用度为 65%～95%，每日 4～16mg。临床上常用的还有福辛普利（fosinopril，蒙诺，每日 10～40mg，咳嗽等不良反应较少）、雷米普利（ramipril，瑞泰，每日 2.5～10mg，对糖尿病有一定预防作用）、赖诺普利（lisinopril，捷利康，每日 5～20mg）等。

ACEI 常见的药物不良反应主要有：干咳，与干扰气管黏膜中缓激肽的灭活有关，发生率为 10%～15%；升高血肌酐水平，尤其有双侧肾动脉狭窄的患者、血容量不足的患者和老年患者；该类药物有储钾作用，故不宜与保钾类利尿剂合用，血钾过高时也不宜使用。

2）ARB 类药物：该类药物主要是通过选择性阻断血管紧张素 II（AngII）受体来抑制 RAS 系统活性，从而达到降压效果。现已知 AngII 作用由 AngII 受体介导，该受体有 AT_1、AT_2、AT_3 和 AT_4 四种亚型，AngII 的作用主要由 AT_1 介导。AT_1 受体在体内分布广泛，主要分布于心脏、血管、肾上腺皮质、肾脏等处，因此阻断该受体可显著抑制 AngII 的作用。

ARB 与 ACEI 类药物的疗效类似，但比前者有如下优点：无刺激性干咳；疗效不受患者的血管紧张素转换酶（ACE）基因多态性的影响；从根本上阻断了血管紧张素的缩血管作用，不受 ACE 催化 AngII 生成的影响；某些 ARB 还可促进尿酸排泄。该类药物不良反应与 ACEI 类似，同样禁用于孕妇。

目前常用的该类药物有氯沙坦、缬沙坦、厄贝沙坦、替米沙坦、坎地沙坦、奥美沙坦等，一般每日口服 1～2 次。氯沙坦（losartan，科素亚）不仅可降低血压，改善心功能，还可防治高血压并发的血管壁增厚和心肌肥厚，尤其具有明显的肾脏保护作用，还可增加尿酸排出，一定程度的减少醛固酮和肾上腺素分泌，每日 50～150mg，一般维持量为每日 50mg，剂量增加，抗高血压效果不再增加。缬沙坦（valsartan，代文）对 AT_1 有高度选择性，可竞争性拮抗而无任何激动作用，具有良好的降压作用，对心收缩功能及心率无明显影响，在血压正常时不产生降压作用，服药后 2 小时开始产生降压效果，作用可维持 24 小时，连续用药后 2～4 周血压下降达最大效应，每日 80～160mg。厄贝沙坦（irbesartan，安博维）对 AT_1 受体产生不可逆的或非竞争性抑制，可减轻 AngII 的缩血管和促增生作用，对心率的影响很小，口服后 4～6 小时达血药浓度峰值，$t_{1/2}$ 为 11～15 小时，每日 150～300mg。替米沙坦（telmisartan，美卡素）主要通过胆汁经粪便排出，起始剂量为 40mg/d，维持量为 20～80mg/d。海捷亚（氯沙坦钾和氢氯噻嗪）是第一个 AngII 受体（AT_1 型）阻滞剂和利尿剂组合的复方制剂，抗高血压作用强，可持续 24 小时，但对心率无临床意义的显著影响，每日 1 次、每次 1 片（氯沙坦钾 50mg/ 氢氯噻嗪 12.5mg），最大剂量为每日 1 次、每次 2 片。

3）钙通道阻滞剂（CCB）：该类药物降压疗效肯定，对糖、脂代谢无不良影响，尚可用于治疗雷诺综合征及某些心律失常。短效 CCB 可引起血压明显波动和交感神经反射性兴奋，从而加重靶器官损害和恶化胰岛素抵抗，大剂量时还可能引起急性冠脉事件及卒中发生，故目前推荐选择长效 CCB。目前常用的 CCB 主要包括非二氢吡啶类和二氢吡啶类，前者如地尔硫䓬、维拉帕米，后者如氨氯地平、非洛地平、硝苯地平缓释剂、硝苯地平控释片等。但应注意该类药物可引起直立性低血压，尤其老年人、病程长及有自主神经病变者应慎用。该类药物与 β 受体阻滞剂及地高辛联合使用时要谨慎，因有传导阻滞及心脏停搏的危险；此外，CCB 一般不用于妊娠及哺乳期女性。

4）利尿剂：噻嗪类利尿剂能促进尿钠排出，防止血容量扩张，改善糖尿病患者的钠负荷及细胞外液量过多的情况，可有效降压。在大多数试验中，噻嗪类利尿剂都作为抗高血压的基础治疗用药，并证实了利尿剂能有效地预防高血压引起的心血管并发症，而且价格也比其他抗高血压药都便宜。但由于噻嗪类利尿剂可引起糖耐量下降、血糖升高以及外周组织对胰岛素的敏感性降低，故糖尿病患者较少单独使用利尿剂进行降压，多作为短期使用或用于心肌梗死发生后小剂量与 ACEI 联合使用。此外，大剂量或长期应用噻嗪类利尿剂将导致尿钾、镁的排泄增加，升高血清胆固醇和尿酸水平，引发男性勃起功能障碍等。另外，还应注意噻嗪类利尿剂慎用于痛风及有明显低钠血症史的患者。

目前常用的利尿剂有氢氯噻嗪和吲达帕胺等。噻嗪类利尿剂（HCT，双氢克尿噻）一般推荐小剂量、联合使用，每天用量不超过 50mg，在血糖波动较大、伴明显高尿酸血症和血脂紊乱时不宜使用。吲达帕胺（indapamide，纳催离，寿比山）具有利尿及钙通道阻滞剂的复合作用，是一种新的强效、长效利尿剂，对血管平滑肌有较高的选择性，对血管平滑肌的作用大于利尿作用，但不致引起直立性低血压、潮红和心动过速。吲达帕胺可有效减轻左心室肥厚，对糖代谢及脂代谢无明显不良影响，口服后 2～3 小时起效，该药脂溶性大，不同于其他利尿药，仅少量从尿中排泄，每日 2.5～5mg，需注意血 K^+ 变化。

5）β 受体阻滞剂：该类药物通过抑制心血管 β 肾上腺素能受体，减低心率及心排量来降低血压，适合于高血压合并冠心病的患者。但该类药可加重胰岛素抵抗，掩盖低血糖症状并延长低血糖的恢复时间，升高甘油三酯、降低 HDL-C，有报道该类药物可使糖尿病的危险性增加 6 倍，与噻嗪类利尿剂合用则发生糖尿病的危险增加 15 倍，故一般不作为糖尿病患者降压的首选药物。但 β 受体阻滞剂的以上不良反应为剂量依赖性和主要由 β_2 受体所介导，所以可以通过减少剂量、选用高度 β_1 受体选择性的药物以及与其他降压药联合使用来减少不良反应，特别对糖尿病合并冠心病患者预防心肌梗死的发生有益。应注意该类药物禁用于哮喘、反应性气道疾病、Ⅱ度或Ⅲ度心脏传导阻滞等。

6）α 受体阻滞剂：该类药物通过扩张血管降低血压，并可提高胰岛素敏感性，降低甘油三酯水平、升高 HDL-C 水平，因此适用于中度高血压和伴心绞痛的糖尿病患者，尤其适用于伴有前列腺肥大的老年患者。常用药有哌唑嗪和特拉唑嗪，一般从小剂量开始，逐渐加量，睡前服用。但该类药物可引起严重的直立性低血压，应避免使用于有直立性低血压的人群。糖尿病患者抗高血压治疗的药物选择首先应考虑糖尿病患者的自身状况，如有无高血脂、冠心病、心力衰竭、心肌梗死、肾功能减退、微量白蛋白尿、高尿酸血症及痛风、前列腺肥大、性功能情况等，然后选择对这些合并症的治疗最有利的药物。

2. 特殊情况下的降压药选择

（1）缺血性心脏病：糖尿病高血压病患者易合并冠心病，出现稳定型心绞痛时首选药物是 β 受体阻滞剂，也可选择长效钙通道阻滞剂；急性冠脉综合征的患者则首选 ACEI，可加用小剂量 β 受体阻滞剂；心肌梗死后首选 ACEI、β 受体阻滞剂和醛固酮拮抗剂。

（2）心力衰竭：表现为心室收缩或舒张功能不全，严格控制血压和血清胆固醇水平是主要防治措施。无症状的心功能不全者首选 ACEI，可加用小剂量 β 受体阻滞剂，有症状的心功能不全或终末期心脏病者推荐使用 ACEI 或 ARB 及醛固酮拮抗剂，合用袢利尿剂。

（3）糖尿病肾病：治疗目标是延缓肾功能损害。首选 ACEI 或 ARB，可减少尿蛋白，使用后使血肌酐水平较基线水平升高 35% 是可以接受的，除非有高钾血症出现，否则无需停药。晚期肾病时，需加用袢利尿剂治疗。

三、高血压与胰岛素抵抗

（一）胰岛素抵抗的定义及评价方法

胰岛素抵抗（IR）是指外周靶组织对内 / 外源性胰岛素的敏感性和反应性降低，表现为外周组织尤其是肌肉、脂肪组织对葡萄糖摄取减少及抑制肝葡萄糖输出的作用减弱。IR 的评价方法简介如下：

1. 胰岛素钳夹技术　是评价 IR 的"金标准"，正常血糖胰岛素钳夹技术（Clamp）用以测定组织对外源性胰岛素敏感性。具体方法：静脉注射短效胰岛素，使血浆浓度迅速达到 $100\mu U/ml$，以后按 $40mU/(m^2 \cdot min)$ 的速率持续输注 2 小时，维持浓度在 $100\mu U/ml$。监测血糖，用 Harvard 泵调整葡萄糖输注率（GIR）。空腹状态下，葡萄糖的产生与利用率相同，注胰岛素后，葡萄糖的利用率大于产生率，为了使血糖恒定，输注的葡萄糖应等于葡萄糖的利用率和下降的葡萄糖的产生率总和。血浆胰岛素浓度达到 $100\mu U/ml$ 时能完全抑制肝糖输出和内源性胰岛素分泌，此时 GIR 等于外源性胰岛素介导的机体葡萄糖代谢率，GIR 越小，机体 IR 越严重。试验中应注意：①血标本应为动脉血；②新的 GIR 到取血时间之间至少应隔 7 分钟，才足够使血浆葡萄糖到达细胞外液。下列因素可以影响其结果的准确性：①达到稳定状态的时间；②胰岛素作用时间的动力学变化；③体内有不依赖胰岛素的葡萄糖的利用；④钳夹过程中理想血糖的维持情况。此方法需床边置血糖分析仪、Harvard 泵等特殊设备。因方法复杂、费用昂贵、费时，仅适用于小样本的科研工作。

高血糖钳夹技术：快速静脉注射葡萄糖使血糖升高到 $11mmol/L$ 并维持 2 小时，不输注胰岛素，每 $1\sim2$ 分钟采血测胰岛素，此时外源性 GIR 等于外周组织葡萄糖利用率（M）。胰岛素敏感性用 M/I 表示，M/I 越小，IR 越严重。此法的缺点为：①内源性胰岛素分泌未抑制；②空腹血糖水平可影响葡萄糖的利用。

2. 微小模型技术（MMT）　即多样本静脉葡萄糖耐量试验（FSIGTT）。静脉注射葡萄糖 $0.3g/kg$ 后，多次采血测葡萄糖和胰岛素浓度。根据 Bergman 设计的最小模型程序，计算胰岛素敏感指数（ISI）。研究发现，MMT 与正常血糖胰岛素钳夹技术的结果相关性较差，原因可能为：① MMT 的研究对象为 DM 患者时，B 细胞对外源性葡萄糖反应性减退；②静注葡萄糖早期，葡萄糖从血浆分布到整个葡萄糖池中，葡萄糖水平迅速下降，此非胰岛素作用所致。因此，Beard 等在静注葡萄糖后 20 分钟时静注甲苯磺丁脲，以促进内源性胰岛素分泌。由于 DM 患者 B 细胞对磺脲类药物的反应性有差异，Coates 等直接用短效胰岛素代替甲苯磺丁脲。甲苯磺丁脲仅能用于轻型的 T_2DM 患者；胰岛素可用于重型胰岛素分泌不足的患者。改良的

MMT 结果重复性好,与 Clamp 的结果相关性高。

经典 MMT 需要 25～34 个时间点频繁采血,Steil 等选择对重建葡萄糖和胰岛素曲线轮廓影响较大的 10～14 个点采血,所得结果与经典的 MMT 相关性好。小样本的科研工作,选用经典的 MMT 结果更精确;而大样本的临床研究,选用减少样本的 MMT 即可。

MMT 是在生理的葡萄糖 - 胰岛素反馈调节状态下评估 IR,但它也受到取样时间、静脉推注葡萄糖、甲苯磺丁脲或胰岛素的速度等多种因素的影响,也无法分辨 IR 的具体部位。

3. 胰岛素抑制试验(IST)　静脉注射普萘洛尔 5mg,阻断胰岛对葡萄糖的反应,然后恒定输注由普萘洛尔、肾上腺素、葡萄糖和胰岛素组成的混合液,抑制肝糖输出和内源性胰岛素分泌,90～150 分钟后达到稳定状态,这时血浆葡萄糖浓度直接反映组织对外源性胰岛素的敏感性。稳定状态下血浆葡萄糖越高,表明组织对胰岛素越不敏感。由于肾上腺素可使脂肪分解,对胰高糖素和生长激素的抑制不充分,而且普萘洛尔和肾上腺素可引起受试者心率减慢、血压升高和血液重新分布,Harano 等用生长抑素替代普萘洛尔和肾上腺素,避免了心血管反应,更为安全、可靠。IST 是一种较简单易行的方法,已广泛用于检测人和动物在不同状态下胰岛素敏感性,但其结果不如正常血糖胰岛素钳夹技术精确。稳定状态血浆葡萄糖受许多因素的影响,如胰岛素和葡萄糖对糖利用的非一致性、肝脏输出葡萄糖抑制不完全、尿糖的丢失及对抗调节激素的分泌等。

4. 胰岛素耐量试验(ITT)　由 Abford 首先提出。其原理是基于注射外源性胰岛素抑制肝脏葡萄糖的输出,此时动脉葡萄糖下降是胰岛素刺激外周组织吸收葡萄糖的结果,故可以用葡萄糖下降速度来判断 ISI。实验在清晨空腹时进行。试验时对手和前臂加热,使血管扩张,静脉动脉化。快速静注速效胰岛素 0.1U/kg,在 30 分钟内频繁测血糖,根据血糖的下降计算 ISI。后来人们发现,试验中胰岛素诱导葡萄糖下降导致胰高糖素和儿茶酚胺等对抗激素的分泌多发生在静注胰岛素后 15～20 分钟,低血糖也多发生在 20 分钟后。因此,Gelding 提出小剂量短时 ITT,胰岛素的量减至 0.05U/kg,时间缩短至 15 分钟,可避免葡萄糖下降导致对抗调节反应对 IR 评估的偏差。国内亦有学者用毛细血管血糖代替加热手臂使静脉血动脉化的方法,二者所得结果无明显差异。ITT 是简单、安全的检测方法,但它不能判断 IR 具体部位,也不能提供葡萄糖吸收的精确数量。

5. 服葡萄糖耐量试验(OGTT)及胰岛素释放试验　基于葡萄糖 - 胰岛素反馈环关系,Himsworth 最早提出用 OGTT 中葡萄糖曲线下面积(AUCg)和胰岛素曲线下面积(AUCi)的比值作为 ISI。然而葡萄糖 - 胰岛素反馈的量效关系并不是简单的直线关系,而是函数关系,因此用 AUCg/AUCi 表示 ISI 不够准确。李光伟等通过研究得出结论,它不仅不能在胰岛 B 细胞功能衰竭的患者(如 DM)使用,在胰岛 B 细胞功能代偿尚好的人群中使用也有偏差。

1990 年,Cederholm 和 Wibell 重新设计出计算 ISI 的公式:ISI＝MCR/logMI。它是用一定胰岛素浓度(logMI)条件下葡萄糖代谢的清除率(MCR)来表示 ISI。另外,从 OGTT 得到的新的 B 细胞功能评定指数(MBCI):MBCI＝(FPG×F 胰岛素)/($\triangle G_{120}$＋$\triangle G_{60}$)也是一个简便有效的评估方法。

OGTT 与正常血糖胰岛素钳夹技术及 IST 相比,没有干扰葡萄糖 - 胰岛素的生理反馈机制;与 MMT 相比,更符合生理状态;与基础状态法相比,包含的信息更多。

6. 基础状态评估 IR 法

(1) FPG/FINS:Caro 认为空腹血糖依赖于肝脏葡萄糖释放率,而后者又受胰岛 B 细胞分泌的胰岛素调节,故空腹葡萄糖(FPG)/ 空腹胰岛素(FINS)可以作为评价 IR 的指标。空腹葡萄糖／空腹胰岛素作为 ISI 是基于葡萄糖 - 胰岛素反馈环关系，但葡萄糖 - 胰岛素反馈的量效关系并非简单的直线关系，而是函数关系。李光伟等的研究显示，空腹葡萄糖／空腹胰岛素常常对群体的胰岛素敏感性做出错误的判断。

（2）李光伟指数——1/（FPG×FINS）：李光伟等根据"从生理角度看，胰岛素是唯一负性调整血糖的激素，血糖调节的另一种重要因素是靶组织的 ISI。在清晨空腹状态下，FPG、FINS 和 ISI 三者之间达到一个基本稳定的平衡"，提出用 1/（FPG×FINS）来表示 ISI。此指数能较好地反映正常人、糖耐量减低、T_2DM 患者的胰岛素敏感性，其结果呈明显的递减趋势。

（3）自我平衡模型分析法（HOMA）：Matthews 等提出的 $IR=FIns/(22.5e^{-lnFPG})$。该模型换一种形式即为：$ISI=22.5/(FSG×FIns)$，22.5 是一个常数，故该法与李光伟等提出 1/（FSG×FIns）作为 ISI 是一致的，只是得出的 ISI 大 22.5 倍，而两法 ISI 相对值应是相等的，可见 HOMA 与李光伟等的方法是等效的方法。

（4）定量胰岛素敏感性检测指数（QUICKI）：Katz 等利用 $1/[Log(I_0)+Log(G_0)]$ 计算出 QUICKI，发现 QUICKI 与正常血糖胰岛素钳夹技术的相关性优于 MMT 与正常血糖胰岛素钳夹技术的相关性，是一种可用于流行病学研究的简单、准确、可重复的检测 IR 的新方法。

基础状态法的共同缺陷是：①信息范围窄；②依赖于胰岛素测定方法的准确性；③不适用于 B 细胞严重受损者；④只适用于大样本群体的 IR 流行病学调查。

此外，还有胰高糖素试验、局部平衡技术、持续输注葡萄糖模型分析法等多种评价 IR 的方法，研究者应根据具体情况做出恰当选择。

（二）胰岛素抵抗伴高血压的治疗原则

IR 与高血压的发生、发展密切相关，是发生高血压的独立危险因素。研究证明，高血压患者多存在 IR。高血压合并 IR 的治疗，不仅是为了将血压降到目标血压，更应充分考虑对 IR 的改善作用，以达到减少心脑血管并发症的目的。

1. 饮食控制及降低体重 饮食控制及降低体重是防治胰岛素抵抗的基本方法，但必须长期坚持方能奏效，饮食方法基本点在于控制总热量摄入并使膳食结构合理化，其中合理的脂肪酸摄入尤为重要。美国糖尿病协会推荐的饮食中脂肪酸摄入的标准是：脂肪供能在总热量中应低于 30%，其中饱和脂肪酸＜10%，不饱和脂肪酸＜10%～15%，对肥胖者尤其应严格遵循以上原则。肥胖是高血压的一个重要发病因素，研究证实肥胖与 IR 密切相关，互为因果。有氧锻炼减轻体重亦可以明显改善胰岛素抵抗，因为肥胖可使毛细血管密度下降，降低了毛细血管与肌肉之间胰岛素和糖的弥散能力，加重了胰岛素抵抗。高血压最佳治疗研究（hypertension optimal therapy，HOT）显示，减轻体重后可使达到目标血压所需降压药的数目和剂量显著减少，治疗肥胖，减轻体重对高血压合并 IR 患者至关重要。

2. 降压药物对胰岛素抵抗的影响

（1）血管紧张素转换酶抑制剂（ACEI）：ACEI 对心、肾有保护作用，对糖和脂肪代谢无不良影响，可增加胰岛素敏感性，改善 IR。

作用机制：①抑制激肽酶Ⅱ的活性；②降低交感神经兴奋性；③舒张小动脉，增加骨骼肌的血流量；④使骨骼肌钾离子释放增加。研究显示，血浆瘦素可引起 IR，ACEI 可明显降低血浆瘦素水平，改善 IR。

（2）血管紧张素Ⅱ受体阻滞剂（ARB）：研究发现，ARB 能增加胰岛素敏感性，降低 IR，新近有报道 ARB 可降低高血压患者的血清瘦素水平，在降压的同时明显改善 IR，是高血压患者的一线降压药。

（3）钙通道阻滞剂（CCB）：CCB 通过阻断电压依赖性钙通道起作用，导致血管扩张。对糖和脂肪代谢无不良影响，研究显示 CCB 能降低血浆胰岛素水平，降低 IR。

（4）β 受体阻滞剂：非选择性 β 受体阻滞剂因为可阻滞 β_2 受体而对糖代谢和脂肪代谢产生不良影响，降低胰岛素敏感性，增加 IR。而选择性 β_1 受体阻滞剂有改善 IR 和调脂作用，对糖代谢无不良影响。其机制可能是选择性 β_1 受体阻滞剂能减少葡萄糖的生成，扩张血管，使肌肉供氧增加，提高胰岛素敏感性，改善 IR。

（5）α 受体阻滞剂：α 受体阻滞剂可降低心脏前后负荷，改善 IR，对糖代谢无不良影响，有利于血脂代谢，因此特别适用于血脂紊乱的高血压 IR 患者。

（6）利尿剂：大剂量长期使用利尿剂可升高血脂及干扰糖代谢，降低胰岛素敏感性，加重IR；小剂量利尿剂则对血糖、血脂、机体胰岛素敏感性影响不大。

3. 调节糖代谢紊乱及 B 细胞功能　胰岛素抵抗时，无论其发生在受体前、受体后或受体水平，最终均表现为葡萄糖摄取和利用力下降，故应用调糖药治疗是改善胰岛素抵抗的又一个重要环节。

（1）双胍类：其改善胰岛素抵抗及防治糖尿病的机制主要为全面降低空腹及餐后血糖，减少糖尿病的微血管并发症。二甲双胍抑制糖异生，同时尚有抑制糖原分解和改善受体的葡萄糖磷酸化，增加胰岛素敏感性作用从而使血糖降低；其次，二甲双胍还可改善代谢综合征中的代谢紊乱，降低大血管病变的危险性；另外，二甲双胍还可通过降低血脂，改善血管内皮功能达到抗动脉粥样硬化和降压作用；同时二甲双胍还可增加组织对胰岛素的敏感性，减少胰岛B 细胞负担。故其已被作为治疗胰岛素抵抗及糖尿病的一线用药。主要不良反应是因药物在肠道聚集所致的消化道症状。老年合并有心肾功能障碍者有发生乳酸性酸中毒的危险，多与剂量过大及机体处于缺氧状态有关。

（2）磺脲类：磺脲类有促胰岛素分泌及轻度增加体重作用，易加重 B 细胞负担，故不主张首先选用。

（3）α- 葡萄糖苷酶抑制剂：包括阿卡波糖、伏格列波糖、米格列醇等。近年来研究显示，该类药物除能明显降低餐后血糖和一定程度降低空腹血糖外，还能降低餐后高胰岛素血症，调节胰岛素分泌状态，并改善外周靶组织对胰岛素的敏感性，减少糖尿病患者的胰岛素用量。该类药物可作为又一种可有效改善胰岛素抵抗的药物。

（4）噻唑烷二酮类：包括罗格列酮、吡格列酮等。主要作用是增强靶组织对胰岛素的敏感性，减轻胰岛素抵抗，故被视为胰岛素增敏剂。该类药物不仅具有改善胰岛素抵抗控制血糖的作用，而且可调节血脂异常，降低血压、抗氧化应激、升高脂联素、抗炎症、促纤溶并防止动脉粥样硬化的发生。主要不良反应是水肿和体重增加，少数引起肝功能损害。

4. 药物的选择及联合用药　对高血压合并 IR 患者降压治疗，首选 ACEI 和 ARB。CCB、α 受体阻滞剂、选择性 β_1 受体阻滞剂亦有较好疗效，临床上可灵活应用。在必须使用利尿剂时，应考虑小剂量、短期应用。临床上应尽量避免使用非选择性 β 受体阻滞剂和大剂量、长期应用利尿剂。如单一用药控制不理想，应考虑联合用药，如 ACEI 和 CCB 联用或 ACEI 和选择性 β_1 受体阻滞剂联用。降压治疗的同时，应考虑应用增加胰岛素敏感性的药物。

总之，胰岛素抵抗的防治应遵循个体化原则，对胰岛素抵抗伴高血压的患者，治疗上不应仅仅满足于将血压降至理想水平，还需考虑药物对糖、脂代谢的影响和对胰岛素抵抗的改善情况，以减少心脑血管并发症，提高生活质量，延长寿命。

（卢艳慧　李春霖）

参 考 文 献

[1] 孙宁玲. 高血压进展 [M]. 北京：中华医学电子音像出版社，2016.

[2] 陈诚，李瑛，陈峰，等. 口服避孕药和妇女高血压发病风险的病例对照研究 [J]. 中国计划生育学杂志，2009，1（159）：13-16.

[3] BERG C J，CALLAGHAN W M，SYVERSON C，et al. Pregnancy-related mortality in the United States，1998 to 2005[J]. Obstet Gynecol，2010，116（6）：1302-1309.

[4] KHALIL A，HARRINGTON K，MUTTUKRISHNA S，et al. Effect of antihypertensive therapy with α-methyldopa on uterine artery Doppler in pregnancies with hypertensive disorders[J]. Ultrasound Obstet Gynecol，2010，35（6）：688-694.

[5] 中华医学会麻醉学分会. 2014 版中国麻醉学指南与专家共识 [M]. 北京：人民卫生出版社，2014.

[6] 马麟麟，解泽林，唐雅望，等. 肾移植术后高血压防治 [J]. 中国医学科学院学报，2009，31（3）：259-262.

[7] 刘国树，薛浩，张明华. 白领高血压特点及治疗 [J]. 中华心血管病杂志，2004，32（增刊2）：106-107.

[8] NAKANISHI N，YOSHIDA H，NAGANO K，et al. Long workers hours and risk for hypertension in Japanese male white collar workers[J]. J Epidemiol Community Health，2001，55（5）：316-322.

[9] GUINONT C，BRISSON C，DAGENAIS G R，et al. Effects of job strain on blood pressure：a respective study of male and female white-collar workers[J]. Am J Public Health，2006，96（8）：1436-1443.

[10] 刘红岭，韩葆赟. 白大衣高血压 200 例临床分析 [J]. 中华综合医学杂志，2004，6（5）：22-23.

[11] BJFRKLUND K，LIND L，VESSBY B，et al. Different metabolic predictors of white-coat and sustained hypertension over a 20-year follow-up period：a population-based study of elderly men[J]. Circulation，2002，106（1）：63-68.

[12] 黄建凤，吴海英，谢晋湘，等. 白大衣高血压的发生率其与左室肥厚的关系 [J]. 中华全科医师杂志，2004，3（6）：358-359.

[13] BOBRIE G，CHATELLIER G，GENES N. Cardiovascular prognosis of "masked hypertension" detected by blood pressure self-measurement in elderly treated hypertensive patients[J]. JAMA，2004，291（11）：1342-1349.

[14] SIPAHIOGLU N T，SIPAHIOGLU F. Closer look at white-coat hypertension[J]. World J Methodol，2014，4（3）：144-150.

[15] GIUSEPPE M，RITA F，GIANFRANCO P，et al. Effect of long-term antihypertensive treatment on white-coat hypertension[J]. Hypertension，2014，64（6）：1388-1398.

[16] AGARWAL R，WEIR M R. Treated hypertension and the white coat phenomenon：office readings are inadequate measures of efficacy[J]. J Am Soc Hypertens，2013，7（3）：236-243.

[17] PIERDOMENICO S D，FRANCO C. Prognostic value of white-coat and masked hypertension diagnosed by ambulatory monitoring in initially untreated subjects：an updated meta analysis[J]. Am J Hypertens，2011，24（1）：52-58.

[18] STERGIOU G S，KEI A，LUTGARDE T，et al. Prognosis of White-Coat and Masked Hypertension International Database of Home Blood Pressure in Relation to Cardiovascular Outcome[J]. Hypertension，2014，63（4）：675-682.

[19] FALKER B. Recent clinical and translational advances in pediatric hypertension[J]. Hypertension，2015，65（5）：926-931.

[20] CALHOUN D A，JONES D，TEXTOR S，et al. Resistant hypertension：diagnosis，evaluation，and treatment.

A scientific statement from the American Heart Association professional education committee of the council for high blood pressure research[J]. Hypertension, 2008, 51(6): 1403-1419.

[21] MCKAY D W, MYERS M G, BOLLI P, et al. Masked hypertension: A common but insidious presentation of hypertension[J]. Can J Cardiol, 2006, 22(7): 617-620.

[22] LONGO D, DORIGATTI F, PALATINI P. Masked hypertension in adults[J]. Blood Press Monit, 2005, 10(6): 307-310.

[23] DAVID A. 难治性和顽固性高血压：降压治疗抵制和治疗失败 [J]. 中华高血压杂志, 2015, 23(7): 612-615.

[24] 王芳, 周鹏, 王沛坚. 顽固性高血压的发病机制及治疗新策略 [J]. 岭南心血管病杂志, 2015, 21(5): 720-723.

[25] 王浩, 赵海鹰. 顽固性高血压 [M]. 北京：科学出版社, 2010.

[26] CHOBANIAN A V, BAKRIS G L, BLACK H R, et al. Seventh report of the joint national committee on prevention, detection, evaluation, and treatment of high blood pressure[J]. Hypertension, 2003, 42(6): 1206-1252.

[27] CALHOUN D A, JONES D, TEXTOR S, et al. Resistant hypertension: diagnosis, evaluation, and treatment. A scientific statement from the American Heart Association Professional Education Committee of the Council for High Blood Pressure Research[J]. Hypertension, 2008, 51(6): 1403-1419.

[28] ACELAJADO M C, PISONI R, DUDENBOSTEL T, et al. Refractory hypertension: definition, prevalence, and patient characteristics[J]. J Clin Hypertens, 2012, 14(1): 7-12.

[29] CALHOUN D A, BOOTH J N 3rd, OPARIL S, et al. Refractory hypertension: determination of prevalence, risk factors, and comorbidities in a large, population-based cohort[J]. Hypertension, 2014, 63(3): 451-458.

[30] 胡大一. 充分重视螺内酯在难治性高血压患者中的应用 [J]. 中华高血压杂志, 2016, 24(4): 301.

[31] MORENO H Jr, COCA A. Resistant and refractory hypertension: reflections on pathophysiology and terminology[J]. Blood Press, 2012, 21(4): 209-210.

[32] SARTORI M, CALO L A, MASCAGNA V, et al. Aldosterone and refractory hypertension: a prospective cohort study[J]. Am J Hypertens, 2006, 19(4): s768-s769.

[33] TETÈ S, TRIPODI D, ROSATI M, et al. Endothelial cells, cholesterol, cytokines, and aging[J]. Int J Immunopathol Pharmacol, 2012, 25(2): 355-363.

[34] 刘植蕊, 姚淑红, 尹雪梅. 高血压病的发生发展与并发症相关性的研究进展 [J]. 中国医药导报, 2012, 9(7): 8-10.

[35] 殷玥琪, 杨立刚, 孙桂菊. 高脂血症与高血压相关性及其代谢异常研究进展 [J]. 中国老年学杂志, 2014, 3(34): 1414-1417.

[36] PARVING H H. Hypertension and diabetes: the scope of the problem[J]. Blood Press Suppl, 2001, 2: 25-31.

[37] JULIUSA S, MAJAHALMEA S, PALATINIC P. Antihypertensive treatment of patients with diabetes and hypertension[J]. Am J Hypertens, 2001, 14(11 Pt 2): 310S-316S.

[38] SNOW V, WEISS K B, MOTTUR-PILSON C, et al. The evidence base for tight blood pressure control in the management of type 2 diabetes mellitus[J]. Ann Intern Med, 2003, 138(7): 587-592.

[39] LEWIS E J, HUNSICKER L G, CLARKE W R, et al. Renoprotective effect of the angiotensin-receptor antagonist irbesartan in patients with nephropathy due to type 2 diabetes[J]. N Engl J Med, 2001, 345(12): 851-860.

[40] GAREY R M, CALHOUN D A, BAKRIS G L, et al. Resistant hypertension: detection, evaluation, and

management: a scientific statement from the American Heart Association[J]. Hypertension, 2018, 72(5): e53-e90.

[41] 刘国树. 重视白领高血压防治 [J]. 中国循环杂志, 2008, 23(3): 232-233.

[42] 刘国树, 薛浩, 刘晔, 等. 白领高血压特点及处理 [J]. 中国实用内科杂志, 2012, 32(1): 15-17.

[43]《中国高血压防治指南》修订委员会. 中国高血压防治指南（2018 年修订版）[M]. 北京: 中国医药科技出版社, 2018.

[44] GILBERT-OUIMET M, BRISSON C, VEZINA M, et al. Repeated exposure to effort-reward imbalance, increased blood pressure, and hypertension incidence among white-collar workers: effort-reward imbalance and blood pressure[J]. J Psychosom Res, 2012, 72(1): 26-32.

[45] BOUCHER P, GILBERT-QUIMET M, TRUDEL X, et al. Masked hypertension and effort-reward imbalance at work among 2369 white-collar workers[J]. J Hum Hypertens, 2017, 31(10): 620-626.

[46] TRUDEL X, MILOT A, GILBERT-QUIMET M, et al. Effort-Reward Imbalance at Work and the Prevalence of Unsuccessfully Treated Hypertension Among White-Collar Workers[J]. Am J Epidemiol, 2017, 186(4): 456-462.

[47] MATHILDE L R, XAVIER T, CAROLINE S D, et al. Job strain and the prevalence of uncontrolled hypertension among white-collar workers[J]. Hypertens Res, 2019, 42(10): 1616-1623.

第八章 紧急型高血压

紧急型高血压属血压急骤升高引起的临床急症。起病急、进展快而凶险，可见于原发性高血压或继发性高血压病程中任何阶段，由于其发病原因背景、当时情况的不同，病症的表现也不尽一样，分类也不统一，既往分为高血压危象、高血压脑病及高血压急症。《中国高血压防治指南（2010 年修订版）》直接叙述高血压急症和亚急症，而不讲高血压危象，并将高血压脑病归类于高血压急症。但本章为使读者熟知或了解"紧急型高血压"的内容，仍按传统分类方式将"紧急型高血压"有关资料贡献给读者，以供参考。

第一节 高血压危象

原发性高血压大多起病及进展缓慢，病程可长达 10 余年至数十年，症状轻微，逐渐导致靶器官的损害。但是，少数患者可以表现为急进重危，或具有特殊表现而构成不同的临床类型。这里重点讨论高血压危象。

一、定义与发病机制

高血压危象：是指在原发性和继发性高血压的疾病发展过程中，由于某种诱因使血压急骤或显著升高，同时伴有心、脑、肾、视网膜等重要靶器官损害的一种可以危及生命的临床综合征。高血压危象患者的血压水平比较高，能超过 180～200/110～120mmHg。其发病率占高血压患者的 5% 左右，而在原发性高血压患者中不足 1%。近年来，随着对高血压患者治疗的进步，高血压危象的发生应该有所降低。但是 Lip 等报道，英国伯明翰居民的高血压危象发生率并没有明显变化，提示高血压患者血压控制率仍然较低。高血压危象患者预后差，以往无有效药物治疗，年死亡率为 70%～90%，5 年死亡率为 99%。近年来，随着治疗水平的提高，使年死亡率降至 25%，5 年死亡率降至 50%。

发病机制：高血压危象多见于原发性高血压，有硬化性改变的血管特别容易痉挛。常见的诱发因素有精神活动紧张过度、负性精神负荷、急躁、过度劳累、寒冷、月经和更年期内分泌变化等。

目前多数学者认为是由于高血压患者在某些诱发因素的作用下，血液中收缩血管物质（如肾素、血管紧张素Ⅱ、去甲肾上腺素及精氨酸升压素等）急骤升高，引起肾脏出、入球动脉的收缩或扩张。这种情况如持续存在，还可以通过压力排尿机制，继而发生循环血容量减少。有研究表明，发生高血压危象的患者循环血量减少达 30% 以上，后者又反射性引起血管紧张素Ⅱ、去甲肾上腺素等缩血管物质的生成和释放增加，进一步加重肾小血管的收缩，引起血压急骤升高。由于小动脉收缩和扩张区交叉,故受损靶器官的小动脉表现为典型的"腊肠样"改变。小动脉的痉挛、收缩,造成血管内膜损伤、血小板聚集,加上血栓素等有害物质进一步释放,出现微血管内凝血、点状出血及坏死性小动脉炎。

二、临床表现、诊断与鉴别诊断

1. 临床表现 外周血管阻力的突然增高,血压明显上升,常见的症状有头痛、烦躁、眩晕、恶心、呕吐、心悸、气急及视力模糊等症状,清晨最为明显。严重者可表现出靶器官受损的症状。例如,冠心病患者易发生心肌梗死;供给前庭和耳蜗内的听动脉痉挛时,产生内耳眩晕症的表现;视网膜动脉痉挛,导致视力障碍、偏盲、黑矇等;肠系膜动脉痉挛时,出现阵发性腹部绞痛;肾小动脉痉挛时,表现为尿频、尿少、排尿困难等;脑动脉缺血时,可以出现一时性脑局部缺血的症状。

2. 诊断要点 年轻人多见;突然出现的头痛、头晕、视物模糊、心悸、气促等症状;明显的动脉压升高,≥260/140mmHg;眼底检查可见出血、渗出、视盘水肿;心、脑、肾等功能不全的表现。危重者可见弥散性血管内凝血和微血管病性溶血性贫血。

3. 鉴别诊断 应考虑与以下疾病相互鉴别:其他原因导致左心衰竭时,早期也可出现血压代偿性升高,但一般舒张压不会高于130mmHg,且无眼底等变化;脑肿瘤导致的高血压为轻度,且视盘水肿一般也只限为单侧。

患者出现高血压危象时,如不及时降压治疗,1年生存率仅10%~20%,多数在半年内死亡。患者预后与发作时血压水平、眼底损害程度以及是否出现心、脑、肾功能损害有关。

三、治疗

(一)处理原则

所有患者均应住院接受治疗,持续监测血压、呼吸及心率等生命体征。迅速完成病史采集及体格检查,初步判断患者有无靶器官受损。进行简要的实验室检查,以评估患者靶器官受损的程度。但有效的降压治疗应在实验结果报告前即开始。迅速将血压控制在安全范围内,再做进一步的实验室检查以明确其发病原因。机体血压在一定范围内波动时,心、脑、肾等重要脏器的血流可"自身调节",维持组织灌注量相对恒定。高血压患者由于动脉血管增生、硬化等变化,使调节曲线右移。所以当血压突然下降,动脉血管已不能有效扩张而失代偿,造成心、脑、肾等重要器官的缺血。由此可见,紧急降压并非将血压降至正常水平。具体降压到什么程度应视患者原有的基础血压而定,一般将血压降低25%左右为好,若下降达基线水平的40%,则可出现脑血流低灌注的症状。因此,将血压保持在160/110mmHg左右为宜,且经过调整的血压至少要维持24小时,才可通过口服药物逐渐降至正常水平。

(二)药物选择

1. 影响因素

(1)年龄:老年人血压自动调节能力差,对药物的敏感性增加且常合并冠心病、糖尿病等,如血压下降过低,则易于出现组织器官低灌注,故对老年患者通常采用低剂量降压药物治疗。

(2)体液容量状态:如不存在容量负荷过度,在高血压危象时使用利尿剂应当谨慎。研究发现,恶性高血压等高血压危象患者的血容量减少达30%以上。此时,利尿剂治疗应属禁忌,血管舒张剂也应谨慎使用。在液体容量过度负荷时,如由于肾实质性疾病、急性肾小球肾炎、原发性醛固酮增多症或高血压合并左心衰竭时,建议使用利尿剂。

（3）药物不良反应：某些药物如可乐定、甲基多巴和利血平等具有中枢抑制作用，使用时应监测其神经系统症状。在心肌缺血和主动脉夹层的患者应避免使用可引起反射性交感神经兴奋的药物。对于可能有心、脑血管疾病的患者，应避免将血压降得过低而引起心、脑、肾等靶器官缺血。

2. 常用药物及选择　常见的高血压危象用药及特点见表 7-24。

表 7-24　常用高血压危象用药

药物	剂量	起效时间	不良反应
血管扩张药物			
硝普钠	0.25～10μg/(kg·min)，静脉滴注	即刻	恶心、呕吐，肌肉抽搐，出汗，硫氰酸盐中毒
乌拉地尔	首次剂量为 12.5～25mg，静脉推注；以后 6μg/min，静脉滴注	3～5 分钟	低血压、心动过速
硝酸甘油	5～100μg/min，静脉滴注	2～5 分钟	心动过速，面色潮红、头痛、呕吐，高铁血红蛋白血症
尼卡地平	5～15mg/h，静脉推注	5～10 分钟	心动过速，面色潮红、头痛，局部静脉炎
肼屈嗪	10～20mg，静脉推注 10～50mg，肌内注射	10～20 分钟 20～30 分钟	心动过速，面色潮红、头痛、呕吐、心绞痛症状加重
依那普利	1.25～5mg，静脉推注，每 6 小时一次	15～30 分钟	高肾素状态下的血压骤降
酚妥拉明	5～15mg，静脉推注	1～2 分钟	心动过速，面色潮红，头痛
艾司洛尔	250～500μg/(kg·min)，静脉推注，4 分钟后改为 150～300μg/(kg·min)	1～2 分钟	低血压，恶心
拉贝洛尔	20～80mg/min，静脉推注，每 10 分钟可重复；后以 0.5～2mg/min，静脉滴注维持	5～10 分钟	头晕、心脏传导阻滞、直立性低血压，恶心、呕吐，头部麻木感、咽喉部针刺、灼热感

目前首选硝普钠。本药属动静脉扩张剂，通过降低外周血管阻力，减少静脉回心血量以及心输出量而降压，其降压作用发生和消失迅速，须在严密血流动力学监测下实现对血压的及时调节。本药的一般剂量为 50～100mg 加入 5% 葡萄糖液 500ml 中避光静滴，开始剂量为 20μg/min，据患者血压和病情逐渐加量，剂量范围调节在 0.25 ～10μg/(kg·min)。一般将血压降至安全范围或稍低即可，避免降压过低，尤其是老年人合并脑动脉硬化者，否则可能导致脑供血不足和肾血流下降致肾功能不全。本品应临时配制成新鲜药液，药液静注超过 6 小时，应重新配制。持续静滴不应超过 72 小时，以避免发生硫氰酸盐中毒。常见的其他不良反应有恶心、出汗、肌肉抽搐等。硝酸甘油在某些方面较硝普钠有一定的优点，大剂量静脉滴注硝酸甘油不仅扩张静脉，而且可明显扩张小动脉，可增加心、脑等部位的血液灌注，对于合并心肌供血不足和心力衰竭等尤为适宜。常用剂量为硝酸甘油 25mg 加入 500ml 5% 葡萄糖液中静滴，作用迅速，血流动力学监测较硝普钠简单，不良反应少。α 肾上腺素能受体阻滞剂乌拉地尔具有中枢和外周双重降压作用。用法为首次注射 25mg，后以 6μg/(kg·min) 持续静脉滴注，根据血压调整剂量。其他常用药物还有 α、β 受体阻滞剂拉贝洛尔和钙通道阻滞剂尼卡地平等。多数情况下，为了进一步控制血压和防止水钠潴留，需合并使用利尿剂。但对于有体

液丧失者要慎重使用。如为嗜铬细胞瘤导致的高血压危象,可首选酚妥拉明 5～10mg 静脉推注,有效控制血压后维持静脉滴注。一般收缩压降至 180mg,舒张压降至 110mg 后可逐渐减量,改为口服药物维持。

对于无心、脑、肾等靶器官受损的高血压危象患者,一般选用口服降压药缓慢降压,以免降压过快、过低,造成心脑供血不足和肾血流量下降。常用药物有噻嗪类利尿剂,钙通道阻滞剂如硝苯地平长效制剂等,还可酌情加用 β 受体阻滞剂如美托洛尔等,血管紧张素转换酶抑制剂如卡托普利等,血管紧张素Ⅱ受体阻滞剂如奥美沙坦、厄贝沙坦、氯沙坦钾等。

(单兆亮 闫俊瑾)

第二节 高血压脑病

一、定义

高血压脑病是发生在高血压病(原发性高血压)或症状性高血压(继发性高血压)病程中的一种特殊的临床现象。在血压显著升高的情况下,脑小动脉发生持久而严重的痉挛后,出现被动性或强制性扩张,脑循环发生急剧障碍,导致脑水肿和颅内压升高,从而出现一系列临床表现。临床上,在高血压脑病起病前,患者常先有血压突然升高、头痛、烦躁、恶心、呕吐等症状,继之出现剧烈头痛、喷射性呕吐、心动过缓或心动过速、脉搏洪大、呼吸困难或减慢、视力障碍、黑矇、抽搐、意识模糊甚至昏迷。此外,也可出现暂时性偏瘫、半身感觉障碍、失语等表现。测血压可发现收缩压和舒张压均显著升高,但以舒张压升高更明显。眼底检查可见视盘水肿。脑脊液检查可见脑脊液压力升高,蛋白含量升高。

高血压脑病是发生于高血压过程中的一种严重并发症,一旦发生,即应尽快采取紧急降压措施降低血压,情况可望好转;否则,可因颅内压升高造成不可逆转的脑损害或发生脑疝而导致死亡。

二、病因

高血压脑病可由多种伴有高血压的疾病引起,特别是高血压病病史长、脑血管有显著硬化的患者。它多发生于急进型高血压病和严重的缓进型高血压病患者,亦可发生于妊娠高血压综合征、肾小球肾炎、肾动脉性高血压、嗜铬细胞瘤、慢性肾盂肾病的患者中。发生于缓进型高血压病的病例,一般病情严重,血压升高达到或超过 250/150mmHg。少见的原因可有主动脉缩窄、原发性醛固酮增多症等。

三、发病机制

高血压脑病的发病机制复杂,至今尚不十分清楚,但一般认为可能与脑循环的自动调节功能失调有关。

在正常情况下,脑动脉系统有一套完善的自动调节能力,脑动脉口径的大小不依赖于自主神经系统的调节,而直接与动脉壁的平滑肌对血管作出舒缩反应程度有关。当血压升高时,脑小动脉收缩,脑内血液不致过度增加;血压降低时,脑小动脉则因充盈度减轻而扩张,以保证脑的血液供应不致减少,使脑血流能保持在稳定而波动幅度较小的范围内。但这种调节能力是有一定限度的,当平均动脉压超过上限 160mmHg 或低于下限 60～70mmHg 时,脑动脉的这种调节功能则可丧失。

当血压超出脑动脉自动调节范围时，脑小动脉不能依靠其自动调节能力发生收缩，进而出现被动性或强制性扩张，于是脑血流量增加，脑组织被过度灌注而产生脑水肿，并导致毛细血管壁变性、坏死，继发斑点状出血和小灶性梗死。因此认为，高血压脑病发生的主要环节不是脑小动脉痉挛性收缩，而是脑动脉自动调节功能丧失所致的脑小动脉被动或强制性扩张，从而发生脑血流过度充盈而引起。

四、临床特点

高血压脑病是脑小动脉被动性或强制性扩张，脑循环发生急性障碍，导致脑水肿和颅内压增高所引起的一种特殊临床现象，可以看作发生于脑部的高血压危象。它的发生常在原有高血压基础上血压进一步突然升高引起。

1. 临床特点　主要有脑水肿和颅内压增高，局限性脑实质性损坏的表现。

2. 临床表现　高血压脑病起病前先有血压突然升高，发生头痛、恶心、呕吐、烦躁不安等，继之出现剧烈头痛、喷射性呕吐、心动过缓（有时为心动过速）、脉搏有力、呼吸困难或减慢、视力障碍、黑矇、抽搐甚至昏迷等，也可出现暂时性偏瘫、偏身感觉障碍、失语等。如果能迅速采取有效的降压等措施，上述症状可消失；否则，脑水肿和颅内压增高将继续加重，势必导致脑的不可逆转性损害，患者则将出现持久性偏瘫或局限性肢体感觉运动障碍等。

五、诊断与鉴别诊断

1. 脑血栓形成或脑栓塞　高血压脑病是在原有高血压的基础上，血压进一步突然升高，脑小动脉自动调节功能失调，脑小动脉被动或强制性扩张，导致脑血流量骤增而引起脑水肿和颅内压增高所引起的一种特殊临床现象。其发病前常有血压突然升高，患者先有头痛、恶心、呕吐、烦躁不安等症状。其症状特点主要为脑水肿和颅内压增高的临床表现，因而头痛剧烈，可发生喷射性呕吐，可有严重意识障碍如昏迷。而实质性脑损害所造成的视力、视野、躯体感觉运动障碍则少见，即使有，亦较短暂。体格检查发现血压严重升高，心动过缓，脉搏有力，眼底检查有视盘严重水肿，脑脊液压力显著升高，其中所含蛋白增加。脑血栓形成或脑栓塞起病前常无任何前驱症状，脑血栓形成常在平静中起病。而脑栓塞则起病急骤，因为脑血栓形成和脑栓塞部位一般比较局限，所以多不致引起严重的脑水肿和颅内压增高，因此，头痛多不严重，昏迷少见，血压可不高或轻、中度升高，有明确的固定性神经系统体征，如视力障碍或视野缺损、眼球运动障碍、失语或言语不清，有特定躯体感觉运动障碍等。脑电图有局灶性脑实质损坏改变，脑 CT 或 MRI 检查可发现局部脑梗死灶。

2. 脑出血或蛛网膜下腔出血　高血压脑病是脑的小动脉自动调节功能失调，脑血流量过度增加，导致脑水肿和颅内压增高所引起的一系列临床表现，主要有剧烈头痛、喷射性呕吐、神志障碍、视盘水肿等，而固定性神经系统体征少见或者短暂存在。脑出血和蛛网膜下腔出血往往亦由长期血压升高并发脑的小动脉硬化，在某种因素诱发下血压骤升而引起，且因出血量往往较大，患者亦可有严重脑水肿和颅内压升高，表现出严重头痛、昏迷等与高血压脑病相似的特征；但脑出血或蛛网膜下腔出血患者往往脑损伤程度更严重，故常迅速发生深昏迷，病情进展迅速，常在数分钟至数十分钟达到高峰，而且脑出血患者有明确的固定性神经系统体征，如偏盲、偏身感觉障碍、偏瘫、失语等。蛛网膜下腔出血者有明显的脑膜刺激征，两者脑脊液检查都有脑脊液压力增高，脑脊液呈现血性，计算机辅助的 X 线断层扫描（CT）或磁共振（MRI）检查可发现脑实质内（脑出血）及蛛网膜下腔内（蛛网膜下腔出血或脑出血破入蛛网膜下腔）有高密度区，这些在高血压脑病患者中均不多见，可资鉴别。

3. 颅内占位性病变　高血压脑病是发生在高血压过程中的一种紧急病情变化，可以视为发生于脑部的高血压危象，其发病急骤，病情进展快，病程一般较短，病情发作时无明确固定性神经系统体征，头颅 CT 或 MRI 检查少有实质性脑损害，如果处理及时、得当，则症状、体征可完全消失，可恢复至高血压脑病发病前的状况。

颅内占位病变是指出现于脑内的新生物，一般多为肿瘤，亦可为脓肿或寄生虫等。一般起病缓慢、隐袭，病情呈进行性加重，逐渐出现颅内压增高的特征性表现，如头痛、呕吐、视盘水肿，逐渐出现固定性局灶性神经体征并逐渐加重。脑电图、脑部放射性核素检查示局部实质性病变，脑计算机辅助的 X 线断层扫描检查可见局灶性病变，显示为正常脑室结构的畸变和脑实质内低密度的水肿区，注射造影剂后可显示高密度肿瘤区，常呈环形，围绕一个可为射线透过的中心区。眼底检查可见视盘水肿，但无动脉痉挛；脑脊液检查可有脑脊液蛋白含量显著升高，这些均与高血压脑病不同。

六、治疗原则

高血压脑病是高血压病（原发性或继发性高血压）发病过程中的一种紧急病情恶化，是发生于脑部的高血压危象，如不能得到及时有效的治疗，可以导致死亡。

高血压脑病的治疗原则：

1. 迅速降低血压　选用快速降压药物静脉注射或静脉滴注的方法迅速控制血压，可选用的药物有硝普钠、乌拉地尔、硝酸甘油、酚妥拉明、艾思洛尔，还有樟磺咪芬、溴化六甲双胺、可乐定、利血平、八厘麻毒素、冬眠合剂、硫酸镁、二氮嗪等。

2. 制止抽搐，防止并发症　可以选用副醛、地西泮、10% 水合氯醛等药物，前二者采取静脉注射的方法，后者采取保留灌肠法。

3. 脱水、排钠、降低颅内压　可以选用呋塞米或依他尼酸钠静脉注射或 20% 甘露醇、25% 山梨醇静脉快速滴注，每 4～6 小时 1 次，迅速降低颅内压，防止发生脑疝或不可逆转性脑实质性损害。

4. 加强护理，对症处理　对于昏迷或抽搐的患者，要加强护理，保持呼吸道通畅，防止唇舌咬伤、骨折、摔伤等。

（刘国树　王增武　张宇清）

第三节　高血压急症

一、定义

根据 JNC 7 定义，高血压急症指血压明显升高（＞180/120mmHg）伴急性的或进行性的靶器官损害，如高血压脑病、急性心肌梗死、不稳定型心绞痛、肺水肿、子痫、卒中、致命性动脉出血或主动脉夹层，需静脉使用降血压药物进行紧急降压治疗。高血压急症与高血压危象基本类同，因此目前已不常用高血压危象一词。高血压亚急症指血压显著升高但不伴急性的或进行性的靶器官损害，通常不需住院，但应立即联合应用口服降血压药物，在数小时至几天之内将血压控制到可以接受的范围。对发生高血压急症和亚急症的患者，应仔细评估、监测高血压导致的靶器官如心、脑、肾等重要脏器的损害，并确定引起血压显著升高可能的原因，如睡眠呼吸暂停、药物导致或与药物相关、慢性肾脏疾病、原发性醛固酮增多症、肾血管疾病、长期激素治疗和库欣综合征、嗜铬细胞瘤、主动脉缩窄、甲状腺或甲状旁腺疾病等。

国外资料表明，高血压急症占内科急症的 27.5%，中枢神经系统并发症最常见，包括脑梗死（24.5%）、脑病（16.3%）、颅内或蛛网膜下腔出血（4.5%）；其次是心血管系统，包括急性心力衰竭和肺水肿（36.8%）、急性心肌梗死或不稳定型心绞痛（12%）、主动脉夹层（2%）、子痫（4.5%）。

目前，关于高血压急症／亚急症的循证医学研究比较缺乏，现有的临床研究常存在以下问题：①样本例数较少，难以得出结论性的结果；②尚无研究采用病死率和患病率作为一级终点，这些试验多是以血压控制情况，以及患者对治疗的依从性为终点；③研究中对于急症、亚急症、靶器官损害，以及目标血压的定义存在较大的不一致性；④不同的临床研究中所报道的不良反应发生情况很不一致，难以进行比较。因此，目前有关高血压急症或亚急症方面的循证医学研究结果还不足以系统地指导我们的临床实践。

二、发病机制

根据血浆肾素水平可以把高血压分为两型，即肾素型高血压和容量型高血压。肾素型高血压即在其发病中肾素 - 血管紧张素 - 醛固酮系统（RAAS）的激活起关键作用。在高血压急症和亚急症时，RAAS 的过度激活导致血管损伤、组织缺血、血管紧张素 II 和醛固酮的过度分泌，导致血压的进一步升高，并由此形成恶性循环，导致严重的靶器官损伤、功能衰竭、甚至患者的死亡。此外，RAAS 的过度激活可以诱导产生炎症性的细胞因子和血管细胞黏附因子等，从而加重靶器官损害。容量型高血压即容量依赖型高血压，其病理生理特点是低血浆肾素活性，而血管内的血容量相对增高，这是导致患者血压升高的主要原因，多见于老年高血压、伴肾功能不全的高血压患者。以往的研究表明，在血压急剧升高导致高血压急症或亚急症的患者中，继发性高血压更为常见。

三、病理生理与治疗策略

一旦出现高血压急症或亚急症，患者血压急剧升高，已经出现或即将出现靶器官的明显损害，因此所有患者均为高危和极高危患者，必须立即开始药物治疗。

对高血压急症患者，应立即给予静脉用药，在数小时内将患者血压控制到可以接受的范围以内。不应该为了明确病因诊断而耽误用药，使高血压对机体的损害进一步加重。紧急、恰当的治疗可有效控制高血压急症的症状，阻断并延缓靶器官的急性损伤，减少心、脑、肾等重要脏器并发症的发生。初始目标是降低血压，应根据患者的临床情况决定血压下降的幅度，JNC 7 推荐在数分钟至 1 小时内，将患者的平均血压降低 <25%；2～6 小时内将血压降至 160/100mmHg。对于高血压急症合并不稳定型心绞痛、急性心肌梗死、急性左心衰竭、主动脉夹层的患者，可以根据患者情况，尽快将患者血压降至 140/90mmHg 以下；而对于合并高血压脑病、缺血性卒中、出血性卒中、肾功能不全或肾功能衰竭、老年人和高血压病程较长者，最初可使血压在原来的基础上下降 20%～25% 或降至 160/100mmHg。在降低血压的同时，应进一步明确诊断，监测、稳定并逆转靶器官的损害。

因此，在决定治疗策略时，应首先明确高血压急症还是亚急症，同时合并了何种类型的靶器官损害，是否可以或者有必要采取紧急的降压措施。对血压重度增高伴急性靶器官损害的高血压急症患者，应立即静脉用药治疗；而对血压重度增高不伴有急性靶器官损害者的高血压亚急症患者，可以采用口服联合用药为主的治疗方案，由于这种情况常见于未坚持长期用药治疗或者伴发一些可逆病因，如焦虑、疼痛、使用升高血压药物、饮食习惯改变等，对这些患者进行必要的宣传教育、积极鼓励改善生活方式，对于避免血压的迅速下降，以及预防再次的血压升高，具有积极的意义。

（一）高血压急症伴中枢神经系统急性损害

大多数高血压急症的患者需立即降压治疗。但是在伴有中枢神经系统急性损害的高血压急症患者例外，此时迅速降压有可能导致脑血流量的急剧下降，从而诱发更大范围的中枢神经系统缺血和梗死。高血压急症中枢神经系统的急性损伤包括高血压脑病、急性脑缺血、脑梗死和脑出血。由于脑血流量的维持依靠脑血管的舒缩状态，当平均动脉压过度升高或降低 >25% 时，以及颅内压增高或急性脑损伤时，脑血流的自动调节功能丧失。脑灌注压 = 平均动脉压 − 颅内压，因此在颅内压明显升高的患者，需要比较高的平均动脉压才能维持正常的脑灌注压。

1. 高血压脑病　高血压急症时，由于患者动脉压急剧增高超过了脑血流自动调节的范围，脑血管发生反常性的扩张，渗透性增高，导致脑组织的高灌注和脑水肿。通常表现为血压急剧升高的同时，患者出现神志改变和视盘水肿，这是高血压脑病的主要临床表现。高血压脑病多见于既往血压正常或轻度升高的个体，血压突然增高，例如急性肾小球肾炎、子痫患者。治疗上是适当降低血压，恢复脑血流的自动调节，但应避免血压骤降，以免引起脑缺血。用药时应避免使用引起神经系统改变（嗜睡、镇静等）的药物，影响临床判断。静脉应用硝普钠是合适的选择，也可以静脉应用乌拉地尔、美托洛尔、艾司洛尔、尼卡地平等（表 7-25）。一旦血压降至合适范围（例如，舒张压降至 95～110mmHg），可以改为口服用药。高血压脑病可在数小时到数天逐渐恢复。

表 7-25　高血压危象注射用降压药

药物名称	剂量和用药途径	起效	持续	不良反应
硝普钠	$0.25～10\mu g/(kg\cdot min)$ 泵入	立即	1～2min	低血压、恶心、呕吐
乌拉地尔	12.5～25mg 静注，5～40mg/h 泵入	3～5min	4～6h	低血压、心动过速
硝酸甘油	$10～50\mu g/min$ 泵入	<5min	30min	低血压、心动过速、潮红
酚妥拉明	2～5mg 静注，1～5mg/min 泵入	1～2min	3～10min	低血压、心动过速、潮红
拉贝洛尔	20～80mg 静注，0.5～2mg/min	10min	2～6h	低血压、心动过缓、哮喘
艾司洛尔	$0.25～0.5mg/(kg\cdot min)\times 1～5min$，$50～200\mu g/(kg\cdot min)$ 泵入	1～2min	2～6min	低血压、心动过缓、哮喘
尼卡地平	$0.5～6.0\mu g/(kg\cdot min)$ 泵入	5～15min	30～40min	低血压、心动过速
40% 硫酸镁	10～20ml，深部肌注	1min	2～12h	低血压、呼吸抑制

2. 高血压合并卒中　急性卒中，尤其是累及血管舒缩中枢的卒中将进一步增高血压。脑出血时常常合并严重的高血压。高血压患者发生的卒中，80%～85% 是缺血性卒中，并且通常伴随着其他危险因素，如夜间血压控制不良、吸烟、颈动脉、椎动脉或主动脉弓的粥样硬化性病变、心房颤动等。对于高血压合并急性卒中的患者，应避免急性期过度降压。美国心脏学会卒中治疗的指南推荐，当缺血性卒中患者平均动脉压 >130mmHg 或收缩压 >220mmHg

时开始降压治疗。缺血性卒中患者80%以上均伴有血压增高，而且在发病后4天内血压自发下降致卒中前的水平，过度降低血压会使梗死周边的缺血区进展为梗死，因此降压治疗不应超过发作时血压的10%～15%。但在并发心肌梗死、心力衰竭或主动脉夹层的患者，可以考虑采取比较积极的降压治疗。AHA对于出血性卒中的治疗建议与缺血性卒中相似。VA Cooperative Trial显示，舒张压介于115～130mmHg的患者无论其接受安慰剂或抗高血压治疗，在最初3个月内无不良事件发生，该试验结果支持上述治疗策略。

高血压脑血管系统急症控制血压通常应选择静脉给药（见表7-24），并选择半衰期短的药物，容易控制血压水平。当颅内压增高时，选用艾司洛尔、拉贝洛尔。局灶性脑损伤的患者慎用硝普钠。由于钙通道阻滞剂可导致颅内压增高，因此不适于脑损伤的患者。对于卒中恢复期的患者，应严格控制血压，预防再发卒中。目前高血压和卒中治疗指南推荐，在高血压合并卒中患者的二级预防，应将血压控制在130/80mmHg以下。

（二）恶性高血压

恶性高血压通常是指一个临床症候群，包括近期显著增高的血压（舒张压通常高于120mmHg）、视网膜出血、渗出、视盘水肿、不同程度的舒张性心力衰竭和肺淤血、肾脏受损（蛋白尿、血尿）和肾功能不全（血尿素氮、肌酐增高）。目前对恶性高血压发病的病理生理所知甚少。研究显示，血压进行性迅速增高，引起内皮细胞功能障碍，内皮素生成增多，一氧化氮产生减少，促发血管收缩，由此引起小动脉（包括肾小球入球小动脉）的纤维素样坏死。肾缺血诱发肾素释放入血，血管紧张素Ⅱ生成增多，导致血管进一步收缩和醛固酮分泌，并由此形成恶性循环，最终导致肾功能迅速恶化。恶性高血压通常发生于未经治疗的高血压患者，诊断通常主要根据患者的临床症状，易患因素包括未经治疗的高血压、吸烟等。降压药物的选择根据具体情况，例如肾动脉狭窄时，尽管RAS系统激活是血压升高的主要机制，但应避免使用RAAS拮抗剂，以免造成患侧肾脏肾前性的肾功能恶化，治疗应首先考虑积极纠正肾动脉的狭窄，否则很难使血压得到满意控制。药物治疗方面，可以考虑采用以钙通道阻滞剂、利尿剂为主的治疗。而慢性肾病或伴肾功能不全的原发性高血压并伴有水肿时，袢利尿剂是主要用药。如果患者存在严重肾功能不全时，应进行肾脏替代治疗，以缓解高容量状态导致的血压过度升高。

（三）主动脉夹层

在血压急剧升高的情况下，由于引起动脉壁内膜撕裂，导致主动脉夹层形成。撕裂部位通常位于主动脉瓣上方主动脉弓部位、升主动脉远端或降主动脉近端。在主动脉扩张、动脉硬化、主动脉退行性病变及风湿免疫病引起血管炎的患者，更容易形成主动脉夹层。最常见的病理改变是主动脉中层囊性坏死，夹层分离后在主动脉腔内形成假腔，可能延伸到腹主动脉，甚至阻塞分支动脉，引起肾动脉狭窄、肠系膜动脉狭窄等并发症。临床分型包括Stanford A型和Stanford B型，前者即升主动脉逆行撕裂，引起主动脉瓣环扩张，主动脉瓣反流，夹层还可扩展入心包，引起血性心包积液、心脏压塞，后者是指夹层发生于锁骨下动脉以远。其临床表现为难以忍受的剧烈胸痛或腹痛，并随着夹层假腔的不断扩张，表现为特征性的疼痛位移（如疼痛部位由胸部移行至腹部）。诊断应根据患者的临床表现，并结合适当的影像学检查。大动脉磁共振是首选的检查手段；经胸超声心动图（TTE）对撕裂口位于升主动脉、主动脉弓者也有一定的诊断价值，但敏感性较差；经食管超声检查（TEE）对于检测、鉴别胸主动脉夹层具有较高的敏感性，并且可以在血压被控制后床旁进行。

对于合并主动脉夹层的高血压急症，治疗的主要措施是迅速将血压降低至正常范围，减小主动脉内压力变化率（dp/dt）。应首选静脉硝普钠和β受体阻滞剂，同时可以应用吗啡等对症治疗。

（四）急性肺水肿

血压显著增高使左心室后负荷增加，引起心肌缺血、左室收缩和舒张功能不全。当存在左心功能不全时，肺毛细血管压力升高导致急性肺水肿，临床上表现为严重呼吸困难、咳粉红色泡沫痰、双肺湿性啰音等急性左心衰竭的症状和体征。

高血压并发急性肺水肿的治疗目标是：①降低左室前后负荷；②缓解心肌缺血；③清除肺泡液体，保证充足的通气量。治疗措施包括：呼气末正压面罩给氧，必要时气管插管；静脉注射快速降血压药物如硝普钠，同时可以静脉使用袢利尿剂。合并严重肾功能衰竭的患者，应进行紧急的血液透析，缓解高容量状态。皮下注射吗啡可以减轻前负荷，改善临床状况。

采用静脉用药快速降压是高血压急症合并急性肺水肿最有效的治疗手段。最常用的药物是硝普钠，起始剂量为15～20µg/min，每2～3分钟测量血压，根据患者血压增加用药剂量，每次增幅为5～10µg/min，当患者血压开始下降时，则放慢增量速度，将血压调整并保持在130～140/80～90mmHg水平为宜。在伴有肾功能衰竭的患者，应注意监测血硫氰酸盐的浓度，避免氰化物中毒。静脉应用硝酸甘油也是非常有效的治疗方法，硝酸甘油既可以减轻心脏前后负荷，又可以扩张冠状动脉缓解心肌缺血，对合并心肌缺血的患者尤为适宜。其他血管扩张剂如乌拉地尔和尼卡地平，也可以降低后负荷，静脉应用也可以作为高血压急症合并急性肺水肿的治疗药物，但后者在降低血压的同时对交感神经系统有比较明显的激活作用，刺激肾素释放，可能抵消一部分降低血管阻力的作用。

（五）高血压合并急性冠脉综合征

高血压急症伴急性心肌梗死或不稳定型心绞痛可能是由于血压过度升高、交感神经系统激活、心率增快等均可以增加心肌耗氧量，引起急性的心肌缺血、缺氧甚至坏死；也可能急性冠脉综合征发病过程中，由于疼痛和交感神经系统激活引起血压增高。高血压急症合并急性心肌梗死的治疗与常规治疗方案不同，因为在血压显著增高的情况下溶栓治疗引起脑出血的危险性显著增加，入院时SBP＞165mmHg或DBP＞95mmHg，溶栓治疗颅内出血的危险性增加2倍，而血压＞180/110mmHg是溶栓治疗的禁忌证。对这些患者，可以在积极静脉使用降压药的同时，考虑进行急诊PCI，以挽救存活心肌。合并急性冠脉综合征时，硝酸甘油是最常用、最有效的静脉用药，不仅可以降低血压，还可以降低心肌耗氧量，改善心肌供血，起始剂量为5～10µg/min，每5～10分钟调整剂量，调整剂量前测定血压，将血压维持在120～140/70～90mmHg为宜。此外，可以合用β受体阻滞剂。

（六）其他临床情况

嗜铬细胞瘤是一种危险性较高的疾病。当出现高血压急症时，治疗方法是静脉使用α受体阻滞剂，以往最常用的是酚妥拉明，但由于该药在降低血压的同时，对交感神经刺激作用明显，常引起心动过速，在冠心病患者可能诱发心绞痛发作，故目前常被静脉乌拉地尔取代。乌拉地尔起效迅速（见表7-25），不引起明显的心动过速，对冠状动脉血流和心肌耗氧量没有不良影响。在使用α受体阻滞剂的同时，通常合用β受体阻滞剂控制心室率，在血压得到稳定后，过渡到口服α受体阻滞剂维持，也需要合用β受体阻滞剂。在药物治疗使发作性血压增高得到有效控制后，应积极考虑进行手术治疗。

酒精戒断综合征可能伴血压急剧升高，常合并心动过速和/或心律失常、烦躁不安等，提示儿茶酚胺的大量分泌是导致血压升高的主要原因。神经系统症状与酒精戒断、高血压脑病可能有关。β受体阻滞剂、ACEI/ARB和利尿剂均可以用来降低血压，改善临床状况。必要时，可以静脉使用β受体阻滞剂。

（七）药物选择注意事项

1. 血管紧张素转化酶抑制剂/血管紧张素Ⅱ受体阻滞剂　应注意评估RAS系统在患者血压急剧升高中所起的作用。目前国内仅有口服制剂，故不能作为高血压急症的主要治疗药物。在高血压亚急症的患者，ACEI/ARB可以作为联合用药的组分之一。给药后血压下降明显，说明血压的过度升高与RAS系统过度激活相关。对这些患者，尤其应注意明确肾脏的受损程度，以及是否存在肾动脉狭窄。在高血压急症患者，口服ACEI/ARB不适宜作为紧急降压药物使用，但在静脉用药将血压控制后，可以考虑应用口服ACEI/ARB长期控制血压。在合并急性肺水肿，急性冠脉综合征的高血压急症患者，ACEI/ARB是患者病情稳定后长期治疗的首选用药之一。在子痫、先兆子痫的高血压急症患者，由于药物的致畸作用禁用ACEI/ARB。

2. α_1肾上腺素受体阻滞剂　在嗜铬细胞瘤及各种高血压患者中均有明显的降压疗效，静脉酚妥拉明和静脉乌拉地尔可以用于嗜铬细胞瘤诱发的高血压急症，起效迅速，降压疗效明确，在这种情况下，常需要与β受体阻滞剂合用，以免引起严重的心动过速。口服乌拉地尔和多沙唑嗪起效时间大约1小时，3～4小时后作用达高峰，常用于嗜铬细胞瘤的血压控制，也需要与β受体阻滞剂合用。降压效果明显说明其发病与α肾上腺素受体介导的血管收缩有关，对嗜铬细胞瘤的诊断提供线索。

3. 利尿剂　在高血压急症时，常采用静脉使用袢利尿剂，在患者血压控制后，可以换成口服的袢利尿剂或噻嗪类利尿剂。对于高血压亚急症患者，口服利尿剂可以作为联合用药的组分之一，尤其对于高钠摄入、容量依赖性的高血压患者。在心力衰竭、肾功能衰竭患者，应早期应用袢利尿剂。静脉袢利尿剂在30分钟内起效，可以增加剂量直到出现利尿效果。

4. 中枢α_2受体兴奋剂　可乐定、α-甲基多巴可以用于高血压急症控制后或高血压亚急症的治疗。突然停药可以引起撤药综合征，表现为烦躁不安、严重头痛、流涎、恶心、失眠、血压增高、心率增快。这些症状体征与嗜铬细胞瘤相似，重新使用原药或合用α受体阻滞剂和β受体阻滞剂可以缓解症状。如果需要静脉给药，拉贝洛尔或酚妥拉明与艾司洛尔合用是合适的选择。

5. 硝普钠　通常被推荐为高血压急症的首选用药，但是应注意以下几点：

（1）在治疗过程中，硝普钠可能引起血压过度下降，在血容量不足、给药速度过快时可能发生，甚至并发心肌缺血或脑缺血。即使是短暂的低血压状态也会产生严重后果，尤其在老年患者。因此，采用硝普钠治疗高血压急症时，应严密监测患者的生命体征，注意一旦血压开始下降，需要减少用药剂量，并注意观察血压变化。建议采用静脉注射泵给药，尽量避免静脉滴注，后者不易保证恒定的给药速度。

（2）硝普钠增强压力感受器的敏感性，引起心动过速、RAAS激活（血管收缩、钠潴留），会使其抗高血压作用减弱。

（3）硝普钠的应用会延缓口服抗高血压药的选择。合并使用硝普钠和其他降压药，会引起血流动力学不稳定。

（4）硝普钠的毒性作用：当患者存在营养不良、应用利尿剂、外科手术、滴注速度过快、肾功能不全时，硝普钠容易引起氰化物中毒。不论总计剂量和滴注速度，如果患者出现中枢神经系统功能紊乱、血流动力学不稳定、乳酸性酸中毒，就应该考虑氰化物中毒。治疗包括应用维生素B_{12}和硫代硫酸盐。

　　总之，对于高血压急症，应静脉用药迅速降压，以最大限度减少血压急剧升高对靶器官的损害；对于高血压亚急症，可以采取口服联合应用降压药物，使血压迅速、平稳地下降。治疗过程中应小心监护、确立个体化治疗方案、稳定患者临床情况、减少并发症（低血压、缺血性脑损害）的发生。病情稳定后，应积极检查、寻找导致血压急剧升高的原因；制定长期、定期的门诊密切随访计划，并注意加强患者教育，提高患者对降血压治疗的依从性，预防复发。治疗严重高血压的并发症非常昂贵，即使可以有效降低患者血压，但长期未得到有效控制的高血压可能对心、脑、肾等重要脏器已经造成不同程度的损伤，患者生活质量也不同程度地受到影响。因此，从药物经济学观点来看，对高血压急症/亚急症的预防比治疗更有意义。

（严晓伟）

参 考 文 献

[1] BRAUNWALD E, ZIPES P, LIBBY P. Heart disease[M]. 6th ed. Philalephia: W.B. Saunders Company, 2001.

[2] CHOBANIAN A V, BAKRIS G L, BLACK H R, et al. Seventh report of the Joint National Committee on Prevention, Detection, Evaluation, and Treatment of High Blood Pressure[J]. Hypertension, 2003, 42(6): 1206-1252.

[3] CHERNEY D, STRAUS S. Management of patients with hypertensive urgencies and emergencies: a systematic review of the literature[J]. J Gen Intern Med, 2002, 17(12): 937-945.

[4] BLUMENFELD J D, LARAGH J H. Management of hypertensive crises: the scientific basis for treatment decisions[J]. Am J Hypertens, 2001, 14(11 Pt 1): 1154-1167.

[5] VAUGHAN C, DEALNTY N. Hypertensive emergencies[J]. Lancet, 2000, 356(9227): 411-417.

[6] QURESHI A I, TUHRIM S, BRODERICK J P, et al. Spontaneous intracerebral hemorrhage[J]. N Engl J Med, 2001, 344(19): 1450-1460.

[7] PHILLIPS R A, SHEINART K F, GODBOLD J H, et al. The association of blunted nocturnal blood pressure dip and stroke in a multiethnic population[J]. Am J Hypertens, 2000, 13(12): 1250-1255.

[8] GANDHI S K, POWERS J C, NOMEIR A M, et al. The pathogenesis of acute pulmonary edema associated with hypertension[J]. N Engl J Med, 2001, 344(1): 17-22.

第九章　高血压认知过程的回顾与启迪

人类对血压认识的历史已有 387 年之久。早在 1733 年，Reverend Stephen Hales 第一次在马的动脉血管中测量到血压（图 7-18）。1896 年，Riva Rocci 发明了膨胀气球，采用触摸脉搏的方法首先测量到人体收缩压和舒张压，并试用于临床，标志着血压计时代的开端。1905 年，俄国医师 Koro Tkoff 发明了柯氏音，凭听诊器来测量血压的水银血压计，成为最常用的测量血压的方法。但是，当时还难以反应血压的波动性。1966 年，Sokolow 发明了 24 小时动态血压监测仪，为高血压的诊治和预后研究提供了极大方便。1988 年，O'Brien 首次报道了正常人血压曲线呈勺型改变，在夜间血压不降低则称为非勺型，若夜间血压不降低，反而上升，称为反勺型。

随着时代发展，高血压的诊断技术的不断进步，医师对高血压的认识经历了漫长、不断发展与变化的过程。

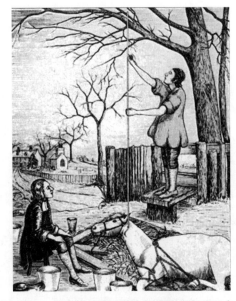

图 7-18　在马的动脉血管中测量血压（1733 年）

第一节　高血压——既是血压升高的指针，也是疾病的警示牌

20 世纪前半叶，正值科学家对高血压研究的上升阶段，当时流行病学调查研究已经发现随着年龄的增长，收缩压逐渐增高的现象，但人们尚不十分了解人体血压增高后的意义，认为血压升高是机体内的生理现象，是机体代偿性应答反应的结果，也是人体生理功能调节失控的表现，因为体内存在自行调节血压的功能，因此不需要治疗。比如，1931 年 William Peach Hay 认为对于一个有高血压的人来说，最危险的就是发现了血压增高，因为一些愚蠢的人会试图去降低血压；又如 Montlnly Digest 发表了观点"血压升高后不必惊慌，当您知道血压升高是怎么回事，就不会感到恐惧和担心了"；还有在 1946 年，有些医师认为许多原发性高血压患者不仅不需要药物治疗，而且比无高血压者更好；1948 年，美国国立卫生研究院（NIH）决定，开始在马萨诸塞州 Framingham 镇启动了一项心血管疾病研究，结果明确了高血压是心血管的危险因素，同时也提出了高血压是卒中和冠心病的重要危险因素。目前认为，高血压是全球第一位死亡危险因素，血压每升高 20/10mmHg，心血管死亡危险加倍。

随着时代的前进、科学技术的进步,高血压研究逐步深入,包括血压测量、生物化学、细胞学、免疫学以及精准医学的开展,循证医学研究成果不断涌现等,开拓了医学界对高血压认识的视野,从基础理论到临床应用产生的质的飞跃。高血压是心血管领域内的常见病、多发病,其患病率居心血管疾病之首,是心脑血管疾病、肾脏病、肾上腺疾病、动脉硬化等病症的外在形式,也可能是诸多疾病的共同表现。所以,当机体出现高血压,是体内罹患某种疾病的信号,甚至是严重疾病的警示牌。

总之,在漫长的高血压认知历程中,我们逐步认识到高血压不是一个简单的血压升高的数字指标,正如 2005 年美国 AHA 所指出的:高血压是一个由多因素引起的、处于不断进展状态的心血管综合征,可能导致心脏和血管功能及结构改变。血压升高,警示着机体内有疾病存在,对高血压治疗应从整体危险评估出发,采用群体早期预防、及时有效个体化治疗,可能是有效控制高血压的最佳措施。

第二节　血管损伤与高血压相互关联

正常的血管结构以及良好的血管功能是维持正常血压的必备条件,如果血管结构发生了病变,血管功能出现了异常,将是导致高血压的病理基础。以上说明,血管病变是发生高血压的本质。

随着年龄的增长,动脉逐渐发生硬化而致血压升高。后者又促进或加速了血管病变的进程,硬化的血管将导致血管弹性下降,增加外周血管阻力,促使动脉血压升高甚至过高。

高血压和血管损伤是相互作用和互为影响的,年龄越大,血压越高,动脉管壁增厚越明显,管腔狭窄程度就越重,越易在病变部位发生涡流,触发动脉内形成血栓,发生卒中、心肌梗死等心脑血管不良事件。

中国高血压流行病学随访研究(CHEFS)纳入病例 169 871 例,平均随访 8.3 年,心血管事件发生风险比说明了血管病变对高血压发生的重要性(图 7-19)。结果显示,高血压控制达标后,还不能把心血管事件发生的风险比降低至正常水平,其原因是血管损伤尚未治愈,血管风险仍然存在,这可能是用药后停药高血压易复发的原因之一。因此,对高血压患者要在早期、平稳、长期血压达标的同时,有效地控制血管风险,目前建议给予花青素、维生素、中药等治疗,给患者带来长期的获益,也许早期预防血管风险是控制高血压发生的最佳措施。

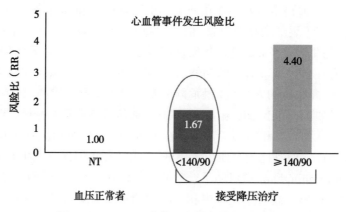

图 7-19　CHEFS 中的心血管事件发生风险比

第三节　高血压定义、分类和治疗方法的演变

一、高血压定义的演变

何谓高血压，这是 300 多年以来高血压界一直探讨的重要课题。因为各国家和地区情况不同，对高血压定义的制定过程也不一样。最初，西方国家高血压定义的确定多是根据流行病学调查结果，提出不同年龄段正常血压最高限度为正常血压标准，大于血压标准值者属高血压患者。例如，1957 年俄国 Khlivpin 博士调查了 12～79 岁共计 39 645 人次的血压数据，按年龄由低到高排序后分成 6 个年龄段，计算出每个年龄段的平均血压正常值：12～14 岁 105/70mmHg，15 岁 120/80mmHg，16～24 岁 130～85mmHg，25～30 岁 130/90mmHg，40～59 岁 140～90mmHg，60～79 岁 150/90mmHg。该调查数据显示，正常人血压随年龄的增长，血压值也随之上升。高血压患病率与年龄呈正相关，总的高血压患病率为 56.40%。不难看出，这种按年龄段检测高血压的方法相对较准确，但操作复杂。

之后在欧洲流行正常血压值估算公式，成年人为"年龄 + 90mmHg"，青少年为"年龄 + 100mmHg"。同时期，在中国也见到了类似的高血压估算法，1959 年我国西安心血管病会议上报告了人群不同年龄段的高血压定义，指出若舒张压在 80mmHg 以上而收缩压按不同年龄段的血压数值超过以下标准者列为高血压：39 岁以下 >140mmHg；40～49 岁 >150mmHg；50～59 岁 >160mmHg；60 岁以上 >170mmHg。之后也在国内流行估算高血压的简易诊断方法，即"年龄 + 100mmHg"。这种估算公式虽然应用简便，但估算出的结果与真实高血压值可能存在一定差异，只能供参考。

后来，经流行病学调查研究证实，正常血压与高血压之间无明显界限，高血压定义来自流行病学调查研究结果，结合血压水平与心血管疾病危险的相关性，经有关高血压管理机构及专家共同讨论而定，故高血压定义是人为制定的。由于各国和地区情况各异，高血压制定过程和定义标准也不一致。在二十世纪五六十年代，《实用内科学》将高血压定义为 140/90mmHg，并在中国广泛地用于临床。世界卫生组织/国际高血压协会（WHO/ISH）和美国预防、检测、评估与治疗高血压全国联合委员会（JNC）先后颁布了不同的高血压定义。1978 年 WHO/ISH 提出，建议将高血压定义提高至 ≥160/95mmHg，因为 WHO/ISH 是世界国际医学组织，那时提出的高血压定义几乎影响到全球各国，也包括中国。1984 年，美国 JNC 3 提出，在 18 岁以上的成年人中，不管收缩压情况，只要舒张压 >90mmHg，即可诊断高血压。这说明当时国际上有 2 个高血压定义。因此，在 WHO/ISH 高血压定义发表后 15 年中，出现不同国家对高血压定义使用的不一致性，有些国家不采用 WHO/ISH 的高血压定义标准。1991 年，中国恢复采用 ≥140/90mmHg 高血压的定义标准，并进行了大规模的高血压患病率调查。1993 年，WHO/ISH 又重新将高血压的定义调整至 ≥140/90mmHg。1999 年，WHO/ISH 为了统一高血压定义的概念，纠正当时的混乱现象，降低对高血压诊断及治疗的不良影响，为全球医师提供一致性的高血压指南，建议采用美国 JNC 6 所提出的高血压定义（≥140/90mmHg）。轻型高血压"临界亚组"的下限与 1993 年 WHO/ISH 指南相同，也为 ≥140/90mmHg。指南提出，降压治疗不仅取决于血压水平，也要结合患者总的心血管疾病危险的评价而定。至今，除了美国之外的世界各国，高血压指南均采用 ≥140/90mmHg 为高血压定义。2017 年，美国高血压指南提出将高血压定义前移至 ≥130/80mmHg，并要求所有的高血压治疗目标值 <130/80mmHg，表明了

美国高血压指南的新理念，充分体现了强化降压和早期达标的新观点。这对高血压患者，特别是年轻患者有重要的现实治疗意义。但根据中国的高血压现状，我国尚不能同意美国高血压指南的观点，2018 年中国高血压定义仍为≥140/90mmHg。

二、高血压分类的演变

就高血压分类而言，也是经历了不断发展、不断修订的过程。先后经历了"轻、中、重""分期""分级"三种分类方法。1948 年 Langer 根据血压稳定状态及肾小动脉硬化情况，首次将高血压分为 4 期，即高血压前状态、神经原期、过渡期、肾性期。在之后的半个世纪中，国内外有关高血压分期的文章陆续发表。但分期的标准及其依据各不相同。当时多以高血压水平分为"轻、中、重"三类比较多，因此，客观上需要一个统一、实用的分期标准。随着大量的临床实践经验和循证医学研究成果的进展，为促进高血压分类的统一认识及标准制定提供了有利的证据。其中，影响比较大的属 1997 年美国 JNC 6 发表的高血压分期标准，以及 1999 年WHO/ISH 高血压指南中发表的高血压分级标准的修订。1997 年，JNC 6 根据血压实际水平及综合心血管疾病危险因素，提出了为临床医师实用的高血压分期方案。JNC 6 不同于 JNC 3 的 1、2、3、4 期分类方式，鉴于第 4 期高血压不常用，JNC 6 将原第 3 期与第 4 期合并，重新完整地规定了高血压 1、2、3 期分类方式。第 1 期，140～159/90～99mmHg；第 2 期，160～179/100～109mmHg；第 3 期，≥180/110mmHg。这种新的分期方式最大的益处是可以很清楚地识别高危个体，提供成年人高血压分类以及随访和治疗的指南。JNC 6 高血压分期按 1、2、3 期方式发表后，同行们对其使用"期"字提出了不同的看法，认为术语"期"字是表示疾病随着时间而进展，因而在此处使用"期"字是不适宜的。1999 年，WHO/ISH 高血压指南发表了18 岁以上成年人的高血压水平分类，采用 1、2、3 级而不用 JNC 6 报告的 1、2、3 期。1993 年WHO/ISH 高血压指南所使用的轻、中、重型高血压，也分别相当于 1、2、3 级。其中，1 级高血压（轻度）≥140～159/90～99mmHg；2 级高血压（中度）≥160～179/100～109mmHg；3 级高血压（重度）≥180/110mmHg。这样，使用半个世纪的高血压分期法终止了使用。尽管 2003 年美国 JNC 7 提出将高血压分类变为两级，即 1 级高血压≥140～159/90～99mmHg，2 级高血压≥160/100mmHg，但目前世界各国高血压分类仍按 WHO/ISH 高血压指南 1、2、3 级分类法执行。2018 年，ESC/ESH 动脉高血压管理指南指出，高血压"分级"表示按血压水平分类；"分期"表示高血压患者靶器官损害程度。

三、重视非药物治疗

高血压非药物治疗是各国高血压指南非常重视的部分，是高血压治疗的基础。初始多认为简单易行，但因为非药物治疗项目繁多、个体差甚大，落实起来并不容易。就高血压治疗而言，经历了 70 多年的漫长历程。早在 20 世纪 40 年代，西方医师通过饮食调节，观察到有一定的降压作用。而中国医师采用中药，取得了良好的降压效果。随着科学技术的迅速发展、人们生活节奏变快、高热量饮食、身体活动量减少等，高血压及代谢性疾病发病率增长很快。这种发展趋向引起了西方医师的广泛关注，提出了治疗高血压，首先要改善或者加强生活质量管理。目前我国也出现了同样的情景，我国医师非常重视改善生活方式，包括戒烟、限酒、限盐、生活规律、合理饮食、加强身体锻炼，以及不断学习卫生防病知识新理念、定期检查身体等，这是对高血压（包括高血压前期）治疗的一项基本措施，其重要性不言而喻，但将具体措施执行到位难度较大，其受重视程度也远不如服用药物治疗。就改善生活方式而言，存在着饮食、运动、情绪及环境改变等诸多不同的方法论，但具体操作起来并不容易，需要因地制宜地制定出切实可行的个体化方案。例如国内常见的有氧运动，包括快走、慢跑、骑车、舞蹈、游泳等并不适用于所有高血压患者。笔者认为，慢速行走、游泳等运动方式可能更为适合。其他运动方式如高强度间歇训练以及等长阻力训练等方法，应酌情选择适合的高血压人群。

四、阶梯疗法的回顾

高血压治疗一直是高血压研究者所探索的问题。高血压早治疗、早达标、早获益是医师所追求的方向。时代在进步，探索在继续，回顾 20 世纪 70 年代，我国高血压学者提出了高血压治疗主要是控制高血压水平，需要患者坚持服药，甚至终身服药。对年轻的高血压患者，血压应降至 120～130/80～85mmHg。对年龄较大者，若患者能够耐受，应将血压降至 <140/90mmHg，这种观点在学术界仍有其实用意义。

1978 年，WHO 报告了高血压阶梯治疗方案。其中，第一线降压治疗药物为利尿剂和 β 受体阻滞剂，因为长期服用利尿剂易引起电解质紊乱和高血脂现象，引起了国际上学术界的争论。当时，美国学者坚持利尿剂仍可作为首选降压药，瑞典等国家一些学者主张 β 受体阻滞剂作为首选药物。1988 年，美国 JNC 提出了新的阶梯治疗方案，在原用药基础上将 CCB、ACEI 类药物列为一线药物，并获得一致认可。1994 年，WHO 又将 α 受体阻滞剂列为一线降压药物，当时一线降压药物有 5 类——噻嗪类利尿剂、β 受体阻滞剂、CCB、ACEI、α 受体阻滞剂。单用一种降压药治疗无效时，可加用 2 种或 2 种以上降压药联合治疗，那时认为阶梯疗法理论上是可以应用的。在以后较长的临床实践中，这种随着血压增高而不断增加药物品种或药物剂量的治疗方法确实使部分高血压患者获益，但阶梯疗法形式的多样化，增加了药物选择的盲目性及不确定性，甚至增加了药物不良反应的发生率。

因此，虽然阶梯疗法在高血压药物治疗的征途中起到了阶段性指导作用，但随着时间的推移，阶梯疗法因方法学上的不足而不再被应用，并逐渐被之后高血压指南提出的降压疗法所取代。

五、高血压前期患者药物治疗的时机

2003 年美国 JNC 7 首先提出了高血压前期的概念，认为血压范围在 120～139/80～89mmHg 的高血压前期者，进展为高血压的危险性增加；如果血压在 130/80～139/89mmHg，进展为高血压的危险性是血压低于上述范围者的 2 倍。治疗上以改善生活方式为主，但是否需要药物治疗受到了各国高血压专家的关注。2009 年欧洲 ESH 高血压指南修订版讲到了单纯高血压前期者，目前尚无证据支持采用药物治疗，但是如果合并糖尿病、心血管事件史或肾病等，就可以用药治疗，并达到 <130/80mmHg 的治疗目标。同时强调，糖尿病患者如果血压在 130～139/85～89mmHg，就应开始药物治疗。来自美国 Framinghan 的早期研究结果提示，将青年高血压前期患者收缩压控制在 <130mmHg，则其心血管疾病风险能达到可控水平。2017 年美国高血压指南将高血压定义下移为 ≥130/80mmHg，将 130～139/80～89mmHg 定义为 1 级高血压，将 ≥140/90mmHg 定义为 2 级高血压。因此，目前美国可能不存在高血压前期的概念。2018 年中国高血压防治指南提出，将正常高值（高血压前期）130～139/85～89mmHg 者纳入了心血管风险分层内容之中，体现了对正常高值部分的患者，要及早进行风险评估及管理。具体增加了 3 个档次的心血管风险分层：①当患者合并 1～2 个其他危险因素时，列为低危组；②合并 ≥3 个其他危险因素、靶器官损害或慢性肾脏病（CKD）3 期，无并发症的糖尿病

患者列为中危组；③合并临床并发症或 CKD≥4 期，有并发症的糖尿病患者为高危组或极高危组。

目前，关于高血压前期者何时用药治疗，证据尚显匮乏。笔者建议，将高血压前期者按收缩压水平分成两个部分管理，收缩压水平在 120~129mmHg 的高血压前期者，改善生活方式是必要的干预手段；收缩压在 130~139mmHg 者，应在积极改善生活方式的基础上，进行合适的药物干预，对预防进展为高血压是有益的措施。

六、高血压治疗中的几点体会

首先要积极探索原发性高血压的病因。自从人类发现高血压现象之后，医学专家们一直在探讨高血压的发病原因，以利于高血压的治疗。绝大部分高血压患者属于原发性高血压，治疗上有一定的难度。近些年来，随着科学研究的不断发展，对交感神经激活、动脉硬化的研究，机体内代谢紊乱特别是病理性单基因敲除法的研究，肿瘤与高血压关系的研究，使有些原发性高血压的病因逐渐明朗。因此，对原发性高血压的治疗不止药物治疗，而是尽快明确病因。其次，应重视高龄对高血压治疗的影响。不言而喻，动脉硬化与高血压直接相关。随着年龄的增长，动脉硬化现象也越来越严重，高血压患病率也随之增高。80 岁以上的高血压患者，虽然血压升高越来越明显，但有些患者血压并非呈直线上升的情况，特别是百岁老人的高血压情况更是如此。据我们的调查资料显示，百岁老人在未服药的情况下平均血压维持在 150~160/65~70mmHg，这可能是多年来机体自动调节平衡的结果。因此，我们对高龄老年人要以血压监测、病情观察为主，用药物治疗则需特别谨慎，对无症状的百岁老人甚至可以不用药物干预，以避免低血压甚至摔倒的现象。再者，不能忽视体重对高血压治疗的影响。临床经验提示，体重较轻的患者使用降压药剂量与体重正常或高于正常的患者是不同的。如对体重低于 50kg 的高血压患者，使用常规足量降压药可能发生药物性低血压现象。对于大于 90kg 的高血压患者，增加常规降压药次数或剂量可能对降压达标有益。最后，要关注降压达标速度。高血压患者降压治疗的目的是，通过降低血压，有效控制高血压疾病进程，预防心、脑、肾等靶器官并发症及高血压急症、亚急症的发生。因此，对高血压患者，应早检查、早发现、早治疗、早达标、早获益。2018 年，中国高血压防治指南指出，对大多数高血压患者，应根据病情在 4 周或 12 周内将血压逐渐降至目标水平。年轻且病程较短的高血压患者，降压速度可稍快；老年、病情较长、有合并症且耐受性差的高血压患者，降压速度则可稍缓。但临床经验认为，有相当一部分年轻的特别是新发病的高血压患者，应及时、有效地医治，使升高的血压尽快下降并达标，以利于尽快恢复正常工作。此时建议医师向患者反复讲明高血压病的特点和长期性治疗的必要性。同时要求患者定时观测血压并记录，服药 2 周即可向医师报告血压的变化情况。如果 2 周时患者血压尚未达标，仍≥140/90mmHg，可在使用原长效降压药的基础上，增加短效降压药如硝苯地平片，将血压调至＜140/90mmHg。之后持续监测血压，并根据血压波动情况，继续通过上述"长短结合"的方法将血压维持在达标水平。

目前高血压治疗方法日趋多样化，第一，利用现代检查方法查找高血压的病因，进行合理、安全、有效的药物治疗；第二，进行健康生活方式管理；第三，调整精神因素对血压的影响；第四，器械（如 RDN 等）治疗，尽管该治疗方法尚存争议，但仍是高血压治疗的研究方向之一；第五，对某些已明确病因并适合手术治疗的顽固性高血压患者，可采取直接、有效的外科治疗；第六，基因疗法及网络技术的应用，是当下治疗高血压的特殊手段。以上说明，目前高血压治疗已由单纯药物干预，进入到多极化综合管理时代。

第四节　高血压药物治疗进展过程简述

在 20 世纪 40 年代，因为西方尚无特殊降压药物，为了改善高血压患者头晕等症状，才进行有针对性的药物研制。到了 20 世纪 50 年代，随着降压药物的不断问世，如肼屈嗪、胍乙啶、噻嗪类利尿剂等相继应用到临床，使大量高血压患者得到适当的治疗，并收到了效果。随着时间的推移，新的降压药物不断研制上市。从 1960 年以后，包括 α 肾上腺受体阻滞剂、螺内酯及 β 受体阻滞剂等相继进入临床应用。至 20 世纪 70 年代，降压药物研究取得了突破性进展，血管紧张素转换酶抑制剂（ACEI）用于治疗高血压患者。1980 年，钙通道阻滞剂（CCB）治疗高血压病取得了良好效果。20 世纪 90 年代，血管紧张素 II 受体阻滞剂（ARB）治疗高血压充分展示了其优势。2000 年以来，西方开始应用肾素抑制剂治疗高血压，颇有疗效。到目前为止，利尿剂、CCB、β 受体阻滞剂、ACEI、ARB 已成为治疗高血压的五大类药物。临床实践和循证医学结果显示，这五大类降压药在降压效果和减少心血管事件上基本相似，但也略有区别。因此，针对患者不同病情，个体化地选择抗高血压药物，可以获益更大。近年来，一种新型降压药沙库必曲 / 缬沙坦（诺欣妥，LCZ696）经欧美等国临床试验证明有较强的降压疗效，该药属血管紧张素 II 受体阻滞剂（ARB）/ 脑啡肽酶抑制剂（NEP）合成的具有双重阻滞作用的降压药，药理作用有排钠、利尿、扩张血管、降低血压等。也有报道认为，LCZ696 通过抑制 RAAS 并调节利钠肽系统的作用机制，改善心力衰竭的症状。但目前对 LCZ696 降压机制及临床治疗确切疗效等仍有争议，尚需进一步探讨。新近日本报道了新一代 ARB——美阿沙坦钾，该药的分子结构是以噁二唑环替代多数 ARB 的四唑环，与 AT_1 结合更加紧密且解离缓慢。服药 2 周后，收缩压的降压幅度 >15mmHg。与奥美沙坦酯（OLM，40mg）或缬沙坦（VAL，320mg）相比，美阿沙坦钾 80mg 可强效降低 24 小时动态血压（对 OLM，$P = 0.009$；对 VAL，$P < 0.001$），且安全性好，耐受性相似。最近日本上市了第三代选择性盐酸皮质激素受体拮抗剂（MRA）esaxerenone（CS-3150），该药具有降低血压、改善心力衰竭等疗效，且无男性乳腺增生等不良反应。

应该强调，在高血压的药物治疗过程中，降低血压应是第一位的，也是最重要的获益手段及目的。当然有些降压药也存在除了降压之外的多效性，但对心血管疾病的治疗和预防应属第二位。

在高血压药物治疗史上，中药、化学合成药物均占据着重要的位置。其中，中药治疗高血压亦有其独特的疗效。在化学合成药物进入中国之前，中医以辨证论治的方法使用中药医治了无数的高血压患者，为国人的健康事业做出不可磨灭的贡献。

第五节　J 形曲线现象的不同观点

降压治疗中的 J 形曲线现象一直存在争议，国内有些学者认为在降压治疗中尚未发现明显 J 形曲线现象。2016 年 *Lancet* 杂志发表的 126 项、61 万例高血压患者治疗结果荟萃分析显示，当血压降至 130mmHg 时能减少患者的主要预后事件，但未发现存在 J 形曲线现象。有的研究如 HYVET 试验结果显示，收缩压降至 130mmHg，卒中发生率降低 30%，严重不良事件减少 34%，全因死亡减少 21%，并不存在 J 形曲线现象，认为血压可以降得再低一些，以期获得最大益处。另外，有多项循证医学（VALUE、TNT 和 ONTARGET）结果分析显示，心血管高危患者的血压并非降得越低越好,如血压降至 120～125/70～75mmHg 以下时,冠心病的发生危险可能增加。必须指出,对不适合将血压降得过低的人群,如严重冠心病、严重双下肢动脉硬化(间歇性跛行)、双侧颈动脉、椎基底动脉严重狭窄的患者,若过度降压,可能造成心、脑、肾、双下肢动脉等靶器官灌注量不足,轻者造成不同程度的损伤,重者可发生严重靶器官事件。因此,这种高危患者的降压治疗不应强调血压一定达标,不应将患者的血压降得越低越好,应个体化制定适宜的治疗方案。INVEST 研究提示,当舒张压降至 70～60mmHg 时,其主要终点事件发生率增加了 1 倍,而降至 <60mmHg 时,可见其主要终点事件发生率增加了 2 倍之多。

目前,SPRINT(9 361 例)研究结果尽管显示出标准治疗组平均收缩压降至 136.2mmHg,强化治疗组平均收缩压降至 121.4mmHg,并使患者心脑血管事件风险等下降,患者颇为受益,但标准治疗组和强化治疗组不良反应发生率不低,如强化治疗组不良反应:低血压 2.4%,晕厥 3.0%,电解质紊乱 4.0%,致死性跌倒 4.9%,急性肾损伤 5.5%。以急性肾损伤为例,该临床试验不良反应发生高达 170 例。因此,既看到对患者的益处,也应关注对患者的负面效应,而且该临床试验也观察到血压降得越低,不良反应越大,因此不主张将血压降得过低。ONTARGET 临床试验结果也提示,尽管高危患者血压水平略高,但过度降压有可能导致靶器官缺血,从而降低药物对靶器官的保护益处。

第六节　启动降压时机及靶目标仍有争议

近些年来,国内外多种高血压指南就高血压启动降压治疗及血压治疗目标值尚无统一意见,因为在不同的年代、不同的国家和地域,存在不同的人文、地理及社会环境,出现不同的观点也是可以理解的。

一、启动降压治疗的时机

对于何时启动降压治疗,欧洲高血压指南已有阐述,对于被归类的二级和三级高血压,也包括一些高危的一级高血压患者,在生活方式改善的基础上,均应进行降压治疗。对于老年一级高血压及血压正常高值患者,尚无明确提出降压治疗的启动时机。美国内科医师学会(ACP)与美国家庭医师学会(AAEP)联合发布,对于年龄≥60 岁的成年高血压患者,收缩压≥150mmHg,应启动降压治疗;对于有卒中或者短暂脑缺血发作病史、年龄≥60 岁的患者,考虑启动或加强降压药物治疗。2017 年加拿大成年人高血压指南不再将年龄和衰弱状态作为启动降压治疗的依据,无大血管靶器官损伤或其他心血管独立危险因素的患者,当平均收缩压≥160mmHg 或平均舒张压≥100mmHg 时,应给予降压治疗。对于平均收缩压≥140mmHg、平均舒张压≥90mmHg 且存在大血管靶器官损伤或其他心血管独立危险因素的患者,均应启动降压治疗。对于舒张压升高的患者,起始治疗可首选单片复方制剂,也可选由 ACEI、ARB、CCB 或利尿剂组成的联合治疗方法。对于确诊冠心病的高血压患者,应避免舒张压低于 60mmHg;合并左心室肥厚者尤为如此。出血性卒中发病 24 小时内,不应将收缩压降低至 140mmHg 以下。2017 年加拿大成年人高血压指南所提出的观点对于临床高血压的治疗有一定的参考价值,但是《2017 年美国高血压指南》新的始动降压意见是≥130/80mmHg,在国内外引起广泛热议。

中国高血压防治指南(基层版)提出,三级高血压或伴发心脑血管疾病、糖尿病、肾脏病等高危患者,立即开始并长期药物治疗。一、二级高血压患者若伴头晕等不适症状,考虑行小剂量药物治疗；如无症状，则仔细评估危险因素、靶器官损害及伴发临床疾病，危险分层属高危者，立刻药物治疗；属中危者，则随访 1 个月，其间两次测量血压，平均血压≥140/90mmHg者则开始药物治疗，血压＜140/90mmHg 者则继续监测血压；属低危者，随访 3 个月，多次测血压，平均血压≥140/90mmHg 者考虑开始药物治疗，血压＜140/90mmHg 者则继续监测血压。如果高危患者的血压水平≥130/80mmHg，可开始药物治疗。如果老年高血压患者（≥65 岁）的血压≥150/90mmHg，即启动降压治疗，80 岁以上老年患者为≥160/90mmHg。

欧洲和中国高血压指南在启动降压治疗时机上有一致之处，2018 年中国高血压防治指南提出，患者血压≥140/90mmHg 为中国高血压始动降压值。

二、国外降压治疗目标值

1988 年美国第 4 版高血压指南提出，高血压治疗目标值为＜140/90mmHg，此数据至今除美国之外全世界通用。2014 年 JNC 8 指南提出，60 岁以上高血压患者降压目标（SBP）由140mmHg 上调为 150mmHg，引起较多专家的关注和争议，认为可能会增加心血管事件，尤其是卒中的风险，并导致高血压控制不利之忧。2015 年 SPRINT 实验结果发表，显示强化降压组（SBP＜121.4mmHg）比标准降压组（SBP＜136.2mmHg）主要心血管事件发生率和全因死亡率均明显降低。此临床实验结果对国际心血管界有很大的震动，导致一些专家建议修改指南，例如 2016 年加拿大高血压指南直接推荐对 75 岁以上老年人等高危人群，可考虑将血压降至 SBP≤120mmHg。但专家们对此也有不同意见，其焦点在于不能证明强化降压使患者获得更多益处。之后 HOPE-3 等几项临床实验结果提示，降压治疗对于 SBP＞140mmHg 的患者有益，但对于 SBP＜130mmHg 的患者则无进一步益处。欧洲心血管疾病预防指南于 2016 年重申，＜60 岁的高血压患者，其降压目标值为＜140/90mmHg；≥60 岁以上者，SBP 降压目标值为 140～150mmHg。美国内科医师学会（ACP）与美国家庭医师学会（AAEP）联合发布，年龄≥60 岁的成年高血压患者，若 SBP≥150mmHg，目标血压值为 SBP＜150mmHg；有心、脑血管疾病史者，目标血压值为 SBP＜140mmHg。

三、中国高血压指南治疗目标值

中国高血压指南提出，高血压治疗主要目标是血压达标，其根本目的是降低高血压患者心、脑、肾和血管并发症的发生和死亡的总危险。2018 年中国高血压防治指南提出，鉴于中国高血压患者的并发症仍以卒中为主的局面没有根本改变，在条件允许的情况下，应采取强化降压的治疗策略。目标血压为，一般高血压患者需控制到＜140/90mmHg。在可耐受和可持续的条件下，其中部分有糖尿病、蛋白尿等高危患者的血压可控制在 130/80mmHg 以下。老年高血压患者较一般高血压患者的血压目标更高，收缩压目标为＜150mmHg，但尽量不低于 130mmHg，舒张压水平不低于 60mmHg 为宜。

第七节　亚临床靶器官损害评估

治疗高血压不仅是将血压降至靶目标水平，更应注意到亚临床靶器官的损害情况。2009年，欧洲高血压协会（ESH）对 2007 年《欧洲高血压治疗指南》进行了修正，重点强调了对亚临床靶器官损害评估的重要性，提出了 3 项简便易行的检测指标：①左心室肥厚（LVH）；②微量白蛋白尿（MAU）；③估测肾小球滤过率（eGFR）。鉴于我国目前的检测水平，大多数医院均能进行上述 3 项检测,至少心电图和 MAU 可以常规检测。此三项检测的广泛应用对提高靶器官损害的检出率、及早发现靶器官损害程度并得到及时的治疗有很大的价值。有的学者提出我国是卒中高发的国家,颈动脉超声检查也应给予充分的关注。另外,与高血压及其有关的慢性疾病也应引起关注。正如澳大利亚 Trefor Morgon 教授所言,目前西方国家在高血压控制率逐渐上升的同时,慢性心力衰竭、慢性肾病的发病率也在增长。说明单纯降低血压,尚不能阻止靶器官疾病的进展。这也提示了高血压治疗不仅针对降低血压,而且更应关注整体疾病的危险状况。还应重视与心血管疾病相关的危险因素,对高危或极高危心血管疾病的治疗,改善预后的空间较窄,而早期预防和控制这些危险因素可能获益更多。

2018 年中国高血压防治指南强调了对高血压靶器官损害的早期管理,要更加细化合并症的诊断与治疗。首先,为了加强对左心室肥厚早期管理,将上一版应用超声技术诊断左心室肥厚的质量指数(LVMI)标准,放宽为男性 105g/m²,女性 95g/m²;其次,本指南推荐将房颤作为与高血压有关的合并症进行管理;最后,对于合并糖尿病者,则以有无并发症加以区分。这将有助于细化患者危险分层及亚临床靶器官损害的管理。

第八节　单药治疗是否过时

早期降压治疗因受降压药物品种的限制,单药治疗高血压概率比较高,因血压控制不达标而增加药物剂量的现象比较普遍,随之而来的药物不良反应也很常见,因此,之后多采用联合用药方式以提高降压疗效,同时减少了药物不良反应。但是否所有的高血压患者,不管患者情况如何,只要是血压升高就一定采用联合治疗呢? 2009 年美国糖尿病协会(ADA)发表的糖尿病治疗指南中提出,糖尿病合并高血压者,治疗上应根据血压分级决定单药治疗还是联合治疗,如果患者属高血压 1 级者,也就是收缩压在 140~159mmHg,均可采用单药治疗;如果降压效果良好,可以维持单药治疗。目前在很多国家单药治疗仍是高血压管理领域主流方案。如果患者高血压属于 2 级以上者,也就是≥160mmHg 以上者,则可采用联合治疗。我们在临床实践中,对原发性高血压 1 级者,无靶器官损害证据、无其他合并症,采用单药治疗也可收到较好的效果。2017 年加拿大高血压指南认为,单药治疗更推荐长效噻嗪类利尿剂。而最初降压治疗的选择应该是单药或单药组合(单片复方制剂,SPC)。近些年来提出的对高血压联合药物治疗非常引人关注,认为联合药物治疗是高血压管理的支柱。主张初始高血压治疗就应用两种降压药,如使用 ARB + CCB、ARB + 利尿剂等,不但降压效果佳,而且对预防房颤等心血管事件发生获益更多。使用单片复方制剂既有利于血压达标,也能更有效地提高患者依从性。因为不同类型降压药的作用不同,在选用降压药时不但考虑其降压效果,还要关注到能够在高血压早期阶段,也能兼顾到预防靶器官损害和终点事件的发生,这对未来高血压临床治疗的理念提供了有益的启示,将有助于开始更多的探索,展现出了未来的发展前景。

2018 年中国高血压防治指南对单药治疗做了进一步说明。单药治疗起始用药,推荐应用长效制剂及应用至循证剂量,即所谓的足剂量。根据临床情况,更加着重强调个体化原则,酌情使用不同种类降压药时,其剂量也不是都一样的,如肾素 - 血管紧张素 - 醛固酮系统(RAS)抑制剂,可用足剂量能给患者带来更大的临床获益;利尿剂则主张应用相对小的剂量;β 受体阻滞剂应用则考虑在合并冠心病或心力衰竭的患者,需要根据患者心率的情况,适时调整用药剂量,减少不良反应,以利于患者血压达标,改善靶器官损害及患者的预后。

关于联合用药：2018 年版中国高血压防治指南更加推荐起始联合用药方案，因为起始联合治疗有利于提高血压控制的达标率。当患者血压水平在≥140/90mmHg 时，即可起始小剂量联合治疗。对于血压≥160/100mmHg 或高于目标血压 20/10mmHg 的高危患者，以及单药治疗未达标的高血压患者，需进行联合降压治疗，包括自由联合或单片复方制剂。联合治疗方案，主张 RAS 抑制剂＋CCB 或利尿剂、CCB＋利尿剂及 CCB＋β 受体阻滞剂等方案。但对于有靶器官损害的患者，若与 RAS 抑制剂联合治疗，效果会更好。

第九节 HDL、HDL-C 和非 HDL-C

高血压患者合并高密度脂蛋白（high density lipoprotein，HDL）、高密度脂蛋白胆固醇（HDL-cholesterol，HDL-C）和非 HDL-C 比较常见。本节重点介绍 HDL、HDL-C 和非 HDL-C 的基本概念，以供临床医师在医疗实践中参考。

自 20 世纪 80 年代之后，随着人们生活水平的提高，不良饮食习惯也在增加，高血压及血脂水平不断上升。我国血脂异常水平总体人群患病率高达 40.4%，与临床关系比较大的血脂为总胆固醇（total cholesterol，TC）和甘油三酯（triglyceride，TG），两者有不溶于水的特性，并与特殊的蛋白质又称载脂蛋白（apolipoprotein，Apo）结合，形成复合颗粒，存在于血液之中。所有的脂蛋白颗粒中均含有 TC 和 TG，但 TC 主要存在于低密度脂蛋白（low density lipoprotein，LDL）颗粒中，LDL 胆固醇含量约占 50%。LDL 是胆固醇主要载体，经 LDL 受体介导而被外周组织摄取和利用，与动脉粥样硬化性心脏病（atherosclerotic cardiovascular disease，ASCVD）直接相关；而 TG 主要存在于乳糜微粒（chylomicron，CM）和极低密度脂蛋白（very low density lipoprotein，VLDL）之中。高血压合并高脂血症是临床上比较常见的现象。在控制高血压的同时，也应十分关注降脂治疗，以达到延缓或控制动脉粥样硬化（atherosclerosis，AS）的目的。但目前对于高脂血症的概念仍存在不清楚的现象，比如 HDL 颗粒、HDL-C、非 HDL-C 不是同一个概念。

1. HDL 主要成分为磷脂和胆固醇，HDL 主要在肝脏和小肠合成，具有促进胆固醇从肝脏以外组织中转移入血液，然后将肝外细胞中释放的游离的胆固醇部分摄入肝脏，并进行酯化，生成胆固醇酯。通过 HDL 与肝脏清道夫受体（SR-BL）结合，HDL 胆固醇酯进入肝脏细胞进行代谢，最终从胆汁中排出。因此，自然状态的 HDL-C 水平反映了胆固醇逆转运的状态。另一部分游离胆固醇至其他组织再分布。

2. HDL-C 临床上 HDL-C 颗粒中胆固醇以摩尔（mol/L）形式表示其含量，HDL-C 与 ASCVD 呈负相关，说明 HDL-C 对抑制动脉粥样硬化形成颇有益处。如果过度蓄积，可能影响其排泄，同时也未显著影响 AS 的过程，因此 HDL-C 不能作为调脂推荐治疗的靶点。2012 年全国调查结果显示，LDL-C 平均水平为 1.19mmol/L。

2016 年欧洲（ESC/EAS）血脂异常指南中提出 HDL-C 也是一种独立危险因素，指南尽管未设对心血管疾病靶点及目标值，但推荐男性 > 1.0mmol/L（40mg/dl），女性 > 1.2mmol/L（48mg/dl）。

3. 非 HDL-C 是指血浆中所有与 AS 相关的脂蛋白胆固醇颗粒之总和，包括 VLDL-C（极低密度脂蛋白胆固醇）、VLDL 残粒、IDL-C（中间密度脂蛋白胆固醇）、LDL-C（低密度脂蛋白胆固醇）、乳糜颗粒（CM）和 Lp（a）等，并与 Apo B 水平密切相关。非 HDL-C 可通过从总胆固醇中减去 HDL-C 计算即可。非 HDL-C 表示所有致动脉硬化的脂蛋白颗粒中胆固醇含量。

目前阶段,中国及欧洲有关血脂异常管理指南中推荐 LDL-C 作为首要干预的靶点,而推荐非 HDL-C 为第二靶标。非 HDL-C 中的残粒胆固醇[富含 TG 脂蛋白(包括 CM、VLDL 和 IDL)残粒中的胆固醇成分]与 TG 升高密切相关,两者的升高伴随心肌梗死(myocardial infarction,MI)风险升高,因此与血管残余风险相关,这在糖尿病患者中尤其值得关注。

4. 高甘油三酯血症与心血管疾病的关系 高 TG 且合并糖尿病者的 TG 水平与心血管事件发生显著相关。但是目前治疗 TG 的药物主要是贝特类,文献提示该类药物可将 TG 降低 50%。因此,尚不能将 TG 降至正常水平。因为 TG 水平的升高与遗传的影响有关,虽然降 TG 的药物正在研究,希望更具特异性的药物问世。目前临床上普遍采用以控制总胆固醇量作为治疗目标,是公认的简便方法。

第十节 高血压合并慢性心力衰竭用药原则变化

高血压合并慢性心力衰竭的患者在积极控制血压达标的同时,努力改善心力衰竭的程度,临床上其用药品种随时间的推移而不断变化(见图 7-14)。表 7-26 为 2007—2013 年药物治疗心力衰竭排序的变迁。《2007 年中国心力衰竭指南》中报道临床重要治疗心力衰竭药物有 9 种,按照临床应用顺序的先后罗列如下:利尿剂、ACEI、β 受体阻滞剂、地高辛、醛固酮受体拮抗剂、ARB、神经内分泌抑制剂的联合用药、伊伐布雷定、其他药物。当时列出临床经常使用的前三位的治疗药物为利尿剂、ACEI、β 受体阻滞剂,而以往经常使用的治疗药物地高辛排在第四位,随着时间推移,药物使用经验不断积累,治疗心力衰竭的药物不断改进(表 7-26),使用药物排序变成 ACEI、β 受体阻滞剂、醛固酮受体拮抗剂、ARB、伊伐布雷定、地高辛、利尿剂、神经内分泌抑制剂的联合应用、其他药物。6 年时间,临床应用中利尿剂由第一位降至第七位,地高辛由第四位降至第六位,而 ACEI 由第二位升至第一位,β 受体阻滞剂由第三位升至第二位,值得指出的是醛固酮受体拮抗剂由第五位升至第三位。不难看出,自 2013 年以来,ACEI、β 受体阻滞剂、醛固酮受体拮抗剂已成为治疗心力衰竭最重要的前三种药物,即所谓的"金三角"(图 7-20)。这一变迁结果至今对药物治疗心力衰竭仍有一定的指导作用。

表 7-26 2007—2013 年中国心力衰竭用药排序的变迁

2007 年排序	2007 年用药	2013 年排序	2013 年用药
1	利尿剂(Ⅰ类 A 级)	1	ACEI(Ⅰ类 A 级)
2	ACEI(Ⅰ类 A 级)	2	β 受体阻滞剂(Ⅰ类 A 级)
3	β 受体阻滞剂(Ⅰ类 A 级)	3	醛固酮受体拮抗剂(Ⅰ类 A 级)
4	地高辛(Ⅱa 类 A 级)	4	ARB(Ⅰ类 A 级)
5	醛固酮受体拮抗剂(Ⅰ类 B 级)	5	伊伐布雷定(Ⅱa 类 B / C 级)
6	ARB	6	地高辛(Ⅱa 类 B 级)
7	神经内分泌抑制剂的联合应用	7	利尿剂(Ⅰ类 A 级)
8	伊伐布雷定(Ⅱa 类 B 级 /Ⅱb 类 C 级)	8	神经内分泌抑制剂的联合应用
9	其他药物	9	其他药物

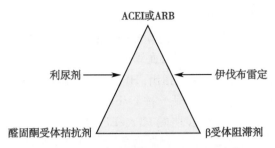

图 7-20　心力衰竭药物治疗的"金三角"

临床上对高血压合并心力衰竭的患者,根据指南及医师的经验进行有针对性的、个体化的降压治疗,同时也应根据患者心力衰竭的分级,酌情选择控制心力衰竭的药物,并取得有益的效果。

通常临床上将慢性心力衰竭分为两种类型,即收缩性心力衰竭和舒张性心力衰竭(表 7-27)。收缩性心力衰竭血压多不升高,但在急性左心衰竭肺水肿患者,常见血压急性增高,需紧急处理。舒张性心力衰竭患者,血压轻度升高,亦需降压治疗。

表 7-27　不同类型心力衰竭血压变化

	收缩性心力衰竭	舒张性心力衰竭
血压	正常或偏低	通常偏高
心脏形态	心脏略扩大或扩大	左心室腔略小或左心室形态正常,左心房略大,可见室间隔向心性肥厚
NP-proBNP	高	较高
射血分数	LVEF<40%	LVEF≥45%(>50%)
影像改变	心脏收缩和舒张功能受损	心脏舒张功能受损
临床表现	显现外周循环受损现象。进行性低心排时可见脉压变小	左心室充盈压升高,脉压正常或略增大

根据 2013 年美国心脏病学会基金会(ACCF)/美国心脏病协会(AHA)心力衰竭指南,提出心力衰竭是复杂的临床综合征,不是单一的、独立的,是一种常见的心血管疾病。这将使高血压合并心力衰竭患者的诊断和治疗提高了难度。指南将收缩性心力衰竭称为射血分数降低的心力衰竭(HFrEF),EF<40%;将舒张性心力衰竭称为射血分数保留的心力衰竭(HFpEF),EF≥50%;并将 EF 值介于两者之间者分为两个亚型,即边缘型 HFpEF(EF 41%~49%)和改善型 HFpEF(EF>40%)。目前认为,随着心力衰竭治疗技术的不断发展,部分心力衰竭逐渐成为一种可以治疗的疾病,在经过自发或通过药物/器械治疗后,心室容积和质量下降,结构恢复正常,即所谓的心肌逆重构,甚至出现临床水平康复,LVEF 正常,但此时尚不能认为是心力衰竭治愈,因为心力衰竭部分病理机制仍在继续进展。但仍然可以看到,该类患者与持续性射血分数降低的心力衰竭(HFrEF)或射血分数保留的心力衰竭(HFpEF)患者有所区别,被认为是一种独特的人群,称为射血分数恢复的心力衰竭(HFreeEF)。

由于 LVEF 在疾病变化的过程中存在动态改变现象,HFpEF 或 HFrEF 与 HFreeEF 之间也可相互转化。一项美国大型流行病学研究说明,在 1 233 例心力衰竭患者中,随访时间 5 年,有 33% 的 HFpEF 患者左室射血分数(LVEF)下降至<50%。同时也见到有 39% 的 HFrEF 患

者出现了左室 LVEF 值改善至≥50% 的现象,说明了 LVEF 值经过适当治疗,心力衰竭患者可以转变为 HFreeEF。一项美国研究结果表明,HFreeEF 患者死亡率为 4.8%,远低于 HFrEF 的 16.3% 和 HFpEF 的 13.2%,HFreeEF 患者心血管死亡率、全因死亡率及相关心力衰竭住院率均显著下降。Penn 心力衰竭研究项目结果指出,HFreeEF 心脏移植或机械循环支持以及全因死亡率都见降低。因此,HFreeEF 被认为是一种 LVEF 改善的标志,但不等于心力衰竭治愈,对 HFreeEF 的认识仍需加强,包括进一步明确 HFreeEF 的确切含义、LVEF 恢复的界限、心肌逆重构及心肌康复的机制、生物学及影像学标志物及相关预测介质等,制定出更合适的个体化特点、精准化更高的管理标准、长期有效的规范化治疗,定期监测与随访,服务于 HFreeEF 患者。

根据《中国心力衰竭诊断和治疗指南 2018》所提出的 2 项慢性心力衰竭重要诊断指标:①生物学标志物升高,即 B 型利钠肽(BNP)> 35pg/ml 或末端 B 型利钠肽原(NT-proBNP)> 135pg/ml 时,即诊断为慢性心力衰竭。②根据超声心动图检测左室射血分数(LVEF)的不同界值,分为射血分数降低的心力衰竭(HFrEF),LVEF < 40%;射血分数保留的心力衰竭(HFpEF),LVEF≥50%;以及射血分数中间值的心力衰竭(HFmrEF),LVEF 为 40%~49%。特别是射血分数中间值的概念与 2013 年美国 ACCF 及 AHA 不同,中国心力衰竭指南讲述得更加明确。这 2 项慢性心力衰竭标准更有利于心力衰竭的诊断。目前有学者提出将 HFpEF 和 HFrEF 保留,去除 HFmrEF,这种心力衰竭分类新概念仍在讨论中。

Micheal 教授认为慢性心力衰竭是常见病,在欧洲该病患者高达 1 500 万例,病死率高,生活质量差,5 年内病死率约为 5%。治疗目的是改善临床症状和体征,改善生活质量,降低住院率,提高生存率。

我国长时间治疗心力衰竭,特别是心脏 EF 值降低的慢性心力衰竭(HFrEF)治疗方案,以"金三角"药物治疗为主。但国内慢性心力衰竭 5 年死亡率仍然很高,可达 35% 以上。2017 年欧洲心脏病学会(ESC)推荐,经 ACEI、ARB 或 β 受体阻滞剂、盐皮质激素受体拮抗剂(MRA)使用增多,但靶剂量达标不足的情况仍非常多见。

近年来,临床上以"金三角"药物组合为基础治疗慢性心力衰竭(HFrEF)取得了一定成效,但对于改善临床症状方面却收效甚微。目前,国内外学者提出应通过以下 3 项措施改善患者的临床症状:①应控制患者增快的心率:临床经验认为,慢性心力衰竭(HFrEF)患者心率多可控制在 70 次 /min 左右。在中国大样本注册研究结果表明,门诊心力衰竭患者心率平均在 80 次 /min 左右,2018 年中国心力衰竭诊断和治疗指南中建议将慢性心力衰竭(HFrEF)患者静息心率维持在 60 次 /min 左右(目标心率)。但临床所见慢性心力衰竭(HFrEF)患者个体差异很大,应根据个体化药物治疗原则合理、安全、有效地达到目标心率。当前控制慢性心力衰竭(HFrEF)患者增快心率的主要药物为依伐布雷定,该药具有直接降低心率的作用,如果合并应用 β 受体阻滞剂,降低交感神经活性,对减慢增速心率的效果更佳。②应拮抗神经内分泌的过度激活效应:沙库巴曲缬沙坦优于其他药物。该药是治疗慢性心力衰竭的新药,PARADIGM-HF 研究证实,沙库巴曲缬沙坦较依那普利可显著降低心血管死亡风险约 20%,标志着沙库巴曲缬沙坦不是传统的神经内分泌系统抑制药物,而是一种新的神经内分泌调节药物,其最大特点是降低了心血管水肿的风险。而这一效应是通过抑制 RAAS 并调节利钠肽系统的双重机制,达到改善心力衰竭症状的目的。目前,治疗慢性心力衰竭的新药还有达格列净及维拉西胍,目前维拉西胍正在进行射血分数保留的心力衰竭(HFpEF)临床实验。③应进一步排出体内滞留体液:醛固酮受体拮抗剂等利尿剂是必不可少的药物。以上四种药物酌情联合应用,对改善慢性心力衰竭(HFrEF)患者的临床症状具有良好效果。

第十一节　高血压患病率上升趋势的启迪

中国 20 世纪 50 年代末期（1958—1959）高血压患病率比较低，为 5.10%。1964 年全国 11 个省、自治区、直辖市采用统一普查方案，共调查 494 331 人，统计高血压患病率为 3.4%～7.3%。1979—1980 年为 7.73%。之后高血压患病率上升很快，1991 年为 11.88%，2002 年为 18.8%。2012 年《中国居民营养与慢性病状况调查》官方数据结果显示，全国 18 岁以上居民高血压患病率为 25.2%。随着日月更新，高血压患病率在不断增长，2015 年全国高血压调查显示高血压人群的知晓率、治疗率和控制率分别为 51.6%、45.8% 和 16.8%，患病率达到了 27.9%。2016 年中国 30 个省份高血压流行病学汇总分析数据为 28.9%。同年，在高血压学术会议上，高血压患病率有 30%，甚至 33% 的报道。2017 年心血管疾病高危人群早期筛查与综合干预项目（CHINA FEACE）甚至提出，高血压检出率为 37.2%。尽管该筛查项目不是一项全国高血压患病率调查研究，尚不能代表全国的高血压患病率，但仍可说明现实中国存在着庞大的高血压患病群体。应该说明上述多次国内较大范围高血压患病率抽样调查，其结果仍是人群中高血压患病的粗率。2018 年中国高血压防治指南认为，目前中国高血压患病率为 27.9%（粗率），标化率为 23.2%。

就高血压患病率而言，尽管时间不同、调查项目不同、入组人员也不尽相同，还有调查季节、地域、环境、采用统计学方法等有所差异，所观察的结果可能也有不同，但总体显示出高血压患病率随着时间的推移，不但没有下降，反而呈上升趋势。

究其原因，在 20 世纪 80 年代后，我国经济迈进迅速发展的快车道，人们工作进入了紧张的快节奏，不健康的生活方式随之而至，身体超重、高血压、高血脂、高血糖现象快速增长，无视身体健康情况普遍存在，还有人口老龄化等因素可能也促使高血压患病率逐步升高。

中国高血压患病率不断攀升的趋势早已引起了相关主管单位及高血压专家的关注。2015 年在北京举办的高血压患病率报告会上，笔者曾提出对国内高血压患病率快速上升的情况表示担忧，提到不能让这种现象继续发展下去，建议制定相应措施，进行有效遏制。虽然降低高血压患病率难度较大，但相信在国家有关机构的支持下，在参与者的共同努力下，通过组织实干的研究团队，制定切实可行的策略与计划，高血压患病率的攀升趋势可以被遏制，甚至不断地降低。为实现这一目标，建议采取以下 3 种措施：①从源头即儿童时期做起，密切关注儿童、青少年血压改变，切实进行饮食方式管理，创造良好的生活环境，控制儿童及青少年体重，减少小胖墩及肥胖青少年。②做好成年人高血压前期管理，这是降低高血压患病率的关键点之一。由于成年人高血压前期患病率较高，约为 37%，研究显示高血压前期进展为高血压的比例为 16.25%。尽管非药物治疗法是当前治疗高血压前期的重要手段，但对于有症状的高血压前期患者，药物治疗也是防止其发展为高血压的重要方法之一。③加强宣传教育，提高群众对预防高血压重要性的认识。

第十二节　高血压的现代管理

近年来，高血压的定义、治疗方式或降压理念较既往有了很大的变化，其概念由原发性高血压，转变为高血压是以血压增高为主要临床表现的心血管综合征。血压测量不但注重诊室血压，更应关注家庭血压，24 小时动态血压观测也要院内和院外并重。血压管理的区域也是城乡并举。治疗动向也由单纯降压转向以降压为核心，保护靶器官和预防心脑血管事件发生的现代高血压管理新理念。新近的国内外高血压防治指南提出的高血压科学管理建议，均强调以血压水平和患者整体心血管风险分层作为起始治疗的依据。根据心血管风险分层的结果，指导、选择特异性针对某种升压机制的药物进行治疗，推行规范化、全程化、个体化、综合化管理，达到总体降低心血管风险的最终目标。

　　2015年国务院办公厅印发《关于推进分级诊疗制度建设的指导意见》指出，到2020年，分级诊疗服务能力全面提升，保障机制逐步健全，布局合理、规模适当、层级优化、职责明晰、功能完善、富有效率的医疗服务体系基本构建，基层首诊、双向转诊、急慢分治、上下联动的分级诊疗模式逐步形成，基本建立符合国情的分级诊疗制度。高血压是人群中最常见的慢性病，应从基层医院开始重视对高血压的检出，而不是等到出现并发症后再到大医院就诊。做到高血压早发现、早治疗、早达标，将高血压管理放在基层，加强对基层高血压的筛查和防治。做到患者本人是疾病管理的第一责任人，进一步规范我国高血压防治工作。目前高血压等慢性疾病对健康的危害受到了社会广泛关注，特别是国家已将高血压防控列为优选项目，得到各级领导的重视，政府不断加强投入，增加社区财政补贴，增设医务人员数量，更新医疗设备，为促进我国高血压防治工作的发展提供了有利的条件。

　　2017年10月26日在北京高血压全程管理论坛会议上，刘力生教授指出，《中国防治慢性病中长期规划（2017—2025年）》和"健康中国2030"均将高血压作为我国慢性病防治重点，强调对血压的控制。我国高血压防治目标是，到2020年实现1亿患者的收缩压（SBP）控制到<140mmHg。同时还需要进一步简化指南，促进指南落地，从而使更多的基层医务人员加入高血压管理的队伍中，实现对于高血压管理的全覆盖。

（刘国树）

参 考 文 献

[1] OGIHARA T, KIKUCHI K, MATSUOKA H, et al. The Japanese Society of Hypertension Guidelines for the Management of Hypertension（JSH 2009）[J]. Hypertens Res, 2009, 32（1）: 3-107.

[2] MANCIA G, LAURENT S, AGABITI-ROSEI E, et al. Reappraisal of European guidelines on hypertension management: a European society of Hypertension Task Force document[J]. J Hypertens, 2009, 27（11）: 2121-2158.

[3] IBSEN H. Antihypertensive treatment and risk of cardiovascular complications: is the cure worse than the disease?[J]. J Hypertens, 2009, 27（2）: 221-223.

[4] KATSI V, SKALIS G, PAVLIDIS A N, et al. Angiotensin receptor neprilysin inhibitor LCZ696: a novel targeted therapy for arterial hypertension?[J]. Eur Heart J Cardiovasc Pharmacother, 2015, 1（4）: 260-264.

[5] SPRINT Research Group, WRIGHT J T Jr, WILLIAMSON J D, et al. A randomized trial of intensive versus standard blood-pressure control[J]. N Engl J Med, 2015, 373（22）: 2013-2116.

[6] 喜杨, 孙宁玲. 2017加拿大高血压教育计划高血压指南介绍[J]. 中国医学前沿杂志（电子版）, 2017, 9（6）: 19-27.

[7] 韩雅玲, 张健. 心脏病学实践2017[M]. 北京: 人民卫生出版社, 2017.

[8] MCQUEEN M J, HAWKEN S, WANG X, et al. Lipids, lipoproteins, and apolipoproteins as risk markers of myocardial infarction in 52 countries（the INTERHEART study）: a case-control study[J]. Lancet, 2008, 372（9634）: 224-233.

[9] 诸骏仁,高润霖,赵水平,等. 中国成人血脂异常防治指南(2016 年修订版)[J]. 中国循环杂志,2016, 31(10):937-953.

[10] 刘国仗. 高血压 [M]. 北京:中华医学电子音像出版社,2006.

[11] 王文. 对近期发表的高血压研究的认识 [J]. 中国循环杂志,2016,31(11):1130-1132.

[12] 王伟. 高血压前期研究进展 [J]. 心血管病学进展,2012,33(4):487-490.

[13] 季春鹏,郑晓明,朔华,等. 静息心率对高血压前期人群进展为高血压的影响 [J]. 中华心血管病杂志,2014, 42(10):860-864.

[14] 李立明,饶克勤,孔灵芝,等. 中国居民 2002 年营养与健康状况调查 [J]. 中华流行病学杂志,2005,26(7): 478-484.

[15] 国家卫生计生委疾病预防控制局. 中国居民营养与慢性病状况报告(2015 年)[M]. 北京:人民卫生出版 社,2015.

[16] 范国辉,王增武,张林峰,等. 2013 年北方四区县农村高血压患病病、知晓率、和控制率调查 [J]. 中华医 学杂志,2015,95(8):616-620.

[17] 国家心血管病中心. 中国心血管病报告 2015[M]. 北京:中国大百科全书出版社,2016.

[18] 刘国树. 顽固性高血压定义的演变 [J]. 中国药物应用与监测,2016,13(6):329-332.

[19] 刘国树. 难治性和顽固性高血压定义的当代认识 [J]. 中华高血压杂志,2018,26(9):801-803.

[20] 刘国树. 多国高血压指南联合用药推荐方式的评述 [J]. 中华高血压杂志,2016,24(11):1008-1013.

[21] TOPOL E J,CALIFF R M,PRYSTOWSKY E N,et al. Topol 心血管病学:第 3 版 [M]. 胡大一,主译. 北 京:人民卫生出版社,2009.

[22] 苏海. 关于我国高血压患病率的几个问题 [J]. 中华高血压杂志,2018,26(11):1001-1002.

[23]《中国高血压防治指南》修订委员会. 中国高血压防治指南(2018 年修订版)[M]. 北京:中国医药科技出 版社,2018.

[24] 王继光. 健康中国　健康血压 [J]. 中华心血管病杂志,2019,47(3):169-170.

[25] 迟相林,王英杰,林旭波,等. 降压治疗需要关注的几个问题 [J]. 中华高血压杂志,2019,27(8):701-704.

[26] 赵冬. 中国人群血脂异常流行趋势和治疗控制现状 [J]. 中华心血管病杂志,2019,47(5):341-343.

[27] WANG Z,CHEN Z,ZHANG L,et al. Status of hypertension in China:results from the china hypertension survey,2012-2015[J]. Circulation,2018,137(22):2344-2356.

[28] 刘靖. 中青年高血压前期需要管理,生活方式干预应仍作为首选 [J]. 中华高血压杂志,2019,27(4): 301-302.

[29] 陈源源,王增武,李建军,等. 高血压患者血压、血脂综合管理中国专家共识 [J]. 中华高血压杂志,2019, 27(7):605-614.

[30] 王继光,程艾邦. 血压 130～139/80～89mmHg 不能轻视 [J]. 中华心血管病杂志,2018,46(9):672-674.

[31] 刘力生. 高血压慢性病管理与展望 [J]. 中华高血压杂志,2019,27(3):209-210.

第十章　中医对高血压的治疗

　　祖国医学有着数千年的悠久历史,其诞生、存在和发展来自漫长的生活及临床实践,又被大量的生活及临床实践不断地证明、修正和提炼,最终成为具有朴素的唯物论和辩证法思想的理论体系。中医学的特点包括:整体观念及辨证论治。整体观念就是指人是一个整体,人与自然、社会也是一个整体。具体到高血压病的诊治时,它不仅从性别、年龄、地域、季节、病程、体质、各脏腑的功能状态和彼此间的关联进行内外环境、情志变化、诱因和成因的分析和归纳,而且因人、因地、因时地实施个体量化治疗。辨证论治则是中医认识疾病和治疗疾病的原则。通过"望、闻、问、切"四诊收集的资料、症状和体征,对该疾病进行分析、综合,以辨清疾病的原因、性质、部位,以及邪正之间的关系等。辨证论治是指导我们临床治疗的基本法则。它根据发病的时间、地区以及患者机体的反应性不同,或处于不同的发展阶段,给予正确的方药,从而避免头痛医头、见热退热的局部对症治疗。

　　当然在中医典籍中并没有高血压病名的记载,它纯粹是现代医学的概念,但我们不难发现中医学2000余年的文字典籍中有许多类似于高血压病临床症状、病程发展、预后转归的记载。如孙思邈在《千金要方》风眩篇中指出,夫风眩之病起于心气不定,胸上蓄实,故有高风面热之所为也。痰热相感而动风,风心相乱则闷瞀,故谓之风眩。清朝李用粹在《证治汇补》中提到,平人手指麻木,不时眩晕,乃中风先兆,须预防之。基于此,目前中西医学界较为一致地认为,古代文献中眩晕、头痛、肝风、中风等证,部分应相当于现代的高血压病的表现,其中又以眩晕为主。

　　中医学认为,高血压是风、火、痰、虚、阴阳失衡等致病的结果。夫风为天地浩荡之气,正顺则能生长万物,偏邪则能伤害品类,人或中邪风,鲜有不致毙者。风邪之气中于人也,其状奄忽。盖风性紧暴,善行变数,其中人也卒,其眩人也晕,激人涎浮,昏人神乱。由此可见风邪善行善变,这就与高血压病所表现出来的眩晕动摇、眼花不定、病发卒然等特征相似。前人在论述头痛、中风的理论中,常提及"火"。如《丹溪心法》中风篇中记载,中风之证,多是老年因怒而成。盖老年肾水真阴衰,火寡于畏,适因怒动肝火,火无所制,得以上升,心火得助,邪热暴甚,所以僵仆不知人事,火载痰上,所以舌强不语,口眼㖞斜,痰涎壅盛也。《丹溪心法》头眩篇中记载,头眩,痰挟气虚并火,治痰为主,挟补气药及降火药。无痰则不作眩,痰因火动。由此可见痰也与高血压病的发生相关。同时古人观察到"肥人眩晕,气虚有痰",这又与现代医学流行病调查发现肥胖与高血压发病相关的理论不谋而合。以虚立论者可以上溯至《黄帝内经•灵枢》海论篇,髓海有余,则轻劲多力,自过其度;髓海不足,则脑转耳鸣,胫酸眩冒,目无所见,懈怠安卧。而在《景岳全书》眩运篇更是肯定地指出,无虚不能作眩,当以治虚为主,而酌兼其标。除上述致病因素外,在中医学理论中,高血压病的病位主要集中在肝、肾两脏，且其阴阳失衡的具体表现也是在于肝、肾的功能失调。中医理论中，肝的主要生理功能是主疏泄、主藏血，表现为调畅气机、调畅情志、促进脾胃运化、贮藏血液、调节血量等功能。长期精神紧张便可致肝的疏泄失职，进而导致肝气郁结，"气有余便是火"，气火上逆，上窜于巅，而引起血压升高，临床可见头痛昏胀、眩晕、口苦目赤、耳鸣、易怒等症。故张锡纯曰："脏腑之气有升无降，则血随气升者过多，遂至充塞于脑部。"可见高血压病的发生与肝升过度、气血紊乱相关。此外，肝主藏血，尤其对外周血量的调节具有重要意义，因此各种原因致肝的藏血功能失调，都加重血液供求的不平衡而使血压升高。肾为先天之本、阴阳之根，藏精主水、主纳气。五脏之阴非赖肾之真阴以滋。若先天禀赋不足或劳欲过度，可致肾阴亏虚，水不涵木，肝阳偏亢，而"内风时起"。五脏之温养有赖肾之命火，肾阳虚损，波及心脾，可致心、脾、肾阳虚，三焦气化失职，从而导致全身水液代谢失常，血脉瘀阻，而引起血压升高，严重者可致心力衰竭等合并症出现。当然在高血压疾病发生、发展的过程中，由于阴阳失衡、肝肾失调等多种病因，必定会影响其他脏器，治疗中应根据患者个体差异，辨证施治。由于原发性高血压病为终生性疾病，无论是中医还是西医，目前都还没有根治的方法，因此需要终生服药。中药方剂在单纯降压方面似乎均难以与西药的降压药一比高低，但它也有自己的优势。首先，可以改善患者症状，提高生活质量。经常在临床上看到一些高血压病患者出现头晕、乏力、心烦、急躁易怒、失眠等症状，虽然服用了降压的西药使血压下降，但上述症状未见明显改善，这时如果运用中医的辨证施治，阴虚者滋阴，阳亢者潜阳，火旺者降火，痰浊者祛痰化浊，往往能达到既降血压，又消除症状、改善患者生活质量的效果，就此而言是降压西药无法比拟的。其次，在防治高血压病靶器官损害方面作用显著。最后，可采用中医非药物疗法预防和治疗轻度高血压病。以上3点正是中医治疗高血压病的优势所在，下面笔者就临床中常见的中医治疗方法总结如下。

第一节 辨 证 论 治

一、肝阳上亢

肝阳上亢是由肝气郁结，郁久化火，营引暗耗，或素体阴亏，阴不潜阳，肝阳亢逆于上所致。

症见：眩晕，耳鸣，头痛且胀，面赤烘热。失眠多梦，烦躁易怒，头重脚轻，咽干口燥。舌质红，脉弦细数或弦劲有力。

治法：滋阴平肝潜阳。

方药：天麻钩藤饮化裁、杞菊地黄丸。

选用药物：天麻、夜交藤、杜仲、菊花、罗布麻、钩藤、川牛膝、桑寄生、石决明、白芍、山栀、益母草、夏枯草、地龙。

二、肝火亢盛

肝火亢盛是由五志化火、过食肥甘温补之品等，火热蕴结肝经，肝火内炽，冲逆于上所致。

症见：头胀痛，眩晕耳鸣，目赤肿痛，烦躁易怒，面红口苦。胁肋灼痛，失眠多梦，口干渴，小便短赤，大便秘结。舌质红，苔黄，脉弦数。

治法：清泻肝火。

方药：当归龙荟丸、龙胆泻肝汤、泻清丸。

选用药物：龙胆草、夏枯草、栀子、芦荟、柴胡、青蒿、羚羊角、菊花、丹皮等。

三、肝阳化风

肝阳化风是指肝肾阴亏，阴虚于下，阳亢于上，脉络空虚，复由情志恼怒，或劳力过极引动而发。

症见：抽搐，拘挛，肢体麻木，口眼歪斜，语言不利，半身不遂。卒然僵仆，头痛如掣，眩晕欲倒，腰膝酸软，面红口干，甚则神志不清。舌质红绛，脉弦。

治法：滋阴平肝熄风。

方药：镇肝熄风汤。

选用药物：天麻、钩藤、僵蚕、蝉衣、蜈蚣、水牛角、牛黄、生白芍、牛膝、羚羊角等。

四、肝阴虚证

肝阴虚证多由禀赋不足，肾阴亏耗，精不化血，或情志不舒，肝郁化火，暗耗肝阴，阴亏不能制阳，虚热内生。

症见：头晕目眩，两目干涩，五心烦热，口干咽燥。肢麻筋挛，爪甲不荣，烦躁易怒，两颧红赤，尿黄便干，潮热盗汗。舌质红，少苔，脉弦细或弦细数。

治法：滋养肝阴。

方药：一贯煎、杞菊地黄丸。

选用药物：枸杞子、阿胶、白芍、女贞子、当归、熟地黄、山萸肉、何首乌、鳖甲、枣仁、柏子仁等。

五、肾阴虚证

肾阴虚证是由久病伤肾，或失血耗液，或房劳过度，或热病后期，耗伤肾阴，或情志内伤，暗耗肾水所致。

症见：头晕目眩，耳鸣耳聋，腰膝酸软，五心烦热，潮热盗汗。健忘少寐，遗精早泄，口燥咽干，尿黄便干。舌质红，少苔，脉细数。

治法：滋肾养阴。

方药：六味地黄丸。

选用药物：地黄、山萸肉、何首乌、女贞子、玄参、枸杞子、旱莲草、龟板、鳖甲、知母、黄柏、地骨皮等。

六、肝肾阴虚

肝肾阴虚多由久病营阴内耗、肝血不足，或房劳过度、肾精亏损，肝肾阴液不足，虚火浮动所致。

症见：头晕目眩，耳鸣如蝉，咽干口燥，五心烦热。健忘失眠，颧红唇赤，腰膝酸软，盗汗遗精，月经量少。舌红绛，少苔，脉细数。

治法：滋阴潜阳。

方药：杞菊地黄丸。

选用药物：枸杞子、白芍、女贞子、丹皮、生地黄、山萸肉、何首乌、鳖甲、菊花、石斛、玄参、天花粉、旱莲草、五味子等。

七、气阴两虚

气阴两虚是因外感或内伤致使机体元气和真阴两方面同时不足，导致机体有远期耗损，又有阴虚火旺等症状。

症见：神疲乏力，语声低微，汗出气短，少气自汗，纳呆便溏。口干咽痛，五心烦热，午后潮热，颧红，低热盗汗。干咳少痰，咳呛咯血，上气喘促，头晕目眩，心悸肢肿，腰酸耳鸣。舌质红，苔少而薄，或有裂纹，脉虚细而数。

治法：益气培元，滋阴降火。

方药：生脉散、清燥救肺汤。

选用药物：党参、太子参、麦冬、南北沙参、西洋参、石斛、生地黄、山药、枸杞子、山萸肉、地骨皮、五味子、鳖甲等。

八、心火亢盛

心火亢盛是指多由五志过极、过食辛辣等导致心火内炽，扰乱心神所致。

症见：口舌生疮，心悸失眠，烦躁不安，面赤口渴，胸中烦热，尿赤，甚则狂躁谵语，或昏仆不知人大便秘结。舌质红，舌尖独赤，脉数有力。

治法：清心泻火。

方药：泻心汤。

选用药物：栀子、黄连、水牛角、羚羊角、牛黄、生地黄、玄参、朱砂、连翘、芦根、麦冬、紫草、莲子芯。

九、心肾不交

心肾不交是指多由房事不节，久病过劳，或过服温燥之品导致肾水不能上济心火，或心火不能下交肾水，水火失去相对平衡所致。

症见：心烦惊悸，健忘少眠，多梦遗精。眩晕耳鸣，口干咽燥，潮热盗汗，五心烦热，腰膝酸软，尿黄便干。舌质红，无苔，或苔薄少津，脉细数。

治法：交通心肾。

方药：黄连阿胶汤、天王补心丹、交泰丸。

选用药物：生地黄、茯苓、天冬、麦冬、五味子、丹参、玄参、莲子、知母、黄柏、黄连、肉桂。

十、阴阳两虚

阴阳两虚是指人体阴阳俱不足，脏腑的功能与阴精均亏损所致。

症见：畏寒肢冷，倦态乏力，少气懒言，自汗盗汗，午后潮热，五心烦热。形体羸弱，精神萎顿，心悸失眠，头晕目眩。舌质胖嫩，脉细数无力。

治法：滋阴助阳。

方药：肾气丸。

选用药物：熟地黄、黄精、附子、肉桂、山萸肉、巴戟天、肉苁蓉、紫河车、女贞子、枸杞子等。

十一、阳虚证

阳虚证是指多由先天禀赋不足，久病体虚，或寒邪伤阳导致阳气不足，脏腑功能衰退所致。

症见：畏寒肢冷，倦怠乏力，少气懒言，自汗。面色淡白，口淡不渴，小便清长，大便溏薄。舌质淡白，脉虚迟或沉细。

治法：温阳益气。

方药：肾气丸、右归饮。

选用药物：附子、肉桂、山萸肉、巴戟天、肉苁蓉、紫河车、熟地黄、仙茅、鹿茸、淫羊藿等。

十二、痰湿壅盛

痰湿壅盛多由饮食失常，引起脾阳不振，脾气亏虚，健运失职，聚湿生痰，痰湿中阻，浊阴上蒙；或郁而化火，痰火上扰所致。

症见：眩晕头痛，头重如裹，胸闷腹胀。食欲不振，恶心呕吐，心悸失眠，或神疲嗜卧，便溏肢重。舌体胖大，苔滑腻，脉滑或缓。

治法：燥湿化痰利窍。

方药：二陈汤、半夏白术天麻汤。

选用药物：陈皮、半夏、白术、苍术、厚朴、茯苓、旋复花、天麻、菖蒲、胆南星、僵蚕等。

十三、血瘀证

血瘀证多由疾病病程长，久病损正，气滞不行，气虚无力，血流不畅，动行受阻，脏腑经络的局部或全身瘀血停滞所致。

症见：头晕，头阵发性刺疼、夜甚，曾出现过卒中或心肌梗死，病程长，舌质紫暗，脉涩。

治法：活血化瘀。

方药：血府逐瘀汤、大黄䗪虫丸、补阳还五汤。

选用药物：丹参、赤芍、桃仁、红花、大黄、川芎、水蛭、虻虫、茜草、五灵脂等。

第二节 名 家 名 方

一、祝谌予治验

祝老治疗高血压分为实性、虚性高血压两大类。

实性高血压以收缩压升高、脉压大为特点。此类型多因肝火上炎，肝阳上亢所致。治宜清肝泻火，平肝潜阳。方用：夏枯草15g，苦丁茶10g，菊花10g，黄芩10g，槐花10g，钩藤10g，茺蔚子10g，桑寄生20g，怀牛膝15g，石决明30g（先下）。

虚性高血压以舒张压增高为主，脉压偏小。此类型又可以分为：①肝肾阴虚型，治宜滋补肾阴，平肝降压。方用：杞菊地黄汤加钩藤10~15g，夏枯草15g，黄芩10g，桑寄生20g，怀牛膝15g，杜仲10g。②阴阳两虚型，治宜温补肾阳，兼滋肾阴。方用：桂附地黄汤加续断15g，杜仲10g，桑寄生20g，怀牛膝10g，淫羊藿10g等。

二、柴浩然治验

柴老将高血压分为4型论治：①清肝血热法，适用于肝火炽盛型。自拟方用：龙胆6~9g，菊花9~15g，钩藤12~18g，竹茹15~24g，决明子15~30g，栀子9~12g，黄芩6~9g，玄参9~15g。②平肝熄风法，适用于肝阳上亢、肝风内动型。自拟方用：珍珠母24~30g，生石决明 24～30g, 生白芍 15～18g, 生牡蛎 15～24g, 生龟甲 15～24g, 甘草 6g。③滋阴潜阳法, 适用于肾阴不足、虚阳失潜型。自拟方用: 蒸何首乌 18～24g, 女贞子 9～15g, 生地黄 9～15g, 菊花 9～15g, 墨旱莲 9～12g, 桑寄生 9～15g, 怀牛膝 9～15g, 珍珠母 15～30g, 炙龟甲 9～15g, 枸杞子 9～15g, 炙甘草 6g。④补阴和阳法, 适用于肝肾不足、阴阳两虚型。自拟方用: 熟地黄 15～24g, 山茱萸 6～10g, 淫羊藿 9～12g, 杜仲 9～12g, 桑寄生 9～12g, 巴戟天 9～12g, 怀牛膝 12～15g, 炙龟甲 12～15g, 珍珠母 15～30g, 炙甘草 6g。

三、高辉远治验

高老认为高血压病主要与肝关系密切, 常累及肝肾、肝心、肝胆, 并总结治疗高血压病 8 法如下: 泻肝清热法, 以龙胆泻肝汤加减; 平肝熄风法, 以天麻钩藤饮加减; 平肝温胆法, 以温胆汤加味; 育阴潜阳法, 以建瓴汤加减; 滋补肝肾法, 以首乌丹加减; 温肾补阳法, 以八味地黄丸加减; 培补心肾法, 以炙甘草汤加减; 补阴和阳法, 以二仙汤加味。

四、邓铁涛治验

邓老认为在治疗高血压病中, 均应加重镇之品, 审其阴、阳、虚、实、痰浊等不同, 用生牡蛎(阴虚阳亢), 龟甲、鳖甲(阴虚), 代赭石(痰浊), 磁石(阳虚)。另外, 脉压小, 大补其气, 用参杞。凡降压用黄芪 30g 以上, 而升血压用补中益气汤(黄芪不可重用), 维持血压用黄芪、何首乌各 30g, 桑椹 12g, 杜仲 10g。并将该疾病分为 4 型: ①肝阳上亢型, 治宜平肝潜阳, 自拟方用石决牡蛎汤: 石决明 30g(先煎), 生牡蛎 30g(先煎), 白芍 15g, 牛膝 15g, 钩藤 15g, 莲子心 6g, 莲须 10g; ②肝肾阴虚型, 治宜滋肾养肝, 自拟方用莲肾汤: 莲须 12g, 桑椹 12g, 女贞子 12g, 墨旱莲 12g, 山药 15g, 龟甲 30g(先煎), 生牡蛎 30g(先煎), 牛膝 15g; ③阴阳两虚型, 治宜补肝肾潜阳, 自拟方用肝肾双补汤: 桑寄生 30g, 何首乌 24g, 川芎 9g, 淫羊藿 9g, 玉米须 30g, 杜仲 9g, 磁石 30g(先煎), 生龙骨 30g(先煎); ④气虚痰浊型, 治宜健脾益气, 自拟方用赭决七味汤: 黄芪 30g, 党参 15g, 陈皮 6g, 法半夏 12g, 茯苓 15g, 代赭石 30g(先煎), 决明子 24g, 白术 9g, 甘草 2g。

(冷 鹏)

第八篇　老年高血压

第一章　中国老年人健康状况概要

随着人类社会不断进步、科学飞速发展、生活方式合理改善，人类的平均寿命不断延长，致使人口老龄化成为世界性潮流。在联合国第二届世界老龄大会开幕式上（2002 年），联合国前秘书长安南指出："全世界正在经历着前所未有的人口转变，从现在到 2050 年，老年人口总数将从约 6 亿人增加到约 20 亿人，全世界将会第一次出现 60 岁以上老年人口超过 15 岁以下少年儿童人口的情况。在老年人口的增长中，发展中国家的速度最快，预测到 2050 年，发展中地区的老年人口数量将是现在的 4 倍"。

中国是一个地大物博、人口众多的国家，目前中国人口数目位居世界第一。老龄人口不断快速增长，已超过了目前的经济增长速度，这将对我国的国民经济发展及社会稳定产生重大影响。老年群体是社会相对弱势且又在迅速扩大的群体，如何实现健康老龄化，提高老年人的生活质量是全社会亟待解决的难题，老年人要尊重、要健康、要长寿，已成为老龄工作者追求的目标。我国制定了一系列老年医疗卫生服务的政策，积极发展老年卫生保健事业。我国现阶段的老年人生活在农村比较多，受教育水平低，慢性病患病率较高，自我保健意识与健康素质较差；同时，由于受传统医学模式的影响，目前还未出台适合老年人的医疗服务模式。这就说明对老年人卫生健康工作形势紧迫、严峻，还有大量工作去完成，还有相当长的路要走。

第一节　老年的由来与发展

老年是人类发展的客观现象，随着人口老龄化的进程，世界性人口结构也会发生变化。人口由早期的高出生率、高死亡率，逐渐向低出率、低死亡率方向转化。这种变化通常称为人口转型，人类平均寿命延长，使老年人口的绝对数字和相对比例明显增加，人类的老龄结构趋于老化，老年人越来越多。老年是如何划分的呢？我们知道，"老年"二字是人为划分的，在不同的时代、不同的社会，年龄划分的标准也不同。在我国古代对年龄的界定就有记载，《黄帝内经•灵枢》卫气失常篇中记载："人年五十以上为老，二十以上为壮"，《千金要方》中说："三十岁以上为壮，五十岁以上为老"。不难看出，由先秦至唐代以老龄 50 岁以上称为老年。从历朝历代关于人到老年可免其徭役的规定，可推知传统的老年期在 55～66 岁。1956 年联合国将 65 岁以上界定为老年，西方发达国家根据俾斯麦（Bismarck）规定 65 岁为退修年龄；目前德国规定 67 岁为退休年龄，北欧有的国家退休年龄延长至 70 岁。1982 年维也纳联合国老龄问题世界大会提出以 60 岁为老年期的开始年龄，世界卫生组织建议亚太地区和发展中国家以60岁作为老年标准,我国将60岁作为老年人的年龄界限,因我国大多数60岁以上的人,也已表现出明显的老化现象。据统计,在55~60岁患病率高、慢性病也逐年增加,因此定60岁为老年是适宜我国国情的。1982年4月中华医学会老年医学分会研究决定,我国老年标准为60岁。

年龄划分标准是人为的,缺乏生物学证据。这种人为地将个体化的人按着年龄划分为老年人有些武断,因为人的个体差异很大,年龄与生理、心理、器官退行性改变程度不一样,故造成生理年龄和心理年龄的不平衡。例如,有的人已60岁,但其心理、身体状况均很好,也就是尚未达到老龄,如果让其退休会造成人才浪费。有些学者按照老年人工作能力、健康状况,分为实际年龄(年代年龄)、社会年龄(社会学)、心理年龄(心理学)和生理年龄(生物学)。人口学将老年人的不同年龄段分为准老年人(55~64岁)、青年老年人(65~75岁)和高龄老年人(75岁或80岁以上)。有些专家提出,中老年人为45~59岁;老年人为60~79岁;高龄老人为80岁以上,长寿老人为90岁以上,还有百岁老人为100岁以上。有些老年病学者认为人类年龄划分标准定为:婴幼期(童年)0~14岁;青年期(青少年)15~24岁;中年期(中壮年)25~44岁;老年前期(初老年)45~59岁;老年期(老年)60岁以上。西方国家将80岁以上的老年人称为老老年人(old old man)。

第二节　世界老龄化发展态势

欧洲是世界上最早出现老龄化的地区,1850年法国进入老龄化社会,成为全世界第一个走进老龄化的国家。1950年全世界已有15个国家进入老龄化社会,到了1998年先后有67个国家和地区进入老龄化社会,60岁以上的老年人高达20%以上。联合国有关部门预测,到2025年全世界大多数发达国家和发展中国家都将进入老龄化社会(表8-1)。

表8-1　世界人口老龄化趋势

年份/年	全世界老年人口数/人	占总人口百分率	发达国家老年人口数/人	占总人口百分率	发展中国家老年人口数/人	占总人口百分率
1950	202 310	3.0%	94 558	11.4%	107 751	6.4%
1970	308 456	3.4%	149 642	14.3%	158 832	6.0%
1980	331 206	8.8%	173 325	15.3%	207 880	6.3%
1990	434 727	9.2%	203 630	16.8%	281 091	7.0%
2000	608 693	9.9%	234 563	18.4%	374 130	7.7%
2025	1 171 375	14.3%	329 553	23.6%	841 842	12.4%

注:老年人的年龄标准为≥60岁。

据有关单位统计,2000年时全世界60岁以上人口有6亿人,占总人口数的10%左右。但人口老龄化发展很不均衡,发展中国家增长率比发达国家更高,但发达国家人口老化现象明显,1996年有人统计65岁以上老年人在发展中国家只占5%,发达国家中占14%。据最新资料显示,全世界的老年人每年新增加900万人,到了2010—2015年将续增至1 450万人。预计到2050年,5个人当中可以看到1个老年人。目前老龄老人增长势头十分可观,80岁以上的老年人将占老年人总数的10%,预计2050年时达到25%以上(表8-2)。

表 8-2　世界人口发展资料

	2001 年人口数 / 亿人	2050 年人口数 / 亿人	1995—2000 年平均人口增长率	1995—2000 年平均人口增长率	2000—2005 年总合生育率	2003 年婴儿死亡率	2001 年预期寿命（男 / 女）/ 岁
全世界	61.34	93.22	1.5%	1.2%	2.68%	55‰	63.9/68.1
发达地区	11.93	11.88	0.3%	0.2%	1.50%	8‰	71.9/79.3
欠发达地区	49.40	81.41	1.8%	15%	2.92%	59‰	62.5/65.7
中国	12.85	14.62	1.0%	0.7%	1.80%	37‰	69.1/73.5

　　中国人口老龄化进程大致与世界其他国家大同小异，即由高出生率至低出生率，同时死亡率不断降低。回首中华人民共和国成立初的 20 年里，人口数量增长很快，20 世纪 70 年代之后国家实行了计划生育措施，人口出生率下降，而科技水平发展，人民生活水平明显提高，疾病得到及时、有效的控制，人民的平均寿命延长，使老年人增长速度高于总人口的增长。目前 60 岁以上老年人口增长速率明显快于 60 岁以下的人口数量。预计到 2015 年老年人口将超过 2 亿人，2021—2030 年将超过 3 亿人，2031—2040 年有望超过 4 亿人。老年人口比例占 27.0%，老年人的数量雄居世界第一。问题是我国人口老龄化的进程快于经济发展速度，同时又缺乏足够的经济基础来承担庞大的老年群体的医疗、保健、赡养等保障系统，故必须看到这个问题的严重性（表 8-3）。

表 8-3　全国不同年龄组的人口增长预测

年龄组 / 岁	1990 年人口 / 百万人	2010 年		2030 年	
		预计人口 / 百万人	较 1990 年增长率	预计人口 / 百万人	较 2010 年增长率
0～19	416	433	4.00%	424	−2.12%
20～39	400	409	2.25%	428	4.65%
40～59	201	381	89.55%	392	2.88%
60～	100	164	64.00%	321	95.73%

注：数据来源于 1994 年《中国卫生模式转变中的长远问题与对策》。

　　2001 年，北京 60 岁以上老年人口达 191 万人，占 14.6%。预计 2010 年将进入高速发展期，再过 20 年北京市老年人口比例将增加 1 倍，达到 30% 左右，接近发达国家水平。

第三节　老年人群的健康评估

　　随着年龄的增长，人将避免不了老化，出现身体功能下降，疾病逐渐增多。老年人中的慢性病患病率和伤残率显著高于非老年人，老年人身体基本健康者不足 1/3，大多数老年人都患有不同程度的疾病，这是摆在老年卫生工作者面前的重大任务。

　　1984 年世界卫生组织关于健康的概念是，健康不仅是身体无病，还应该达到躯体上、精神上和社会功能上的完好状态。这就是说，评价老年群体健康的标准应该包括躯体、社会、经济、心理和智力等方面的健康。

　　健康的自我评价是指老年人对自身健康的主观感受，能较准确地反映老年人群的躯体健康状况（表 8-4）。

表8-4　北京老年人健康自评

人数/人		好		一般		差	
		n/人	百分率	n/人	百分率	n/人	百分率
总体	2 688	1 366	50.8%	721	26.8%	601	22.4%
男性	1 313	701	53.4%	358	27.3%	254	19.3%
女性	1 375	665	48.4%	363	26.4%	374	25.2%
城区	1 469	776	52.8%	407	27.7%	286	19.5%
农村	1 219	590	48.4%	314	25.8%	315	25.8%

注：n为受调查人数。数据来源于2000年北京老年病医疗研究中心P23项目。

第四节　老年人慢性病患病率的变迁

随着岁月的流逝，世间万物都在变化，人类也毫无例外的发生改变。在远古时代我国人口平均寿命尚无记载，公元前1万年的结绳时代，人类平均寿命只有15岁；2000年前约为20岁；到了18世纪时，平均寿命增加到30岁，19世纪末由于经济发展缓慢及连年战争，使中国人的寿命停留在40岁左右。1949年前我国人口的平均寿命约35岁；1957年增长到59岁，每年平均增加2.8岁；直到1963年平均寿命为61岁，每年平均增加0.98岁；到了1982年时，平均寿命为68.2岁，每年平均增长0.34岁，此时寿命增长速度不是太快；到了1990年时，国民经济迅速发展，人民生活水平有了很大的提高，城市平均寿命增长至72.4岁，农村为69.1岁，平均寿命居世界各国的中游地位。

目前全球平均寿命增长速度逐渐减慢，其原因是疾病在阻碍着人类寿命的延长。因此，只有消灭了疾病，人类才能延长寿命。到那时，发达国家平均寿命也将增至90岁左右。

20世纪以来，随着生物医学技术及疾病控制方法不断发展，经济条件及人类的营养卫生不断进步，我国患传染病和营养不良的发病率逐渐下降。据国家卫生健康委员会统计，全国传染病发病率由1985年的872/10万，降至2000年的186/10万。北京市统计结果显示，传染病发病率由1985年的1 343/10万，降至2000年的326/10万。非传染性及退行性疾病和意外伤害有所上升，成为卫生工作者的挑战项目。

真正意义上的老年病，是指只有老年人才能罹患的疾病，其发生与衰老密不可分，首先包括白内障、神经性耳聋、骨质疏松、老年痴呆、前列腺肥大、围绝经期综合征、部分睾酮缺乏症等。然后是老年人和年轻人均可患的、随增龄其患病率更加明显的疾病，比如高血压、冠心病、脑栓塞、非胰岛素依赖性糖尿病、急性上呼吸道感染、溃疡病等。

1998年第二次国家卫生服务调查显示，老年人患病率随年龄的增高、城市增高的程度大于农村。65岁老年人慢性病患病率高达518.0‰，城市老年人已达到791.7‰；乡村老年人351.2‰（表8-5）。

老年人所患疾病在不同地区、不同年龄段有所差别，而且随着年龄的增长，疾病也有增加。

2002年全国统计数字显示，老年人群的患病情况较新中国成立后有非常大的改变。其发病情况依次为：高血压（22.4%～42.2%），冠心病（5.1%～33.8%），慢性支气管炎（12.3%～30.4%），糖尿病（1.4%～12.9%），肺源性心脏病（0.7%～6.1%），恶性肿瘤（0.3%～4.5%），脑血管疾病（2.5%～4.2%），老年性痴呆（1.3%～3.9%），白内障（17.5%～86.8%），前列腺肥大（3.9%～68.8%）。

表 8-5　全国不同年龄组慢性病患病率

年龄组 / 岁	总体	城市	乡村
0～4	12.7‰	11.1‰	13.0‰
5～14	17.1‰	21.0‰	16.3‰
15～24	27.8‰	30.6‰	27.1‰
25～34	83.4‰	76.4‰	85.6‰
35～44	167.3‰	197.9‰	154.1‰
45～54	268.9‰	369.3‰	229.2‰
55～64	422.9‰	619.8‰	316.8‰
65～	518.0‰	791.7‰	351.2‰

注：数据来源于1999年卫生部的国家卫生服务研究。

随着环境的改变，疾病发生率亦随之改变。2006 年，由于中国高血压患病率骤增，达 18.8%，约计 3 亿人患高血压，老年高血压患病比例大幅度增高，因此，中国老年人所患的前五位疾病排序又发生了变化：高血压、冠心病、脑血管疾病、恶性肿瘤、糖尿病。说明心血管疾病，特别是高血压已成为老年人发病率最高的疾病，脑血管疾病上升为第 3 位，列在肿瘤之上。值得提出的是，卒中发病率明显高于急性心肌梗死，为其 5～30 倍，卒中、急性心肌梗死的发病率北方比南方高得多，高 5～10 倍。这就为老年医务工作者的重点提出了新的方向。

近年来，城市糖尿病患病率大幅度上升，已引起有关部门及医务工作者的关注。20 世纪 80 年代调查中国糖尿病患病率为 4.2%（1980—1981 年），"九五"期间调查 60 岁以上老年人糖尿病患病率为 8.69%；如今糖尿病已成为冠心病的等位病，世界各国糖尿病发生率都很高，其排列顺序为印度第一，中国第二，美国第三。中国糖尿病患者数已超过 8 000 万人。老年痴呆患病率北方城市高于南方，65 岁以上老年人痴呆患病率西安为 7.1%，北京为 6.0%，成都为 3.8%，上海为 3.7%；60 岁以上老年人帕金森病患病率为 1.15%；60 岁以上老年人中骨质疏松患病率高达 57.8%。

中国农村慢性病患病率也在快速发展，某些疾病的发展速度快于城市，调查结果显示，1998 年慢性病患病率与 1993 年相比，明显上升的疾病为糖尿病（69.75%）、脑血管疾病（47.73%）、高血压（33.05%）。

北京市老年人口略高于国内其他地区，慢性病患病率也比其他地区高，其患病率达 73.7%，老年人一人身患多病现象明显增加，而无病者明显减少（表 8-6）。

表 8-6　北京市不同地区老年人慢性疾病及 5 年变化

患病数	城区		郊区		山区		合计	
	1992 年	1997 年	1992 年	1997 年	1992 年	1997 年	1992 年	1997 年
无慢性病史	27.9%	19.3%	55.3%	40.7%	51.2%	35.6%	36.6%	28.6%
患 1 种病	28.2%	28.2%	27.1%	31.1%	29.4%	31.1%	28.2%	29.6%
患 2 种病	20.9%	23.2%	10.3%	15.1%	10.5%	18.1%	17.4%	20.0%
患 3 种病	11.6%	15.4%	5.5%	7.4%	5.2%	8.2%	9.5%	11.7%
患 3 种病以上	11.3%	13.9%	1.8%	5.7%	3.8%	7.0%	8.4%	10.2%

注：数据来源于1992—1997年北京老年病医疗研究中心 P23 项目。

据调查北京老年人患慢性疾病最多的病种是骨质疏松（76.2%）和高血压（69.2%）。向下依次为：脑血管疾病（30.8%）、耳聋（29.7%）、冠心病（26.2%）、骨关节病（13.8%）、白内障（12.5%）、糖尿病（11.1%）、前列腺疾病（9.0%）、慢性支气管炎（8.8%）、老年痴呆（7.5%）等。

农村的糖尿病、白内障、前列腺疾病及肿瘤疾病发病率低于城市，而脑血管疾病、耳聋、痴呆高于城市（表8-7）。

表8-7　北京市老年人群常见慢性病患病人数及患病率

疾病	总体		城市		乡村	
	患病人数/人	患病率	患病人数/人	患病率	患病人数/人	患病率
高血压	1 960	69.2%	1 043	68.0%	917	70.7%
脑血管疾病	874	30.8%	391	25.5%	483	37.2%
耳聋	833	29.7%	390	25.6%	443	34.4%
冠心病	741	26.2%	411	26.8%	330	25.4%
骨关节病	390	13.8%	206	13.4%	184	14.2%
白内障	355	12.5%	273	17.7%	83	6.4%
糖尿病	314	11.1%	215	14.0%	99	7.6%
前列腺疾病	123	9.0%	103	14.7%	20	3.0%
慢性支气管炎	250	8.8%	139	9.1%	111	8.6%
痴呆	208	7.5%	64	4.5%	144	10.6%
慢性胃病	197	7.0%	133	7.4%	84	6.5%
肿瘤	65	2.3%	57	3.7%	8	0.6%

注：数据来源于2000年北京老年病医疗研究中心P23项目。

来自住院老年人调查结果显示，北京市老年人患病排序与国内总排序有所不同，心血管疾病居首位，然后依次为呼吸系统疾病、消化系统疾病、妇科疾病，而恶性肿瘤排在第五位。说明不同地理环境、不同经济状况、不同生活条件所患疾病有所差别，有时差别较大。

第五节　我国老年人的死亡原因

老年人随着增龄死亡率逐渐增加的现象，已成为历史发展的必然规律。文献报道，死亡率方面55～59岁为1%，60～64岁为1.92%，65～69岁为2.88%，70～74岁为4.66%，75～79岁为6.62%，80岁以上为11.34%，年死亡率为5%。

近年来，老年人死亡率有所改变，70～79岁组年死亡率明显下降，占全部死亡原因的70%，依次是卒中、心脏病、肿瘤、慢性阻塞性肺疾病（表8-8）；而只有20%的老年人死于传染病和地方病。低龄老年人死于肿瘤和脑血管疾病者多。高龄老年人及农村老年人死于呼吸系统疾病者多。东方国家（包括中国和日本）脑出血比西方国家高；而脑缺血比西方国家低。城市以心脏病死亡最多，农村死于脑血管疾病为首。

北京地区老年人死因顺序与全国相同，依次为卒中、心脏病、肿瘤、慢性阻塞性肺疾病（表8-9）。上海60～69岁年龄组的第一位死因为恶性肿瘤，70～84岁年龄组是脑血管疾病，但＞85岁的老年人死因最多为心血管疾病（表8-10）。

表 8-8 中国 60 岁以上老年人死因顺序（2000 年）

年龄/岁	地域	死亡顺序
60～69	城市	①恶性肿瘤；②脑血管疾病；③心血管疾病；④呼吸系统疾病
	农村	①恶性肿瘤；②脑血管疾病；③呼吸系统疾病；④心血管疾病
70～79	城市	①脑血管疾病；②恶性肿瘤；③心血管疾病；④呼吸系统疾病
	农村	①呼吸系统疾病；②脑血管疾病；③恶性肿瘤；④心血管疾病
>80	城市	①呼吸系统疾病；②脑血管疾病；③心血管疾病；④恶性肿瘤
	农村	①呼吸系统疾病；②脑血管疾病；③心血管疾病；④恶性肿瘤

注：数据来源于 2004 年中国老年卫生服务指南。

表 8-9 北京市老年人前四位死因构成的逐年变化

	1993 年	1994 年	1995 年	1996 年	1997 年	1998 年	1999 年	2000 年
脑血管疾病	17.1%	22.4%	28.8%	23.6%	34.6%	36.9%	30.9%	20.6%
心脏病	16.2%	24.0%	22.7%	26.4%	28.0%	19.0%	17.1%	20.6%
恶性肿瘤	10.0%	11.0%	6.6%	12.1%	13.7%	10.1%	8.6%	16.7%
呼吸系统疾病	6.7%	4.6%	10.1%	7.7%	6.0%	13.7%	15.8%	14.3%
合计	50.0%	62.0%	68.2%	69.8%	83.3%	78.7%	72.4%	72.2%

注：数据来源于 1993—2000 年北京老年病医疗研究中心 P23 项目。

表 8-10 上海 60 岁以上老年人的死因顺序

年龄/岁	死因顺序
60～69	①恶性肿瘤；②脑血管疾病；③心血管疾病；④慢性支气管感染
70～84	①脑血管疾病；②恶性肿瘤；③心血管疾病；④慢性支气管感染
>85	①心血管疾病；②脑血管疾病；③慢性支气管感染

注：数据来源于 2004 年中国老年卫生服务指南。

第六节 老年人疾病临床特殊性与防治对策

一、症状多不典型

由于老年人年老体弱，器官功能每况愈下，感觉敏感性降低。同时患多种疾病，使得老年人多不能正确地反映临床主要病情，造成老年人临床症状表现复杂而不典型，特别是合并痴呆的患者，有时病情很重，而不能正确表达其症状，甚至无症状，这是老年人常被漏诊和误诊的原因。再如老年心肌梗死可无心前区疼痛感，而仅有胸闷、憋气、气短等，重症肺部感染无发热而只有咳嗽，甲状腺功能亢进症无甲状腺中毒症状而只有快速心房颤动。因此，临床医师应该十分了解老年人患病症状的不典型性，有时表情淡漠，往往隐匿着已发生严重的疾病。注意症状、体征、实验室及辅助检查的监测，寻找和搜索诊断依据是非常重要的。

二、患多种疾病

据统计，到目前为止，还没有发现某一位老人罹患 1 种疾病。60～69 岁组平均患病 7.5

种,70～79岁组为7.8种,80～89岁组为9.7种,≥90岁组为11.1种,这为医师诊断和治疗带来很大的困难。因此对老年人患多种疾病的治疗,不同于年轻人患病治疗,不能以诊治年轻人的思维方式去医治老年人。要清楚老年人所患的疾病种类。确定主要疾病是什么,权衡利弊缓急,首先解决主要问题,科学地个体化治疗,要制订治疗疾病计划,有发生疾病的治疗预案,多学科会诊综合方案,尽量减少患者的痛苦。

三、病情复杂,易变化,发展快,猝死发生率高

老年人免疫功能下降,应激反应能力减退,药物敏感性降低,造成一旦发病,病情变化快,迅速恶化,造成治疗复杂困难。如老年性肺炎,治疗就非常困难,特别是抗生素不敏感的情况下,很快继发呼吸衰竭、心力衰竭、脑瘫、肾功能不全、胃肠道出血等,猝死发生率高,因此要加强监测、会诊,制定正确治疗方案,减少死亡率,使患者尽快恢复健康。

四、不可忽视的并发症

1. 重视老年患者并发感染的防治　感染是老年人最常见的并发症,因为高龄、肿瘤、瘫痪、长期卧床、住院≥5天,应用抗生素及化疗者更易引发多菌种感染或多重感染。据统计,老年人感染的发生率依次是尿路感染、肺炎、结核、皮肤和软组织感染,带状疱疹,骨髓炎、菌血症,感染性心内膜炎,胆囊炎、憩室(尤其是肠憩室)炎及腹腔脓肿。要充分重视老年人感染的问题,因为感染引起老年人死亡的发生率是非常高的,是80岁以上老年人第一位的死亡原因。正确选用敏感的抗生素,注意菌群失调、二重感染,提高治疗率。

2. 关注水、盐、电解质平衡　老年人容易发生失水性脱水及低钠性脱水;又易因体内保钾能力低,含钾量少,甚至使用有排钾作用的药物,临床上易发生低钾血症,又常因为肾功能减退而发生高钾血症,电解质紊乱可致严重的室性心律失常。应关注老年人皮肤弹性、记出入量及电解质监测,及时纠正水、盐、电解质紊乱,防止严重心血管事件发生。

3. 精神症状和意识障碍　临床上经常看到老年患者在治疗过程中出现表情淡薄、狂躁、昏迷等意识障碍。要及时明确病因,正确诊断与治疗。

4. 栓塞和血栓发生率高　老年人因各种疾病或手术,长期卧床容易发生深静脉血栓,而产生肺栓塞。如果患糖尿病的患者,由于动脉硬化而产生肢端动脉血栓、坏死等,要注意肢体被动活动和翻身,注意监测出凝血时间,及时调整抗凝,抗血小板药物。

5. 用药的特殊性与不良反应　由于老年人常为一人身患多种疾病,造成用药品种多,且长期应用,药物在体内吸收、分布、代谢、排泄等均发生改变,使药物不良反应发生率高,使原有疾病加重。WHO指出,全球死亡患者中有1/3与药物不良反应有关。我国每年5 000万住院患者中,至少有250万人与药物不良反应有关,其中严重不良反应约50万人。原则上老年人用药强调个体化,每个患者都有不同的特点,用药不能千篇一律而无变化。要慎选、慎用,从小剂量开始,选择最有效的品种,尽量减少用药的品种,严密观察用药后反应,不但要注意药物的疗效,而且更要关注药物的不良反应,避免发生药源性疾病。

6. 心理障碍因素不容忽视　据报道,在综合医院住院的老年患者中,心理障碍的患病率可达60%。老年人由于社会地位、家庭及经济收入的改变,躯体和心理都会发生变化。常存在有焦虑、忧郁、孤独感、急躁、多疑等,使原有疾病加重或更加复杂化。因此,开展老年心理学的研究和应用是非常紧迫的任务。医院内对老年人开展心理学教育,正确使用抗焦虑、抗抑郁的药物,对加快老年人疾病康复是一项不可缺少的有力措施。

7. 老年护理工作的重要性　在老年医院或老年病房内,投入大量的护理人力、物力是当今所必需的。因为老年护理工作有其特殊性,是非常复杂,个体化要求非常高的一项工作,护理工作将直接对疾病恢复的程度或速度产生影响。有的学者提出老年疾病护理原则的4个必须:①必须是优质的基础整体化护理与专病、专科护理相结合;②必须是躯体与心理护理相结合;③必须是疾病治疗与康复相结合;④必须是训练有素、操作熟练与精心、悉心、细心、诚挚爱心相结合的呵护性护理。建立科学可行、能提高护理实效的护理规范,是当前必须解决的任务。

第七节　开展老年病的研究工作

正如有的专家所讲,重视老年流行病学研究,规范老年"四级预防"对策:

1. 一级预防　防止老年期感染性疾病,不合理用药所致的毒性反应和不良反应。

2. 二级预防　早期诊断、治疗老年人新发生的疾病,终止新发生疾病的发展,采取适当措施以延缓衰老。

3. 三级预防　采取适当的治疗和康复手段,尽可能缩减各种伤害、疾病引起的致残,保护好残余性能使其发挥功能。

4. 四级预防　重视症状治疗,减少伤害感觉,减缓心理压力,安乐人生。

深入开展各学科基础与临床研究:①人类衰老机制,延缓衰老;②早老性痴呆,认知和记忆功能下降的防治;③性激素与靶器官功能保护;④老年慢性病防治;⑤老年意外受伤害的治疗与预防;⑥临终关怀的相关观念、决策、方案;⑦建立医疗保健和生活服务一体化的社会服务体系;⑧发展老年医学教育。

因为分工过细的医务人员难以胜任老年病的诊断与治疗工作,应设立老年医学专业,培养老年医学专业人才,建立起老年医学服务队伍,使我国老年医学保健事业迅速发展起来,为新的老龄化高潮的到来做好准备。

(刘国树)

参 考 文 献

[1] 李洁,高普. 实用老年疾病诊断与治疗 [M]. 北京:科学技术文献出版社,2000.

[2] 刘汴生,张思雄. 实用临床老年病学 [M]. 北京:中国医药出版社,2001.

[3] 李洪琦,司良毅. 老年医学 [M]. 北京:科学出版社,2002.

[4] 李建生. 老年医学概论 [M]. 北京:人民卫生出版社,2003.

[5] 张健. 中国老年卫生服务指南 [M]. 北京:华夏出版社,2004.

[6] 陆惠华. 实用老年医学 [M]. 上海:上海科技出版社,2006.

[7] 刘国树. 中国老年人健康情况概要 [M]// 张建,范利. 老年医学. 北京:人民卫生出版社,2014:24-31.

第二章 中国老年高血压的特点

第一节 中国老年高血压的流行病学研究

依据世界卫生组织（WHO）的标准，65 岁及以上为老年人。与 WHO 的标准有所差别，国家卫生健康委员会和中华医学会老年医学分会将年龄≥60 岁界定为老年人。2012—2015 年"十二五"国家科技支撑计划项目"中国重要心血管病患病率调查及关键技术研究"进行分析，其中参与项目研究的老年人（年龄≥60 岁）134 397 人。近年来随着我国经济的发展，人均寿命逐渐延长，我国老年人占全人群的构成比和绝对数呈逐年增加。至 2017 年末，我国年龄≥65 岁人口数达到 15 831 万人，占总人口的 11.4%。有些专业组织建议，将年龄≥65 岁，血压持续升高或连续 3 次以上非同日坐位 SBP≥140mmHg 和 / 或 SDP≥90mmHg 者界定为老年高血压。若 SBP≥140mmHg、SDP＜90mmHg，定义为老年单纯收缩期高血压。高血压作为我国老年人群最常见的心血管疾病，已对老年人群的健康及其卫生医疗资源构成严重挑战，其相关研究已成为医学领域关注的重点。了解和分析老年人群高血压的流行特点，将有助于进行高血压的防治工作以及采取更有针对性的防治措施。

一、患病率及变化趋势

2002 年全国营养调查数据显示，我国 60 岁及以上老年人群高血压患病率为 49.1%，据此患病率和 2005 年我国人口数估算，当时我国老年高血压患者已超过 8 000 万人，约每 2 个老年人中就有 1 人患有高血压。另有一些研究显示，部分城市老年人群的高血压患病率达到 60% 或更高。表 8-11 为 10 余年来研究样本在 1 000 人以上的老年高血压患病率的部分检索情况。

表 8-11 1995—2004 年间研究样本在 1 000 人以上的中国老年人群高血压患病率研究

文章时间 / 年	作者	地区	样本数 / 例	年龄 / 岁	患病率及分布特点
1995	姚才良等	江苏	23 496（1980 年） 4 512（1991 年）	≥60	1980 年：男性 43.4%，女性 44.3% 1991 年：男性 51.5%，女性 50.3%
1996	王文志等	7 个城市	9 597（1987 年）	≥60	合计 41.1%（银川 31.6%，长春 32.3%，长沙 39.4%，郑州 43.1%，哈尔滨 44.4%，上海 45.0%，北京 48.5%）
1997	夏昭林等	上海	2 005（1994 年）	≥60	32.3%
1999	杨鹏麟等	温州市	1 659（1990 年） 1 243（1998 年）	≥60	1990 年 26.6%，1998 年 60.2%

续表

文章时间/年	作者	地区	样本数/例	年龄/岁	患病率及分布特点
2000	赖沙毅等	广西柳州	4 679	≥60	45.2%（男性46.5%，女性43.5%）
2003	张晓芬等	重庆市	4 915	≥60	63.8%
2003	扎西平措等	西藏自治区	1 573	≥60	58.2%（男性59.3%，女性57.2%）
2003	卢洁等	河南开封	1 370（2001年）	≥55	62.1%
2003	顾东风等	全国12个省市	15 838（2000—2001年）	64～74	48.8%（男性47.3%，女性50.2%）
2004	方向华等	北京	2 487	≥60	64.3%（农村），61.0%（城乡接合部），53.4%（城市）
2004	邱晓敏等	广东佛山	3 382	≥60	40.0%（男性37.4%，女性41.8%）

注：高血压诊断标准为≥140/90mmHg。

　　结果显示，不同地区老年人高血压患病率从31.6%到63.8%，最高地区和最低地区相比，老年高血压患病率相差2倍。高血压已成为危害我国老年人群健康的最常见的心血管疾病，我国庞大的老年高血压患病人数使国家医疗资源以及心血管疾病的防治工作面临严峻挑战。

　　我国老年高血压患病人数众多，而且呈持续增加的趋势。其增加的主要原因有：①我国人口老龄化不断发展。根据国家卫生健康委员会公布的数据，2000年我国≥60岁的人群占总人口的10.45%，2003年为11.96%，而2005年为13%。到2005年底，全国60岁以上老年人口已达1.69亿人。②人群高血压患病率增加。1991年全国高血压调查结果显示，≥60岁人群的高血压患病率为40.4%，到2002年增加了8.7个百分点，增幅为21.5%。杨鹏麟等研究显示，1990年温州市老年高血压患病率为26.6%；到1998年在同一地区老年高血压患病率增加到60.2%，与1990年相比增加了130%（表8-11）。2000—2001年顾东风等对全国12个省市人群的心血管疾病危险因素调查（InterASIA研究）显示，64～74岁人群的高血压患病率是48.8%，与1991年相比增加了16.5%；男女两性老年高血压患病率分别增加了17.9%和15.4%（图8-1）。2010年中国高血压防治指南介绍中国60岁以上人群高血压患病率为49%。到2012—2015年间，我国≥60岁老年高血压患病率增至53.24%。

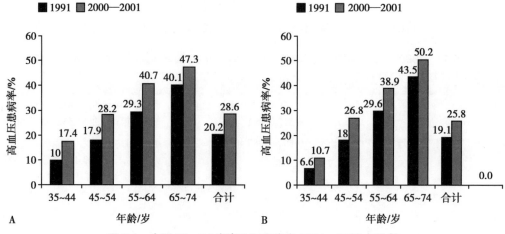

图8-1　中国35～74岁高血压患病率1991—2001年比较
A. 男性；B. 女性。

二、流行病学特征

(一) 老年高血压患病率的分布特点

美国 1991 年第 3 次国家健康调查,≥18 岁非老年人高血压率为 23%,而≥65 岁老年人高达 50%。我国 1991 年普查结果显示,非老年人高血压率为 13.6%,而≥60 岁老年人 40.4%。这表明老年人高血压患病率明显高于非老年人,属于重点防治对象。2002 年全国营养调查结果显示,人群高血压患病率存在着性别和地区间差别,主要表现为男性高于女性,城市高于农村;但 60 岁以后女性高血压患病率达到甚至超过男性(表 8-12)。高血压患病率与经济水平有关,整体表现为经济水平高的地区患病率高于经济水平低的地区;但在经济发达地区,又呈现了不同的表现形式。如在北京地区,农村人群高血压患病率增加速度加快,甚至超过城市人群。方向华等于 2004 年对北京市城区、城乡接合部和农村三个不同社区的 2 487 位老年进行了调查,结果显示,≥60 岁老年人患病率农村地区最高,为 64.3%;城乡接合部次之,为 61.0%;城区最低,为 53.4%。

表 8-12　2002 年全国营养调查高血压患病率的分布

人群分层	大城市	中小城市	一类农村	二类农村	三类农村	四类农村	合计
总人群	20.4%	18.8%	21.0%	19.0%	20.2%	12.6%	18.8%
男性	23.4%	21.1%	21.9%	20.5%	9.9%	13.1%	20.2%
女性	18.9%	17.5%	20.7%	18.0%	20.8%	12.4%	18.0%
≥60 岁人群	57.1%	53.2%	52.4%	47.0%	49.8%	37.7%	49.1%
男性	56.6%	52.8%	49.9%	47.0%	44.6%	37.2%	48.1%
女性	57.6%	53.6%	55.0%	47.0%	55.4%	38.1%	50.2%

(二) 老年血压水平变化特点

随着年龄的不断增加,人群收缩压水平呈持续增加变化;舒张压在老年前随年龄增加呈上升变化,但老年以后舒张压水平不再增加或呈下降变化,血压水平的变化特点导致老年人群的脉压增大。表 8-13 为 InterASIA 研究结果。

表 8-13　2000—2001 年中国 35～74 岁人群血压水平分布(mean,SE)

年龄组/岁	收缩压/mmHg	舒张压/mmHg	脉压/mmHg
合计	125.2(0.2)	79.0(0.1)	46.2
35～44	118.0(0.2)	77.4(0.2)	40.6
45～54	124.7(0.4)	80.2(0.2)	44.5
55～64	132.9(0.5)	80.7(0.3)	52.2
65～74	137.6(0.8)	78.7(0.4)	58.9
男性小计	126.2(0.3)	80.4(0.2)	45.8
45～44	120.5(0.3)	79.4(0.3)	41.1
45～54	124.6(0.5)	81.3(0.3)	43.3
55～64	133.4(0.7)	81.7(0.4)	51.7
65～74	137.7(1.2)	79.8(0.6)	57.9

续表

年龄组/岁	收缩压/mmHg	舒张压/mmHg	脉压/mmHg
女性小计	124.2（0.3）	77.5（0.2）	46.7
45～44	115.4（0.3）	75.3（0.2）	40.1
45～54	124.8（0.6）	79.1（0.3）	45.7
55～64	132.3（0.7）	79.6（0.4）	52.7
65～74	137.4（1.0）	77.7（0.5）	59.7

（三）老年血压类型分布特点

在老年高血压人群中，以单纯收缩期高血压为最常见的类型，占老年高血压的 50% 以上。在 1991 年全国高血压抽样调查中，老年单纯收缩期高血压患病率为 21.5%，占老年高血压患病总数的 53.2%；随着年龄的增加，单纯收缩期高血压患病率及其占高血压的构成比例不断增加（表 8-14）。即在老年人群中，单纯收缩期高血压是老年高血压的主要类型，这是老年高血压的一个重要特征。

表 8-14 不同性别年龄单纯收缩期高血压患病率及构成比（%）

年龄组/岁	男性	女性	合计	占高血压的构成比
60～	11.07%	15.73%	13.45%	40.79%
65～	17.34%	22.89%	20.21%	51.01%
70～	22.75%	29.46%	26.33%	57.65%
75～	28.38%	36.43%	32.80%	--
80～	30.45%	39.61%	35.87%	--
合计	18.04%	24.62%	21.50%	53.2%
年龄标化	17.83%	25.12%	9.04%	--

注：-- 表示缺乏相关数据。

（四）老年高血压与心血管疾病的关系

随着年龄的增加，老年人心血管疾病危险因素聚集的危险增加（图 8-2）。在高血压人群中，老年人不仅高血压患病率增加，并且伴随其他心血管疾病危险因素个数（如肥胖、血脂异常、糖尿病等）和 / 或靶器官损害的情况也增加。国外研究显示，高达 91.3% 的高血压患者合并有至少一个其他心血管疾病危险因素；我国人群研究显示，在老年高血压患者中 60%～85% 的人伴有任一项其他心血管疾病危险因素。随着年龄的增加，高血压患者伴随其他心血管疾病危险因素[危险因素：糖尿病、肥胖（BMI≥28kg/m²）、低 HDL-C（HDL-C＜40mg/dl）、高 TC（TC≥240mg/dl）、高 TG（≥150mg/dl）]的个数增加（图 8-3）。

高血压是中国人群心血管疾病最重要的危险因素，对老年人群的影响尤为突出。在相同的血压水平时，随着年龄的增加，心血管疾病发病危险明显增高。老年人伴随其他心血管疾病危险因素个数的增加，将进一步加重了老年高血压患者总心血管疾病危险。我国队列研究显示，在总心血管事件（包括急性冠心病和卒中事件）中，36.1% 可归因于高血压；其中，44% 的急性卒中事件和 23.7% 的急性冠心病事件可归因于高血压。与＜110/75mmHg 相比，随着血压水平的增加心血管疾病发病危险呈持续增加变化；3 级高血压时，总心血管事件是血压＜110/75mmHg 的 11.81 倍（图 8-4）。而在相同血压水平时，伴随糖尿病、肥胖、血脂异常等其他危险因素个数的增加，总心血管疾病发病危险增加；在调整了高血压和其他危险因素后，与35～39岁年龄组相比，≥60岁人群的总心血管疾病发病危险增加了5.5倍。

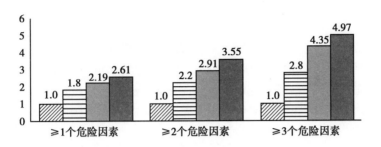

图 8-2　不同年龄组心血管疾病危险因素聚集的比较

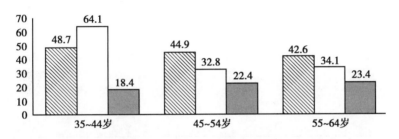

图 8-3　不同年龄高血压患者伴随其他危险因素的个数的比较

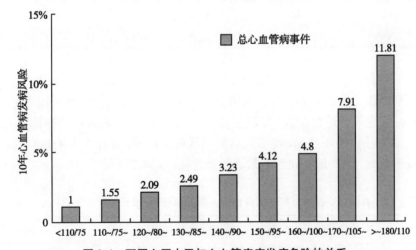

图 8-4　不同血压水平与心血管疾病发病危险的关系

　　高血压也是心力衰竭最常见的危险因素之一。随着人均期望寿命的延长，充血性心力衰竭已成为危害老年人健康的重要疾病。美国 Framingham 心脏研究结果显示，高血压患者发生心力衰竭的危险是血压正常者的 2 倍（男性）和 3 倍（女性）；高血压患者合并心力衰竭后，5 年生存率男性为 24%，女性为 31%。同时，高血压也是终末期肾功能损害、老年痴呆等老年常见疾病的重要危险因素。

上述特点说明了老年高血压患者病情的复杂性,提示在老年高血压患者治疗中,应更加全面评估总体心血管疾病危险以及更加关注高血压和危险因素的综合有效控制。

三、控制现状

大量循证医学证据证实,控制和降低高血压有利于减少心血管疾病的危险,老年人也可在控制高血压中受益。人群中高血压的知晓、治疗和控制率可反映人群高血压的控制水平。目前我国人群高血压知晓、治疗和控制三率水平偏低(表 8-15),虽然老年人群的三率高于总人群的平均水平,但与发达国家相比仍有很大差距,表 8-16 为中国和美国老年人群高血压三率的比较情况。

表 8-15 2002 年全国营养调查人群高血压三率的比较

	知晓率	治疗率	控制率
总人群	30.2%	24.7%	6.1%
男性	27.2%	21.6%	5.6%
女性	33.1%	27.7%	6.5%
≥60 岁人群	37.6%	32.2%	7.6%
男性	36.8%	31.0%	7.8%
女性	38.4%	33.3%	7.3%

表 8-16 不同国家老年人群高血压三率的比较

	调查时间/年	知晓率	治疗率	控制率
我国≥60 岁人群	2002	37.6%	32.2%	7.6%
美国≥60 岁人群	2003—2004	81.0%	73.4%	36.7%

我国人群高血压的控制率存在着地区间差异,主要表现为农村低于城市,男性低于女性(表 8-17)。而高血压的控制率的主要影响因素之一是高血压有关的健康知识水平。范穗光等对社区 3 109 位常住人口进行调查,发现在高血压相关知识中,高血压诊断标准只有 32% 的人回答正确。对降压标准不明确,许多人只凭自我感觉服药,存在很大的盲目性。非药物治疗是药物治疗的基础,这个重要观念还需进一步普及、理解和执行。

表 8-17 我国≥60 岁城市和乡村高血压人群的知晓率、治疗率和控制率(2002 年)

	知晓率		治疗率		控制率	
	城市	乡村	城市	乡村	城市	乡村
总人群	41.1%	22.5%	35.1%	17.4%	9.7%	3.5%
≥60 岁人群	48.5%	26.8%	43.1%	21.3%	11.3%	3.9%

我国在 2012—2015 年的人群流行病学调查结果显示,≥60 岁以上的老年高血压患者,其知晓率、治疗率、控制率及患病率与 2002 年比较发生了较大的改变。2002 年总人群知晓率为37.6%,治疗率为 32.2%,控制率为 7.6%,患病率为 47.9%;2012—2015 年知晓率为 57.1%,治疗

率为51.4%，控制率为18.2%，患病率为53.2%。上述显示，随着时间推移，老年高血压知晓率、治疗率以及控制率有了大幅度提高，但相比发达国家，仍处于较低水平。高血压控制率仍存在较大的上升空间；老年高血压患病率也在增长，值得关注。

综上所述，高血压是危害我国老年人群健康的常见病和多发病。积极防控高血压，不仅能有效地降低总心血管疾病危害，而且有利于降低与高血压相关的靶器官损害和相关疾病的发生，从而有利于提高老年人的生活质量。在高血压防治工作中，面对我国广大老年人以及众多老年高血压患者，广大医务工作者任重道远。

（王　薇　任　洁）

第二节　老年高血压的特点

一、发病机制

1. 老年人大动脉顺应性减退　老年高血压除一部分是从老年前期的舒张期高血压演进而来，大部分是由于动脉壁结构改变，表现为弹力纤维的断裂和钙化及胶原纤维的增加，导致大动脉弹性减退，产生了顺应性下降。大动脉僵硬度增加，影响大动脉的弹性贮器功能，导致主动脉的脉搏波波幅增大，反射增强，传播速度增大，前向和回返压力波引起收缩超负荷均可使收缩压峰值升高。

2. 总外周血管阻力升高　由于小动脉壁的透明样变性和结构重塑，壁/腔比值增加，管腔变小，静息和最大扩张状态下的血流阻力增大，对血管活性物质的收缩反应性也增强。因此，尽管大多数老年人高血压以收缩压升高为主要特征，血流动力学改变仍表现为总外周血管阻力升高，对血管压力增大，血压上升。

3. 肾功能减退与血压升高　随年龄增长，肾脏皮质变薄，有效肾单位减少，肾小球滤过率降低，肾曲小管的浓缩能力减弱。尽管尿量未减少甚至夜尿反而增多，但肾脏排钠能力下降。钠排泄能力的下降将导致容量依赖性外周阻力增加，动脉压力升高。

4. 老年动脉血管收缩因子呈激活状态　老年人正常血压调节功能下降，交感神经活性增强，灭活和清除去甲肾上腺素的能力减弱，血浆去甲肾上腺素浓度升高，肾素-血管紧张素-醛固酮系统兴奋性上升，上述均为促进血压升高的因素。同时，血管平滑肌细胞上的β受体数目随年龄增长而减少，而α受体数目不变或相对增多，导致α受体功能活跃，引起动脉血管收缩、痉挛现象增强，血压升高。

5. 压力感受器缓冲功能减退　随年龄增长，位于主动脉弓和颈动脉窦的压力感受器敏感性降低，影响对体循环血压波动的缓冲能力。

二、临床特点

1. 老年高血压半数以上为单纯收缩期高血压　流行病学研究揭示了收缩压、舒张压及脉压随年龄变化趋势，即收缩压随年龄增长而逐渐升高，而舒张压多于50~60岁之后达到顶峰并开始下降，导致脉压增加。对我国老年单纯收缩期高血压调查发现，45岁以后收缩压随年龄增长而升高，单纯收缩期高血压的患病率在≥55岁组、≥65岁组、≥75岁组的高血压患者中分别占52.7%、62.4%和69%。Framingham心脏研究表明，收缩压和脉压升高预测心血管危险优于舒张压，特别是在心血管事件好发的50岁以上人群。

2. 老年高血压并发症多且严重　老年高血压多以收缩压升高为主,加重了左心室后负荷和心脏做功,导致左心室肥厚,加以胶原纤维增多和淀粉样变,心脏舒张和收缩功能受损,易发生心力衰竭。长期高血压可形成小动脉的微动脉瘤,血压骤然升高可引起破裂而致脑出血。高血压也促使脑动脉粥样硬化发生,可引起短暂性脑缺血发作及脑动脉血栓形成。长期持久血压升高可致肾小球入球动脉硬化,肾实质缺血,肾小球囊内压升高,肾小球纤维化、萎缩,最终致肾衰竭。另外,老年人心输出量降低,易造成心、脑、肾灌注量不足,急剧过强的降压有可能导致心肌梗死、脑血栓形成等并发症。

最近文献报道,要关注高龄老年人高血压合并糖尿病、高脂血症、冠心病、肾功能不全和脑血管疾病的检出率较高,分别为 39.8%、51.6%、52.7%、19.9% 和 48.4%。这将会给临床治疗带来很严峻的挑战。

3. 老年白大衣高血压和假性高血压　原发性高血压中白大衣高血压约占 20%,这种现象在老年收缩期高血压患者中更多见,约 42% 的老年收缩期高血压患者的动态血压监测是正常的。老年人血管顺应性下降,紧张、恐惧患病等应激反应引起收缩压反应性升高,并且血压波动增大也使压力感受器的敏感性下降,从而更易出现白大衣现象。

假性高血压是指袖带测压法测得血压值高于经动脉穿刺直接测得的血压值。老年假性高血压与动脉硬化有关,在某种程度上反映了动脉硬化的程度。如发现患者血压水平较高,而无靶器官受累,周围脉搏触诊缺乏弹性或上臂 X 线检查有血管钙化影,应高度怀疑假性高血压。其机制为硬化的肱动脉需较高的气囊压力阻断血流,所以间接法测量血压常获得较高的读数。可采用 Osler 试验辅助诊断,即袖带充气加压较患者收缩压高 20～30mmHg,如仍能触摸到僵硬的桡动脉,表示 Osler 试验阳性。肯定的诊断需动脉内测压(详见本篇章第四节)。

4. 老年高血压血压波动大　血压波动又称血压变异性。老年高血压较年轻患者有较大的波动,尤其收缩压,这主要与老年人压力感受器敏感性降低,压力调节功能减退有关,主要表现为:①夜间高血压:老年高血压动态血压监测常表现为夜间血压均值较白昼降低 <10%,即非勺型血压,血压昼夜节律减弱或消失,常提示严重高血压并靶器官损害,有更高的心血管疾病危险。②清晨高血压:清晨时段(6:00—10:00)血压骤升,平均收缩压与夜间最低收缩压差值可达 50mmHg 以上,即晨峰。其机制为清晨交感神经系统和肾素-血管紧张素系统活性增强,这种神经-体液因子的日内变动使心率和心搏出量增加,外周血管阻力加大,血儿茶酚胺浓度升高,血小板聚集增加及纤溶活性增高,可能与清晨较多发生心脑血管急性事件有关。③餐后低血压:进餐 2 小时内收缩压下降≥20mmHg,或餐前收缩压≥100mmHg,而餐后收缩压 <90mmHg,或餐后收缩压下降幅度虽未达上述水平,但超过自身调节能力而出现头晕、晕厥等相应症状。机制可能与餐后内脏血液灌注增加,压力感受器敏感性降低及交感神经系统功能不全有关。④直立位低血压:直立位收缩压下降超过 10mmHg,伴有头晕或晕厥即为直立性低血压,常出现于降压治疗过程中,尤其合并糖尿病或脑血管疾病,服用利尿剂、静脉扩张剂、抗精神病药物时。血压变异性增大是老年高血压心血管事件的独立危险因子。对老年高血压患者,不仅要测定坐位、卧位血压,还应经常测量立位血压。在考虑有餐后低血压存在的可能时,还应对进餐时间加以确定。

(郭静萱　李昭屏)

第三节　老年高血压脉压增大现象分析

一、概述

Framingham 研究随访 30 年观察了 2 036 例基础年龄为 28~62 岁血压正常或有高血压而未治疗者的血压变化规律，发现收缩压随年龄增长呈持续上升，舒张压在早年上升，在 50~60 岁处于一个相对平台期，随后呈逐渐下降趋势。脉压(PP)在年轻时上升幅度较小，但在 60 岁以后上升比较迅速。

20 世纪 90 年代以前，普遍认为 SBP 随年龄增长而增高是一种自然现象，将 DBP 视为比 SBP 更重要的心脑血管疾病危险因素。20 世纪 90 年代后，随着大规模临床研究结果相继公布，人们对 SBP 增高及脉压(PP)增大的危险性逐渐有了充分的认识。Syst-China、Syst-Eur 和 EWPHE 等老年人高血压试验汇总分析表现，60 岁以上老年人基线 PP 与总死亡、心血管死亡、冠心病和卒中发病均呈显著相关性。

国外调查结果显示，ISH 分别占 60 岁和 70 岁以上总体人群的 6% 和 20% 左右，在 65 岁以上的老年高血压患者中，ISH 患病率男女分别为 75% 和 65%。我国 1991 年全国高血压抽样调查中，ISH 患病率为 21.5%，占老年高血压患病总数的 53.2%，故 ISH 和 PP 增大是老年人最常见的高血压类型。

二、病理生理与发病机制

动脉具有传输及缓冲功能，其中缓冲功能与大动脉管壁的弹性(elasticity)有关，当心脏射血时大动脉储存了心排血量的大部分，在舒张期时排至外周。大动脉所具备的"Windkessel"功能，其意义在于将心脏间断射出的血流变成连续性稳定的血流，使周围组织器官在心脏舒张期也能获得所需的血流量，反映这种特征的参数是动脉可扩张性(distensibility)和顺应性(compliance)。动脉可扩张性是动脉内瞬间压力变化引起的动脉内容积相对变化，动脉顺应性是动脉内瞬间压力变化导致的动脉容积的绝对变化。造成老年高血压患者血管可扩张性和顺应性降低的主要原因是管壁僵硬度(stiffness)的增加。

随着年龄增长，主动脉及其主要分支脉内膜增厚，导致动脉管壁顺应性和可扩张性降低。大动脉弹力纤维在心脏射血时受到牵张，当牵扯张力持续加大和／或超出其耐受能力时，必然导致弹力纤维的疲劳和断裂，弹性动脉将转化成富含胶原纤维的非弹性动脉，动脉内胶原纤维成分增多并相互交联，同时伴有脂质和钙盐沉积，损伤动脉内皮细胞，使一氧化氮(NO)合成减少，进一步增加管壁僵硬度。高血压增加大血管牵张力，同时血流对血管的剪切力增加，这些变化均可激活主动脉局部 RAS 系统促使血管重塑。以上各种因素共同作用，可促进弹性动脉向非弹性动脉的转化，降低动脉顺应性。

新近研究证实，糖基化终产物(advanced glycation end products，AGEs)由糖和氨基酸代谢反应生成，由于其结构的稳定性，AGEs 在人体内的浓度随增龄而逐渐升高。AGEs 可使胶原纤维和弹力纤维发生交联，从而使弹力纤维失去弹性，动脉管壁弹性降低。

除增龄、高血压因素外，动脉粥样硬化及糖尿病等各种病理状况均能影响大动脉的顺应性及脉压。大动脉越僵硬，左心室射血时大动脉对血压升高的缓冲能力下降越明显，使脉搏波上升速率及传导速度(pulse wave velocity，PWV)越大，反射波折返回中心大动脉的时相也相应从舒张期提前至收缩期,从而导致 SBP 增高,DBP 降低,脉压增大。同时,左心室射血时遇到的后负荷明显增大,容易产生左心室肥厚并同时激活心脏局部 RAS 系统,促使心肌重塑及心肌僵硬;因 DBP 降低,使冠状动脉血流灌注减少,更容易并发冠心病心肌梗死、慢性心功能不全等;脉搏波上升速率加快和 PP 增大,也使卒中的危险性增加。

年轻人正常生理情况下,中心动脉 PP 较低,而向外周传播过程中 PP 逐渐增大,故外周动脉 PP 明显大于中心动脉 PP。随年龄老化和 / 或伴随大动脉硬化时,中心大动脉 PP 明显增大,至老年时几乎与外周动脉的 PP 相等。由此可见,老年人与年轻人相比,当外周动脉压力相同的情况下,其中心动脉压是明显增高的,由此而引发的对心血管的负面效应也更严重(图 8-5)。

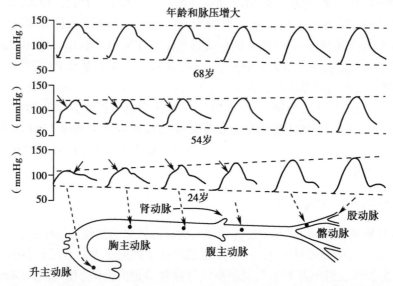

图 8-5　不同年龄(24 岁、54 岁和 68 岁)组脉搏波从中心动脉到周围动脉传播
老年人脉搏波传播速度更快而脉压增大,导致中心和周围动脉的脉压几乎相等;而年轻人脉搏波传导速度慢,导致中心动脉的脉压明显低于外周动脉;中年人脉搏波传导速度介于上述二者之间。

三、动脉弹性功能异常与脉压增大的关系

脉压虽然能够反映动脉弹性功能及动脉壁僵硬度,但是临床上测得的肱动脉 PP 增大,常常是动脉弹性功能减退的晚期表现,因此,不能够将 PP 作为评估动脉弹性功能和僵硬度的敏感指标。目前已经有一些无创性检测手段能够较客观地反映大动脉弹性或管壁僵硬度,例如 PWV、收缩期压力反射波增强指数(augmentation index,AIx)和袖带内压力震波分析(AOCS)等有助于早期发现动脉弹性功能异常和解析脉压增大的机制。

(一)脉压增大与脉搏波传导速度异常的关系

目前,PWV 是评价主动脉僵硬度并预测心脑血管疾病发生和死亡的经典指标。心脏射血时,使主动脉壁产生脉搏压力波,并以一定的速度沿着血管壁从中央向外周血管壁传导,血液处于弹性动脉血管中,所以 PWV 主要沿着血管壁传导而不是通过血液传导。波折返是指在左心室收缩产生的压力波通过主动脉传向动脉树的分支,遇到高阻力的细动脉时阻抗不匹配,大部分压力波被反射回升主动脉,称为反射波。年轻人动脉弹性好,PWV 传导速度慢,反

射波主要落在主动脉压力波的舒张期,提高了 DBP 而不增加 SBP,有助于冠状动脉血流灌注而不增加左心室负荷。随着年龄增大或高血压,使主动脉僵硬、PWV 传导速度明显加快,反射点近移,反射波的时相从舒张期提前到收缩期,导致收缩晚期高压力波,这是形成 ISH 及 PP 增大的重要原因。主动脉 PWV 与年龄密切相关,在 50 岁以后显著增加。通常测定颈动脉—股动脉 PWV,肱动脉和四肢末梢动脉 PWV 无预测作用。

目前使用的 PWV 无创自动检测仪,使 PWV 测定方法简便、快捷及重复性好,适用于大规模流行病学调查和随访观察。然而,PWV 的敏感性相对较差,数值受较多因素影响,例如血压水平、身高、心率等,在个体之间比较时要注意。PWV 增大提示主动脉弹性较差,PWV 与脉压呈正相关。年龄和血压水平是影响 PWV 的最重要因素。大量临床研究证实,大动脉的 PWV 在 50 岁以上的人群中是心脑血管疾病发生和死亡的独立预测因子。多项临床研究的综合结果显示,高血压患者中 PWV 增加 3.4m/s,则发生卒中的危险性增加 34%,冠心病危险性增加 38%,心血管死亡增加 23%;如果单就老年高血压患者进行统计,PWV 增加 3.4m/s,心血管死亡风险将增加 80%;而在糖尿病或终末期肾病患者,全因死亡风险比分别为 1.3 倍和 3.06 倍。

目前认为,颈 - 股动脉 PWV(carotid-femoral pulse wave velocity,cfPWV)是评估 PWV 的"金标准",然而由于其操作复杂,现在多采用肱 - 踝动脉 PWV(brachial-ankle pulse wave velocity,baPWV)反映大动脉和中等动脉系统僵硬度,baPWV 值越大,表明大动脉血管僵硬度越高。根据不同年龄和性别正常值范围变化,我国 60 岁以下健康志愿者 baPWV 多小于 1 400cm/s。

(二)反射波增强指数与脉压增大关系

AIx 是反映整个动脉系统总体顺应性的血流动力学参数。AIx 是指主动脉部位在收缩期发生重叠的反射波高度除以整个收缩期压力波峰值减去舒张压(即主动脉脉压)。增强指数 = 增强压 / 中心脉压 ×100%(图 8-6)。AIx 是压力波反射点、强度和速度变化的综合表现。AIx 越大,提示压力反射波在 SBP 和 PP 增大中的作用越强。AIx 能具体解读 SBP 和 PP 增大的机制,也常被用于观察药物改善动脉弹性的疗效,具有较合理、可信的理论依据。但 AIx 测定值

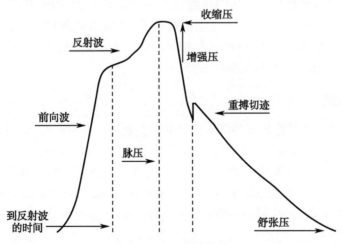

图 8-6 中心脉压波形

波形的波峰和波谷代表的分别是收缩压和舒张压。增强压是在前向波基础上由反射波形成的附加压力。增强指数是增强压和中心脉压的比值。重搏切迹代表主动脉瓣膜关闭,用于计算射血时间。到反射波的时间是指从起始射血波的上升点到反射波的起点。如上所示的中心脉压波形中,反射波导致了大动脉内收缩期血流的增加。

受较多因素的影响,对操作者技术要求较高,否则在随访观察中重复性较差,故 AIx 比较适宜于小样本临床研究和治疗随访观察。

(三)大动脉弹性指数(C_1)和小动脉弹性指数(C_2)

大动脉弹性指数 C_1 是舒张期血流容积减少与压力下降之间的比值,又称容量顺应性。小动脉弹性指数 C_2 是舒张期血流容积振荡变化与振荡压力变化之间的比值,又称振荡顺应性。动脉弹性功能检测仪记录桡动脉脉搏波形,根据人体血液循环 windkessel 模型,将动脉舒张期压力波形分解为指数幂衰减曲线和反射波振荡曲线,使用理论公式计算出 C_1 和 C_2。

许多研究结果显示,C_1 和 C_2 是反映早期动脉弹性功能减退的敏感指标。C_2 最早受到影响,这是因为各种心血管危险因素首先影响动脉内皮功能,而小动脉中层富含平滑肌细胞(SMCs),最容易受到 NO 缺乏的影响,从而产生舒张功能障碍。高血压、糖尿病、高胆固醇血症等疾病均可引起 C_1 和 C_2 下降,多种心血管危险因素同时存在时,C_1 和 C_2 降低更明显。

四、脉压——老年心脑血管疾病危险的独立预测因子

如前所述,PP 增大的病理生理基础及其对心脑血管的负面影响已相当明确。在此认识的基础上,近十余年来进行的大量的循证医学证据也表明,PP 在预测心脑血管疾病方面较 DBP 及 SBP 更为敏感,成为其独立的预测因子。ISH 常与冠心病、缺血和出血性卒中、痴呆、周围动脉疾病和慢性进行性心功能和肾功能衰竭密切相关。Framingham 研究总结了 1 924 例年龄在 50～79 岁中老年人平均随访 14.3 年的结果,他们在入选时无冠心病,随访期间未服用降压药物,试验结束时有 433 人发生冠心病,单变量分析显示 SBP、DBP 和 PP 均与冠心病危险呈正相关,其中 PP 的相关性最高。该研究还强调,任何 SBP≥120mmHg 时冠心病危险伴随着 DBP 降低而增加,提示 PP 是一个重要的危险因子。新近 Framingham 研究还公布了另外一项结果,共随访 20 年观察了 3 060 例男性和 3 479 例女性未服用降压药物且无冠心病者。结果显示,<50 岁时增高的 DBP 是冠心病最强危险因子,50～59 岁是一个过渡期,三种血压参数预测作用相等,>60 岁时 DBP 与冠心病负相关,因而 PP 的预测作用开始强于 SBP。上述结果提示,随着年龄逐渐增长冠心病的预测因子由 DBP 转变为 SBP,然后是 PP。Lakckis 等对 110 例血压正常的冠心病患者进行了动态血压检查,观察动态 PP 与颈动脉内膜中层厚度(IMT)之间的关系,结果显示 24 小时动态 PP 与 IMT 呈显著正相关,且独立于年龄、24 小时平均血压及血压负荷值等其他血压参数之外。

五、治疗原则

研究证明,对老年人进行积极的降压治疗其获益要超过青中年人,其可能原因是:与年轻人相比,除前文所述中心动脉压的差别外,老年人常同时合并多种其他的危险因素如高脂血症、糖尿病等及常见靶器官损害。故任何旨在降低这些危险因素的积极治疗,都能够显著降低心脑血管疾病的发生。根据 SHEP、syst-Eur 及 syst-China 等 ISH 临床试验荟萃分析,降压治疗可使卒中事件下降 33%,冠心病事件下降 23%。治疗益处明显,足以证明老年人高血压的治疗是非常必要的。

老年高血压患者的血压应降至 150/90mmHg 以下,如能耐受可降至 140/90mmHg 以下。对于 80 岁以上的高龄老年人,降压的目标值为 150/90mmHg。但是目前尚不清楚老年高血压降至 140/90mmHg 以下是否有更大获益,但 2015 年 SPRINT 试验结果建议对于无合并症的老年高血压患者,SBP 可降至 121mmHg 并使患者获益,对于有合并症的老年高血压患者,SBP

可降至 136mmHg 时同样可获益。

ISH 治疗目标值：由于患 ISH 的老年患者常存在较明显的大动脉硬化，即使在多种药物联合治疗方案下仍难以使 SBP<140mmHg，故 2010 年我国高血压防治指南中建议当 DBP<60mmHg 而 SBP<150mmHg 时，宜观察，可不用药物治疗；如 SBP 150～179mmHg，可谨慎给予小剂量降压药物治疗；如 SBP≥180mmHg，则给予小剂量降压药治疗。积极治疗同时合并存在的其他危险因素，如高脂血症、糖尿病、脑血管疾病、CKD 等。

伴有 PP 增大的 ISH 患者除降压治疗外，还应考虑药物是否能改善大动脉顺应性，减少其僵硬度，目前临床上常用的降压药物包括利尿剂、二氢吡啶类钙通道阻滞剂、ACEI 及 ARB 均对老年人高血压的治疗有较强证据，因而将它们作为首选药物。长效硝酸酯类及抗 AGEs 制剂 ALT-711 可能有改善大动脉弹性及降低僵硬度的作用。

1．利尿剂 老年人对钠的调节能力差，常表现为高血容量，故老年人高血压应推荐应用噻嗪类利尿剂，其降 SBP 作用优于降 DBP；利尿剂能抑制因高盐引起的大动脉僵硬；此外，利尿剂与 CCB、ACEI/ARB 联合应用，能有效降低 SBP。

2．钙通道阻滞剂（CCB） 具有改善大动脉顺应性及抑制动脉硬化的作用，可能通过减少 SMCs 内 Ca^{2+} 浓度和钙调蛋白而发挥作用。对于老年高血压特别是伴有左心室肥厚、冠心病心绞痛及颈动脉和 / 或冠状动脉有粥样硬化者，长效二氢吡啶类钙通道阻滞剂应作为优选。

3．作用于 RAS 的药物 ACEI 和 ARB 能改善大动脉的弹性，主要机制是通过抑制血管局部的 RAS 系统和促进血管内皮合成及释放 NO，短期内可使 SMCs 的收缩性与紧张度降低，动脉管腔扩大，动脉顺应性增加，长期治疗可能逆转结构改变。

4．醛固酮拮抗剂 螺内酯可防止血管纤维化，防止年龄相关性的胶原积聚。

5．β 受体阻滞剂 老年人表现为低交感神经活性，故 β 受体阻滞剂对老年 ISH 的降压效果远不如年轻高血压患者，而且对降低中心动脉压不及 ARB 及 CCB，加之改善大动脉顺应性作用较小，故有人认为其不应作为 ISH 的首选药物，但是对合并有冠心病心绞痛、心肌梗死或心力衰竭的 ISH 患者理应选用。

6．长效硝酸酯类 降压作用较弱，但能够选择性地作用于大动脉，促进内皮细胞释放 NO 而改善大动脉顺应性，使波反射明显延迟，优化波折返，降低主动脉 SBP 及 PP，恢复肱动脉与主动脉之间的 SBP 差值。

7．促 AGEs 崩解的制剂 AGEs 可使胶原纤维和弹力纤维发生交联，增加大动脉僵硬度，ACT-711 是一种促 AGEs 崩解的制剂，有可能改善老年人大动脉管壁僵硬及血管弹性。此药目前尚在临床试验中。

六、小结

脉压增大常与 ISH 同时存在，是老年高血压患者心脑血管疾病的一个独立预测因子，它的预测作用甚至超过 SBP，同时它又是反映老年人大动脉僵硬度的指标。不容否认，大动脉僵硬是一个血管老化的过程，但增龄并不是血管硬化的唯一因素，高血压、动脉粥样硬化、糖尿病等均加重和加速动脉僵硬的过程。在老化机制尚未明确之前，我们还不可能完全制止这种病变的发生，只能延缓它的发展。需要强调的是，我们在青中年时期就应该积极防治高血压、高脂血症及糖尿病等危险因素，加强体育锻炼，提倡健康的生活方式，只有这样才能防患于未然。

（唐家荣 陆再英）

第四节　老年假性高血压

老年高血压患者中，一部分患者是由老年期前的各种高血压延续而来；而另一些患者随着年龄的增加伴有高脂血症、糖尿病，在此基础上大动脉发生粥样硬化，其大动脉的顺应性减低及弹性减弱，血管壁的纤维增生，从而使血压增高。1999 年 WHO/ISH 提出的《高血压治疗指南》以及 2003 年 5 月《美国预防、检测、评估与治疗高血压全国第七次报告（JNC 7）》中均未提出单独老年人高血压病诊断标准；2003 年 6 月《欧洲高血压指南》建议所有高血压患者的血压均应控制在＜140/90mmHg，这意味着老年人高血压的诊断标准与一般人相同。值得注意的是，高血压的诊断，特别是对老年患者应排除假性高血压（pseudohypertension，PHT）。

一、定义与诊断

PHT 是指实际血压正常时，由于动脉顺应性降低而造成的压力法检测出的高血压，它是血压升高的一种假象。临床上 PHT 可通过直接动脉内测压（直接测压）可以得到确诊，通常是指用普通的袖带测压法（袖带测压）测得的血压值高于正常，而经动脉穿刺直接测得的血压在正常范围。但相差多少才能诊断 PHT，目前尚无定论。

由此来看，同时观察直接动脉内血压和袖带测压法结果，会出现 3 种情况：①直接测压完全正常，但袖带测压高于正常（单纯 PHT），此时如果发现老年人血压的读数高，但无靶器官受累，周围血管触诊时缺乏弹性感，应高度怀疑 PHT；②直接测压高于正常，但袖带测压更高，这种 PHT 的出现并不能排除真正的高血压，此称为 PHT 现象；③直接测压完全正常，袖带测压亦正常，但后者比前者高 10mmHg 以上，也称为 PHT 现象。1974 年 Taguchi 等首次正式提出 PHT 概念时，更好的定义和分类 PHT 应该引起学术界重视。

二、流行病学特点

PHT 并不常见，存在这种现象的多为老年人，或者长期患糖尿病、慢性肾脏病和严重动脉硬化的患者。有限的资料显示，其患病率还不明确，但有随着年龄的增长而增加的趋势。

综合来看，报道的患病率从 1.7% 至 50% 不等。其中 Spence 等对 40 例无靶器官损伤的舒张性高血压患者进行观察，结果显示舒张性 PHT 检出率达 40%，其中年龄小于 60 岁者检出率为 25%，大于 60 岁的患者则为 50%。还是这个研究小组，又对非选择性的 55 例 59～80 岁健康志愿者进行研究中，PHT 的患病率为 35%（袖带收缩压或舒张压高于动脉内 10mmHg）。1990 年 Kuwajima 等对 59 例 65 岁以上老年人进行桡动脉内测压，同时进行袖带测压，发现了 1 例袖带舒张压比经动脉测舒张压高 10mmHg 的患者，计算 PHT 患病率为 1.7%。存在患病率相差明显的原因可能是研究对象存在不同程度的动脉粥样硬化所致，同时不排除与动脉内测量部位等因素也有关。国内何秉贤等通过观察 50 例 60 岁以上老年高血压患者，经肱动脉内测压发现，PHT 检出率为 42%（袖带舒张压高于动脉内舒张压 10mmHg），其中 60～64 岁检出率 16.7%，65～74 岁检出率 70.6%，75 岁以上检出率 33.3%，各组间的差异具有统计学意义。由于目前缺少大样本的流行病学研究，PHT 的患病率有待进一步的观察。

三、发病机制

有关 PHT 客观存在的最早的文献记录在 1892 年，Sir William Osler 就有这样的描述："在受压迫动脉远端的桡动脉处，如果能用示指触摸到其搏动，则表示血管壁硬化。"但当时尚未有袖带测压法。直到 1985 年，Messerli 首先提出了 Osler 征作为 PHT 的无创性诊断方法：袖带测压时，当袖带加压超过患者收缩压（大约 20mmHg）时，如能清楚地触摸到桡动脉或肱动脉搏动，则 Osler 征阳性（间接表明存在 PHT 或 PHT 现象），反之则为阴性。尽管 Osler 手法不是诊断 PHT 的可靠方法，但此现象说明，当周围肌肉动脉由于严重的动脉硬化而变硬时，袖带必须要更大的压力来压缩他们，以致不能被血压计袖带所压迫而得出了错误的高度数。

PHT 就是一种错误的血压测量记录，主要病理生理机制是动脉中层钙化性硬化及袖带充气后神经介导的血压反应。动脉中层钙化性硬化和门克伯格动脉硬化（Monckeberg's arteriosclerosis）是一种血管性病变，多侵犯中小动脉，主要特征是动脉中层环状钙化，由于钙沉积在动脉中层内部，通常没有典型的临床体征，但是随着钙沉积的不断加重，在动脉中层逐渐融合成连续的钙化层，导致动脉僵硬，当袖带充气测压时血管因不能被压缩而致收缩压过高，但并非所有严重动脉中层硬化、钙化者都伴有严重的 PHT，PHT 还与硬化的动脉部位、病变性质和程度有关。老年人易患周围动脉硬化、肱动脉僵硬，检测血压升高，当患者而又无明显的靶器官损伤时，应考虑 PHT 的可能性。

此外，还存在一种现象就是：压迫人或动物的下肢可引起血压升高，这种由神经介导的现象与等长运动引起的血压反应不同。Mejia 等研究 PHT 时发现，当袖带充气时，患者动脉内血压随之升高，第一次正式提出了袖带充气性高血压概念，并认为是假性高血压中的一种类型，与高血压有相似的生理基础。但是这种现象只在少数患者中出现，具体机制仍有待于研究。

四、临床检测

PHT 的观察与确定需要借助于有创血压测量法和无创血压测量法。根据临床条件和患者的具体情况，结合应用，以达到明确 PHT、PHT 现象，科学指导治疗。

有创血压测量法也称直接法，是将导管插入动脉内、并通过导管顶端很小的压力探头直接测量动脉腔内压力，此为诊断 PHT 的"金标准"，多用于介入诊断与治疗，以及危重症抢救。由于其要求难度高，且有一定的创伤，不适合高血压患者普查与长期血压监测。

无创血压测量法包括：

1. 传统的柯氏音听诊法（auscultatory method）　也称柯氏音法（Korotkoff-sound method），是临床应用最广泛的无创测压法，多用于袖带充气式水银血压计和自动血压测量仪，该法与动脉内直接测压相比存在一定的差异。

2. 次声法（infrasound method）　是通过分析人耳听不到的低频柯氏音振动（低于 50Hz）的能量来探测血压，与听诊法类似。由于次声法准确反映动脉内真实血压，因而可以作为无创法替代直接法测压，并可以用于临床疑似老年 PT 的筛查与监测。

3. 示波法（oscillometric method）　又称压力震荡法，原理是在慢速放气过程中袖带阻断动脉血流，使得血管壁搏动产生示波震荡波，通过检测该波的轨迹并利用轨迹与血压间固有的关系测量血压。示波法重复性好，测量误差减少到 5～10mmHg 以下，示波法测得的收缩压与动脉内真实收缩压几乎一致。由于不受测压者听力的限制，示波技术已经成功应用于动态血压监测和家庭血压监测。与动脉内血压测量和柯氏音测量法相比，已受到广泛认可。该方法不足之处是收缩压、舒张压的计算尚无通用的统一标准，因此医用监护仪中通常采用柯氏音法和示波法相结合来提高测量精度。

4. 脉搏波速率法（pulse wave velocity measurements）　是间接反映 PHT 血压差值的方

法。脉搏波是一种低频成分为主的生理信号，是随着心脏间歇性收缩和舒张，血流压力、血流速度和血流量的波动以及血管壁的变形和振动在血管系统中的传播产生的，可以反映血管的顺应性，可通过体表动脉检测。通常认为，上肢动脉脉搏波速率测压与 PHT 的血压差值高度相关，可以筛查疑似老年 PHT 者。

5. 超声法（ultrasound method） 是将超声传输和接收器放在血压计袖带下的肱动脉上，随着袖带放气，收缩压推动动脉壁移动引起反射声波的多普勒漂移，此时记录的是收缩压；动脉移动减弱的瞬间，记录的是舒张压。在柯氏音太弱的患者（如肌肉肥厚），把多普勒探头放在肱动脉上有助于检测收缩压。还可用于测量踝/臂指数（ankle/ brachial index），即比较肱动脉收缩压和胫后动脉收缩压获得周围动脉疾病指数。

6. Osler 法 以袖带测压法测血压时，当袖带压力超过患者 SBP 约 20mmHg 时，尚能清楚地触摸到桡动脉或肱动脉搏动，即为 Osler 征阳性，提示存在显著的动脉硬化；反之，为阴性。研究发现，在老年人中 Osler 征阳性相当常见，且有年龄越大阳性率越高的趋势。Osler 手法虽然操作简便，但并非是有效的检测 PHT 的方法。研究发现，检测 Osler 征的一致性（2 名医师在同一时间检查同一患者）和重复性（同一医师在不同时间检查同一患者）均不令人满意，因而限制了它的临床应用，然而提出 Osler 手法对于检测 PHT 仍有重要价值。

7. 影像学检查 包括 X 线片摄影、X 线透视、血管超声、超高速螺旋 CT 以及磁共振。对于临床高度疑似 PHT 者，首选双上肢 X 线片检查，X 线片发现动脉处有弥散而均匀的薄层钙化或动脉边缘呈齿状钙化影，提示动脉中层钙化；当血管硬化钙化程度较低、X 线片不能清晰显示时，可考虑选择其他影像学方法。

五、治疗原则

在血压正常的老年人，如果存在 PHT 现象，有时后果严重。因为这些老年人可能患有一些需要使用特殊药物的常见病，如心绞痛、心力衰竭、精神疾病和帕金森病等，治疗这些疾病的药物可能引起严重的低血压、脑血管意外等。高压血压患者如果存在 PHT 现象，会过高地估计其严重程度，并可能导致过度治疗。单纯 PHT 被误诊为原发性高血压会导致并不需要的甚至过度的降压治疗，部分患者甚至会出现严重的后果。

临床工作中，一旦明确诊断 PHT，而动脉内血压正常且临床情况良好，无需降压治疗。目前由于有创测压尚不能广泛应用于血压普查及长期监测，关于 PHT 及相关的临床问题仍有待深入探讨。

（宋达琳　康维强）

参 考 文 献

[1] 王陇德. 中国居民营养与健康状况调查报告之一：2002 综合报告 [M]. 北京：人民卫生出版社，2005.

[2] 王薇，赵冬. 中国老年人高血压的流行病学 [J]. 中华老年医学杂志，2005，24（4）：246-247.

[3] GU D，REYNOLDS K，WU X，et al. Prevalence，awareness，treatment，and control of hypertension in China[J]. Hypertension，2002，40（6）：920-927.

[4] 方向华，汤哲，平光宇，等. 北京社区老年人群高血压防治现况的综合评价 [J]. 中华老年医学杂志，2004，23（9）：659-662

[5] 吴锡桂，段秀芳，黄广勇，等. 我国老年人群单纯性收缩期高血压患病率及影响因素 [J]. 中华心血管病杂志，2003，31（6）：456-459.

[6] 王薇，赵冬，刘静，等. 北京部分城区老年人群高血压现况调查 [J]. 中华老年医学杂志，2005，24（12）：921-923.

[7] 张瑾，朱士新，陆秋明，等. 昆山市 70 岁以上人群健康状况调查分析 [J]. 中国农村卫生事业管理，2006，26（4）：21-11.

[8] 王薇，赵冬，刘静，等. 中国 35～64 岁人群血压水平与 10 年心血管病发病危险的前瞻性研究 [J]. 中华内科杂志，2004，43（10）：730-734.

[9] KWOK L, BERNARD M Y, CHEUNG Y, et al. Prevalence, awareness, treatment, and control of hypertension among United States adults 1999-2004[J]. Hypertension, 2007, 49（1）: 69-75.

[10] GU D F, AN J L, PAUL M, et al. Prevalence of cardiovascular disease risk actor clustering among the adult population of China[J]. Circulation, 2005, 112（5）: 658-665.

[11] GENSINI G F, CORRADI F. Hypertension as a function of age[J]. Ital Heart J, 2000, 1 Suppl 2: 23-31.

[12] 刘芳，曾爱平，吕孙成，等. 老年及中青年高血压患者治疗现状的比较 [J]. 实用老年医学，2006，20（4）：281-282.

[13] 何月光，王朝生，唐仁斌，等. 老年知识分子高血压病患病率的调查分析 [J]. 卫生职业教育，2003，21（10）：115-118.

[14] 李玉峰，王士雯，李彦华，等. 北京丰台城区、山东曲阜农村老年高血压病现状调查 [J]. 中国老年多器官疾病杂志，2007，6（2）：111-116.

[15] 范穗光，陈奕奕，李务谦. 华南农业大学高血压流行与管理现状调查 [J]. 高校保健医学研究与实践，2004，1（1）：23-26.

[16] 段秀芳，吴锡桂，顾东风. 我国成人收缩期和舒张期高血压的分布 [J]. 高血压杂志，2005，13（8）：500-503.

[17] GILES T D. Circadian rhythm of blood pressure and the relation to cardiovascular events[J]. J Hypertens Suppl, 2006, 24（2）: S11-S16.

[18] GOSSE P, SCHUMACHER H. Early morning blood pressure surge[J]. J Clin Hypertens（Greenwich），2006，8（8）: 584-589.

[19] 何志方，刘梅林. 老年直立性低血压管理 [M]// 韩雅玲，张健. 心脏病学实践 2017. 北京：人民卫生出版社，2017：84-86.

[20] ETO M, TOBA K, AKISHITA M, et al. Impact of blood pressure variability on cardiovascular events in elderly patients with hypertension[J]. Hypertens Res, 2005, 28（1）: 1-7.

[21] FRANKLIN S S. Hypertension in older people: part 1[J]. J Clin Hypertens, 2006, 8（6）: 444-449.

[22] 刘蔚. 老年人单纯收缩期高血压 [J]. 中华老年医学杂志，2005，24（4）：248-249.

[23] 王薇，赵冬. 中国老年人高血压的流行病学 [J]. 中华老年医学杂志，2005，24（4）：246-247.

[24] BEEVERS D G. Epidemiological, pathophysiological and clinical significance of systolic, diastolic and pulse pressure[J]. J Hum Hypertens, 2004, 18（8）: 531-533.

[25] O'ROURKE M F, NICHOLS W W. Aortic diameter, aortic stiffness, and wave reflection increase with age and isolated systolic hypertension[J]. Hypertension, 2005, 45（4）: 652-658.

[26] MCENIERY C M, WILKINSON I B, AVOKIO A P. Age, hypertension and arterial function[J]. Clin Exp Pharmacol Physiol, 2007, 34（7）: 665-671.

[27] SCHIFFRIN E L. Vascular stiffening and arterial compliance. Implications for systolic blood pressure[J]. Am J Hypertens, 2004, 17（12 Pt 2）: 39S-48S.

[28] 张维忠. 高血压与大动脉功能 [J]. 中华内科杂志，2000，39（5）：355-356.

[29] WILLUM-HANSEN T, STAESSEN J A, TORP-PEDERSEN C, et al. Prognostic value of aortic pulse wave velocity as index of arterial stiffness in the general population[J]. Circulation, 2006, 113(5): 664-670.

[30] WILLAMS B, LACY P S, THOM S M, et al. Differential impact of blood pressure-lowering drugs on central aortic pressure and clinical outcomes: principal results of the Conduit Artery Function Evaluation(CAFE) study[J]. Circulation, 2006, 113(9): 1213-1225.

[31] 张维忠. 高血压研究新视点: 脉压与动脉弹性功能 [J]. 高血压杂志, 2003, 11(6): 506-507.

[32] 张维忠. 早期发现和检测亚临床血管病变 [J]. 中华心血管病杂志, 2007, 35(10): 881-882.

[33] AMAR R, SAFAR M E, QUENEAU P. Pulse pressure-an important tool in cardiovascular pharmacology and therapeutics[J]. Drugs, 2003, 63(10): 927-932.

[34] FRANKLIN S S, LARSON M G, KHAN S A, et al. Does the relation of blood pressure to coronary heart disease risk change with aging? The Framingham heart study[J]. Circulation, 2001, 103(9): 1245-1249.

[35] ZAKOPOULOS N A, LEKAKIS J P, PAPAMIOHAEL C M, et al. Pulse pressure in normotensives: a marker of cardiovascular disease[J]. Am J Hypertens, 2001, 14(3): 195-199.

[36] FRANKLIN S S. Hypertension in older people: part 2[J]. J Clin Hypertens, 2006, 8(7): 521-525.

[37] KAPOOR J R, CHAUDRY S, AGOSTINI J V, et al. Systolic hypertension in older persons: how aggressive should treatment be?[J]. Prog Cardiovasc Dis, 2006, 48(6): 397-406.

[38] SPRINT Research Group, WRIGHT J T Jr, WILLIAMSON J D, et al. A Randomized Trial of Intensive versus Standard Blood-Pressure Control[J]. N Engl J Med, 2015, 373(22): 2103-2116.

[39] BRAUNWALD E, ZIPES P, LIBBY P. Heart disease[M]. 6th ed. Philalephia: W.B. Saunders Company, 2001.

[40] MANCIA G, DE BACKER G, DOMINICZAK A, et al. 2007 Guidelines the Management of Arterial Hypertension: The Task Force for the Management of Arterial Hypertension of the European society of Hypertension(ESH) and of the European Society of Cardiology(ESC)[J]. J Hypertens, 2007, 25(5): 1105-1187.

[41] 刘德平. 假性高血压 [J]. 中华老年医学杂志, 2005, 24(4): 254.

第三章　老年高血压合并靶器官损害的处理

第一节　老年高血压合并冠心病

一、老年高血压合并冠心病概述

当今社会人口老龄化问题日益突出,1999 年中国已经进入老龄化社会。据中国老龄化工作委员会办公室 2006 年 12 月 23 日公布的《中国人口老龄化发展趋势预测研究报告》指出,2005 年底中国 60 岁以上人口近 1.44 亿人,占总人口比例 11%。中国老龄科学研究中心的《中国老龄事业发展报告(2013)》指出,2013 年我国老年人口数量将达到 2.02 亿人,老龄化水平达到 14.8%,2037 年超过 4 亿人,我国老年人口正以年均 3% 的速度增长。人体老化是一种正常的生命过程,心血管系统的老化作为衰老的一部分,先有解剖代谢上的衰变,继而出现生理功能的减退,这也是老年人容易发生心血管疾病的病理生理基础。目前,高血压是老年人发病率最高的一种疾病,而老年人高血压合并冠心病死亡率之高、危害之大,属于严重威胁老年人健康的首要原因,现已成为老年人卫生保健、社会和医学界的一个主要问题。增龄性改变参与了老年高血压的形成,因而在其流行病、临床表现特征及诊断治疗等方面都与非老年人有不同之处,了解这些特点,有助于提高老年高血压合并冠心病诊疗水平。

(一)流行病学特点

美国 Framingham 研究,在对 36～62 岁人群的队列随访 14 年的观察发现,不论是年龄 >50 岁组还是 <50 岁组,均随着血压的增高,冠心病的发病率在增加,这个结果的公布使人们真正地认识到高血压是导致冠心病发病及致死的常见且主要的原因。心血管疾病发病率随年龄增长而升高,例如北京 35～74 岁居民,年龄每增长 10 岁,冠心病发病率增高 1～3 倍。

(二)临床表现与特征

高龄冠心病患者临床表现常不典型,且因体弱、脏器功能减退等影响定期检查,文献中报道的临床漏诊率及误诊率高达 65%。

1. 无症状冠心病发生率高。无症状性心肌缺血(SMI)又称无症状冠心病,是指患者无明显的心绞痛及心绞痛等同症状,而经检查发现有客观心肌缺血的证据。SMI 分为三型:①Ⅰ型,无心绞痛症状及病史,但客观检查发现有心肌缺血,此型较少见。目前认为此型患者疼痛系统有缺陷,据报道估计完全无临床症状的健康男性中,Ⅰ型 SMI 占 2.5%～10%;Framingham 研究显示无症状心肌梗死中男性占 28%,女性占 35%,Cohn 等发现 43 例初发心肌梗死中 23 例发病前无心绞痛病史。②Ⅱ型,已患心肌梗死的患者存在无症状心肌缺血,此型较多见。有学者报道,心肌梗死后患者运动试验中 SMI 发生率 39%～58%。③Ⅲ型,心绞痛发作的患者中，50%～80% 同时存在 SMI，且 SMI 发作次数为有症状心绞痛发作次数的 2～3 倍，此型亦较多见。国外很多资料表明，SMI 与心绞痛发作具有同样预后意义，同样可发生严重的心律失常、心肌梗死甚至猝死。由于无症状未能引起患者和医师的注意，甚至其预后更为不良。此外，老年人由于长期慢性心肌缺血可引起广泛心肌纤维化，或并存心肌冬眠，形成缺血性心肌病，这类患者在诊断上存在一定困难，临床上应引起重视。

2. 老年冠心病患者心绞痛症状和疼痛部位常不典型，典型的心绞痛压榨性疼痛少见，多为胸骨后闷痛、紧缩感，或仅表现为气急、胸闷、乏力、心悸等症状，这可能与老年人痛觉迟钝有关，也可能因老年人合并疾病症状所掩盖或混淆。而疼痛部位如有些人可表现为上腹不适、上腹痛，或食管阻塞感、烧灼感，而被诊断为胃炎、食管炎或胆囊炎；也可能表现为放射部位的疼痛，如左肩左臂痛、发麻、牙痛、下颌痛或颈部紧缩感、头痛等。

3. 老年人急性心肌梗死临床症状可不典型，有报道 20%～30% 患者症状不典型，一些患者常以发作的呼吸困难、左心衰竭、肺水肿为首发症状，或表现为原因不明的低血压、心律失常，也有患者以突然昏迷、晕厥、抽搐等脑血管疾病症状为主要表现，也有患者（如下壁心肌梗死）表现为上腹痛、恶心、呕吐，疑为胃肠道疾病。还有部分老年人心肌梗死发作为无痛性，可能因其冠脉病变多见于小分支而非主支，其心脏传出神经阻断，或对痛觉敏感性下降。老年人合并糖尿病较多，糖尿病可累及感觉神经，也是造成无痛性心肌梗死的原因之一。另外，老年人常并有脑动脉硬化，脑供血不全而感觉迟钝，故心肌梗死发作时可能无疼痛感。再有老年人心肌梗死伴随疾病多使其症状更加复杂和不典型，如常合并慢性支气管炎、肺炎或肺气肿，患者咳喘、胸闷，而忽视了心肌梗死的诊断。

4. 老年人心肌梗死并发症较多，复发性心肌梗死较多，合并心力衰竭、心律失常、低血压、心源性休克较多，病死率较高。有报道老年人心肌梗死死亡率明显高于一般成年人，≥80 岁 AMI 死亡率是 ≤80 岁的 2 倍，老年 AMI 心力衰竭表现者占 20%～70%。老年冠心患者冠状动脉造影显示多支血管病变、多处血管病变较多，合并糖尿病常为小分支病变；合并症多，高危患者多，使老年冠心患者的病情更复杂，给治疗提出了更高的要求。老年冠心病患者存在较多的冠心病高危因素，如高血压、糖尿病、高脂血症和吸烟等。据一组老年冠心病的大样本调查资料显示，其平均收缩压 170mmHg，平均总胆固醇为（2 360±450）mg/L，吸烟者占 13%，糖尿病占 10%，均高于年轻冠心病组的患者，故在治疗冠心病的同时，预防治疗冠心病的危险因素是很重要的。

（三）血压控制目标

2005 年中国高血压防治指南推荐，老年高血压合并冠心病患者的降压目标为收缩压在 150mmHg 以下，如能耐受，可降更低，主要考虑到老年人收缩压控制的实际难度。2013 年欧洲心脏病学会与欧洲高血压学会（ESC/ESH）对低中危老年患者，以及伴冠心病的高危老年患者，均将 <140/90mmHg 作为降压治疗的基本推荐目标，修改了以往对不同危险度患者采用不同降压目标值的推荐。对 80 岁以上高血压合并冠心病患者，且躯体和精神状态良好、收缩压 ≥160mmHg 的老年患者，亦推荐将收缩压降至 140～150mmHg。2019 年中国老年高血压管理指南提出，<80 岁老年高血压合并冠心病患者的血压控制目标为 <140/90mmHg。若一般状况良好、能耐受降压治疗者，可降至 <130/80mmHg；对于 ≥80 岁以上者，同时躯体和精神状态良好，血压控制目标为 <150/90mmHg，如耐受性良好，可进一步降至 140/90mmHg 以下。

脉压大、≥60 岁的患者，收缩压要达到目标水平；如果舒张压 <60mmHg 时，应在监测下逐步降至目标收缩压水平。

（四）治疗原则

冠心病是冠状动脉粥样硬化性心脏病的简称，是由供应心脏营养物质的血管——冠状动脉发生了粥样硬化所致。临床上主要表现为心绞痛、心律失常、心力衰竭，严重时发生急性心肌梗死或突然死亡（猝死）。心绞痛的发作是由心肌短暂缺血、缺氧所引起的，通常有冠状动脉血流绝对减少或心肌耗氧量突然增加两种情况，可以在休息时发生，但更多的是在心脏因各种原因负担加重，冠状动脉血流不能满足心脏需要时发生。当心绞痛发作时，往往伴有高血压、心率加快，而治疗心绞痛可通过减少心肌的耗氧量，降低血管阻力，减慢心率，改善心肌缺血，终止心绞痛发作。

1．老年高血压合并冠心病，首先通过药物将血压降至目标水平。

2．缓解心绞痛症状，应用硝酸酯类药物、中成药等对症处理。

3．小剂量联合用药为主。

4．高血压合并心肌梗死的治疗，应以病情状况个体化处理原则为主，进行针对性有效地医治，包括溶栓治疗、介入治疗及对症处理。

随着中国逐步步入老龄化社会，高血压合并冠心病患病率逐年上升，高血压若得不到有效控制，将导致靶器官损害，可引起严重的并发症，以控制高血压为重点，是降低冠心病发病率、病死率的唯一出路。人们在研究其药物治疗的同时，越来越重视非药物治疗措施的重要性。我们应注重加强对文化程度较低老年患者人群的宣传，同时，针对高血压患者多集中于老年人群这一现象，在健康教育中，努力探索适合这类人群的教育方式。

（白小涓　单海燕）

二、老年高血压合并冠心病的介入治疗

尽管近年来冠状动脉病变有年轻化趋势，但是总体国内外资料表明，老年冠心病（coronary artery disease，CAD）患者仍然占 64%～87%。老年冠心病患者存在的决定预后的独立相关危险因素较多（包括高血压、糖尿病和肥胖等），介入治疗术中风险大，目前尚没有专门针对老年 CAD 的 PCI 指南。因此，本文对老年高血压合并冠心病的介入治疗原则问题进行简述。

（一）老年高血压合并冠心病适合介入治疗的特点

1. 冠状动脉病变特点

（1）弥漫性病变：B、C 型病变较多。长期反复缺血发作和相关危险因素控制不良，造成病变范围广泛，表现为多支病变或一支血管多处病变（tandem stenosis），同时慢性反复缺血促进了侧支循环的建立。合并糖尿病比例高，造成弥漫性血管病变，给介入治疗带来了极大的困难。

（2）钙化性病变：钙化程度重，常为中重度以上钙化病变。多见于合并糖尿病患者，血管皱缩（负性重构），加之严重钙化，造成冠状血管舒张期储备降到最低，钙化部位难以被球囊有效扩张，而且夹层发生率增高，且常造成支架膨胀不全。

（3）闭塞性病变：约 30% 患者合并有陈旧性心肌梗死。

（4）左主干病变：病变常极高危。

2. 病情特点

（1）心功能不全较多：左心室射血分数较低，合并心源性休克的比例高。

（2）不稳定型心绞痛较多：其次是 NSTEMI。主要由血管正性重构所致，斑块破裂和内膜下出血常见，血栓多见于有静息心绞痛患者。

（3）合并陈旧性心肌梗死较多：既往未被诊断的心肌梗死较高。

（4）合并多器官功能减退较多：以合并肾功能减退最常见，对于这些患者往往需要在冠状动脉造影前或介入治疗术后进行透析治疗。因此，对于老年患者术前如何有效减轻危险因子的作用是决定预后的重要条件。

（5）合并基础疾病较多：如糖尿病、慢性肾功能不全、慢性阻塞性肺疾病、心瓣膜病、脑梗死和外周血管病等。

（6）无症状心肌缺血常见：易误诊。

（7）既往血管重建较多。

（8）冠脉病变与临床症状分离：因此，这部分患者良好的侧支功能使患者可以长时间无心绞痛症状，甚至可以较长时间耐受一定量的运动或表现为心电图正常，并掩盖了病变的真正严重性。

（二）老年高血压合并冠心病的介入治疗原则

对于老年高血压合并冠心病患者，应在积极平稳控制血压的同时，介入治疗应十分谨慎，个体化选择适合于高龄老年患者的介入方法。

1. 完全与不完全血运重建 完全血运重建是最理想的，但首先应考虑不完全血运重建，即对因病变引起症状的血管进行治疗，而直径小于 1.5mm 或者非相关血管不予处理，这样不仅可以缩短手术时间，减少造影剂使用量，重要的是避免了无谓的支架植入和降低了再狭窄率。

2. 高龄老年冠心病介入治疗原则 2016 年《高龄老年冠心病诊治中国专家共识》中指出，对高龄稳定性冠心病患者，在充分药物治疗基础上，如无缺血发作证据，不建议积极行经皮冠状动脉介入治疗（PCI），如仍反复发作心绞痛，PCI 可带来生活质量和生存获益，在个体化评估前提下应持积极态度。如身体条件允许，可在必要时考虑冠状动脉旁路移植术（CAGB）。运动和康复也可使患者获益。对于≥80 岁患者，有进行血运重建指征时，在不具备早期 PCI 条件或 PCI 明显延迟情况下，建议及时转运至可行早期 PCI 的医疗机构。

3. 介入治疗的技术方法选择

（1）多支病变：首先处理供应大面积心肌的"罪犯"血管；不能确定"罪犯"血管时，先处理最狭窄的血管；先对病变给予预扩张；因为老年钙化较重，支架不易通过。

（2）一般来说，对于开口处和较长病变需要植入支架，局限性病变可以单纯选用普通球囊和切割球囊治疗，扩张后如果出现夹层等合并症时再植入支架，严重钙化性病变首先选择旋磨术，临界病变需要血管内超声判断，同时血管内超声引导下的支架术有降低再狭窄的肯定作用。

（3）对于分叉病变，虽然双支架术可以改善即刻效果，但国外长期随访研究结果表明其远期效果差，主要表现为再狭窄率高，因此目前普遍被接受的方法是：只在主干血管内植入支架。

（4）对于不稳定斑块，术前足量的抗血小板聚集和必要时的抗凝治疗可以显著降低术中急性血栓栓塞及术后亚急性栓塞的发生率，一般主张 300mg 的阿司匹林至少从术前 48 小时就应该服用。

（5）为了防止术中血管痉挛的发生，术前 24 小时开始停用 β 受体阻滞剂，当然一旦发生痉挛，血管内直接注射硝酸甘油类扩张血管药物是有效的，必要时直接注射钙通道阻滞剂。

（6）对于再狭窄的老年患者，如果是金属裸支架（BMS）可植入药物支架，如果是药物支架后再狭窄可植入另一种药物支架。继金属裸支架、药物洗脱支架（DES）之后，目前已进入生物可吸收支架（BRS）的年代，BRS 的诞生是源于"血管功能恢复治疗（VRT）的理念。BRS 具有利大于弊的潜在优势，但尚存在材料和技术工艺的缺陷，并存在一定的争议，如 BRS 是否适用于所有的病变，双联抗血小板治疗（DAPT）的时间是否需要进一步延长等。还有患者植入 BRS 后的远期预后，尚缺少更长时间（3 年以上）随机对照研究（RCT）。

（三）介入治疗常见合并症及防治对策

1. 主要合并症及处理

（1）冠状动脉夹层：需快速植入支架，支架要求能覆盖全层。需植入多根支架时，应先植入远端支架，后近端支架。支架植入后须经高压扩张，多体位摄片，如残余狭窄仍大于 50%，前向血流达不到 TIMI 3 级，应该进行主动脉内球囊反搏术（IABP）。在 IABP 术后 2～3 小时患者仍有持续胸痛，应该立即行冠状动脉旁路移植手术（CABG）。

（2）急性血栓形成：是 PCI 最严重的并发症之一，也是最棘手的问题之一，我们观察冠脉内用 GPⅡb/Ⅲa 受体拮抗剂，可以达到溶栓作用。对药物治疗无效者，有人主张再次 PTCA/支架术或者 CABG 手术。因此，术前、术后有效的抗血小板聚集治疗非常重要。

（3）冠状动脉痉挛：迅速撤出球囊，减少机械刺激，如属病变部位痉挛，则应保留导丝；如属病变远端痉挛，导丝也应撤离痉挛处。冠状动脉内给予硝酸甘油 200～300μg，必要时可重复应用。对于硝酸甘油无效者，可用维拉帕米 100μg/min，最大量 1～1.5mg 或用硫氮䓬酮 0.5～2.5mg/min，总量为 5～10mg。上述方法处理仍不见好转，可用球囊低压力扩张 2～5 分钟，再配合冠状动脉内硝酸甘油，绝大多数可缓解，对于少数患者植入支架后可以完全解除冠状动脉痉挛。

（4）低血压及心源性休克：根据我们的临床经验，大多数患者经快速静脉输液后血压很快恢复正常，经快速静脉输液 500ml 后血压仍无回升，应该立即静脉滴注多巴胺、间羟胺，同时再行冠状动脉造影检查判断有无左主干、前降支或回旋支开口的损伤或夹层，若确系上述部位的夹层或损伤，应立即植入支架，约 90% 患者经上述处理后血压很快稳定，少部分患者需要行 IABP 或 CABG。

（5）无复流现象：冠状动脉内注射硝酸甘油或维拉帕米；我们观察冠状动脉内注射 GPⅡb/Ⅲa 受体拮抗剂、植入支架等有一定的效果。

（6）冠状动脉穿孔：紧急处理应将球囊立即置于穿孔处，并以 2～6 大气压扩张 10 分钟，如穿孔不能闭塞，再用灌注球囊扩张，持续 15～45 分钟，60%～70% 患者可免去外科手术修补，也可以植入带膜支架或静脉包被支架。术后用超声心动图观察有无心包积血，若出现心脏压塞症状，立即心包穿刺引流，并用鱼精蛋白中和肝素作用。经上述处理无效者，应行外科手术治疗。

（7）出血及外周血管并发症：老年出血并发症较多。其他常见的有动静脉瘘、动脉夹层、动脉穿孔、动脉栓塞、假性动脉瘤和血肿等。假性动脉瘤和血肿绝大部分经再次压迫 12～24 小时可以自行闭塞，压迫无效时可局部注射凝血酶。动脉栓塞可以溶栓治疗，对于溶栓无效者可行球囊扩张术。

2. 次要合并症及处理

（1）分支的闭塞：老年冠心病往往有多支病变，在处理较大血管病变时，易引起附近小分支闭塞或狭窄，所以在对大血管病变进行介入治疗时，如分支直径≥2mm 且开口于主干狭窄处，常规在分支内植入一根 PTCA 导丝，一旦分支闭塞或狭窄后，可以同时进行 PCI，保护分支。

（2）窦性静止或窦房传导阻滞、房室传导障碍：老年人往往伴有传导系统退变，冠脉介入治疗时易合并窦性心动过缓、窦性静止或严重房室传导阻滞，所以术前有严重心动过缓或房室传导障碍者，术前安装临时心脏起搏器较为安全。

（3）在急性心肌梗死患者行 PTCA 术时易发生室性心动过速、室颤：术中密切观察，一旦发生室颤，应立即行电转复。

总之，老年冠心病患者介入技术操作难度大，需要术前、术后更仔细地研究，调整各种药物使用；术中要尽量采用有效技术达到较完全血运重建，术中保护大分支，合理组合多种介入器械的使用。合并症处理的关键是准确、迅速判断其发生原因，及时采取治疗方法。因此，对于老年患者，尤其是存在左室功能降低和不稳定斑块时，需要主动脉内球囊反搏和外科搭桥的有力保障。

（刘惠亮）

三、老年高血压合并急性心肌梗死的溶栓治疗

老年高血压是急性心肌梗死（AMI）的高危人群。AMI 的早期溶栓治疗获得早期再灌注是保护心肌的重要措施。众多大规模临床试验显示，AMI 后进行溶栓治疗，可缩小梗死范围，保护左心室功能，不仅住院期间病死率降低，而且远期病死率也明显降低。其应用价值已得到公认，但对老年高血压合并 AMI 后溶栓治疗临床医师多有顾虑，尤其高龄高血压患者溶栓仍存在争议。2016 年《高龄老年冠心病诊疗中国专家共识》中指出，对于≥80 岁患者，共识不建议溶栓治疗。现就相关问题讨论如下。

（一）溶栓治疗的年龄界限

老年人中开展溶栓治疗并不普遍，在美国＜55 岁年龄组接受溶栓机会是≥75 岁组的 6.4 倍；欧洲的资料也表明，接受溶栓治疗者中≥75 岁的仅占 10%。这种情况与老年高血压患者 AMI 多不典型、就诊时间晚、合并症多、适应证少、临床医师顾虑溶栓易致出血等因素有关。我国 1990 年温州会议将 AMI 溶栓年龄限定在 65 岁以下；1996 年太原会议建议为 70 岁以下，70 岁以上者慎重选择；2001 年哈尔滨会议建议将≥75 岁、ST 段抬高者列为次一类溶栓适应证。在急性 ST 段抬高心肌梗死溶栓治疗的中国专家共识（2007 修订版）中，建议≥75 岁患者首选介入，选择溶栓时剂量酌情考虑减量。美国心脏病学会和美国心脏协会（ACC/AHA）将有 ST 段抬高的＜75 岁 AMI 者列为 I 类适应证，将有 ST 段抬高的≥75 岁 AMI 者列为 IIa 类适应证。这种认识的变迁有其循证医学的依据。GISSI 1 研究、ISIS 2 研究共有 2 678 例＞70 岁的患者，以链激酶（SK）为溶栓剂。结果表明，溶栓治疗使该年龄组患者净获益为每 1 000 例多挽救 39 例。FTT 试验汇总分析了 9 个大规模溶栓试验结果，涉及 58 600 例 AMI 患者，其中符合条件的≥75 岁者 3 332 例病死率降低 15%，每 1 000 例中可多挽救 34 例。RIKS HIA 试验以 6 891 例≥75 岁的 AMI 患者为对象，其中 3 897 例予溶栓治疗，2 994 例未予溶栓，以死亡及非致死性脑出血为复合终点。结果显示，校正后 30 天及 1 年复合终点发生率，溶栓组均明显低于对照组。德国开展的 MITRA 试验发现，≥75 岁组溶栓后住院病死率明显低于未溶栓者，这种差异在＞85 岁组更为明显。以上提示，溶栓更能改善老年 AMI 患者的预后。老年高血压合并 AMI 基本都是不稳定斑块破裂导致血栓形成，更可从静脉溶栓中获益。因此，老年高血压的单纯高龄不应作为溶栓治疗的绝对禁忌证，慎重权衡利弊后可考虑溶栓治疗。

（二）溶栓治疗的时间窗

AMI 早期 6 小时以内溶栓治疗，使冠状动脉再通，缩小梗死范围，保护心功能，降低病死率，目前已成为共识。溶栓治疗距发病时间愈短，血管再通率愈高。发病后≤2 小时、2～4 小时、4～6 小时和 6～12 小时血管再通率分别为 71.9%、70.1%、63.6% 和 40%。有人观察发病在 6～8 小时和 12～24 小时两组距发病时间较长的患者进行溶栓治疗后，均有较高的血管再通率，分别为 51.4% 和 46.2%。早期溶栓治疗对于降低老年高血压 AMI 患者的病死率有重要意义。溶栓治疗应力争在发病后 6 小时内进行，对于 AMI 患者发病 6～12 小时也有较高的再通率，可进行延迟溶栓治疗。发病 12～24 小时，溶栓治疗收益不大，但对有进行性缺血性胸痛和广泛性 ST 段抬高并经过选择的患者仍可考虑溶栓治疗。

（三）溶栓治疗的药物选择

GUSTO 1 研究对入选对象年龄上限未作限制，入选者最高年龄为 110 岁。结果发现，75～85 岁组织型纤溶酶原激活物（rtPA）组溶栓后每 1 000 人可减少死亡或致残 17 例，而 <65 岁者仅为 5 例。上述提示，老年 AMI 患者从 rtPA 溶栓中获益更大。RIKS HIA 试验亚组分析结果表明，65～74 岁组和≥75 岁组出血率相似，但均显著高于 <65 岁组。rtPA、重组纤溶酶原激活剂（rPA）、TNK 组织型纤溶酶原激活剂（TNK）致死性出血率为 SK 的 2 倍。ASSENT 2 试验发现，对 >75 岁的患者，TNK 出血率低于 rt PA，且对发病 >4 小时者 TNK 可更好地改善患者预后。我国"八五"国家攻关课题尿激酶（UK）临床应用研究发现，70 岁以上 AMI 患者仍可接受溶栓治疗。尿激酶（UK 天普洛欣）多中心临床试验表明，>75 岁者临床再通率 65.8%，66～75 岁者再通率 72.2%，与≤65 岁者比较无明显差异，脑出血也无明显增多，说明老年 AMI 患者采用 UK 150 万 U 30 分钟静脉滴入溶栓安全、有效。国内进行的小剂量 rtPA 与 UK 随机对照的多中心临床试验（TCUU）显示，rtPA 50mg 组（8mg 静注，42mg 在 90 分钟内静脉注射）90 分钟冠脉血流达梗死血流分级（TIMI）2 级或 3 级者明显高于尿激酶 150 万 U 组，分别为 79.3% 和 53.0%，轻度出血发生率 rtPA 组高于 UK 组，但严重出血和脑出血的发生率两组间无明显差异。上述表明，rtPA 50mg 同样可达较好效果，并可减少出血并发症，值得在老年患者中使用。出于费用与安全考虑，老年高血压 AMI 患者溶栓治疗 UK 也可取。

（四）溶栓治疗的并发症

脑出血是老年患者溶栓时最主要的并发症，老年高血压 AMI 患者溶栓则更易引起脑出血。随年龄增高，其发生率逐步升高，出血量也随之加大。总体而言，老年人出血机会比年轻人约高 2 倍。GUSTO 1 试验显示，>75 岁与 <75 岁者 rtPA 溶栓时脑出血率分别为 2.08% 和 0.52%，SK 溶栓时分别为 1.23% 和 0.42%，二者均有显著差异。年龄不是影响溶栓治疗出血并发症的唯一因素，除高龄外，其他出血高危因素还包括女性、有卒中史、高血压（收缩压≥160mmHg）、低体重（女性≤65kg，男性≤80kg）及过度抗凝（INR>4 或 PT>24 秒）。若危险因素≤1 个，出血率约 0.69%；当存在≥5 个危险因素时，出血率高达 4.11%。因此，溶栓治疗高龄患者出血并发症增多，可能并非单纯由于年龄的影响，而是多种因素影响的综合结果。所以目前很多作者认为，单纯高龄不应作为溶栓治疗的禁忌证。有脑出血者半年病死率约 72.1%，显著高于无脑出血的 18.6%。心脏破裂也是老年高血压 AMI 患者溶栓的主要并发症，其主要为左室游离壁破裂。年龄是心脏破裂的最强预测因子，高血压、女性也是主要危险因素。老年 AMI 患者溶栓治疗后心脏破裂发生率随之增高，≥65 岁者是保守治疗的 5 倍，随就诊时间延迟，破裂机会渐多。约 50% 发生于 AMI 后 5 天内。

（赵学忠）

四、老年高血压合并下肢动脉硬化介入的治疗原则

多项指南将包含下肢动脉粥样硬化在内的周围动脉疾病定义为冠心病的等危症,早期识别下肢动脉疾病并给予强化治疗能够显著改善预后,血脂异常和血压控制的治疗目标等同于冠心病患者。2005 年美国心脏病学学院和美国心脏学会(ACC/AHA)更新了外周动脉疾病诊疗指南,提出了标准的诊断治疗流程,同时 2006 年我国制定了下肢动脉疾病诊疗中国专家共识,极大提高了我国对这种疾病的诊治水平。

下肢动脉疾病的主要病因是动脉粥样硬化。高血压、高龄、吸烟、糖尿病、血脂异常、高同型半胱氨酸血症是下肢动脉粥样硬化的危险因素。由于老年高血压患者合并以上多种危险因素,所以容易合并下肢动脉粥样硬化。这些患者截肢和死亡的风险增加,同时合并心脑血管疾病的概率增加,如合并心肌梗死(MI)和缺血性卒中。因此,早期识别老年高血压合并下肢动脉粥样硬化并给予药物、介入手术等强化治疗非常重要。

(一)流行病学

通常通过问卷形式测定间歇性跛行的发生率、脉搏检查和踝臂指数(ABI)等方法调查下肢动脉硬化的发病率。Framingham 心脏研究采用问卷形式测定间歇性跛行的发生率,发现高血压分别增加男性和女性人群发生间歇性跛行的危险为 2.5 倍和 4 倍,且其危险程度与高血压严重程度成正比。

根据间歇性跛行估测下肢动脉疾病的发生率不够准确,常常低估了下肢动脉疾病的发生率。在 30~44 岁,男性间歇性跛行的年发生率为 6/1 万,女性为 3/1 万。在 65~74 岁,男性间歇性跛行的年发生率升高到 61/1 万,女性升高到 54/1 万。检测 ABI 方法与问卷调查方法相比,客观、准确,提高下肢动脉疾病的检出率 2~7 倍。通过客观的无创检测 ABI 方法,60 岁以下的人群下肢动脉疾病的患病率为 2.5%,60~69 岁的人群为 8.3%,>70 岁的人群为 18.8%。年龄≥70 岁或年龄在 50~69 岁伴有吸烟和/或糖尿病史的患者,下肢动脉疾病的患病率高达 29%。

在中国,年龄 >50 岁的心血管高危人群中,下肢动脉疾病发病率为 25.4%。在北京,大约 1/5 的 60 岁以上老年人患有下肢动脉疾病。故推测,我国老年性高血压患者中至少 1/5 合并下肢动脉疾病。

(二)临床表现

1. 无症状性下肢动脉疾病 大部分下肢动脉疾病患者没有典型的间歇性跛行等肢体缺血症状。

2. 间歇性跛行 劳力诱发下肢缺血,从而局限的特定下肢肌群出现疲乏、不适或单纯疼痛,导致跛行。不同的狭窄部位诱发特定下肢肌群的缺血,出现不同的症状。

3. 重症肢体缺血(CLI) 重症肢体缺血是指下肢血供长期严重受损,引起缺血性静息痛、溃疡和坏疽。

4. 急性肢体缺血 快速突然的下肢血供减少,可能会导致肢体组织坏死。急性肢体缺血的典型特征性表现是无脉、苍白、麻木、运动障碍和厥冷。

(三)辅助检查

下肢动脉硬化的患者通过无创血管诊断技术(如踝臂指数、趾臂指数、节段压力测量、脉搏容积记录、双功超声成像、多普勒波形分析和运动试验)可以得出准确的诊断。这些检查通常能为医师提供足够的信息,制定出合适的诊疗计划。肢体的计算机断层扫描血管造影

（CTA）和磁共振血管显像（MRA）以及选择性有创主动脉和下肢血管造影技术可获得清晰的下肢动脉狭窄病变的影像学资料，各有优势。如果计划施行介入治疗，应当首先通过无创血管诊断技术确定诊断，然后根据患者情况选择 CTA、MRA 和有创血管造影技术中的一种或几种方法获得清晰的影像学资料，决定介入治疗的策略。

（四）介入治疗

1. 无症状的下肢动脉疾病患者的介入治疗　不推荐对无症状下肢动脉疾病患者，进行包括介入治疗在内的血管成形术作为预防措施。

2. 间歇性跛行患者的介入治疗　对于间歇性跛行患者选择血管成形术治疗时，要选好适应证。首先应考虑以下几个因素：缺血症状的严重程度，肢体功能丧失情况，药物治疗是否有效，有无明显合并症，病变的解剖是否适合血管成形术治疗以及治疗的风险 / 获益比。ABI 值低、肢体功能没有明显受损、没有或仅有轻度合并症的患者预后好，施行包括介入治疗在内的血管成形术效果好。治疗下肢动脉硬化的介入技术包括球囊扩张术、支架植入术、斑块切除术、激光、切割球囊、热能血管成形术和纤维蛋白溶解 / 纤维蛋白切除（fibrinolysis/ fimbriectomy）等，最常选择前两种技术。

国际共识专家委员会参照多个 PTA/ 支架和外科手术的临床研究结果，建议下肢外周动脉硬化的患者可选择地进行介入治疗。需要考虑动脉病变的 TASC 解剖分型（图 8-7，表 8-18）、症状的严重程度、是否伴有合并症、是否适宜外科手术治疗和风险大小等综合情况，然后判断是否适宜介入手术治疗，决定手术方案。对于因跛行需进行主、髂动脉血管成形术的患者，应在动脉 TASC 解剖分型（图 8-8、表 8-19）的基础上选择合适的方法，建议 A 型病变适宜介入治疗，D 型病变选择外科手术。

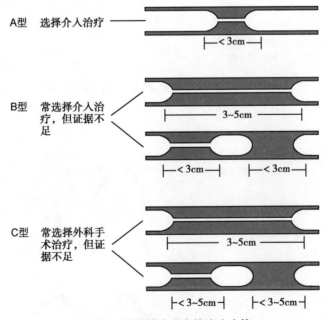

图 8-7　股腘动脉病变的治疗决策

对于因间歇性跛行影响工作和学习，且锻炼及药物治疗效果不佳的患者，可考虑血管成形术治疗。一旦评估介入治疗有较理想的风险 - 获益比，这类患者就适宜介入治疗。TASC A 型的髂和股、腘动脉病变，推荐选择介入方法。植入支架是治疗髂总动脉和髂外动脉狭窄或闭塞的有效首选治疗方法。髂动脉病变球囊扩张效果不满意或失败时（例如跨病变压力阶差持续存在、残余狭窄大于 50%，或发生影响血流的严重夹层），植入支架可作为补救治疗措施。股动脉、腘动脉和胫动脉病变球囊扩张治疗效果不满意或失败时，植入支架等其他介入干预是有效的。

表 8-18　股腘动脉病变的形态学分型

股腘动脉 TASC A 型病变：
1. 股浅动脉或腘动脉，单处病变 <3cm
股腘动脉 TASC B 型病变：
2. 不累及远端腘动脉，单处病变长度 3～10cm
3. 重度钙化狭窄长度达 3cm
4. 多处病变，每处均 <3cm（狭窄或闭塞）
5. 单处或多处病变，在胫动脉没有持续的血流情况下，进行外科旁路移植术可改善向肢体远端供血
股腘动脉 TASC C 型病变：
6. 单处狭窄或闭塞，长度大于 5cm
7. 多处狭窄或闭塞，每处长度在 3～5cm，伴或不伴严重的钙化
股腘动脉 TASC D 型病变：
8. 完全的股总或股浅动脉闭塞，或完全的腘动脉及三叉近端闭塞

注：A 型病变选择介入治疗，D 型病变选择外科治疗。对于 B 和 C 型病变应选择哪种治疗，需更多证据。TASC，TransAtlantic Inter-Society Consensus。

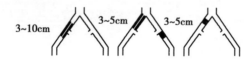

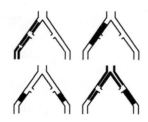

图 8-8　髂动脉病变的干预策略

表 8-19 髂动脉病变的形态学分型

髂动脉 TASC A 型病变：

1. CIA 或 EIA 单处病变 <3cm（单侧 / 双侧）

髂动脉 TASC B 型病变：

2. 单处病变长度在 3～10cm，未延展至 CFA

3. CIA 和 / 或 EIA 的 2 处狭窄病变，长度 <5cm，未延展至 CFA

4. 单侧 CIA 闭塞

髂动脉 TASC C 型病变：

5. CIA 和 / 或 EIA 双侧病变，长度 5～10cm，未延展至 CFA

6. 单侧 EIA 闭塞，未延展至 CFA

7. 单侧 EIA 狭窄，延展至 CFA

8. 双侧 CIA 闭塞

髂动脉 TASC D 型病变：

9. 单侧弥漫的、多处、狭窄，包括 CIA，EIA，和 CFA（通常长度 <10cm）

10. 单侧闭塞，累及 CIA 和 EIA

11. 双侧 EIA 闭塞

12. 弥漫病变，累及主动脉和双侧髂动脉

13. 髂动脉狭窄伴动脉瘤，或存在需要手术治疗的其他主动脉或髂动脉狭窄病变

注：A 型病变选择介入治疗，D 型病变选择外科治疗。CFA，股总动脉；CIA，髂总动脉；EIA，髂外动脉；TASC，TransAtlantic Inter-Society Consensus。

介入治疗首先需要拟定穿刺入路，通常选择双侧股动脉或一侧肱动脉。股浅动脉病变在顺行开通失败后，可考虑穿刺同侧腘动脉逆行开通。导丝进入动脉，开通闭塞段时，要缓慢开通，手法轻柔，防止动脉夹层形成。施行 PTA 手术时，在明确病变的部位、范围后，选择适宜的球囊导管，而且球囊扩张不必恢复到血管原始管径，部分扩张就能明显改善血液循环，防止过度扩张导致的血栓形成、血管破裂及快速再狭窄。支架手术成功的关键是释放支架时的准确定位。

动脉狭窄病变的解剖分型和患者临床情况决定了 PTA 和支架治疗的临床效果。PTA 治疗效果维持时间的长短，与动脉病变的部位相关，一般来讲近端的髂动脉维持最长，越靠远端越短。此外，假如患者病变为长闭塞病变，或多发弥漫性病变，血流缓慢，以及伴有糖尿病、肾功能不全、吸烟和 CLI 时，PTA 治疗效果维持时间短。因此，选择合适的患者是介入成功的关键。

目前并不明确狭窄程度不同的下肢动脉病变适宜选择何种治疗方法。一般来说，狭窄程度重，血流动力学明显异常的病变，药物等传统治疗效果有限，介入治疗可能更适宜。下肢动脉造影发现的 50%～75% 中度狭窄病变，血流动力学可能正常或异常，应当对这些患者的动脉内压力阶差进行测量以评估病变的严重程度，预测介入治疗后的效果。如果病变没有压力阶差，不推荐介入治疗。对于无症状、但血流动力学明显异常的病变，目前也不推荐介入治疗。

对于不同的动脉病变，不同治疗方法的费用 - 效益比不同。例如，治疗由于狭窄或闭塞引起的跛行或狭窄引起的 CLI 的股腘动脉病变，PTA 的费用 - 效益比高于外科手术；而治疗闭塞造成的 CLI，外科手术的费用 - 效益比高于 PTA。总的来说，应充分考虑到每种治疗方法的费用 - 效益比，根据个人的临床情况选择合适的治疗方法。

与 PTA/ 支架相比，其他下肢动脉介入治疗方法并无优势。目前并不清楚应用抗血小板和抗凝药物能否进一步改善 PTA 及支架植入的效果。但是考虑到老年高血压患者存在高凝血状态，建议术前术后应用抗凝药物及抗血小板药物。

对于老年高血压合并下肢动脉硬化的患者，要充分考虑患者年龄大小、有无合并严重疾病、能否耐受麻醉等全身状态，判断能否耐受血管成形术。此外，在血管成形术前要做好完备的术前准备。相对来说，介入治疗创伤小、耐受性好，对不能耐受手术治疗的患者应当考虑介入治疗。

3. 严重肢体缺血（CLI）的介入治疗 CLI 患者由于狭窄病变程度不同以及个体的差异，临床症状各不相同，表现为严重静息痛、缺血相关性溃疡甚至坏疽等。对于 CLI 患者，应立即评估发生肢体坏死的可能性，积极治疗增加肢体坏死危险的因素，尽可能快速恢复肢体血供。虽然严重缺血常为慢性过程，但若不及时进行血管成形术，血供进一步下降就有可能导致截肢。可选择介入治疗、外科治疗或两者联合的血管重建术治疗。

患者一旦表现出 CLI 临床症状，须立即判定缺血的性质、部位、严重程度以及肢体存活的情况，从而评估不同治疗的获益风险比，选择合适的血管重建方法。急性缺血需要紧急施行介入或手术治疗。而亚急性或慢性 CLI 可以根据具体情况制定治疗方案，决定是否施行血管成形术。这些患者可以接受阶段性治疗。例如亚急性或慢性 CLI 患者常首选创伤较小的介入治疗，若治疗失败，再进行外科手术补救；也可采用相反的方案，即首先外科手术治疗，若手术失败，则选择介入治疗补救。

随着介入器械不断更新、介入技术不断进步，CLI 的治疗策略也有了很大的提高。过去，治疗 CLI 通常采用外科血管再通手术，或进行截肢手术。目前越来越多的 CLI 患者采用介入手术方法，取得良好的治疗效果。即使复杂的动脉病变，例如髂动脉、股动脉和胫后动脉较长的闭塞病变，也取得了良好的治疗效果。

CLI 患者全身情况影响了治疗方法的选择。心肌梗死、冠心病、心肌病、充血性心力衰竭、脑血管疾病、严重肺部疾病或肾功能衰竭的患者接受手术治疗时风险增高。通常，如果条件允许这些患者应首选介入治疗。

肢体血流灌注严重减少（如 ABI < 0.4）但没有临床症状的 CLI 患者不适用介入治疗和外科手术。

患者处于 CLI 终末期或出现严重缺血情况导致严重肢体麻痹或难治性静息痛，或存在严重并发感染的液性或气性坏疽以及败血症时，应尽快行截肢手术。

4. 急性肢体缺血的介入治疗 急性肢体缺血是由于快速突然的下肢血供减少，若不能迅速接受血管再通治疗，就会造成肢体坏死。假如患者突然发生肢体疼痛和急性肢体缺血体征（无脉搏、苍白、感觉异常和麻痹），应立即接受检查以明确诊断。一旦诊断为急性肢体缺血，需要马上进行溶栓、介入或外科手术等血管再通治疗。缺血时间和闭塞部位是血管成形治疗能否成功的关键因素。出现肢体坏死的患者应当行截肢手术。

（五）预后

动脉粥样硬化是一种全身性疾病，下肢动脉疾病患者容易合并心脑血管疾病，心血管缺血事件增加，死亡率增高。冠状动脉疾病与脑血管疾病发生率增加 2~4 倍。合并心肌梗死的危险增加 20%~60%，由于心血管事件导致的死亡危险增加 2~6 倍。卒中的危险增加约40%。下肢动脉疾病患者的年死亡率为 4%~6%，病情最严重，死亡率最高。

总之，心血管的专科医师应当高度关注老年高血压患者合并的外周血管疾病，尤其是下肢动脉粥样硬化。一旦出现下肢动脉硬化，心脑血管事件的风险显著增高，远期存活率明显下降，甚至可能导致肢体坏死，危及患者生命。因此，对已经确诊的下肢动脉硬化患者应积极纠正危险因素，督促其锻炼，服用抗凝药物，选择合适的血管重建治疗，进行综合干预和系统随诊。过去的 10 年里，随着介入工艺和技术的巨大进步，在这一领域里介入治疗发挥的作用越来越大，治疗效果越来越好，给患者带来了福音。

（李为民　耿建强）

五、老年高血压合并颈动脉粥样硬化的诊断与治疗

动脉粥样硬化是一种全身性疾病，也是颈动脉循环最常见的病变，其病理生理改变与其他血管床相似。颈动脉粥样硬化作为心血管患病和病死率的独立危险因素，是缺血性脑血管疾病的重要病因之一。颈动脉粥样硬化作为反映脑动脉及全身动脉粥样硬化的一个窗口，其诊断和治疗具有重要意义。血压升高是中国人群卒中发病的最重要危险因素。在老年人群中高血压的发病率远高于其他年龄段，同时又是许多心脑血管疾病的主要危险因素。在健康人和高血压患者中，颈动脉粥样硬化的发生率随年龄的增长而逐渐升高。因此，老年高血压患者作为颈动脉粥样硬化的高危人群而逐渐受到重视。

（一）诊断

1. 无创性检查方法　通常推荐颈动脉双功能超声检查、磁共振血管造影（magnetic resonance angiography，MRA）、CT 血管造影（computed tomographic angiography，CTA）作为大多数颈动脉疾病患者的初步评价手段，以评价病灶特征（溃疡形成和成分组成）和狭窄程度。

（1）颈动脉双功能超声. 颈动脉双功能超声利用频谱多普勒、彩色血流和 B 型超声（灰阶）来评价从锁骨上起始点到下颌后进入颅底的颈部颈动脉。颈动脉双功能超声评价的主要依据是应用频谱多普勒分析测定血流速度。当不能获得角度校正的血流速度时，使用彩色编码和能量多普勒成像来辅助评价颈动脉走行迂曲患者的狭窄程度，还能够探测到近乎完全闭塞或血管钙化患者的残余血流。B 型超声成像用于确定病灶部位以便进行更为集中的多普勒评价，直接评价横断面狭窄，以及提供能够预测卒中风险的斑块形态信息，包括表面不规则、溃疡形成和无回声。B 型超声也可用来测量内膜 - 中膜厚度（intima-media thickness，IMT；≥0.9mm 定义为增厚）其可作为全身动脉粥样硬化负荷和心血管风险的一种可能标志物。颈动脉双功能超声的诊断标准依赖于颈内动脉（ICA）和颈总动脉（CCA）的收缩期峰值流速和舒张末期流速、频谱模式及 ICA/CCA 流速比。荟萃分析和多学科共识会议提出，收缩期峰值速度是判断狭窄程度最准确的单一双功能超声参数。与血管造影相比，颈动脉双功能超声确定或排除 ICA 狭窄程度≥70% 的敏感性为 77%～98%，特异性为 53%～82%。女性的血流速度比男性快，从而可能影响血运重建的治疗决策。对于颈动脉严重狭窄或闭塞患者，对侧血流代偿性增加可能会导致对侧 ICA 血流速度增高的假象。在这种情况下。ICA/CCA 流速比（ICA 近端和 CCA 远端收缩期峰值流速的比值）是一种更好确定狭窄程度的指标。当颈动脉双功能超声结果不明确时，联合应用 CTA 和 / 或 MRA 可使诊断准确性提高到 90% 以上。

（2）经颅多普勒（transcranial Doppler，TCD）：伴有或不伴有色彩编码的 TCD 能够测量颅内血流模式并间接评价声波作用部位近端或远端狭窄的效应。这对于评价颅内狭窄特别有效。单独应用 TCD 对于识别颈部颈动脉狭窄很少有帮助，但当作为颈动脉双功能超声的一种辅助手段时，其敏感性接近 90%。TCD 在确定颈动脉血运重建是否合适方面的临床作用仍然有待于探讨。然而一些研究提示，TCD 确定的脑血管储备受损（表现为屏气或吸入 CO_2 时

脑血流增加反应受损）可以预测无症状颅外段颈动脉狭窄患者随后发生神经系统事件的风险增高3倍。在这些患者中，成功的血运重建可使血管舒缩储备恢复正常。

（3）MRA：与其他影像学模式相比，MRA很可能已经受益于技术的快速发展，这些技术可使影像质量得到改善。MRA可以使颈动脉双功能超声不能显示的胸腔内和颅内病变成像，尽管呼吸运动伪像和静脉混淆会降低成像质量。更加先进的图像重建技术和MRA对比剂的普遍应用加快了成像速度并且提高了MRA成像的一致性。对轴位、矢状位和冠状位影像的评价和3T磁场的应用提高了对图像的判别能力。MRA的优点包括避免了肾毒性对比剂和电离辐射。局限性则在于某些患者因幽闭恐惧症、起搏器、植入式除颤器和肥胖而不能行MRA，将接近闭塞的狭窄误诊为完全闭塞，或者由于运动伪影而高估颈动脉狭窄程度。通过缩短采集序列、对比增强以及结合MRA和双功能超声的数据可以减少这些误差。与单一检查相比，这2种检查方法的结合能够提供与DSA更好的一致性（联合检查的敏感性为96%，特异性为80%），但对于常规应用而言，其性价比较低。MRA技术可以显示斑块特征，包括纤维帽厚度、纤维帽破裂以及斑块内脂质含量和出血。MRA已经被实验性地用来预测影响成像质量和斑块稳定性的血流特征和管壁剪切力动力学变化。尽管由于磁敏感性或电磁屏蔽造成的伪像可能会导致误诊，但已经在支架植入后对颈动脉进行MRA评价。

（4）CTA：CTA能够进行颈动脉垂直角成像并且同时进行颅内评价，但要接受X射线和有潜在肾毒性的碘对比剂。与MRA一样，CTA在颈动脉双功能超声结果不明确时是有帮助的，可以显示主动脉弓或高位分叉病灶，可靠地鉴别完全闭塞和近乎完全闭塞，对开口处和串联性狭窄进行评价，以及对心律失常、心脏瓣膜病或心肌病患者的颈动脉疾病进行评价。由于CTA依赖于狭窄血管管腔内对比剂充盈程度的识别，因此当存在湍流和动脉迂曲时较少高估狭窄程度。尽管CTA对于钙化特别敏感，但它在评价斑块易损性方面却不如颈动脉双功能超声或MRA可靠。与颈动脉双功能超声相比，CTA对重度狭窄的特异性更高。对于>70%颈动脉狭窄的检测，CTA的敏感性和特异性分别为85%、95%和93%～98%。通过检查轴位原始图像和容积积分投影技术，以及利用更快速的高分辨率多层扫描仪，可提高CTA的敏感性和准确性。

（5）无创性诊断检查的选择：颈动脉双功能超声是应用最广泛和最经济的无创性影像学检查方法。鉴于前面阐述了每种影像学检查的优点和局限性，我们推荐医师了解自己所在医院现有的检查手段，并选择最佳的影像学检查方法。

2. 颈动脉血管造影术　基于导管技术的主动脉弓和脑动脉血管造影术是评价颈动脉病变的参考标准。单一平面血管造影可能会低估大血管的迂曲程度，因此首选垂直角度、双平面血管造影或旋转采集信号。血管造影术的目的是确定主动脉弓类型、大血管结构、主动脉弓和大血管的迂曲程度和动脉粥样硬化性病变以及颅内循环的状况，尤其是有关颅内动脉狭窄、动脉瘤、动静脉畸形和侧支血流模式，这些信息都会影响导管的选择和介入治疗策略。按照惯例，采用NASCET法，将颈动脉球上方的近端ICA直径作为参照直径。尽管经常根据无创性影像学检查做出是否需要进行颈动脉内膜切除术（CEA）的决策而无需颈动脉血管造影，但所有考虑进行颈动脉支架植入术（CAS）的患者都必须进行血管造影。在这些患者中，无论无创性方法得出的狭窄严重程度估计值如何，都必须采用NASCET测量法测定狭窄的严重程度。尽管血管造影术评价狭窄严重程度和钙化极佳，但评价斑块形态的可靠性较差。作为一种有创检查，颈动脉血管造影术与其他血管造影技术存在相同的潜在并发症，包括插入部位损伤、血肿形成、造影剂肾病、过敏样反应和动脉粥样硬化性栓塞。

（二）治疗

1. 危险因素干预和内科药物治疗　卒中危险因素的识别对于卒中预防很重要，因为对这些危险因素的干预能降低卒中风险。种族、年龄和家族史是卒中风险的重要决定因素，但这些均无法干预。尽管没有对颈动脉重度狭窄患者进行专门评价，但无论是否进行血运重建手术，都推荐通过心血管危险因素（血压、血脂、糖尿病、吸烟和肥胖等）干预和内科治疗来限制颈动脉粥样硬化的进展和减少临床事件的发生。因此，所有老年高血压合并颈动脉粥样硬化病变患者均应接受内科药物治疗（包括抗血小板治疗和其他药物如 β 受体阻滞药、他汀类药物和 ACEI）以干预动脉粥样硬化的危险因素。

由于对全身和脑循环的直接致动脉粥样硬化作用以及与心肌梗死和心房颤动的密切相关性（两者均可增高脑栓塞风险），高血压已成为缺血性和出血性卒中的重要危险因素。血压升高与卒中风险增高之间呈线性关系，即使在正常血压范围内也不例外。当收缩压 >160mmHg 时，卒中风险增高 3 倍。收缩压和舒张压对卒中风险的影响相似，在老年人中，单纯收缩期高血压是一种特别重要的危险因素。因此，血压控制是老年高血压合并颈动脉粥样硬化治疗的基础，抗高血压治疗的益处可扩展至所有患者亚组，尤其是糖尿病患者。即使轻微降低收缩压（10mmHg）和舒张压（3~6mmHg），也可使卒中风险降低 30%~42%。

颈动脉粥样硬化常导致颈动脉狭窄，影响脑供血，其降压目标目前尚无统一意见。关于老年高血压合并颈动脉粥样硬化狭窄的降压目标未见大规模临床试验证据。一项大样本的 COHORT 队列研究（又称定群研究、群组研究）分析了近期短暂性脑缺血发作及小的缺血性卒中患者血压及卒中的危险性。入选患者为 NASCET（北美症状性颈动脉狭窄内膜切除研究）、UK-TIA（英国短暂性脑缺血发作）和 ECST（欧洲颈动脉手术研究）三个大型研究的患者。将这组患者分为二组：单侧颈动脉闭塞及双侧颈动脉重度狭窄。研究表明，这两组患者往往存在脑灌注受损。结果发现，全部患者卒中的危险性随血压的升高而增加。但在单侧颈动脉闭塞组，不存在这种相关性，而在双侧颈动脉严重狭窄组（≥70%），血压的危险性与血压呈明显负相关，血压越低，卒中的危险性越高。以上提示，对于这组患者，积极地降压治疗是不恰当的。因此，老年高血压患者当颈动脉粥样硬化狭窄 <70% 时，目标值为收缩压降至 <150mmHg，如能耐受，还可进一步降低；若双侧颈动脉狭窄≥70%，收缩压应 >150mmHg，以免影响脑供血。

2. 颈动脉血运重建的适应证

（1）CEA 适应证：对 CEA 的推荐主要基于患者是否存在症状和狭窄严重程度。目前的 AHA 指南推荐，在围术期卒中或死亡风险 <6% 的情况下，对狭窄程度为 50%~99% 的有症状患者进行 CEA。对于狭窄程度为 60%~99% 的无症状患者，如果围术期卒中或死亡的风险 <3%，AHA 指南也推荐进行 CEA。尽管临床试验资料支持在颈动脉狭窄程度为 60%~79% 的无症状患者中进行 CEA，但 AHA 指南指出，一些医师直到狭窄程度超过 80% 后才对无症状患者进行延迟血运重建治疗。这些一般性推荐可能会受到其他重要临床因素（预期寿命、年龄、性别和是否存在其他合并症）和实施 CEA 的外科医师的手术结果的影响，这些因素共同增高（或降低）了 CEA 的风险以及减小（或增加）CEA 预防卒中的益处。当对一例特定的患者进行推荐时，必须考虑到这些临床因素和手术结果。另外，2005 年美国神经病学学会指南推荐 CEA 的条件应该包括年龄在 40~75 岁以及预期寿命至少为 5 年。

（2）CAS 适应证：与 CEA 相比，CAS 的侵袭性较小，SAPPHIRE 研究提示对于存在手术高危风险的颈动脉狭窄程度 >50% 且有症状的患者，以及颈动脉狭窄程度 >80% 且无症状的患者,CAS有潜在的安全优势。目前,还没有足够的证据支持在颈动脉狭窄程度<80%且无症状的高危患者或无高危特征的任何患者中进行CAS。正在进行的随机试验结果将会确定将来CAS在低危患者中的作用。需要在无症状高危患者中进行更多的研究,以确定CAS与最佳内科治疗的相对益处。

3. 老年高血压患者治疗方法的选择　随着年龄的增大,收缩期高血压、AF、全身动脉粥样硬化及脑血管疾病的风险会增高,所有这些都使老年人卒中的风险更高。对于特定的患者,对每种因素的相对危险度进行评价可能很困难,因此,需要多种治疗方法。在确定卒中预防的最佳治疗方案时,已经明确的是,应用阿司匹林、β受体阻滞药、他汀类药物和ACEI进行内科治疗的安全性和耐受性良好,这些药物能降低心血管疾病的残疾率和病死率,即使对老年患者亦如此。相反,老年患者CEA术后并发症的风险较高,许多CEA随机试验因此而将老年患者排除在外。尽管SAPPHIRE研究报道高危患者CAS术后30天和1年时的不良事件发生率低于CEA,但CREST研究却以CAS术后卒中和死亡风险较高为由在引导期就停止招募八旬老年患者。因此,无症状颈动脉狭窄老年患者的最佳治疗方法并未明确。内科治疗和危险因素干预无疑是合理的。对于预期寿命<5年的老年患者,单纯的内科治疗尤其合适。对于预期寿命>5年的有症状患者,血运重建治疗是合理的,尤其是男性患者。尽管现有的资料显示,CAS可能比CEA更加安全且创伤性更小,但对血运重建技术的选择仍然不太明确。需要更多的研究来评价内科治疗和CAS的相对益处。

(万　征)

第二节　老年高血压合并卒中的处理

我国是高血压病高发的国家之一,2015年中国高血压联盟流行病学调查资料显示其发病率为26.6%,患病人数约2.6亿人。其中老年高血压占50%以上,是危害老年人健康的最常见疾病,已上升为老年病中的第一位。高血压可引起严重的心、脑、肾等靶器官损害。与多数西方国家高血压的主要并发症是冠心病不同,在我国高血压的主要转归是卒中。高血压患者卒中的发生率比正常血压者高6倍,且病死率、致残率较高,给社会及家庭带来极大危害。

一、脑血管的解剖生理特点

脑血流供应来自颈内动脉系统和椎-基底动脉系统。颈内动脉系统主要供应额叶、颞叶、顶叶和基底核等,即大脑半球前3/5的血流,故又称前循环。椎-基底动脉系统主要供应脑后部2/5,包括脑干、小脑、大脑半球后部及部分间脑的血液,又称后循环。脑动脉管壁较薄,中膜与外膜均较相同管径的颅外动脉壁薄,故其内膜损伤或破坏时极易引起脑血管病变。

脑组织无能量储存,其能量来源几乎完全依靠正常血运来维持其葡萄糖代谢。脑组织对缺氧极其敏感,当缺血或缺氧时脑功能首先受损。若脑血流完全阻断持续5~10分钟,神经细胞即发生不可逆损害。

二、高血压引起卒中的发病机制

血压增高时脑部小动脉收缩,其收缩程度与血压增高程度有密切关系。若血压升高程度轻且持续时间短,此时尚不致严重的脑部病变;但当血压持续地中等程度升高,则导致小动脉肌层玻璃样变和管腔狭窄。由于脑部小动脉失去随全身血压波动而收缩和扩张的功能,当血压下降时即引起脑部灌注不足而导致脑组织缺血；反之，血压升高时静脉床的灌注过度增高，导致充血、水肿或出血。

三、高血压引起卒中的常见类型

1. 脑出血 绝大多数的脑出血都是由高血压引起。其发病机制包括：①微形动脉瘤：其附近多有直径为 100～300μm 的穿通动脉。Ross Russel 证实，高血压患者脑部独有此类穿通动脉供应区如壳核、苍白球、外囊、丘脑、小脑及脑桥，这些均是临床常见的出血部位。微动脉瘤内膜破损，中层和弹力层常消失而被结缔组织替代，偶可见微动脉瘤处少量血液渗出，故认为高血压患者的脑出血很可能是微动脉瘤突然破裂所致。②脂肪玻璃样变或纤维素样坏死：持续高血压能使直径为 60～200μm 的穿通动脉内膜破损，使血浆内的脂质易于通过破损处进入内膜下，导致玻璃样物质沉着，使动脉壁坏死和破裂。

脑出血包括大脑出血、脑干出血、小脑出血和脑室出血。基底节区出血有外侧型为壳核出血，内侧型为丘脑出血，混合型则出血范围广，侵犯内囊和外囊区。临床上内侧型和混合型的症状和体征较外侧型重得多，预后也差。脑桥大量出血时病情严重，呈意识丧失、呕吐、呼吸功能紊乱、潮式呼吸、针尖样小瞳孔、高热、两侧病理反射和去大脑强直、胃肠道出血。其病死率很高，患者多于数小时内死亡。小脑出血并非罕见，发病年龄以 60 岁以上老年人为多见。结合小脑出血的临床特点，凡突然起病、头晕、头痛、呕吐、有小脑功能障碍的体征，而偏瘫不重者则应考虑小脑出血的可能。有时很难与椎 - 基底动脉供血不足相鉴别，应及时进行 CT 检查。对小脑出血者，应结合 CT 检查的病变范围、临床症状的发展和全身情况，来决定是否进行神经外科手术治疗。

2. 脑梗死 最常见的是腔隙性脑梗死。腔隙性脑梗死是因大脑前、中、后动脉、基底动脉的穿通动脉分支阻塞出现的腔隙灶，多呈圆形，其直径为 0.5～2mm。多个腔隙灶则称为"腔隙状态"。腔隙灶多见于穿通动脉，原因是该类动脉直接自大动脉成直角分出，承受压力较高，尤当高血压时，易导致动脉壁和动脉腔的高血压性改变，同时该类动脉无侧支循环，一旦阻塞即出现脑组织软化灶，即腔隙灶。引起腔隙性脑梗死血管病变的主要原因是高血压。血管病变包括微细动脉粥样化、脂肪玻璃样变和纤维素样坏死。一般认为，病程缓慢的高血压可引起微细动脉粥样化和脂肪玻璃样变，纤维素样坏死则多见于血压剧烈升高如恶性高血压等。也有专家认为，脂肪玻璃样变是微动脉粥样硬化和纤维素样坏死的中间期。腔隙性脑梗死一般发病快，缓慢起病者仅占 5%。腔隙性脑梗死的临床症状和体征可分为单纯运动性卒中、单纯感觉性卒中、感觉 - 运动性卒中、共济失调性偏瘫伴有锥体束征、构音不全 - 手笨拙综合征和腔隙状态等。

四、老年高血压并发卒中的治疗

（一）治疗主要是针对原发病高血压

降压治疗能有效降低心脑血管疾病的致死、致残率，药物治疗主要取决于血压的水平，有无危险因素，有无靶器官损害，并非患者的自觉症状，且多数患者需要终生服药。服药血压正常后继续服用维持量，不会使已正常的血压再下降，而是防止血压回升。血压下降应平缓，除非发生高血压危象、高血压脑病等急症，一般情况下血压宜经过数天或 1～2 周逐渐下降，一至数月内降至理想血压为好，不宜过快、过低，以免造成心、脑、肾等靶器官的缺血。研究表明，老年原发性高血压患者比血压正常者更能耐受较高的血压，而耐受血压降低的能力较差，因此在降压治疗过程中，要注意避免血压大幅度急剧降低而产生脑梗死等严重后果。

老年人降压目标，按 JNC 7 或欧洲高血压指南要求 <140/90mmHg，要重视 SBP 的降低，并强调老年人降压治疗要从小剂量开始，缓慢进行。如果血压降得过低或速度过快，将会导致脑供血不足，甚至发生脑梗死。所以，对卒中不同类型、不同时期采取不同的个体化治疗，而不应一味追求降压达到目标值。

1. 卒中急性期　正常情况下，当平均动脉压在 60～160mmHg 范围内变化时，脑血管可通过收缩或舒张改变口径，使脑血流量保持相对稳定，这种作用称为脑血流的自动调节，又称 Beilly 效应。当平均动脉压下降至 60mmHg 时，血管舒张已达最大限度，血压再降低，必将导致脑血流量减少，这个血压临界值称为自动调节的下限；当平均动脉压升至 160mmHg 时，血管收缩已达最大限度，血压再升高，必将导致脑血流量增加，这个血压临界值称为自动调节的上限。长期高血压患者，由于脑动脉壁硬化，舒缩功能差，自动调节上、下限均高于正常人，因此能耐受较高血压，却不能耐受低血压。

动态血压监测证实，急性卒中后最初 24 小时血压波动显著。Morfis 等研究显示，急性卒中后入院之初的血压，无论是收缩压还是舒张压都明显高于正常对照组。此时机体会进行生理调节，引起血压波动，在 1 周左右大部分患者的血压能够自然回落至正常范围。如果急于降压治疗，将不利于脑血流供应及神经元功能恢复，甚至发生恶性后果。Lisk 等研究发现，既往有高血压病史的急性脑缺血性卒中患者如平均动脉压（SBP＋DBP）×2÷3 在 118～142mmHg，不需用降压药物，如需使用时要谨慎，如果导致平均动脉压下降 16% 以上将损害脑灌注。中华医学会神经病学分会在 2004 年的中国卒中防治指南中指出，急性卒中患者要慎用降压药，除了高血压脑病、蛛网膜下腔出血、主动脉夹层、心力衰竭、肾功能衰竭等情况外，大多数情况下，除非收缩压 >220mmHg 或舒张压 >120mmHg，否则就不应使用降压治疗。如确有治疗指征，降压治疗也应谨慎进行。

有研究认为，应避免在卒中急性期使用钙通道阻滞剂舌下含服，因为它可以迅速吸收引起继发性低血压，增加再梗死发生的风险。另外，应避免用血浆半衰期长的降压药，如肼屈嗪，因其可致脑血管扩张，进一步损害脑循环功能的自动调节。甲基多巴也不宜使用，因其对全脑功能有抑制作用。用利尿剂应注意，以免进一步加重脑组织的损害。同时，脑出血和脑梗死的急性期血压控制标准也不同。

急性脑出血患者除原有高血压外，因颅内压增高及 Beilly 效应的作用，会反射性地使血压更高。因此，老年脑出血患者应特别注意根据血压增高的情况分别进行处理，不宜急骤和过猛的降压，以免引起脑部低灌注：①收缩压≥200mmHg 或舒张压≥110mmHg 以上者，在降低颅内压的同时应慎重并温和地降低血压，2 小时内降压幅度不能超过 25%，使血压维持在稍高于发病前水平或 180/105mmHg。②收缩压在 170～200mmHg 或舒张压在 100～110mmHg 时可先降低颅内压，并密切观察血压变化，若持续增高，则可考虑降血压治疗；2019 年《中国老年高血压管理指南》推荐，对于急性脑出血患者，可酌情将收缩压控制在 <180mmHg。③收缩压 <165mmHg 或舒张压 <95mmHg 时，不需要降血压治疗，通过降低颅内压可达到降血压的效果。脑梗死的早期，亦常发生血压增高。老年人脑梗死合并高血压时的处理要视血压增高的程度、梗死灶的大小和部位、患者的整体情况和原来的基础血压来考虑。如果老年人的收缩压在 180～220mmHg 或舒张压 110～120mmHg，可不必急于降血压，应密切观察血压变化。若血压 >220/120mmHg，应进行降血压治疗，但血压不能降得过快、过低，以免加重病灶的缺血情况。2019 年《中国老年高血压管理指南》推荐，对急性缺血性卒中患者，可酌情将收缩压控制在＜200mmHg。若脑栓塞或大面积脑梗死引起的出血性脑梗死时，血压应控制在收缩压≤180mmHg 和舒张压≤105mmHg。

2. 恢复期和后遗症期　卒中恢复期及后遗症期的高血压患者降压治疗，是极为复杂的治疗过程，应根据患者病程、血压水平，心、脑、肾等损害程度、并发症、合并症及对药物的治疗反应等，来选择一种降压药或联合应用降压药物，在保障脑供血的前提下，逐步稳定地尽可能将血压控制在较理想水平，以降低卒中的复发率、致残率、死亡率。卒中患者除高血压外，常合并冠心病、糖尿病、高脂血症等，在选用降压药物时要注意药物的相互作用及对心、脑、肾靶器官的保护作用。大多数老年高血压患者需要联合降压治疗，常用的药物有钙通道阻滞剂（CCB）、血管紧张素转换酶抑制剂（ACEI）、血管紧张素Ⅱ受体阻滞剂（ARB）及利尿剂等。合理的小剂量复方降压药也可使用。常见的联合方案有利尿剂＋ACEI、利尿剂＋ARB、CCB＋ACEI、CCB＋利尿剂等。目前已完成的 3 项大型临床试验，即 HPOE Study——ACEI（雷米普利）与安慰剂比较的试验、NORDIL Study——钙通道阻滞剂（地尔硫䓬缓释片）与传统降压药（β 受体阻滞剂）比较的试验、LIFE Study——ARB（氯沙坦）与 β 受体阻滞剂（阿替洛尔）比较的试验，发现在降低心脑血管事件方面，ACEI、ARB 及钙通道阻滞剂在降低血压的同时与对照组比较还可以进一步降低卒中发生，分别为 32%、25% 及 20%。表现出其明显的降压以外的脑器官保护作用，特别是对一些高危老年高血压人群的获益更大。

3. 老年人卒中后高血压的控制　卒中后应密切观察血压。高血压仍是引起再卒中的危险因素。85% 的高血压患者卒中后血压仍处于高水平，而极少数患者卒中后血压趋于正常。因此，有高血压病史长期使用降压药的患者、卒中后血压仍然高者，卒中后需要持续的降压治疗。老年人卒中后如何调整血压是很重要的，过度降低血压会导致全脑低灌注或白质疏松，是卒中后发生认知功能障碍和痴呆的重要基础。PROGRESS（国际多中心培哚普利防止复发性卒中研究）试验显示，卒中后降压治疗血压＜140/90mmHg（目标血压）是安全的。2019 年《中国老年高血压管理指南》推荐，对既往缺血性卒中或短暂性脑缺血发作的患者，一般认为应将血压控制在 140/90mmHg 以下。对既往缺血性卒中高龄患者，血压应控制在150/90mmHg 以下。但值得注意的是，在降压过程中如果出现临床上脑缺血的现象（头晕、哈欠、易困）则不能一味降低血压，应当调整血压，调整至患者能够耐受的水平。

（二）其他

除了控制血压外，还应采用多种治疗方法以降低死亡率、减少致残率，主要包括：

1. 药物治疗　脑梗死患者要应用抗血小板聚集药，主要及常用的药物为阿司匹林。国内推荐 50～175mg/d 为预防血栓的最佳剂量。

2. 手术治疗　对有手术指征的颅内血管畸形、动脉瘤等要及时行手术治疗。

3. 病因治疗　控制心脏病、糖尿病等原有疾病的发展，调整异常的血脂及同型半胱氨酸等能有效减少卒中的复发率。

总之，降低血压水平是减少高血压心脑血管事件的基础，是老年高血压并发卒中治疗的重中之重。同时，也要综合卒中的其他治疗方法。另外，生活方式的改善也有助于老年人群血压水平的控制。所以，还应重视合理膳食、减轻体重、适度运动、戒烟，并保持心理平衡及注意防寒和保暖等其他非药物的治疗措施。

（周盛年　付秀鑫）

第三节　老年高血压与肾功能不全的处理

根据 2005 年中国高血压防治指南,老年高血压如合并肾功能不全(chronic kidney disease, CKD),提示为高血压高危或极高危组,除进行改善生活方式等基础治疗外,应立即给予药物治疗。

对于伴有 CKD 的老年高血压患者的降压目标,不同于合并脑血管疾病或无合并症的老年高血压患者,许多临床试验资料证实,若要有效预防肾小动脉硬化的发生,平均动脉压应 <100mmHg,血压应降至 130/80mmHg 以下;若尿蛋白 >1g/d,目标血压应为 125/75mmHg。 2010 年中国高血压防治指南目标血压可控制在 130/80mmHg 以下,对肾脏透析患者应密切监测血钾和肌酐水平,降压目标 <140/90mmHg。2013 年欧洲动脉高血压管理指南中提出, 高血压合并肾脏疾病的情况应考虑是 SBP 降至 <140mmHg,如果存在明显蛋白尿时,可以将 SBP 降至 <130mmHg,但要注意监测 eGFR 的变化。有微量蛋白尿和明显的蛋白尿的高血压患者可使用 RASS 拮抗剂,不建议 CKD 患者使用醛固酮受体拮抗剂,尤其是与 RASS 拮抗剂联合使用,因为整个 RASS 系统是相通的,因此在联合使用时,会有低血压、高血钾、肾功能恶化现象发生。值得注意的是,JNC 8 在《2014 年成人高血压管理指南》将血压降至 <140/90mmHg 的目标值。在进行降压时应逐步降低,避免血压下降过急及治疗后出现的直立性低血压,尤其体质较弱者;同时,注意观察在血压下降时肾功能的变化。

老年高血压患者的肾小动脉常处于收缩状态,肾血管阻力增大,而肾脏小动脉的持续收缩正是导致良性小动脉性肾硬化症发生的重要原因。因此,为了最有效地预防良性小动脉性肾硬化症的发生,应选用能明显降低肾血管阻力的降压药,常用的有血管紧张素转换酶抑制剂(ACEI)、血管紧张素Ⅱ受体阻滞剂(ARB)、钙通道阻滞剂(CCB)、β 受体阻滞剂、α 受体阻滞剂、中枢作用的降压药及血管扩张剂。ACEI、ARB 与 CCB 都有肾脏保护作用。

我国部分学者认为高血压合并慢性肾病的患者心血管风险更高,因此坚持 <130/80mmHg 是这部分患者的降压目标。提出高血压合并慢性肾病的患者因血压不同分期,不同临床特点应采取不同的血压管理策略,个体化治疗方法,而 RAS 对患者的肾保护作用贯穿慢性肾病的整个病程。事实上即使理论上使用了 RAS 进行降压治疗能获得满意疗效,但事实并非如此,研究提示我国 CKD 患者中血压达标率低,其中 <140/90mmHg 的患者仅占 34%,<130/80mmHg 者不足 15%,达到晚期 CKD 患者达标率更低。2019 年《中国老年高血压管理指南》提出,对于老年 CKD 患者,推荐血压降至 <140/90mmHg,对于白蛋白 30~300mg/d 或更高者,推荐血压降至 <130/80mmHg。血液透析患者透析前收缩压应 <160mmHg,老年腹膜透析患者的血压控制目标可放宽至 <150/90mmHg。循证医学证据支持提高 ACEI/ARB 药物剂量不但能强化降压效果,而且增加了 RASS 的阻断,起到了肾保护的有益作用。如 IDNT 研究结果提示与安慰剂组相比,厄贝沙坦患者主要终点事件发生率降低 20%。

研究证实,ACEI、ARB 有利于控制糖尿病和非糖尿病性肾病的进展。ACEI 用于肾实质性高血压治疗取得良好的疗效,对高肾素活性状态高血压患者尤为适用,但大剂量 ACEI 有致低血压、功能性肾功能不全、高钾血症等不良反应,应注意。双侧肾动脉狭窄者不用 ACEI,若内生肌酐清除率 <30ml/min,应用 ACEI 必须密切观察肾功能变化。肾功能衰竭患者宜用能增加肾血流量或不影响肾血流的药物,如血管扩张剂米诺地尔、CCB。CCB 以扩张入球小动脉为主,增加肾小球血流灌注和肾小球内压,增加肾小球滤过,使血尿素氮和肌酐下降;具有利

尿钠作用；同时降低系统内压，减少进入肾脏的血流，可部分抵消扩张入球小动脉增加肾小球囊内压的作用，因此，长期应用能改善高血压患者的肾功能。NICE 研究证实，应用长效 CCB 拜新同联合 ARB 坎地沙坦能有效降低肾功能不全的糖尿病患者或伴蛋白尿的非糖尿病患者的血压，保护肾功能，其作用优于坎地沙坦单药剂量增加。β 受体阻滞剂对肾功能影响有较大差异，阿替洛尔、纳多洛尔、柳胺苄心定对肾功能无不良影响，可以选用，但剂量应酌减；直接血管扩张剂肼屈嗪虽不影响肾功能，但易造成交感神经张力增高或体液潴留，只有同时应用 β 受体阻滞剂和利尿剂，才能达到最佳效果。长期应用利血平可使肾功能恶化，故不宜应用。

（李德天）

参 考 文 献

[1] LIU L，Chinese Cardiac Study Group（CCS-I）Collaborative Group. Long-term mortality in patients with myocardial infarction：impact of early treatment with captopril for 4 weeks[J]. Chin Med J（Engl），2001，114（2）：115-118.

[2] LEWINGTON S，CLARKE R，QIZILBASH N，et al. Age-specific relevance of usual blood pressure to vascular mortality：a meta-analysis of individual data for one million adults in 61 prospective studies[J]. Lancet，2002，360（9349）：1903-1913.

[3] 刘国仗，马文君. 高血压诊断和治疗研究进展 [J]. 中华心血管病杂志，2003，31（12）：884-888.

[4] CHOBANIAN A V，BAKRIS G L，BLACK H R，et al. The Seventh Report of the Joint National Committee on Prevention，Detection，Evaluation and Treatment of High Blood Pressure：the JNC 7 report[J]. JAMA，2003，289（19）：2560-2572.

[5] European Society of Hypertension-European Society of Cardiology Guidelines Committee. 2003 European Society of Hypertension-European Society Cardiology guidelines for the management of arterial hypertension[J]. J Hypertens，2003，21（6）：1011-1153.

[6] 《中华医学会心血管病学分会中华心血管病杂志》编辑委员会. 经皮冠状动脉介入治疗指南 [J]. 中华心血管病杂志，2002，30（12）：707-718.

[7] SIDNEY C S，TED E F，JOHN W H，et al. ACC/AHA/SCAI 2005 Guideline Update for Percutaneous Coronary Intervention--summary article：a report of the American College of Cardiology/American Heart Association Task Force on Practice Guidelines（ACC/AHA/SCAI Writing Committee to Update the 2001 Guidelines for Percutaneous Coronary Intervention）[J]. Circulation，2005，113（1）：156-175.

[8] DE LABRIOLLE A，GIRAUDEAU B，PACOURET G，et al. Revascularization algorithm in acute STEMI should take into account age[J]. Cardiovasc Revasc Med，2007，8（2）：90-93.

[9] FELDMAN D N，GADE C L，SLOTWINER A J，et al. Comparison of outcomes of percutaneous coronary interventions in patients of three age groups（< 60，60 to 80，and > 80 years）（from the New York State Angioplasty Registry）[J]. Am J Cardiol，2006，98（10）：1334-1339.

[10] FELICIANO J，FIARRESGA A J，TIMÓTEO A T，et al. Primary coronary angioplasty in the elderly[J]. Rev Port Cardiol，2005，24（2）：205-214.

[11] TRAN C T，LAUPACIS A，MAMDANI M M，et al. Effect of age on the use of evidence-based therapies for acute myocardial infarction[J]. Am Heart J，2004，148（5）：834-841.

[12] STENESTRAND U，WALLENTIN L，Register of Information and Knowledge about Swedish Heart Intensive Care Admissions（RIKS HIA）. Fibrinolytic therapy in patients 75 years and older with ST-segment-elevation

myocardial infarction: one-year follow-up of a large prospective cohort[J]. Arch Intern Med, 2003, 163 (8): 965-971.

[13] BRASS L M, LICHTMAN J H, WANG Y, et al. Intracranial hemorrhage associated with thrombolytic therapy for elderly patients with acute myocardial infarction: results from the Cooperative Cardiovascular Project[J]. Stroke, 2000, 31 (8): 1802-1811.

[14] 梁春卉, 时晓迟, 梁伯平. 70 岁以上急性心肌梗死患者溶栓疗效的临床观察 [J]. 中国心血管杂志, 2001, 6 (2): 109-111.

[15] 杨金云, 刘小琼, 钟美佐. 老年急性心肌梗死发病后不同时间溶栓治疗对血管再通的影响 [J]. 临床心血管病杂志, 2001, 17 (1): 17-18.

[16] HIRSCH A T, HASKAL Z J, HERTZER N R, et al. ACC/AHA 2005 Practice Guidelines for the management of patients with peripheral arterial disease (lower extremity, renal, mesenteric, and abdominal aortic) [J]. Circulation, 2006, 113 (11): e463-e654.

[17] HASIMU B, LI J, NAKAYAMA T, et al. Ankle brachial index as a marker of atherosclerosis in Chinese patients with high cardiovascular risk[J]. Hypertens Res, 2006, 29 (1): 23-28.

[18] DORMANDY J A, RUTHERFORD R B. Management of peripheral arterial disease (PAD) [J]. J Vasc Surg, 2000, 31 (1 Pt 2): S1-S296.

[19] LOFBERG A M, KARACAGIL S, LJUNGMAN C, et al. Percutaneous transluminal angioplasty of the femoropopliteal arteries in limbs with chronic critical lower limb ischemia[J]. J Vasc Surg, 2001, 34 (1): 114-121.

[20] JAMSEN T, MANNINEN H, TULLA H, et al. The final outcome of primary infrainguinal percutaneous transluminal angioplasty in 100 consecutive patients with chronic critical limb ischemia[J]. J Vasc Interv Radiol, 2002, 13 (5): 455-463.

[21] NASR M K, MCCARTHY R J, HARDMAN J, et al. The increasing role of percutaneous transluminal angioplasty in the primary management of critical limb ischemia[J]. Eur J Vasc Endovasc Surg, 2002, 23 (5): 398-403.

[22] GRAY B H, LAIRD J R, ANSEL G M, et al. Complex endovascular treatment for critical limb ischemia in poor surgical candidates: a pilot study[J]. J Endovasc Ther, 2002, 9 (5): 599-604.

[23] INGLE H, NASIM A, BOLIA A, et al. Subintimal angioplasty of isolated infragenicular vessels in lower limb ischemia: long-term results[J]. J Endovasc Ther, 2002, 9 (4): 411-416.

[24] BATES E R, BABB J D, CASEY D E Jr, et al. ACCF/SCAI/SVMB/SIR/ASITN 2007 Clinical Expert Consensus Document on carotid stenting[J]. Vasc Med, 2007, 12 (1): 35-83.

[25] SABETI S, SCHILLINGER M, MLEKUSCH W, et al. Quantification of internal carotid artery stenosis with duplex US: comparative analysis of different flow velocity criteria[J]. Radiology, 2004, 232 (2): 431-439.

[26] GRANT E G, BENSON C B, MONETA G L, et al. Carotid artery stenosis: gray-scale and Doppler US diagnosis--Society of Radiologists in Ultrasound Consensus Conference[J]. Radiology, 2003, 229 (2): 340-346.

[27] SLOAN M A, ALEXANDROV A V, TEGELER C H, et al. Assessment: transcranial Doppler ultrasonography: report of the Therapeutics and Technology Assessment Subcommittee of the American Academy of Neurology[J]. Neurology, 2004, 62 (9): 1468-1481.

[28] MARSHALL R S, RUNDEK T, SPROULE D M, et al. Monitoring of cerebral vasodilatory capacity with transcranial Doppler carbon dioxide inhalation in patients with severe carotid artery disease[J]. Stroke, 2003, 34 (4): 945-949.

[29] DEMARCO J K, HUSTON J, BERNSTEIN M A. Evaluation of classic 2D time-of-flight MR angiography in the depiction of severe carotid stenosis[J]. AJR Am J Roentgenol, 2004, 183（3）: 787-793.

[30] LONG A, LEPOUTRE A, CORBILLON E, et al. Critical review of non- or minimally invasive methods（duplex ultrasonography, MR- and CT- angiography）for evaluating stenosis of the proximal internal carotid artery[J]. Eur J Vasc Endovasc Surg, 2002, 24（1）: 43-52.

[31] BUSKENS E, NEDERKOORN P J, BUIJS-VAN DER WOUDE T, et al. Imaging of carotid arteries in symptomatic patients: cost-effectiveness of diagnostic strategies[J]. Radiology, 2004, 233（1）: 101-112.

[32] TENG M M, TSAI F, LIOU A J, et al. Three-dimensional contrast-enhanced magnetic resonance angiography of carotid artery after stenting[J]. J Neuroimaging, 2004, 14（4）: 336-341.

[33] HOLLINGWORTH W, NATHENS A B, KANNE J P, et al. The diagnostic accuracy of computed tomography angiography for traumatic or atherosclerotic lesions of the carotid and vertebral arteries: a systematic review[J]. Eur J Radiol, 2003, 48（1）: 88-102.

[34] KOELEMAY M J, NEDERKOORN P J, REITSMA J B, et al. Systematic review of computed tomographic angiography for assessment of carotid artery disease[J]. Stroke, 2004, 35（10）: 2306-2312.

[35] ROTHWELL P M, HOWARD S C, SPENCE J D. Relationship between blood pressure and stroke risk in patients with symptomatic carotid occlusive disease[J]. Stroke, 2003, 34（11）: 2583-2590.

[36] SACCO R L, ADAMS R, ALBERS G, et al. Guidelines for prevention of stroke in patients with ischemic stroke or transient ischemic attack: a statement for healthcare professionals from the American Heart Association/American Stroke Association Council on Stroke: co-sponsored by the Council on Cardiovascular Radiology and Intervention: the American Academy of Neurology affirms the value of this guideline[J]. Stroke, 2006, 37（2）: 577- 617.

[37] BLACKER D J, FLEMMING K D, LINK M J, et al. The preoperative cerebrovascular consultation: common cerebrovascular questions before general or cardiac surgery[J]. Mayo Clin Proc, 2004, 79（2）: 223-229.

[38] HOBSON R W, HOWARD V J, ROUBIN G S, et al. Carotid artery stenting is associated with increased complications in octogenarians: 30-day stroke and death rates in the CREST lead-in phase[J]. J Vasc Surg, 2004, 40（6）: 1106-1111.

[39] 塞在金. 老年人高血压的治疗及预后 [J]. 中华老年医学杂志, 2005, 24（5）: 396-398.

[40] 王文, 邓卿, 何华, 等. 降压治疗对脑卒中二级预防的临床证据 [J]. 中国循证医学杂志, 2004, 4（5）: 355-358.

[41] 姜馨, 吕卓人. 老年高血压的治疗进展 [J]. 中国老年学杂志, 2005, 11（25）: 1429-1431.

[42] 严玉宁, 董强. 卒中患者急性期血压管理的研究现状 [J]. 中国脑血管病杂志, 2005, 2（5）: 232-234.

[43] 胡大一. 高血压急症——新认识与临床实践 [J]. 中国危重病急救医学, 2003, 15（9）: 516-518.

[44] VAUGHAN C J, DELANTY N. Hypertensive emergencies[J]. Lancet, 2000, 356（9227）: 411-417.

[45] LEWIS E J, HUNSICKER L G, CLARKE W R, et al. Renoprotective effect of the angiotensin-receptor antagonist irbesartan in patients with nephropathy due to type 2 diabetes[J]. N Engl J Med, 2001, 345（12）: 851-860.

[46] FUJIKAWA K, HASEBE N, KIKUCHI K, et al. Cost-effectiveness analysis of hypertension treatment: controlled release nifedipine and candesartan low-dose combination therapy in patients with essential hypertension--the Nifedipine and Candesartan Combination（NICE-Combi）Study[J]. Hypertens Res, 2005, 28（7）: 585-591.

[47] 中国老年医学学会高血压分会, 国家老年疾病临床医学研究中心中国老年心血管防治联盟. 中国老年高血压管理指南 2019[J]. 中国高血压杂志, 2019, 24（1）: 1-23.

第四章　老年高血压合并心律失常

第一节　老年高血压合并房性心律失常

一、老年高血压合并多发性房早、短阵房速及房颤

心律失常是老年高血压严重的并发症，是导致老年人猝死的重要原因。有关资料表明，老年高血压患者房性心律失常发生率显著高于室性心律失常。老年高血压患者房性心律失常发生在早期，其发生与患者左房内径、有无左心室肥厚、高血压分期以及心功能状态无直接关系，但其易患性及高发生率与患者早期左房负荷的加重密切相关；增大的左房造成电生理的不稳定性是房性心律失常发生的基础。

期前收缩（早搏）是指异位起搏点发出的过早冲动而引起的心脏搏动，房性早搏（简称房早）是一种很常见的心律失常。老年高血压患者的多发性房性早搏是指发生早搏在每分钟 6 次以上，24 小时动态心电图平均每小时 30 次以上，也称为频发早搏。房早可以是间插的，亦可形成二联律或三联律，也可以是多源性的（即提前出现的变形波形态各不相同）。

短阵房性心动过速（简称短阵房速）是一种阵发性房性心动过速，其节律点可能来自心房的任一部位。短阵房速由连续 3 次或 3 次以上房性早搏构成，心房率为 100～250 次 /min，心动过速，突发突止，持续时间仅几秒钟，终止后无窦房结抑制，发作时无症状。短阵房速发作有时间规律，夜间逐渐减少，午夜达到波谷，白天渐渐增多，中午达到波峰，有集中趋势，且非卧床状态的发作比卧床休息状态明显减少。短阵房速可能为心脏病标志，提示有心房病变。

心房颤动（简称房颤）是一种在发病机制上与心房扑动密切相关的主动性快速房性心律失常；其在心电图上出现电压不同、形态各异、间隔不均匀的连续心房颤动波，频率在 350～600 次 /min。阵发性心房颤动是指发作能自行终止的心房颤动，持续时间≤7 天，多数在≤1 天，或者数秒至数小时不等。许多阵发性心房颤动是由激动方式恒定的单个或多个房性期前收缩所诱发，又称为局灶性心房颤动。高血压易发生房颤的原因包括：①局灶性活动的细胞学机制 - 触发活动及折返；②心房肌肉组织间独立的电波持续性传导，使房颤得以持续；③交感神经活性增强；④左房扩大，心房肌纤维拉伸，产生导致心律失常的病灶；⑤左心室肥厚影响心脏舒张功能，导致左房压力增高，为发生房颤创造了条件，Framingham 队列研究中发现左心室肥厚进展为房颤的风险增加了 3～3.8 倍；⑥遗传性家族易感性及血钾异常。

目前发达国家房颤患病率为 1%，其发病率随年龄逐年上升，在 75 岁以上的人群中，房颤的患病率可高达 10% 以上。据最近一组研究显示，年龄 >65 岁人群中，心房颤动患病率女性为 4.8%，男性为 4.2%，按年龄 65～69 岁、70～79 岁及 80 岁分为三组，心房颤动患病率在女

性分别为 2.8%、3.9% 及 6.7%，而男性分别为 5.9%、5.8% 及 8.0%，说明房颤发生率随年龄增加而升高。高血压合并房颤的发生率较高，可达 39.2%。反过来，在最近 Record AF 研究中分析了新近诊断的阵发性及持续性房颤的患者，其中高血压的患病率为 68%。我国目前房颤患者近 1 000 万人。房颤是卒中的独立危险因素，房颤患者发生卒中的危险是健康人群的 4～5 倍。因此，合理降压并进行靶器官保护，延缓或逆转左心室肥厚，有利于预防房颤的发生。最新研究表明，如去除高血压的因素，房颤患者数将减少 14%。

心电图的 P 波离散度是预测房性早搏的临床指标，可增强对房早的定位判断；而短阵室速者和阵发性房颤者的心电图也各有表现形式。因此，对多发性房早和短阵房速或房颤者，可通过 24 小时动态心电图进行监测分析，并结合心电图运动试验、超声、放射性核素显像、晚电位、冠脉造影、电生理检查等作出风险评估。

房早多无症状属良性，如出现在心房易损期则易引起阵发性心房过速或心房颤动；因此，多发性房早往往是房速及房颤的先兆。短阵房性心动过速虽可见于无明显器质性心脏病者，但多见于器质性心脏病者，其大多能自行停止，一般不会引起明显的血流动力学改变。值得提出的是，房早、房速、房颤几乎为器质性心脏病的晚期并发症，特别是房颤、房速一旦出现则表明心功能严重受损；发生阵发性房速与房颤之间又缺乏明显界限，可能以过渡型或混合型，甚至是交替出现，这些心律失常反映着不同程度的心房异位激动，房颤是房性异位激动频率最高阶段。

多发性房早、短阵房速及房颤的治疗原则：

1. 对多发性房早，首先应排除器质性心脏病及其他全身性疾病的可能。对无症状非器质性心脏病的房早患者，无需特殊治疗。但患者应积极消除思想顾虑和悲观情绪，尽量保持恬静乐观的心态。

2. 早搏频繁引起心悸或诱发产生心律失常症状时，则需予以治疗。首先应消除诱发因素，戒烟、戒酒、避免过度劳累及应用肾上腺素能兴奋剂。如经上述处理房早继续且患者有自觉症状时，可选用钙通道阻滞剂、镇静剂、β 受体阻滞剂、洋地黄类制剂、参松养心胶囊等进行治疗。

3. 对伴有器质性心脏病患者的多发性房早，应针对基础心脏病进行治疗。对心率偏快、血压偏高、心功能良好的频发房性早搏患者，可使用维拉帕米、美托洛尔、普罗帕酮、参松养心胶囊；对心功能差的老年房早患者常使用胺碘酮；对较难治、心搏较快的频发房性早搏患者，常选用地高辛加维拉帕米。

4. 对短阵性房速患者，一般使用抗心律失常药物进行治疗，治疗方法与短阵性室性心动过速类似，可选用胺碘酮、普罗帕酮、维拉帕米、参松养心胶囊等药物。目前，应用导管射频消融术已成为治疗房性心动过速的主要手段。

5. 对于阵发性房颤，尤其是不能耐受发作症状的患者应优先选择节律控制治疗。心房颤动心律转复的方法有药物复律、同步直流电复律等。

ACC/AHA/ESC 心房颤动治疗指南（2006）建议，作为心房颤动复律的药物有新Ⅲ类抗心律失常药多菲利特（dofetilide）和伊布利特（ibutilide）、氟卡尼（Ⅰ类）、普罗帕酮（Ⅰ类）、胺碘酮（Ⅲ类）。对有器质性心脏病、心功能不全的患者首选胺碘酮。但是，对于器质性心脏病本身的治疗不能代替复律治疗。

对经药物复律或控制心室率无效的心房颤动患者可采用房室交接区射频消融，阻断房室传导，再植入永久性起搏器或改良房室结以减慢心室率。

6. 脉压增大的高血压患者心肌具有很强的心律失常易感性,更容易发生房性心律失常。因此,在对 EH 患者抗心律失常的治疗中,应同时注意降低血压。

7. 中药参松养心胶囊已广泛地应用于临床,经验证明该药治疗房性心律失常颇有效果。

(曾群英)

二、老年高血压合并心房颤动治疗的循证研究

由于高血压导致左心室舒张功能不全和左心房扩大,是目前心房颤动最重要的危险因素。同时,心房颤动显著增加血栓性卒中所致的心血管发病率和死亡率 2~5 倍。左心室重量的增加和左心房的扩大被认为是新发房颤的独立决定因素。因此,合并房颤的高血压患者更需要强化的降压治疗。几项临床研究对老年高血压合并房颤患者的治疗具有重要参考价值。研究表明,血管紧张素受体阻滞剂在降低血压的同时,能够减少高血压患者新发心房颤动的发生。另有两项小规模单中心研究发现将血管紧张素受体阻滞剂与抗心律失常药物胺碘酮合用较单用胺碘酮可显著减少阵发性和持续性心房颤动的复发,另一项研究发现 ARB 和 ACEI 能够减少孤立性阵发性心房颤动的复发,但这些结果仍需要大规模多中心临床研究来证实。从现有证据来看,血管紧张素受体阻滞剂可能更适合于已经有心房颤动发作的高血压患者。一项关于心房颤动一级和二级预防的荟萃分析显示,ACEI 和 ARB 能显著减少心房颤动合并心力衰竭患者的心房颤动的复发,这表明两种 RAS 拮抗剂对于减少心房颤动的发生均是有益的。目前没有证据表明 RAS 抑制剂对于高血压合并缓慢型心率的心房颤动患者有益,但如果心房颤动的心室率过快,β 受体阻滞剂和非二氢吡啶类的钙通道阻滞剂仍然是控制房颤心室率的重要药物。

心房颤动的药物治疗目的是恢复窦律或控制心室率,同时注意血栓形成及预防卒中的发生,AFFIRM 和 RACE 研究指出近 5 000 例阵发性或持续性心房颤动患者,平均年龄为 70 岁和 68 岁,在 AFFIRM 研究中选用胺碘酮、索他洛尔、普罗帕酮控制心律,选用 β 受体阻滞剂如地尔硫䓬、维拉帕米、地高辛等药物控制心率。结果提示,心律控制与心率控制两组死亡和生活质量无显著差异,但控制心率组药物不良反应发生率低,再次住院率减少。老年人应用胺碘酮应注意远期不良反应,如对肺、肝、皮肤、甲状腺、视觉、胃肠道等产生的不良反应。尤其是甲状腺功能异常、甲状腺功能减退的发生多于甲状腺功能亢进的 2~4 倍。在 ANDRDMEPA 研究中,由于类似胺碘酮的药物决奈达隆,有延长心房颤动复发的时间间隔及降低心室率的作用。但该药可升高血肌酐水平及增加心力衰竭患者死亡率,致使临床上几乎不用此药。甲基磺酰胺的衍生物依布利特,单剂或重复静脉注射可有效终止心房颤动及房扑。但该药可延长 QT 及校正 QT 间期时间,且 QT 延长与药物剂量相关,因此理论上该药有增加尖端扭转型室速发生率的可能。

本节重点讲述老年高血压合并房颤的降血压医学证据,因此老年高血压房颤患者涉及老年人同时合并有高血压和房颤,有些循证医学研究涉及该内容,但仍显得重点不多,希望今后应加强老年高血压房颤防治广泛深入的探讨,以更有益于老年患者身体康复。

(殷跃辉)

三、老年高血压合并房颤心室率控制目标及降压治疗原则

(一)老年高血压合并房颤的心室率控制目标

房颤患者心室率控制在 60~80 次/min,临床益处与恢复窦律基本相同。2010 年公布的

RACE Ⅱ研究结果显示宽松的心室率控制(静息心率<110 次 /min)和严格控制心室率(静息心率<80 次 /min),主要研究终点事件 3 年累计发生率分别是 12.9% 和 14.9%(*P*<0.001),说明宽松的心室率控制并不比严格控制心室率控制得差,而且更容易达到目标心率,且就医次数明显减少。

(二)老年高血压合并房颤的降压治疗

老年高血压患者合并心房颤动(房颤)是临床上最常见并且危害严重的心律失常之一,可导致卒中和心力衰竭等致残致死性并发症,严重影响患者的健康。

老年人高血压的血压控制标准,至今尚无定论,2003 年 6 月与 2007 年 6 月欧洲高血压指南均建议所有的高血压患者的血压均应严格控制在 140/90mmHg 以下,即老年人目标血压应在 140/90mmHg 以下。而在 2013 年欧洲动脉高血压管理指南中建议老年收缩压应降低至<150mmHg,而不是<140mmHg。对于>80 岁的老年高血压患者,如果身体状况允许,仍可将收缩压降至<140mmHg。2010 年中国高血压防治指南指出,中国老年高血压患者的血压应降至 150/90mmHg 以下,如能耐受可低于 140/90mmHg。对于>80 岁以上的老年高血压患者,血压降低至<140/90mmHg 以下的获益情况尚不清楚。

由于老年人对药物的反应和代谢有其特殊性,血压波动大,易发生直立性低血压,同时常合并多种疾病,因此,一般要从最小剂量开始,增加剂量时要注意缓增。切忌急剧降压,以免影响重要脏器的血供,诱发肾功能不全、心绞痛、心肌梗死和脑血管意外。通常老年高血压需要 2 种或以上药物小剂量联合治疗。

由于老年高血压合并房颤容易发生直立性低血压,强利尿剂、神经节阻滞剂等应避免使用。此外,利血平、可乐定、甲基多巴等药物对中枢神经系统有抑制作用,应尽量避免使用,以防精神抑郁等不良反应。

LIFE 研究显示,科素亚与阿替洛尔降压疗效相似,但科素亚进一步降低新发房颤危险达33%。LIFE 亚组研究显示,科素亚比阿替洛尔更有效降低新发房颤患者心血管复合事件危险达 40%,降低卒中危险达 51%。上述提示,科素亚可通过预防新发房颤改善心血管预后。Fogari 等报道,科素亚和氨氯地平的降压疗效相似,但科素亚可更有效地预防房颤复发。随着剂量增加,科素亚组房颤复发率进一步降低。

(周玉杰　卜聪亚)

四、老年高血压合并房颤的抗凝及他汀治疗

(一)老年高血压合并房颤的抗凝治疗

1. 心房颤动的抗凝治疗

(1)心房颤动的抗凝药物:

1)华法林(warfarin):为应用依旧的抗凝药物,抑制维生素 K 依赖的凝血因子Ⅱ、Ⅶ、Ⅸ和Ⅹ等的生物合成药,口服后 3~4 天起效,延长凝血时间。INR 达标范围为 2.0~3.0。

2)达比加群酯(dabigatran):属直接凝血酶抑制剂,常用剂量为 110mg 或 150mg,每日 2次,口服 2~4 小时起效,无需检测 INR。优点是预防血栓不劣于华法林,出血并发症不高于华法林,是目前临床上最常用的抗凝药物之一。

3)利伐沙班(rivaroxaban):为Ⅹa 因子抑制剂,口服 20mg 或 15mg,预防房颤卒中或体循环栓塞疗效不劣于华法林,颅内出血或致命性出血低于华法林。

4)阿哌沙班(apixaban):为直接Ⅹa 因子抑制剂,口服 5mg,每日 2 次,预防房颤卒中和体

循环栓塞优于华法林，出血不高于华法林，但价格却高于华法林。

5）新型口服抗凝药：新型抗凝药主要包括直接凝血酶抑制剂、Ⅹa因子抑制剂、Ⅸ因子抑制剂、组织因子抑制剂及新型维生素K拮抗剂，其代表性临床循证研究包括直接凝血酶抑制剂达比加群酯的Rety研究（randomized evaluation of long term anticoagulant therapy）、关于直接Ⅹa因子抑制剂利伐沙班ROCKET-AF研究（Rivaroxaban once-daily, oral, direct factor Ⅹa inhibition compared with vitamin K antagonism for prevention of stroke and embolism trial in atrial fibrillation），以及直接Ⅹa因子抑制剂阿哌沙班的ARISTOTCE（apixaban for reduction in stroke and other thromboembolic events in atrial fibrillation）。这些新的药物无需常规检测凝血功能，与药物和食物的相互作用较少。对于肾功能减退、高龄患者应该注意出血风险，必要时减少剂量。

（2）房颤栓塞因素评估：通常采用CHADS$_2$评分法，但现在推荐CHA$_2$DS$_2$-VASc评分（表8-20）。

表8-20　口服抗凝药物时血栓风险的CHA$_2$DS$_2$-VASc评分

	危险因素	分值
C	充血性心力衰竭/左心功能不全	1
H	高血压	1
A	年龄≥75岁	2
D	糖尿病	1
S	卒中/短暂性脑缺血/体循环栓塞	2
V	血管病变	1
A	年龄为65～74岁	1
S	女性	1

注：栓塞危险因素评分≥2分，应口服抗凝治疗；评分为1分，可用阿司匹林（ASA）或口服抗凝剂，但首选抗凝剂；无危险因素者（评分为0分），可不用抗栓治疗。

（3）房颤抗凝出血风险评估：出血风险评估现推荐HAS-BLED评分（表8-21）。

表8-21　服抗凝药物出血风险的HAS-BLED评分

	基线特征	分值
H	高血压	1
A	异常的肝肾功能各计1分	1或2
S	卒中	1
B	出血	1
L	INR值不稳定	1
E	老年>65岁	1
D	药物、饮酒各计1分	1或2

注：HAS-BLED评分为0~2分者为低风险，评分≥3分者为出血高风险。高血压是指收缩压>160mmHg；肾功能异常指长期透析或肾移植或血清肌酐≥200μmol/L者；肝功能异常指慢性肝病（例如肝硬化）或具有肝功能明显受损的生化证据（如胆红素高于正常上限的2倍，谷草转氨酶/谷丙转氨酶/碱性磷酸酶高于正常上限的3倍等）；药物是指同时应用抗血小板药物、非甾体抗炎药、皮质激素等增强华法林作用的药物。

应该特别指出,抗凝治疗是把双刃剑,可预防血栓形成及血栓栓塞,但也可引起颅内出血或大出血,应权衡得失。房颤抗凝治疗血栓、栓塞风险评分应大于出血风险,抗凝治疗才能获益。本节内容为老年高血压房颤药物治疗,可以看出老年及高血压均是出血及凝血的高危因素,因此对老年高血压房颤用药必须要小心谨慎,在治疗前及治疗中对凝血和出血的风险应该给予充分的评估,依据评估结果确定相应的治疗方案。

(二)房颤的他汀治疗

近年研究表明,房颤与心房炎症改变有关,他汀类药除降脂外,在心血管系统还有抗炎作用,Furio 等几项研究显示他汀类药物对伴高血压的房颤患者复律后的复发率有影响。他汀药物治疗 1 年房颤复发率明显降低($P=0.032$),意大利的一项研究显示他汀治疗可使心脏外科术后心房颤动发生率下降。调脂治疗可降低房颤的发生率,还可以增强 β 受体阻滞剂、ACEI、ARB 等药物的保护作用。因而认为,他汀类药物治疗是降低高血压合并房颤患者房颤复发的独立因素。

房颤对心血管预后有显著影响,有房颤的高血压患者卒中危险增加 4 倍。老年高血压既是老年房颤患者卒中的高危因素,也是抗凝治疗出血增多重要原因。所以,老年人进行抗凝治疗时应适当降低抗凝强度,必要时可以改用阿司匹林。

总之,对于老年高血压合并房颤患者的治疗,不仅要重视血压的达标水平,也要重视各靶器官的功能状态,同时结合患者心房颤动的特点,个体化选择合适的治疗方案,改善预后。

(周玉杰 卜聪亚)

五、老年高血压合并病窦综合征的治疗原则

病态窦房结综合征(SSS)是由于窦房结或其周围组织的功能障碍致窦房结冲动形成障碍,或是窦房结至心房冲动传导障碍所致的多种心律失常和多种症状的综合征。病窦综合征包括一系列的心律失常,如窦性心动过缓、窦性停搏、窦房传导阻滞、慢快综合征等。随着年龄的增长,窦房结细胞数量逐渐减少,形状变得不规则,同时窦房结中脂肪、纤维和胶原的含量增加。老年病态窦房结综合征患者多是由心脏传导系统的退行性变所引起,也可由冠心病、心肌病等引起。

对于合并病窦综合征的老年高血压患者,首先应该详细了解既往病史,有无黑矇、晕厥发作等,同时应行心电图、24 小时动态心电图及心脏电生理检查,了解心脏传导系统特别是窦房结的功能情况。对于诊断明确的病窦综合征及伴有显著症状的患者,一般应行起搏器植入术,它对于提高此类患者的生存时间和改善生活质量均有明显益处。同时,在起搏器的保护下使用降压药物,可以减少药物对心脏传导系统的不良作用。对于合并病窦综合征的老年高血压患者,目前国际上尚没有专门的大规模临床研究来评判治疗方案。一般认为,此类患者降压治疗的目标值与其他老年高血压患者一致,初始降压治疗应遵循一般原则,仍应逐步降压,初始用药剂量要小,尤其在体质较弱的患者中。在降压药物的选择上,应避免可能抑制窦房结及房室结功能,影响心脏传导系统及减慢心率的药物。我国 2010 年高血压防治指南推荐的 5 类一线降压药中,β 受体阻滞剂在降低血压的同时,可引起心率减慢,交感活性降低,因此应避免在合并病窦综合征的患者中使用,无论是否具有内在拟交感活性(ISA)。非二氢吡啶类钙通道阻滞剂(CCB)包括地尔硫草和维拉帕米,均对窦房结和房室结的传导具有阻滞作用,并减慢心率,故禁用于合并病窦综合征的患者,而二氢吡啶类钙通道阻滞剂不阻滞窦房结和房室结,不减慢心率,对心脏传导系统无负性作用,可酌情使用。对于其他三类药物,包

括利尿剂、ACEI、ARB等，则可根据一般降压药物使用原则和患者的个体情况予以选择使用。此外，还需要注意可乐定、甲基多巴等中枢作用药物，通过抑制交感神经输出而起降压作用；利血平等肾上腺素能神经元阻断性抗高血压药通过耗竭周围交感神经末梢的肾上腺素，心、脑及其他组织中的儿茶酚胺和5-羟色胺达到抗高血压作用。这些药物都会抑制窦房结和心脏传导系统的功能，应避免在已存在病窦综合征的患者中使用。不管使用何种药物降压，病窦综合征患者应定期检查心电图，以监测药物可能引起的心率及心律变化。同时，需要注意降压药物引起的电解质紊乱、内分泌紊乱等，这些情况都有可能加重病窦综合征患者的临床症状。

老年高血压合并病态窦房结综合征的治疗：首先应将血压达标，而后有症状者应接受起搏器治疗，起搏器治疗可降低心房颤动的发生率，减少血栓事件和心力衰竭，停用减慢心率的药物。值得注意的是，伴有希普氏系统疾病和神经心脏晕厥者应首先DDD模式起搏；起搏治疗后允许抗心律失常药应用；伴有心房颤动/心房扑动者应按规定接受抗凝治疗。与长间歇相关的晕厥，可植入VVI。老年高血压合并病态窦房结综合征的预后：一般情况预后是好的，但如果合并心房颤动，卒中的发生率上升；如果伴有心力衰竭或房室阻滞，则预后略差；通常房室传导阻滞的发生率为1%，器质性病窦综合征较功能性者差。

总之，在临床工作中，对于此类患者的降压治疗，应该在遵循一般原则的基础上，注意药物对心脏传导系统的不良反应，加强监测，并根据患者对药物的反应来调整治疗至最佳疗效。

（王建安）

第二节　老年高血压合并室性心律失常

室性心律失常在老年高血压患者中常见，其发生原因可能与高龄、高血压左心室肥厚、心肌缺血、交感神经与肾素-血管紧张素系统激活以及电解质紊乱等有关。

老年高血压患者的多发性室性期前收缩，是指发生期前收缩在6次/min以上，24小时动态心电图平均30次/h以上，又称为频发室性期前收缩。它可以是不规律的，也可以是有规律发生的，如二联律、三联律，有时还可成对出现。它可以是形态同一的，也可以是多种形态的。

目前认为临床上所见的室性心动过速（VT），80%为宽QRS室速，在V₁导联可见增宽的单形波。VT可分为折返性VT、自律性VT、触发活动性VT。前者是慢性病发生，自律性VT是由某种急性疾病引起。折返性VT常见于心肌损伤，应用现在标测技术，能够检测出VT折返环。消融治疗可获良好结果。自律性VT需作病因治疗，改善心肌缺血常可有效。触发活动性VT虽不常见，但应重视间歇性依赖和儿茶酚胺依赖触发活性等都能引发多形室速，应酌情处理。

短阵室性心动过速是一种非持续性室性心动过速。发作与停止均为突发性。它由连续3个或3个以上室性期前收缩构成，频率在100次/min以上，发作时间不超过30秒。室性心律与窦性心律的比例差别很大，有时以窦性心律为主偶尔出现短阵室速；也可以短阵室速为主，偶尔出现几个窦性心律。从形态上可分为单形性或多形性室速。

对多发性室性早搏和短阵室速者，可通过心电图（包括24小时动态心电图、心电图运动试验）、超声、放射性核素显像、晚电位、冠脉造影、电生理检查来作出风险评估。

频发、复杂的室性期前收缩和无症状的非持续性室速一般随年龄的增长而增多，随心脏病的严重程度加重而增多。无器质性心脏病的室性早搏或非持续性室速可称为良性室性心律失常，多没有独立的预后意义，即便是老年人。而对于某些有器质性心脏病患者，室性早搏和无症状的非持续性室速，特别是合并心肌缺血和心功能不全的患者有预后意义，它可能是致命性心律失常的前兆。在老年高血压患者，左心室肥厚是猝死最常见的高危因素。

多发性室性期前收缩及短阵室速的治疗：

1. 无症状且无器质性心脏病患者的 VPB/NSVT 无需抗心律失常药物治疗。患者需要的是解除其心理紧张和各种担忧。如确有与心律失常直接相关的症状，心理治疗无效者方予以药物治疗，镇静剂和 β 受体阻滞剂是最常用的第一线药物，也可用普罗帕酮、美西律、莫尼西嗪等。

2. 对伴有器质性心脏病患者的多发性室早，先应针对基础心脏病进行治疗。临床上使用抗心律失常药物的适应证为：心律失常导致的临床症状，影响患者生活质量和工作能力；和 / 或心律失常存在直接或潜在的导致或增加猝死风险。多发性室早可以使用 β 受体阻滞剂、胺碘酮、美西律、索他洛尔。对心功能差的老年患者首选胺碘酮。在使用高剂量袢利尿剂的患者，应注意钾和镁的补给。

3. EF 正常的单形性室速可使用 β 受体阻滞剂、利多卡因、普卡胺、胺碘酮、索他洛尔。EF 低的单形性或多形性室速，推荐使用胺碘酮或利多卡因。胺碘酮 150mg 静注，10 分钟以上。利多卡因 0.5～0.75mg/kg 静注。中药参松养心胶囊对部分室性早搏疗效尚好，但还需大量临床实践验证。

4. 维拉帕米可用于终止 QT 间期正常，由配对间期极短的 VPB 引发的多形性 VT，也可用于左室特发性室速或起源于右室流出道的室速。

5. 如果出现了持续性室性心动过速，必须立即终止，单行性室速血流动力学不稳定，应在适当镇静下立刻电复律，而难转复或短时内复发者应静注胺碘酮，再复律。

6. 2006 年 ACC/AHA/ESC 室性心律失常处理和心源性猝死预防的指南认为，为避免或治疗心动过速诱发的心肌病，无症状的多发性室早也可考虑消融治疗（级别Ⅱb，证据水平 C）。心源性猝死危险因素较低的、有症状的非持续性单形性室速或多发单形性室早患者，因为药物抵抗、耐受、不希望长期药物治疗者，可考虑消融治疗（级别Ⅱa，证据水平 C）。

7. 由短阵室速引起的反复晕厥发作者可考虑用 ICD（implantable cardioerter-defibrillator）。主要并发症预期存活时间小于 1 年的老年患者不考虑接受 ICD 治疗。

8. 老年患者抗心律失常药物应用剂量和滴定方案，要根据此部分人群相应的药物动力学状态加以调整。

总之，老年人高血压合并 VPB/NSVT 的治疗，首先降压治疗，对于 VPB/NSVT 的处理包括药物、器械、外科、射频消融。治疗的选择基于心律失常的性质和血流动力学状态。

（黄 平）

第三节 老年高血压合并Ⅱ～Ⅲ度房室传导阻滞的处理原则

房室传导阻滞（AVB）是指发生在心脏房室交界区、希氏束及左右束支等不同水平的单一或多种组合方式的房室传导障碍。AVB 的诊断，主要依据体表心电图。习惯上我们把 AVB 分为Ⅰ度、Ⅱ度和Ⅲ度。这种分类方法虽然过于简单，且容易引起概念上的含混不清，但目前仍在临床上广泛使用。一般来说，Ⅱ度 2 型以及Ⅲ度 AVB 会导致心室率过慢，患者可有明显的头晕、乏力、胸闷、气短、先兆晕厥或晕厥等临床表现。由于老年人心脏的生理、病理特点，发生Ⅱ、Ⅲ度 AVB 的概率明显较低龄人群为高。在老年人引起 AVB 多见的原因有以下几种情况：

1. Lev 病　随着人口老龄化，Lev 病的发病率逐渐升高。Lev 病时心脏左侧纤维支架硬化症，导致双侧束支传导阻滞。Lev 病是老年退化性疾病，随病程渐进性加重，可进展为Ⅱ～Ⅲ度房室传导阻滞。

2. 冠心病　大面积的下壁或前间壁心肌梗死，形成广泛的心肌梗死瘢痕病灶，有时可导致房室结、希氏束以及左右束支的坏死和纤维化，引致 AVB。

3. 心肌病　原发性心肌病及缺血性心肌病是老年人常见的心脏疾病，均可导致左右束支不同水平的坏死及纤维化。

4. 心脏淀粉样变性　与年龄相关的心脏淀粉样变性已被公认。75 岁以上的老年人心脏淀粉样变的发生率在 73%～100%。淀粉样变性可沉积于传导系统的任何部位，常导致顽固性 AVB。

随着我国老龄化的趋势，老年人高血压逐年增多。WHO 报道 65 岁以上老年人患高血压约计 50%，据统计我国老龄化人口为 9%，老年高血压患者已近 1 亿人。老年高血压患者随着年龄增长，器官功能老化，加上血压升高对靶器官的影响，合并以上心血管疾病的概率大大提高，这就使得老年高血压患者因为合并以上各种心血管疾病，容易合并有心脏传导系统的功能障碍，随增龄而疾病进展，发生Ⅱ～Ⅲ度 AVB。另外，老年人在以上心血管疾病的基础上，自主神经调节功能较差，代谢功能退化，肝肾功能减低，容易药物蓄积，发生毒性反应。老年患者降压药引起的不良反应数倍于低龄人群。β 受体阻滞剂是治疗高血压的常用而有效的五大类药物之一。近年来 β 受体阻滞剂在老年人的心血管疾病中得到广泛应用。β 受体阻滞剂在冠心病稳定型心绞痛患者被列为首选药物；在无症状的心功能不全患者，推荐使用 β 受体阻滞剂；尤其是 β 受体阻滞剂在心肌梗死后的二级预防中，被证实可降低死亡率和再梗死率；同时，β 受体阻滞剂还是治疗各种室性心律失常不可缺少的药物。如果患者同时合并高血压，β 受体阻滞剂的使用可使患者收到一举两得、一举三得之效。但是 β 受体阻滞剂在发挥诸多治疗作用的同时，也存在着不可忽视的不良反应，尤其是在老年传导系统方面的不良反应，主要是对窦房结和房室传导方面的抑制作用。上面提到的老年人在患有基础心脏病的同时容易合并房室传导障碍，加上功能退化、药物不良反应蓄积，服用 β 受体阻滞剂可以加重房室传导障碍，或使原来潜在的房室传导障碍显现出来。

因此，对正在服用 β 受体阻滞剂的、有以上基础心脏病的老年患者，或虽然没有诊断为基础心脏病，但临床有窦性心动过缓等潜在窦房结功能不良的患者，或是有Ⅰ度 AVB 或 P-R 间期延长的老年患者，老年退行性瓣膜病合并束支传导阻滞的患者都要特别注意 β 受体阻滞剂的个体化治疗问题。以上患者如果没有 β 受体阻滞剂的禁忌，建议对这些患者用偏小剂量的 β 受体阻滞剂，同时经常随诊心电图的表现，以除外发生严重 AVB 的可能性。如果正在服用 β 受体阻滞剂的老年患者，有头晕、乏力、呼吸困难、脉搏减慢，甚至黑矇、先兆晕厥或晕厥者，要先排除严重 AVB 的可能性。笔者在临床实践中，这样的老年患者是时有所见的。

如果老年高血压患者发现有Ⅱ度、Ⅲ度的 AVB，或三分支阻滞同时合并症状性心动过缓，需要及时植入心脏永久起搏器。这样的患者属于 β 受体阻滞剂使用禁忌，治疗高血压可以另选其他四大类药物，这四类药物对老年高血压均有较好的治疗效果。确因病情需要，在起搏器保护下，可以审慎地使用 β 受体阻滞剂，但应权衡利弊，在有经验的心血管专科医师的指导下应用。对于老年高血压合并 AVB 的患者，首先确认血压达标，其次Ⅱ度 2 型 AVB 常发展为完全型 AVB，即使无症状也适应治疗；Ⅱ度 2 型 AVB 伴交替性束支阻滞，也是植入永久起搏器的指征；先天性Ⅲ度 AVB 属起搏治疗的适应证；阵发性 AVB 者也应接受起搏治疗；药物性（β 受体阻滞剂、CCB、奎尼丁、普鲁卡因胺、胺碘酮等）Ⅲ度 AVB，停药物后可能会使房室传导阻滞消失，但有的患者在药物停用后Ⅲ度 AVB 可持续存在一段时间或永久存在，此时应酌情起搏治疗。下壁急性心肌梗死所致的Ⅱ度 1 型 AVB——临时起搏，死亡率为 10%～20%；前壁心肌梗死所致的Ⅱ度 2 型 AVB——永久起搏，死亡率为 60%～80%。

（周北玲）

第四节　老年高血压合并心律失常射频导管消融治疗

老年高血压患者常合并糖尿病、冠心病、卒中、肾功能异常等多种疾病，心、肺、肾功能及冠状动脉储备功能不同程度减退，对心动过速耐受性差，给射频导管消融（radio frequency catheter ablation，RFCA）治疗带来一定的困难。但近年来其技术日臻成熟，加之术前认真准备、术中细致操作和术后精心护理，老年高血压伴有快速性心律失常的患者，RFCA 依然具有成功率高、复发率低、严重并发症少等优点。

一、术前准备

（一）完善术前检查

RFCA 术前应对患者进行详细的体格检查，全面复习患者的心电图（包括窦性心律和快速心律失常发作时）及其他心电生理资料，如食管电生理检查或既往有创电生理检查的资料，从而对患者的病情作出全面评价。肝、肾功能和出、凝血异常者应慎重评价其对 RFCA 的影响及患者是否可耐受 RFCA。合并肺部疾病，如肺气肿或肺大疱者，应考虑锁骨下静脉或颈内静脉穿刺不慎而导致气胸时，可能对患者的肺功能产生严重影响。对于并存器质性心脏病的患者，应对其心脏结构和功能进行全面评价，了解心脏结构异常（如主动脉瓣狭窄），可预测术中导管操作的难易程度，选择合适的治疗方案以降低并发症的发生率；控制心绞痛、纠正或改善心功能不全有助于提高患者对手术的耐受性。对于老年患者，还应考虑到年龄和动脉硬化造成的血管迂曲或走行异常可能会增加血管穿刺和导管操作的难度。

（二）术前药物治疗

RFCA 术前应尽可能使血压控制在理想水平（<150/90mmHg，如无不适感觉则 <140/90mmHg；糖尿病肾病人群 <130/80mmHg）。合并心功能不全者，应纠正心功能。

绝大多数患者术前应停用所有抗心律失常药物至少 5 个半衰期；少数术前心动过速频发的患者，尽可能使用半衰期短的抗心律失常药物或通过非药物手段（如食管心房调搏终止室上速）终止心动过速发作。部分显性房室旁路并发心房颤动且伴快速心室率的患者，术前口服小剂量胺碘酮（200mg，2 次 /d，1～2 周）可明显减少或避免术中因导管机械性刺激所诱发的房颤，便于手术顺利进行。

老年高血压合并房颤者有左心房增大（>55mm）、糖尿病、一过性脑缺血发作（TIA）或卒中史等危险因素时，建议抗凝治疗：术前 3～5 天停止华法林治疗，改为低分子肝素皮下注射，并常规行经食管超声心动图和 / 或肺静脉和心房的 CT/MRI 成像检查。

二、术中操作注意事项和监护

术中尽量减少诱发心动过速次数和心脏刺激持续时间。对器质性心脏病心房明显扩大者，操作中要求靶点图尽量无 His 电位或 His 电位尽可能最小；消融靶点准确、尽量减少无效放电次数。放电时出现快速的交界区心律和室房传导阻滞，术后需严密观察。

RFCA 术中应开放 1 条以上静脉通路，以利补液、静滴药物或注射抢救药物。除颤器应处于随时备用状态，并有专人负责使用。专人负责监护患者的心电、血压和一般情况。术者在术中应全面观察病情变化，特别是心脏 X 线影像的变化，以及时发现并处理心脏压塞等严重并发症。

三、术后处理

平卧位时间较长、股动脉和股静脉穿刺加压包扎、原有下肢静脉曲张、老年和高凝状态等因素均能够促使下肢静脉血栓形成，并导致肺栓塞。肺栓塞主要发生在解除卧位开始活动时。预防的方法是缩短卧床时间，仅穿刺股静脉者下肢限制活动 6 小时、穿刺股动脉者 12 小时。对于下肢静脉血栓可能性大的患者，如老年、下肢静脉曲张等患者血管包扎 2 小时后应用肝素。注意观察血压、心率和心电图的变化，以及心脏压塞、气胸、血管并发症的发生。有并发症的患者经及时处理后，应在监护病房内监护。出院前常规复查超声、心电图和胸部 X 线片，术后建立随访制度，尤其应注意消融后 3～6 个月内的复发。术后口服阿司匹林（50～150mg/d）1～3 个月。

房颤患者术后均应进行抗凝治疗，术后当天晚上可开始服用华法林，并继续应用华法林进行抗凝治疗 3 个月；同时，在术后华法林未起效时给予低分子肝素，5 000U，皮下注射，2 次 /d；或 100U/kg，1 次 /d。术后抗凝治疗的持续时间取决于患者房颤的发生情况及有无肺静脉狭窄。如果仍有房颤发生，并计划进行再次消融治疗，抗凝治疗应一直持续到下次手术前。对于房颤仍继续发作，但不计划再次行射频导管消融术的患者，抗凝治疗的原则与房颤患者的抗凝治疗一样，即取决于其是否伴有血栓栓塞的高危因素。对于术后出现严重肺静脉狭窄（＞75% 直径）的患者，为减少肺静脉血栓形成的风险，建议持续抗凝治疗直至狭窄解除。为了减少患者血栓栓塞的并发症，目前国外也有中心对所有拟行射频导管消融术的患者，术前均进行 1 个月的抗凝治疗。

房颤患者术后随访期间，原则上应停用除 β 受体阻滞剂以外的抗心律失常药物，但如果房颤病史长、发作频繁、持续时间长、心房大的病例，术后可常规服用Ⅲ类抗心律失常药物 1～3 个月，以后如果没有房颤发作可停药。对于术后短时间内仍有房颤发作的患者，应观察 3 个月，再决定是否需要进行再次消融治疗，因术后短时间内复发的房颤，有部分病例在 3 个月内可逐渐消失。随访期间如经动态心电图证实心律失常发作的频度和类型与术前相同，视为复发。可择期行第二次电生理检查和电隔离，在术中应标测和电隔离第一次未进行电隔离的和静脉电位恢复的所有大静脉。如能标测到非大静脉肌袖起源的心律失常，可同时行局灶消融。少部分术后复发病例可通过口服抗心律失常药物而使房颤发作得以良好控制。对于术后有气短、多汗、乏力和不明原因咯血的患者，应行肺静脉 CT 或磁共振成像检查，排除肺静脉狭窄的可能。术后应告知患者，在出现呼吸系统症状时应首先到电生理医师处就诊，以除外肺静脉狭窄。

（袁祖贻　雷新军）

参 考 文 献

[1] 赵易. 心房颤动 [J]. 心电学杂志, 2007, 26（2）: 114-118.

[2] CHOISY S C, ARBERRY L A, HANCOX J C, et al Increased susceptibility to atrial tachyarrhythmia in spontaneously hypertensive rat hearts[J]. Hypertension, 2007, 49（3）: 498-505.

[3] 李晓峰. 高血压及心律失常 [J]. 高血压通讯, 2012, 15（2）: 21-23.

[4] AIDIETIS A, LAUCEVICIUS A, MARINSKIS G. Hypertension and cardiac arrhythmias[J]. Curr Pharm Des, 2007, 13（25）: 2545-2555.

[5] HENNERSDORF M G, SCHUELLER P O, STEINER S, et al. Prevalence of Paroxysmal Atrial Fibrillation Depending on the Regression of Left Ventricular Hypertrophy in Arterial Hypertension[J]. Hypertens Res, 2007, 30（6）: 535-540.

[6] AKSNES T A, FLAA A, STRAND A, et al. Prevention of new-onset atrial fibrillation and its predictors with angiotensin Ⅱ-receptor blockers in the treatment of hypertension and heart failure[J]. J Hypertens, 2007, 25（1）: 15-23.

[7] WACHTELL K, LEHTO M, GERDTS E, et al. Angiotensin Ⅱ receptor blockade reduces new-onset atrial fibrillation and subsequent stroke compared to atenolol: the Losartan Intervention For End Point Reduction in Hypertension（LIFE）study[J]. J Am Coll Cardiol, 2005, 45（5）: 712-719.

[8] SCHMIEDER R, KJELDSEN S E, JULIUS S, et al. Reduced incidence of new-onset atrial fibrillation with angiotensin Ⅱ receptor blockade: the VALUE-trial[J]. J Hypertens, 2008, 26（3）: 403-411.

[9] MADRID A H, BUENO M G, REBOLLO J M, et al. Use of irbesartan to maintain sinus rhythm in patients with long-lasting persistent atrial fibrillation: a prospective and randomized study[J]. Circulation, 2002, 106（3）: 331-336.

[10] FOGARI R, MUGELLINI A, DESTRO M, et al. Losartan and prevention of atrial fibrillation recurrence in hypertensive patients[J]. J Cardiovasc Pharmacol, 2006, 47（1）: 46-50.

[11] YIN Y, DALAL D, LIU Z, et al. Prospective randomized study comparing amiodarone vs. amiodarone plus losartan vs. amiodarone plus perindopril for the prevention of atrial fibrillation recurrence in patients with lone paroxysmal atrial fibrillation[J]. Eur Heart J, 2006, 27（15）: 1841-1846.

[12] HEALEY J S, BARANCHUK A, CRYSTAL E, et al. Prevention of atrial fibrillation with angiotensin-convertingenzyme inhibitors and angiotensin receptor blockers: a meta-analysis[J]. J Am Coll Cardiol, 2005, 45（11）: 1832-1839.

[13] 于普林. 老年医学 [M].2 版. 北京: 人民卫生出版社, 2017.

[14] 蒋文平. 心律失常临床简读手册 [M]. 北京: 人民卫生出版社, 2013.

[15] SIMPSON R J Jr, CASCIO W E, SCHREINER P J, et al. Prevalence of premature ventricular contractions in a population of African American and white men and women: the Atherosclerosis Risk in Communities（ARIC）study[J]. Am Heart J, 2002, 143（3）: 535-540.

[16] 郭继鸿, 胡大一. 中国心率学 [M]. 北京: 人民卫生出版社, 2014.

第五章　老年高血压合并心力衰竭

第一节　老年高血压合并心力衰竭的特点

目前高血压在我国的发病呈上升趋势，在高血压病患者总数中老年高血压占 60%～70%。高血压是心力衰竭（心衰）基础疾病中发病率最高的疾病之一。研究显示，在高血压患者中 80% 伴有心衰；有报道认为，高血压患者发生心衰的危险性比健康人高 3～4 倍。老年患者身体机能出现老化，脏器功能出现大幅度下降，常合并多种疾病，致使患者的病情非常复杂。又由于老年高血压合并心衰患者的临床表现不典型，具有特殊性，因此必须充分认识老年高血压合并心衰的特点，并依据患者的具体病情，采取个性化治疗，才能取得良好的治疗效果。

一、高血压是心力衰竭重要病因

高血压已经成为心力衰竭的主要病因之一。约 2/3 的心力衰竭患者过去或当前有高血压病史，约 1/3 有糖尿病。这两种疾病可以加速收缩性或舒张性心功能不全的进展，加速冠状动脉疾病的发展。在两项大规模多中心研究中，治疗高血压可以降低死亡危险和心力衰竭危险，无论是收缩性高血压还是舒张性高血压。降压治疗获得的益处在糖尿病患者特别显著。

舒张性心力衰竭与高血压关系更为密切。这类心力衰竭主要发生于老年女性，大多数患有高血压。该现象提示，年龄对舒张功能的影响大于对收缩功能的影响。年龄可以降低心脏和大血管的弹性，从而使收缩压升高，并增加心肌的僵硬程度。心室充盈速度降低的部分原因是心脏结构的变化（由于纤维化）和主动舒张功能的下降（由于后负荷增加）。其他影响舒张功能的因素还有对 β 受体阻滞剂敏感性的降低和周围血管扩张能力的下降。另外，老年患者常常伴有其他疾病（例如冠状动脉疾病、糖尿病、主动脉瓣狭窄、房颤），这些对于心脏的舒张功能都有不良作用或缩短了心室充盈时间。

二、合并疾病多、病情复杂

老年高血压合并心衰患者常常合并多种疾病，包括：①冠状动脉粥样硬化性心脏病（心肌缺血、心肌梗死）；②糖尿病；③血脂代谢紊乱；④哮喘、慢性支气管炎、肺气肿、慢性阻塞性肺疾病（COPD）、睡眠呼吸暂停综合征；⑤慢性肾功能不全、贫血；⑥焦虑、抑郁、痴呆、骨关节病等。

三、诱发因素的特点

1. 感染　最常见的是呼吸道感染。由于老年人免疫功能减退，抵抗力下降。老年高血压患者经常合并慢性阻塞性肺疾病，容易发生呼吸道感染，产生发热、低氧和心脏负荷加重等，从而诱发心衰。

2. 心律失常　特别是心房纤颤（房颤）。房颤在老年患者中较常见，我国学者研究显示，年龄 >80 岁的人群房颤患病率达 7.5%。高血压导致的左心室肥厚和左心房增大都是房颤发生的独立危险因素。老年高血压患者一旦发生房颤，心脏功能将下降 30%，使许多患者心功能处于失代偿状态，产生心衰。

3. 血压升高、容量负荷增加　血压急剧升高是老年高血压患者左心衰竭的常见诱因之一。容量负荷增加，尤其是静脉输液（胶体、晶体，如白蛋白、生理盐水等）过多、过快导致的容量负荷增加也易诱发心衰。老年人对容量负荷变化敏感，尤其是直接进入血液循环的静脉输液。临床上由于输液过多、过快，诱发老年人心衰发作的情况并不少见。

4. 其他　过度劳累、情绪激动、饱餐也是老年高血压合并心衰的常见诱因。

四、临床表现不典型

老年高血压合并心衰患者常无典型的胸闷、气短、呼吸困难等症状或无明显的症状，却常常有以下的一些不典型临床表现。

1. 有些患者常常只有头晕、心悸、乏力等症状，却没有气短、呼吸困难等典型症状。

2. 有些患者由于合并慢性肺部疾病，常被误诊为哮喘、慢性支气管炎等。

3. 有些患者由于胃肠道淤血，常常出现不同程度的消化道症状，如食欲不振、恶心、呕吐、腹胀等。

4. 有些患者精神、睡眠紊乱症状突出明显，如失眠、焦虑不安，或嗜睡、表情淡漠、呆滞等，这与心衰时心脏排血减少、脑细胞缺氧有关。

5. 有些患者出现夜尿增多，这是因为白天活动多，回心血量相对不足，心输出量减少，肾脏血流灌注量减少，故而尿量减少。但到了夜间，老年人卧床休息，回心血量相对增多，心输出量增多，从而引起夜尿增多，成为心功能不全的标志之一。

五、多为舒张性心力衰竭

老年高血压合并心衰患者中，更多见的是舒张性心力衰竭，多数舒张性心衰患者（88%）患有高血压，血压控制不良是舒张性心衰的最常见因素。另外，老年患者常常伴有其他疾病（例如冠状动脉疾病、糖尿病、主动脉瓣狭窄、房颤），这些对于心脏的舒张功能都有不良作用或缩短了心室充盈时间，促进了舒张性心衰的发生。

六、治疗难度大

老年高血压合并心衰患者常常伴有多系统疾病，包括呼吸系统疾病、冠心病、心律失常、慢性肾功能不全等，诱发因素多样，临床表现不典型，致使病情复杂，治疗矛盾多、难度大。如伴有呼吸系统疾病时，使治疗心衰的有效药物 β 受体阻滞剂应用受限。伴有肾功能不全时，治疗心衰的基础药物血管紧张素转换酶抑制剂（ACEI）、血管紧张素 Ⅱ 受体阻滞剂（ARB）、醛固酮拮抗剂的应用受到限制。老年高血压合并心衰因合并多种疾病，用药品种颇多，药物剂量掌握困难，易发生药物不良反应，增加了老年高血压合并心衰诊断及治疗的难度。因此，老年高血压合并心衰的治疗原则是：在充分了解、掌握患者复杂病情的基础上，采用个性化的系统综合治疗，才能取得良好的效果，提高患者的生活质量，改善预后。

（吴　彦　张明华）

第二节　老年收缩性心力衰竭的处理

高血压病加重了冠脉粥样硬化的发生和发展,并降低冠脉储备,可以引起心肌肥厚和心肌缺血,而心肌肥厚和缺血对心力衰竭的发生起了重要的作用。在老年患者表现为左室顺应性降低,当还没有其他的心脏异常的情况下,如传导阻滞或左室舒张功能异常,就可出现房颤、房扑等,加重心衰的发生。

老年心衰患者的临床表现除一般的症状还可伴随着神经系统的症状,如意识障碍、定向力减退和言语混乱等。X线检查可表现为心脏扩大、肺纹理增多、肺间质改变或胸腔积液。心脏超声检查有助于评估心功能的状况,心电图对心肌缺血、心律失常的诊断可提供简便的帮助。

鉴于老年人的病理生理特点,心衰治疗的目的主要是减轻心脏的做功,纠正容量负荷,增强心肌的收缩力。对合并的其他疾病,同时要进行充分评估,以便综合处理。

一、老年高血压合并急性左心衰竭的处理

急性左心衰为高血压的急症,临床老年高血压合并急性左心衰竭的突出特点是血压升高,发展迅速,且多为HFpEF,需在控制心衰的同时积极降压。治疗原则是降低心脏的后负荷和心肌氧耗,增加心搏量。临床可联合口服ACEI、静脉持续滴注亚硝酸盐、硝普钠或乌拉地尔等血管扩张剂和静脉注射呋塞米(呋喃苯氨酸)治疗。若病情较轻者可在24～48小时内逐渐降压,若病情较重,伴有急性肺水肿的患者在初始1小时内,平均动脉压的降低幅度不超过治疗前水平的25%,2～6小时内降压至160/100mmHg,24～48小时内使血压逐渐降至正常。

二、老年高血压合并慢性心力衰竭的处理

老年高血压合并慢性心力衰竭时,多为HFrEF,目前治疗用药首先推荐ACEI(不耐受者可使用ARB)、β受体阻滞剂和醛固酮受体拮抗剂。也可酌情加用利尿剂或氨氯地平、非洛地平。

2019年中国老年高血压管理指南提出,老年高血压合并慢性心力衰竭的降压目标是将血压控制<140/90mmHg,若能耐受,则进一步降至130/80mmHg。

三、老年高血压合并心衰降压药物的选择

1. 利尿剂和醛固酮受体拮抗剂　利尿剂可以减轻容量负荷和降低静脉压,改善水肿症状,并通过减轻肺淤血而降低肺毛细血管楔压,对于高血压合并有肺水肿、胸腔积液和有外周水肿的患者,袢利尿剂常常为临床医师所选用。利尿剂通过减少舒张末期的容量,减轻心脏前负荷,减少心脏的做功,从而使心肌的氧耗降低,改善心力衰竭。在老年患者,应当特别注意因使用利尿剂而引起的脱水,使大脑和双肾血流减少。此外,应注意利尿剂引起的低钾血症,后者可导致心律失常。若联合应用醛固酮受体拮抗剂,可避免低血钾的发生。螺内酯已被证实可以降低严重心功能衰竭患者的死亡率。另外,在使用利尿剂时还应当注意掌握剂量,应逐步加量,避免因患者对利尿剂敏感而脱水过量诱发血栓形成。

2. ACEI　ACEI对动脉和静脉均有扩张作用,有利于减轻心脏负荷,保护心肌,改善心衰预后。故ACEI是非常有效的抗高血压药物,在合并心衰的患者应作为首选。但在老年人,

一般都存在有肾功能的减退,所以建议 ACEI 类药物在老年患者从小剂量开始。

3. ARB　循证医学试验证实 ARB 同 ACEI 一样,可以改善心衰患者的预后。而且 ARB 因较 ACEI 的不良反应少,使临床应用逐渐增加。但 ARB 和 ACEI 联合应用于临床,因有过度降低血压和增加脑血栓形成的风险,目前尚不主张两药合用治疗心力衰竭。如果肾功能不全的老年患者,需要 ACEI 与 ARB 合用时,应注意监测肾功能及血钾(2014 JSH)。

4. β 受体阻滞剂　卡维地洛已被证实可以改善慢性收缩期心力衰竭患者的预后。临床使用 β 受体阻滞剂治疗心衰应当从小剂量开始,逐渐增量至患者可耐受剂量。但在老年患者中,β 受体阻滞剂的使用受到一些老年相关疾病的限制,如慢性阻塞性肺疾病、闭塞性动脉硬化症、糖尿病、心动过缓等。

5. α 受体阻滞剂　合并前列腺肥大的男性患者应慎用,根据 ALLHAT 的研究结果,在老年心衰患者中不主张单独使用这类药物,以避免直立性低血压。

根据 2013 年美国 ACC/AHA 心衰指南,讲到了心衰是复杂的临床综合征,不是单一的、独立的,是一种常见的心血管疾病。随着时间的推移,对疾病认识的不断深入,治疗心衰的药物亦有所变化,洋地黄药物治疗心衰地位有所下降,但还有一席之地,临床上仍是不可缺少的治疗心衰药物。2014 年中国心衰防治指南提出,在慢性心衰治疗中,主要用药有 RASS 阻滞剂、螺内酯和 β 受体阻滞剂,所谓的心衰治疗"用药金三角"。目前沙库巴曲缬沙坦已大量应用到临床治疗慢性心力衰竭,并取得一定疗效。

(何　青)

第三节　老年舒张性心力衰竭的处理

舒张性心力衰竭(diastolic heart failure,DHF)是老年患者较常见的心血管疾病。

一、老年 DHF 的流行病学

临床上 DHF 多见于高血压病、冠心病、糖尿病及瓣膜性心脏病,尤其是老年女性多见。Framingham 研究、心血管健康研究(cardiovascular health study,CHS)都显示,在 >70 岁心衰患者中,50% 左室射血分数正常。CHS 研究显示,心衰患者中,67% 老年女性患舒张性心衰,而老年男性患舒张性心衰者占 42%。

二、影响老年人发生 DHF 的因素

DHF 是由于舒张期心室主动松弛能力受限和心室的顺应性降低,以致心室在舒张期的充盈受限,心搏量降低,左室舒张末压增高而发生的心力衰竭。其临床特点是心肌显著肥厚,心脏大小正常,左室射血分数 LVEF 正常及左室舒张期充盈减少。老年人由于年龄增长、心血管结构改变、高血压、心肌缺血等而多发 DHF。

1. 年龄因素　随着年龄增长,心血管结构可发生相应的改变,如大动脉僵硬度增加,导致收缩压上升,后负荷增大,心室重量增加。心肌细胞间质纤维的量、结构、分布、交联程度和 Ⅰ 型胶原 /Ⅱ 型胶原的比例改变,同时心肌细胞随着年龄进行性凋亡,剩余的心肌细胞代偿性肥大,共同引起左心室肥厚、左室僵硬度增加,心室充盈受损。老年人各种原因引起的隐匿性心肌缺血,导致心肌肌质网摄取 Ca^{2+} 的功能减弱,细胞内 Ca^{2+} 浓度升高,心肌细胞内游离 Ca^{2+} 水平降低缓慢;心肌毛细血管密度和冠状动脉储备随着年龄的增长而下降,因此即使无

冠心病存在,老年人心肌的隐匿性缺血缺氧将在一定程度造成能量合成不足,这些都可影响心肌舒张功能,使老年人心脏舒张功能减退。

2. 高血压因素 众多证据显示,体循环高血压在 DHF 发生中起着重要作用。动物实验结果表明,高血压早期即出现舒张功能减退,而且左室舒张功能减退对后负荷增加敏感。增加后负荷可以损害舒张功能,增加左室充盈压,减少每搏输出量,从而出现呼吸困难症状。

观察研究发现,几乎所有的 DHF 患者(88%)患有高血压。血压控制不良,是诱发 DHF 的最常见因素。

3. 性别因素 DHF 多见于高血压、糖尿病,这些疾病在女性的发病率较男性高,因此不难理解为何女性 DHF 发生率高于男性。同时研究表明,正常的老年女性和男性相比,尽管心室腔较小,但是 LVEF 普遍更高。HyperGen 研究表明,老年女性高血压患者和男性患者相比,心肌舒张功能减退发生率高。

同时,也有研究显示女性患者长期后负荷高的结果多为心室呈向心性肥厚,而老年男性多为偏心性肥厚。这些研究结果都提示,女性和男性在 DHF 方面存在着性别差异。究其原因,啮齿类动物研究表明,压力负荷和心室重构之间的关系受雌激素和孕激素,以及心脏血管紧张素转换酶(angiotensin-converting enzyme,ACE)表达差异的影响,而这些因素存在着性别差异,提示这些差别可能是导致女性易发生 DHF 的原因。

4. 心肌缺血与 DHF 因素 心肌缺血对 DHF 的影响目前尚且不明确。人们曾假想,LVEF 正常的 DHF 患者,可能在心衰急性发作时会有暂时性的心肌收缩功能减退,或一过性的心肌缺血。为阐明这一问题,有学者对 38 名患者进行了连续性的观察研究。分别在患者因高血压导致急性肺水肿时,以及血压控制好、肺水肿吸收 3 天后行心脏超声检查,结果发现,前后检查结果得到的 LVEF 和室壁运动评分相似。这些资料显示,心肌缺血并未在严重高血压导致 DHF 中起重要作用。另外一项研究针对 46 名首次发生肺水肿的患者,随访 3 年,结果显示大多数患者 LVEF 正常,其中 38 人有行冠脉造影的指征,检查提示 33 人存在冠脉血管疾病,其中 19 人进行了血运重建。在这 19 人中,6 个月的随访显示,9 人反复发生肺水肿,1 人死亡。本临床观察结果表明,DHF 的发生与心肌缺血相关。同时观察到反复发生肺水肿的患者,发作时都毫无例外的存在血压增高现象。

5. 神经激素活性增强 神经激素活性对老年患者 DHF 发病的影响可能和促进 SHF 发病一样,都发挥着重要作用。Clarkson 等研究表明,DHF 患者心房利钠肽和脑利钠肽都显著增加,尤其是运动时,和患者患收缩期心衰(SHF)时情况相似。早期研究也显示,DHF 脑利钠肽和正常人相比有所升高,但并没像 SHF 时升高那么严重,而去甲肾上腺素上升程度和 SHF 相似。

三、老年 DHF 的诊断

欧洲心脏学会心力衰竭研究组提出的 DHF 诊断建议包括:有充血性心力衰竭的症状或体征;左室收缩功能正常或轻度异常;左室舒张功能异常的证据。

然而该诊断标准也存在一些不足,首先老年人多存在疲乏、运动耐力减退等情况,心衰的症状并不特异。其次临床测定心室的舒张功能常有很大的差异,如何进行评价也存在很大的困难。这些因素从一定程度上限制该诊断标准在临床上的应用。

Vasan 和 Levy 对上述诊断进行改良,将 DHF 的诊断分为三大类别,推荐标准如下:①肯定的 DHF:首先要有充血性心力衰竭的临床表现,实验室检查、胸部 X 线片、脑利钠肽(BNP >

100pg/dl）支持心力衰竭，利尿剂反应好；其次，有左室收缩功能正常的客观指标，心力衰竭发生72小时内测LVEF≥50%；最后，心导管检查有客观的左室舒张功能异常的指标。②很可能的DHF，如果无肯定DHF诊断中的第三条，可作出该诊断。③可能的DHF：如果有心力衰竭表现，而LVEF≥50%不是在心力衰竭发生72小时内测定的，未做心导管检查，可做出该诊断。

Zile等认为左室舒张功能的测定可用于确定心力衰竭的诊断，而不能用于确定舒张性心力衰竭的诊断。因此，他们认为如果满足以下两个条件，即充血心力衰竭的症状和体征、LVEF≥50%，可以不用测定舒张功能指标而做出DHF的诊断。

BNP被建议应用于DHF的诊断，但是BNP在SHF和DHF均升高，因此，必须结合其他的辅助检查手段。

最近，欧洲心脏协会心衰和超声研究组对舒张功能不全性心衰的诊断给出了建议：患者需有心衰症状，同时左室收缩功能正常或轻度减退（LVEF＞50%和LVEDVI＜97ml/m²），并有左室舒张期顺应性减退的证据。评价左室舒张期顺应性减退的证据的方法分别包括血流动力学监测、组织多普勒、生化指标检查（NT-proBNP＞220pg/ml或BNP＞200pg/ml）。其中，组织多普勒和生化指标检查需相互结合才能给出诊断。这一建议给出了各个评价方法具体的数据，从而使DHF有了明确的诊断标准。

四、老年DHF的治疗

1. 针对基础疾病的治疗　对于老年DHF患者的治疗，首先要需寻找病因。治疗基础疾病是DHF治疗的关键，如对高血压、糖尿病患者，应降压、降糖治疗；对有冠状动脉疾病并有证据说明心肌缺血严重影响心脏功能的患者，应当考虑冠状动脉重建治疗；对严重心脏瓣膜病患者，进行瓣膜置换术。

2. 肾素-血管紧张素-醛固酮系统（RAAS）阻滞剂的临床应用　包括血管紧张素转换酶抑制剂（ACEI）、血管紧张素Ⅱ受体阻滞剂（ARB）和醛固酮拮抗剂。从理论上讲，ACEI和ARB通过降低高血压和心脏后负荷，能明显逆转左心室肥厚，增加左心室顺应性，改善左心室舒张功能。已知RAAS系统的活性增高可以刺激心肌纤维化的进程，ACEI和ARB还能通过逆转心肌纤维化来改善左心室舒张功能。Aronow等研究针对一组NYHA心功能Ⅲ级的DHF患者（EF＞50%），enalapril显著改善患者心功能、运动耐量、EF、舒张末压和左室重量。在一项1 402例患者的观察性研究，ACEI用于DHF显著减少全因死亡率（优势比为0.61）和CHF死亡（优势比为0.55）。欧洲的PEP-CHF研究发现，在LVEF＞40%、年龄＞70的老年患者应用ACEI perindopril以后，心衰住院率、生活质量以及6分钟步行实验结果有所改善。

CHARM-preseved研究入选LVEF＞40%的心衰患者，将其随机分为坎地沙坦组和安慰剂组，平均随访36个月，对老年亚组分析显示心血管死亡无显著差异，但坎地沙坦组因新发心衰入院少于安慰剂组（230 *vs.* 279，$P = 0.017$）。

醛固酮拮抗剂具有很多对DHF患者有益处的作用：可逆转心肌纤维化、左室重构，降低后负荷，改善心肌功能和血管功能。有小规模的研究显示，对于单纯的DHF老年女性患者应用小剂量螺内酯可很好耐受，并改善运动耐量和生活质量。

3. β受体阻滞剂治疗心衰的作用　β受体阻滞剂能有效抵制交感神经系统和RAAS过度激活，阻滞儿茶酚胺对心肌的毒性作用，并使β受体水平上调。增加心肌对儿茶酚胺的敏感性，可逆转心室重塑。SENIORS研究显示，奈必洛尔能减少老年（＞70岁）心力衰竭患者的死亡危险和心血管住院率（31.1 *vs.* 35.3）。但目前尚无针对 β 受体阻滞剂治疗老年人 DHF 的大规模临床研究。

4. 洋地黄类药物的临床应用　DIG 研究入选 >64 岁心衰患者 7 788 人（收缩性心衰 6 800 人，舒张性心衰 988 人），随机分为地高辛治疗组和安慰剂组，随访 37 个月后发现，两组死亡率无差异，地高辛组舒张性心衰者住院率减少 21%。亚组分析显示，女性死亡率增加 20%。洋地黄可使心肌收缩力增强，增加心肌耗氧量，并增加左室僵硬度，从而使左室舒张压升高，DHF 症状加重，且老年人洋地黄中毒的发生率较普通人群高。因此，除非合并快速房颤，地高辛不用于治疗窦性心率的老年 DHF 患者。

5. 钙通道阻滞剂的临床应用　钙通道阻滞剂通常被建议用于 DHF。Se-Taro 等观察了 22 名 EF>45%、平均年龄为 65 岁、存在心衰症状的男性患者。随机应用 verapamil 治疗后，患者运动时间提高 33%，且临床及 X 线片心衰评分以及心室充盈速度有了显著改善。

6. 对症治疗　硝酸酯类药物和 ACEI 可使血管床扩大，血容量相对减少，减少左室舒张末压，与利尿剂相似，应从小剂量开始，以避免低血压和心排血量明显下降。

利尿剂是容量超负荷时心衰患者的一线用药，能有效降低总血容量而改善症状。但是，老年 DHF 患者对容量负荷的变化非常敏感，轻度降低舒张期容量就可引起血压下降和心排血量明显减少，使左室舒张功能进一步恶化，并且长期应用可引起神经激素激活。因此，老年患者应用利尿剂时应十分谨慎，仅在出现肺淤血症状时短时间应用最小有效剂量，且症状缓解后逐渐减量。另外，老年患者多因为患其他病同时服用非甾体抗炎药，会损害利尿剂的效果。同时，应注意肾功能和电解质。

ACEI、ARB、β 受体阻滞剂的治疗效果虽有大规模临床试验报道，但仍未被公认是标准治疗方法。近期，沙库巴曲缬沙坦也已广泛用于心衰治疗并取得很好的疗效。目前，对于老年舒张性心衰的有效治疗方案，还需进一步临床询证医学研究。

（周颖玲）

参 考 文 献

[1] KITZMAN D W, GARDIN J M, GOTTDIENER J S, et al. Importance of heart failure with preserved systolic function in patients > or = 65 years of age. CHS Research Group. Cardiovascular Health Study[J]. Am J Cardiol, 2001, 87（4）: 413-419.

[2] BRAUNWALD E, ZIPES P, LIBBY P. Heart disease[M]. 6th ed. Philalephia: W.B. Saunders Company, 2001.

[3] Bella J N, Palmieri V, Kitzman D W, et al. Gender difference in diastolic function in hypertension（the HyperGEN study）[J]. Am J Cardiol, 2002, 89（9）: 1052-1056.

[4] VASAN R S, LEVY D. Defining diastolic heart failure: a call for standardized diagnostic criteria[J]. Circulation, 2000, 101（17）: 2118-2121.

[5] ZILE M R, BRUTSAERT D L. New concepts in diastolic dysfunction and diastolic heart failure: Part Ⅰ: diagnosis, prognosis, and measurements of diastolic function[J]. Circulation, 2002, 105（11）: 1387-1393.

[6] ZILE M R, BRUTSAERT D L. New concepts in diastolic dysfunction and diastolic heart failure: Part Ⅱ: causal mechanisms and treatment[J]. Circulation, 2002, 105（12）: 1503-1508.

[7] KINDERMANN M. How to diagnose diastolic heart failure: a consensus statement on the diagnosis of heart failure with normal left ventricular ejection fraction by the Heart Failure and Echocardiography Associations of the European Society of Cardiology[J]. Eur Heart J, 2007, 28（21）: 2686.

[8]　YUSUF S，PFERER M A，SWEDBERG K，et al. Effects of candesartan in patients with chronic heart failure and preserved left-ventricula rejection fraction：the CHARM-Preserved Trial[J]. Lancet，2003，362（9386）：777-781.

[9]　DOBRE D，VAN VELDHUISEN D J，MORDENTI G，et al. Tolerability and dose-related effects of nebivolol in elderly patients with heart failure：data from the Study of the Effects of Nebivolol Intervention on Outcomes and Rehospitalisation in Seniors with Heart Failure（SENIORS）trial[J]. Am Heart J，2007，154（1）：109-115.

[10]　AHMED A，RICH M W，FLEG J L，et al. Effects of digoxin on morbidity and mortality in diastolic heart failure：the ancillary digitalis investigation group trial[J]. Circulation，2006，114（5）：397-403.

[11]　宋婷婷，贾红丹，国强化，等. 老年高血压患者发生射血分数保留心衰的危险因素分析 [J]. 川北医学院学报，2018，33（2）：158-161.

第六章　老年高血压合并糖尿病或高脂血症的处理

第一节　老年高血压合并糖尿病的降压治疗

老年人高血压的研究近年来有了较大进展,也取得一些共识,但仍存在许多问题与争论,有待进一步研究探讨。本文仅就老年人高血压合并糖尿病的治疗问题进行探讨。

这类患者的处理包括两个方面,一方面是共性问题,另一方面是老年人的特殊性问题。

一、降压治疗的共性问题

老年人在高血压合并糖尿病降压治疗方面与一般人群有很多共同点,经过这么多年大规模的临床研究,循证医学研究已证明几点:①降低心脑血管事件的关键是充分的血压达标;②血压达标治疗的关键是合理的联合用药;③不同降压药物的降压效果与器官保护作用可能不同,但必须在充分的降压基础上实现;④高血压的高危患者降压、调脂、抗血小板的联合治疗会获得更大的益处;⑤对糖尿病合并高血压患者,根本问题是有效降压,严格控制血压对于各种心脑血管事件的下降,甚至比严格控制血糖更重要。

以上这些共识,在高血压患者的处理中可以作为共性原则,应用于各年龄段的患者。

二、降压治疗的特殊性问题

老年人由于其自身的生理变化,在高血压病程中,必然会有自己的特殊点,主要注意如下2点。

（一）降压的目标及速度

2010年中国高血压防治指南中,一般高血压患者应将血压(SBP/DBP)降至<140/90mmHg以下;65岁以上老年人的SBP应控制在150mmHg以下,如能耐受,可进一步降低;伴有肾脏疾病、糖尿病和稳定型心绞痛的高血压患者治疗亦个体化,降压目标同2005年中国高血压防治指南。卒中后高血压患者一般血压目标为<140/90mmHg。2013年ESH/ESC欧洲高血压管理指南提出,在SBP≥160mmHg的老年人,推荐SBP降至140~150mmHg。

随着年龄增加,由于动脉硬化,使主动脉弹性下降,致使收缩期血压明显上升,舒张期血压下降,脉压增大,另由于压力感受器反射功能低下,能够看到高血压患者血压波动性变大。在高血压的同时,还可见直立性低血压。餐后血压下降(餐后15~90分钟),夜间排尿、排便时血压下降等现象也增多。夜间无血压下降的非勺型血压或者夜间睡眠时血压低于白天觉醒时血压20%以上的超勺型、早晨高血压(收缩期血压上升50mmHg以上)等,以上这些都是老年高血压的特点。另外,老年患者心脑血管疾病、糖尿病、肾脏功能减退等并发症明显增多,对药物的耐受性差。再者，中青年时高血压对卒中、冠心病的发生起着重要作用，随着年龄增大，高血压固然还起重要作用，但作用力度已大大减轻，其他老年化因素起着越来越重要的作用。这都说明在老年患者其降压的程度有其特殊性。一些研究（HOT、JATOS 研究等）都显示出收缩压或舒张压在一定范围内患者能最大获益，而非越低越好，并且降压应当缓慢慎重，使其逐渐适应。伴有糖尿病时较非糖尿病患者更低一些为宜（均认为＜130/80mmHg）。笔者认为，老年伴糖尿病的高血压患者，降压时应强调个体化，因人而易，考虑到老年人常存在潜在性的脏器血流量低下，自主调节功能障碍，故需缓慢适度降压，逐渐降到 130/80mmHg，或者稍低于此为宜，不必过于降低。

（二）降压药物的选择

胰岛素抵抗是发生心血管疾病（CVD）的独立危险因素，80% 的 2 型糖尿病患者存在胰岛素抵抗，研究表明原发性高血压患者普遍存在胰岛素抵抗，高血压是重要的 CVD 危险因素，高血压合并胰岛素抵抗则使患者处于 CVD"双重危险"之中，而老年人由于骨骼肌明显减少，脂肪相对增加，可助长胰岛素抵抗性，故老年人高血压合并糖尿病时，更应受到医师关注，积极治疗。

1. ARB、ACEI　这两种药对胰岛素抵抗无不良影响，同时抑制 RAS 系统，改善糖代谢，明显改善血管内皮功能，通过循证医学已证明其对糖尿病合并高血压的患者，特别是有微量蛋白尿者应作为首选，这在老年患者也应如此，在限盐的基础上更明显。

2. 长效钙通道阻滞剂（CCB）　此类药有效、安全，对代谢无不良影响，很少低钾，在防止高血压并发症方面效果显著，故可积极用于老年糖尿病伴高血压患者。

3. 利尿药　噻嗪类利尿剂的主要不良反应有低血钾，由此所致胰岛素分泌受抑制，胰岛素抵抗加重，空腹血糖升高，糖耐量下降，加重糖尿病对心血管产生不利的影响，使其不宜应用于高血压合并糖尿病的患者，但是近年来循证医学的证据对此观察提出了挑战，从降压可减少心脑血管事件、死亡率都显示出积极意义。尤其小剂量应用的不良反应小、安全性好，近来已认为可以应用于高血压合并糖尿病患者。

4. β 受体阻滞剂　由于其对血糖和血脂代谢有潜在影响，对 COPD 患者可能引起气管痉挛。另外，单药要达到有效降压，需要的剂量偏大，有减慢心率的不良反应，故临床应用有顾虑。但考虑到对冠心病心脏的保护作用，老年糖尿病患者多易患冠心病，故对特殊人群有合并症时，适当剂量应用还是有积极意义的。

老年高血压合并糖尿病患者如果按危险因素来判断，很多属于高危高血压。生活方式的改变对已经形成固定生活方式的老年人见效不大，因此一旦诊断，多须用药物治疗。而老年人高血压 50% 是由血管硬化引起的收缩期高血压，疗效差。常常需用 3 种以上的降压药才能使血压达标，这样就形成了老年高血压患者多需联合用药。笔者体会，对于老年高血压合并糖尿病患者，降压治疗以 ARB（或者 ACEI）＋CCB 为主。根据具体情况，附以适量 β 受体阻滞剂或小量利尿剂为较佳方案。

综上所述，对老年高血压合并糖尿病的降压治疗原则，需要共性与特殊性相结合，慎重小心，强调个体化，因人而易，缓慢降压，适度降压，不宜过低，年龄越大则越应慎重。对于利尿剂和 β 受体阻滞剂的应用，应有别于一般人群，另还应强调其综合治疗。

（宋以信）

第二节 老年高血压患者并发血脂代谢异常的治疗

随着年龄的增长，高血压的发病率呈上升趋势，北京部分城区 60～74 岁人群中高血压的患病率为 60.2%，70～74 岁人群的患病率更是高达 72.8%。我国流行病学研究显示，在总心血管事件中，36.1% 可归因于高血压；其中，44% 的急性卒中事件和 23.7% 的急性冠心病事件可归因于高血压。高血压与血脂代谢异常是心血管疾病的两大主要危险因素，其中高血压对我国人群的心血管疾病致病作用明显高于其他危险因素，在血脂异常危险分层中高血压绝对危险性相当于 3 项其他危险因素的总和。

我国流行病学研究资料表明，血脂异常是冠心病发病的另一个危险因素，其作用强度与西方人群相同；总胆固醇（TC）增高不仅增加冠心病的发病危险，也增加缺血性卒中发病危险。高血压、血脂异常等心血管危险因素常常聚集于同一个体身上，在我国人群中也普遍存在。老年患者如高血压与高胆固醇血症同时存在，使动脉粥样硬化更易发生和发展。

血脂异常分层及控制目标值：我国人群的血脂水平与西方发达国家相比有着较为明显的差异。我国 2007 年发表的成年人血脂异常防治指南中，在确定血脂分层切点时，采取了与国外指南不同的指标（表 8-22）。

表 8-22 中国 ASCVD 一级预防人群血脂合适水平和异常分层标准

单位：mmol/L（mg/dl）

分层	TC	LDL-C	HDL-C	非 HDL-C	TG
理想水平		<2.6（100）		<3.4（130）	
合适水平	<5.2（200）	<3.4（130）		<4.1（160）	<1.7（150）
边缘升高	≥5.2（200）且<6.2（240）	≥3.4（130）且<4.1（160）		≥4.1（160）且<4.9（190）	≥1.7（150）且<2.3（200）
升高	≥6.2（240）	≥4.1（160）		≥4.9（190）	≥2.3（200）
降低			<1.0（40）		

指南引入了心血管疾病综合危险的概念，按照有无冠心病及其等危症、高血压、其他心血管危险因素的情况，结合血脂水平，来综合评估心血管疾病的发病危险（图 8-9）。

在决定采用药物进行调脂治疗时，需要全面了解患者患冠心病及伴随的危险因素情况。调脂治疗应将降低 LDL-C 作为首要目标。提高 HDL-C 是继 LDL-C 治疗的另一个值得探讨的方向，尽管目前认为 HDL-C 对动脉硬化的有益作用不是太大。高 TG 根据 TG 水平确定治疗方案。当血 TG≥1.7mmol/L（150mg/dl）时，首先是应用非药物干预措施。若 TG 水平仅轻、中度升高，TG 为 2.3～5.6mmol/L（200～500mg/dl），可考虑他汀联合贝特类或鱼油制剂。对于严重高 TG 血脂患者，即空腹 TG≥5.7mmol/L（500mg/dl），首要使用贝特类、鱼油制剂或烟酸。AIM-HIGH 研究发现，对伴有 TG 增高、HDL-C 降低的心血管疾病患者，在他汀类药物治疗的基础上加用大剂量缓释烟酸，未能使患者更多获益。烟酸最常见的不良反应为皮肤潮红，若与他汀类药物联用，需长期监测肝功能和血肌酸激酶，以及患者的不适症状。烟酸可降低胰岛素敏感性而出现高血糖，因此应注意发生新发糖尿病的危险。结合我国人群的循证医学的证据，不同的危险人群开始药物治疗的 LDL-C 水平以及需达到的 LDL-C 目标值有很大的不同（表 8-23）。

符合下列任意条件者，可直接列为高危或极高危人群
极高危：ASCVD患者
高危：①LDL-C≥4.9mmol/L或TC≥7.2mmol/L
②糖尿病患者[LDL-C为1.8~4.9mmol/L（或TC为3.1~7.2mmol/L）且年龄≥40岁]

↓ 不符合者，评估ASCVD 10年发病危险

危险因素/个		血清胆固醇水平分层/（mmol·L⁻¹）		
		3.1≤TC<4.1	4.1≤C<5.2	5.2≤TC<7.2
		或1.8≤LDL-C<2.6	或2.6≤LDL-C<3.4	或3.4≤LDL-C<4.9
无高血压	0	低危（5%）	低危（5%）	低危（5%）
	1	低危（5%）	低危（5%）	中危（5%~9%）
	2	低危（5%）	低危（5%）	中危（5%~9%）
	3	低危（5%）	中危（5%~9%）	中危（5%~9%）
有高血压	0	低危（5%）	低危（5%）	低危（5%）
	1	低危（5%）	中危（5%~9%）	中危（5%~9%）
	2	中危（5%~9%）	高危（≥10%）	高危（≥10%）
	3	高危（≥10%）	高危（≥10%）	高危（≥10%）

↓ ASCVD 10年发病危险为中危且年龄<55岁者，评估余生危险

具有以下任意2项及以上危险因素者，定义为ASCVD高危人群
● 收缩压≥160mmHg或舒张压≥100mmHg
● 非HDL-C≥5.2mmol/L（200mg/dl）
● HDL-C<1.0mmol/L（40mg/dl）
● BMI≥28kg/m²
● 吸烟

图 8-9 ASCVD 总体发病危险评估流程

表 8-23 不同 ASCVD 危险人群 LDL-C 和非 LDL-C 治疗达标值

单位：mmol/L（mg/dl）

危险等级	LDL-C	非 HDL-C
低/中危	<3.4（130）	<4.1（160）
高危	<2.6（100）	<3.4（130）
极高危	<1.8（70）	<2.6（100）

依据上述危险分层，老年高血压患者多处于中、高危等级，需要明确目标值后积极干预。

1. 改善生活方式 改善生活方式是临床治疗的基石，临床干预试验表明，恰当的生活方式改变对多数血脂异常者能起到与降脂药相近似的治疗效果，在有效控制血脂的同时可以有效减少心血管事件的发生。改善生活方式的主要内容包括减少饱和脂肪酸和胆固醇的摄入；提倡从饮食中补充植物甾醇和可溶性纤维；减轻体重；增加有规律的体力活动等。对于老年患者，应耐心对老年患者宣教，增加治疗依从性；强调实施方案的个体化原则，依据心脏功能等情况制定合理的运动处方，循序渐进。可参照 2016 年中国成人血脂异常指南修订版（表8-24）。

表 8-24　生活方式改变基本要素

要素	建议
限制使 LDL-C 升高的膳食成分	
饱和脂肪酸	<总能量的 7%
膳食胆固醇	<300mg/d
增加降低 LDL-C 的膳食成分	
植物固醇	2～3g/d
水溶性膳食纤维	10～25g/d
总能量	调节到能够保持理想体重或减轻体重
身体活动	保持中等强度锻炼，每天至少消耗 200kcal 热量

注：1kal=4.18kJ。

2. 药物治疗　临床可选择的调脂药为他汀类、贝特类、烟酸类、树脂类、胆固醇吸收抑制剂和其他。

4S、CARE、LIPID 等项大规模临床试验应用他汀类药物，以降低 LDL-C 作为首要的调脂目标，冠心病死亡率和致残率明显降低，尤其是总体死亡率明显降低，非心血管疾病死亡率（如癌症、自杀等）并未增加，充分肯定了他汀类药物治疗的临床益处及长期应用的安全性。高血压患者的降脂治疗：ASCOT 研究对象是高血压合并 3 种以上危险因素患者，其中也包括部分老年人，阿托伐他汀 10mg/d 与安慰剂比较，结果证明他汀对高血压合并危险因素患者能有效降低心血管危险。PROSPER（危险老人服普伐他汀的前瞻性研究）研究纳入 70～82 岁有心血管疾病史或危险因素的老年患者 5 804 例，随机给予普伐他汀 40mg/d 或安慰剂，平均随访 3.2 年，结果发现普伐他汀降低 LDL-C 34%，复合临床终点事件降低 15%，非致命性心肌梗死和冠心病死亡降低 19%，卒中或全因死亡无差异，提示老年高血压合并血脂代谢异常的患者也应进行降脂治疗。最近 *Circulation* 杂志对 SAGE 研究评述提出，老年人特别是预期寿命可从防止冠脉事件获益的人群，他汀治疗可获益，可以审慎应用。目前尚无高龄老年患者他汀类药物治疗靶目标的随机对照研究，对高龄老年人他汀类药物治疗的靶目标不做特别推荐。因此，建议按《中国成人血脂异常防治指南（2016 年修订版）》的规定原则执行。

他汀类调脂药物主要抑制胆固醇的合成，能显著降低 TC、LDL-C 和 Apo B，也降低 TG 和轻度升高 HDL-C 水平。此外，还具有多向性效应，如改善内皮功能；抑制血管平滑肌细胞（VSMC）的增殖与移行；稳定粥样斑块，防止血栓形成；抗炎作用等。

临床上常用的调脂药物，虽然相对安全，但还是有可能损伤肝功能，有些药物对肾脏或其他器官有不良作用。他汀药物降低 TC 和 LCL-C 的作用虽与药物剂量有相关性，但并非呈直线相关关系，而不良反应发生率则显著增加。结合我国国情，对为追求降低 LDL-C 而一味增大药物剂量应持审慎态度。不同种类与剂量的他汀降胆固醇幅度有较大差别，任何一种他汀剂量倍增时，LDL-C 进一步降低幅度仅约 6%，即所谓"他汀疗效 6% 效应"。他汀可使 TG 水平降低 7%～30%，HDL-C 水平升高 5%～15%。由于脂代谢异常目前尚无法根治，许多患者需要长期服药。老年高血压患者应依据心血管疾病情况和血脂水平选择药物和起始剂量，肝肾功能正常者一般不需特殊调整剂量。《中国成人血脂异常防治指南（2016 年修订版）》提出，≥80 岁高龄老年人常患多种慢性疾病，需服用多种药物，要注意药物间的相互作用和不良反应,高龄患者大多有不同程度的肝肾功能减退,调脂药物剂量的选择需要个体化,起始剂量不宜太大,应根据治疗效果调整调脂药物剂量并检测肝肾功能和肌酸激酶。

在使用他汀类药物治疗时应高度重视药物间的相互作用,老年患者需要同时服用多种药物尤为突出。某些药物间的相互作用与细胞色素 P450 酶代谢系统尤其是 3A4 同工酶有关,他汀与贝特类联合治疗混合性高脂血症可增加肌病危险,与烟酸或烟酸衍生物联用比与贝特类联用发生肌病的危险低。烟酸和他汀类联用发生肌炎,可能与烟酸引起药物性肝炎所致他汀类的药物蓄积有关。他汀与鱼油联用可增加降脂疗效,不良反应未见显著增加。应避免与他汀类同时服用的药物有红霉素类、克拉霉素、环孢素、华法林、伊曲康唑、维拉帕米、西咪替丁、吉非贝齐、胺碘酮、HIV 蛋白酶抑制剂等。此外,大量饮用西柚汁、酗酒等也增加肌病发生危险。

总之,鉴于老年群体的特殊性,应在充分考虑降脂治疗的利弊及患者的整体状况与合并药物情况后,积极稳妥地选择合理的降脂药物,以达到改善生活质量、降低死亡率和减少心血管事件的目的。具体临床应用方案参照《中国成人血脂异常防治指南(2016 年修订版)》。

(秦明照)

第三节　他汀类药物对老年高血压合并血脂异常的调脂治疗

高血压伴有血脂异常可增加心血管疾病发生危险。心血管疾病最常见的危险因素有高血压、血脂异常、糖尿病、吸烟等,如果能控制这些危险因素,冠心病的发病率和死亡率可以明显降低。老年高血压病患者伴有血脂异常时,除了增龄外,还同时具备了这两个或更多的心血管疾病危险因素。目前,国内外先后完成了一系列里程碑式的他汀类调脂试验,这些研究结果有力论证了他汀降胆固醇在冠心病及相关心血管疾病一、二级预防中的重要意义。然而,在临床实践中许多具有血脂异常等高危因素的人群,甚至已患冠心病的患者并未得到有效的调脂治疗,这一现象在老年人群中尤为突出。充分重视并积极干预老年高血压人群的血脂异常,对于提高心血管疾病的防治水平具有重要意义。

一、流行病学背景

目前我国大约有 1.6 亿人存在不同程度的血脂异常,其中 70% 左右为 60 岁以上老年人。弗明翰研究表明,胆固醇水平与 65 岁以上老年人的心血管疾病死亡率以及全因死亡率密切相关。血清总胆固醇每增加 10mg/dl,其新发冠心病事件的相对危险度增加 1.12;而高密度脂蛋白胆固醇(HDL-C)水平每降低 10mg/dl,其新发冠心病事件的相对危险度增加 1.7~1.95。虽然随着年龄增长,老年人群中总胆固醇水平呈逐渐降低趋势,但高低密度脂蛋白胆固醇(LDL-C)血症与低 HDL-C 血症对心血管预后的影响却更为显著。另外,增龄、血脂异常、高血压及其糖代谢异常等危险因素,对心血管系统的危害可能存在叠加效应。

此外,代谢综合征患病率(MS)较高,特别是高龄组老年人。代谢综合征是以胰岛素抵抗为中心,同时具备血压、血脂及血糖异常中的两项,就构成代谢综合征的诊断。美国 2000 年人口普查资料显示,MS 已累及 24% 的成年人(20~70 岁),并预测 MS 的发病率会不断上升。我国的流行病学资料显示,一般人群代谢综合征患病率为 13.25%,随着年龄增加,患病率不断升高,45 岁、55 岁以上人群代谢综合征患病率分别是 35 岁以上人群的 2 倍和 2.8 倍,55 岁以上人群患病率高达 20.26%。上海社区 20~74 岁人群代谢综合征患病率为 17.14%,男性在

45 岁以上、女性在 50 岁以上代谢综合征患病率明显升高，65～69 岁患病率达到高峰。60 岁以上老年人代谢综合征患病率为 18.83%～24.36%，高龄组达到 30.33%。代谢综合征中高血压是最常见的代谢异常，发生率为 61.87%，>80 岁的老年人发生率为 79.76%。而代谢异常的患者占高血压总数的 46.67%，其中高血压伴其他 1 项代谢异常的患病率为 19.46%，占高血压人数的 31.49%；高血压代谢综合征的患病率为 28.84%；在代谢综合征患者中合并血压异常的比例最高达到 89.57%，非高血压 MS 患者只占 10.43%。

二、老年高血压与血脂异常的关系

老年患者高血压与血脂异常的发生并非因果关系，而是相互作用。血中总胆固醇和 / 或甘油三酯水平过高，以及血中高密度脂蛋白胆固醇水平过低和 / 或低密度脂蛋白胆固醇水平过高，均与动脉粥样硬化疾病的发生有密切关系，是动脉粥样硬化性疾病形成的必要因素，而动脉粥样硬化是老年人高血压的主要原因。

高血压早期全身细、小动脉痉挛，日久管壁缺氧，呈透明样变性。小动脉压力持续增高时，内膜纤维组织和弹力纤维增生，导致管腔变窄，加重缺血。随着细、小动脉硬化和高血压的发展，各脏器发生继发性改变，其中以心、脑、肾最为重要。高血压可增大左心室后负荷，导致心肌肥厚与心室扩张，病情继续进展可出现心力衰竭。持久的高血压更利于脂质在大、中动脉内膜沉积，发生动脉粥样硬化（如合并冠状动脉粥样硬化），可致冠心病等一系列心肌缺血性疾病。

随着年龄的增长，老年高血压呈现收缩压高、舒张压相对较低而脉压增大的主要特点。其主要发病机制为大量胆固醇结晶，使动脉粥样硬化斑块随脂质含量的增高而加重，甘油三酯抑制纤维蛋白溶解，使血凝倾向增高，造成血流动力学异常，进而使血管外周阻力增强以及大动脉中层钙化沉着，这些都使大动脉弹性下降，脉压缓冲能力下降。左室收缩所产生的压力传至大动脉系统，使收缩压升高，舒张时大动脉无足够的弹性回缩，进而脉压增宽。同时，由于血压的增高引起血管伸展，刺激平滑肌细胞增生，并使内膜层和内皮细胞损伤，这都加强了血脂沉着于动脉壁，进一步促进动脉粥样硬化的发生。

三、老年高血压他汀类调脂治疗的机制

他汀类药物是调脂治疗的基石，它作用于肝细胞三羟基三甲基辅酶 A（HMG CoA）还原酶抑制剂，抑制胆固醇合成，并上调 LDL-C 受体，加速清除循环中的 LDL-C，他汀类药物还有非降脂作用，如改善内皮功能、稳定斑块、减少炎症反应和抑制血栓形成等。因此，除了调节血脂外，老年高血压患者多不同程度地存在着动脉粥样硬化，在积极降压治疗外还应重视对动脉弹性的改善。他汀类药物能够抑制平滑肌细胞的增生及迁移，增加斑块血管平滑肌和胶原含量，减少脂质含量，抑制炎症反应，减轻白细胞黏附于内皮细胞，改善血浆纤溶活性的异常，也能够激活内皮一氧化氮合酶，增加一氧化氮释放，减少氧自由基的产生，防止脂蛋白氧化，促进高血压患者内皮功能的改善，进而恢复内皮依赖性血管舒张，有利于进一步减少动脉粥样硬化斑块和高血压及其并发症的发生。已有报道发现，他汀短期治疗后，明显改善高脂血症患者小动脉弹性指数，使脉压显著缩小。

四、循证医学证据

他汀类药物因被视为安全、有效的降脂药物，成为各国心血管疾病防治指南中推荐的治

疗药物。但任何药物在获益的同时都会有潜在的不良反应，并且可能随药物剂量的增加而增加。由于已有的多数临床试验是在经过严格筛选的 65 岁以下心血管疾病高危患者中完成的，因此在临床实践中使用该药强化降脂对普通人群、老年人群是否能同样获益，以及长期治疗的安全性等问题，成为研究的热点。

老年高血压患者血脂代谢异常的干预中，LDL-C 也是降脂治疗的主要靶目标。他汀类药物治疗高脂血症研究证实，他汀类药物能够在降低 LDL-C、TG 的同时升高 HDL-C。HPS、PROSPER、ASCOT 试验结果显示，老年人受益于降 LDL-C 治疗，这种强化的降 LDL-C 治疗能明显降低老年人心血管疾病的危险。5 个医学中心对 2 581 例个体平均随访 6 个月发现，接受他汀类药物治疗的人群，阿尔茨海默病的发病危险下降了大约 79%。

4S 研究中有 1 021 例 65～70 岁的伴有高胆固醇血症的老年冠心病患者，平均随访 5.4 年，老年亚组分析显示：与安慰剂相比，辛伐他汀治疗可使全因死亡率降低 34%，冠心病死亡率降低 43%，严重冠脉事件减少 34%，脑血管事件减少 30%。其获益程度与 60 岁以下患者组相似。

在 CARE 研究入选患者中，共有 1 283 例 65～74 岁伴有高脂血症的老年心肌梗死后患者，分别随机服用普伐他汀或安慰剂并平均随访 5 年。结果表明，与安慰剂组相比，普伐他汀（40mg/d）治疗可使主要不良冠心病事件减少 32%，冠心病死亡减少 45%，卒中减少 40%。其获益程度显著大于 65 岁以下组。LIPID 研究对其中 3 514 例 65～75 岁的老年亚组分析显示，经过平均 8 年治疗后，普伐他汀使老年患者全因死亡率降低 21%，冠心病死亡降低 24%，致命性或非致命性心肌梗死减少 26%，心血管疾病死亡率降低 26%。另外，冠心病危险因素越多，患者获益程度越大。

HPS 研究入选的 20 536 例血清总胆固醇水平≥135mg/dl 的冠心病或非冠心病患者中，有 5 806 例为年龄在 70～80 岁的老年患者。患者随机服用辛伐他汀（40mg/d）或安慰剂并随访 5 年，结果发现，无论入选研究时患者基线胆固醇水平如何，老年亚组与年轻亚组终点事件发生率均有显著降低。

PROSPER 研究是一项专门针对老年人的大型临床试验，共入选 70～82 岁的有冠心病史或其危险因素、血清总胆固醇水平≥154mg/dl 的患者 5 804 例。随机应用普伐他汀 40mg/d 或安慰剂，平均随访 3.2 年。结果表明，普伐他汀治疗可使一级终点（冠心病死亡、非致命性心肌梗死或卒中）发生率降低 15%；并且患者获益与其基线 LDL-C 水平无关，但与基线 HDL-C 水平密切相关。

ALLHAT 和 ASCOT 两项大样本随机临床试验评估了他汀类调脂药治疗高血压的效果。前者调脂治疗效果与常规治疗相似，后者表明调脂治疗明显降低了血管事件。我国完成的 CCSPS 研究表明，调脂治疗对中国冠心病的二级预防是有益的。

最近的 DUAAL 研究、PROVET-IT 研究和 ARMYDA 系列研究等均证实，他汀类药物在减轻炎症反应、改善内皮功能、抗氧化作用和稳定斑块中有显著意义。

总之，循证医学研究结果有力地说明，对于老年缺血性心血管疾病的一、二级预防，应用他汀类药物进行调脂干预，可以有效降低主要终点事件的发生率，显著改善患者预后。其获益程度至少与中青年患者等同。但是，目前国际医学界尚无 80 岁以上高龄老年人使用他汀类药物的随机大规模临床试验结果，也缺乏老年人群用其进行降脂治疗的冠心病一级预防的临床试验证据，有关他汀类药物对老年人认知功能、心功能、免疫功能的影响亦缺乏大规模随机对照临床研究。

五、血脂异常防治指南

ATP Ⅲ 血脂异常防治指南是目前国际上公认的权威指南。该指南建议，无论年龄如何，对于所有已经确诊冠心病及其等危症（糖尿病或其他动脉粥样硬化性血管疾病）或存在 2 个及以上危险因素、10 年冠心病风险大于 20% 的患者，其血清 LDL-C 水平至少应控制在 100mg/dl 以下，且可以考虑降至 70mg/dl 以下。若患者同时存在高甘油三酯血症或低 HDL-C 血症，可在他汀治疗基础上加用贝特类药物或烟酸类药物。对于中危患者（2 种及以上危险因素，10 年冠心病风险为 10%～20%），血清 LDL-C 的目标值应 <100mg/dl。对于上述患者血清 LDL-C 水平至少应降低 30%～40%。《中国成人血脂异常防治指南（2016 年修订版）》也同样强调，血脂异常是老年人群中一个重要的心血管危险因素。该指南为老年人与普通成年人确定了相同的 LDL-C 目标值（即高危患者 <100mg/dl，极高危患者 <80mg/dl）。但该指南指出，对于老年患者降脂药物剂量应个体化，起始剂量不宜过大，并根据需要，在密切监测肝、肾功能与肌酸激酶的情况下更谨慎地调整剂量。

《中国成人血脂异常防治指南（2016 年修订版）》明确指出，他汀类药物为目前降低 LDL-C 水平最为有效的手段。调脂治疗设定目标值已为临床医师所了解，推荐极高危者 LDL-C < 1.8mmol/L，高危者 LDL-C < 2.6mmol/L，中低危者 LDL-C 者 <3.4mmol/L。对于 LDL-C 基线值较高而不能达到目标值者，LDL-C 至少降低 50%。需要进行调脂治疗的个体 LDL-C 基线在目标值以内者，LDL-C 仍应降低 30% 左右。不仅适用于冠心病二级预防，对于没有冠心病的高血压、糖尿病、缺血性卒中患者也同样可以获益。在临床中应充分使用有效药物及其有效剂量。

六、老年高血压他汀类调脂治疗的应用

高血压合并高脂血症的患者调脂治疗药物包括贝特类、烟酸、ω-3 脂肪酸、他汀类、依折麦布（表 8-25），目前临床上应用最多的调脂药物为他汀类、贝特类和依折麦布。本节重点阐述他汀类药物的调脂治疗情况。

表 8-25　各类药物对血脂参数的影响

药物	LDL-C	HDL-C	TG
贝特类	降低约 20%	升高 5%～20%	降低 25%～50%
烟酸	降低约 20%	升高约 30%	降低 35%
ω-3 脂肪酸	轻度升高或无影响	升高或无影响	降低 25%～50%
他汀类	降低 30%～40%	升高 4%～8%	降低 15%～20%
依折麦布	降低 17%～23%	升高或无影响	降低 5%～10%

注：LDL-C，低密度脂蛋白胆固醇；HDL-C，高密度脂蛋白胆固醇；TG，甘油三酯。

通常在原有降压药包括钙通道阻滞剂、血管紧张转换酶抑制剂（ACEI）、β 受体阻滞剂、利尿剂等治疗的基础上加用他汀药物。他汀类药物有多种，但不同的他汀药物调脂水平也不同（表 8-26，表 8-27）。老年人调脂方法与年轻人相似。首先是改变生活方式，饮食中减少饱和脂肪酸。但老年人不宜提倡强化降脂，而应该进行个体化调脂治疗，即使是高危患者也不宜强化降脂。最新资料显示，对比年轻患者，65 岁以上的老年患者甘油三酯（TC）、胆固醇（TG）

水平下降,高密度脂蛋白(HDL-C)水平稳定,但抗氧化活性降低。服用相同剂量的他汀类药物,老年患者比年轻患者血脂水平要多降低 3%～5%,只需要年轻患者一半的剂量,就可使老年患者的 LDL-C 降低 6%,加上老年患者衰老、多脏器功能减退、心血管危险因素并存,尤其对 80 岁以上的瘦弱老年女性患者更应细加评估,否则更易发生严重不良反应。

表 8-26　他汀类药物的标准剂量和调脂水平

药物	剂量 /(mg·d⁻¹)	LDL 降低
瑞舒伐他汀	10～20	46%
阿托伐他汀	10～20	39%
洛伐他汀	40	31%
普伐他汀	40	34%
辛伐他汀	20～40	35%～41%
氟伐他汀	40～80	25%～35%
罗苏伐他汀	5～10	39%～45%

表 8-27　他汀类药物降胆固醇强度

降胆固醇强度	药物及其剂量
高强度(每日剂量可降低 LDL-C≥50%)	阿托伐他汀 40～80mg[a] 瑞舒伐他汀 20mg
中等强度(每日剂量可降低 LDL-C 25%～50%)	阿托伐他汀 10～20mg 瑞舒伐他汀 5～10mg 氟伐他汀 80mg 洛伐他汀 40mg 匹伐他汀 2～4mg 普伐他汀 40mg 辛伐他汀 20～40mg 血脂康 1.2g

[a] 阿托伐他汀 80mg 应用于国人的经验不足,请谨慎使用。

老年人在使用他汀类药物时,应注意疗效、不良反应(患者主诉,如肌肉酸痛等);定期检测肝功能、肌酸激酶(CK);血脂水平,首次服用他汀类药物后 1 个月或 6～8 周检查 1 次,其后每 2～3 个月检查 1 次,若降至理想水平并得以保持,则 0.5～1 年检查 1 次。

使用他汀类药物一般不会对肝、肾功能产生明显的不良影响,如果发生,则多在用药后 1～3 个月;他汀类药物引起转氨酶升高多为一过性,持续性升高者不超过 1.2%,约 0.7% 导致停药;对肝、肾功能的不良影响多与合并用药(如贝特类药物、抗生素、抗癌药等)有关。服用他汀类药物致肝酶升高,若高于正常上限 3 倍,应立即停药,并加用保肝药物治疗;若低于正常上限 3 倍,应将他汀类药物减量,并同时加用保肝药物和辅酶 Q10;同时须严密监测肝功能。

他汀类药物致 CK 升高,若低于正常上限 5 倍,应将他汀类药物减量;若高于正常上限 5 倍,应立即停药,须严密监测 CK,同时应排除其他药物或因素引起 CK 升高的可能,如剧烈运动和肌肉损伤等。

最近文献报道,瑞舒伐他汀钙慎与依折麦布合用。与吉非贝齐、非诺贝特、其他贝特类和降脂剂量的烟酸合用，可使肌病发生的危险增加。不推荐接受蛋白质酶抑制剂治疗 HIV 患者使用本品，与红霉素合用导致本药的 Auc、Cmax 下降。IMPROVE-IT 研究显示，对急性冠脉综合征后患者，与单用辛伐他汀相比，加用依折麦布使 LDL-C 进一步降低 16.7mg/ml，主要重点事件发生率降低 6.4%，心血管死亡、非致死性心肌梗死或非致死性卒中硬终点发生风险降低 10%。IMPROVE-IT 研究后胆固醇假说应改为胆固醇原则，即无论降脂药物类型、剂量甚至是否复方联用，降低 LDL-C 是关键，从而奠定联合治疗 LDL-C 预防冠心病事件的主导地位。

目前临床干预尚存不足现象，归结原因可能是：老年高血压患者本身服用药物种类较多，是造成他汀类药物干预不足的主要原因之一。此外，随着增龄变化，老年人胆固醇水平逐渐下降，使血脂谱异常问题被掩盖；同时，这使老年人对他汀类药物比较敏感。临床中由于现有的大规模临床试验中较少包括 80 岁以上的高龄老年患者，其降脂疗效与安全性尚需更多的循证医学证据。因此，对于这一人群应采取较为谨慎的干预策略——既要对所存在的血脂异常进行干预，又不提倡使用大剂量他汀类药物。

近些年来，新型降 LDL-C 药物——前蛋白转化酶枯草溶菌素 9（PCSK9）抑制剂取得重大进展，praluent（alirocumab）和 repatha（evolocumab）先后获得美国及欧盟批准，用于家族性高胆固醇血症、LDL-C 未达标患者、不能耐受他汀类药物的心血管疾病高危患者。

（宋达琳　康维强）

参 考 文 献

[1] 王薇，赵东，刘静，等. 北京部分地区老年人群高血压现状调查 [J]. 中华医学杂志，2004，24（12）：921-923.

[2] 王薇，赵东，刘静，等. 中国 35～64 岁人群心血管病危险因素与发病危险预测模型的前瞻性研究 [J]. 中华心血管病杂志，2003，31（12）：902-908.

[3] 武阳丰，赵东，周北凡，等. 中国人群血脂异常诊治和分层方案的研究 [J]. 中华心血管病杂志，2007，35（5）：428-433.

[4] 诸骏仁，高润霖，赵水平，等. 中国成人血脂异常防治指南（2016 年修订版）[J]. 中国循环杂志，2016，31（10）：937-953.

[5] SEVER P S, DAHLÖF B, POULTER N R, et al. Prevention of coronary and stroke events with atorvastatin in hypertensive patients who have average or lower-than-average cholesterol concentrations, in the Anglo-Scandinavian Cardiac Outcome Trial--Lipid Lowering Arm（ASCOT-LLA）: a multicentre randomized controlled trial[J]. Lancet，2003，361（9364）：1149-1158.

[6] SHEPHERD J, BLAUW G J, MURPHY M B, et al. Pravastain in elderly individuals at risk of vascular disease（PROSPER）: a randomized controlled trial[J]. Lancet，2002，360（9346）：1623-1630.

[7] GOTTO A M Jr. Statin therapy and the elderly: SAGE advice?[J]. Circulation，2007，115（6）：681-683.

[8] GRUNDY S M, CLEEMAN J I, MERZ C N, et al. Implications of recent clinical trials for the National Cholesterol Education Program Adult Treatment Panel Ⅲ Guideline[J]. J Am Coll Cardiol，2004，44（3）：720-732.

[9] SILVA M A, SWANSON A C, GANDHI P J, et al. Statin-related adverse events: a meta-analysis[J]. Clin Ther，2006，28（1）：26-35.

第七章　老年高血压的治疗

第一节　特殊老年人群高血压的治疗

一、老年单纯收缩期高血压的治疗

老年单纯收缩期高血压治疗主要目标是收缩压达标,降低心血管发病率和总死亡危险性,降低致残率。对有共病和衰弱症患者,应结合评价、个体化确定血压起始治疗水平和治疗目标。

(一)患病率、分级及危险分层

老年高血压患者包括收缩期和舒张期高血压及单纯收缩期高血压(isolated systolic hypertension, ISH)。老年单纯收缩期高血压为收缩压≥140mmHg,舒张压<90mmHg。Framingham研究在≥65岁高血压人群中单纯收缩期高血压占60%。2018年中国高血压防治指南指出,单纯收缩期高血压是老年高血压最常见的类型,其特点为收缩压增高,脉压增大,患病率占老年高血压的60%~80%,>70岁以上的人群中可达80%~90%。收缩压增高,明显增加卒中、冠心病和终末肾病的风险。2007年欧洲高血压治疗指南在高血压的分类中,同样曾对单纯收缩期高血压根据收缩压水平分1、2、3级,即收缩压140~159mmHg为1级,160~179mmHg为2级,≥180mmHg为3级。舒张压过低(<60~70mmHg)则应视为一项独立的危险因素。危险分层仍然根据血压水平、危险因素、靶器官损害及并存疾病来进行。收缩压对心血管疾病的预测能力优于舒张压,特别是50岁以上患者,收缩压每增加2mmHg,致死性卒中增加10%,致死性冠心病增加7%。

(二)治疗目标

大量的临床试验显示,降压治疗对减少老年人心血管疾病发病和死亡的获益。老年单纯收缩期高血压,降压目标为<140/90mmHg。但老年人常存在其他危险因素、靶器官损害和心血管的疾病,许多患者常需2种或更多的药物控制血压,将老年人的收缩压降低至140mmHg以下是比较困难的,老年高血压中仅20%血压控制<140/90mmHg。因此,中国2005年高血压防治指南将老年人收缩压目标为降至150mmHg以下,如能耐受,还可进一步降低,舒张压不宜降至70mmHg以下(尤其是60mmHg以下)。但如果有糖尿病、肾病的患者血压,则应降至130/80mmHg以下。2007年6月美国AHA专家组的治疗建议,对于合并缺血性心脏病或动脉粥样硬化疾病的患者,目标血压<130/80mmHg,但舒张压不宜降至60mmHg以下。2010年中国高血压防治指南中老年降压目标基本与2005年中国指南相同,而2013年欧洲动脉高血压管理指南也建议老年高血压降低到<150mmHg。

（三）治疗

与其他高血压患者一样，老年收缩期高血压必须注意生活方式的治疗、控制危险因素，包括低盐、低糖饮食、低脂饮食（特别是减少饱和脂肪酸的含量和脂肪总量）、多吃水果和蔬菜、戒烟、减少过多的酒精摄入、适当运动、减轻体重、减轻精神压力、保持心理平衡。生活方式的治疗有助于血压的降低和危险因素的防治，应坚持进行。

老年人初始药物降压治疗应遵循一般的治疗原则，但应逐步降低，尤其在体质较弱的患者中，并需注意有无出现直立位低血压。

各种高血压治疗指南均指出，治疗老年收缩期高血压的一线治疗药物可选用利尿剂及长效二氢吡啶类钙通道阻滞剂，因为有多项循证医学的证据显示其降压治疗的获益，SHEP、Syst-Eur、Syst-China 三项试验的荟萃分析，治疗组总死亡危险性降低了 13%（$P < 0.02$），心血管事件危险性降低了 26%（$P < 0.000\ 1$）。

常用的药物：

1. 噻嗪类利尿剂　氢氯噻嗪 6.25～25mg/d，氯噻酮 12.5～25mg/d，吲达帕胺 0.625～2.5mg/d，吲达帕胺缓释片 1.5mg/d，均可以每日一次服用，但需注意不良反应如血钾减低、血钠减低、血尿酸升高，剂量增大时需注意对糖脂代谢的不良影响。痛风患者不宜应用。

2. 二氢吡啶类钙通道阻滞剂　氨氯地平 2.5～10mg/d，每日一次；非洛地平 2.5～20mg/d，每日一次；硝苯地平控释片 30～60mg/d，每日一次；硝苯地平缓释片 20～40mg/d，每日一次；尼群地平 20～60mg/d，分二次服用；拉西地平 4～6mg/d，每日一次；乐卡地平 10～20mg/d，每日一次。此类药物的不良反应有水肿、头痛、面部潮红等，但使用较为安全，无任何强制性禁忌证。

老年收缩期高血压更应注意平稳降压、长效降压、能持续 24 小时的降压效果，防止清晨血压急剧增高，保护靶器官，减少心脑血管事件的发生。但临床经验提示，有些老年单纯收缩期高血压患者不宜用长效制剂降压，因为在降低收缩压的同时，舒张压也随之下降而诱发心脑血管事件，故常用短效或中效降压药，有时会取得较好的临床效果。一般应从小剂量开始，逐渐增加剂量。当血压不能达标如收缩压超过目标血压 20mmHg 或 2 级以上的高血压，或合并其他临床情况时则常需联合用药，而且联合用药需要个体化治疗，如老年人同时有前列腺增生时可联合应用 α 受体滞阻剂；有冠心病的患者（稳定型心绞痛、急性冠脉综合征）可联合应用 β 受体阻滞剂（但有糖代谢异常、代谢综合征，不宜与利尿剂合用）、血管紧张素转换酶抑制剂（ACEI），有心力衰竭患者可联用 ACEI、β 受体阻滞剂、血管紧张素 II 受体阻滞剂（ARB）和醛固酮受体拮抗剂，有糖尿病、慢性肾病患者可联用 ACEI、ARB。联合用药也从小剂量开始，逐渐增加剂量。联合治疗是为了更好地控制血压和改善预后。

2015 年 ESC 首次发布了 PARAMETER 研究，报道了老年收缩期高血压或者脉压升高患者新的治疗药物——LCZ696 具有选择性降低单纯收缩压和降低脉压的途径与方法。其血压升高和脉压加大是由老年血管壁硬化、主动脉缓冲能力下降、脉搏波传导速度（PWV）增快所致。而 LCZ696 侧重在改善动脉功能，选择性地降低收缩压。目前降压方案均可扩张 100～300μm 的阻力小动脉，对远心端小动脉收缩功能影响甚小，因此不能选择性降低收缩压。PARAMETER 研究证实，LCZ696 可抑制血管活性肽的分解，增强了远心端阻力小动脉的扩张，可降低收缩压，而对舒张压无影响或使其轻度升高。这样的机制使 LCZ696 不同于传统降压药，对于老年高血压而言，LCZ696 降压的有效性优于奥美沙坦。LCZ696 可能为部分难治性高血压优化治疗提供了新的途径。

2018 年中国高血压防治指南建议，老年单纯收缩期高血压的药物治疗原则：舒张压 <60mmHg 的患者，如收缩压 <150mmHg，可不用药物；如收缩压为 150~179mmHg，可用小剂量降压；如收缩压≥180mmHg，需用降压药，用药中应密切观察血压变化和不良反应。

（四）经皮肾动脉交感神经射频消融术

ISH 患者单药或 2 种药物联合治疗有时不能达标，部分患者采用 3 种或 3 种以上药物联合治疗可能达标，因此，有文献报道 ISH 可能是难治性高血压的原因之一，有些学者认为采用经皮肾动脉交感神经射频消融术（percutaneous renal sympathetic radiofrequency ablation，RSA）可能有一定疗效，但目前有关 RSA 治疗高血压的文献报道显示，RSA 治疗组效果与对照组相比尚无统计学意义，说明该治疗方法仍存在争议。

总之，老年单纯收缩期高血压治疗策略，应在收缩压达标的情况下，必须同时干预存在的危险因素，如肥胖、吸烟、酗酒、生活不规律、心里不平衡等；治疗并存的临床情况，如血脂异常、糖尿病、冠心病、免疫疾病等，才能有效地保护靶器官和降低心血管事件的发病率和死亡率。

（沈潞华）

二、老年舒张压异常的处理

老年高血压是高血压病的常见类型。由于全球人口的老龄化，老年高血压不仅发病率高，而且是老年人心血管事件最重要的危险因素。高血压在我国老年疾病中居首位，调查显示 60 岁以上人群为 29.4%，而 75 岁以上人群为 51.2%，是老年人致残、致死的主要原因。因此，对老年高血压病的防治受到日益广泛的关注。20 世纪 90 年代以前，普遍认为收缩压随年龄增长而增高是一种自然现象，在高血压的研究及治疗中，舒张压得到广泛重视并成为诊断与治疗的重要依据。20 世纪 90 年代以后，人们对收缩压重要性的认识逐渐有所转变。2003 年美国预防、检测、评估与治疗高血压全国联合委员会第七次报告（JNC 7）强调，对于 50 岁以上的成年人，收缩压是比舒张压更为重要的心血管危险因素，单纯收缩期高血压（ISH）的研究也取得了长足进展。相对而言，人们对舒张压的研究有所停滞，与之相关的是对脉压重要性的忽视与研究不足。近年研究表明，脉压增大是老年人发生心脑血管疾病的独立影响因子，而舒张压的高低直接影响到脉压的变化，尤其是老年人舒张压的变化与中青年不同，常与心血管事件呈负相关。因此，舒张压对老年高血压患者的影响及预后意义再次引起人们的关注。

徐俊波等 2000 年在成都调查 7 288 例（人群），60~70 岁高血压总患病率为 37%，70 岁以上为 64%。其中，IDH 为 5.1% 及 2.7%，SDH 为 18.1% 及 17.7%，ISH 为 13.7% 及 31.8%。美国国家健康和营养调查研究（NHANES-Ⅲ）结果显示，ISH 占 60 岁以上所有高血压患者的 65%，在未治疗以及治疗未达标的高血压患者中，ISH 所占比例更高，占 87% 以上。英国一项研究≥64 岁的老年人高血压中，ISH 占 76%，而单纯舒张期高血压仅为 1%。

老年高血压大部分以收缩压升高为主，舒张压正常或降低，脉压增大，这一特点是老年人动脉功能、管壁结构、脉波速率、反射波时间、血管内皮功能及神经体液改变等综合作用的结果。少数老年高血压以舒张压升高为主，反映外周血管阻力的持续升高。20 世纪 90 年代高血压治疗的重要进展之一，就是老年高血压患者经过有效降压治疗，能显著减少心脑血管疾病的发生率和病死率，并且初步确立了老年高血压患者降压的目标水平，收缩压（SBP）为 140~150mmHg，舒张压（DBP）<90mmHg 但不低于 65~70mmHg。

（一）老年单纯舒张期高血压的治疗

1. 老年舒张期高血压的危害　目前对严重的舒张压升高，不管是 IDH 或混合性高血压，均会导致靶器官功能障碍已成为不争的事实。Petrovitch 等观察了生活在夏威夷的美籍日本人的卒中发生情况，随访 20 年发现，与正常血压者相比，45～54 岁的 ISH、IDH 及混合性高血压者发生卒中的危险度分别是 4.8、1.4 和 4.0；而在 55～68 岁中，危险度分别是 1.2、1.8 和 1.7，说明 IDH 在年龄较大者发生卒中的危险性要大些，而 55 岁以前的 IDH 危险相对较低。美国退伍军人管理局协作组的研究，有力地证实降压治疗对重度高血压（DBP＞115mmHg）有良好的治疗价值。

2. 老年舒张压过高发生机制和治疗的理论依据　舒张压增高型为中青年高血压的主要类型，进入 65 岁以后比较少见，应注意与继发性高血压相鉴别。主要表现为舒张压明显升高，有的可达 120mmHg 或以上，收缩压增高不明显，脉压相对减小。患者一般多体胖，双下肢出现凹陷性水肿。舒张压过度升高主要是外周血管阻力增加的结果。老年人外周血管阻力明显高于非老年人，主要有 2 个方面原因：①器质性原因：随着年龄增长，小动脉粥样硬化的程度加重、管腔缩小甚至闭塞，导致血管阻力升高；②功能性原因：在衰老过程中，血管平滑肌 β 受体数目及反应性降低，而 α 受体数目不变或增加、反应性增强，导致血管收缩占优势，使外周血管阻力增强，血压升高。

舒张压升高主要与以下因素有关：

（1）中枢和外周交感神经系统功能亢进：当各种致病因素（如精神紧张、吸烟和饮酒等）刺激大脑皮层下神经中枢，使其兴奋与抑制过程失调，引起交感 - 肾上腺素能活性增加，肾素 - 血管紧张素 - 醛固酮系统被过度激活，节后交感神经末梢各种神经递质释放增强，血浆中儿茶酚胺浓度升高，导致周围阻力小动脉收缩痉挛，外周阻力增高，舒张压升高。

（2）肥胖：肥胖是遗传因素和环境因素（饮食结构不合理、热量摄入过多、运动减少）综合作用的结果。肥胖本身可以直接引起血压升高，也可通过胰岛素抵抗使血压升高。肥胖患者由于机体各器官及增生的脂肪组织中血流量均增加，心率、心输出量也都相应明显增加，由此带来的高动力循环状态引起动脉血压显著升高，最终导致以舒张压升高为主的高血压。

（3）胰岛素抵抗：近年来高血压被列入与胰岛素抵抗密切相关的代谢综合征的组分之一。肥胖特别是中心性肥胖是胰岛素抵抗的重要危险因素。胰岛素抵抗引起高血压的机制可能包括：①高胰岛素血症引起肾小管重吸收钠增加，使体内总钠增多，导致细胞外液容量增多，从而使血压升高；②胰岛素增强交感神经活性，交感神经活性增强可增加肾小管对钠的重吸收，提高心排血量和外周血管阻力，导致血压上升；③胰岛素刺激氢离子 - 钠离子交换活性，该过程与钙离子交换有关，使细胞内钠离子、钙离子增加，由此增强血管平滑肌对血管加压物质如去甲肾上腺素、血管紧张素Ⅱ的敏感性，引起血压升高；④胰岛素可刺激血管壁增生肥厚，使血管腔变窄，外周血管阻力增加导致血压上升，并且易发生动脉粥样硬化。研究发现，高血压伴胰岛素抵抗是体脂、血脂等诸多因素共同参与的结果，总体脂增加，高 TG 是导致高血压患者胰岛素抵抗指数升高的独立危险因素，尤以总体脂增多对其影响更为明显。由于胰岛素抵抗是代谢综合征发病的中心环节，故老年舒张压升高的患者中代谢综合征的发生率亦较高。在我国的调查中，60 岁以上老年男性高血压患者中代谢综合征的发生率接近 40%，显著高于非高血压人群的 6.7%。由此可见，对于此类老年高血压不宜孤立看待，而应从代谢综合征的角度全面预防、监测和治疗。

（4）血管内皮功能不全：血管内皮细胞可以通过合成释放多种血管活性物质对血管张力

发挥重要的局部调节作用，从而影响外周阻力和血压。内皮细胞至少产生 3 种舒血管物质即内皮源性舒张因子（EDRF），包括一氧化氮，内皮源性超极化因子和依前列醇；还可以产生多种缩血管物质即内皮源性收缩因子（EDCF），包括内皮素、血管紧张素Ⅱ、血栓素 A_2、前列腺素 H_2 和超氧阴离子。内皮细胞表面相应受体异常，EDRF 合成障碍及 EDCF 合成增加可导致 EDRF/EDCF 平衡失调，引起血管内皮功能异常，表现为内皮依赖的血管舒张功能减弱或收缩功能增强，以致外周阻力增加，血压升高。其中，以一氧化氮和内源性内皮素最为重要，研究发现内皮型一氧化氮合酶基因 894G → T 多态性是原发性高血压的独立危险因素。

3. 老年舒张期高血压的处理对策 研究发现，IDH 发生心血管事件的危险性低于 ISH 和 SDH，而与正常血压者相比，无差异；发生卒中的危险性仅比正常血压者略高，明显低于 ISH 和 SDH 患者，预后也较其他类型高血压良好。但不能由此得出不需要治疗的结论，IDH 患者不及时治疗将有可能发展成为 ISH 和 SDH。由于舒张压过高，可诱发脑出血、高血压脑病、高血压心脏病等。故对此型舒张压过高的老年高血压患者更应予以积极治疗。

（1）非药物治疗：以改善生活方式为主的非药物治疗对此类老年高血压患者是至关重要的。首先通过清淡饮食、减少盐的摄入量，适当控制饮食、减轻体重，适当的体力活动及保持乐观心态、提高心理应激能力等，达到减少代谢综合征危险因素，从而降低血压的目的。已有循证医学证据表明，限钠摄入、减轻体重和适量体育锻炼是安全、有效的降压治疗。心理社会因素也是影响老年高血压疗效的重要因素。抑郁状态可增高血浆儿茶酚胺水平及交感神经活性，影响降压疗效，所以对可能影响降压疗效的心理社会因素进行干预也是非药物治疗的重要内容。

（2）药物治疗：鉴于舒张压过高型高血压的发病机制主要是外周血管阻力明显增加，故药物治疗以血管扩张剂为主，常用一线降压药如钙通道阻滞剂、ACEI 及 ARB 等主要用于降低外周血管阻力；同时伴血浆肾素水平显著升高、交感神经兴奋性增强者，在没有禁忌的情况下，联合 β 受体阻滞剂治疗，疗效增强。由于此型高血压往往伴随循环血量减少，一般慎用利尿剂。存在胰岛素抵抗者，降压治疗的同时应服用胰岛素增敏剂，以改善血管弹性，但需要 3～6 个月以上才能显效。老年患者的初始降压治疗应遵循一般原则，降压药应从小剂量开始，降压速度不宜过快，应逐步降压，多观察药物反应，特别在体质较弱的患者中尤其如此。若有的患者合并有危险因素、靶器官损害特别是有心血管疾病，药物选择应慎重。应注意避免舒张压过度下降，舒张压不要降至 70mmHg 以下，否则是预后不佳的危险因素。

总之，对于老年高血压患者宜注意预防、监测、控制并存的代谢综合征、靶器官损害及其他并发症，注意血压变异波动情况，尤其避免舒张压过高或过低，谨慎选择适宜药物，个体化确定用药时间，从小量开始给药，细致观察药物的不良反应，科学调整药物种类、剂量、用药时间，改善动脉弹性功能，平稳降低整体血压水平，减少急性心脑血管事件的危险性。

（二）老年舒张压过低的治疗

1. 老年舒张压过低的危害 研究表明，老年人中常见的脉压增大是心脑血管疾病的独立危险因子，而舒张压过低又是脉压增大的最常见原因。老年舒张压过低者，其巨大脉压提示血管缓冲性降低、僵硬度增大。舒张压过低对靶器官损害主要表现在以下几方面。

（1）与心血管疾病的关系：1998 年 HOT 试验证实了高血压有 J 形曲线效应，即舒张压低于某一阈值与冠状动脉事件和死亡的风险增加有关。最近 INVEST 研究证明，在 22 020 名高血压合并冠心病患者中，心肌梗死发生率在舒张压 <60mmHg 组为 32%，60～70mmHg 为 16%，70～80mmHg 为 9%，80～90mmHg 组最低为 8%，>110mmHg 时为 36.9%，舒张压与心肌梗死发生率呈 U 形关系。心肌梗死增加的原因是冠状动脉只在舒张期才有血流灌注,故 DBP 低影响冠心病发生率最为明显。欧洲收缩期高血压(Syst-Eur)研究表明,虽然舒张压低至 50mmHg 与心血管疾病的发病率和死亡率增加无关,但舒张压 < 70mmHg 与 ISH 患者的较高非心血管性死亡率有关。1999 年美国 Framingham 随访人群的研究总结了 1 924 例入选年龄在 50～79 岁的中老年人平均随访 14.3 年的结果,他们在入选时无冠心病(CHD),没有服用降压药物,随访结束时有 433 人发生冠心病。结果发现,SBP < 140mmHg 时,DBP < 80mmHg、80～90mmHg、> 90mmHg 的心血管发病率分别为 7.2%、9.2%、16.2%,呈正相关;但在 SBP > 140mmHg 时,DBP < 80mmHg、80～90mmHg、> 90mmHg 的心血管发病率分别为 36%、29%、27%,呈负相关;DBP 越低,脉压(PP)越大,心血管疾病发生率越高,因此认为中老年人当收缩压 ≥ 140mmHg 时,PP 增大在预测冠心病事件上优于收缩压或舒张压,有效缩小 PP 有可能进一步改善高血压患者的预后。2001 年 Framingham 研究对年龄在 20～79 岁无基础冠心病且无服用降压药物史的 3 060 例男性及 3 479 例女性,随访 20 年进行的分析结果显示,< 50 岁者增高的 DBP 是冠心病最强的危险因子,50～59 岁是 3 种血压参数预测作用相当的过渡期,> 60 岁者 DBP 与冠心病呈负相关,因而 PP 的预测作用开始强于 SBP。晚近有研究表明,PP 与心力衰竭和心肌肥厚的发生明显相关。Chae 等研究 1 621 例平均基础年龄为 77.92 岁的老年人,基础疾病为有高血压、糖尿病、心房颤动、瓣膜病、冠心病等,但无心力衰竭(HF)史。经过平均 3.8 年的随访,有 221 例发生 HF。多变量分析显示,PP 是 HF 的独立预测因子。PP 每升高 10mmHg,HF 的危险升高 14%(95%CI:1.05～1.24, $P = 0.03$)。属于高 PP 者(PP > 67mmHg)发生 HF 的危险高于低 PP 者(PP < 54mmHg)55%,PP 的预测作用强于 SBP,并独立于 DBP。

PP ≥ 65mmHg 的患者三支冠状动脉血管病变的患病率显著增加。冠状动脉血流速度和心肌血流灌注主要依赖于主动脉舒张压与左心室舒张压的压力阶差,DBP 下降使冠状动脉供血不足,易致心肌缺血。60 岁以上人群冠心病危险性与 DBP 呈负相关。PP 增大还易使血管壁粥样斑块破裂,诱发心肌梗死。与 PP 增大密切相关的大动脉僵硬度增加,还是导致高血压患者左心室肥厚的重要因素。大动脉硬化通过各种机制使 SBP 升高,DBP 下降。SBP 升高使左心室后负荷和心肌耗氧量增加,导致左心室肥厚,进而影响左心室的收缩功能,降低射血分数。

(2)与卒中的关系:老年单纯性收缩期高血压临床试验(SHEP 试验)探讨了舒张压与接受积极治疗患者的心脑血管疾病风险增加之间的量效关系。结果表明,老年人中较高的脉压与 SBP 升高和 DBP 降低相关,接受积极治疗的高血压患者 DBP 越低、PP 越大,卒中发生率越高;DBP 下降引起 PP 增加,PP 每增加 10mmHg,卒中风险增加 24%,心衰风险增加 32%。因此,降压治疗使舒张压 70mmHg 时,收缩压降低获得的益处将被抵消。

(3)与颈动脉硬化的关系:Lekakis 等研究了 110 例正常血压的冠心病患者动态脉压(PP)与颈动脉内膜 - 中层厚度(IMT)之间的关系,发现 24 小时动态 PP 与 IMT 显著相关,且独立于年龄及其他血压参数的作用。PierreBoutouyrie 研究小组探讨局部 PP 和 MAP 与大动脉重构之间的关系,结果发现,颈动脉 PP 是颈动脉扩张和内膜增厚的强的独立决定因子,而 MAP 与之并无相关性。随后该小组又设计了一项随机双盲试验,将原发性高血压患者随机分为塞利洛尔组和依那普利组,经过 9 个月的抗高血压治疗,评价降压治疗后颈动脉 PP 的降低是否可以改善颈动脉的厚度。研究发现,颈动脉壁肥厚的逆转依赖于颈动脉 PP 的降低,而与 MAP 的下降无关。PP 增加可是颈动脉狭窄的独立预测因素,PP ≥ 60mmHg 患者颈动脉粥样硬化更严重。

（4）与认知功能障碍：研究发现，高 SBP（≥180mmHg）与低 DBP（≤60mmHg）与阿尔茨海默病（AD）及痴呆相关，相对危险系数分别为 1.6 及 1.7。DBP 的高低与认知功能损害呈负相关，DBP 每升高 10mmHg，认知功能障碍发生率降低 13%，推测过低的血压可能是脑退行性变的致病因子或潜在危险因子。

（5）与肾脏损害：PP 增大还可使肾脏高灌注，损害肾小球基底膜，早期表现为尿微量蛋白排泄率增高，随着病情进展，可出现肾小球滤过率下降，表现为 BUN、Scr 增加和 Ccr 下降。研究显示，PP≥60mmHg 患者的 BUN、Scr 显著增加，Ccr 显著下降。

2. 老年舒张压过低发生机制和治疗的理论依据 一般认为，老年高血压患者舒张压下降与年龄相关的血管和神经内分泌改变有关。尽管高血压在传统上定义为 SBP/DBP≥140/90mmHg，但血压升高的形式在不同年龄段人群中不尽相同。19 世纪以来，人们意识到动脉管壁硬度增加（弹性减退）是随着人类年龄增加而发生的有害结果。从 30 岁至 80 岁，收缩压几乎呈线性增加，而舒张压升高至 50 岁，然后开始下降。这些变化的结果是引起年龄相关的脉压增宽（峰值 SBP 和谷值 DBP 的差）。近年研究发现，大动脉弹性减退是预测高血压患者、糖尿病患者、老年人发生心血管疾病的独立危险因素，大动脉弹性减退 35%，可使收缩压升高 25%，舒张压下降 12%，导致脉压增大。此外，老年人还多伴有自主神经功能紊乱，情绪控制能力减低，较弱的刺激即可能引起心理应激，导致交感 - 肾上腺系统紧张性增高，儿茶酚胺（AC）、去甲肾上腺素（NE）分泌增加，心率加快，全身细小动脉痉挛，收缩压增高，脉压进一步增加。

老年高血压患者舒张压下降的主要原因是大动脉僵硬度增加、弹性减低，并引起收缩压的进一步升高，具体表现为舒张压降低、收缩压升高和脉压增大。因为老年人大动脉发生退行性改变，血管弹性降低，从而导致：①收缩期大动脉扩张减弱，对血压升高的缓冲降低，使收缩压升高；②大动脉弹性回缩加快，由原来主要发生在舒张期提前到主要发生在收缩期，使收缩压进一步升高；③大动脉弹性回缩减弱和弹性回缩时间提前，使舒张压降低。由于冠状动脉血流速度和心肌血流灌注主要依赖于主动脉舒张压与左心室舒张压的压力阶差，舒张压的下降将使冠状动脉供血不足，导致心肌缺血。动脉弹性又称顺应性，是动脉舒张功能的表现，它取决于动脉腔径大小和管壁硬度或可扩张性。

目前有一些无创性检测指标能客观反映大动脉弹性或管壁硬度，例如脉搏波传导速度（PWV）、收缩期压力反射波增强指数（AI）和大动脉弹性指数 C_1、小动脉弹性指数 C_2 等。那么，导致老年高血压患者血管壁硬度增加的因素都有哪些呢？现在认为，随着年龄增长以及各种心血管危险因素（例如高血压、血脂异常、血糖升高、吸烟、高同型半胱氨酸血症等）使氧自由基产生增加，氧化应激反应使一氧化氮（NO）生物活性受损，引起血管结构与功能的改变：①血管壁结构成分改变：随着年龄增长，主动脉和其主要分支动脉内膜增厚，疲劳损伤的弹力纤维断裂导致管壁压力负荷转向更多的胶原纤维，使胶原纤维成分增多并交联，胶原沉积和钙含量增多，管壁硬度逐渐增高；而高血压加剧弹力纤维的降解，与衰老因素协同改变管壁弹力纤维和胶原纤维的相对和绝对含量，导致管壁硬度进行性增加。②血管壁功能改变：主要是大动脉弹性减退，PWV 增快，反射波抵达中心大动脉的时相从舒张期提前到收缩期，出现收缩期延迟压力波峰，从而导致收缩压升高，舒张压降低，脉压增大。除弹力纤维、胶原纤维等管壁结构成分外，大动脉的平滑肌层也可通过影响弹力纤维、胶原纤维的压力分布，从而影响管壁硬度，这是新近提出来的观点。平滑肌张力受许多循环或局部的血管活性物质的影响，肌性动脉有丰富的交感神经分布，儿茶酚胺类物质可改变平滑肌张力；血管内皮释放许多介质来影响血管平滑肌张力，如一氧化氮（NO）、内皮素 -1（ET-1）、C 型钠肽等对管壁硬度均起调控作用,这些因子之间的功能失衡,特别是一氧化氮产生的减少,将增加管壁硬度。内皮功能障碍以 NO 的生物活性下降为特征,许多改善内皮功能的治疗措施可减轻血管硬度,提示 NO 自身可调节大动脉硬度。外源性 NO 如硝酸甘油可发挥其独立于扩血管之外的降低管壁硬度的作用,NO 抑制剂 L- 精氨酸可增加管壁硬度。ET-1 是血管内皮分泌的另一种与 NO 对平滑肌张力作用完全相反的重要的血管活性物质,有研究显示内源性 ET-1 主要通过 ETA 受体来调节管壁硬度或血管扩张性。③环境和遗传因素的影响:研究显示,低盐饮食的人群比高盐饮食的人群随年龄增长 PWV 增加的幅度要小;年龄对 PWV 的作用因血管紧张素Ⅱ型受体(AT_1)基因型的不同而异,提示遗传因素也影响年龄对管壁硬度的作用。

3. 老年舒张压过低处理的对策 由于传统的高血压血流动力学概念是总外周阻力升高,长期以来降压药物开发和降压治疗理论都以降低外周血管阻力为着眼点,虽然也能一定程度缩小脉压,但这种被动的脉压缩小作用是有限的,而且收缩压下降的同时往往伴随舒张压下降。对一个收缩压很高和脉压很大的患者,把收缩压下降的同时舒张压就可能降得太低而引起心绞痛甚至心肌梗死,也容易诱发缺血性卒中。因此,对于老年舒张压过低的患者,这种治疗的潜在危害抵销了治疗带来的好处,反而呈负效益。舒张压下降、收缩压不变或升高而脉压加大者较收缩压、舒张压平行升高而脉压不变者预后更差。因此,在降压治疗时尤应注意舒张压的变化,若舒张压过低,则可能引起脉压增大,造成心、脑缺血症状。但临床上往往因合并的动脉粥样硬化等原因,舒张压常低于 60mmHg,多在 50~60mmHg。因此,近来在高血压药物治疗学领域提出了"关注降压外效应",即抗高血压治疗不应局限于降低血压,还要兼顾降低动脉僵硬度、改善大动脉弹性的措施。治疗目标是选择性地降低升高的收缩压,不降低甚至适当提高过低的舒张压,从而缩小脉压,确立治疗老年舒张压过低的新策略与新途径。目前认为,既有降压作用,又能改善动脉弹性的药物主要有以下几种。

(1)硝酸酯类药物:硝酸酯在体内巯基的作用下可形成外源性 NO,直接舒张大动脉血管平滑肌,增强动脉壁的舒张功能和改善大动脉弹性,降低收缩压的作用大于降低舒张压,且发挥作用较快。已有研究表明,口服硝酸酯治疗减慢 PWV,降低压力反射波 AI,收缩压和脉压下降,而舒张压无明显改变,对舒张压过低的老年高血压患者尤为适用。另有研究证实,应用 5- 单硝酸异山梨酯治疗,在不明显影响血压的情况下,可显著改善高血压患者的大动脉弹性。然而,硝酸酯治疗的长期疗效、耐药性以及如何与降压药物联合使用等问题都有待解决。

(2)血管紧张素转换酶抑制剂(ACEI)和血管紧张素Ⅱ受体阻滞剂(ARB):这类药物通过抑制或拮抗血管组织局部的肾素 - 血管紧张素系统(RAS)和促使血管内皮合成或释放 NO,短期内可使平滑肌细胞的收缩反应性与紧张度降低,扩张动脉腔径,增强动脉弹性;长期治疗还可能逆转血管纤维化结构改变。这类药物改善动脉弹性的作用最强,其中部分作用是通过血压下降获得的。

(3)钙通道阻滞剂:钙通道阻滞剂通过减少平滑肌细胞内钙离子浓度和钙调蛋白,使血管平滑肌舒张、血压下降、动脉管径扩张。翟丽华等应用高分辨超声发现,氨氯地平在有效降低收缩压及脉压的同时,能明显改善血管内皮依赖性舒张功能,逆转颈动脉内中膜厚度,延缓粥样斑块形成。硝苯地平控释片也能明显增加大动脉的顺应性和扩张性,阻止或逆转大动脉肥厚,增加动脉弹性。对老年收缩期高血压的大型临床试验已证实,长期用钙通道阻滞剂治疗可明显降低心脑血管疾病危险,其机制可能有:①降压效应,降低了动脉壁张力;②抑制动脉壁重塑,逆转动脉肥厚,改变动脉壁弹性蛋白与胶原的比例,增加了血管顺应性;③改善内皮功能,增强一氧化氮效应;④抗内膜增生及抗动脉粥样硬化作用。

（4）利尿剂：在高血压转基因鼠中发现，钠可诱导动脉结构和功能的改变，钠摄入过量，可影响动脉的扩张性及顺应性，并使动脉壁厚度及间质胶原显著增加。小剂量的利尿剂加用ACEI可预防胶原聚集并缓解动脉僵硬度。众多大型临床试验已证实，利尿剂在降低血压的同时，能够明显减少心脑血管的患病率。目前已将利尿剂作为老年单纯收缩期高血压的首选药，但宜小剂量联合用药效果较好。

（5）他汀类药物：他汀类不仅能调节血脂，而且具有改善动脉弹性的作用，这是因为他汀类不仅能上调内皮源性一氧化氮合酶（eNOS）表达、增加NO合成和释放，还减少氧自由基产生，长期治疗可能延缓或逆转粥样硬化病变。已经有研究发现，阿托伐他汀短期治疗后明显改善高脂血症患者的小动脉弹性指数C_2；在血脂正常的老年ISH患者治疗6个月时，也得到类似结果，并且脉压显著缩小。在他汀类治疗家族性高脂血症的临床研究中，发现疗程超过12个月时，大动脉弹性也得到显著改善。他汀类改善动脉弹性和缩小脉压的作用相对较慢，需要长期治疗才显示疗效。

（6）醛固酮拮抗剂：除血管紧张素Ⅱ外，醛固酮也可促进动脉周膜和动脉血管间质纤维化、中层胶原增生，使血管和心肌的僵硬度增加。国外研究显示，抗醛固酮治疗可明显减低血浆Ⅲ型胶原N端肽活性。国内研究表明，小剂量螺内酯连用ACEI，可降低体内较高的醛固酮活性，控制胶原更新。在高血压治疗中，抑制AngⅡ和醛固酮对于改善动脉壁的重构可能占有重要地位。

（7）降低高同型半胱氨酸血症的药物：流行病学调查表明，血浆同型半胱氨酸（HCY）升高与动脉粥样硬化和老年ISH发生有密切关系。细胞和动物研究均表明，高同型半胱氨酸血症明显损害血管内皮功能。同型半胱氨酸可减少内皮源性一氧化氮（NO）的生物利用度，同型半胱氨酸水平升高可使NO介导的血管松弛作用减弱，平滑肌细胞增生，促进血管平滑肌细胞fos核内癌基因表达，诱导细胞周期诱导蛋白CDC和CDK表达。同型半胱氨酸水平升高还可刺激动脉壁的弹性蛋白水解。因此，长期补充叶酸和维生素B_6有可能降低血浆同型半胱氨酸，从而改善动脉弹性功能，但剂量和疗程都还缺少证据。

（8）其他：纠正各种危险因素也能延缓动脉硬化的发展，如对血糖增高者给予胰岛素增敏剂改善胰岛素抵抗，亦可改善动脉顺应性。许多非药物疗法，如改变生活方式、戒烟、减少压力、有氧锻炼、饮食控制、食谱包含增加不饱和脂肪酸的摄入、减少盐的摄入等也能延缓动脉硬化的发生、发展。

总之，在老年高血压特别是ISH患者伴舒张压过低者，保持理想的舒张压水平更是治疗的难题。大多数降压药物在降低收缩压的同时也降低舒张压，因此，舒张压过低的高血压患者必须与改善动脉弹性的药物配合使用；同时，在降低收缩压时必须十分注意舒张压的变化，当舒张压低于维持重要器官灌注所需水平时，心血管疾病危险性增加。其治疗目标是：尽可能地将收缩压降至接近140mmHg，而舒张压不要低于70mmHg或以下，尤其是不能低于60mmHg，否则影响冠状动脉灌注。

（赵连友）

三、高龄老年高血压用药原则

随着社会人口老龄化，全球65岁以上老年人口总数已超过38 000万人，预计到2020年，这个数目将上升至69 000万人。在许多国家，高龄老年人（80岁以上）是增长最快的一组人群。老年人作为高血压的易感人群，随着年龄增长，高血压的发病率逐渐增高。据统计，我国

60～75岁老年人高血压患病率为51.5%～65.4%，≥75岁老年人高血压的患病率达73.85%。国外资料显示，85岁以上老年人群高血压患病率为70%～80%。目前老年高血压已经成为重要的公共卫生问题。

随着年龄增加，血压会有一定程度的升高。以往人们认为这种血压增高是人类增龄过程中不可避免的一种现象，因而认为其危害性可能不大。但多个人群研究显示，事实并非如此。老年人伴有高血压，其心血管危险性较年轻人更高。对于老年人而言，由于本身往往存在多种疾病，无论是心血管危险因素、靶器官损害(TOD)、并存的临床情况(ACC)均明显较一般成年人严重，因而即使是同一水平的血压，老年人往往因为危险因素的增多而处于较高一级别的危险分层，较年轻人具有更高的心血管危险性。

对所有年龄组的高血压患者进行治疗的相对风险降低程度(相对效益)是相同的，但老年高血压患者并发症的绝对风险在所有血压水平均高于一般成年高血压患者，因而为获得相同效益所需的治疗人数(number needed to treat, NNT)，老年人要低于一般成年人；年龄<60岁的高血压患者，对其进行治疗减少死亡的绝对效益是每治疗167人减少1人死亡；对>60岁的高血压患者，对其进行治疗减少死亡的绝对效益是每治疗72人减少1人死亡。因此，对老年人高血压的治疗仍是非常重要的，并且具有更明显的意义。但对年龄超过80岁的高血压患者进行治疗的相关证据到目前为止还很有限。EWPHE研究包括了155名(最大年龄97岁)80岁以上患者，STOP研究包括269名80岁以上患者，但这两个研究并没有显示对超过80岁的高血压患者进行治疗有明显的益处。在SHEP研究中，入选了649名超过80岁的高血压患者，结果显示对ISH的治疗能够减少45%的卒中发生(属于Ⅰb证据)。一项荟萃分析显示，对超过80岁的高血压患者进行降压治疗，能减少34%的卒中发生，主要心血管事件和心衰风险分别下降22%和39%，均有统计学意义。但对所有原因所致总死亡率没有明显下降。英国高血压指南是第一个也是到目前为止唯一将年龄超过80岁的高血压患者需要进行药物治疗写入指南的，主张其治疗等同于年龄>55岁者。其原因正是基于能够降低部分风险因素，尤其是卒中的危险性下降。

第21届国际高血压学会(ISH)福冈会议报道，日本老年高血压患者最佳收缩压评估(JATOS)研究结果认为，血压随年龄变化而变化，老年人到什么高度开始治疗，达标血压是多少，都应与中、青年患者有所区别。建议老年患者降压应当极其缓慢、小心，过于积极降压反而加重靶器官损害，尤其是对于年龄>75岁的老年人。HYVET(Hypertension in the Very Elderly Trial)研究是专门针对超过80岁高龄高血压患者的多中心、随机、安慰剂、双盲对照研究。该研究入选了3845例高龄老年高血压患者，随机分为活性药物治疗组(吲达帕胺缓释片1.5mg/d，必要时加用培哚普利2～4mg/d)与安慰剂组。主要终点为致死性或非致死性卒中事件发生率，次要终点为总死亡率、心血管死亡率，计划随访5年。由于活性药物治疗组患者显著获益，HYVET研究指导委员会于2007年7月12日采纳了数据安全监测小组建议，在HYVET进行到1.8年时决定提前终止试验。HYVET研究提前终止，有力说明在80岁以上老年人群中降压治疗可使患者显著获益，对于该特殊人群的抗高血压治疗具有重要意义。

由于高龄老年高血压患者具有其自身的临床特点：单纯收缩期高血压(ISH)比例高，血压波动性大，且容易发生直立性低血压，靶器官损伤发生率高。同时多种疾病、多种代谢异常合并存在，常需要使用多种药物，因此治疗难度大，降压治疗的效益/风险比亦待确定。对于血压波动较大的高龄老年高血压患者，究竟血压高对靶器官的损害大还是血压低对器官组织的影响大，还有待于进一步研究。Oates等对一组血压控制理想的高龄老年人进行分析，发现血压水平与 5 年生存率成正比。由于高龄老年人心血管系统的改变,使该人群在治疗过程中极易发生直立性低血压,从而导致心、脑等重要脏器灌注不足,继而使跌倒、卒中或认知功能减退甚至抑郁等,增加额外的致残率和死亡率。目前认为,对高龄老年人应该谨慎降压,降压达标后进一步降低血压是有害的。

在没有得到更多的临床研究数据之前,我们认为原先已诊断高血压并已经持续治疗,现在年龄超过 80 岁的患者应继续原有的治疗,特别是对伴有 TOD 或其他心血管风险因素以及糖尿病的患者,其治疗仍是重要的。对于超过 80 岁才确诊的高血压患者,应着重于其风险因素的评价,给予针对性治疗;如存在高风险因素,则给予药物治疗。多数指南建议,对于 80 岁以上的高龄患者、基线 SBP 在 160mmHg 以上的老年患者进行有效的降压治疗,但其降压水平不必要求太低,其降压速度要缓和,对超高龄高血压患者来说,过快降压导致的低灌注危害性可能更大一些。对于部分体弱、认知功能或多器官功能不全、直立性低血压的患者,需着重临床评估,不建议积极降压。

(方宁远)

四、老年晨峰高血压

在 24 小时之内血压是不断变化的,呈白天较高、夜晚较低的昼夜节律,具体表现为睡眠最初几个小时内血压明显下降,清晨时段从睡眠到觉醒过程中血压呈明显上升趋势。觉醒时的收缩压和舒张压通常比睡眠时高 10%～20%。目前描述这一现象的概念有两种,即晨峰血压和清晨血压。有学者提出,清晨血压的概念是指清晨醒后 1 小时、早餐前的家庭血压测量结果或动态血压记录的起床后 2 小时或 6:00—10:00 平均血压,本节主要讲述晨峰血压。

(一)晨峰血压的定义

生理状态下正常人 24 小时血压呈明显的波动现象:波动幅度白天大于夜晚,收缩压大于舒张压;有两峰一谷,呈长柄勺形。上午 6—8 时以及下午 5—6 时血压最高,形成峰值,前一个峰通常高于后一个峰;而深夜 1—2 时血压最低,处于低谷。轻中度高血压患者血压的昼夜波动状态大多和正常人相似,只是血压水平较高,波动幅度较大。全天的血压波动范围平均可达 30/15～20mmHg。

血压从深夜的低谷水平逐渐上升,在 6:00—10:00 内迅速达到峰值水平,这一现象称为晨峰血压,也称为血压晨冲(blood pressure morning surge)。晨峰血压可以出现于正常人,而在老年人或高血压患者,尤其老年高血压患者尤为显著。如何来评估晨峰血压的临床意义?这一现象出现于一个具体患者身上,如何来判断是否需要采取积极的防治方法?首先涉及晨峰血压的测定以及正常值范围。

目前尚无国际或国内公认与统一的方法,研究者采用的方法并不一致,有的将起床 3 小时内的最高值与起床前 3 小时内的最低值或起床后即刻值做比较,或者将起床后 2 小时内的平均值和起床前 2 小时内的平均值或夜间的低谷值(或包括低谷值在内的 1 小时平均值)做比较;还有的计算晨醒后 4 小时和醒前 4 小时平均血压的差值,或计算早上 4—9 时的平均收缩压和夜间低谷收缩压值的差值,或计算上午 6—10 时血压最高值和夜间血压均值之差等。在上述方法中,Kario 等主张将起床后 2 小时平均收缩压和夜间最低值的差值作为晨峰血压的测量方法,得到较多作者的认可。其中,夜间最低值通常指包括最低值在内的 1 小时平均值,如采用动态血压测量,每半小时获得一个读数,则该数值为夜间最低收缩压读数与其前后各一个读数的平均值。倘若收缩压晨峰值≥55mmHg,即为异常升高。

（二）老年晨峰高血压的机制

晨峰血压现象的机制尚未完全阐明。交感神经系统在发病中可能起着重要甚至主要的作用。醒后起床和活动使交感神经系统兴奋性迅速增强。已证实，夜间血浆去甲肾上腺素和肾上腺素水平较低，醒后两者开始升高，使每搏量和心输出量增加，心率加快，水钠滞留，血压上升。

血管本身的损伤和病变尤其动脉僵硬度增加和外周血管阻力增高，在老年高血压患者发生的晨峰现象中具有重要作用。大动脉僵硬度增加，使大动脉扩张能力减退和缓冲功能显著降低，从而增加了左心室和主动脉收缩期压力，舒张期压力则降低，导致收缩压水平升高和舒张压水平降低，故而老年人易罹患单纯收缩期高血压（ISH）。交感神经系统的迅速激活，导致外周血管阻力快速升高，从而使老年高血压患者尤其 ISH 患者更易发生晨峰血压现象。

（三）老年晨峰高血压和心脑血管事件

老年高血压患者清晨时段的血压上升幅度通常高于正常血压者。一项日本老年高血压研究提供了晨峰高血压和心脑血管事件相关的证据，该研究采用动态血压监测方法，晨峰血压定义为清醒后 2 小时平均收缩压和包括最低血压在内的夜间 1 小时平均血压的差值。按晨峰血压的程度将 519 例分组。其中晨峰血压为最高的 1/10 人群（平均为 69mmHg）基线时无症状脑梗死发生率为 57%，其余患者（平均晨峰血压为 29mmHg）为 33%。在平均 3.5 年随访中，晨峰血压较高的患者与较低患者相比，卒中发生率分别为 19% 和 7.3%。

已有证据表明，与一天 24 小时的其他时段相比，早上 6 时以后的数小时是心脑血管事件的高发时段。Goldberg 等详细分析 137 例急性心肌梗死的初始症状出现的时间，结果发现醒后 1 小时内最为常见；Manfredini 等也观察到高血压所致的鼻出血等发生率，也是在清晨为最高。Kario 等所作的一项前瞻性研究表明，晨峰收缩压每增加 1mmHg，卒中危险增加 22%，且此种晨峰血压和脑血管疾病及卒中存在独立的、显著的相关性。还有研究发现，在晨醒后至上午时段中发生的心肌梗死和心脏性猝死分别占 40% 和 29%，卒中发生率为其他时段 3～4 倍。晨峰和室性心律失常所致的猝死、高血压患者的靶器官损害、心电图上 ST 段压低的缺血性改变等均具有明显的相关性。

早晨心脑血管事件高发的重要影响因素是晨峰血压增高，已无疑义，其机制也主要归因于交感神经系统兴奋性的增加。在一天 24 小时中血压的变异以早晨为最大，产生最大的一个峰值，而在清醒起床后又是血压变异幅度最大的时间，从睡眠时较低的水平迅速上升至峰值，变异的速度也是最大的。未经治疗或控制不佳的老年高血压患者不仅发生晨峰现象比率高，而且晨峰血压过高也较多见，有的可达到 70～80mmHg。

交感神经系统激活可造成血浆容量减少，血小板聚集，诱发血栓形成，而绝大多数的心脑血管事件均为血栓栓塞合并症；可导致自主神经系统的严重不平衡，副交感神经系统活性较低而交感神经系统活性过强，从而诱发各种心律失常；可激活肾素 - 血管紧张素 - 醛固酮系统，加上过多的儿茶酚胺作用，易致血管痉挛、心肌缺血；还可降低骨骼肌对胰岛素的敏感性，造成肌肉纤维类型的转变，从胰岛素敏感性慢收缩纤维转变为胰岛素耐受性快收缩纤维，不仅导致血浆胰岛素水平升高，还使血压进一步升高。

（四）晨峰血压的防治

1. 老年高血压的药物选择　目前几乎所有的指南均推荐低剂量利尿剂和二氢吡啶类钙通道阻滞剂作为老年 ISH 的首选药物，许多应用这些药物治疗高血压的随机对照临床试验，也证实可发挥心脏保护作用，能够改善预后，包括高危人群和老年患者。老年患者伴收缩压和舒张压均升高者,已证实血管紧张素转化酶抑制剂(ACEI)至少和利尿剂、钙通道阻滞剂具有同样的良好疗效。如患者不能耐受 ACEI,则血管紧张素Ⅱ受体阻滞剂(ARB)同样适用。NORDIL 试验、HOPE 试验和 LIFE 试验分别应用钙通道阻滞剂、ACEI 或 ARB 与传统药物(如 β 受体阻滞)或安慰剂做比较,结果证实除有效降压外,还使得主要合并症卒中发生率分别显著降低 25%、32% 和 20%,老年高血压的高危人群获益更大。

2. 晨峰血压的药物选择　此时应用的降压药物须能够降低交感神经的活性,减少儿茶酚胺尤其血浆中去甲肾上腺素水平。

利尿剂可诱发交感活性和去甲肾上腺素水平持续升高,这是通过压力感受器介导的,还可增加心率,提高血脂水平。β 受体阻滞剂能够阻遏交感神经系统的兴奋性增加,减慢心率,降低血压,但这一作用可被 α 肾上腺受体介导的血管收缩增强所抵消,实际上在控制血压反应性上,此类药难以发挥作用。此外,β 受体阻滞剂使血浆去甲肾上腺素增高,加重胰岛素抵抗,影响脂代谢,降低活动耐力。Lindholm 等应用 β 受体阻滞剂降压治疗的荟萃分析表明,阿替洛尔与其他降压药相比较,心肌梗死和总死亡率降低相近,而卒中危险增加 16%。还有一些研究表明,阿替洛尔和噻嗪类合用使 2 型糖尿病发生率显著增加。二氢吡啶类钙通道阻滞剂是强有力的外周血管扩张剂,降压作用稳定、可靠,但可刺激交感神经系统兴奋和释放去甲肾上腺素,不能降低非静息时的心率,也不能有效控制高血压患者在精神神经紧张状态(包括清晨起床前后和上午)的血压和心率。显然,上述药物并不适合应用于晨峰血压过高的老年高血压,包括 ISH 患者。

非二氢吡啶类钙通道阻滞剂如维拉帕米和地尔硫䓬已证实更适合于交感神经系统激活伴心率增快的高血压,包括老年患者。此类药能够良好控制此种应激状态的血压和心率,减少血浆去甲肾上腺素水平,减轻血管收缩反应,减少血小板聚集,改善冠脉血流和左室的舒张功能。ACEI 和 ARB 可以阻断肾素 - 血管紧张素 - 醛固酮系统,后者在晨峰血压过高中也发挥了一定的作用;虽不能降低心率和机体对去甲肾上腺素的反应,但对于交感 - 肾上腺素的释放具有一定的抑制作用。此外,还能改善内皮功能及血管结构和功能的异常。初步研究证实,ACEI、ARB 和钙通道阻滞剂能够改善动脉弹性和顺从性,尤以前二者更好。这对于老年高血压和控制晨峰血压也具有意义。显然,这 3 类药物应列为老年高血压伴晨峰血压过高的主要选择。

3. 调整降压药物应用方法

(1) 应用长效的降压药物:每天一次服药,作用可有效覆盖 24 小时或更长,这是抗高血压药物治疗的基本原则之一。晚近提出了"时辰治疗药物"(chronotherapeutic agents)的概念。其目的是使药物的作用和要治疗、控制或预防的疾病发生或加剧的时间相匹配。对于高血压病,由于血压的波动具有明确的、昼夜复始的节律性,时辰治疗药物的观念就与临床有着密切的关系。高血压常规治疗追求的是药物血浓度的稳定和降压作用的恒定,并不考虑血压的昼夜节律性变化。而时辰治疗的要求是在血压的高峰时间,也是心脑血管事件的好发和多发时段,能够更有效地控制血压,以提高降压质量和改善临床结局。

目前临床上应用的长效药物如绝大多数的 ACEI、所有的 ARB、长效的钙通道阻滞剂(氨氯地平、非洛地平),以及缓释、控释的钙通道阻滞剂(硝苯地平)等,均具有作用强、持续时间长、平稳降压等优点,足以维持 24 小时的降压作用,也能遏制服药后 18～20 小时、相当于晨峰血压时间段血压的迅速上升。

(2) 改变给药时间,睡前服药:一项研究比较了喹那普利清晨(上午 8 时)或睡前(下午

10 时)给药,用于 2 级高血压患者的效果。采用双盲交叉设计方法,每个周期治疗 4 周。从表 8-28 看出,两种给药方法白天降压效果相似,而睡前给药则使夜间收缩压和舒张压降幅显著增大。研究证实,睡前服用维拉帕米控释片,次日晨峰时段血压可降低 7.5～15/4.8～10mmHg,与传统早晨服药有显著差异。睡前应用地尔硫䓬控释片或雷米普利共 10 周,晨峰血压值均显著降低(分别为 18/15mmHg 和 13/8mmHg)。

表 8-28　清晨和夜间应用降压药物的效果评价

	血压测定 /mmHg		
	基线	清晨给药	夜间给药
日间			
收缩压	154 ± 16	138 ± 16	137 ± 14
舒张压	101 ± 7	89 ± 9	90 ± 9
夜间			
收缩压	140 ± 15	132 ± 20	127 ± 18 [**]
舒张压	90 ± 7	83 ± 10	81 ± 9 [*]

[*]$P < 0.05$,[**]$P < 0.01$。

(3) 其他方法:有人主张在清晨服药,以控制晨峰血压升高。但这种服药方法的效果目前研究并不一致,也未证实这种方法优于睡前服药。不过,对于晨峰血压显著升高的高危人群,可在原来服用长效制剂基础上,考虑晨醒后加服一次中效制剂;有起床前 2～3 小时夜尿习惯的老年人可考虑在此时服药。

(黄　峻)

五、老年正常高值血压的处理

2005 年中国高血压防治指南将正常高值血压定义为 120～139/80～89mmHg,与 2003 年欧洲高血压指南中正常高值血压的定义相同,而美国 JNC 8 则将此范围内的血压定义为高血压前期。这种不同的分类方法主要根据不同国家和地区高血压的流行病学特点以及防治的可操作性决定。近年来国内外的一些研究已经认识到正常高值血压的心血管危险性。流行病调查显示,年龄 40～70 岁人的血压自 115/75mmHg,每增加 20/10mmHg,心血管疾病危险相应增加 1 倍;55 岁血压超过 120/80mmHg 者,有高达 90% 的概率以后发展成为高血压。国外健康人群调查结果显示,正常高值血压人群微量白蛋白尿危险较 120/80mmHg 理想血压者明显增加(OR=2.13)。我国 10 年随访结果显示,正常高值血压人群 10 年心血管疾病的危险较理想血压者增加超过 1 倍。血压 120～129/80～84mmHg 者和 130～139/85～89mmHg 者10 年进展为高血压的比例分别为 45% 和 64%。越来越多的临床研究证明,正常高值血压者存在多种危险因素,其血流动力学异常可导致心血管受损,对靶器官具有潜在损害。因此,要降低高血压患病率,应加强对正常高值血压人群的检出、管理和干预。

治疗高血压的主要目的是最大限度地降低心血管疾病的死亡和病残的总危险,对于老年正常高值血压干预的目的也是如此。大量循证医学证据证实,高血压的预后不仅与血压升高水平有关,而且与并存的其他心血管危险因素以及靶器官损害程度密切相关。处于不同的心血管危险分层的高血压患者血压控制的靶目标不同,同样对于老年正常高值血压的处理也应根据其心血管危险分层以及是否合并其他疾病的情况采取不同的干预策略。

根据 2010 年中国高血压防治指南,对于低危和中危的老年正常高值血压的人群,应改善生活行为以预防高血压及心血管疾病的发生。

(一)改善生活行为

1. 控制体重　流行病学研究发现,无论是发达国家还是发展中国家,高血压人群还是正常血压人群,均显示体重与血压之间呈正相关关系,在体重不伴随年龄增长的人群中,动脉压并不伴随年龄增长而升高,减重适用于所有的高血压肥胖者。因此,老年正常高值血压伴有超重或肥胖者应通过减重控制血压,争取将血压降低至达到或接近理想血压水平,同时也有助于控制伴随的危险因素如胰岛素抵抗、高血脂等,从而预防高血压和其他心血管疾病的发生。理想的体重指数为 20～24kg/m², 减重措施是限制过量饮食和增加运动。适合老年人的运动形式是太极拳、散步和慢跑。现代医学研究认为,太极拳对神经系统、呼吸系统、心血管系统、消化系统以及内分泌和免疫系统的功能均有促进作用。而散步和慢跑是一种有氧运动,具有良好的调节新陈代谢,增加内脏功能防治心脑血管疾病和肥胖,改善健康状况的功效。

2. 限盐　饮食中的钠盐摄入量与血压升高和高血压的患病率密切相关,低钾摄入更加大这一作用。老年人限盐还可增加通过减轻体重降低血压的效果。研究发现,不同人群对限盐的反应有较大差异,黑种人和老年人较其他人群更为敏感。中度限盐即每日的钠盐摄入量低于 6g, 较易接受且无不良影响。应减少烹调用盐,少食或不食腌制食品和防腐食品。

3. 戒烟　吸烟是心血管疾病的重要危险因素,戒烟有利于正常高值血压人群的血压控制及防止进展为高血压。

4. 限制饮酒　酒是导致多种疾病的危险因素。研究显示,饮酒量与血压之间存在剂量反应关系,随着酒精摄入量的增加,动脉压逐渐升高,过度饮酒还会增加卒中和心血管事件的风险。饮酒的老年正常高值血压者应控制饮酒量,男性每日酒精摄入量不超过 20～30g, 女性较男性更易吸收酒精,因此女性每日酒精摄入量不超过 15g。老年正常高值血压者如果饮酒后有明显的升压反应,则应完全戒酒。

5. 合理膳食　根据中国营养学会建议,我国成年人每日 1 袋牛奶(约 250ml)可以补充优质蛋白,对于老年正常高值血压人群来说通过牛奶补钙,有助于预防高血压和动脉粥样硬化,同时也有助于预防老年缺钙所致的骨痛和骨折。碳水化合物每日 250g 左右,相当于主食300g。通过控制主食摄入量,可以调控血糖、血脂及体重。

6. 心理平衡　多项研究表明,在众多的保健措施中,心理平衡是最关键的因素。保持健康快乐的心态可以抵抗其他内外不利因素。在北京市长寿人口调查中发现,90 岁以上长寿者中尽管饮食、爱好、起居习惯各异,但其共同特点是心胸开朗、性格随和、心地善良、乐于助人。突然的心理应激,可引起心动过速和血压升高对心血管系统造成不良影响。因此,对于老年正常高值血压者在高血压的预防中必须重视和兼顾心理因素,并采取适当的心理行为预防措施。

对于高危,合并糖尿病或慢性肾脏疾病的老年正常高值血压者,血压控制目标值应<130/80mmHg, 如果合并糖尿病肾病尿蛋白排出量>1 000mg/d 或已出现肾功能不全者,血压控制目标值应<125/75mmHg。若上述改善行为方式的措施不能达到血压控制目标值时,应采取药治疗达到控制血压的靶目标。2009 年欧洲 ESH 高血压治疗指南提出,高血压合并糖尿病、心血管疾病史或者肾脏病者,当血压处于 130～139/85～89mmHg 时就可以进行药物治疗,其目标值为<130/80mmHg。

(二)药物的选择

1. 血管紧张素转换酶抑制剂(ACEI)　多项大规模临床研究证实,ACEI 除降压作用外,具有靶器官的保护作用,特别是对于糖尿病肾病、肾功能不全的保护作用尤为明显。ACEI的肾脏保护机制比较复杂,可能的作用有:降低体循环动脉压和肾小球毛细血管压,减低肾小球通透性,减少尿蛋白和其他大分子物质通过肾小球系膜,从而改善肾小球硬化和肾小管纤维化。可作为合并糖尿病的老年正常高值血压者控制血压达标的首选药物。ACEI类药物的主要不良反应为高血钾、咳嗽、皮疹和血管性水肿。老年人肾功能较差,使用时应注意监测肾功能与电解质的变化。双侧肾动脉狭窄者禁用。

2. 血管紧张素Ⅱ受体阻滞剂(ARB)　作用与ACEI相近,但不良反应少,尤其是没有咳嗽的不良反应,提高了药物的依从性。可用于ACEI不能耐受者。禁忌证同ACEI。

3. 钙通道阻滞剂(CCB)　有ACEI或ARB禁忌证者可选择长效CCB,能有效控制血压,并减少心血管并发症的风险。主要不良反应为下肢水肿、牙龈增生、头痛等。

4. β受体阻滞剂　适用于合并冠心病的高危老年正常高值血压者。主要不良反应为心动过缓、疲乏、耐力减低等。慢性阻塞性肺疾病、Ⅱ度以上房室传导阻滞、心动过缓及抑郁者禁用。

必须要考虑到,目前对正常高值血压(130～139/85～89mmHg)患者启动降压治疗的支持证据很少。确实有两项研究表明,对血压正常高值患者经给予几年的降压治疗,可延缓高血压的发生,但这种早期干预的获益能维持多久,是否能够延迟事件的发生,以及成本效益比如何,都有待证实。

总之,对于老年正常高值血压者的干预的主要目的,一是减少高血压的发生,二是减少心血管危险性。从卫生经济学的角度考虑,首先应强调生活行为的干预,在此基础上对于高危的人群配合适当的药物治疗,使血压达标。

(许毓申)

六、老年高血压的联合用药

目前高血压的发病率呈逐年上升趋势,虽然抗高血压药物不断涌现,但治疗的现状仍很严峻,高血压的控制率仍较低。美国预防、检测、评估与治疗高血压全国联合委员会第七次报告(JNC 7)高血压人群的平均控制率为34%,而我国高血压人群的平均控制率仅6.1%。近年来UKPDS、RENAAL、IDNT和HOT等临床研究结果表明,大多数高血压患者需要2种或更多的药物联合治疗才能使血压达到目标水平,尤其是对初始血压较高、存在靶器官损害或相关疾病的患者更需联合用药。因此,高血压的联合用药得到了大家的普遍认同。

(一)联合用药的意义

2010年中国高血压防治指南指出,我国高血压人群控制率为10%。在临床实践中,高血压的单药治疗已逐渐显示出其缺陷和不足。由于高血压是一种多因素的疾病,涉及肾素-血管紧张素-醛固酮系统、交感神经系统、体液容量系统等多个方面,因此不易控制。临床医师对高血压患者的治疗,开始采用小剂量单一用药的优点在于能够发现患者对哪种药物反应最佳,但针对性往往较差,降低了依从性。当应用单药治疗时,患者的血压降低可能会激发机体其他血压调节系统的负反馈,代偿性地升高血压,降低了该药物的降压效果;而随着单药治疗剂量的增加,其不良反应也明显增加,导致患者的耐受性下降。因此,单药治疗高血压的疗效有限。HOT研究证实,在试验初期有59%的患者进行单药治疗,截止到3.6年后只有32%的患者维持单药治疗,联合用药的患者更容易实现血压的控制。ALLHAT和VALUE等临床研究亦表明,高血压患者单药治疗有效率只有近1/3。据此JNC 7建议,多数高血压患者需2种或更多的抗高血压药物来达到目标血压;当足量的单药治疗不能使血压达标时,须加用另一种降压药物。当血压超过目标值 20/10mmHg 时,初始治疗应考虑同时使用 2 种药物,可搭配使用不同的药物,也可使用剂量固定的复方制剂。

联合用药在高血压治疗中的意义在于:多种药物或同一药物的不同组分通过不同机制降低血压,显著增加了血压控制率;联合应用多种药物或成分,能够防止出现某种药物降压诱发其他调节机制引起代偿性血压升高;药物联合应用亦可减少或互相抵消药物的部分不良反应,甚至低于单药治疗的不良反应;对 354 项随机、双盲、安慰剂对照的高血压临床试验进行的荟萃分析发现,2 种药物联合应用时,其降压效果叠加,而不良反应减少,且有显著性差异。在 66 项单药研究的临床研究中,不良反应发生率为 5.2%(3.6%~6.6%);而 33 项 2 种药物联合应用的临床研究中,不良反应发生率为 7.5%(5.8%~9.3%),显著低于两药叠加之和 10.4%。另外,峰效应不同的药物联合还能延长降压作用时间。

（二）联合用药的原则

抗高血压药物联合使用应遵循以下原则:

1. 联合用药时药物搭配应具有协同作用或作用相加　常用六大类的抗高血压药各有其作用特点,应以两种不同降压机制药物联用,且所联合药物在药理学上具有协同作用或作用相加,即联合以后药物的作用应大于两药单药疗效之和,而不良反应相互抵消或少于两药单用。临床上常以小剂量或极低剂量药物联合,以降低单药高剂量所致的剂量相关性的不良反应。联用药物需服用方便,最好每日 1 次给药,而疗效持续 24 小时以上,以提高患者依从性。

2. 何种联合方案最佳,国内外指南均没有明确说明　每一组联合应用的药物都有相对适应的人群。因此,临床上要求我们充分了解每个患者的病理生理特点,根据患者血压的总体水平或严重度、靶器官受损程度、心脑血管并发症相关危险因素、伴随的临床相关情况、与其他并存疾病的药物之间有无相互作用等选择合适的药物联合。

老年高血压临床研究中,已有的临床试验支持下列药物的联合:CCB+ACEI 联合(ASCOT-ABLP 研究)、利尿剂 + 血管紧张素Ⅱ受体阻滞剂联合(LIFE 研究及 VALUE 研究)、CCB + 利尿剂的联合(FEVER 研究及 VALUE 研究)、CCB+β 受体阻滞剂联合(HOT-CHINA 研究)。

3. 联合用药有各药按需剂量配比处方和固定配比复方两种方式　合并用药的两种方式各有其特点:采取各药的按需剂量配比处方,其优点是可以根据临床需要调整品种和剂量。采用固定配比复方,其优点是方便,有利于提高患者的依从性。固定剂量的复方往往来源于临床上的联合用药。二十世纪五十年代末以来,我国研制了多种复方制剂,如复方降压片、降压 0 号等,以当时常用的利血平、肼屈嗪、氢氯噻嗪为主要成分,因其有一定降压效果,服药方便且价格低廉而广泛使用。近年来多类新型降压药问世,按上述组合的复方制剂不断涌现,出现了不同类别、不同品种、不同剂量配比的许多复方制剂如海捷亚、安博诺、复代文等。低剂量固定复方制剂(如百普乐等)既有不同作用机制药物对降压的协同作用,同时也使剂量依赖性不良反应最小化。

（三）联合用药的临床应用

高血压治疗的观念曾经历了几个时期。二十世纪五六十年代,固定剂量的复方降压制剂比较流行,主要为含利血平、氢氯噻嗪和肼屈嗪的复方制剂。但随着新药的不断出现,1977 年 JNC 率先提出阶梯疗法(stepped-care regimen),将利尿剂、β 受体阻滞剂定为高血压治疗的一线药物,仅当一线药物降压效果不佳时,才加用其他的降压药物。随后抗高血压药物的种类和数量显著增加,JNC 又增加了 ACEI 和钙通道阻滞剂等为一线药物,并推出序贯单药治疗(monotherapy),即在一线药物中先选择一种抗高血压药物进行治疗,如果 4~6 周未能降压,可换用另一种抗高血压药物,如果单药治疗失败时,才采用联合用药。近年来随着大规模临床试验的开展,基于众多临床证据,JNC 7 建议:多数高血压患者需 2 种或更多的抗高血压药物来达到目标血压;当足量的单药治疗不能使血压达标时,须加用另 1 种降压药物。当血压超过目标值 20/10mmHg 时,初始治疗应考虑同时使用 2 种药物,可搭配使用不同的药物,也可使用剂量固定的复方制剂。

1. 以利尿剂为基础的联合用药

(1)利尿剂加 ACEI 或血管紧张素Ⅱ受体阻滞剂(ARB):利尿剂激活肾素 - 血管紧张素系统(RAS),可增强这两类药对 RAS 的阻断作用。此外,ACEI 可防止由于利尿剂或心衰所致电解质丢失如钾、镁等不良反应。而具有选择性的血管紧张素Ⅱ受体阻滞剂如科素亚(losartan),通过抑制利尿剂对 RAS 激活从而产生更强的降压作用。此类药物对血尿酸有一过性排出增加,血钾稍上升,因此与小剂量利尿剂合用是较好的配伍。2013 年欧洲高血压管理指南将噻嗪类利尿剂与 β 受体阻滞剂联合列为有一些局限性的有用联合,因为可加重糖尿病高血压患者的糖尿病病情。

(2)利尿剂与 β 受体阻滞剂和 / 或 α 受体阻滞剂合用:利尿剂增快心率作用可被 β 受体阻滞剂抵消;而 β 受体阻滞剂和 / 或 α 受体阻滞剂促肾潴钠作用又被噻嗪类利尿剂所抵消。在扩、缩血管作用上,噻嗪类利尿剂可使 β 受体阻滞剂的缩血管作用抵消,而使 α 受体阻滞剂的扩血管作用更强。考虑到 α 受体阻滞剂会出现严重的直立性低血压、眩晕、晕厥、心悸等(即首剂效应),不作为老年高血压治疗首选,除非男性伴有前列腺肥大的患者。

(3)利尿剂和二氢吡啶类 CCB:与一般降压药不同,二氢吡啶类 CCB 在高钠状态时降压作用更强。当与利尿剂同服时,尤其在先用 CCB 的基础上加服利尿剂降压效果无协同。但对老年患者,由于 RAS 反应迟钝,多为低肾素型高血压病,对同服二氢吡啶类 CCB 和利尿剂的反应不同于中青年患者,常有协同降压作用。非二氢吡啶类降压药如维拉帕米与噻嗪类利尿剂合用,亦有协同降压作用。

2. 以 CCB 为基础的联合用药

(1)CCB 加 ACEI:在扩血管方面,CCB 有直接扩张动脉作用,而 ACEI 通过阻断 RAS 降低交感活性,能扩张动、静脉,因此有协同降压作用。由于 ACEI 有扩静脉作用,尚可抵消二氢吡啶类 CCB 常见的踝部水肿不良反应。此外,在血管壁局部保护及心、肾保护作用方面,已证实两种药物在抗增殖、减少尿白蛋白等方面有协同作用。

(2)CCB 加 α 受体阻滞剂:两者对外周血管扩张有叠加作用。其中维拉帕米与特拉唑嗪合用时,由于前者抑制 α 受体阻滞剂肝氧化作用使经肝代谢增加,血药浓度上升,从而加强了降压作用,但应注意可能使 α 受体阻滞剂常见的首剂效应更明显。

(3)二氢吡啶与非二氢吡啶类 CCB 合用:由于两类药分别作用于细胞膜电压依赖性钙通道外侧和内侧,与该通道上的相应的药物受体结合,使通道失活,关闭态延长,从而阻滞钙内流,产生协同降压作用。如联合使用硝苯地平和缓释维拉帕米、硝苯地平和硫氮䓬酮。

(4)二氢吡啶类 CCB 与 β 受体阻滞剂合用:β 受体阻滞剂的缩血管作用、降低心输出量及心率的作用被二氢吡啶类 CCB 扩血管及轻度增加 CO 作用所抵消,降压作用加强。

3. 需慎重应用的降压组合

(1)β 受体阻滞剂和非二氢吡啶类 CCB:由于两者对心脏收缩及传导有叠加抑制作用,仅适用于无心衰及无房室传导阻滞的高血压病患者,当合并心动过速,但又不宜大量服用 β 受体阻滞剂时,可考虑合用。

（2）β受体阻滞剂和 ACEI：可能由于β受体阻滞剂抑制肾素而 ACEI 有阻断 RAS 作用，因此，两者无明显协同降压作用。有人认为，高肾素型高血压病可选择两药合用。对合并冠心病、心绞痛、室上性心律失常的高血压病患者仍然可选用。

4. 两种以上的药物合用

（1）经典的三联组合——血管扩张剂 + 利尿剂 +β受体阻滞剂，其机制为：血管扩张剂（肼屈嗪）的水钠潴留可被利尿剂所抵消，而利尿剂的加快心率作用可被β受体阻滞剂（普萘洛尔）所抵消，不良反应小而降压疗效反有协同作用。

（2）ACEI（如卡托普利）+ 噻嗪类利尿剂 + 水溶性β受体阻滞剂有协同作用，但加脂溶性如普萘洛尔等无协同作用。

（3）CCB + ACEI + 利尿剂：CCB（如氨氯地平）+ 噻嗪类利尿剂虽无协同作用，但加入 ACEI 阻断 RAS 后可使三药起协同作用，如 CCB + ACEI 无效时加入β受体阻滞剂则疗效差。

（4）ACEI + CCB + 利尿剂 +α受体阻滞剂或α$_2$受体兴奋剂：是目前最常用的治疗顽固性高血压病用药组合之一。亦常在 CCB + ACEI + 利尿剂的基础上加入中枢α$_2$受体兴奋剂如可乐定。

5. 复方降压制剂

（1）国外从 20 世纪 60 年代的利血平 - 肼屈嗪 - 氢氯噻嗪起，到大剂量β受体阻滞剂 - 噻嗪类及可乐定 / 噻嗪类，到 20 世纪 80 年代的 ACEI + 噻嗪类利尿剂和 20 世纪 90 年代的 ACEI + CCB，其中值得提出的是 ACEI + CCB。目前经美国 FDA 及欧洲批准上市的有 4 种，即依那普利 / 非洛地平、氨氯地平 / 贝那普利、依那普利 / 地尔硫䓬及群多普利拉 / 缓释维拉帕米。

（2）国内常用的复方降压制剂详见第七篇第四章第五节。

总之，联合用药是一个复杂的问题，由于高血压病患者个体差异及临床上常伴其他问题如高血脂、高血糖、心力衰竭、肾衰竭等，药物选择主要根据病理生理特征、药物不良反应状况与药代动力学。临床实际使用时有不少因素可影响降压药的具体选择，主要影响因素是患者个体情况及对各类药物的禁忌证、降压疗效和不良反应。由于每类和每种药物具有其药理学特点和治疗效果，如钙通道阻滞剂治疗明显减少卒中发生率，改善认知功能和减少老年性痴呆，以及抗动脉粥样斑块发生；ACEI 或 ARB 能预防和治疗心力衰竭，能有效减轻和延缓肾病进展，改善血糖控制，减少和预防糖尿病发生。RENNAL 和 PRIME 研究显示，糖尿病合并高血压患者在肾病或肾病早期阶段，ARB 明显减少尿蛋白，阻止肾病自然进程。在 CAPPP 与 LIFE 研究中，ACEI 或 ARB 比利尿剂或β受体阻滞剂减少新发生 2 型糖尿病 14% 与 25%。所以，即使联合用药，也要"量体裁衣"。

在考虑联合治疗时可以用 2 种或多种降压药，每种药物的剂量不宜太大，药物的治疗作用应有协同或至少相加的作用，其不良作用可以相互抵消或至少不重叠或相加。理想的联合用药应该是作用互补，协同降压；减少不良反应；增强对靶器官的有益作用；良好的耐受性；相对低的治疗费用。老年人降压治疗原则上与年轻高血压有所不同，因为老年人身体的病理生理与年轻人有所区别，表现在临床症状和体征不同，机体代谢率比年轻人低，对药物敏感性也较年轻人差，但药物体内蓄积较年轻人易发生。治疗应从小剂量开始，密切观察合并用药后老年患者的血压、心率、代谢改变，降压原则应按指南要求一定要降压达标，但不能快速降压，一定要平稳降压，同时应根据老年人高血压改变情况，及时调整降压药物品种和剂量，达到既有效降压，又减少或不发生药物不良反应，使老年患者获得最大益处。

（王传馥）

七、老年高血压危象的处理原则

既往高血压危象属于高血压急症范畴，老年高血压危象发病率尽管不高，但临床上也时有见到。目前老年高血压危象指南或共识尚未见发表，近年来高血压指南如 JNC 7 及中国高血压指南基层版等均将高血压危象的概念分为高血压急症和高血压亚急症，因此老年高血压危象的处理应参照近年来高血压急症和亚急症的处理原则，对患者有针对性地进行个体化的有效治疗。本文介绍的老年人高血压危象的处理主要是指老年高血压急症的治疗。

对高血压急症和亚急症（hypertensive emergencies and urgencies）的定义简述如下。

高血压急症（hypertensive emergencies）指血压明显升高（舒张压达 120～130mmHg 以上）同时伴靶器官损害（如高血压脑病、急性冠脉综合征、急性肺水肿、子痫、卒中、急性肾功能衰竭、致命性动脉出血或主动脉夹层）的一种状态。需要住院和进行静脉药物治疗、紧急降压。

如果仅有血压显著升高，但不伴靶器官功能损害，则定义为高血压亚急症（hypertensive urgencies）。高血压亚急症被认为是需要在几小时内控制血压的一种状态，通常不需要住院，但应立即联合使用口服抗高血压药物治疗。

对于老年高血压急症患者，不适当的降压治疗可引起血流动力学不良反应，临床上出现不良后果。据报道，正常人平均动脉压降低至 60mmHg 时，可出现明显的缺血性脑部症状，当高血压患者平均动脉压下降 <120mmHg 时，即可出现靶器官功能损害。因此，最初 48 小时内的降压幅度不能超过治疗前平均动脉压的 25%，即舒张压不低于 100mmHg，收缩压不低于 160mmHg。如果治疗开始后发现有靶器官缺血的症状或体征，血压降低幅度应更小些，甚至暂停降低。血压降至上述初步目标后，应维持数天，在随后的 1～2 周内，可酌情逐步将血压降至正常。

长期严重高血压患者需要比正常人略高的血压才能保证重要脏器最低限度的血流灌注量。尤其是老年高血压急症，该年龄层患者一般高血压病病程长，且有其特殊的生理变化，如血管硬化、弹力减退导致血管储备能力下降、多伴有内皮功能受损等，血压自动调节功能也受到损害，因此，过快、过度地降低血压会导致心、脑、肾和视网膜的血流量急剧减少而引起失明、昏迷、抽搐、心绞痛和肾小管坏死，不能顽固坚持首先使平均动脉压降低 20%～25% 的观点，应注意个体差异。

因此，治疗老年高血压急症应强调：①正确选用降压药：因在某些情况下，药物的不良反应作用可抵消血压下降所得的好处。如肼屈嗪能反射性增加心率和心排出量，从而引起心悸和心绞痛，甚至发生心肌梗死。②降压幅度要合理：不能过度地降低血压，要防止血压降低超过脑循环自动调节的限度。③降压速度要适当：降压太快有时反而加重脑部症状和器官的功能障碍。

治疗原则：

1. 病情评估　对高血压急症患者治疗要求立即控制血压，以防止进行性的靶器官损害，而不要求立即将血压降至正常水平。而高血压亚急症患者，血压应在 24～48 小时内逐步下降，常予口服药物。故对高血压危象进行处理，首先要求对其进行评估。评估的第一步在于区分急症与亚急症。需要说明的是，高血压急症和高血压亚急症之间界限有时不分明，故当不能明确区分为哪一类时，应按高血压急症处理。

2. 基本处理　高血压急症患者应该收入重症监护单元，动脉内血压监测对所有高血压急症患者都是最基本的要求。但是，治疗并不能因此而被拖延。这种情况下，首选静脉用药。

这种患者可以有一到多个靶器官损害的证据。根据不同的靶器官受损症状，选择不同的降压治疗策略。一般来说，大多数脑外的靶器官功能受损可以通过迅速降压而获益。推荐的目标是，平均动脉的降低幅度在几分钟到 2 小时内不得超过 20%～25% 或将舒张压降至 100～110mmHg 以下。应避免快速降压，因其可加重靶器官功能损害，这点在老年患者更为重要。对于不同个体，降压速度和幅度有所不同，血管弹性尚可者可稍快，血管硬化明显者应在严密的血压监测下，根据患者的临床表现和患者的自我感觉等调整用药时间、剂量和降压速度，并且不可将血压降得太低（观察患者有无出现头晕、乏力等）。

3. 药物选择　对于高血压急症，使用静脉给药。国内临床常用药物主要是硝普钠、硝酸甘油、乌拉地尔和艾司洛尔；另外，也可选择钙通道阻滞剂中的地尔硫草和尼卡地平。对高血压亚急症，过度降压的危险性超过逐渐降压。最流行使用的口服制剂包括拉贝洛尔、可乐定、卡托普利，有些医师喜欢使用硝苯地平、尼卡地平和哌唑嗪。通常，如果没有导致血压升高的并发症，患者可以重新开始使用过去的降压药物，或者增加原有药物的剂量，或者加用新的降压药。由于硝苯地平口服（口含吸收很少）降压太快，降压程度不可预见，可引起严重的并发症，1996 年 FDA 就建议在使用硝苯地平治疗高血压亚急症时应特别注意，现在高血压亚急症时不主张使用此药。

（1）硝普钠：硝普钠是高血压急症（包括高血压脑病）的推荐用药。它是种短效动静脉扩张剂，降低前后负荷。它起效迅速，短时间内即可发挥最大降压作用。使用时要持续静脉滴注，并同时给予严密的血压监测，应根据血压仔细调节滴注速度，稍有改变即可引起血压较大波动而导致低血压。停用后作用消失快，仅 3～5 分钟血压即可转复。可用于各种高血压急症。多数情况下，应用硝普钠是安全的。在通常剂量下不良反应轻微，仅有恶心、呕吐、肌肉颤动等。但长期或大剂量应用时可能出现硫氰酸中毒，尤其是肝肾功能不全的患者。尽管据报道硝普钠可以增加颅内压，但是初期的体循环血管阻力降低可能抵消这种效应。

（2）硝酸甘油：扩张静脉和选择性扩张冠状动脉与主动脉。降压起效迅速，停药后数分钟作用消失。主要用于急性心力衰竭或急性冠脉综合征时的高血压急症。不良反应有心动过速、面部潮红、头痛。呕吐等。

（3）尼卡地平：二氢吡啶类钙通道阻滞剂。作用迅速，持续时间较短，降压同时改善脑血流量。主要用于急性脑血管疾病时的高血压急症。不良反应有心动过速、面部潮红等。

（4）地尔硫草：非二氢吡啶类钙通道阻滞剂。除降压外，还可改善冠脉血流量并控制快速性室上性心律失常作用。主要用于急性冠脉综合征。不良反应有头痛、面部潮红等。

（5）拉贝洛尔：兼有 α 受体阻滞和 β 受体阻滞作用。起效较迅速（5～10 分钟），但持续时间长（3～6 小时）。静脉注射或滴注。主要用于妊娠或肾功能衰竭时的高血压急症。不良反应有头晕、直立性低血压、心脏传导阻滞等。心动过缓、心脏传导阻滞、支气管痉挛和心脏衰竭者应禁忌使用。

高血压急症一般避免使用利尿剂，除非有左心衰竭和肺水肿的证据，因为在这种高血压急症状态，多数高血压急症时交感神经系统和 RAAS 过度激活，外周阻力明显增加，很多患者在压力导致的排钠利尿作用下可能存在或形成低血容量血症。另据报道，对于某些严重高血压伴有低血容量证据的患者，补液可以降低血压和改善肾功能。

综上所述，对血压急剧上升的高血压危象患者，治疗关键是首先要区别高血压急症和亚急症。高血压亚急症患者有重度的高血压（DBP110mmHg），但是没有急性靶器官损害的临床证据，这些患者是不需要立即降压治疗的。高血压急症患者有明显的急性靶器官的损害，需要立即降压治疗,防止进行性的靶器官损害。老年高血压危象在降压时更应注意在合理选药、迅速降压的同时,注意降压幅度、速度和药物不良反应,以防出现新的或加重原有的靶器官损害。

(杨天伦)

第二节 老年高血压患者抗血小板、抗凝治疗

一、老年高血压患者抗血小板治疗原则

在我国,随着社会经济的发展,老年高血压患者越来越多,对老年高血压患者抗血小板治疗目前尚无指南,本文通过大量的临床研究分析对老年高血压患者是否使用抗血小板药物,如何使用及注意事项进行阐述。

(一)老年高血压患者应用小剂量阿司匹林一级预防效果

我们首先回顾一些著名的临床研究及荟萃分析:

迄今为止共进行了 6 项阿司匹林一级预防研究,2002 年对其中 5 项结果的荟萃分析显示冠心病风险越高,阿司匹林治疗产生的效益就越高;基于上面的研究,2005 年中国规范使用阿司匹林专家共识推荐对于 10 年缺血性心脏病风险≥10% 的人群长期使用阿司匹林 75~100mg/d 作为一级预防用药。在临床中常用 Framingham 方法来进行冠心病风险评估,在实际应用中不是很方便,故常使用简化的方法,即:50 岁以上男性或 60 岁以上女性合并下述一项危险因素(吸烟、高血压、糖尿病、血脂异常、肥胖、早发冠心病家族史),其 10 年缺血性心脏病风险≥10%,也就是说对于老年高血压患者均应给予阿司匹林治疗。

HOT 研究再次为阿司匹林在高血压患者中一级预防的应用提供了循证医学证据:该研究共入选 18 790 例高血压患者,年龄在 50~80 岁,随机分为阿司匹林(75mg/d)治疗组和安慰剂组,平均随访 3.8 年,结果显示阿司匹林治疗组主要心血管事件危险下降 15%,心肌梗死危险下降 36%。

对 HOT 研究进行亚组分析还显示,在危险性较高的高血压患者,阿司匹林治疗的绝对获益大于风险。对血肌酐中度增高的高血压患者,小剂量阿司匹林更能带来心血管事件和心肌梗死的下降,且对于基线收缩压(180mmHg)或舒张压(107mmHg)较高的患者,在血压控制良好的情况下使用阿司匹林,其获益大于风险。

另一项在英国医学杂志上发表的荟萃分析再次证实,阿司匹林对于各种高危患者(如陈旧心肌梗死、急性心肌梗死、卒中、糖尿病等)均可明显受益。

以上的研究均证明,小剂量阿司匹林是安全的,胃肠道反应、颅内出血的不良反应发生率较低。但 JNC 7 指出,而在血压未良好控制的高血压患者(>150/90mmHg),阿司匹林可能增加脑出血风险。

综上所述,老年高血压患者常合并多种危险因素及靶器官损害,在血压控制良好的情况下应考虑小剂量阿司匹林治疗,其获益会较大且不良反应较小。

(二)阿司匹林的剂量和服法

以上的研究均证实小剂量阿司匹林(75~150mg/d)是安全的,另有一项荟萃分析发现增加阿司匹林的剂量(>150mg/d)并没有增强其抗血小板的功效,不良反应反而增加,而剂量过小(<75mg/d)疗效则不确定。

阿司匹林在血浆中的半衰期是 15～20 分钟,但由于它使血小板的 COX(环氧化酶)不可逆的失活,这一作用在血小板的整个生命周期均存在,每天循环中约有 10% 的血小板发生更新,这就使半衰期极短的阿司匹林每日一次服用即可达到充分的抑制 COX-1(环氧化酶 1)作用。目前有的学者认为,老年高血压患者夜间心率偏慢,血流动力学偏缓,因此晚前服用阿司匹林对抗血小板凝集作用有益。

关于服药的最佳时机:Hermida 等初步研究发现,对于轻度高血压患者,晚上服用小剂量阿司匹林具有轻度降压作用,而上午服用则无此作用,提示阿司匹林服用具有生物时效性,故有人提出阿司匹林晚上服用更加有利,但此建议仍然缺乏循证医学证据,并需要相关随机临床对照研究进一步验证,而且阿司匹林一旦生效,其抗血小板聚集作用是持续性的,所以过分强调固定某一时辰服药不一定必要,最重要的是坚持每天服用阿司匹林。

如无禁忌,小剂量阿司匹林应终身应用。阿司匹林治疗时间越长,生存获益越大。

(三)阿司匹林的不良反应

最常见的阿司匹林不良反应是胃肠道刺激,并且用药剂量越大、时间越长,用药所造成的损伤也就越大,而且荟萃分析显示小剂量阿司匹林用于心血管疾病的防治并不增加颅内出血的发生。

老年人胃黏膜抵御功能低下,建议给予胃肠道刺激较小的肠溶阿司匹林口服。肠溶阿司匹林具有抗酸包衣,目的是阻止阿司匹林在胃内释放,使其只在碱性环境的小肠内释放,避免了阿司匹林与胃上皮细胞直接接触造成的损伤。拜阿司匹林肠溶标准远高于国家标准,且剂量合适,建议老年高血压患者使用拜阿司匹林。

老年高血压患者易合并其他器官疾病,在使用阿司匹林时应注意:①既往有胃溃疡或出血的患者,在服用阿司匹林的同时可加用质子泵抑制剂等胃黏膜保护剂;②小剂量阿司匹林不影响肾功能;③阿司匹林主要在肝脏代谢,因此肝功能严重障碍者慎用;④痛风患者应慎用阿司匹林;⑤血小板减少的患者慎用阿司匹林。

(四)关于其他抗血小板药物

目前还有一些其他抗血小板药物如氯吡格雷、血小板糖蛋白 IIb/IIIa 受体拮抗剂、西洛他唑、替格瑞洛,还有阿昔单抗、依替巴肽、替罗非班和拉米非班及尚处于研究阶段的 PAR-1 受体拮抗剂 /vorapxar 等。但对老年高血压患者一级预防用药及脑梗死急性期,阿司匹林是唯一有循证医学证据的抗血小板药物,且价格便宜,所以目前仍应将阿司匹林作为老年高血压患者一线用药,仅在以下情况下考虑换用或加用其他药物。

对于慢性稳定型心绞痛:如无用药禁忌证,都应服用阿司匹林,剂量范围为 75～150mg/d。

对于不稳定型心绞痛(UA)/ 非 ST 段抬高型心肌梗死(NSTEMI):所有患者应立即口服阿司匹林 300mg,然后 75～100mg/d 长期维持。对于阿司匹林不能耐受或过敏者,可用氯吡格雷 75mg/d 替代。其次在使用阿司匹林的基础上,尽早给予氯吡格雷负荷量 300mg(保守治疗者)或 600mg(PCI 患者),然后 75mg/d 至少 12 个月。如计划行冠脉旁路移植术(CABG)的患者,至少停用氯吡格雷 5 天,除非需紧急手术。

对于 ST 段抬高型心肌梗死(STEMI):立刻嚼服阿司匹林 300mg,长期维持剂量为 75～100mg/d,禁忌应用阿司匹林者可用氯吡格雷替代,拟溶栓治疗患者尽快口服氯吡格雷负荷量 150mg(年龄≤75mg)或 75mg(年龄 >75mg),维持量 75mg。发病 12 小时后接受 PCI 患者以及 CABG 的患者参照有关 PCI 及 CABG 用药。

PCI 后的抗血小板治疗,双联抗血小板治疗(阿司匹林与氯吡格雷)是预防支架围术期及术后血栓治疗的常规方法。接受裸支架（BMS）植入的非急性冠脉综合征（ACS）患者术后需阿司匹林 75～150mg/d，合用氯吡格雷 75mg/d 双联抗血小板治疗，至少 1 个月，最好维持 12个月；接受药物支架（DES）植入的患者，术后双联抗血小板治疗 12 个月。

高龄患者，年龄≥75 岁的 ACS 患者，临床表现不典型，死亡率显著增加。临床推荐阿司匹林和氯吡格雷长期治疗剂量，无需变更；双联抗血小板治疗时，阿司匹林剂量不超过 100mg/d；急性期使用氯吡格雷 75mg/d 酌情，或不使用负荷剂量。当使用血小板 GbⅡb/Ⅲa 抑制剂需严格评估出血风险；使用双联抗血小板治疗合并消化道出血风险因素时，联合质子泵抑制剂（PPI）。

老年高血压患者抗血小板治疗：均应在血压达标（收缩压＜150mmHg）的情况下，又有需抗血小板治疗的适应证，才能进行个体化的医治，并注意观察患者出凝血情况，监测患者的凝血五项，安全、有效地进行抗血小板治疗。

（五）总结

1. 对于老年高血压患者，因其为中、高危冠心病风险者，在血压控制良好（＜150/90mmHg）时均应使用小剂量阿司匹林（75～150mg/d），合并多种危险因素或有靶器官损害者受益更大。

2. 所有的研究均证明小剂量阿司匹林是安全的，胃肠道反应、颅内出血的不良反应发生率较低。因为老年人胃黏膜抵御功能低下，建议予胃肠道刺激较小的肠溶阿司匹林口服，在这些肠溶阿司匹林中，拜阿司匹林肠溶标准远高于国家标准，且剂量合适（100mg/d），建议老年高血压患者使用拜阿司匹林。应坚持每天服用阿司匹林，如无禁忌，小剂量阿司匹林应终生应用，阿司匹林治疗时间越长，生存获益越大。

3. 对既往有胃溃疡或出血的患者，在服用阿司匹林的同时可加用质子泵抑制剂等胃黏膜保护剂；肾功能不全者服用小剂量阿司匹林是受益的且无需减量，而肝功能严重障碍、痛风、血小板减少的患者慎用阿司匹林。

4. 对于老年高血压患者，阿司匹林是一线用药，仅在阿司匹林不能耐受或过敏等情况下考虑换用氯吡格雷 75mg/d 替代。对于急性心肌梗死、支架患者，建议联合使用阿司匹林（75～150mg/d）加氯吡格雷 75mg/d。

（杨　明　尹朝霞）

二、老年高血压患者的抗凝治疗

随着人民生活水平的提高和医疗技术的进步，人类的平均寿命逐年延长。我国正逐渐步入人口老年化国家。而高血压患病率与年龄呈正相关。据 2002 年全国居民营养与健康状况调查资料显示，高血压患者有 2.20 亿人，12 年后全国高血压人数达 2.6 亿人，而今老年高血压人数已近千万人之多。心脑血管疾病已成为中国人的首位死因，而高血压是第一危险因素。因此，积极控制血压，合理谨慎使用抗栓药物，对改善老年高血压患者的预后有重要意义。

下面重点讨论老年高血压患者的抗凝治疗。目前，临床上常用的抗凝药物有低分子肝素和华法林。一般情况下，低分子肝素多数 1 周左右停用，很少发生出血的不良反应；而华法林需长期应用，使国际标准化比值（INR）维持在 2.0～3.0，但这一药物治疗窗窄、需经常监测INR、起效慢、半衰期长、与多种药物和食物存在相互作用，临床应用受到一定限制。尤其是老年患者随着年龄增长除合并血栓危险因素较多以外，肝、肾的代偿储备功能在下降，应用华法林抗凝出血的危险性势必要增加，对于老年人，特别是 80 岁以上老年人是否需要抗凝及抗凝强度究竟是多少仍存在争议。

近年来,新型口服直接凝血酶抑制剂 ximelagatran 避免了华法林的许多缺点,剂量固定,起效快、安全,除红霉素外,无药物和食物间相互作用,无需血液监测和剂量调整,半衰期平均3 小时,疗效与华法林相当,是抗凝药物史上的一个重大突破,但由于其肝酶升高的不良反应,最终未用于临床。目前新的抗凝药物包括达比加群酯(dabigatran)、利伐沙班(rivaroxaban)、阿哌沙班(apixaban)等,已用于临床。

总之,老年高血压患者应根据其危险分层,考虑抗凝与否。值得注意的是,许多大规模研究排除血压≥180/110mmHg 的老年患者,因此,对于这些患者的抗凝治疗应慎重,待血压下降后再予抗凝治疗,以防出血危险。

时至今日,国内外尚未见老年高血压抗凝治疗指南文献,但国内有关抗凝治疗的专家共识陆续发表。尽管其内容对临床抗凝治疗有重要参考价值,但对老年高血压患者如何正确掌握抗凝治疗方法,减少药物不良反应的发生,仍然是继续探索的课题。

房颤抗凝 3.0 时代已到来。华法林代表了房颤抗凝的 1.0 时代,以达比加群酯为代表的新型口服抗凝药标志着抗凝 2.0 时代的到来,目前依达赛珠单抗作为首个新型口服抗凝药逆转剂,代表房颤抗凝的 3.0 时代。在现实生活当中,服用抗凝的房颤患者如发生外伤、车祸以及需要紧急手术的情况,需要能迅速逆转抗凝效果,新型口服抗凝药依达赛珠单抗具有所需的药理作用。

(杜凤和)

第三节　80 岁以上老年高血压管理探讨

一、80 岁以上老年高血压特点

1. 80 岁以上老年人又称高龄老年人。此年龄段处于人生的晚年阶段,高血压为多发病之一,患病率占 80% 以上,但患高血压的程度差别较大,体现出病情个体化的特点。

2. 临床上显示,随着年龄的增长,单纯收缩压增高的比例越来越增加(女性 57.30%,男性 65.20%),脉压也越来越增大。

3. 血压波动即血压变异现象越来越明显,昼间或夜间血压变异及节律变化现象越来越显著。

4. 直立性低血压及餐后低血压现象较多。

5. 心血管危险因素多,合并症多,身体多系统疾病现象也越来越多。

6. 病情复杂,治疗难度大。

二、80 岁以上老年高血压现状

这个阶段老年高血压的管理形势紧迫、严峻,尽管国内外指南中略有涉及,但也只是冰山一角,还有大量工作要做。实现老年人幸福晚年,已成为老龄工作者的目标。

1. 80 岁以上老年人性别与血压　美国弗明翰研究中心对 65～89 岁老年人进行男性及女性高血压患病率调查显示,男性所占比例为 30.30%,女性为 27.50%,说明男性高血压患病率比女性高;单纯收缩期高血压患病率,男性为 57.30%,女性为 65.20%,说明女性比男性高;单纯舒张期高血压患病率,男性为 12.4%,女性为 7.50%,仍为男性高于女性。以上数据说明,不同年龄段、不同性别高血压患病率是不同的。

2. 年龄增长与血压及心率的变化　人类的血压值随着年龄的增长而不断变化(图 8-10)。50～60 岁后收缩压开始上升,60 岁以后舒张压开始下降。来自美国的资料显示,60 岁以后不论性别,其收缩压均逐渐上升。

我国≥60 岁老年高血压的患病率为 40%～60%,≥80 岁老年高血压患者的患病率可达 67.17%。2016 年来自中国海南省的资料显示(图 8-11),年龄在 80～111 岁的老年高血压患者共计 150 例,男性 77 例,女性 73 例。平均收缩压值 >140mmHg,血压波动幅度为 143.67～156.68mmHg。收缩压曲线并非随着年龄增长而呈直线上升,且颇显下降趋势,这与国外报道不同(图 8-10)。舒张压的波动范围为 72.17～77.11mmHg,尚属稳定。平均心率为 69.91 次 /min,维持范围为 68.50～73.15 次 /min,提示此年龄段高血压老人心率不是很慢,而是维持在正常范围。

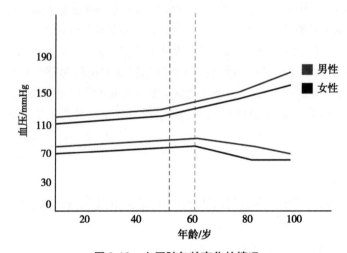

图 8-10　血压随年龄变化的情况

50～60 岁后收缩压开始上升,60 岁以后舒张压开始下降。

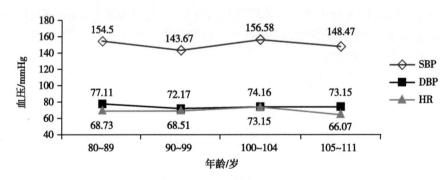

图 8-11　80 岁以上不同年龄段高血压及心率平均值

3. 百岁老人高血压及心率情况　目前有关百岁老人高血压的研究有限。2017 年来自海南部分城市和农村的百岁老人共计 351 例,血压正常者 102 例(29.06%),高血压患者 249 例(70.94%),其中男性 114 例,女性 135 例。大多数生活在农村,自然条件尚可,空气、水质优良,无饮食限制。其一般身体条件与城市颇有不同,身材矮小,平均身高为 146.46cm,体重较轻,平均体重为 41.62kg。249 例百岁老人按年龄段分为 3 组,不同年龄组血压及心率情况见表 8-29。

表 8-29 显示,百岁老人平均血压为(152.53/73.65)mmHg;平均心率为(73.01±12.42)次 /min。以上说明,百岁老人血压平时在未用药的情况下,平均血压在 1 级高血压范围,并不存在心率

偏低的现象。如果百岁老人尚无特殊疾病，只是血压存在 1 级高血压，说明百岁老人可能已经适应了现存的 1 级高血压现象，建议不必马上进行降压处理，而行良好的生活方式管理，可能是最佳的选择。如果过多的药物干预，可能会干扰了百岁老人机体内环境的平衡，无益于百岁老人健康。因此，只有当百岁老人高血压≥160mmHg 时，建议酌情考虑药物治疗。

表 8-29　3 组百岁老人血压及心率情况

项目	100～105 岁	106～109 岁	≥110 岁
人数 / 人			
男性	106	8	0
女性	97	22	16
收缩压 /mmHg	153.01±24.28	146.20±30.82	154.23±24.50
舒张压 /mmHg	75.21±13.33	73.12±14.01	73.03±12.23
心率 /（次·min^{-1}）	75.20±12.50	76.60±13.80	71.80±12.40

2016 年 Pereira 等在 *Journal of Hypertension* 上评估了包括高加索居民在内的 253 例葡萄牙地区百岁老人的血压水平、高血压流行病学以及高血压的管理。其中女性占 77.9%，平均年龄为（100.36±6.62）岁，均经抗高血压药物处理。结果显示，253 例百岁老人血压平均值：收缩压为（134.14±66.22）mmHg（范围为 80～199mmHg）；舒张压为（68.48±66.11）mmHg（范围为 55～114mmHg）；平均动脉压为（90.37±66.12）mmHg（范围为 60.67～126.0mmHg）；脉压为（65.66±66.18）mmHg（范围为 14～116mmHg）；平均心率为（74.49±66.11）次 /min（范围为 43～110 次 /min）；心肌耗氧量为（99.68±66.20）×10^{-2}［范围为（49～163.8）×10^{-2}］。上述数据在男性和女性之间不存在有意义的差别。按照欧洲高血压诊断标准，百岁老人群体高血压患病率为 62.8%。本研究所纳入的 253 例百岁老人中，58.1% 的血压水平在正常范围，说明患高血压者只占 41.9%，这不除外与参与试验者的情况及地域不同有关。对本组 41.9% 的高血压患者进行分级，27.3% 为 1 级高血压，12.6% 为 2 级高血压，2% 为 3 级高血压，说明参与试验的百岁高血压患者中，大部分属于 1 级高血压，而 2、3 级高血压患者数量不多，总计占 14% 左右。而单纯收缩期高血压所占比例为 36.8%，相对较高。降压药物使用情况有所不同，利尿剂占 43.1%，ACEI 占 18.5%，ARB 占 15.5%，CCB 占 8.6%，β 受体阻滞剂占 6.9%，说明在欧洲对百岁老人高血压患者利尿剂服用量比例最多，依次是 ACEI、ARB、CCB 及 β 受体阻滞剂。利尿剂在中国使用量略欠，可能与对利尿剂的药理作用及药物不良反应程度认识不同有关。CCB 用量不如中国多，可能与 CCB 在中国使用较早、经验较多有关。β 受体阻滞剂在欧洲用量相对较少，可能是由于该药不良反应发生率较高。百岁老人高血压控制效果方面，收缩压控制率仅占 23.3%，舒张压非控制率为 5.1%。总之，在欧洲葡萄牙百岁老人中存在高血压现象，但大部分属轻度高血压，并能控制。百岁老人高血压并未显示出性别之间的差别。

三、80 岁以上老年高血压患者全方位管理

1. 健康生活方式管理　根据患者身体健康情况，酌情进行有益的锻炼方式。在日常生活活动的基础上，实行有序的有氧步行运动，不合适的高强度运动并不增加身体益处。根据每位老年人的生活习惯，酌情少量饮酒。不能过多限制饮食，警惕老年营养不良症。低钠饮食，每日钠的摄入量低于 6g。不推荐直接补充钾、钙和镁用于预防高血压。

2. 压力管理　对于 80 岁以上高血压患者的压力管理,应注意有可能引起升高血压的因素,包括个性行为、周边环境、家庭影响、饮食、天气、温度、季节变化等情况。进行有针对性的干预措施,如心理疏导、保证充足睡眠等。进行个体化认识行为干预,可能更为有效。

3. 药物管理　80 岁以上老年高血压患者药物治疗以个体化药物干预为主,不能将普通人高血压指南生搬硬套于治疗老年高血压患者。尽管常用于临床的 5 种降压药均能用于治疗高血压,但必须根据患者病情和医师的经验酌情选药(品种、剂量、用药时间、维持用药时间等),注意观察药物疗效及不良反应。

4. 器械治疗　如 RDN 仍是试验阶段,颈动脉窦刺激器等技术的临床应用效果仍不肯定。精准医学目前只是探索阶段,但单基因检测、敲除异常基因等方法,目前被认为是看到了治疗高血压的曙光。

5. 80 岁以上老年高血压患者开始治疗及目标血压值　80 岁以上老年高血压患者开始药物治疗的血压值一直都有争论,在不同时期的各国高血压指南均有阐述(表 8-30)。

表 8-30　80 岁以上老年高血压患者开始治疗血压值

年份 / 年	名称	开始治疗血压值 /mmHg
2010	中国高血压指南	SBP 150~170
2013	欧洲高血压指南	SBP≥160
2014	日本高血压指南	SBP≥160
2015	加拿大高血压指南	SBP≥160
2017	加拿大高血压指南	SBP/DBP≥160/100(无器质性心脏病) SBP/DBP≥140/90(有器质性心脏病)
2019	中国老年高血压管理指南	SBP/DBP≥150/90

注:2014 年日本高血压指南建议,若血压在 SBP 140~159mmHg 时,应进行生活方式优化管理,若 3 个月无效,开始使用降压药医治。

多数国家高血压指南建议,对 80 岁以上老年高血压患者开始治疗的血压值≥160mmHg。80 岁以上老年高血压患者降压目标值见表 8-31。

表 8-31　多国 80 岁以上高血压指南降压目标

年份 / 年	名称	降压目标 /mmHg
2010	中国高血压指南	<150/90
2013	欧洲高血压指南	SBP 150~140(无并发症)
2013	美国高血压指南	<150/90
2014	国际高血压指南	<150/90
2014	日本高血压指南	<150/90(>75 岁)
2015	中国高血压指南(基层版)	<150/90
2015	加拿大高血压指南	<150/90(谨慎降压)
2016	欧洲心血管疾病预防指南	SBP 150~140
2017	加拿大高血压指南	<140/90
2019	中国老年高血压管理指南	<150/90

注:大多数国家(包括中国)高血压指南降压目标<150/90mmHg。

四、80 岁以上高血压患者最有针对性的临床循证医学研究——HYVET 试验和 SPRINT 试验

（一）HYVET 试验

2008 年发表的 HYVET 试验是针对无并发症的 80 岁以上的老年高血压患者,平均收缩压≥180mmHg,治疗目标血压值<150mmHg。采用吲达帕胺 1.5mg 或加用培哚普利 2~4mg,安慰剂对照,药物治疗 1.8 年,收到明显效果。与安慰剂组相比,血压下降至 144/78mmHg 和 161/84mmHg,收缩压下降最低至 130mmHg,未降得过低。治疗组血压下降绝对值 15.0/6.1mmHg,卒中发生率降低 30%,严重不良心血管事件减少 34%,全因死亡率减少 21%,提前终止试验。HYVET 试验结果说明,药物治疗不仅可以减少老年人心血管事件,还可以延长寿命。提示 80 岁以上老年高血压患者的血压值有可能再降低一些,以期获得更大的益处。

但是,正如 2009 年 ESH 高血压指南修正版指出的,因为老年人身体情况不一样,在使用药物治疗时,医师必须坚持个体化、逐渐降压的原则,同时也应仔细监控病情变化并及时处理方为上策。

值得注意的是,HYVET 试验结果还显示,当治疗组平均血压下降到 153/82mmHg 时,舒张压和痴呆之间出现了反 J 形曲线现象,说明舒张压低于 85mmHg 的患者,痴呆的发生率升高。尽管此结果尚有争议,但对 80 岁以上的老年高血压患者,不能将血压降得过低。

（二）SPRINT 收缩压干预试验

2015 年公布的 SPRINT 收缩压干预试验属老年强化降压试验。该临床试验于 2015 年 8 月 20 日结束,参与试验人员为无糖尿病的高血压患者 9 361 例,平均年龄为 79.9 岁,随访 3.4 年。强化治疗组平均收缩压降至 121.4mmHg,标准降压组平均收缩压降至 136.2mmHg。强化治疗组心脑血管事件风险下降 25%,心血管死亡风险下降 43%,总死亡风险降低 27%。主要复合转归终点事件的发生率和全因死亡率均较低,分别是 102 例 *vs.* 148 例（HR＝0.66）,以及 73 例 *vs.* 107 例（HR＝0.85）。SPRINT 临床试验结果显示,标准降压治疗和强化降压治疗均可使患者受益,两组结果均显示可以降低总死亡率和卒中的风险。尽管两组不良反应事件发生率没有差异（48.4% *vs.* 48.7%,HR＝0.99）,但强化治疗组的风险比标准降压治疗组绝对值更大,增加了不良反应发生率（表 8-32）。

表 8-32　SPTINT 试验两组不良反应差别及发生率

种类	标准组	强化治疗组	HR
低血压	1.4%	2.4%	1.74%
晕厥	2.4%	3.0%	1.33%
电解质紊乱	2.7%	4.0%	1.51%
急性肾损伤	4.0%	5.5%	1.41%
致死性跌倒	5.5%	4.9%	0.91%

表 8-32 显示,强化治疗组不良反应发生率较标准组高,但标准组不良反应发生率的绝对值也相对不低。因此,对于年龄越大、体质越弱、疾病越多的患者,若行强化降压治疗,将会增加死亡的风险,也会增加直立性低血压、跌倒、认知障碍等不良反应。提示对于 80 岁以上的老年高血压患者,血压不宜降得过低,也就是并不是血压幅度降得越低越好。来自两个 80 岁以上老年高血压临床试验结果提示我们,从临床获益与风险评估的角度,对 80 岁以上高血

压患者采用个体化适度降压，会使高龄老年患者获益更多。目标血压＜150/90mmHg，舒张压不低于60mmHg。

JNC 8指南将60岁以上高血压降压目标（SBP）由140mmHg上升为150mmHg，引起了较多的关注和争议。2017年2月7日美国心脏病杂志发表了关于老年高血压患者个体化降压的获益与风险之汇总分析，文章共纳入4篇有关老年高血压研究，共计10 857例老年高血压患者，平均随访3.1年。结果显示，强化降压（SBP＜140mmHg）与标准降压相比，主要心血管不良事件（MACE）降低29%；心血管死亡率降低33%；心衰风险降低37%。两组心肌梗死（$P=0.18$）与卒中（$P=0.11$）发生率相似；严重不良事件与肾衰风险无统计学差异。在固定效应模型中，两组大部分结果均相似，但在强化降压组肾衰风险升高（$P=0.002$）。本文总的印象，强化治疗组的益处：①可降低MACE；②可降低心衰死亡率与心衰风险。强化治疗组的弊端风险：①增加口服降压药的次数；②肾衰风险增加；③严重不良事件可能增加；④低血压、晕厥及其他不良事件可能增加。在对老年高血压患者行降压治疗时，应仔细权衡获益与潜在风险，并非血压降得越低越好。通常80岁以上高血压患者常见多种疾病并存、自理性差、多重用药及体质衰弱的情况，而HYVET及SPRINT研究结果均显示是体质健康的高龄老年人，因此在治疗老年高血压患者时，应考虑到每位患者身体情况不同，建立个体化治疗方案是非常适宜的。

目前国内外80岁以上高血压有关资料相对较少。据现有资料启示：首先，尽快完成患者病情评估，包括血压、心率、危险因素、靶器官损害、合并症等，制定出合理的高血压管理方案。其次，在健康生活方式管理基础上，进行有针对性的有效药物干预。最后，提倡早期、稳定、长期血压达标。建议血压控制不能只限于数字上达标，更要进行高血压与共存的各种危险因素，甚至所患疾病的个体化综合管理。因此，80岁以上老年高血压患者管理模式及理念也应与时俱进，不断进步。建立政府支持的医疗保障机制，从城市到乡村，从医院到社区等全方位的社会化、网络化的80岁以上老年高血压管理体系。

（刘国树　谢良地　杨新春）

参 考 文 献

[1] 陆昀，方宁远.老年单纯性收缩期高血压的诊疗进展[J].心血管病学进展，2006，27（5）：605-608.

[2] 稽金芳.老年高血压诊治新观点[J].中国心血管杂志，2005，10（3）：228-230.

[3] 谢秀梅，余国龙，何劲，等.心理社会因素对老年人高血压疗效的影响[J].中华老年医学杂志，2003，22（7）：389-391.

[4] CHOBANIAN A V, BAKRIS G L, BLACK H R, et al. The Seventh Report of the Joint National Committee on Prevention, Detection, Evaluation, and Treatment of High Blood Pressure: the JNC 7 report[J]. JAMA, 2003, 289（19）: 2560-2572.

[5] 任军梅，王瑞英.老年高血压患者脉压与靶器官损害[J].心血管病学进展，2005，26（2）：141-143.

[6] 徐俊波，张廷杰，秦方，等.纯收缩期、纯舒张期、双期高血压及脉压分析——7 288例分析[J].高血压杂志，2000，10（4）：366-369.

[7] FRANKLIN S S, JACOBS M J, WONG N D, et al. Predominance of isolated systolic hypertension among middle-aged and elderly US hypertensives: analysis based on National Health and Nutrition Examination Survey（NHANES）Ⅲ[J]. Hypertension, 2001, 37（3）: 869-874.

[8] PRIMATESTA P, POULTER N R. Hypertension management and control among English adults aged 65 years

and older in 2000 and 2001[J]. J Hypertens, 2004, 22(6): 1093-1098.

[9] 张维忠. 高血压与大动脉功能 [J]. 中华内科杂志, 2000, 39(5): 355-361.

[10] MESSERLI F H, KUPFER S, PEPINE C J, et al. J curve in hypertension and coronary artery disease[J]. Am J Cardiol, 2005, 95(1): 160.

[11] 李奎宝, 姚崇华, 董磊, 等. 单纯舒张期高血压预后的前瞻性研究 [J]. 心肺血管病杂志, 2002, 21(1): 1-4.

[12] PEPINE C J, HANDBERG E M, COOPER-DEHOFF R M, et al. A calcium antagonist vs anon-calcium antagonist hypertension treatment strategy for patients with coronary artery disease. The International Verapamil-Trandolapril Study(INVEST): a randomized controlled trial[J]. JAMA, 2003, 290(21): 2805-2816.

[13] FRANKLIN S S, LARSON M G, KHAN S A, et al. Does the relation of blood pressure to coronary heart disease risk change with aging? The Framingham Heart Study[J]. Circulation, 2001, 103(9): 1245-1249.

[14] ZAKOPOULOS N A, LEKAKIS J P, PAPAMICHAEL C M, et al. Pulse pressure in normotensive: a marker of cardiovascular disease[J]. Am J Hypertens, 2001, 14(3): 195-199.

[15] 翟丽华, 李光展, 吴瑛, 等. 氨氯地平对高血压患者大动脉内皮功能和粥样硬化斑块的影响 [J]. 中华心血管病杂志, 2002, 30(6): 331-333.

[16] ASMAR G, LONDON M, O'ROURKE E, et al. Improvement in blood pressure, arterial stiffness and wave reflections with a very low-dose perindopril/indapamide combination in hypertensive patient: a comparison with atenolol[J]. Hypertension, 2001, 38(4): 922-926.

[17] 蒋雄京, 李秋英, 张宇清, 等. 依那普利与吲哒帕胺对高血压患者中心和外周动脉压的影响 [J]. 中华心血管病杂志, 2005, 33(10): 885-887.

[18] FERRIER K E, MUHLMANN M H, BAGUET J P, et al. Intensive cholesterol reduction lowers blood pressure and large artery stiffness in isolated systolic hypertension[J]. J Am Coll Cardiol, 2002, 39(6): 1020-1025.

[19] SMILDE T J, VAN DEN BERKMORTEL F W, WOLLERSHEIM H, et al. The effect of cholesterol lowering on carotid and femoral artery wall stiffness and thickness in patients with familial hypercholesterolaemia[J]. Eur J Clin Invest, 2000, 30(6): 473-476.

[20] WEINBERGER M H. The use of aldosterone receptor blockers in the treatment of hypertension[J]. J Clin Hypertens(Greenwich), 2004, 6(11): 632-635.

[21] 任艺虹, 刘英琪, 盖鲁粤, 等. 雷米普利联合螺内酯对心血管胶原更新影响及机制探讨 [J]. 中华心血管病杂志, 2005, 33(10): 920-921.

[22] 赵秀丽, 陈捷, 翟艳丽, 等. 中国 14 省市高血压现状的流行病学研究 [J]. 中华医学杂志, 2006, 86(16): 1148-1152.

[23] OATES D J, BERLOWITZ D R, GLICKMAN M E, et al. Blood pressure and survival in the oldest old[J]. J Am Geriatr Soc, 2007, 55(3): 383-388.

[24] BECKETT N S, PETER R, FLETCHER A E, et al. Treatment of hypertension in patients 80 years of age or older[J]. N Engl J Med, 2008, 358(18): 1887-1898.

[25] 霍勇, 林金秀, 王继光, 等. 清晨血压理念: 注重"质"的高血压疾病管理新趋势 [J]. 中华高血压杂志, 2014, 22(10): 916-918.

[26] LÜDERS S, SCHRADER J, BERGER J, et al. The PHARAO study: prevention of hypertension with the angiotensin-converting enzyme inhibitor ramipril in patients with high-normal blood pressure: a prospective, randomized, controlled prevention trial of the German Hypertension League[J]. J Hypertens, 2008, 26(7): 1487-1496.

[27] JULIUS S, NESBITT S D, EGAN B M, et al. Feasibility of treating prehypertension with an angiotensin-receptor blocker[J]. N Engl J Med, 2006, 354(16): 1685-1697.

[28] CHOBANIAN A V, BAKRIS G L, BLACK H R, et al. The Seventh Report of the Joint National Committee on Prevention, Detection, Evaluation, and Treatment of High Blood Pressure: the JNC 7 report[J]. JAMA, 2003, 289(19): 2560-2572.

[29] BAKRIS G L, WEIR M R, SHANIFAR S, et al. Effects of blood pressure level on progression of diabetic nephropathy: results from the RENAAL study[J]. Arch Intern Med, 2003, 163(13): 1555-1565.

[30] LAW M R, WALD N J, MORRIS J K, et al. Value of low dose combination treatment with blood pressure lowering drugs: analysis of 354 randomised trials[J]. BMJ, 2003, 28(326): 1427.

[31] SEVER P S, DAHLÖF B, POULTER N R, et al. The prevention of coronary events and stroke with atorvastatin in hypertensive patients who have average or lower-than-average cholesterol concentrations, in the Anglo-Scandinavian Cardiac Outcomes Trial--Lipid Lowering Arm(ASCOT-LLA): a multicentre randomised controlled trial[J]. Lancet, 2003, 361(9364): 1149-1158.

[32] LINDHOLM L H, IBSEN H, DAHLÖF B, et al. Cardiovascular morbidity and mortality in patients with diabetes in the Losartan Intervention For Endpoint reduction in hypertension study(LIFE): a randomised trial against atenolol[J]. Lancet, 2002, 359(9311): 1004-1010.

[33] JULIUS S, KJELDSEN E S, WEBER M, et al. the VALUE trial group Outcomes in hypertensive patients at high cardiovascular risk treated with regimens based on valsartan or amlodipine: the VALUE randomised trial[J]. Lancet, 2004, 363(9426): 2022-2031.

[34] LIU L, ZHANG Y, LIU G, et al. The Felodipine Event Reduction(FEVER)Study: a randomized long-term placebo controlled trial in Chinese hypertensive patients[J]. J Hypertens, 2005, 23(12): 2157-2172.

[35] LUC G, ARVEILER D, EVANS A, et al. Circulating soluble adhesion molecules ICAM-1 and VCAM-1 and incident coronary heart disease: the PRIME Study[J]. Atherosclerosis, 2003, 170(1): 169-176.

[36] MANCIA G, LAURENT S, AGOBITI-ROSEI E, et al. Reapppraaisal of European guidelines on hypertension management: a European Society of Hypertension Task Force document[J]. J Hypertens, 2009, 27(11): 2121-2158.

[37] GUPTA A K, ARSHAD S, POULTER N R. Compliance, safety and effectiveness of fixed-dose combination of antihypertensive agents: a meta-analysis[J]. Hypertension, 2010, 55(2): 399-407.

[38] MESSERLI F H, MAKANI H, BENJO A, et al. Antihypertensive efficacy of hydrochlorothiazide as evaluated by ambulatory blood pressure monitoring: a meta-analysis of randomized trials[J]. J Am Coll Cardiol, 2011, 57(5): 590-600.

[39] PARVING H H, BRENNER B M, MCMURRAY J J V, et al. Cardiorenal end points in a trial of aliskiren for type 2 diabetes[J]. N Engl J Med, 2012, 367(23): 2204-2213.

[40] FRICOCI P, HUANG Z, HELD C, et al. Thrombin-receptor antagonist vorapaxar in acute coronary syndromes[J]. N Engl Med, 2012, 366(1): 20-33.

[41] 中华医学会心血管病学分会, 中国康复医学会心血管病专业委员会, 中国老年学学会心脑血管病专业委员会, 等. 心血管疾病防治指南和共识2013[M]. 北京: 人民卫生出版社, 2013.

[42] RASTAS S, VERKKONIEMI A, POLVIKOSKI T, et al. Atrial fibrillation, stroke, and cognition: a longitudinal population-based study of people aged 85 and older[J]. Stroke, 2007, 38(5): 1454-1460.

[43] DE CATERINA R, HUSTED S, WALLENTIN L, et al. Anticoagulants in heart disease: current status and

perspectives[J]. Eur Heart J, 2007, 28（7）: 880-913.

[44] 刘汴生, 沈凯, 刘浩, 等. 中国百岁老人健康状况的研究 [J]. 老年医学与保健, 2003, 9（4）: 246-248.

[45] 中华医学会老年医学分会, 中国医师协会高血压专业委员会. 老年高血压特点与临床诊治流程专家建议 [J]. 中华高血压杂志, 2014, 22（1）: 620-628.

[46] SPRINT Research Group, WRIGHT J T Jr, WILLIAMSON J D, et al. A randomized trial of intensive versus standard blood-pressure control[J]. N Engl J Med, 2015, 373（22）: 2013-2116.

[47] 喜杨, 孙宁玲. 2017 加拿大高血压教育计划高血压指南介绍 [J]. 中国医学前沿杂志（电子版）, 2017, 6（9）: 19-27.

[48] 唐世发, 李玉宝, 何迎东, 等. 单纯舒张期高血压与心脑血管事件关系的荟萃分析 [J]. 中华高血压杂志, 2019, 27（3）: 267-273.

第八章 老年人肺高血压分类、诊断、治疗

第一节 概　述

肺高血压（pulmonary hypertension，PH）简称肺高压，是指各种原因导致的肺动脉压力升高，包括毛细血管前性肺高血压、毛细血管后性肺高血压和混合性肺高血压（肺动脉和肺静脉压力均升高）。肺高血压血流动力学诊断标准为：海平面状态，静息时，右心导管测量肺动脉平均压（mean pulmonary artery pressure，mPAP）≥25mmHg（1mmHg=0.133kPa）。PH可发生于人类不同年龄段，在≥60岁的老年人中也较为常见。尽管老年肺高血压主要是由左心疾病，如左心收缩和舒张功能不全导致的肺静脉高压（PVH）引起，但隐匿的先天性心脏病、呼吸系统疾病/缺氧[例如慢性阻塞性肺疾病（COPD）、间质性肺病（ILD）和睡眠呼吸暂停综合征等]、结缔组织病、肺栓塞、肿瘤栓塞或针对癌症治疗也是肺高血压比较常见的原因。当然，老年患者也会发生特发性肺动脉高压（IPAH），需要排除所有已知病因方可诊断。

专科治疗之前应仔细评估每一个患者的合并症和是否存在其他器官功能障碍，因为可以影响患者对肺高血压治疗的依从性和临床疗效。

第二节　老年肺高血压患病率和死亡率

关于老年肺高血压患者的患病率和发病率的研究报道不多，Rich等使用胸部X线片（CXR）标准来检查成年人中的肺高血压，他们估计超过64岁成年人的肺高血压患病率为28.2%。2016年Hoeper提出，在西方国家有1%左右的普通人群会患肺高血压，在65岁以上的人群中PH患病率可高达10%。同年，《中华老年心脑血管病杂志》报道中国老年男性慢性阻塞性肺疾病患者304例，年龄为60～96岁[平均为（84±8.33）岁]，超声心动图诊断的肺动脉高压者58例，约占19.1%。PH患病率随年龄增加而明显升高，85～96岁组甚至可达21.8%。

最近美国疾病控制和预防中心对过去20年中住院肺高血压患者进行研究，发现约30%因肺高血压死亡的患者是年龄超过75岁的老年人。Al-Shaer等认为，正常衰老时，内皮一氧化氮（NO）合成减少可导致全身血管舒张与收缩功能失调，因而老年人更易患肺高血压。其他多项研究也提出类似年龄相关NO释放受损和由乙酰胆碱引起的内皮依赖性舒张功能受损的观点。此外，氧自由基和有害的内皮修复机制的结果使得自发的内皮损伤在老年人群中增加，这可能也是肺高血压在老年人中常见的原因。

第三节　老年肺高血压的分类

1998 年，世界卫生组织（WHO）制定了肺高血压的现代分类框架。2018 年在法国尼斯举行的第六次世界 PH 会议，对 PH 的诊断分类进行新的更新。大部分老年肺高血压患者属于继发于瓣膜性心脏病、收缩性或舒张性左心衰竭的类型即 WHO 肺高血压第二大类型。下面我们按照不同分型，具体描述各类型肺高血压老年患者的特点。

一、WHO 分类第一类：肺动脉高压

（一）特发性肺动脉高压（IPAH）

尽管 IPAH 最常见于青中年人群，但是在老年人中的诊断逐渐引起人们的注意。20 世纪 80 年代美国国立卫生研究院组织的原发性肺高血压注册登记研究中，9% 的患者年龄超过 60 岁。2006 年法国 Humbert 等报道，674 例成年 PAH 患者注册登记研究结果显示，25% 患者确诊时年龄超过 60 岁，其中 9% 患者甚至超过 70 岁。Shapiro 等对 197 例 IPAH 患者进行分析，24% 患者的年龄大于 60 岁，并且 1996—2003 年老年患者的比例高于 1987—1995 年。他们也发现，这些患者达到 IPAH 的临床和血流动力学诊断标准的平均年龄是 48 岁，这要比他们医院在 1955—1977 年中报道的数据大 10 岁。笔者课题组 2012—2018 年研究的 1 255 例中国人 PAH 队列，其中大于 60 岁的老年人 IPAH 遗传性 PAH 仅有 10 例，大概为 0.8%。这与我们忽略老年人也会有 IPAH 的意识有关。

年龄较大的患者同年轻患者相比肺毛细血管楔压（PCWP）更高，因此更不容易达到 IPAH 的血流动力学诊断标准。这就出现一个问题：在诊断老年 PAH 患者时是否应该采取新的 PCWP 数值？这些研究者并没有使用 6 分钟步行试验作为常规检查的一部分，因此不能评价舒张功能受损在其中起的作用。综上所述，老年人中 IPAH 尽管仍然罕见，但患病率比我们想象的要多。

（二）结缔组织病相关性肺动脉高压

年龄大于 60 岁的老年结缔组织病（CTD）患者中 PAH 的患病率并不清楚。国外的资料显示，60 岁以上的硬皮病患者中，有 56.7% 的人患有 PAH。如果把年龄看作连续变量，发病年龄每增加 10 岁，PAH 的风险就要增加 22%。在 60 岁之后诊断的硬皮病患者比在 60 岁之前诊断的患者的 PAH 发病风险要高 2 倍多。Chang 等近年来发现，高龄是系统性硬化症中 PAH 进展的危险因素。在另一个对 619 位硬皮病患者进行的回顾性交叉断层试验中发现，伴有 PAH 的限制性肺病的死亡率是孤立性限制性肺病患者的 2.9 倍。硬皮病相关性 PAH 的预后较差是否同年龄相关，目前尚不清楚。

北京协和医院风湿免疫科的研究资料显示，系统性红斑狼疮相关的 PAH 中老年患者所占比例较低，为 2.3%；但在硬皮病中的比例可以高达近 30%，与国外的数据也有显著的不同。

（三）先天性心脏病相关性肺动脉高压

持续到成年期的冠心病（CHD）患者同 PAH 的相关性已经非常清楚，但是还不清楚为什么相同大小的缺损仅有一部分患者发展为肺动脉病变并最终形成肺高血压。相关的理论包括：在左心疾病基础上的充血性动脉病变，长时间血流量增多所引起的切应力损伤，右向左分流所导致的缺氧，这些都可以成为遗传易感人群触发因子。尽管 CHD 患者发生 PAH 的分子生物学并不清楚，有证据表明患者存在 BMPR2 等肺动脉高压相关基因突变以及内皮素 -1 的

过度表达。6%～15% 的未修补的房间隔缺损（ASDs）患者会发展成 PAH，而冠状静脉窦型的房间隔缺损患者这一比例要更高。相反，据报道有将近 50% 的室间隔缺损（VSDs）患者会发展成 PAH，并一定程度上取决于缺损的大小。

尽管认为未修补的间隔缺损会导致患者预期寿命缩短，但很多病例患者可生存至 90 岁以上。对于老年患者是否需要修补缺损，存在较大的争论。Murphy 等对一组进行过房间隔缺损修补术的 123 名患者随访后发现，大于 25 岁的患者生存率明显较低。Konstantinides 等认为外科手术可以降低死亡率，同时术后需要密切随访新发的房性心律失常和潜在的新发脑血管损伤。一项对 521 名超过 40 岁患者的前瞻性随机研究表明，同内科治疗相比，外科手术没有明显的生存优势，但在联合终点上外科封闭缺损却有明显的统计学优势，这些终点包括死亡、肺栓塞、主要心律失常事件、脑栓塞事件和并发的肺部感染。很多研究证明，影响此类患者预后最重要的因素是手术时肺高血压的程度。对于病程较长的老年患者来说，这些肺动脉高压靶向治疗的效果并不清楚，因为他们对注射前列环素类药物的耐受性和依从性较差。

（四）门静脉高压相关性肺动脉高压

尽管门静脉高压相关的 PAH 偶尔见于老年人，典型病例通常在 50 余岁发病，也就是在诊断为门静脉高压后的 4～7 年内。大部分患者在 65 岁前死于疾病的并发症。Kawut 等认为，在校正了年龄和种族因素后，同 IPAH 患者相比，门静脉高压相关性 PAH 患者的生存率更差。Robalino 等报道，在开展移植手术前，该类患者的平均和中位生存期分别是 15 个月和 6 个月。尽管静脉应用前列环素可以显著降低肺动脉压和肺血管阻力（PVR），只有少数患者可以调整至可以接受原位肝移植术。

可见于老年患者的其他类型 PAH 中，更为少见的是 HIV 相关性 PAH，而随着高效的抗逆转录病毒疗法的应用使得患者生存期限延长，可能这种情况会发生变化。尽管法国和美国的监测报告记录了年龄大于 60 岁患者出现食欲抑制剂诱发的 PAH 病例，但资料十分有限。另一种在老年患者中罕见的 PAH 是肺静脉闭塞症。这种类型的 PAH 同 IPAH 表现相似，临床易被误诊。老年患者中的肺毛细血管瘤罕见报道。

二、WHO 分类第二类：左心疾病相关性肺高血压

由左心功能受损引起的肺静脉压力升高，仍然是肺动脉压力升高的常见原因。随着年龄的增加，二尖瓣和主动脉瓣疾病及心脏收缩和舒张功能异常，包括心包疾病的发病率也逐渐增加，因此，对于肺高血压高龄患者的左心病理评价尤其重要。在有左房增大、左心室肥厚和有房颤或肥胖病史的肺高血压患者，尤其应该考虑此类肺高血压。

（一）左室舒张功能异常

在舒张功能不全或射血分数正常的心衰患者中，左房压升高引起肺静脉淤血而形成肺高血压。这类患者的右心导管出现 PCWP 升高，由于左房的顺应性降低甚至在没有明显的二尖瓣反流（MR）时也会显示出明显的 V 形波。淤血所引起的肺高血压一般表现为肺血管阻力（PVR）正常，而由收缩功能、舒张功能和瓣膜异常引起的慢性充血性心衰（CHF）患者却显示出 PVR 升高。这样的患者在经过药物治疗 PCWP 达到正常后或进行外科手术纠正了瓣膜损害后，肺动脉压力还可能继续升高。CHF 患者中内皮素 -1 水平升高和 NO 依赖性舒张功能受损，说明存在着内皮功能失调，可能出现了血管收缩和平滑肌增生。

舒张功能异常相关的肺高血压，除了目前针对心衰的治疗外，没有特殊的药物来专门治疗肺高血压。通过谨慎利尿来控制容量是治疗的基础，但需要注意，这种患者由于左心室顺

应性异常,如果左房压迅速下降会导致明显的充盈不足,造成肾脏缺血和低血压。可以使用β受体阻滞剂和伊伐布雷定等控制心率,使舒张期延长,从而避免心动过速对舒张充盈早期产生的不利影响。神经体液因素在左心室肥厚和纤维化中起作用,坎地沙坦和缬沙坦,以及血管紧张素受体-脑啡肽抑制剂沙库巴曲缬沙坦钠片已被证实可用于治疗左心室射血分数正常的心衰患者。在 CHARM 研究中,3 023 位心功能 NYHAⅡ~Ⅲ级、左心室射血分数 >40% 的 CHF 患者被随机分成坎地沙坦组和安慰剂组。尽管在 36.6 个月的中期随访中两组的生存率没有明显差异,坎地沙坦组因心衰导致的入院率明显降低。在一个类似的试验中,在有高血压和舒张功能异常的患者中使用缬沙坦和安慰剂作为对照。两组患者都接受了非作用于肾素-血管紧张素系统的降压治疗,以达到相似的血压水平。结果显示,两组患者的超声心动学参数有相似的改善,这表明控制体循环高血压是观察到疗效的基础,而不是因为神经体液激活的效果。

没有前瞻性试验在舒张性心衰的患者中使用肺血管扩张剂,另外,在左房压升高和房室顺应性下降的患者中使用肺血管扩张剂会诱发肺水肿。但最近可溶性鸟苷酸环化酶激动剂维拉西呱在心衰治疗领域引起广泛关注,其同类制剂利奥西呱已经被批准治疗肺动脉高压和慢性血栓栓塞性肺高血压。此类药物在合并肺高血压的心力衰竭中有很好的前景。

(二)左室收缩功能异常

有左心室收缩功能异常的患者发生肺高血压,可能是静脉淤血的结果。Abramson 等在对 108 位扩张型心肌病(缺血性或特发性)的患者进行长期随访后证实,通过超声心动图(三尖瓣反流流速 >2.5m/s)诊断的伴有肺高血压的患者的死亡率较不伴有肺高血压的患者明显增高(在第 28 个月时分别是 57% 和 17%),更重要的是,患者因为 CHF 的住院率增加了 3 倍。

对收缩功能异常的患者使用传统方法治疗 PAH 结果令人失望。依前列醇全球随机试验对 471 位射血分数降低的症状性心衰患者分别使用依前列醇和标准治疗后,对他们的存活率进行了评价。次要终点包括 CHF 症状、6 分钟步行距离、生活质量和临床事件。尽管症状和血流动力学参数有所改善,但依前列醇组出现更高的死亡率使得这个试验被提前终止。

在两个随机对照试验中,对收缩功能异常和有进展的心衰症状的患者应用波生坦进行研究。ENABLE 试验入选了 1 613 位进展的 CHF 和 LVEF<35% 的患者,并把他们随机分为一般治疗加安慰剂组或加波生坦组,首要观察终点由全因死亡率和 CHF 引起的住院率所组成。这个试验没能达到首要观察终点。REACH-1 试验入选了 370 位有严重心衰和射血分数减低的患者。患者被随机分成安慰剂组和波生坦组,波生坦缓慢或快速调节剂量到 500mg/d。接受波生坦治疗的患者在第 1 个月更易发生心衰,但在治疗的第 4、5、6 个月发生心衰的风险降低。出于安全考虑,波生坦治疗被提前终止,所以没有治疗的晚期效果的结论。

在有 CHF 和射血分数减低的患者中没有进行过西地那非的前瞻性试验。Bocchi 等人对有勃起障碍和心衰的患者进行了西地那非的前瞻性、随机、交叉、单剂量的试验。西地那非可以提高这组人群由心肺运动试验测量的最大运动耐量。在一个急性的血流动力学研究中,对 11 位有左心室收缩功能异常和肺高血压的患者使用口服西地那非、吸入 NO 或两者兼用的治疗方案。西地那非能够降低平均肺动脉压、PCWP、PVR 和体循环血管阻力,同时增加了心输出量。当联合应用 NO 时,效果更为明显。

(三)二尖瓣病变

二尖瓣狭窄(MS)是一个慢性进展的过程,结果导致瓣叶增厚、粘连和腱索融合、钙化。肺静脉回流障碍可以导致严重的肺淤血、肺高血压、运动耐量下降和死亡。由于这种疾病的缓慢进展（通常有几十年），所以在重度 MS 患者中有很大一部分是老年人。MS 患者如果表现出肺高血压，会造成生存率下降和运动耐量恶化。Ha 等对 113 位患有风湿性 MS 且均为窦性心律的患者进行右心导管检查，发现在不伴有 MR 的情况下，出现大的心房 V 波同肺高血压明显相关，同时二尖瓣的平均压差会增加。V 波反映了心室收缩时心房充盈所带来的心房压力的变化。在不存在 MR 的情况下，大的 V 波反映心房顺应性下降。Schwammenthal 等发现，不论休息还是运动时，肺高血压的发生和房室顺应性减低有关，后者是由心房膨胀性改变引起的压差减半时间变化所造成的，可能会存在着 MVR 的高估。

因为在 MS 中肺高血压和较差的预后之间存在关联，所以无论有无症状，在决定治疗方案时肺高血压是重要的考虑因素。根据美国心脏学会 / 美国心脏病学院 2006 年公布的实践指南，当 MVA < 1.5cm^2 时，即使患者没有症状，肺动脉收缩压（PASP）> 50mmHg 被认为是介入治疗的 I 类适应证。如果运动时的运动负荷超声心动图表现出重度肺高血压，不论 MVA < 1.5cm^2（I 类适应证）或是 > 1.5cm^2（II 类适应证），都认为是病情严重的标志和介入治疗的指征。治疗 MS 有很多有效方法。对于瓣叶严重钙化、瓣膜活动受限的有症状的患者，可以进行瓣膜置换。对于钙化不严重、瓣膜韧性较好且没有重度 MR 的患者，经皮二尖瓣球囊扩张术是目前最常用的方法。Fawzy 等对 559 位重度 MS 患者施行经皮二尖瓣球囊扩张术后，肺高血压情况有所好转，甚至 PASP 基线水平 > 80mmHg 的患者在术后 6～12 个月后肺循环压力也可降至正常。

MR 在成人患者中很常见。有很多原因可以引起 MR，包括黏液样变性、风湿性瓣膜病、缺血、腱索断裂和感染性心内膜炎，这些病因中有很多更常见于老年人。根据 Framingham 心脏研究中记录，年龄每增加 10 岁，MR 的发病率就增加 1.3 倍。如果存在明显的二尖瓣反流，在心室收缩期由于一定量的血液反流至左房，使得前负荷增加；而血液射入压力较低的左房和肺静脉，使得后负荷降低。左心室后负荷降低和前负荷增加的存在导致对左心室收缩功能的高估。

MR 并发肺高血压可导致症状加重和生存率降低，而且在无症状的 MR 患者中有这种情况时，更倾向于手术治疗和最新的介入治疗而非内科治疗。高龄（> 75 岁）同高死亡率相关，在这组人群中二尖瓣置换的整体死亡率为 14%。而二尖瓣修补术可以使这一风险降低，因此如果可行的话，在这组患者中应该尽量采取修补术。一般来说，MR 患者的术前肺高血压情况在术后会逐渐得到改善，但是它的出现和术后 LV 收缩功能恶化相关。尽管进行过外科手术的患者在长时间后肺高血压会明显下降，重度肺高血压和明显升高的 PVR 仍然是外科手术死亡率增高的高危因素。Salzberg 等报道了一组因重度 MR 将要进行 MV 手术治疗（修补或置换）的 14 位患者，他们在术前使用奈西立肽治疗，结果显示术前的肺动脉压、PCWP 和中心静脉压都有所下降。这组患者的手术死亡率是 0，这使得在患有重度 MR 将进行手术治疗的患者中使用奈西立肽治疗肺高血压成为可能。

如果 MS、MR 患者在进行瓣膜切开、置换或成形后仍然有持续的重度肺高血压和 PVR 升高，在这方面几乎没有循证数据可指导治疗。如果患者没有心衰的证据或者运动试验中 PCWP 升高，可以使用特异的肺血管扩张剂，到专业的肺血管病中心去评估后滴定药物剂量。

（四）主动脉瓣狭窄

如果主动脉瓣狭窄伴有 MV 疾病或 LV 收缩功能下降，肺高血压是最常见的并发症。Aragam 等评价了 74 位进行了主动脉瓣置换术的成年患者的手术结果。以术前肺动脉收缩压水平将患者分成 3 组，分别为正常（≤ 30mmHg）、轻度（31～49mmHg）和重度组（≥ 50mmHg）。

总体来说，使用这些定义，58% 的患者有肺高血压，22% 的患者肺动脉收缩压重度升高。肺高血压的程度同主动脉瓣口面积或 LVEF 并没有良好的相关性，但是同 LV 收缩末期压力紧密相关。手术死亡率在 3 组患者之间没有明显差异，整体为 5%。Walouf 等报道了 47 位重度 AS 患者的观察结果，他们的平均年龄是 78 岁，并且伴有重度肺高血压。其中 37 位患者进行了主动脉瓣置换术（AVR），10 位患者采取药物治疗。进行 AVR 的患者 LVEF 较低（分别为 39% 和 56%），术前 NYHA 心功能分级Ⅲ、Ⅳ级的患者比例较高，体循环高血压的患者比例较低。同药物治疗组患者相比，尽管围术期死亡率高（16%），进行 AVR 的患者 PASP 明显降低、心功能改善，经过长期随访（460 天）表明，两组患者的死亡率分别为 80% 和 29%。这些数据表明肺高血压可以增加 AVR 的风险，但同保守治疗方法相比，手术的效果更为理想。

三、WHO 分类第三类：呼吸系统疾病或缺氧导致的肺高血压

很多老年患者患有呼吸系统疾病或缺氧导致的肺高血压。这些疾病包括 COPD、睡眠呼吸暂停、长期居住高原地区和肺间质病（ILD）等。尽管很多研究认为这类患者的生存率较低同肺高血压有关，但并不清楚肺高血压是否是生存率的独立预示因子或反映疾病的严重程度。对一组患有 COPD 的患者同时使用超声心动图和右心导管进行检查，超声心动图将 48% 的患者错误地诊断为肺高血压。由于老年患者更易发生瓣膜性心脏病、收缩性心衰和舒张性功能不全，现在更强调需要十分谨慎地依靠超声心动图来诊断。对于 COPD 导致的肺高血压没有进行过肺高血压特异治疗的随机对照试验，因此对老年人患者做出循证医学方面的建议目前看来较为困难，需要肺血管专科根据右心导管数据个体化展开治疗和随访。

通常认为，在老年人中，睡眠呼吸暂停综合征的患病率是增加的。几乎没有数据特别记录老年人睡眠呼吸暂停导致的肺高血压发病率和患病率或其对死亡率的影响。肺高血压在阻塞性睡眠呼吸暂停综合征的整体发病率为 17%～20%，而且通常为轻到中度，肺动脉平均压一般低于 30mmHg。肺高血压更易发生于有重度呼吸暂停指数、低氧血症和合并其他疾病的患者，这些疾病包括 COPD、ILD 或肥胖 - 低通气综合征。

四、WHO 分类第四类：由血栓形成、栓塞或其他类型栓塞引起的肺高血压

慢性血栓栓塞性肺高血压（CTEPH）的发病率为 0.1%～3.8%，目前与急性肺栓塞事件的关系仍然不清楚。目前缺乏老年 CTEPH 患者患病率和发病率的确切数据。

在一个关于老年 CTEPH 的研究中（平均年龄 >60 岁），发现脾切除是 CTEPH 的危险因素之一。脾切除会使肺血管床易于遭受衰老的红细胞和表面磷脂酰丝氨酸的损伤，从而激活凝血过程而在肺动脉床形成血栓。

能够发现老年患者中 CTEPH 存在是非常重要的，因为这是唯一可以通过外科或介入手术治愈的肺高血压类型。有报道认为，患者的年龄是肺动脉血栓内膜剥脱术（PEA）住院期间死亡率的术前危险因素，但单纯的高龄并不是 PEA 的绝对禁忌证。国外有很多 80 岁以上患者手术的记录，年龄也不是 PEA 预后不良的危险因素。

对于没有 PEA 手术指征的患者，可以使用利奥西呱和其他类型肺动脉高压靶向药物进行治疗，文献证实了这些药物的短期效果，但疗效与肺动脉高压患者相比，作用并不显著。近年来，球囊肺动脉成形术（BPA）在 CTEPH 领域已取得快速进展，已有大量研究和国内经验证实 BPA 可有效治疗不适合行 PEA 的外周型或老年 CTEPH 患者，相当比例患者甚至可以通过 BPA 治疗将肺动脉压力降至正常范围。BPA 已成为 CTEPH 重要的治疗手段之一，对于不适

合行 PEA 的老年 CTEPH 患者,可在有经验的中心进行 BPA 治疗。

在老年患者中,其他种类栓子也可导致肺高血压,需要同 CTEPH 进行鉴别诊断。例如肺动脉肉瘤,可以手术治疗,但预后很差。此外,还需要鉴别老年患者中近端肺血管床和远端肺小血管床发生恶性肿瘤细胞栓塞而导致的肺高血压。这些患者很难在死亡前得到诊断。更少见的还有类似于 CTEPH 的患者中由疫区血吸虫病引起的血管腔阻塞。

五、WHO 分类第五类:其他多因素或原因不明的肺高血压

包括弥漫性淀粉样变性的血管受累,化疗后的巨细胞溶血性贫血引起的肺高血压和肺静脉闭塞症,原因不明的骨髓增生或其他形式的骨髓纤维化引起的肺高血压。在后者,似乎某些患者的肺发生了髓外造血,低剂量的放疗可以缓解伴发的肺高血压。此外,纤维纵隔炎在国内也不少见,相当比例患者为老年患者。最后,由外科手术造成的动静脉瘘形成高输出状态,可表现出明显的肺高血压。

第四节 老年肺高血压临床诊断

老年 PH 患者,因其年龄大,多合并基础疾病。通常在普通医院科室中可见老年 PH 患者分布。由于 PH 发病机制复杂,临床分类诸多,而且每项分类各具特点,使得非 PH 专科医师对老年 PH 患者的诊断及鉴别诊断增加了难度。因此,临床工作需要非 PH 专科医师首先提高对老年 PH 的诊断意识,尽快熟悉老年 PH 相关知识及必备的处理技能。

一、老年肺高血压临床症状

在老年肺高血压早期,可能显现不出特有的临床症状,而经常见到老年基础疾病的相关表现。随着病情的发展,右心功能不全的症状将会逐渐显示出来。活动后胸闷、气短是最常见的临床症状,其他症状包括头晕、乏力、胸痛、心悸、黑矇、晕厥等症状也时有发生。随着病情恶化,临床症状越明显,如合并严重右心功能不全、食欲下降、腹胀、腹泻、肝区不适,甚至有肝区疼痛表现等。

二、老年肺高血压常见体征

老年肺高血压患者的体征除了原发病体征之外,主要为不同程度的右心功能不全,严重者可见颈静脉充盈或怒张、肝大、黄疸、多发性浆膜腔积液、腰骶部及双下肢水肿。个别明显右心扩大者,可见心前区隆起,肺动脉瓣区第二音增强或亢进。三尖瓣关闭不全引起三尖瓣收缩期杂音,右心室肥厚,亦可见到剑突下抬举样搏动,可闻及第三心音,是由右心舒张充盈压升高及右心收缩功能不全所致。部分患者剑突下可闻及右心室 S_4 奔马律。

三、老年肺高血压常规实验室检查

通常,一般医院均有老年肺高血压常规实验室检查项目,如血常规、尿常规、血生化、自身免疫抗体、HIV 抗体、D- 二聚体、B 型利钠肽(BNP)或 N 末端 B 型利钠肽原(NT-proBNP)、甲状腺功能及血气分析、凝血五项及血沉等。检查结果有助于老年肺高血压的诊断、病情评估、预后判断。

四、老年肺高血压特殊辅助检查

在设备较好的医院，均能对疑诊老年肺高血压患者进行特殊辅助检查。例如心电图、胸部 X 线检查、呼吸功能、CT 肺动脉造影、心肺运动试验、急性肺血管扩张试验、6 分钟步行试验，特别是超声心动图项目，目前认为是临床上对疑诊老年肺高血压筛查诊断及病情评价的常用方法，超声判断肺高血压方法：如通过三尖瓣反流峰速估测右心室收缩压，肺动脉内径＞25mm 等。有条件的超声科也可提供右心容量和收缩功能测定等。心脏磁共振可以评价心脏大小、形态和功能，具有较好的可重复性，能用于评价老年肺高血压患者的病情严重程度及治疗效果。有导管设备的医院，均能进行右心导管检查，右心导管检查是确诊老年肺高血压的"金标准"，也是诊断、鉴别诊断、评估病情和治疗效果的最佳方法。高分辨率 CT 检查是能提供肺部疾病信息的重要手段。同时，建议完善呼吸功能包括 DLco 检查。有条件时，应对 CTEPH 进行 CT 肺动脉造影检查等。

五、老年肺高血压诊断初步参考思路

PH 临床五大分类是 PH 诊断的依据。2003 年以来，经过 WHO、欧美、中国等相关学术组织进行了数次修订完善后，至今 PH 临床分类主框架仍延续临床五大分类，并在 PH 及老年 PH 临床诊断中发挥作用。老年 PH 主要见于左心疾病，其次为呼吸系统疾病 / 低氧状态，先天性心脏病、肺栓塞等疾病也是引起老年 PH 的常见原因。此外，对原因不明的老年 PH 机制仍在探讨中。

2018 年中国肺高血压诊断和治疗指南推出了 PH 诊断流程，对 PH 临床诊断起到了很好的指导作用。目前，老年 PH 临床诊断资料较少，大样本老年 PH 临床研究仍然缺乏。本节根据国内外有限的老年 PH 相关资料及临床经验，简述老年 PH 临床诊断初步参考思路。

在≥60 岁的老年人中，如果活动后有心慌、气短，并伴右心为主的心功能不全为主要特征，临床接诊医师应高度疑诊患有 PH。建议仔细询问病史、临床症状，检查患者体征，进行相关实验室检查和临床辅助检查，而后接诊的非 PH 专科医师对上述检查结果进行有针对性地筛查和初步综合性评估，提出初步诊断意见。考虑到非专科医师完成此诊断过程可能有一定难度，建议可邀请肺血管疾病专家会诊并指导诊治。危重患者建议转诊至肺血管疾病区域中心进行诊断与治疗。

第五节　老年肺高血压患者治疗的特殊情况

当肺高血压诊断明确后，医师应该对患者进行认真、全面的评价，重点强调：肺高血压分类，运动耐量，WHO 功能分级，急性药物试验评估，合并疾病，其他伴随的治疗药物，感觉受限，药物安全性，患者经济承受能力，以及患者家庭情感支持。最重要的是去除肺高血压的危险因素，比如瓣膜病或者先天性心脏病的介入治疗。

随着老年人肺高血压发病的增多，目前国内现有针对肺动脉高压的药物治疗（比如安立生坦、利奥西呱、西地那非等）对临床医师和患者都构成挑战，因为很多治疗肺高血压的药物临床试验都不包括超过 75 岁的患者。虽然个别研究纳入了超过 65 岁的健康志愿者，但因为患者数量较小，没有完全说明是否老年患者较年轻患者有不同的反应。需要注意的是，老年志愿者西地那非清除率降低，与年轻志愿者相比，药物的游离血浆浓度大约增加了 40%。其他治疗肺高血压药物的潜在药代动力学变化并不清楚。

我国目前已经有一些老年患者使用安立生坦、西地那非、利奥西呱等治疗肺动脉高压,具有初步的经验,基本都安全、有效。

对于所有年龄段的患者来说,最简单、安全、有效的治疗方法是使用上述口服药物或者这些药物联合治疗,医师和患者也一定要十分清楚此类药物和其他药物间的相互作用。临床医师必须非常认真地检查患者正在服用的所有药物,因为已经证实这些治疗肺动脉高压的口服药物同某些相关药物联合应用后,由于药物之间的相互作用会产生严重的不良反应(如西地那非和硝酸酯类,波生坦和格列本脲)。

对于严重的肺动脉高压的老年患者,如果对安立生坦敏感,可以考虑单独使用和/或西地那非、利奥西呱等联合治疗。心衰严重的患者可以考虑增加皮下注射的曲前列尼尔治疗,但这类药物需要单独配置,通过皮下注射、滴定剂量来治疗患者,患者和家属在家里必须谨慎配置和操作,特别注意无菌操作。如果老年患者不能自理,应该培训一个认真的护理人员来使用和准备这些药物。另外,很多老年患者视力受损,使得他们难以阅读药瓶上的说明、注射器的用量或准备雾化器。

有些患者有关节炎手、由风湿性关节炎引起的畸形,或由硬皮病引起的手抓握或运动困难,在伴发这些复杂的医学症状时也存在生活问题。对于任何患者,使用肺动脉高压特异性药物前都必须考虑这些因素。

第六节 总 结

肺高血压是由多种病因引起的。由于对这类疾病认识的增加,肺高血压的诊断也愈加常见。尽管左心疾病随着年龄的增加更为常见,是很多老年肺高血压患者的病因,但需要注意WHO PH 分类里所有的类型都包括了老年人,对老年患者应该像对待年轻肺高血压患者那样进行严格、全面、规范的评价。

对于结构性心脏损害(不论先天性还是获得性),应该认真考虑进行经皮或外科干预治疗。因为在纠正危险因素后,肺高血压和心力衰竭的情况会得到明显改善。必须认真评价患者的心脏舒张功能,充分利用超声心动图、心脏磁共振等影像学新技术的优势。在老年肺高血压患者中,瓣膜性疾病伴有舒张功能不全是重要的发病因素。

尽管有一些在老年患者中使用肺血管扩张剂治疗的数据,仍必须在全面评价他们肺高血压的发生机制后,对于认真选择的患者使用这些药物。对于老年患者,还要特别考虑到操作输液泵的能力、照理植入导管的能力和同时合用的药物。

(荆志成 刘国树)

参 考 文 献

[1] RUBIN L J. Primary pulmonary hypertension[J]. N Engl J Med, 1997, 336(2): 111-117.

[2] MCLAUGHLIN V V, ARCHER S L, BADESCH D B, et al. ACCF/AHA 2009 expert consensus document on pulmonary hypertension[J]. J Am Coll Cardiol, 2009, 53(17): 1573-1619.

[3] SIMONNEAU G, ROBBINS I M, BEGHETTI M, et al. Updated clinical classification of pulmonary hypertension[J]. J Am Coll Cardiol, 2009, 54(1 Suppl): S43-S54.

[4] 中华医学会心血管病学分会肺血管病学组, 中华心血管病杂志编辑委员会. 中国肺高血压诊断和治疗指

南（2018）[J]. 中华心血管病杂志，2018，46（12）：933-964.

[5] 刘瀚旻. 肺高血压分类的发展历史和现状 [J]. 中华实用儿科杂志，2014，29（15）：1124-1127.

[6] 高淑萍. 老年患者肺动脉高压的治疗进展 [J]. 中华心血管病杂志，2007，35（11）：979-987.

[7] 刘敏，高莹卉，崔华，等. 老年男性慢性阻塞性肺疾病患者肺动脉高压发生率及相关危险因素分析 [J]. 中华老年心脑血管病杂志，2016，18（11）：1141-1146.

[8] 荆志成，徐希奇，马传荣，等. 波生坦治疗肺动脉高压患者的初步结果 [J]. 中华医学杂志，2008，88（30）：2136-2139.

[9] 王治方，郑大为，孙乐波，等. 左心疾病相关肺高压流行病学及治疗策略现状 [J]. 新医学，2018，49（11）：771-775.

[10] HOEPER M M，HUMBERT M，SOUZA R，et al. A global view of pulmonary hypertension[J]. Lancet Respir Med，2016，4（4）：306-332.

[11] JIANG Z C，XU X Q，HAN Z Y，et al. Registry and survival study in Chinese patients with idiopathic and familial pulmonary arterial hypertension[J]. Chest，2007，132（2）：373-379.

第九篇　肺动脉高压

第一章　肺　循　环

第一节　肺循环的发育

自妊娠第 2 周后,胚胎从原始心管(由三个发育呈平行进行的部分组成,其中的一个部分为主动脉弓和鳃弓)最远端部形成主动脉囊,继而在囊的远端相继出现六对主动脉弓,其中第六对弓在胚胎发育的第 4～6 周背主动脉的腹侧分支形成原始肺血管丛,以后发育为肺动脉和动脉导管,但部分原始肺动脉丛的分支未发育成肺动脉,而又退化成支气管动脉。

第二节　肺循环的特点

肺循环除保证机体的气体交换外,还具有营养肺本身的作用。所以肺循环有以下特点:①两套血管系统:一套属体循环系统,由源自体循环胸主动脉分支的支气管动脉以及支气管静脉组成,其血流主要供给气管、支气管及肺组织的营养,在某些生理和病理情况下也能为肺循环提供代偿;另一套为肺(小)循环系统,由肺动脉、肺静脉和毛细血管组成,其功能主要使血液流经肺毛细血管,以便进行气体交换。这两套血管系统在其末梢有少量吻合支,造成在肺动脉血内也混有 1%～2% 从支气管动脉来的静脉血(未经气体交换的血)。②血压低、阻力小:与主动脉和腔静脉比较(表 9-1),肺的动、静脉短而粗,腔大壁薄,可扩张性大,并受胸腔负压的影响。血流总阻力只有体循环的 1/10。故肺动脉压平均为 22/8mmHg,肺动脉平均压为 13mmHg,肺静脉压约 4mmHg,毛细血管平均压为 7mmHg。由于肺循环是低阻抗、低压力系统,容易受心脏的影响,当在心功能不全时,易发生肺水肿。③血容量变化大:通常肺循环

表 9-1　肺循环与体循环的比较

	肺循环(平均)	体循环(平均)
动脉压力 /mmHg	22/10(13)	120/80(90)
毛细血管压力 /mmHg	6～9(7)	10～30(17)
静脉压力 /mmHg	1～4(2)	0～10(6)
动脉中层厚度 / 外径比值	3%～8%(5%)	15%～25%(20%)
静脉中层厚度 / 外径比值	2%～5%(3%)	3%～6%(4%)
血管阻力 /(U·m²)	1～4(3)	10～25(15)
血流速率 /(L·min⁻¹)	5	5

血容量约 450ml,占全身血容量的 9%。由于肺组织和肺血管的可扩张性大,深呼、吸时肺血容量可波动在 200～1 000ml。④无组织液:肺毛细血管壁紧贴着肺泡壁,这样有利于气体的交换。⑤对缺氧反应敏感:当肺局部缺氧时,其肺泡周围的微动脉收缩,与体循环局部缺血,血管扩张时相反。这种反应有其生理意义,即肺泡通气功能减退时,氧供不足,其周围微动脉收缩,相对地减少血流量,可以维持通气/血流比例正常,即可以减少缺氧肺泡的血流量,使这部分血液流过不缺氧的肺泡周围,进行气体交换。

一、肺循环系统

自右心室漏斗部发出的肺动脉干(pulmonary trunk)行经约 4cm(经左支气管前方向左后上行,至主动脉弓下方)后即分为左、右肺动脉,分别分布至左、右两肺,其中右肺动脉较长,在升主动脉和上腔静脉的后方、奇静脉弓的下方进入右肺。左肺动脉较短,横过胸主动脉前方弯向左上,经左主支气管前上方进左肺门。左、右肺动脉在肺内随支气管反复分支最后形成毛细血管网,包绕在肺泡壁上,从主肺动脉至肺泡毛细血管网经过 17 级分支。肺动脉树上一级至下一级血管分支在数目上的比例常数(分支比率)约为 1∶3.4,而平均血管外径比率为 1.7,平均血管长度比率为 1.8。

根据血管壁的结构不同肺动脉分为 3 种:①肺动脉干和外径超过 1 000μm 的大口径肺动脉属于弹性肺动脉,其中层主要由弹性纤维构成,伴有一些平滑肌纤维、胶原和黏多糖基质;②外径在 100～1 000μm 的肺动脉为肌性肺动脉(中层富有环形薄层平滑肌纤维);③外径在 100μm 以下者为肺小动脉,其血管壁由内皮细胞层和单层弹性纤维层组成,肌性中层消失,亦无外层。肺血管阻力主要发生在肌性肺动脉和肺小动脉,取决于这些血管口径的变化。

肺泡毛细血管结构简单,仅有一层内皮细胞及其附着的基底膜,每个肺泡包绕着长度为 9～13μm 的毛细血管段共 1 800～2 000 根,故整个肺共有 2 800 亿根毛细血管段,在这里完成气体交换的功能。由于毛细血管壁散布有外膜细胞,且内皮细胞也有肌纤维的分布,故能配合生理的需要,起到控制和调节毛细血管内血流量的作用。它在肺泡隔内呈蛇形走行,平均口径为 8.3μm,节段长 10～15μm,毛细血管网总面积为 70～72m²,相当于肺泡总面积的 98%,约为体表面积的 70 倍。在横断面上,血管与肺泡为两个园形体相贴,其接触不可能完全均一。按血管与肺泡的关系不同,肺泡毛细血管又分为 2 个部分:①薄层毛细血管膜:血管内皮细胞与肺泡上皮紧密相连,二者基底膜融合为一层,整个膜结构为血管内皮 - 基底膜 - 肺泡上皮组成,厚度为 0.5～0.7μm,是气体交换部位,有 3 亿～7.5 亿个肺泡(总面积约 100m²)与肺循环的毛细血管进行气体交换,亦即气血屏障;②厚层毛细血管膜:二者基底膜并不直接紧贴,其间尚充有结缔组织和淋巴管,其组成为血管内皮 - 内皮细胞基底膜 - 结缔组织 - 肺泡上皮基底膜 - 肺泡上皮,不参与气体交换,但属于肺泡液体循环的场所,同样非常重要。肺泡毛细血管在次级肺小叶结缔组织间隔汇集为肺小静脉,至小叶水平再融会成肺静脉。肺静脉每侧 2 条,为肺上、下静脉(左肺上静脉收集左肺上叶的血液,右肺上静脉收集右肺上叶和中叶的血液;左、右肺下静脉分别收集两肺下叶的血液),分别最后流入左心房。肺静脉系统的结构和名称与肺动脉大体相同。肺循环与体循环血管有许多不同特点,其中最重要的是传导性弹性肺动脉在整个肺血管床中所占比例高,管壁薄,管径大,即使在肌性肺动脉,其平滑肌也甚薄,因此肺动脉可扩张性大,顺应性高,使之成为一个低压力、低阻力和高容量的循环系统。而肺泡毛细血管床的巨大面积和薄层气血屏障,更为肺的气体交换提供了结构基础。

二、支气管循环系统

支气管动脉多数起源于胸椎 5～6 水平的胸主动脉，少数来自锁骨下动脉、头臂干、胸廓内动脉或肋间动脉。支气管动脉在进入肺门前沿总支气管行走，并分支供应肺动脉干、纵隔胸膜和叶间胸膜、食管、肺门淋巴结及迷走神经，并与心包膈动脉和冠状动脉有吻合支。支气管动脉与支气管相伴行，每一支气管通常有两支，在支气管纤维层互相交通，形成循支气管走向的血管网，其细小分支穿过支气管壁在黏膜形成类似的血管网。支气管壁上此种形态血管排列一直延伸至呼吸性细支气管。周围小支气管动脉内膜出现纵行的肌纤维，中层的肌纤维亦见增多、变厚，并与弹性纤维结合构成肌纤维团，具有括约肌样作用。正常人支气管动脉与肺动脉在前毛细血管水平有交通支，但通常并无血流通过，上述肌纤维团可能即是处于交通支开口处，起调节作用，在病理情况下交通支便会开放。支气管循环的血流汇集至支气管静脉，分为 2 个部分：肺段以远周围性支气管静脉于肺泡附近同肺小静脉汇合，流入肺静脉，回纳至左心，成为体、肺循环之间唯一真正的交通支，造成静动脉血掺杂，其血流量占支气管循环总血量的 2/3；肺段以近即引流叶支气管和总支气管的支气管静脉经奇静脉和半奇静脉注入右心，进入肺循环，占总支气管循环总血量的 1/3。

支气管静脉及静脉丛：支气管静脉丛主要分 3 组，第一组，在呼吸性细支气管水平静脉丛的较大部分与肺小动脉的网状相连结，进入肺静脉；第二组，一些以支气管壁和邻近一些组织形成的静脉丛，联合成为支气管肺静脉，亦流向肺静脉；第三组，静脉丛自气管隆嵴，叶、段等支气管壁，成为真正的支气管静脉，经奇静脉、半奇静脉或肋间静脉到达右心房。

第三节 肺血流动力学

一、肺血容量

肺血容量即肺血管床内血液容量，为 450～600ml（其中肺毛细血管床容量为 70～100ml），占总循环血容量的 9%～12%。不同生理或病理情况下，加之肺血管的可扩张性大，肺血容量可有很大变化，深吸气时可增至 1 000ml；而用力呼气时可减至约 200ml，因此肺循环血管起着贮血库的作用。正常呼吸周期中，肺血容量周期性变化，并对左心室排血量和动脉压产生影响，吸气开始时动脉压下降，到吸气相后半期降至最低点，以后逐渐回升，到呼气相后半期达到最高点，该现象称为动脉压的呼吸波。在一般情况下，呼吸引起的动脉血压波动范围在 4～6mmHg；在作深呼吸时，血压的波动范围可达 20mmHg。当体循环失血时肺循环血液通过调节可以移向体循环以资代偿，左心衰竭时肺循环容量增加，体循环血容量减少；右心衰竭时则相反。血容量的移动对肺循环产生的影响远较体循环为大。

二、肺循环血压

1. 肺血管内压 血管内压是指血管腔内任何一点的压力与大气压的压差，在肺循环通常有几个重要的测压点，即右心室、主肺动脉、左肺动脉、右肺动脉、肺静脉和左心房。由于肺静脉和左心房压力难以直接测定，现常用肺毛细血管楔嵌压代替，大致在右心室和左心房压力数值的中点，临床上应用 Swan-Ganz 导管嵌入肺动脉分支后将导管气囊充气暂时阻断血流，在无血流状态下从管尖所记录的压力反映了血管网下游的压力，即肺毛细血管和肺静脉舒张末期压力，也代表左心房舒张末期压力。肺循环是一个低压系统，平均肺动脉压仅为主动脉压的 1/7～1/6，约 13mmHg，其收缩压平均为 22mmHg，舒张压平均为 8mmHg。用间接法测得肺循环毛细血管压平均约 7mmHg。肺静脉的平均压力为 2mmHg。说明血液流过肺小动脉段的压力落差比流过体循环相应血管段时小。

2. 跨壁压 指血管内压力与周围组织压力之间的差值。肺外近肺壁较大血管其周围压力，即胸腔压。肺内血管按其所承受的外周压力不同分为肺泡血管、肺泡角血管和肺泡外血管。肺泡血管是指包含于毗邻肺泡的肺间质内血管，主要为较大的肺泡毛细血管，它们暴露于肺泡内压力的作用下，肺泡内压增加肺扩张时，肺泡血管被压缩。肺泡角血管是指 3 个肺泡汇集处、包埋于肺泡隔皱褶内的血管，直径为 30μm，它们已经脱离肺泡压的作用，类似肺泡外血管，但有时因皱褶不完全，某些血管也可以像肺泡血管一样处于肺泡压的作用下。在功能上肺泡角血管的意义在于肺上区（Ⅰ区）它们仍可以是开放状态。肺泡外血管包括肺动脉、小动脉、小静脉和前毛细血管，位于结缔组织鞘包绕的血管周围间质腔内。肺间质腔压力略低于胸腔压，当吸气肺扩张时由于弹性纤维牵拉，间质腔压力进一步降低，肺泡外血管跨壁压正压增加、血管扩张，血流量增多。所以，在这些血管床内，其血流量受呼吸运动肺容量变化的影响。

3. 驱动压 指克服摩擦阻力而使血流流动的压力，即血管内上下游两点之间的压差。整个肺循环的驱动压即肺动脉与左心房之间的压差，正常人约为 10mmHg。驱动压可以反映肺循环阻力。肺血管病变致阻力增大时，肺动脉压上升，驱动力增加；若左心衰竭，左心房压力增高，从而使肺血管压力普遍上升，出现肺动脉高压，但驱动压仍在正常范围。因此，驱动压对于区别肺动脉高压的原因较肺动脉压更有意义。

三、肺血管阻力

稳态流动的简单液体流经钢体管道时其阻力（R）可用 Poiseuille 公式表示：

R（阻力）＝△P（驱动压）/Q（肺血流量）＝8η（血液黏滞度）/（管长）/πr（管径）⁴

尽管血液循环比钢体管道中简单液体流动复杂得多，但该公式仍有很大实用价值。由于肺循环驱动压（10mmHg）仅为体循环的驱动压（100mmHg）的 1/10，而两个循环的血流量却是相等的，故肺循环阻力仅为体循环的 1/10，这正与肺循环接纳右心全部排血量的生理要求相适应。正常肺循环阻力主要发生中小动脉和毛细血管部分。血液通过肺小动脉段时压力降低约 3mmHg，通过肺毛细血管段时压力进一步降落 5mmHg。因此，肺毛细血管段阻力约占整个肺血管阻力的 60%。相反，在体循环毛细血管阻力占总阻力约为 25%，因此肺循环毛细血管在调节血管阻力和肺血流分布中起着重要作用。

影响肺血管阻力的因素有：

1. 肺动脉压和左心房压 正常肺循环能适应心搏出量增加，而肺动脉压仅轻度升高，同时肺容量和左心房压保持恒定，则肺血管阻力降低；左心房压上升而无肺动脉压和血流改变，肺血管阻力亦降低，即肺动脉压或肺静脉压增加均导致肺血管阻力降低。在病理情况下则不然，如限制性或阻塞性肺病伴低氧血症患者活动时肺血流量增加，引起肺血管阻力上升。

2. 肺容量 一般来说，肺容量改变对肺泡和肺泡外血管阻力具有反向作用，随着肺扩张肺泡外血管被牵拉开放或扩张，其阻力降低。但若肺扩张肺泡压升高超过毛细血管压（即跨壁压升高），则肺泡血管阻力增加。当肺膨胀至高肺容量时肺泡壁伸展，肺泡毛细血管受压，其口径亦缩小，阻力加大。

3. 其他　肺血管平滑肌是决定肺泡外血管口径的重要因素,从而显著改变肺循环阻力。能使血管平滑肌细胞发生原发性舒缩反应者称为主动性改变,而随肺动脉压力和肺容量改变而引起的变化称为被动性改变。

神经因素、体液因素、内环境变化和某些药物等均可作用于肺血管平滑肌,引起肺循环阻力变化。

(1)自主神经:正常成年人自主神经系统对整个肺循环的调节作用较小,主要是在心输出量发生改变的基础上起作用,其他刺激因素如缺氧等引起肺血管收缩与自主神经作用无多大关联。

(2)体液因素:大量内源性儿茶酚胺物质的释放可使肺血管轻度收缩,其强度取决于这些物质对心输出量和影响气道阻力的 α 及 β 肾上腺素能受体作用的净效应。肾上腺素、5-羟色胺、组胺、血管紧张素、纤维素多肽、前列腺素 $F_{2\alpha}$ 引起肺血管收缩。乙酰胆碱、缓激肽、前列腺素 E_1、依前列醇(PGI$_2$)则引起肺血管扩张。

(3)化学刺激:肺泡低氧、肺泡高碳酸血症及酸血症:引起肺血管阻力增高。体、肺循环血管最重要和最显著的差别之一是对缺氧的反应不同,在体循环引起血管舒张,而在肺循环则引起肺动脉端血管收缩,称为低氧性肺血管收缩反应(hypoxic pulmonary vasconstriction,HPV),HPV 可能是低氧直接作用于肺血管平滑肌膜,使钙内流增加并引起平滑肌细胞去极化,导致平滑肌收缩。特别是在慢性低氧时,可造成肺动脉高压和右心负荷加重,长期作用导致血管重建,可使肺循环障碍成为不可逆性改变。酸中毒 pH 降至 7.2 时,PO$_2$ 降低至 40mmHg 引起的低氧性肺血管收缩反应会成倍增强,随着 pH 降低,即使 PO$_2$ 较高时,肺血管阻力也会显著升高。

(4)血管活性物质:血管内皮细胞能产生多种血管活性物质调节肺血管张力,如一氧化氮(NO)使血管张力降低,而内皮素(ET-1)则使血管张力升高。血管内皮细胞功能紊乱,缩血管物质活性增高使肺血管张力增加,肺血管阻力增加。

四、肺循环系统的代谢功能

已知肺除了执行呼吸功能外,还是一个重要的代谢器官。肺的代谢功能是肺非呼吸功能的重要组成部分,包括生理活性物质、脂质及蛋白等物质代谢;构成肺组织结构的结缔组织代谢以及细胞和分子水平的肺泡巨噬细胞、肺活性氧等的代谢。肺代谢功能的重要生理和病理意义愈益受到重视,但目前的研究和认识尚较肤浅。这里简单讨论与肺循环有关的肺代谢功能。

肺动脉血内各种血管活性物质在生理浓度通过肺循环后被移除的观察结果列于表 9-2。在病理状态下,某些活性物质可以在肺循环大量释放,也可从其他部位进入肺循环,或者肺循环移除这些物质的能力下降,均可能导致相应的病理生理反应。

胺类物质中的 5-羟色胺来自肺、肠的嗜银细胞或血小板,肺是其主要灭活部位。它借助 Na$^+$-K$^+$-ATP 酶转运至肺血管内皮细胞,经由单胺氧化酶和醛脱氢酶灭活,转化为 5-羟吲哚乙酸而被移除。最近发现另一条代谢途径是通过吲哚胺-2,3-双氧酶的作用变成 5-羟甲酰犬尿氨酸胺,再经甲酰胺酶作用水解生成 5-羟犬尿氨酸胺,是 5-羟色胺的自生拮抗物质,有缓解支气管收缩的作用。

肽类物质中的缓激肽和血管紧张素 I 在肺循环中被灭活或转化,其过程如图 9-1。血管紧张素转换酶(激肽酶 II)是参与两个代谢过程共同的酶,它存在于肺和其他一些组织器官的血

表 9-2　通过一次完整肺循环后血管活性物质的移除

血管活性物质	移除
肽类	
缓激肽	80% 灭活
血管紧张素 I	转化为血管紧张素 II
血管紧张素 II	无影响
血管紧张素 III	无影响
胺类	
乙酰胆碱	未定
5- 羟色胺	几乎全部移除
去甲肾上腺素	30% 被移除
肾上腺素	无影响
多巴胺	无影响
组胺	无影响
腺核苷	
三磷酸腺苷	几乎完全移除
单磷酸腺苷	几乎完全移除
花生四烯酸代谢物	
前列腺素 E_2	几乎完全移除
前列腺素 $F_{2\alpha}$	几乎完全移除
前列腺素 A_2	无影响
依前列醇（PGI_2）	无影响
血栓素	不明
白三烯	几乎完全移除

管内皮细胞的表面，但在肺外器官中该酶不能有效地将血管紧张素 I 转化为血管紧张素 II。缓激肽和血管紧张素 II 的半衰期甚短，不易测定，临床上通过检测血管紧张素转换酶间接反映前二者的代谢情况，多种肺和肺外疾病时该酶活性出现变化，如结节病、矽肺、石棉肺、肺内分枝杆菌病、甲状腺功能亢进、糖尿病性微血管病及淋巴瘤时可引起该酶活性升高，而其他一些疾病如慢性阻塞性肺疾病、急性呼吸窘迫综合征、肺结核、肺栓塞、自发性气胸，以及一些药物如蛇毒、卡托普利等则可引起该酶活性降低。

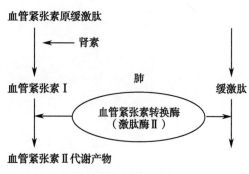

图 9-1　血管紧张素及缓激肽在肺内的代谢

花生四烯酸在肺内迅速转化为初级前列腺素 PGE_2、PGF_2 以及依前列醇和血栓素 A_2 等。在肺循环中前列腺素的代谢是有选择性的。90%～95% 的 PGE_2 和 $PGF_{2\alpha}$ 在一次肺循环中被灭活，可作为"局部激素"对肺部炎症或过敏反应起调节作用；而 PGI_2 几乎完全不被代谢，其不断进入体循环，可作为循环激素而起到舒张血管平滑肌和抑制血小板凝聚的作用。

　　NO 和内皮素（ET-1）均来自体循环和肺循环的血管内皮细胞，前者代谢十分复杂，可能主要是氧化；后者有 50% 在肺循环中被移除；此外，气管上皮细胞含有一种中性内肽酶，可以水解 ET 分子的两个肽键，使之失活。

（司全金　李　凡）

第二章　肺动脉高压

肺高压（pulmonary hypertension，PH）是一大类以肺循环血压持续性升高为特征的恶性肺血管疾病，包括肺动脉高压、肺静脉高压和混合性肺高压，常导致患者右心衰竭。显而易见，肺动脉高压（PAH）是 PH 的第一大类，是由于肺小动脉原发病变或其他相关疾病导致的肺动脉阻力增加，肺动脉压力升高，而肺静脉压力正常。最近 Montani 等提出肺动脉高压定义是一类以肺小动脉收缩，伴血管壁增生、重构为特征的肺血管疾病，其特征为肺血管阻力（pulmonary vascular resistance，PVR）进行性增高，随着疾病的进程，最终导致右心功能衰竭或猝死。肺动脉高压为临床常见的病理过程，过高的肺动脉压可增加心脏后负荷，引起右心肥大、心腔扩大，甚至发生右心衰竭。

肺动脉高压的病因复杂，从不同的角度有不同的分类方法：①按其发病机制，可分为原发性肺动脉高压和继发性肺动脉高压；②按其发生速度，可分为急性肺动脉高压和慢性肺动脉高压；③按其病理生理特点，可分为高动力性肺动脉高压、毛细血管后性肺动脉高压和毛细血管前性肺动脉高压。2009 年第四次世界肺动脉高压大会将肺动脉高压分为 5 类，即动脉性肺动脉高压，左心疾病相关的肺动脉高压，肺部疾病和 / 或低氧所致的肺动脉高压，慢性血栓栓塞性肺动脉高压，以及不明机制和 / 或多种机制引起的肺动脉高压。按静息及运动状态下肺动脉的平均压值，肺动脉高压（pulmonary arterial hypertension，PAH）分为显性肺动脉高压及隐性肺动脉高压。显性肺动脉高压是指肺动脉平均压（由肺血流量、肺血管阻力与左心房压决定）在静息状态下 ≥20mmHg。隐性肺动脉高压是指在静息时肺动脉平均压尚正常，仅当运动时超过 30mmHg。

本章将重点介绍肺动脉高压的病因、发病机制、临床表现、辅助检查、诊断及治疗、预后。

第一节　原发性肺动脉高压

原发性肺动脉高压（primary pulmonary arterial hypertension，PPAH）是指原因不明的肺血管阻力增加引起持续性肺动脉压力升高，是一种少见的恶性肺血管疾病。PPAH 在人群中的发病率为（1～2）/100 万，女性多于男性，其比例为 3∶1，以 20～40 岁多见，门静脉高压、免疫缺陷病毒（HIV）感染及服用减肥药物的患者 PPAH 发病率明显增加。此外，此病常伴有硬皮病、皮肌炎、类风湿关节炎、系统性红斑狼疮等自身免疫性疾病。PPAH 预后较差，若未及时诊断并积极准确治疗，患者一般在出现症状后 2～3 年内死亡。美国国立卫生研究院（NIH）登记注册的 194 例患者平均生存时间为 2.8 年，1、2、3 年的生存率分别为 68%、48%、34%。由于近年来诊断方法的改进及新的治疗方法的应用，PPAH 预后较前明显改善。

一、病因与发病机制

本病至今病因不明,可能与以下几种因素有关:

1. 遗传因素　文献报道有家族聚集现象,1980 年有报道 28 个家庭 58 例 PPAH 患者,其中包括一对孪生,一个家庭也可遗传几代。美国国立卫生研究院最初登记的 187 例 PPAH 患者中,家族性原发性肺动脉高压(familial primary pulmonary arterial hypertension,FPPAH)患者占 6%。

1997 年,Nichols 等通过对收集到的家系进行连锁分析,将 FPPAH 易感基因定位于 2q31233。2000 年 9 月,国际原发性肺动脉高压协作组织发现骨形成蛋白 II 型受体(bone morphogenetic protein receptor II,BMPR II)的基因突变是部分西方白种人群 FPPAH 的致病基因,而且在至少 26% 的散发性 PPAH 人群中也发现有此基因突变。骨形成蛋白(bone morphogenetic protein,BMP)是转移生长因子 β(TGF-β_2)家族中最大一个具有激素活性的多肽亚族。目前认为,TGF-β_2 具有调控组织修复、结缔组织生长、细胞因子(包括内皮素)生成、离子通道表达调控以及血管形成等重要作用,而 BMP 主要调控对胚胎发育、组织稳态等起关键作用的细胞功能,并可抑制血管平滑肌细胞增殖而且诱导其凋亡。其 II 型受体是 I 型受体的激活剂,二者结合在一起形成受体复合物,共同作用于一系列底物(主要为 Smad 蛋白质)来调控基因的转录,维持血管的稳态,所以目前推测 BMPR II 基因突变影响这个环节是 FPPAH 与部分散发 PPAH 患者发病的原因。但此突变只在部分家系中找到,而且对于其他人群种系比如我国汉族人群来说,究竟有无此基因突变仍不十分明确,还有待于进一步研究。

2. 药物和饮食　右芬氟拉明等食欲抑制剂是散发 PPAH 公认的危险因素,虽与 FPPAH 的关系目前尚无系统研究,但已经观察到 FPPAH 未发病成员在服用食欲抑制剂后很快便出现肺动脉高压。已经发现食欲抑制剂能够刺激中枢及肺动脉平滑肌细胞中的 α_2 肾上腺素能受体而引起肺动脉收缩,还可以抑制肺动脉平滑肌细胞的钾离子通道,而最终导致肺动脉高压。

研究发现,原本无临床表现的 FPPAH 者在使用口服避孕药物或绝经后激素替代治疗后可在短时间内发展为 PPAH,所以目前多数学者认为二者也可以列为 PPAH 的危险因素。

"毒油综合征"描述的是 1981 年西班牙大约 20 000 人误食工业用印刷染料污染的菜籽油后出现的一系列临床症状,其中有一部分人发展为 PPAH。研究表明,这些患者与其他 PPAH 患者类似,主要也是肺血管内皮受损。

3. 免疫因素或自身免疫性疾病　某些自身免疫性疾病,如红斑狼疮、硬皮病、免疫性甲状腺炎、皮肌炎、类风湿关节炎等患者中肺动脉高压发生率很高;一部分 PPAH 患者有雷诺现象,而且抗核抗体及抗 Ku 抗体阳性,这都提示 PPAH 患者免疫系统可能存在问题。

4. 人类免疫缺陷病毒(HIV)感染　在 HIV 患者中,PPAH 的发病率为 0.5%,远高于普通人群。回顾分析 131 例 HIV 患者的肺动脉高压发生情况,发现 HIV 感染是 PPAH 的独立危险因素。HIV 感染引发 PPAH 的机制可能是,通过抑制肺动脉平滑肌细胞的钾离子通道使其功能缺陷而导致肺动脉高压。

5. 肺动脉因素　研究发现,PPAH 患者内皮一氧化氮合酶表达明显降低,而 ET-1 及 ET 转换酶 -1 的血浆水平及其在肺动脉内皮细胞内的表达明显升高。另有研究证实,PPAH 患者血浆中 TXA_2 代谢产物增加,而依前列醇代谢产物减少,TXA_2 代谢产物还有刺激血小板聚集的作用。以上这些研究均提示,肺动脉内皮受损导致的血管舒缩因子失衡是 PPAH 发病过程中的重要机制。

尸检发现,PPAH 患者小肺动脉内有广泛的微血栓形成,这也是肺动脉压力进行性升高的原因;另外,PPAH 患者的血浆纤溶酶原激活剂的抑制剂活性明显增加,尤其在肺内,这提示 PPAH 患者纤溶活性受损。有研究证实,87% 的成年 PPAH 患者和 79% 的儿童 PPAH 患者的血小板聚集功能都不正常,而持续依前列醇治疗可使大部分患者得到纠正;抗凝治疗可明显改善 PPAH 患者预后。以上各点均提示,凝血系统功能改变、肺动脉内微小血栓形成可能是 PPAH 的发病机制之一。

另外,有研究认为肺动脉血管重构和血管壁平滑肌细胞钾离子通道缺陷也是 PPAH 的发病机制。

6. 其他因素　肝硬化患者可发生肺动脉高压,二者同时发生可能是自身免疫过程的一部分。月经周期可影响体血管的反应性,是否也影响肺血管尚不清楚。有研究认为,PPAH 的发病可能与妊娠有关。

二、病理改变

1973 年世界卫生组织将 PPAH 分为 3 个亚型:复发性血栓栓塞、肺静脉阻塞性疾病以及丛样动脉病。PPAH 的基本病理特点是肌型小肺动脉丛样病变,血管腔逐渐闭塞,肺动脉压进行性升高。常见的主要病理改变包括:

1. 肺肌型动脉中膜肥厚　正常人在外径 $100\sim1\,000\mu m$ 小动脉内外弹力膜之间有一层平滑肌构成中膜,其厚度为外径的 3%~5%,PPAH 患者可高达 40%。

2. 细小动脉肌化　正常细小动脉直径在 $80\mu m$ 以下,仅有一层弹力膜,无明显中层结构,PPAH 者平滑肌自肌型动脉向细小动脉延伸,使内外弹力膜之间有环形肌构成中膜。

3. 纤维素性坏死　肌层动脉中层发生纤维素性坏死。

4. 内膜纤维化　小动脉和微动脉内膜向心性非层状内膜纤维化,呈典型的洋葱皮样改变。

5. 丛状血管瘤样扩张　肺毛细血管前的小动脉呈囊袋样扩张,表现为内膜细胞增生和丛状病变,血管呈局限性扩张,有些病变类似海绵状血管瘤。

6. 右心室肥厚、扩大,右心房和三尖瓣环扩张

PPAH 组织病理学分类见表 9-3。

表 9-3　原发性肺血管病的组织病理学分类

现在分类	过去分类	组织病理学特征
有丛状损害的原发性肺动脉病,伴或不伴血栓性损害	丛状肺动脉病	丛状损害:中层肥厚,偏心性或向心性层状内膜增生和纤维化,纤维蛋白样变性,动脉炎,扩张性损害和血栓性损害
血栓性损害	血栓栓塞性肺动脉病	血栓(新鲜的、正机化或已机化的、再通的滤器损害),不同程度的中层肥厚,无丛状损害
单纯中层肥厚	丛状肺动脉病	中层肥厚;中层平滑肌、肌性动脉增多,非肌性腺泡内动脉的肌化,没有内膜损害及腔内阻塞性损害
内膜纤维化和中层肥厚	丛状肺动脉病	偏心性或向心性层状增生和纤维化,不同程度的中层肥厚,无血栓性或丛状损害
单纯动脉炎	丛状肺动脉病	限于肺动脉的活动或已愈的动脉炎,不同程度的中层肥厚,内膜纤维化和血栓性损害;无层状损害

现在分类	过去分类	组织病理学特征
肺静脉闭塞症	肺动脉闭塞症	内膜纤维化和再通的血栓（滤器损害），肺静脉和小静脉；动脉化静脉，毛细血管性充血，肺泡水肿和噬铁细胞，扩张的淋巴管、胸膜、间隔水肿和动脉中层肥厚，内膜纤维化和血栓性损害
肺毛细血管瘤		浸润的薄壁血管遍布整个肺实质、胸膜、支气管、肺静脉和动脉壁

三、临床表现

（一）症状

原发性肺动脉高压患者的症状是非特异的，且肺动脉压轻度增高时，一般无临床症状。出现症状就诊时，肺动脉平均压多已>45mmHg。最常见症状为进行性活动后气短，其他常见症状为乏力、晕厥、胸痛、下肢水肿等。

1. 活动后气短　是最常见的症状，进行性加重，其特征是劳力性，发生与心排血量减少、肺通气/血流比例失衡和每分通气量下降等因素有关。

2. 胸痛　也是常见症状，可呈典型的心绞痛发作，常于劳力或情绪变化时发生。可能是由低心排血量造成相对冠状动脉供血不足和右心室相对缺血引起的。

3. 晕厥　为常见症状，多在活动后发生，休息时也可出现。

4. 疲乏　主要是因心排血量下降、氧交换和运输减少，引起组织缺氧。

5. 咯血　主要是肺毛细血管前微血管瘤破裂所致。

此外，还有发绀、心悸、下肢水肿等症状，晚期可出现右心衰竭。雷诺现象发生率约10%，如出现，常提示预后不佳。出现声音嘶哑，系肺动脉扩张挤压左侧喉返神经所致，临床称为Ortners综合征，并不多见，病情好转后可消失。

（二）体征

本病体征主要是由肺动脉高压，右心房、右心室肥厚，右心衰竭引起。通常肺动脉高压达中度以上，物理检查才有阳性发现。常见体征是呼吸频率增加，脉搏频速、细小，叩诊发现心脏浊音界增大，听诊肺动脉瓣听诊区第2心音亢进、分裂，肺动脉区有收缩期喷射性杂音，并有肺动脉关闭不全的吹风样舒张期杂音，其常提示肺动脉压显著升高。严重肺动脉高压伴有相对三尖瓣关闭不全时，听诊可闻及三尖瓣区反流性杂音。由于右心室舒张末压增高，右心室收缩有力，可出现颈静脉搏动。当右心衰竭时，可出现右心第4心音，颈静脉怒张、肝脏肿大、腹水和下肢水肿等。与肺动脉高压相关的重要体检发现见表9-4～表9-6。

表9-4　提示肺动脉高压的体征

体征	意义
S_2肺动脉瓣成分增强（在心尖部可闻及）	高肺动脉压使肺动脉瓣关闭力量增强
收缩早期咔嚓音	肺静脉瓣向高压的肺动脉内开放时突然停顿
收缩中期喷射性杂音	跨肺动脉瓣的湍流所致
胸骨左缘抬举	存在右心室高压和肥厚
颈静脉a波增大	右心室充盈压力增高

表 9-5 提示肺动脉高压严重程度的体征

体征	意义
中、重度肺动脉高压	
舒张期杂音	肺动脉瓣关闭不全
吸气时增强的全收缩期杂音	三尖瓣关闭不全
颈静脉 v 波增大	三尖瓣关闭不全
肝颈静脉反流征	三尖瓣关闭不全
肝脏搏动	三尖瓣关闭不全
重度肺动脉高压伴右心室衰竭	
右心室 S_3	右心室功能不全
颈静脉明显扩张	右心室功能不全或三尖瓣关闭不全或者两者并存
肝脏肿大	右心室功能不全或三尖瓣关闭不全或者两者并存
下肢水肿	右心室功能不全或三尖瓣关闭不全或者两者并存
腹水	右心室功能不全或三尖瓣关闭不全或者两者并存
低血压、脉搏细弱、肢端冰冷	心输出量下降、外周血管收缩

表 9-6 提示肺动脉高压可能的基础疾病或合并疾病的体征

体征	意义
中央型发绀	低氧血症，右向左分流
杵状指	先天性心脏病
心脏听诊，包括收缩期杂音、舒张期杂音、开放性拍击音及奔马律	先天性或后天性心脏、瓣膜疾病
湿啰音、浊音或呼吸音降低	肺淤血、渗出或两者并存
肺内细湿啰音、呼吸费力、喘息、呼气时间延长、咳痰	肺实质性病变
肥胖、脊柱后突、扁桃体肥大	可导致通气功能障碍
指端硬化、关节炎、皮疹	结缔组织病
末梢静脉功能不全或梗阻	可能存在静脉血栓

四、辅助检查

（一）实验室检查

PPAH 患者一般的实验室检查结果通常是正常的，所以确诊 PPAH 必须要检查：①抗核抗体、抗中性粒细胞胞浆抗体、抗 JO21 抗体等免疫学指标，PPAH 患者以上抗体除抗核抗体与抗 KU 抗体可呈低度阳性外，其余均应阴性。免疫性疾病所引起的肺动脉高压并不少见，且易被漏诊。②肝功能与肝炎病毒标记物：排除肝炎所致肺动脉高压，晚期 PPAH 患者可出现肝淤血所致的肝功能损害。③ HIV 抗体：排除 HIV 感染所致肺动脉高压。④甲状腺功能检查：有报道自身免疫性甲状腺炎可引起肺动脉高压。⑤血气分析：早期正常，但重症患者有低氧血症和低碳酸血症。⑥凝血酶原时间与活动度：少数患者可有血液高凝状态。

（二）心电图

心电图不仅能反映右心肥厚、右心缺血及右房扩大，而且可帮助判断病情、对治疗的反应及估计预后。常见变化为：电轴右偏，$RV_1 > 0.5mV$，$R/SV_1 > 1$ 及右束支传导阻滞，胸前导联 T

波倒置多见于有胸痛的 PPAH 患者，与右室肥厚及右心缺血有关。有效治疗可使 T 波倒置有一个演变过程，可能与扩张冠状动脉、改善供血以及减轻右室后负荷有关。

（三）影像学检查

1. 胸部 X 线片 轻至中度 PPAH 患者胸部 X 线片可正常，但较重患者胸部 X 线片可见：①中到高度的肺动脉段突出，肺门动脉明显扩张；②整个肺野清晰，纹理纤细，与扩张的肺门动脉形成鲜明对比；③右心房和右心室扩大。

2. 普通 CT 与高分辨率 CT CT 能准确显示主肺动脉及左、右肺动脉均扩张，与周围肺血管的纤细对比鲜明，并能观察到右心肥厚与扩张；高分辨率 CT 能有助于排除肺间质纤维化、肺泡蛋白沉积症等肺部疾病。

3. 心脏磁共振成像（MRI） 评估心室大小、形态及功能，血流动力学参数，肺动脉形态及扩张状态，右室厚度。

（四）肺功能测定及急性肺血管扩张药物试验

PPAH 患者可有轻度限制性通气障碍与弥散功能减低，部分重症患者可出现残余容积增加及最大通气量降低。如有其他表现，往往提示可排除 PPAH。急性肺血管扩张药物试验，用于筛选第一类 PPAH 患者中，肺血管痉挛引发的 PPAH。若试验阳性，提示肺小动脉处于痉挛状态。

特发性肺动脉高压（IPAH）患者心肺运动试验结果显示峰值氧耗量和无氧阀明显下降，说明 IPAH 是一种无创性检查方法，能安全评估 IPAH 患者的功能状态。

（五）超声心动图

超声心动图的主要作用：①排除先天性心脏病及二尖瓣狭窄等可引起肺动脉高压的常见疾病；②定量化测定肺动脉压：最常用的方法是三尖瓣反流压差法，用伯努利方程计算反流压差，加右房压即等于肺动脉收缩压，此值与心导管实测值显著相关；③评估病情、预后与对治疗的反应：可通过观察右心扩张程度、主肺动脉直径、室间隔运动、左右心室射血分数变化来评估病情及预后，并在随诊时反复测量上述指标判断治疗效果。

（六）肺通气灌注扫描

肺通气灌注扫描是排除慢性栓塞性肺动脉高压的重要手段。PPAH 患者可呈弥漫性稀疏或基本正常。在 PPAH 的几种病理类型中，微血栓栓塞性肺动脉病及肺静脉闭塞性疾病亦可通过高质量的肺通气灌注扫描与致丛性肺动脉病鉴别，因致丛性肺动脉病扫描呈弥漫性稀疏或基本正常，而前两者均有程度不同的灌注缺损。

（七）放射性核素检查

核素血管造影可用来评价运动前后右心室射血分数。[201]铊对发现肺动脉高压所引起的右心室肥厚，如肺心病有价值。

（八）多导睡眠监测

因 10%～20% 的睡眠呼吸障碍患者合并有肺动脉高压，所以对可疑患者应行睡眠监测。

（九）6 分钟步行试验

评估患者的活动耐量状态和心功能，行走距离 <150m，为重度心衰；150～450m 为中度心衰；>450m 为轻度心衰。通常行走 <300m，提示预后不良。

（十）右心导管术

因右心导管术是唯一准确测定肺血管血流动力学状态的方法，其在确定肺动脉高压病因诊断中的应用（表 9-7）。严格讲，如无右心导管资料不能诊断 PPAH，WHO 的 PPAH 资料登记委员会就明确规定入选患者必须有右心导管资料。但因其有创、耗资、操作复杂，且超声多普勒已能较准确测定肺动脉收缩压，在国内限制了其在诊断 PPAH 上的应用。建议有条件的医院，如患者无禁忌证，仍应行此检查。右心导管术在诊断 PPAH 中的作用有：①准确测定肺动脉压力及肺毛细血管楔压。②药物试验估测肺血管反应性及药物的长期疗效。③鉴别诊断：PPAH 的肺动脉压力增高应属肺毛细血管前压力增高，而肺毛细血管楔压应正常，即使晚期 PPAH 患者其肺毛细血管楔压略增高，亦不应该 >16mmHg，如 >16mmHg，高度提示此患者为肺静脉压增高所致肺动脉高压；另外，心腔内血氧含量测定有助于排除分流性先天性心脏病。

表 9-7　心导管检查在确定肺动脉高压病因诊断中的应用

状况	应用的试验	结果
先天性心脏病	右心氧饱和度渐增 左心氧饱和度渐降 心脏血管造影术	左向右分流及分流定位 右向左分流及分流定位 解剖学定位
外周肺动脉狭窄	肺内动脉压 肺血管造影	肺内动脉压力阶差 肺动脉分支狭窄
血块或肿瘤引起的大的肺动脉闭塞	从远端肺动脉到主肺动脉连续记录压力 选择性或主肺动脉造影术	叶或大的肺动脉灶性压力阶差，血管内充盈缺损或狭窄
二尖瓣狭窄 三房心 瓣上二尖瓣环 二尖瓣关闭不全	同时记录肺楔压和左室压	肺楔压升高，静息时平均二尖瓣舒张压差 >3mmHg，运动时二者均增加
左室舒张功能障碍	同时记录肺楔压和左室压 左室造影 左室压	肺楔压曲线上有大的收缩压，造影剂从左心室反流入左心室 左室舒张末期压力 >15mmHg，LVEDP 对静脉补液的反应，静滴硝普钠后随肺动脉压明显降低而正常化

（十一）胸腔镜肺活检

拟诊为 PPAH 的患者，肺活检仍有相当大的益处：①可依靠病理发现临床难以发现的早期间质性肺炎而排除 PPAH；②对 PPAH 进行病理分型，且可对病情程度分级，判断病变是否可逆，帮助评估预后；③提高临床医师对 PPAH 的认识，从而使更多的 PPAH 患者受益。胸腔镜使创伤减小到最低程度，为积极开展肺活检提供了方便，但对心功能差的患者应避免手术。活检时应注意取材深入肺内 1cm，肺组织应 >2.5cm×1.5cm×1cm。

（十二）肺动脉造影术

肺动脉造影术不常用于 PPAH 的诊断，但当肺通气灌注扫描有问题时，造影可明确慢性栓塞性肺动脉高压及栓塞部位。

五、PPAH 的诊断

由于 PPAH 早期无特异的临床症状，诊断有时颇为困难，据 NIH 统计，PPAH 确诊时间平均为 2 年。WHO 提出 PPAH 诊断标准是静息时肺动脉平均压 >25mmHg，运动时 >30mmHg。诊断步骤如下：

1. 根据自觉症状及体征,用普通实验室检查肯定肺动脉高压。

2. 通过查体、心电图、超声心动图和心导管检查排除左心疾病、先天性心脏病和心脏瓣膜病。

3. 胸部 X 线检查、肺功能检查、肺通气灌注扫描以及肺动脉造影,排除肺水肿、肺实质性疾病、肺静脉高压性疾病、胸腔积液及慢性栓塞肺动脉高压。

4. 睡眠检测排除睡眠呼吸障碍。

5. 自身抗体检测排除自身免疫性疾病,如硬皮病、系统性红斑狼疮、类风湿关节炎等。

6. HIV 抗体检测排除 HIV 感染。

7. 肝功能相关检查排除门静脉高压。

8. 血红细胞电泳排除镰状细胞贫血。

9. 肺活检　因有一定危险性,并且肺内病变类型和程度在不同部位差异很大,所以只有在以上检查不能确诊时才选用。如病理见丛状肺动脉病,则可以确诊为 PAH。

诊断原则:①对疑诊 PH 患者应首先考虑常见疾病,如第 2 类的左心疾病和第 3 类的肺部疾病;②考虑第 4 类的 CTEPH;③最后考虑第 1 类的 PAH 和第 5 类中的少见疾病(图 9-2)。

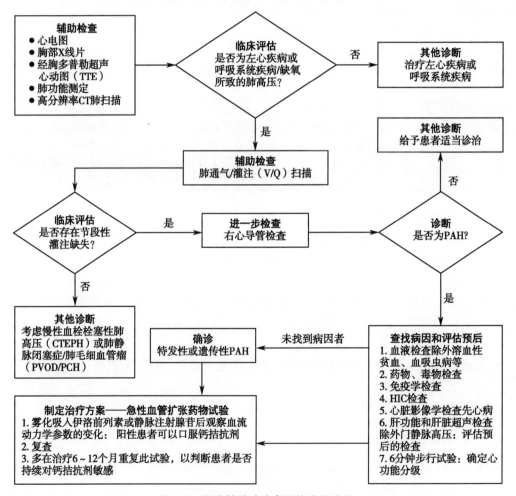

图 9-2　原发性肺动脉高压的诊断流程

六、PPAH病情评估

原发性肺动脉高压的临床病程常为一个不可逆的过程，并逐渐进展至死亡。不进行心肺移植或不应用有效药物治疗的患者，1年存活率约为72%，2年为55%，3年为48%，4年为36%，5年为30%。通常的死亡原因为右心衰竭（63%）、肺炎（7%）及猝死（7%）。有许多因素能对原发性肺动脉高压的存活率进行预测（表9-8，表9-9）。

表9-8　原发性肺动脉高压生存率的预测因素

预测因素	结果
肺血管阻力和平均肺动脉压（PA_m）	PA_m < 55mmHg：平均生存48个月 PA_m ≥ 85mmHg：平均生存12个月
对扩血管药物的反应	短期应用扩血管药物后肺小动脉阻力降低者生存时间长，而且此益处与随后的治疗无关
NYHA功能分级	NYHA Ⅰ～Ⅱ：平均生存58.6个月 NYHA Ⅲ：平均生存31.5个月 NYHA Ⅳ：平均生存6个月
右心房压（RAP）	RAP > 20mmHg：平均生存1个月 RAP < 10mmHg：平均生存46个月
心排血指数（CI）	CI < 2.0L/(m²·min)：平均生存17个月 CI ≥ 4.0L/(m²·min)：平均生存43个月
肺动脉（混合静脉）氧饱和度（SvO_2）	SvO_2 < 63%：平均3年生存率17% SvO_2 ≥ 63%：平均3年生存率55%

表9-9　肺动脉高压风险和预后评估

评估项目	低危（预后良好）	高危（预后较差）
右心衰竭史	无	有
症状进展速度	较慢	较快
晕厥	无	有
其他特征性症状	无	水肿加重，心绞痛出现或加重，频繁咯血，出现心律失常
WHO功能分级	Ⅰ～Ⅱ	Ⅲ～Ⅳ
6分钟步行试验	步行距离 > 450m	步行距离 < 300m
心肺运动试验	最大摄氧量 > 15ml/(min·kg)	最大摄氧量 < 12ml/(min·kg)
血浆BNP/NT-proBNP	正常或接近正常	很高或升高
超声心动图	无心包积液，TAPSE > 2.0cm	有心包积液，TAPSE < 1.5cm
血流动力学参数	右房压 < 8mmHg 心指数 > 2.5L/(min·m²)	右房压 > 15mmHg 心指数 < 2.0L/(min·m²)
取决于年龄	TAPSE：三尖瓣环收缩期活动幅度	

七、治疗

由于 PPAH 是一种进展性疾病，目前还没有根治方法。治疗的主要目标是降低肺动脉压力，改善症状及预后。利尿剂、强心剂一直用于治疗 PPAH 合并右心功能不全者。由于临床上不易排除由反复小动脉栓塞所致肺动脉高压，不能解释的肺动脉高压患者中约半数为肺血栓栓塞者，因此，临床上常规应用抗凝及抗血小板聚集药物，但这些药物治疗效果有限。自 20 世纪 80 年代血管扩张剂应用以来，PPAH 的治疗取得了很大的进步。

（一）一般治疗

一旦诊断 PPAH，并不意味着患者完全丧失活动能力。但体力活动可伴有肺动脉压升高，患者应逐渐增加运动负荷。育龄妇女患 PPAH 应严格避孕或考虑行绝育手术，以免妊娠导致母婴死亡。

对能治疗的病因（如二尖瓣狭窄、先天性心脏病、左心房黏液瘤），可采用手术治疗。对高原性肺水肿引起的 PPAH，可应用颈部封闭疗法、皮质激素等综合治疗措施。

（二）抗凝治疗

PPAH 时，肺血管内容易发生栓塞性病变。因此，有人推荐对 PPAH 患者进行抗凝治疗，认为其可提高 PPAH 患者的生存率。目前口服抗凝治疗的药物主要是华法林，建议用低剂量，要求 INR 为正常的 1.5 倍。肝素的应用较为困难，但肝素对平滑肌细胞的增殖有抑制作用，似乎更适合 PPAH 的治疗。

（三）扩血管治疗

长期以来，人们认为治疗 PPAH 的有效途径是缓解肺血管收缩，扩血管药物可通过舒张肺血管，使肺动脉压力降低。钙通道阻滞剂是 PPAH 最常用的口服血管扩张剂。以往应用钙通道阻滞剂时，常与高血压、心绞痛治疗剂量相同。但短期疗效尚可，长期疗效不佳。最近对大剂量钙通道阻滞剂的研究提示，PPAH 患者对钙通道阻滞剂的血管反应表现为"血管反应"和"无反应"两个不同的效果。开始治疗时即出现明显血流动力学反应的患者，为血管反应良好的亚型，应用大剂量钙通道阻滞剂（硝苯地平、氨氯地平或硫氮唑酮，但不包括维拉帕米）对肺循环血流动力学有长程改善作用，并可提高生存率。该亚型患者 5 年生存率（94%）比无反应组和对照组（36%）明显提高。采用极短效的血管扩张剂可以明确肺动脉是否具有足够的扩张能力（表 9-10），以确定能否进行钙通道阻滞剂长期治疗。目前主张用大剂量钙通道阻滞剂治疗 PPAH，长、短效钙通道阻滞剂均可，钙通道阻滞剂降低肺动脉压力及肺血管阻力的作用优于以前所用的血管扩张药。但钙通道阻滞剂仅对大约 20% 的 PPAH 患者有效，可使肺动脉压持续下降，有时可降至正常或接近正常，心排血量增加，肺血管阻力减少。在导管检查时，对短效血管扩张剂腺苷、一氧化氮、依前列醇有良好反应者用钙通道阻滞剂常常有效。长效硝苯地平、地尔硫䓬及氨氯地平是目前临床常用的钙通道阻滞剂。有效剂量常很大，如硝苯地平 270mg/d，地尔硫䓬 720mg/d，氨氯地平 30mg/d，非洛地平 5mg/d，应用时要注意药物不良反应。开始应在血流动力学监测下应用，如右房压升高或心排血量减少应终止用药。如没有血流动力学监测，应用钙通道阻滞剂可能导致心功能急剧下降，而使患者过早死亡。长期接受治疗者仍需仔细随访。目前多数学者认为，钙通道阻滞剂对肺血管收缩引起的肺动脉高压疗效较好，但对已有严重肺血管器质性病变的患者疗效不佳。对钙通道阻滞剂敏感者主要是特发性肺动脉高压患者，其他类型患者的敏感率较低。其他扩血管药物如血管紧张素Ⅱ转换酶抑制剂（ACEI）及血管紧张素Ⅱ受体阻滞剂（ARB）等根据血管反应也可应用。

表 9-10　肺动脉扩张能力评估时扩血管药物的剂量用法

药物	给药方法	开始剂量	递增剂量	递增时间	最大剂量
epoprostenol（依前列醇）	静脉	2ng/(kg·min)	2ng/(kg·min)	10min	16ng/(kg·min)
腺苷	静脉	50~100μg/(kg·min)	50μg/(kg·min)	2min	350μg/(kg·min)
乙酰胆碱	静脉	1mg/min	1~2mg/min	10min	10mg/min
一氧化氮	吸入	20ppm 吸入	20ppm 吸入	5min	80ppm 吸入
硝苯地平	口服	10~20mg	20mg	1h	累计剂量 200mg
硫氮唑酮	口服	60mg	60mg	1h	累计剂量 600mg

注：应用最大耐受剂量的短效血管扩张药物后，肺动脉压力或阻力下降在 20%~30% 时，应进行长期钙通道阻滞剂治疗。

（四）血管活性介质治疗

1. 依前列醇　依前列醇是花生四烯酸的代谢产物，主要由血管内皮产生，是一种强的血管扩张剂。依前列醇与其受体结合后，使腺苷酸环化酶激活，细胞内环磷酸腺苷（cAMP）浓度增加，从而发挥扩血管作用。研究表明，依前列醇尚有抑制血小板凝聚和血管平滑肌增殖的作用。在 PPAH 的患者中，依前列醇在循环中的浓度减少。对于由于依前列醇缺陷所致或由肺血管病变所致的肺动脉高压，包括原发性和继发性，持续静滴依前列醇（flolan）均能改善患者的运动耐量、血流动力学和生存率。目前临床应用的依前列醇制剂包括：静脉用的依前列醇、皮下注射制剂 treprostinil、口服制剂 beraprost、吸入制剂 iloprost。

（1）依前列醇：为 FDA 批准第一种用于治疗 PPAH 的依前列醇药物。大量研究表明，依前列醇可增加 6 分钟步行距离，显著改善血流动力学参数，降低肺血管阻力。依前列醇也显著降低其他疾病所致的肺动脉高压。依前列醇主要不良反应有头痛、潮热、恶心、腹泻。其他慢性不良反应包括血栓栓塞、体重减轻、肢体疼痛、胃痛和水肿，但大多数症状较轻，可以耐受。依前列醇必须通过药泵持续静脉输注，临床应用有很大不便，并增加了感染机会，需持续应用，治疗过程中短暂的中断可能会导致肺动脉压的反弹，而这种情况有时是致命的。

（2）依前列醇类似物：因为静脉使用依前列醇有诸多不便，近来研究成功皮下注射制剂 treprostinil。口服的依前列醇类似物 beraprost 在日本已用于治疗 PPAH。beraprost 不仅对 PPAH 有效，而且对继发性肺动脉高压也有效。气雾剂 iloprost 是一种可吸入的依前列醇类似物。常见的不良反应是轻微咳嗽、头痛与颊部疼痛。

2. 一氧化氮（NO）　NO 是内皮源性血管扩张剂，可通过激活鸟苷酸环化酶，使环磷酸鸟苷（cGMP）浓度增加，从而发挥扩血管作用。可抑制肺动脉平滑肌细胞生长和收缩。吸入 NO 可直接作用于肺血管，而对全身血管影响少，目前治疗 PPAH 多主张用吸入法。Channick 等给 PPAH 患者吸入低剂量的 NO，可导致有选择性的肺血管扩张。

3. 内皮素受体拮抗剂　内皮素是一种强力血管收缩剂，循环中的内皮素和内皮素受体激活，可促进平滑肌细胞的增殖与肥大，产生内膜增殖和血管收缩效应，导致肺动脉压升高。长期使用内皮素受体拮抗剂可降低肺动脉压。研究表明，PPAH 患者循环中内皮素浓度增高，而内皮素受体拮抗剂可明显改善肺动脉高压患者的运动耐量、心功能分级和肺血流动力学。目前，针对内皮素对肺动脉的有害作用，内皮素受体拮抗剂的临床试验正在进行，期望在不久的将来，像 ACEI 治疗高血压一样，内皮素受体拮抗剂可对 PPAH 的治疗开辟一个新途径。

临床常用的内皮素受体拮抗剂如下：①波生坦（bosentan）：双重内皮素受体（ET_A 和 ET_B 受体）拮抗剂（endothelin receptor antagonist，ERA），适用于 WHO 心功能Ⅲ、Ⅳ级的原发性肺动脉高压，或者硬皮病引起的肺动脉高压。初始剂量为 62.5mg、每日 2 次，4 周后维持剂量为 125mg、每日 2 次。这类药物不良反应较大，如严重肝胆疾病，血象异常，孕妇禁用。②安立生坦：内皮素 A 受体拮抗剂，5mg、每日 1 次，耐受性好，可调至 10mg、每日 1 次。临床用于治疗心功能Ⅱ、Ⅲ级肺动脉高压患者，优点是对肝功能的影响较小。③西他生坦：已在欧洲上市使用的选择性内皮素 A 受体拮抗剂，用于心功能Ⅱ、Ⅲ级原发性肺动脉高压、结缔组织病和先天性心脏病相关性肺动脉高压患者，可改善运动耐量及血流动力学指标。④马西替坦：是一种新型的双重内皮素受体拮抗剂，具有很好的亲组织靶向治疗作用，美国 FDA 已批准上市，剂量为 10mg/d，口服。

药物内皮素受体拮抗剂常见的不良反应是肝功能异常，并且有时是致命的。因此，用该药治疗时应定期进行肝功能检测。当转氨酶升高、血红蛋白减少时，应减少剂量或停药。因此药可能有致畸作用，孕妇禁用。

4. 血栓素受体拮抗剂及弹性蛋白酶抑制剂　血栓素可引起血管收缩，增加血小板聚集，也可加速血管内膜增生。现已发现在 PPAH 患者中血栓素是超量的。但应用血栓素受体拮抗剂的研究结果并不令人满意。弹性蛋白酶在肺动脉高压发展中的作用及其抑制剂是否能使肺动脉压力和结构正常化，目前尚处于动物试验阶段。

5. 磷酸二酯酶 5（PDE5）抑制剂　PDE5 抑制磷酸鸟苷（cGMP）的分解，进而增强一氧化氮（NO）介导的血管扩张、降低肺动脉压力，此外还有抗增殖作用。可改善心功能和血流动力学指标，提高运动耐量，减轻症状，而且耐受性好。西地那非和他达拉非已在欧美被批准用于治疗肺动脉高压，伐地那非在国内已有研究证实可有效治疗 PPAH。

6. Pho 激酶抑制剂——法舒地尔　该药可通过阻断 Pho 激酶通路，抑制平滑肌收缩最终阶段的肌球蛋白轻链磷酸化，从而降低肺动脉压力，逆转肺血管和右心室重构。小样本临床研究发现，静脉注射后可降低 PPAH 患者的肺血管阻力，增加心排血量，且安全性好。有临床研究证实，该药对 PPAH 患者的急性血流动力学影响与吸入伊洛前列素相似。

7. 药物联合治疗　目前临床单药治疗 PPAH 效果仍不理想，且不能长期维持治疗。特别对单药治疗失败，或患者病情恶化时，多采用联合治疗。当下 PPAH 联合药物治疗的常见方案有依前列醇药物联合内皮素受体抑制剂。依前列醇类药物联合磷酸二酯酶 5 抑制剂、内皮素受体拮抗剂联合磷酸二酯酶 5 抑制剂，以及三种药物联合治疗。现有的指南和专家共识推荐两种治疗策略。

（1）初始联合治疗：适合重症 PPAH，开始治疗就采用联合治疗。

（2）序贯联合治疗：一种药物使用 3～6 个月后评估一次疗效，若能达到预期治疗效果，继续治疗；若不能达到，则加用另一种药物，称为目标导向联合治疗（goal-oriented approach to combination therapy），是目前在 PPAH 治疗中多采用的治疗方法。

所谓的非策略性联合治疗，是指接受一段时间固定剂量的单药治疗，加用另一种药物，用于验证联合治疗是否优于单药治疗。目前正在进行的 COMPASS-2 临床试验，是一项旨在评价在西地那非单药治疗的基础上，加用波生坦治疗的有效性和安全性的随机、双盲、安慰剂、对照、多中心研究，将为我们关于联合治疗提供新证据。但必须指出，目前已经提出的关于 PPAH 联合治疗研究，并没有足够的证据表明联合治疗确实优于单药治疗。研究还在继续，疑惑终会解决，PPAH 患者将会得到最佳治疗。

上述靶向药物在中国的应用，明显提高了我国肺动脉高压的治疗水平。但这些药物的主要作用是扩张肺血管，而并非逆转肺血管的重构。因此，如何找到分子信息通路逆转肺血管重构、抗增殖、修复内皮功能是今后研究的关键靶点。同时，如何改善右心功能以及深入开展血清生物学标志物的检测的研究，将成为今后重点研究方向。

（五）改善右心功能

有学者主张在右心衰竭发生前应用地高辛，可预防右室扩大、右心室功能衰竭以及三尖瓣反流。建议地高辛 0.25mg/d，最好在检测地高辛血药浓度的情况下调整地高辛的用量。临床上可明显改善心输出量，肺动脉高压伴房性快速心律失常患者使用后可降低心室率，但尚不清楚其是否长期受益。多巴胺和多巴酚丁胺应用指征：中度（心功能Ⅲ～Ⅳ级）和急性右心衰竭患者的首选正性肌力药物，静脉给药。血压偏低者首选多巴胺，血压较高者首选多巴酚丁胺。

利尿剂通过促进水、钠和其他离子的排泄使尿量增加，从而减少血浆和细胞外液量及体内钠总量，降低心脏前负荷，降低心室充盈压，减轻循环淤血和肺水肿。临床应用于合并液体潴留、右心功能不全的患者，初始治疗应给予利尿剂。

（六）外科治疗

最近国内报道了慢性血栓栓塞性肺动脉高压（CTEPH）的诊治，认为 CTEPH 为最常用的治疗方法为肺动脉内膜剥脱术（PEA）和肺动脉球囊扩张术（BPA），其中在外科治疗方法中，PEA 颇为引人关注，提出 CTEPH 患者的 PEA 法治疗有 5 点建议：①应尽量彻底清除主肺动脉、左右动脉内血栓及增生内膜，最大可能清除远端肺动脉血栓及内膜，从而有效地降低肺动脉压；②术后严格控制患者出入量，维持体循环阻力至正常高限，防止肺循环体液过多，避免出现灌注肺；③应注意术后维持激活全血凝固时间（ACT）于 180～200 秒，使用口服华法林，INR 维持在 2.0 左右比较合适；④如果患者合并下肢静脉血栓，应植入下腔静脉滤器；⑤术后鼓励患者早下床活动，不能长期卧床。

肺移植治疗 PPAH 临床应用已 10 余年。因为 PPAH 患者几乎均有严重的右心衰竭，最初主张心肺联合移植。近年来，成功实施了双肺移植和单肺移植。移植后肺动脉压、肺血管阻力立即下降，右心功能改善。目前大多数中心常采用的是双肺移植，但由于单侧肺移植手术风险小，等待时间短，已受到一些中心的重视。同其他的器官移植一样，长期生存率与排斥反应及条件致病菌的感染密切相关。另外，肺移植者闭塞性细支气管炎发病率较高。因此，应当在应用依前列醇等药物无效时才考虑进行肺移植。由于供体难求、术后排斥反应和感染，以及高昂的手术费用，手术只能是 PPAH 患者最后的治疗手段。移植后肺功能改善，肺血流动力学短期内恢复正常，2 年存活率 >60%。此外，还有房间隔气囊造口术，经皮肺动脉去神经治疗有一定效果，长期疗效和安全性还需更多的随机对照研究加以证实。

（七）对症治疗

对劳累后晕厥者应限制体力活动或及时供氧，心绞痛发作者可用硝酸甘油、速效救心丸、钾通道阻滞剂等。

（八）基因治疗

随着人类基因组的不断解密，基因重组技术可能改变我们长期以来对 PPAH 的治疗手段。例如，替换一个缺陷的依前列醇合成酶基因，使 PPAH 患者有益内生功能增强来达到治疗目的。基因干细胞显示，6 个月肺功能显著提高，但仍是起步阶段。PPAH 具有一定的家族史和遗传倾向，基因治疗前景看好（图 9-3）。

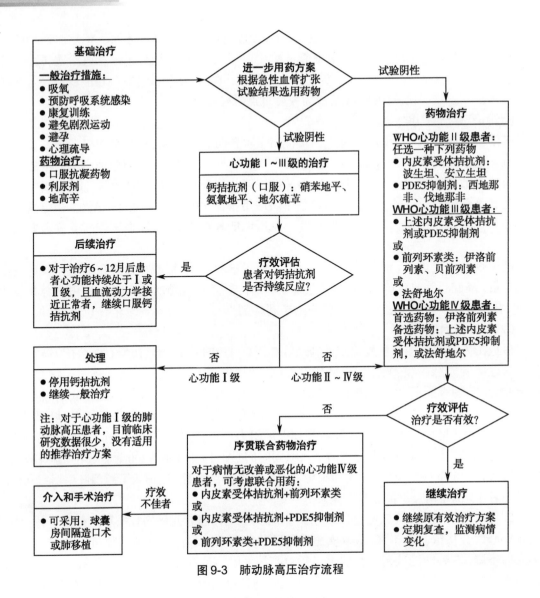

图 9-3　肺动脉高压治疗流程

第二节　继发性肺动脉高压

　　一些肺动脉高压的原因已经明确（表 9-11），在很多情况下下游肺血管阻力增加导致所谓被动性肺动脉高压，因为大部分患者只有肺动脉压力增加，而无明显的肺血管阻力增加。在这些患者常同时有反应性的肺动脉高压，肺动脉压力和肺血管阻力增高的程度远大于单纯下游血流阻力增加所致。有时，解除下游阻塞可产生肺动脉压力和肺血管阻力正常，而其他情况却无效。这可能与慢性反应性肺动脉高压导致不可逆性血管损害有关，但还未得到证实。当反应性肺动脉高压一旦发生，常产生右心室衰竭，并且导致心功能恶化和死亡。

一、肺静脉回流阻力增加

　　肺静脉回流阻力增加（increased resistance to pulmonary venous drainage）：即毛细血管后性肺动脉高压（肺静脉高压）。

表 9-11　肺动脉高压的常见原因

心源性疾病	肺源性疾病
左心室舒张功能衰竭	**肺实质性疾病**
冠心病	间质性肺疾病
高血压	限制性肺疾病
心肌病	慢性阻塞性肺疾病
缩窄性心包炎	**肺通气障碍**
主动脉狭窄	胸壁畸形
左心房高压	肥胖 - 通气不足综合征
二尖瓣狭窄或关闭不全	神经肌肉疾病
左心房黏液瘤或血栓	**肺血管疾病**
三房心	慢性血栓栓塞性肺动脉高压
其他心脏及血管疾病	异物或肿瘤栓塞
房间隔缺损	纵隔纤维化
高心排性心力衰竭	胶原性血管疾病
异常肺静脉引流	原发性肺动脉高压
多发性动脉炎	新生儿持续性胎儿肺循环
血红蛋白病	
肺泡蛋白沉积症	

　　肺静脉高压所致肺动脉高压最为常见，常由左心系统疾病所致（瓣膜性疾病、冠状动脉疾病、心肌病等），因细小的肺静脉回流受阻产生肺动脉高压（表 9-12）。

表 9-12　肺静脉高压的原因

部位	病变
主动脉	主动脉缩窄
	主动脉瓣上狭窄
左心室	任何原因所致的 LV 衰竭
	主动脉瓣狭窄
	主动脉瓣关闭不全
	先天性主动脉瓣下狭窄
	肥厚型梗阻性心肌病
	缩窄性心包炎
	扩张型心肌病
	二尖瓣狭窄
	二尖瓣关闭不全
左心房	人工球瓣血栓
	黏液瘤
	三房心
肺静脉	先天性肺静脉狭窄
	纵隔炎
	纵隔纤维化
	纵隔肿瘤

（一）病理生理

肺静脉回流阻力增加是一些不同原因引起肺动脉高压发生的共同机制。左心室或心包疾病，二尖瓣或主动脉瓣疾病，或很少见的三房心（cor triatriatum），左房黏液瘤或肺静脉阻塞性疾病均可导致肺静脉回流阻力增加。肺动脉高压的程度部分依赖于右心室功能。生活在海平面右心室功能正常的成年人，在急性应激反应时，如发生肺动脉栓塞时，肺动脉收缩压能达到45～50mmHg，超过此压力将会发生右心室衰竭。单由正常灌注的肥厚右心室就可产生80～100mmHg的收缩压。如果右室发生梗死或缺血，或左、右心室同时有心肌病变时，虽然肺血管阻力增加，但肺动脉高压不明显或肺血管压力不太高，而此时右心室衰竭却发生了。右心室健康、无缺血时，左心房压力从低于正常到7mmHg，引起肺血管阻力及行经肺的压力阶差均降低，这可能是相当数目的具有顺应性的小血管扩张和／或一些血管通道的开放所致。随着左房压进一步升高，肺动脉压也随肺静脉压力升高而升高；即一定的肺血流量就保持一定的肺动静脉压和肺血管阻力。但当肺静脉压力保持或超过25mmHg，肺动脉压就不会成比例升高；即肺动静脉压增大，而肺血流量不改变，或甚而减少，这表明肺血管阻力增加部分是由肺血管收缩引起的，肺动脉对肺静脉压力被动性升高的反应程度不同，也可反映在不同种族及同种不同个体的肺血管系统不同的反应性。肺动脉血管收缩对肺静脉高压的反应有很大变化。达到肺动脉收缩压＞80mmHg的显著反应性肺动脉高压患者中，只有不到1/3的患者肺静脉压慢性升高＞25mmHg。严重二尖瓣狭窄患者产生严重的反应性肺动脉高压也不到1/3，这一事实也支持肺血管对慢性肺静脉高压的这一反应谱。

肺血管阻力增加的机制尚不清楚，可能有神经因素；也可能由于肺静脉压力升高使气道变窄或闭塞，减少了通气导致低氧血症，使肺动脉压升高，也可能继发于肺静脉高压的肺间质水肿压迫肺血管腔，引起肺动脉高压。肺血流量是决定肺静脉回流阻力、肺动脉压升高的另一个因素。肺血流量受左右两个心室的排血量、左心及肺血管床的相对可扩张性影响。左心排血量低于右心，或左心扩张性降低（如左心室肥厚、心肌纤维化、急性缺血或缩窄性心包炎），肺血容量和肺血管压力就会升高，直至两心室排血量达到平衡。当然，以前尚未灌注的血管由于扩张性增加而开放（募集现象），可缓解一定量的肺血流量增加所致的肺血管压力升高。

（二）病理解剖

不管病因如何，肺血管床结构改变都与慢性肺静脉高压相关。肺静脉高压的组织病理学改变反映了梗阻病变产生的回流压对肺血管和右心室的作用情况（表9-13），常表现为肺小动脉壁的层状收缩。提示间质水肿的超微结构改变，包括肺毛细血管内皮细胞肿胀，基底膜增厚，结缔组织纤维束分隔增宽。水肿持续，网状和弹力纤维增生，其结果是肺泡毛细血管被浸埋在致密的结缔组织之中。内皮间的通透性依赖于肺毛细血管压力，毛细血管压超过近30mmHg时，有大分子（40 000～60 000Da）渗漏。肺静脉高压患者的肺部光镜观察显示肺毛细血管扩张，内皮细胞基底膜增厚和破裂，红细胞通过破裂的基底膜透漏到肺泡间隙，间隙内含崩解的红细胞碎片，常可见到含铁血黄素沉着，并可发展到广泛的肺纤维化。至肺静脉高压晚期，大面积出血散在分布于两肺，水肿液和凝块积聚在肺泡，导致肺泡广泛的机化和纤维化。偶尔，特别是在二尖瓣狭窄所致的肺静脉高压患者，肺泡间隙发生骨化，肺淋巴管明显膨胀形成淋巴管扩张，在肺静脉压力慢性增加超过30mmHg时尤为明显。肺小动脉、肺微动脉和小静脉的结构变化包括中层肥厚和内膜纤维化，罕见坏死型动脉炎。血管扩张和丛状损害也未见到。后者是不可递增型肺动脉高压的特征。在合并慢性肺静脉压力增高的肺动脉高压患者无丛状损害的病理改变，表示肺动脉高压是可逆性的。

表 9-13　肺静脉高压的组织病理学改变

部位	组织病理学特性
右心室	肥厚,伴或不伴有扩张
肺动脉	中层肥厚
	偏心性内膜增生或纤维化
	弹性动脉扩张和浅层内膜粥样硬化
肺毛细血管	充血
肺静脉	充血
	静脉和小静脉中层肥厚(动脉化)
	偏心性内膜纤维化
其他	胸膜、小叶间隔水肿
	胸腔及间隔淋巴管扩张
	肺泡水肿
	小出血点及含铁血黄素沉着

(三)继发于左室舒张压增高的肺动脉高压

左室舒张性衰竭:病因可能有高血压、主动脉狭窄、缺血性心脏病、原发性心肌病(扩张型、肥厚型及限制型)和缩窄性心包炎。由于平均左心室充盈压力慢性增加超过 25mmHg 并不常见,所以由此产生的肺动脉高压只是中等程度,除非肺血管阻力增高。在没有肺血管阻力增高的情况下,严重左心室衰竭(其特征为左心室平均舒张压增加 15mmHg,如从 11mmHg 增加到 15mmHg),可能使肺动脉平均压力从正常的 15mmHg 上升到大约 30mmHg。由于这些患者心排血量通常是减少的,如果肺血管阻力仍不变,平均肺动脉压常低于 30mmHg。但很多左心室舒张衰竭患者,有肺血管阻力增加和中度的肺动脉高压(肺动脉收缩压和平均压分别超过 60mmHg 和 41mmHg)。

(四)继发于左房高压的肺动脉高压

1. 二尖瓣狭窄　二尖瓣狭窄是肺动脉高压的一个重要原因。合并二尖瓣狭窄的肺动脉高压开始是由肺静脉引流阻力增加及增高的左心房压力后向传递所致,然后是肺血管收缩和血管解剖变化,所以肺动脉高压是被动性或反应性的。肺血管阻力增加和肺动脉高压是二尖瓣狭窄的突出临床表现。血管阻塞部位多位于肺微小动脉和小肌性肺动脉水平的近端(第二狭窄),结果产生的肺动脉压力在运动期间有时甚至休息时即等于或超过体循环动脉压。这些患者的临床特征有心室衰竭伴颈静脉怒张、肝肿大和腹水,明显的疲劳甚至比呼吸困难更明显。二尖瓣狭窄的杂音可能柔和甚至听不到。由于二尖瓣开放拍击音间隙变窄,开瓣音与响亮的 S_2 肺动脉成分不易区别。肺充血和肺水肿并不突出,但心输出量明显减少,这些表现常掩盖二尖瓣狭窄,易误诊为原发性肺动脉高压或继发于其他疾病如复发性肺栓塞的肺动脉高压。

诊断实验:①超声心动图显示左心房扩大,瓣叶增厚及运动明显减低;②心导管检查,肺动脉高压伴明显的肺楔压增高,肺毛细血管楔压和左心室舒张压之间存在明显的压力阶差,常大于 10mmHg。后者对区别二尖瓣狭窄和原发性肺动脉高压非常重要。原发性者左心房大小和肺楔压正常,肺楔压和左心室舒张压之间无舒张压力阶差。

预防肺水肿:一般说来,肺静脉压力急剧升高到等于或超过 25mmHg 时即产生肺水肿,但逐渐升高到 35mmg 或更高水平可无肺水肿的发生。在二尖瓣狭窄和肺静脉压力缓慢增高超过 25mmHg 的患者，至少有 3 个机制可预防肺水肿形成。首先，当肺静脉压力增高到 25mmHg 时，肺间质淋巴引流突然增加。当肺静脉压力在 10 分钟内上升到 30mmHg 时，肺淋巴回流增加到静息水平的 8 倍。肺静脉压力回到正常后，淋巴引流仍维持在高水平 30~60 分钟。在慢性肺静脉压力增高模型中观察到，肺淋巴引流增加到正常的 98 倍。在一些慢性左心房压力负荷增加的患者也观察到肺淋巴管扩张的组织学证据。因此，尽管在毛细血管水平有 Starling 力的失衡，由于水肿液引流的速率与形成速率相同，结果肺静脉压力慢性增高到超过 30~35mmHg 也不导致临床肺水肿。

毛细血管肺泡屏障的通透性降低是慢性肺静脉高压超过 25mmHg 患者中起作用的第二个保护机制。在毛细血管腔和肺泡间隙之间的滤过膜有形态学上可见的增厚证据。在慢性肺静脉引流阻力增加患者中起作用的第三个机制是小的肌性肺动脉和肺微小动脉反应性收缩，结果导致肺动脉压力明显增加及左心室输出量明显减少，因而肺血流减少。肺血流减少可降低任何给定大小的二尖瓣或一定的左心室功能减退时的左心房和肺静脉压力。尽管肺血管收缩对肺水肿的产生具有保护作用，但这些患者对肺动脉高压的耐受性差，常表现出明显的右心室衰竭。

手术治疗效果：手术矫正二尖瓣狭窄或球囊瓣膜成形术后第一周内肺血管阻力和肺动脉高压明显降低，肺血管阻塞病变逆转的程度决定于手术瓣膜成形术是否足以产生瓣口面积增加以及患者在扩张后几个月内是否产生再狭窄。改善肺动脉高压的因素包括各种原因所致的反应性肺血管收缩降低，例如肺血管床扩张（如解除肌源性血管收缩）、小动脉和微小动脉壁内水肿消退、二尖瓣狭窄形态变化的逆转。

2. 二尖瓣关闭不全　虽然肺动脉高压多发生在二尖瓣狭窄所致的左心房高压的患者，也可见于单纯二尖瓣关闭不全。在一系列研究发现，41 例严重二尖瓣关闭不全患者几乎有一半肺动脉收缩压超过 50mmHg。这部分患者与严重二尖瓣关闭不全只有轻微的肺动脉压力升高，比较肺血管阻力是正常的 3 倍，心排血量明显降低。肺动脉高压是可逆性的。

3. 三房心（cor triatriatum）　三房心是一种左心房间隔将左心房分成前、后两个心腔的先天性畸形。后心腔接受肺静脉引流，然后经开放的间隔开口引流入前心腔，再经二尖瓣进入左心室。如果两个左心房心腔的开口很小，就会产生严重肺静脉和肺动脉高压。

二、血液流经肺血管床的阻力增加

血液流经肺血管床的阻力增加（increased resistance to flow through the pulmonary vascular bed）：肺周围血管阻力增加（高阻力性肺动脉高压）。

（一）肺实质性疾病

肺动脉高压是慢性支气管炎和肺气肿的常见后果。长期以来的观察认为，肺气肿患者肺动脉压力增高的原因是肺血管床阻塞，现代观点认为这一病理途径作用不大，因为肺气肿的严重性和右心室肥厚程度之间无直接相关。

1. 病理生理　缺氧诱导的血管收缩在慢性支气管炎和肺气肿患者肺动脉高压产生中起重要作用。氢离子，特别是在缺氧时也诱导肺血管收缩。慢性阻塞性肺疾病患者肺动脉压力与动脉氧饱和度呈负相关，与动脉 PCO_2 成正比，也间接证实缺氧和高碳酸血症在肺动脉高压产生中的重要作用。当慢性支气管炎和肺气肿患者急性吸入高浓度氧后，肺动脉压力和血管阻力只有轻微降低。提示肺微小动脉肌性肥大本身在维持缺氧性肺动脉高压中的重要性。

2. 氧疗试验　氧疗可延长低肺血管阻力患者的寿命，但长期氧疗患者死亡率降低的原因并不是肺血管阻力改变，可能是除缺氧性肺动脉高压以外的因素在慢性支气管炎和肺气肿产生的肺心病中起作用。血容量和红细胞增加在急性呼吸衰竭时尤为明显，可能促进肺动脉压力增加。慢性支气管炎和肺气肿时常见的压积增加（如 50%～55%），通过增加血黏度，在血流不变的情况下跨肺动脉压力阶差增加 30%～50%。

3. 特殊疾病　渐进性肺间质纤维化也可能合并肺动脉高压，尤其是在进行性系统硬化症患者，因纤维化产生肺泡毛细血管闭塞及小动脉和微小动脉狭窄和闭塞导致肺血管床切面积减少。此外，在硬皮病、CREST 综合征（钙沉着，雷诺现象，食管运动障碍、指（趾）硬皮病和毛细血管扩张等）患者也有肺动脉压力（收缩压≥100mmHg）和肺血管阻力增高的报道。CREST 型硬皮患者有明显的右心室功能障碍，表现为射血分数 <30%，原因可能是严重的肺血管病，有些情况下是冠状动脉硬皮症型狭窄所致的右心室收缩过负荷，而非间质性肺疾病所致。

在各种肺血管炎的患者也可有肺血管床纤维性闭塞和肺动脉高压（表 9-14），这些包括孤立性雷诺现象、皮肌炎、类风湿关节炎、系统性红斑狼疮（SLE）等。在 SLE，血清存在 IgG 或 IgM 样狼疮抗凝物质，但也引起矛盾性高凝状态、肺内微血栓和肺动脉高压。肺动脉高压还是一些少见的疾病如弥漫性间质纤维化、脱屑性间质性肺炎、特发性肺含铁血黄素沉着症及类肉瘤病等的并发症。放射治疗所致的肺纤维化是否产生肺动脉压显著增加还不清楚。

肿瘤弥漫性淋巴扩散也会导致肺动脉高压和右心室衰竭。在很多病例，瘤样微栓和血栓、纤维性反应导致血管阻塞。肿瘤阻塞主要的肺动脉可能是有心室和主肺动脉高压的原因之一。先天性肺动脉发育不全也会导致肺血管阻力增高和肺动脉高压。

表 9-14　肺血管炎

主要累及肺的血管炎	肺血管炎可能是部分病理改变的疾病
Wegener 肉芽肿	胶原 - 血管性疾病
淋巴瘤样肉芽肿	类风湿关节炎
淋巴细胞性血管炎核肉芽肿	系统性红斑狼疮
Churg-Strauss 综合征	进行性系统硬化症
重叠性血管炎	嗜酸性粒细胞增多性肺炎
坏死性肉芽肿瘤性肉芽肿病	类肉瘤变
可能累及肺的血管病	免疫母细胞性淋巴腺病
Henoch-Scholein 综合征	无机物尘肺（高敏性肺病）
弥漫性白细胞崩解性血管炎	中央性支气管肉芽肿病
冷球蛋白血症	溃疡性结肠炎
弥漫性巨细胞动脉炎	强直性脊柱炎
Behcet 病	Hughes-Stovin 综合征
Takayasu 病	
多发性结节性动脉炎	

（二）艾森曼格综合征

艾森曼格综合征的特征是肺小动脉床切面积减少，伴不可逆性肺动脉高压。发生在先天性心脏畸形伴左到右分流（如房间隔和室间隔缺损、动脉导管末闭等）患者，由于严重的肺动脉高压导致左到右分流的逆转。

1. 病理生理 先天性心脏病患者肺动脉高压的发生可因单纯肺血流增加所致。肺血流慢性增加常合并肺动脉阻力被动性降低和肺血管压力轻度增加。如果正常成人肺血流（PBF）是 5L/min，肺血管阻力（PVR）是 60dyn/（s•cm⁵），平均左心房压力（LA）6mmHg，肺动脉平均压力（PA）可由以下公式算：

$$PVR = \frac{(PA-LA)80}{PBF} = \frac{(PA-6)80}{5} = 60dyn/(s \cdot cm^5)$$

$$PA = \frac{60 \times 5}{80} + 6 = 10mmHg$$

如果 PBF 成倍增加，PVR 减低到 30dyn/（s•cm⁵），将维持 PA 平均压在 10mmHg 的正常范围。如果 PBF 增加 4~6 倍，超过肺血管床的储备能力，肺动脉压力就会升高。因此，当 PVR 是 30dyn/（s•cm⁵），PBF 为 30L/min，虽然肺血流增加后右心室输出量增加导致肺动脉和右心室收缩压增加相当明显达 40~50mmHg，肺动脉平均压力只轻微增加约 17mmHg。在无基础的微小动脉血管疾病存在时，手术矫正分流可使肺血流和 PA 压力恢复到正常。

通常肺血管阻力增加与先天性心脏病患者肺动脉高压的程度不同。肺血管阻力增加既有功能性的，也有固定性的。根据"Bayllis"或肌源性理论观点，肺血管阻力功能性增加与肺小动脉和微小动脉扩张刺激产生的肺动脉血管收缩有关。血管扩大刺激血管收缩，导致血管平滑肌做功增加，最后血管壁平滑肌肥厚。

如果先天性心血管缺陷从一出生就产生肺动脉高压，胎儿小的肌性动脉退化延迟或部分退化，结果导致肺血管阻力持续升高。这在左到右分流直接进入肺动脉或右心室的情况尤其如此（如 VSD 或 PDA 等三尖瓣后分流）；这些患者严重和不可逆血管损害的发生率远高于分流位于三尖瓣近端（瓣前性分流，如 ASD 和部分肺静脉异常引流）时，后一种情况肺动脉高压产生源于大的瓣前左到右分流，可增加肺血管损害的危险性。

2. 病理学 在先天性心脏病时，肺血管阻塞病变的可逆性程度不同。根据解剖学的观点，可逆性改变是中层肥厚和血管收缩所致的肺微小动脉切面积减少。不可逆病变常合并坏死性动脉炎和这些小血管的丛状损害。Heath 和 Edwards 等将肺血管病变的结构改变分成 6 级来评价其可逆性程度：Ⅰ级，小的肌性肺动脉和微小动脉中层肥厚；Ⅱ级，中层肥厚伴内膜细胞增生；Ⅲ级，中层高度增厚伴肥厚和增生，常有进行性内膜增生和向心性纤维化导致肺小动脉和肺微小动脉闭塞；Ⅳ级，肌性肺动脉和微小动脉的扩张和所谓的"丛状损害"，后者主要由扩张的肌性肺动脉段内丛样网状的毛细血管样隧道组成，这些隧道由增生的内皮细胞分隔开，常含有血栓，事实上毛细血管隧道网可以使血栓再血管化；Ⅴ级，包括复杂的丛状血管瘤、巢状复合损害以及内膜纤维化病变的玻璃化；Ⅵ级，坏死性动脉炎。

Heath 和 Edwards 分类认为肺血管闭塞性病变的形态改变是顺序发生的，Ⅰ级是早期改变，Ⅵ级是终末期损害。事实上，Wagenvoort 的研究发现，丛状损害逐渐发生在一些受坏死性动脉炎影响的区域，肺血管闭塞性改变并不是顺序发生的。小节段的肺动脉分支纤维蛋白样坏死导致血管中膜破坏，随之瘤样扩张以及管腔内形成纤维蛋白凝块，常与血小板混杂在一起。成束的内膜细胞使纤维血凝块机化，形成丛状改变。丛样改变内小的毛细血管样隧道与动脉远端连接，形成狭窄后扩张。随着时间推移，炎性改变消退，纤维蛋白消失，成束的内膜细胞（内膜细胞束）纤维变性。在动物实验，体 - 肺循环端 - 端吻合产生的动脉炎和纤维蛋白样坏死出现在丛状损害之前也支持 Wagnevoort 的观点。所以，虽然 Heath 和 Edwards 的Ⅰ、Ⅱ和Ⅲ级在时间上是顺序演进的，但Ⅳ级病变（坏死性动脉炎）似乎在Ⅴ级和Ⅵ级之前就可见终末期改变。

3. 临床特点　艾森曼格综合征是 Wood 用来描述先天性中央型异常连接伴严重肺动脉高压，肺 - 体循环之间的左到右分流已经发生逆转的术语。艾森曼格综合征最初指室间隔缺损患者伴严重的肺动脉高压和右向左分流。广义的艾森曼格综合征适用于任何导致闭塞型肺血管病的异常循环连接，包括瓣前和瓣后分流（三尖瓣）。这些患者通常表现为轻至中度发绀，于劳累后加重，原有动脉导管未闭者下半身发绀较上半身明显，逐渐出现杵状指（趾）。气急、乏力、头晕，以后可发生右心衰竭。体征示心脏浊音界增大，心前区有抬举性搏动，原有左至右分流时的杂音消失（动脉导管未闭连续性杂音的舒张期部分消失）或减轻（心室间隔缺损的收缩期杂音减轻），肺动脉瓣区出现收缩喷射音和收缩期吹风样喷射型杂音，第二心音亢进并可分裂，以后可有吹风样舒张期杂音（相对性肺动脉瓣关闭不全），胸骨左下缘可有收缩期吹风样反流型杂音（相对性三尖瓣关闭不全）。

X 线片示右心室、右心房增大，肺动脉总干弧及左、右肺动脉均扩大，肺野轻度充血或不充血而血管变细，原有动脉导管未闭或主动脉 - 肺动脉间隔缺损者左心室增大，原有心室间隔缺损者左心室可增大。

心电图示右心室肥大及劳损，右心房肥大。超声心动图检查和磁共振计算机断层显像可发现缺损所在部位。右心导管检查示肺动脉压显著增高和动脉血氧饱和度降低。此外，右心室、右心房和肺动脉水平由右至左或双向分流，心导管可从该部位进入左侧心脏的相应心腔。选择性指示剂稀释曲线测定、超声心动图造影法或选择性心血管造影有助于确定右至左分流的所在部位。其中，心血管造影对本综合征患者有一定的危险性，宜尽可能避免。

4. 临床病程　在肺动脉压力相同的情况下，艾森门格综合征患者的存活时间要比原发性肺动脉高压患者长，最长者可多活 20 余年。但该患者因缺氧所致的活动受限会十分明显。通气功能障碍所致的肺动脉高压患者存活率变化较大，与特定的肺疾病的并发症有关。

（三）肺血管床切面积减少的一些其他情况

新生儿持续胎儿循环已有报道是严重肺动脉高压的原因之一。受累的婴儿表现为发绀、呼吸加快、酸中毒，胸部 X 线片显示肺实质影和心脏解剖结构正常。发绀是经卵圆孔和开放的动脉导管右到左分流的结果。其产生可能是终末肌性肺小动脉的残留，阻力血管的绝对数目减少或二者兼而有之。

（四）大的肺动脉血流阻力增加

1. 肺血栓栓塞　单次或反复发生的肺动脉血栓栓塞很少导致慢性肺动脉高压。然而，一部分患者（不到 10% 的肺栓塞患者）的机体不能通过纤溶机制溶解血栓栓塞以恢复血管通畅，未溶解的栓子经过机化和不完全管化整合进血管壁。虽然慢性血栓栓塞倾向于向下蔓延，这些栓子常常位于亚段和段及肺叶血管导致慢性进行性血管阻塞。大部分患者经历一次血栓栓塞而非多次复发。疾病过程慢性进行性特点使右心室肥厚，以代偿肺血管阻力增加。在未受累血管床由于血栓形成或血管改变，肺动脉压逐渐增高，患者表现为呼吸困难、疲劳、咯血和右心力衰竭。发现和将这些患者与原发性肺动脉高压或其他原因肺动脉高压区别开来很重要，因为大部分血栓栓塞患者外科血栓剔除治疗效果很好。灌注肺扫描能够区别血栓栓塞和其他原因的肺动脉高压，因此，表现肺动脉高压的患者推荐使用肺灌注扫描。由于肺扫描常常低估肺动脉阻塞病变的程度，凡是表现为一个或多个非匹配节段或更大缺损的患者都应该考虑肺动脉高压的可能，进行肺血管造影。在肺动脉高压患者，如果特别注意血流动力学监护，当有注射造影剂诱发的迷走反射时及时给予阿托品处理，肺血管造影是安全的。适合进行肺血栓剔除术的患者常常有手术易于去除的血栓,并表现有肺血管阻力明显增加。虽然手术死亡率很高,但存活者血流动力学明显改善,长期预后良好。右心室功能障碍并不是手术并发症,因为一旦解除肺血流阻塞,右心室功能即可明显改善。

2. 周围性肺动脉狭窄　为一种主要伴随主动脉瓣上狭窄或风疹后遗症而发生的先天性损害。近端肺动脉高压决定于狭窄性损害的范围、部位和程度。

3. 右或左肺动脉单侧缺如　这是一种罕见的先天性异常,常合并 VSD 或 PDA,肺动脉高压的发生率高。肺动脉高压的发生也可能不伴解剖异常,主要因出生后当总的心排血量仅流过一侧肺时,厚壁的胎儿动脉床受刺激收缩,产生闭塞性改变。在单侧肺动脉狭窄患者,主动脉和末受累肺动脉压力升高的机制相同。手术解除阻塞性损害后,肺动脉高压明显改善。

4. 胶原性血管病　PPAH 患者小的肺动脉壁动脉炎和纤维素样坏死及雷诺现象提示,PPAH可能是胶原血管性或自身免疫性疾病。既然雷诺现象是指(趾)动脉痉挛的表现,10% 的 PPAH患者有雷诺现象,提示也可能存在肺动脉痉挛。有趣的是,在 PPAH 家族中,其他末受累的成员也表现有雷诺现象。肺动脉高压常发生在 CREST 综合征的患者。该征患者肺血管组织变化类似 PPAH 所见,并与约 10% 更为常见的进行性系统硬化患者肺血管改变相似。

5. 巨细胞性动脉炎　常累及肺血管病理改变类似于体循环所见。大部分患者主动脉和主动脉弓血管也受累。阻塞改变发生在大血管和中等大小血管,据此可与 PPAH 远端小血管受累区别开来。

(五)通气不足

缺氧会导致肺动脉高压,特别是合并酸中毒时。一些影响上气道、神经肌肉调节或肺实质的病变均可导致通气不足和(肺血管床反应性)肺动脉高压。

1. 肥胖通气不足综合征　可导致明显的肺动脉高压(平均肺动脉压力 49mmHg),程度与低氧血症和酸中毒相关。扁桃体和腺样体肥厚产生咽 - 气管阻塞,也导致可逆性肺动脉高压。

2. 神经肌肉疾病　肌无力病、脊髓灰质炎及中央性呼吸中枢损害等能引起严重的通气不足,产生肺动脉高压。胸壁异常(脊柱后侧凸、胸壁凹陷)也可导致通气不足和肺动脉高压。所有这些情况下的肺动脉高压可随正常呼吸的恢复和缺氧的纠正而减轻或消退。值得注意的是,缺氧可能加重其他原因的肺动脉高压。如居住高原环境左向右分流儿童的严重肺动脉高压常常是肺血流增加和同时存在的肺血管收缩共同作用所致。当居住海平面时,肺动脉压力迅速降至正常。

(六)其他原因的肺动脉高压

1. 高原肺水肿　伴有可逆性肺动脉高压,特别是习惯于高原环境,在海平面水平逗留几天或几周后,回到高原的人更易发生。缺氧和肺灌注增加共同作用,促进肺水肿的发生。

2. 高心排出量心力衰竭　慢性高心排状态导致的左心室舒张末压增加可伴有慢性肺血流量增加及反应性肺动脉高压。有报道,甲状腺功能亢进和脚气病性心脏病患者合并肺动脉高压,当高心排状态矫正后,肺动脉高压消退。手术矫正慢性动静脉瘘后,高心排状态和反应性肺动脉高压也明显改善。

3. 其他情况　孤立性部分肺静脉异常引流的患者偶尔合并严重肺动脉高压,其原因可能因肺血流增加或合并有继发于右心房扩张导致的反射性肺动脉血管收缩。手术矫正后偶尔也产生肺动脉高压,原因不清。在这些患者常见到肺血管栓塞性损害,如果广泛的话,当手术完全矫正或产生左到右分流导致肺血流突然增加时,可能诱发肺动脉高压。镰状细胞贫血虽然通常并不导致肺动脉高压,但可能合并原位肺血栓形成和梗死。静脉滥用药物能导致弥漫性肺血管阻塞和肺动脉高压。有报道，肺泡蛋白沉积症可导致中度肺动脉高压，低氧血症似乎是其原因，吸氧后肺动脉压力明显降低（从 60/25mmHg 降到 32/14mmHg）。

三、诊断

辅助检查与原发性肺动脉高压基本相同，用于阐明肺动脉高压的诊断试验见表9-15。

表9-15 用于阐明肺动脉高压原因的诊断试验

肺动脉高压的可能原因	可能的诊断试验
肺血栓栓塞性疾病	通气/灌注扫描和/或肺血管造影术
肺静脉血栓形成或阻塞	胸部 X 线片、血管造影术、CT、磁共振成像
左房压增加，继发于二尖瓣或主动脉瓣病变，左室功能异常或高血压	肺动脉楔压或左房压（经过开放的卵圆孔）（>15mmHg）
肺气道疾病（如慢性支气管炎和肺气肿）	呼吸功能试验（FVC/FEV$_1$）
缺氧性肺动脉高压，伴有：①通气功能受损，中枢性或周围性（胸壁问题或上气道梗阻）；②高原居住	睡眠呼吸暂停研究及呼吸试验
非间质病变、尘肺和纤维化（如硅肺、类风湿病和结节病）	胸部 X 线片，肺活量测定和 CO 弥散，高分辨胸部 CT
结缔组织病（如 SLE、多发性结节性动脉炎、硬皮病）	血清学、免疫遗传的研究，皮肤、肌肉或其他组织活检，食管动力学研究
寄生虫病（血吸虫病和丝虫病）	直肠活检、补体结合、皮肤试验、血涂片
肝硬化或门静脉高压	肝功能试验
周围肺动脉狭窄（包括无脉症和纤维性纵隔炎）	选择性肺血管造影或心导管检查压力阶差
镰状细胞贫血	红细胞形态、血红蛋白电泳
绒毛膜癌和葡萄胎	血或尿绒毛膜促性腺激素 β 亚型
静脉注射研碎的丸剂	肺活检

四、治疗

1. 病因治疗 如有可能，应尽量寻找出肺动脉高压的病因，并设法去除或尽可能进行针对性治疗（表9-16）。

表9-16 肺动脉高压的病因治疗

病因分类	治疗
肺静脉高压	尽可能去除基础病变 二尖瓣手术 降低 LV 后负荷
慢性阻塞性肺疾病及肺实质病变	吸氧 肺移植 血管扩张剂 考虑肺切除 考虑静脉切开 考虑抗凝治疗 考虑利尿治疗

续表

病因分类	治疗
肥胖、梗阻性睡眠呼吸暂停综合征、通气不足	正压通气（连续或间断） 呼吸刺激物（甲羟孕酮） 减肥
限制性肺疾病	吸氧 正压通气 血管扩张剂 抗凝 肺移植（纤维化） 考虑膈神经刺激治疗（神经肌肉性）
高原性	吸氧 回到平原生活
血管性	血栓动脉内膜剥离术 下腔静脉滤网 抗凝 血管扩张剂 吸氧
心内分流	肺移植伴心内缺损修补 心肺移植

2. 提高肺泡氧分压　慢性阻塞性肺疾病有呼吸衰竭时，以抗感染、止咳祛痰等改善肺通气，同时进行合理的氧疗。如重度缺氧，动脉氧分压小于 60mmHg，应采取长期氧疗法（18h/d），以减轻肺动脉阻力。

3. 扩血管药物治疗　早年报道认为血管扩张剂对实验动物及临床患者降低肺动脉高压有一定疗效，近 20 年的看法却不一致，认为应该建立可靠的循环动力学检测系统及血气分析，了解并判断血管扩张剂的疗效。

五、预后

继发性肺动脉高压预后取决于原发病的性质等一系列因素。据国外文献报道，慢性阻塞性肺疾病患者出现肺动脉高压后，平均存活时间为 8～10 年，而一旦发生心力衰竭，则平均存活时间仅为 2 年。另外，决定预后的因素尚有肺动脉高压的发现时间、治疗开始的时间及治疗措施的有效程度等。故及早发现和及时采取相应治疗，是影响肺动脉高压预后的非常重要的因素。

近些年，发现血栓性疾病的发病率和病死率明显上升，但我国尚无确切的流行病学研究资料，特别是对于危重症的肺动脉栓塞（PE）的救治研究仍显不够。2017 年美国第三届 PE 快速反应组研讨会相关医疗数据指出，与每 6 位晕厥患者中，可见 1 位为 PE 患者。在原因不明的住院患者死亡病例中，有 60% 死于 PE。

临床研究指出，在发病 1 小时内 PE 患者死亡率可高达 10%，未尽治疗的 PE 患者死亡率可达到 30%，说明 PE 患者死亡率是非常高的。而急性 PE 发作后存活下来的患者中，仅见 0.1%～0.5% 发展为慢性血栓栓塞性肺动脉高压（CTEPH）。值得注意的是，当肺动脉压力 >40mmHg，患者 5 年存活率能达到 30%；但肺动脉压力 >50mmHg 时，5 年生存率进一步下降至 10%。由于 PE 患者经常得不到真正有效的医治，转为 CTEPH 患者多死于右心衰竭。因此，应采用多学科有效的救治措施，包括为 CTEPH 患者终身抗凝的治疗方式，是否提供肺动脉高压靶向治疗应根据患者具体情况而定。综合性地降低 PE 患者转为 CTEPH 的风险，最大限度降低 PE 患者死亡率，可能是最佳的预防措施。

（司全金　李　凡）

参 考 文 献

[1] MONTANI D，GUNTHER S，DORFMULLER P，et al. Pulmonary arterial hypertension[J]. Orphanet J Rare Dis，2013，8（1）：97.

[2] 李松华，杜贺，史承勇，等. 肺动脉高压的治疗进展 [J]. 中华高血压杂志，2014，22（8）：794-797.

第三章 中医对肺动脉高压的认识

肺动脉高压在中医理论体系中多属"喘证""肺胀""咳嗽""水肿""痰饮""厥脱""惊悸怔忡"等范畴。其病因多为内外合邪。内有痰浊内蕴、瘀血内阻、五脏虚损等,外有风寒袭肺、风热壅肺、燥邪伤肺等。病位在肺,涉及脾、肾、心等脏器。其病因病机多因外邪侵入,首先犯肺,肺失宣降,则发咳喘、咳痰等证候。肺病经久不愈,反复发作,形成宿疾,正气必衰。肺虚日久,子盗母气,致脾失健运,水谷不化精微,反酿痰湿,深伏于肺而见痰量增多。肺脾两虚,宗气生化不足,无力推动血行,血行不畅,瘀血内生,阻于血脉。肺主气,司呼吸。肺失宣肃,肺气亏虚,以致其呼浊吸清,吐故纳新功能受损,清气不能运送濡养周身,浊气又难排出,滞于胸中,肺为之膨膨胀满。肺为气之主,肾为气之根,肺肾金水相生,但病势深入,金不生水,由肺及肾,而致肾气亏,不能纳气。肺脾肾虚,不能正常行使通调水道,运化水湿及蒸腾气化之功,使水饮内停不化。《景岳全书》中指出:凡水肿等证,乃肺脾肾三脏相干之病。盖水为至阴,故其本在肾;水化于气,故其表在肺;水惟畏土,故其制在脾。今肺虚则气不化精而化水,脾虚则土不制水而反克,肾虚则水无所主而妄行。心主血脉,肺朝百脉而助心行血,病久则肺病及心,损及心之阳气,气虚无力推动血行,每致心血瘀阻,出现心悸、胸闷、发绀、舌暗。水气凌心可见心悸、气短加重。正如《脉因证治》所云:肺伤日久,必及于心。盖心肺同居上焦,心主血脉;肺主气,朝百脉,辅心而行血脉。肺病血瘀,必损心气。

第一节 辨 证 论 治

一、缓解期

(一)肺脾两虚

症见:气短懒言,不耐疲劳,恶风自汗,纳少便溏,面白少华,舌淡红夹青,边有齿痕,苔白,脉细弱。

治疗:补肺固表,健脾益气,佐以化痰活血。

方药:玉屏风汤合六君汤加减。方用黄芪30g,防风10g,白术10g,茯苓20g,太子参20g,法半夏10g,陈皮10g,丹参15g,川芎10g,甘草4g。

(二)肺肾气虚

症见:咳嗽气短,动则气促,自汗恶风,咳痰清稀,神疲乏力,畏寒肢冷,舌淡胖,苔白,脉细沉。

治疗:补肺益肾。

方药：以参蛤散加味。方用人参 15g（炖服），蛤蚧粉 15g（兑服），菟丝子 10g，杜仲 15g，苏子 10g，当归 10g，川芎 10g，炙甘草 6g。

（三）肺肾阴虚

症见：干咳少痰，动则气短喘促，或痰中带血，五心烦热，口干思饮，舌暗红少苔，脉细而数。

治疗：滋补肺肾。

方药：百合固金汤加减。方用百合 15g，生地黄 15g，熟地黄 15g，白及 15g，川贝 10g，桔梗 10g，当归 10g，丹参 15g，生三七粉 6g（兑服），甘草 6g。同时可配合黄芪注射液或参麦注射液静脉滴注。

（四）脾肾阳虚

症见：喘咳，不能平卧，痰多清稀，气短心悸、纳呆、面浮肢肿，尿少，口唇发绀，舌淡胖或暗，苔白腻，脉沉滑或结代。

治法：温阳利水，健脾化痰。

方药：济生肾气丸合真武汤加减。方用制附子 12g，桂枝 10g，茯苓 15g，泽泻 12g，猪苓 12g，白术 15g，车前子 12g，怀牛膝 12g，生姜 10g，白芍 10g，丹参 15g。若痰多黏稠者，加葶苈子 10g，半夏 12g；心悸、唇舌紫暗者，加泽兰 15g，红花 10g；若喘促汗出、脉虚数者，加人参 6g，蛤蚧 10g，五味子 10g。

二、急性期

（一）痰热瘀阻

症见：喘息气促，咳嗽痰黄，胸闷烦躁，口气臭秽，口干思饮，大便干结，或口唇发绀，身热汗出，短气乏力，或伴发热，面赤烦躁尿黄量少，舌淡红或暗红，苔黄或黄腻少津，脉弦滑或滑数。

治疗：清热化痰，平喘活血。

方药：以清金化痰汤加减。方用黄芩 10g，鱼腥草 20g，法半夏 10g，栝蒌壳 10g，前胡 10g，地龙 10g，冬瓜仁 10g，芦根 20g，甘草 4g，丹参 15g。

（二）痰浊瘀阻

症见：喘促气短，咳嗽痰多，色白黏或呈泡沫状，脘闷纳呆，倦怠乏力，口唇暗淡，舌淡或淡暗，苔薄腻或厚腻，脉滑。

治疗：化痰降浊，宣肺平喘，活血化瘀。

方药：麻杏二陈汤合三子养亲汤化裁。方用麻黄 6g，杏仁 10g，茯苓 20g，陈皮 10g，法半夏 10g，苏子 10g，莱菔子 10g，白芥子 10g，前胡 10g，地龙 6g，丹参 15g，甘草 6g。

（三）阴虚痰阻

症见：喘息气促，咳痰量少，色黄质黏，不易咯出，口干不欲饮，身热心烦，夜眠欠安，或痰中带血，或肌肤甲错，肤见瘀斑，舌紫暗或红绛，脉细数。

治法：凉血活血，养阴化痰。

方药：犀角地黄汤合漏芦连翘散加减。方用水牛角 30g（先煎），生地黄 10g，赤芍 10g，丹皮 10g，漏芦 10g，连翘 10g，知母 10g。

（四）气阴两虚，痰瘀互阻

症见：喘憋心悸，动则尤甚，咳痰量少，质稠难咯，唇甲发绀，失眠心烦，声低气怯，少气懒言，口干便秘，舌嫩红或淡暗，边有瘀斑，苔少或薄腻，中间剥脱，脉细或细涩。

治法：益气养阴，化痰活血。

方药：麦味五参汤加减。方用太子参 20g，南沙参 20g，北沙参 10g，麦冬 10g，五味子 6g，玄参 10g，丹参 10g，贝母 10g。

（五）阳虚水泛

症见：胸闷气憋，呼多吸少，动则加重，冷汗自出，四肢欠温，下肢水肿，尿量减少，神疲畏寒，舌淡胖夹青，苔白或白腻，脉沉细。

治疗：温阳纳气，利水活血。

方药：真武汤加减。方用川附片 30g（另包先煎 4 小时），茯苓 30g，桂枝 10g，白术 10g，丹参 15g，葶苈子 10g，大枣 5 枚，泽泻 15g，苏子 10g。

特别要说明的是，血瘀在肺动脉高压的治疗及发展过程中起着不可忽视的作用。肺主气，肺朝百脉，肺气盛则辅心而行血脉，心血畅行无阻；肺病日久，肺气必虚，心气随之不足，气虚则血运无力，以致心脉瘀血痹阻。如《丹溪心法》咳嗽篇说："肺胀而咳，或左或右不得眠，此痰挟瘀血，碍气而病。"根据临床经验，在治疗时，无论各期均酌加丹参、红花、桃仁、益母草、泽兰等活血化淤之品，或给予活血化淤针剂如丹参注射液静滴，均能明显提高临床疗效。

第二节　临床治验

1. 古立新治验　古氏使用肺心汤治疗肺动脉高压。肺心汤组成为：黄芪、前胡、丹参、当归、赤芍药、川芎、汉防己、莱菔子、白芥子、苏子。首次水煎浓缩为 150ml，1 次口服。现代医学认为肺动脉高压是导致肺心病的主要原因。肺心汤具有益气活血、开胸除痹的功效。方中黄芪，甘温，补益脾肺二气以活血，既补肺胀之本虚证，又因气为血之帅，补气以活血而治气虚所致的血瘀标证。前胡，苦辛，微寒，取其辛散善降之长，宣肺降气祛痰。前胡还能疏风清热，黄芪能托脓排毒，二药益气活血，降气祛痰，有清热消炎之功，共为方中君药。丹参，苦，微寒，活血祛瘀，助黄芪益气活血。赤芍药，苦，微寒，凉血祛瘀，当归，甘辛，温，活血补血，川芎行血活血，为血中之气药。此四味药亦寒亦温，助主药益气活血之功，共为方中佐使。方中莱菔子、白芥子、苏子共用，取三子养亲汤降气化痰之意。

2. 赵辉治验　祖国医学认为水气血瘀贯穿肺动脉高压的始终，故采用泻肺与活血并用的方法，选用葶苈子、川芎为主制成复方葶苈注射液 40ml，加入氯化钠注射液 500ml 中取得了良好的治疗效果。

3. 冷报浪治验　该病多因久病肺虚，痰浊潴留，遇外感则反复发作，不断加重。肺为痰阻，气机不畅，血行不利，终致痰、瘀、水错杂为患。在慢阻肺肺动脉高压的治疗中，瘀主要是指肺微循环障碍及血流变的异常，而有别于肺心病所致的明显瘀象。水也非有行之浮肿，而是指小气道黏膜及肺泡间隔的轻度水肿。所以，慢阻肺肺动脉高压虽无瘀、水之外候，应用中西医理论界和分析，知其也有痰、瘀、水错杂的病理特点。故临床使用化痰活血利水法治疗。

基本方为法半夏 12g，川贝母 5g，瓜蒌皮、茯苓、郁金、丹参各 15g，泽兰、泽泻各 10g。痰热郁肺型，加桑白皮 15g，黄芩 10g，鱼腥草 15g。痰浊阻肺型，加苍术、白术各 10g，陈皮 5g。呛咳较甚，加杏仁、苏子各 10g。气喘较甚者，加射干 10g，炙麻黄 6g。痰黏难咯者，加生蛤壳 15g，鲜竹沥水 20ml。有脓痰者，加冬瓜仁、生苡仁各 15g。痰中带血丝者，加白茅根 30g，藕节炭 10g。胸闷、舌苔厚腻者，加薤白、葶苈子各 10g。胸痛、呼吸不利者，加玄胡 15g，当归 10g。痰热不重而兼肺阴不足者，加南沙参 15g，川百合 10g。脾虚纳差者，可酌加党参 15g，炒谷麦芽各 15g。

4. 孙培宗治验 肌内注射赤芍注射液 4～8ml 治疗肺动脉高压,取得良好的临床效果。其机制可能为首先抑制 TXA_2 合成酶的活力而抑制 TXA_2 的合成,是比例失调的 TXA_2/PGI_2 趋于正常。其次赤芍能对抗血小板聚集,抗血栓形成,改善微循环。

5. 张济详治验 张氏认为该病属中医喘证、肺胀等范畴。其稳定期多以阳气虚弱、痰瘀伏肺证并见。阳气之虚在肺、脾、肾三脏,兼及于心、肺、脾、肾虚水液运化失常则聚湿成痰,痰滞于肺使血行不畅而为瘀,瘀成"血不利则为水"更能生痰。心阳虚行血无力,加重痰、瘀之形成。因此,治疗须标本兼顾,痰瘀同治。故以益气温阳、涤痰行瘀为治疗大法。

基本方为人参 10g,黄芪 30g,鹿角胶 10g(烊化),蛤蚧粉 3g(冲服),法半夏 10～15g,牡荆子 15～20g,葶苈子 10～20g,茯苓 20g,桂枝 10g,川芎 10～15g,水蛭 6g。口干、舌红少津者,加麦门冬、北沙参;痰质胶黏难咯出者,加牙皂、海浮石;咳痰清稀量较多、舌苔白滑者,加干姜、细辛、鹅管石;肝功能不良者,减水蛭,酌加丹参。每日 1 剂,水煎服,连服 1 个月。呼吸困难较重者,适当吸氧。方中人参大补元气,黄芪补肺脾之气,鹿角胶补肾阳,蛤蚧补肺肾之气且可纳气平喘,桂枝温心脾之阳,茯苓健脾利湿绝生痰之源,法半夏、牡荆子、葶苈子豁痰利肺,水蛭、川芎活血化淤,水蛭虽属破血逐瘀药,久用未见明显不良反应。诸药合用,共奏益气温阳、涤痰行瘀之功。

6. 宋修军治验 使用川芎嗪注射液 160mg 加入生理盐水 250ml 静滴,生脉注射液 40ml 加入 5% 葡萄糖注射液 250ml 静滴。其中生脉注射液能够扩张肺血管及支气管平滑肌,降低肺血管及气道阻力,改善微循环,增强心输出量,增加心肌及膈肌收缩力。川芎嗪注射液具有活血行气以及止痛的作用。可降低血液黏稠度,改善血液高凝状态。因此两药合用对改善心肺功能具有深远的意义。

第三节 单味药物

从近几年报道可以看出,中医药治疗肺动脉高压显示出一些好的苗头。最重要的是,通过试验及临床研究发现了一批有降低肺动脉高压的有效单味药如川芎、当归、赤芍、丹参、莱菔子、前胡、黄芪,中药提取物如粉防己碱、粉防己甲素、青心酮、知母宁等,以及一批中药有效复方如参麦注射液、三子养亲汤、清宁口服液、肺心灵、肺压宁等。其次中药对肺循环有选择性(如川芎嗪、当归、清宁口服液、黄芪、青心酮等);对心脏有正性作用(如青心酮、黄芪、川芎嗪、清宁口服液等)和对血气影响较小(如青心酮、赤芍、清宁口服液)。同时中药对肺动脉高压病理改变有阻抑或逆转作用,如前胡、黄芪对肺腺泡内血管构形的重塑有阻抑或逆转作用,川芎嗪、粉防己碱可抑制肺血管壁胶原沉积,阻止肺血管构形的改变。

1. 川芎 川芎的主要有效成分是川芎嗪。经过众多试验研究,结果表明:①川芎嗪可以降低肺动脉高压,提示适于治疗肺源性心脏病;②川芎嗪对动脉平滑肌具有典型的钙通道阻滞剂样作用;③川芎嗪可通过抑制 α_1 前胶原 mRNA 而起到抗肺纤维化作用,对纤维化引起的 PAH 可能有一定作用;④川芎嗪能明显改善患者血液黏稠度、PO_2、PCO_2、红细胞比容、肺血流图等指标,但该药有效作用时间短暂尚不能依赖该药治疗肺动脉高压。

2. 丹参 经过动物实验及临床治疗,结果表明:①丹参可扩张肺泡内动脉内径,减轻内皮细胞的损伤,抑制中膜平滑肌细胞表型改变和血管壁细胞的增生,提示丹参在抑制低氧大鼠肺泡内肺动脉构型硬化性重组方面具有重要作用,因而能防治肺动脉高压的形成;②丹参注射液可以改善患者 PAH 引起的右心衰竭，同时又能改善血流动力学情况，对于有瘀血证的患者尤其适用。

3. 赤芍　①赤芍能在降低肺动脉压力的同时，提高周围动脉氧分压；②赤芍可改善血运，心电图、心阻抗血流图显著改善，肺动脉平均压和肺血管阻力明显下降，心阻抗微分图和血流动力学指标均有显著好转；③扩张肺血管，降低肺动脉压力和肺血管阻力，增加心输出量，改善右心功能血流动力学，提高氧分压，使临床淤血体征显著改善。

4. 当归　试验证实当归有缓解低氧性肺动脉高压的作用。它可使缺氧所致肺动脉高压和右心室肥厚显著减轻。可降低正常大鼠的肺循环阻力，增加心输出量，对正常肺动脉压无明显影响，但可降低异常升高的肺动脉压作用，能增加心肌氧供，减少心肌耗氧，同时不降低心率。

5. 前胡　①对大鼠缺氧性肺动脉高压有逆转作用，并可使低氧所致肺泡壁高压，肺动脉管壁重构，恢复管壁正常弹性，降低肺动脉高压；②具有钙离子拮抗作用。

6. 虎杖　使血管平滑肌直接松弛，并对支气管微血管其扩张作用。其水提液能降低急性缺氧引起的肺动脉高压，而不影响体循环。

（冷　鹏）

护理部分

第十篇 临床血压异常的护理

第一章 低血压患者的护理

低血压是指收缩压小于 90mmHg 和 / 或舒张压小于 60mmHg。主要由于各种疾病晚期造成的心脏功能衰竭、大量脱水、失血所致。另外，临床开展的一些检查治疗、药物不良反应等也容易引起低血压。以直立性低血压多见。

第一节 低血压的护理原则

1. 发现收缩压小于 90mmHg，舒张压小于 60mmHg，患者面色苍白，出冷汗时必须引起重视，立即通知医师，给予患者吸氧，取去枕平卧位或头低脚高位，迅速建立静脉通道，遵医嘱给予升压措施。

2. 协助医师查明引起低血压的原因，备好各种急救物品、药品，大失血者需抽血做交叉配血试验，及时配血。

3. 发现血压降低时，要动态观察血压变化并做好抢救记录，视血压下降情况每隔 3～5 分钟或 1～2 小时观测血压至正常。

4. 应用升压药时，应及时观察血压的变化情况，按医师要求调整好升压药的输液速度，防止血压大范围波动，影响血流动力学改变。

5. 静脉输入升压药时，应严密观察输液部位皮肤有无红、肿、渗出，防止升压药外漏引起皮下组织坏死。

6. 患者发生低血压时，应防止因头晕而摔伤，做好各种安全防范措施。

7. 发现患者低血压时，切忌恐慌，应连续动态观察病情，做好患者的心理护理。同时给患者创造一个清洁、整齐、安静、舒适、优雅、温馨的治疗环境。

第二节 低血压的护理措施

一、直立性低血压的护理

（一）直立性低血压的临床表现

直立性低血压是老年人常见临床现象，可由多病因引起。由于血压的突然下降，临床主要表现为脑血流灌注不足的症状和体征，包括头晕、视物模糊、乏力、言语不清、共济失调甚至晕厥。

（二）直立性低血压的诊断

直立性低血压诊断标准为：站立 3 分钟与仰卧位血压相比，收缩压降低 20mmHg 或舒张降低 10mmHg，并且在体位改变时感觉头晕、头昏、眼前发黑、全身乏力，但无严重合并症。

（三）引起直立性低血压的原因

1. 调节能力降低　人体从平卧位改为直立位时有 500～700ml 血液蓄积于下肢、内脏和肺循环，使回心血量减少，心排出量降低，从而直接影响主动脉弓和颈动脉窦压力感受器，对调节功能正常的人，可反射性地兴奋交感神经，从而增加血管阻力，心率增快，血压得以维持。由于老年人的自律神经功能减退，反应欠佳，血浆内去甲肾上腺素含量也降低，因此容易发生低血压现象。如果体位改变时心率不能增快 10 次 /min，往往提示压力感受器功能欠佳，就会出现典型的直立性低血压。

2. 血容量不足、脱水

3. 药物影响　某些药物与直立性低血压的发生关系密切，如抗高血压药、硝酸酯类药、利尿药、ACEI、抗抑郁药等。

4. 长期卧床　正常情况下，由卧位转向立位，最初 15 分钟循环血量丧失 15%～20%，引起血压下降，人体可通过反射引起心率加快、末梢血管收缩和静脉回流增加等改变，血压在短时间内复原。长期卧床者由于下肢肌肉长期不活动，血管反射减弱，体位改变时不能通过肌肉收缩引起静脉血回流增加，易引起低血压。

（四）护理干预措施

1. 重视易发生直立性低血压高危人群的监护，如高龄老年人、自理活动受限者、饮食受限或摄入量减少者、频繁排尿排便者、服用降压利尿抗抑郁药者。

2. 对于血容量不足、脱水患者，应鼓励患者适量多饮水，进食稍咸一些的食物，以增加盐和液体的摄入。

3. 患者改变体位时，控制肢体变换位置的速度，特别是从卧位到坐位或站立位时，宜分 3 个步骤进行：先在床上半坐位 1 分钟，坐在床边两腿悬垂 1 分钟，扶着床边或其他固定物站立 1 分钟，避免突然起床或立即下地站立行走。此外，可在床边备椅、凳或其他扶助设备以备应急。在体位改变过程中，注意观察患者的面色、心率、血压改变及皮肤湿度。若有脑供血不足的表现，应立即扶患者平卧。

4. 提高患者对改变体位的耐受性，如协助长期卧床者床上进行双下肢主动与被动锻炼，每天 3～4 次，每次 5～10 分钟，以防止下肢肌肉萎缩。平时可鼓励患者进行深而慢的呼吸运动。有行走能力者应增加适度的需氧耐力运动，如散步等，促进静脉回流。

5. 为减少进餐后对血压的影响，可嘱患者少量多餐，温度适中，餐后取平卧位，进餐后 2 小时内避免进行过度活动。有资料调查进餐后 20、40、60、80 分钟与餐前血压比较血压均有下降，以早餐下降幅度比较明显。高龄老年人餐后血压下降幅度较低龄老年人下降幅度大，服用降压药物餐后血压下降幅度较大，特别是早餐和晚餐后血压下降幅度有时更大。

（五）排尿干预措施

充满的膀胱快速排空时，血管扩张代替血管收缩，所以患者在直立位排尿时易使血压降低而发生头晕，尤以男性多见，建议老年男性患者排尿时使用尿壶取坐位排尿，平时避免憋尿，定时排尿。对尿潴留患者，导尿时第 1 次排放尿液不宜超过 1 000ml。

（六）情绪干预措施

情绪性晕厥多发生于患者站立或坐位时，保持稳定的情绪是减少发生情绪性晕厥的有效手段,老年人要及时调整好情绪,防止发生晕厥的现象。

(七)咳嗽干预措施

连续咳嗽可使体内循环紊乱,供给脑血液的压力急剧下降,可致意识瞬间丧失,造成摔倒或眩晕。咳嗽患者应戒烟,遵医嘱给予止咳药。当发生剧烈咳嗽时不要站立,应取半卧位或坐位,给予叩背以协助排痰,防止发生低血压引起的咳嗽晕厥综合征。

(八)用药后的干预措施

服用镇静、安眠、抗抑郁及降压药者,服药后 2 小时不要单独外出行走或运动,应坐于床上或椅子上以防直立性低血压晕厥,特别是一些强效镇静、催眠药,应于洗漱完毕后、上床时服药,防止药效作用快而摔倒。

二、心血管介入治疗所致低血压的护理

心血管介入治疗已成为心血管疾病的重要诊断和治疗方法,但在术中、术后出现低血压反应,是危险的急性并发症。

(一)发生低血压的原因

1. 迷走神经反射引起低血压反应 多种刺激因素,如患者精神过度紧张、外周大动脉受到刺激等,作用于皮层中枢和下丘脑,使胆碱能自主神经的张力突然增强,从而引起内脏及肌肉内小血管强烈反射性扩张,导致血压下降,心率缓慢,出冷汗,恶心、呕吐,甚至出现晕厥,即迷走神经过度反射。

2. 血容量不足引起低血压 由于患者术前禁食时间过长,术中失血,术后沙袋压迫不当,造成失血以及造影剂致高渗性利尿和有效循环血量减少,可导致低血压。

3. 药物所致低血压 接受心血管介入治疗的患者,术前、术中、术后常应用血管扩张剂、钙通道阻滞剂或含镁极化液,若这些药物使用不当,如浓度偏高或滴速过快,会造成低血压。

(二)护理干预措施

1. 介入治疗前向患者做好卫生宣教,让患者了解手术的必要性、操作方法、过程、注意事项及安全性,介绍介入治疗室内部环境,解除患者的思想顾虑和精神压力。

2. 饮食护理,根据拟进行手术治疗的开始时间,妥善制订进食方案,禁食时间以 4 小时为宜。

3. 术后及时补充水分 血容量不足不仅本身易引起低血压,还容易诱发血管迷走神经反射。术后应嘱患者适量多饮水,一般 6～8 小时饮水 1 000～2 000ml,以补充血容量,也促进造影剂的排泄。

4. 拔管后的处理 拔除动静脉鞘管时,由于紧张、疼痛和压迫周围血管,易诱发血管迷走神经反射,应做好拔管前的准备,向患者详细解释,消除紧张情绪。拔管前嘱患者排空膀胱,并建立良好的静脉通道。

三、机械通气后发生低血压的护理

机械通气是治疗呼吸衰竭重要而有效的手段,临床上应用机械通气大大减低了呼吸衰竭的病死率。但由于它与生理状态下自主呼吸有所不同,在有效地改善呼吸功能不全患者通气及换气的同时,也会对机体产生不利影响。低血压是常见的并发症,特别是合并有心力衰竭、冠心病、陈旧性心肌梗死、肺炎等呼吸与循环系统疾病的患者,低血压发生率较高且程度严重。护理干预措施包括:

1. 加强对高危人群的监护,严密观察病情变化,注意呼吸、意识、面色、心率、血压等生命体征变化,心功能差的患者可在机械通气的同时,备好静脉升压药物以备急需。进行机械通气初期,由于胸腔内负压值突然减少,继而造成回心血量减少,特别容易引起低血压,此时应注意保证充足的液体补充,包括补充的液体总量和补液速度,以保持足够的有效循环血量。

2. 设置适当的通气参数。若患者动脉血压下降幅度较大,舒张压下降 30~40mmHg,持续时间较长,或发现脏器灌注不良现象时,应合理调整通气参数,勿使通气量过大,通过改变潮气量、吸呼比尤其注意 PEEP 数值的调整,防止因 PEEP 不适当导致胸腔负压减少甚至消失造成的血液回流减少,从而导致低血压。

四、糖尿病直立性低血压的护理

糖尿病直立性低血压是由末梢自主神经障碍导致的血管收缩反应不全引起的,同时还伴有立位时心率增快反射能力的减弱。糖尿病直立性低血压(DPH)的发病率为 10%~30%。DPH 常可发生于低血糖、心律失常、心肌梗死无关的猝死。因此,必须引起足够的重视。护理干预措施包括:

1. 为避免立位时晕倒的发生,应指导患者于卧位、久蹲后站立时动作缓慢,睡觉时应采取半卧位,将床头抬高 20°~30°,起床时先坐位,再缓慢下床。如感觉头晕,立即平卧,以减轻 DPH 的发生。

2. 在用药过程中,尽量避免使用容易诱发心律失常的药物,慎用血管扩张剂、利尿剂。

3. 严格、有效地控制血糖,但在降血糖过程中应严防低血糖的发生,因为 DPH 患者由卧位变立位时,代偿性心率加快的幅度小于正常人,一旦低血糖发生,病情会进一步加重,甚至出现意识障碍,因此应根据血糖水平及时调整胰岛素用量。

4. 根据美国糖尿病学会(ADA)推荐的饮食结构指导饮食,饮食结构中碳水化合物占总热量的 50%~60%,蛋白质占 15%~25%,脂肪占 25%~30%,三餐分配可分为 1/5、2/5、2/5。每餐严格定时定量。血糖控制至关重要,膳食调配重点是限制糖分摄入,忌食葡萄糖、蔗糖、蜜糖等,提供食用纤维素含量多的食物,如绿叶蔬菜、白菜等,少食油腻、煎炸食物。饮食护理的宗旨是控制血糖,减轻体重,改善脂肪代谢,达到营养均衡。

(李葭灰)

参 考 文 献

[1] 吕安林,王海昌,达晶,等. 围 PCI 期持续性低血压状态的病因分析和治疗策略 [J]. 医学研究杂志,2013,42(2):14-16.

[2] 许业珍,江朝光. 重症加强护理学 [M]. 北京:军事医学科学院出版社,2001.

[3] 尤东敏. 健康教育在高血压护理中的应用价值分析 [J]. 心血管病防治知识(学术版),2015,3(31):125-126.

[4] 任中原. 高血压护理中健康教育应用效果分析 [J]. 中国卫生标准管理,2017,8(24):170-171.

[5] 赵桂玲. 健康教育在高血压患者整体护理中应用的效果评价 [J]. 实用临床护理学电子杂志,2018,3(9):188-190.

[6] 苏惠钢. 在高血压病患者整体护理中实施健康教育的临床效果分析 [J]. 临床医药文献电子杂志,2016,3(50):9968.

第二章　高血压患者的护理

人的心脏如同一个泵一样，不停地将血液输入动脉血管系统，流动的血液对血管侧壁产生的压力称为血压。当心脏收缩时，将血液射入动脉，这时候所产生的最高压力称为收缩压（高压），当心脏舒张时动脉血管内血压降到最低值，称为舒张压（低压）。

临床上如果非同一日有 3 次随机测量血压的数值，收缩压≥140mmHg 和 / 或舒张压≥90mmHg 时即可诊断为高血压，原发性高血压也称为高血压病。高血压病是全球范围内严重危害老年人健康的常见病、多发病。高血压病严重影响老年人的健康和生活质量。近年来我国高血压病呈现上升趋势，其病因目前尚未完全明确。

据资料统计，我国现有高血压患者两亿六千多万人。世界卫生组织预测，至 2020 年非传染性疾病将占我国死亡原因的 79%，其中心血管疾病将占首位。高血压病不仅是最常见的心血管病，而且是我国其他心血管疾病最重要的致病性危险因素，因为高血压早期阶段绝大多数人没有症状，许多高血压患者甚至可以一直无不适感，直到发生临床事件如某种形式的心脏病发作、脑卒中、肾功能损害等时才重视。因此，高血压病也被称为人类的"无形杀手"。

医护人员有责任积极、有效地开展卫生宣教，做好高血压病的防治工作，让大家远离高血压，提高人群的生活质量。

第一节　高血压的护理原则

1. 临床确诊为高血压病后，应强调高血压患者治疗的依从性、长期性，甚至终身性用药的重要性，用药的种类、剂量、用法均应在医师的指导下正规进行，不可擅自停药、换药或自购药服用。

2. 高血压患者应主动配合医护人员接受正规药物治疗，接受医护人员给予的卫生指导，尽早改变不良生活习惯，如控制每日食盐摄入量、限制饮酒、避免情绪刺激与过劳等。

3. 在医护人员的指导下，积极、有规律地进行有氧体育运动锻炼，使体重指数达到正常范围。

4. 遵医嘱定期到医院复诊，动态监测是否达标，定期进行血生化、凝血五项、尿常规、尿微量白蛋白 / 尿肌酐比值检查，动态了解肝、肾功能的变化。

5. 若高血压患者出现头晕、头痛、恶心、呕吐、四肢麻木时，可能是脑卒中的"预警"信号，出现这种情况时应警惕发生高血压危象或高血压脑病。应嘱患者立即卧床休息，密切监测血压，并可酌情舌下含服硝苯地平（心痛定胶囊，adalat）5～10mg，同时立即请医师进行急诊救治。

6．高血压患者静脉应用降压药时，一定要严密观察血压的变化，防止血压骤降引起患者血流动力学突然改变而危及生命。有些药品（如硝普钠）静脉输入时整个输液管道需避光，目前已采用避光输液系统装置。此外，还应注意观察静脉穿刺部位有无外渗、红肿现象。

7．高血压患者应随身携带应急降压药物，以备血压突然升高时降压使用。高血压患者变换体位时动作不要过猛，防止因体位突然变化引起的血压突变导致摔伤。

8．高血压患者应用药物治疗后要连续严密观察用药后的不良反应。每种降压药物均不同程度地存在不同形式的不良反应，如头痛、头胀、咳嗽、皮疹、下肢水肿、直立性低血压等，应及时与医师反馈治疗信息，及时调整用药的种类及剂量。

第二节　高血压的护理措施

一、指导患者及家属掌握正确测量血压的方法

1．选择符合标准的水银柱式血压计或符合国际标准（BHS 和 AAMI）的电子血压计进行测量。

2．血压计袖带的大小适合患者的上臂臂围，至少覆盖上臂臂围的 2/3。成人袖带气囊宽为 13～15cm，长为 30～35cm，肥胖者应需要更长的袖带。

3．被测量者至少安静休息 5 分钟后再行血压的测量。

4．被测量者最好坐于有靠背的座椅上，裸露上臂，一般以测右上肢为准。要求上臂袖带中心与心脏以及血压计中水银柱的"0"位在同一水平线上。

5．将袖带紧贴缚在被测者的右上臂，袖带下边缘应在肘弯上 2.5cm。

6．测量时先触及肘窝肱动脉搏动的最强点，将听诊器胸件（头）置于肘肱动脉上面不能绑缚于袖带内。

7．充气使水银柱上升到听诊器听不到肱动脉搏动音后再充气 20mmHg。

8．应当缓慢放气，仔细听取柯氏音第Ⅰ时相（即听到第一音）和第Ⅴ时相（即听诊肱动脉搏动的消失音）水银柱凸面的垂直高度。收缩压的读数取柯氏音第Ⅰ时相，舒张压读数取柯氏音第Ⅴ时相，以毫米汞柱（mmHg）表示。

9．<12 岁、妊娠妇女、严重贫血、甲状腺功能亢进、主动脉瓣关闭不全及柯氏音不消失者，以柯氏音突然明显变音作为舒张压读数。

10．若第一次测量不满意，应间隔 1～2 分钟待袖带充分放气后重复测量，取 2 次读数的平均值作为血压测量结果，如果收缩压或舒张压 2 次读数相差 5mmHg 以上，应再次测量，以 3 次读数的平均值作为测量结果。

11．血压测量每次都应在标准状态下进行，即每天同一时间、同侧上臂、用相同的血压计、由同一人测量。

二、动态血压的监测

现在临床上已经有越来越多的高血压患者使用非侵入性动态血压监测（ABPM）的方法来评估高血压患者的病情，观察患者 24 小时的动态血压变化比在诊室内一次性测量的血压更具有诊断价值。另外，也便于医师准确地了解药后降压的情况，调整用药的剂量及用药的时间。

动态血压监测应使用符合国际标准（BHS 和 AAMI）的监测仪。最常见的 ABPM 仪器有两类：①肱动脉传声器检测柯氏音第Ⅴ时相；②应用袖带示波定压力波动。

动态血压监测仪由血压监测袖带和血压监测主机两个部分组成。监测时将袖带缚于左上臂中部。将连接主机的管子搭置于被测者颈部以防止脱落。主机装入袋子，背于患者身上，上床休息时可将主机取下，置于枕头旁。白昼（6：00—22：00）每 20～30 分钟监测记录一次血压，晚上（22：00—6：00）每间隔 30～60 分钟监测一次血压。充气测压时，佩带袖带的左上臂应保持静止状态，以免袖带松动或脱落，影响测量结果。袖带充气时最好取坐位，避免上肢肌肉收缩，影响测压效果。睡眠时最好平卧，因为上臂的位置变化或被躯干压迫均可影响血压测量的准确性。

三、患者及家属要掌握血压的正常标准

了解掌握正常血压的标准，以便及时观察用药后的降压效果。及时向医师提供准确的反馈信息。

1. 动态血压的国内正常值参考标准　24 小时平均值 <130/80mmHg，白昼平均值 <135/85mmHg，夜间平均值 <120/70mmHg。正常情况下，夜间血压值比白昼血压均值低 10%～20%。

2. 2010 年中国高血压防治指南修订委员会修订的高血压病的定义与分类　详见第七篇第一章第一节。

四、了解或掌握降低高血压的目标值

高血压患者应用降压药降血压的目的是最大限度地降低心血管病的死亡和病残的总体危险，最大限度地降低远期的心血管病罹患率和病死率。因此，降压的关键是一定要使血压下降达标。一般情况下应将血压降至 140/90mmHg 以下，但并存不同情况时应相应调整降压目标，如老年患者的降压目标应适当放宽，将收缩压降到 150/90mmHg 以下即可，如能耐受，可再低些。有脑卒中、糖尿病或肾病的高血压患者，降压目标也应相应调整。高血压是其他心血管疾病的危险因素之一，因此，降压一定达标。

五、要了解用药的治疗原则

1. 以小剂量开始，逐步增加剂量直到获得最佳疗效。

2. 为达到 24 小时内平稳降压，建议最好使用 1 天 1 次的长效降压药物，如具有缓释、控释效果的降压药物。

3. 单一药物不能良好降压时可采用两种或多种降压药联合应用，可加强降压效果而不增加药物的不良反应。

4. 血压波动明显的患者，在应用长效制剂的同时，可酌情临时加用短效降压药物，以防止血压显著波动。

5. 掌握好用药时间，根据 24 小时动态血压的监测数据针对性用药。正常人血压每日变化呈现双峰双谷态势，即第一个高峰为上午 6：00—8：00，第二个高峰为下午 16：00—18：00；次低谷是中午 12：00—14：00，晚 22：00 睡眠以后血压进一步降低，至夜间 2：00—3：00 降至最低谷，降压药的用药时间最好选择在血压高峰之前即早 6：00 和下午 16：00 前服用，避免与常规药一起早、中、晚同时服用。

6. 特殊人群的降压问题，应根据具体情况制订相应不同的降压策略，老年体质虚弱者降

压要缓慢，防止药物治疗后出现直立性低血压或血压过低引起重要脏器供血不足。

7. 有些降压药物不能突然停药，如β受体阻滞剂。常用药物有普萘洛尔、阿替洛尔、美托洛尔、康可等，还有中枢交感神经抑制剂如可乐定、甲基多巴等，这些药物长期应用后突然停用，可出现血压反跳现象，临床上表现为血压升高、神经过敏、焦虑不安、震颤、恶心、出汗、失眠、心率加快、出现快速心律失常，严重者可发生急性心肌梗死甚至猝死，因此停用上述药物时应在医师指导下逐渐减量，缓慢停用。

8. 临床上注意观察用药后药物降压效果 血压下降值以治疗前后血压差值观察。疗效标准按国家卫生健康委员会制定的心血管系统药物临床研究指导原则评定：

（1）显效：舒张压下降≥10mmHg并降至正常或下降20mmHg以上。

（2）有效：舒张压下降虽未达到10mmHg，但降至正常或下降10～19mmHg。

（3）无效：未达到上述降压水平者，若用药剂量及用药时间已达标，但无降压效果，应及时报告医师，更换降压药。

9. 观察药物的不良反应 特别对高危组群，如老年、肾功能不全、心力衰竭、冠心病患者，要认真观察有无直立性低血压、心律失常，是否诱发心绞痛，肝、肾功能有无损害，有无中枢神经系统影响，如头晕、黑矇、晕厥、一过性脑缺血，甚至出现认知功能减退的情况以及过敏现象等。

六、常用降压药的种类

目前市面上降压药物种类很多，常用的降压药物主要有以下五类，即钙通道阻滞剂（calcium channel blocker，CCB）、利尿剂、血管紧张素转化酶抑制剂（angiotensin converting enzyme inhibitor，ACEI）、血管紧张素Ⅱ受体阻滞剂（angiotensin Ⅱ receptor blocker，ARB）、β受体阻滞剂。其他药物如α受体阻滞剂、中枢神经α受体激动剂及中药，也常用于降压治疗（详见第七篇第四章第三节）。

七、非药物治疗

高血压是一种典型的心身疾病，心理因素、社会因素、不良的生活方式等均明显影响高血压病的发生、发展和转归。因此，非药物治疗的各项措施本身就是治疗高血压的一项重要方法。在临床护理过程中，应强调如下几点。

（一）心理指导

保持一种健康向上、开朗豁达的心态。高血压病与情绪因素有关，情绪是促发高血压病的因素之一，培养患者的兴趣爱好，可给患者以心理支持。理解患者的病痛，让患者也正确理解外界诸因素对自己疾病的影响，使自己保持情绪稳定，不急躁、不悲观，建立融洽和谐的人际关系，消除影响高血压患者康复的一切不利因素。

（二）生活方式指导

积极改变不良的生活方式，坚持适量体力活动。膳食适当限制钠、脂肪摄入量，增加蔬菜、水果，戒烟、限酒特别是烈性酒。保持理想体重，讲究心理卫生。这不仅是高血压治疗的重要手段，也是其他心血管疾病以及其他疾病如糖尿病治疗不可缺少的措施。

1. 改变不良的饮食习惯 不良的饮食习惯主要是指高盐膳食、吸烟与饮酒，提倡采用控制高血压饮食，降低饱和脂肪和总脂肪的摄入。每日的盐摄入量建议在6g以下，彻底戒烟，适量饮酒。多食新鲜蔬菜、水果，进食五谷杂粮。

2. 规律地参加有氧运动　最好的运动方式是游泳，步行、慢跑也是不错的有氧运动，它不受条件、环境限制，但要求每周进行 3～5 次，每次 30～40 分钟。要注意做好运动中的自我监测，先热身，后运动，再缓慢恢复。有资料调查表明，体育锻炼与高血压呈明显的负相关，体育锻炼是保护性因素，它可控制体质量，增强心血管功能及调节机体代谢，有利于降低血压。特别是有高血压家族史的人群，更应尽早加强体育锻炼，做好高血压的预防。

3. 控制体重　超重、肥胖是人群平均血压升高的重要影响因素。是否超重，可用体重指数来衡量。体重指数（body mass index，BMI）＝体重（kg）÷身高（m）的平方，18.5～23kg/m^2 为正常，23～24kg/m^2 为临界，≥24kg/m^2 为超重，≥28kg/m^2 为肥胖。超重和肥胖可使血压升高，增高冠心病的发病率。研究表明，体重指数增高是发生高血压的独立危险因素。

4. 高血压患者的四季饮食指导　高血压患者要养成良好的饮食习惯，避免进食咸食、甜食以及油炸、高油食品。

春季万象更新、生机勃发，应更注意饮食的调养，多食牛乳、山药、木耳、薏仁、银耳，多食新鲜的蔬菜，如菠菜含有大量的抗氧化剂，营养丰富，对延缓记忆力减退有益；多饮水，可以用绿茶加入大枣 2 枚泡茶，对延缓动脉粥样硬化的发生可能有帮助，是难得的绿色保健食品。

夏季炎热，体表血管扩张，阻力下降、血流增加，同时由于出汗多、血容量下降，易引起血压波动，因此宜进食清淡、少油食品，如鱼肉、芹菜、洋葱等以利降脂降压、养心安神。天热时忌大量饮用冷饮，绿豆汤、冬瓜汤为推荐的最佳饮料。

秋季万物收敛，一日温差较大，易感冒着凉，机体抵抗力下降易引起血压波动。此季节宜多食萝卜、西红柿、南瓜。南瓜含有多种优质油脂，常吃南瓜可保持大便通畅，有降低血糖、血脂的功效。秋季要充分饮水，晨起饮 1 杯淡盐温开水，有利于血液稀释，减低血黏稠度，减少心肌梗死与卒中的危险。

冬季天气寒冷，严寒可导致人体神经功能紊乱，引起血流动力学改变，增加毛细血管及小动脉阻力，使血压升高。高血压患者应特别注意保暖。饮食上应多进食瘦肉、鱼肉、豆制品等可产生高热量且营养丰富的食物，可增强对寒冷的耐受性，提高抗病能力。此外，还可以适量多喝鸡汤、各种豆粥，但一定要控制体重，使体重指数保持在正常范围。

（三）生活环境指导

1. 适宜高血压患者工作与生活的环境应该安静、无噪声、无污染。

2. 建议室内环境温度为 18～24℃，湿度为 40%～50%，阳光充足，通风好，空气新鲜，室内摆设整齐清洁，地面不要太滑以防摔倒。

3. 睡觉用床要宽一些，床垫不要太软，被子不宜过重、过厚、过硬，被套、床单易柔软，建议选用吸水性好的纯棉面料。

4. 保持个人卫生，养成晨起、饭后、睡前刷牙的习惯。洗澡不宜过勤，每周 1～2 次为宜，洗澡时水温不宜过高，洗澡时间不宜过长，必要时高血压患者要由家属协助洗澡以防止发生意外。

（四）大、小便护理指导

1. 高血压患者应养成每日排便的好习惯。对于有习惯性便秘的高血压患者，要特别注意保持大便通畅，不可过于用力排便，以防发生心脑血管意外。平时要注意多进食富含纤维素的食品，如粗粮、蔬菜水果、红薯、南瓜等，饮水量要充足，适量喝些蜂蜜水也可以起到润肠通便的作用，大便秘结不易排出时可用甘油栓或开塞露纳肛，必要时戴上胶皮手套，抠除干结的粪块。坚持每日做腹部顺时针、逆时针方向的环形按摩对帮助排便有好处。

2. 大便失禁易造成肛周红肿，皮肤破溃。每次大便后除用卫生纸擦拭外，应用温水清洁会阳部及肛周皮肤并吹干，必要时涂以鞣酸软膏。及时更换内裤，保持会阴部清洁、干燥，无异味。

3. 小便失禁易引起泌尿系感染，应及时就医，查明尿失禁原因，必要时行膀胱造瘘或经尿道行尿管置入，保持会阴部清洁，防止发生破溃。

（五）睡眠指导

1. 生活规律，按时作息，晚饭不宜过饱，睡觉前不吸烟，不喝茶或咖啡，不看刺激性、兴奋性强的电视节目。

2. 保持床铺舒适、环境安静，室内应避光、温度适宜、空气新鲜，枕头软硬高低适中，睡眠姿势以右侧为好，避免仰睡或伏卧睡。

3. 精神情绪放松、睡觉不思考问题及不想不愉快的事情对睡眠有帮助。

4. 失眠者在睡觉前可用温水泡脚，并着宽松的睡衣。入睡困难者可在医师指导下应用小剂量镇静剂，如地西泮 2.5～5mg。此外，也可采用理疗、耳针、音乐疗法。

5. 睡眠呼吸暂停综合征患者（睡眠呼吸暂停综合征是指在睡眠中出现呼吸暂停 10 秒以上，每小时反复发作超过 10 次者）多见于肥胖、老年及打鼾者。由于反复短暂缺氧，患者可出现憋气、噩梦、血压升高、晨起后头痛、困倦、记忆力下降、夜间尿床，还可诱发夜间心绞痛、心律失常甚至猝死。

6. 睡眠呼吸暂停综合征的预防

（1）平时养成侧卧睡眠的习惯，避免仰卧，防止因仰卧时舌后坠或软腭向鼻咽部下移引起气道阻塞。

（2）肥胖者应减肥，使体重指数≤23kg/m^2。

（3）尽量避免服用镇静睡眠药。

（4）睡前不饮酒、不吸烟。

（5）若患中枢型睡眠呼吸暂停综合征，症状严重者睡眠时可使用便携式正压呼吸机持续吸氧，可不同程度改善缺氧状态。

（6）若患周围型睡眠呼吸暂停综合征，可手术治疗如切除肥大的扁桃腺或过长的腭垂，可使气道通畅，减轻病情。

（7）有原发病者应积极治疗原发病，如甲状腺功能减退者补充甲状腺素，肢端肥大症者手术切除脑垂体瘤或服用生长抑制激素（详见第七篇第四章第二节）。

（李葭灰）